Costanzo
Fisiologia

CB137340

O GEN | Grupo Editorial Nacional – maior plataforma editorial brasileira no segmento científico, técnico e profissional – publica conteúdos nas áreas de ciências da saúde, exatas, humanas, jurídicas e sociais aplicadas, além de prover serviços direcionados à educação continuada e à preparação para concursos.

As editoras que integram o GEN, das mais respeitadas no mercado editorial, construíram catálogos inigualáveis, com obras decisivas para a formação acadêmica e o aperfeiçoamento de várias gerações de profissionais e estudantes, tendo se tornado sinônimo de qualidade e seriedade.

A missão do GEN e dos núcleos de conteúdo que o compõem é prover a melhor informação científica e distribuí-la de maneira flexível e conveniente, a preços justos, gerando benefícios e servindo a autores, docentes, livreiros, funcionários, colaboradores e acionistas.

Nosso comportamento ético incondicional e nossa responsabilidade social e ambiental são reforçados pela natureza educacional de nossa atividade e dão sustentabilidade ao crescimento contínuo e à rentabilidade do grupo.

Costanzo Fisiologia

Linda S. Costanzo, PhD
Professor of Physiology and Biophysics
Special Assistant to the Dean of Medicine and Student Liaison
Virginia Commonwealth University School of Medicine
Richmond, Virginia

Revisão Técnica
Maria de Fátima Azevedo
Graduada em Medicina pela Faculdade de Ciências Médicas da Universidade do Estado do Rio de Janeiro (UERJ). Pós-graduada pela Sociedade Brasileira de Medicina Interna (Hospital da Santa Casa de Misericórdia do Rio de Janeiro). Pós-graduada em Medicina do Trabalho pela FPGMCC-Unirio. Médica concursada do Ministério da Saúde. Médica concursada do município do Rio de Janeiro. Membro da Comissão de Ética Médica do Centro Municipal de Saúde (CMS) João Barros Barreto, no Rio de Janeiro.

Tradução
Renata Scavone de Oliveira

7ª edição

GEN | GUANABARA KOOGAN

- A autora deste livro e a editora empenharam seus melhores esforços para assegurar que as informações e os procedimentos apresentados no texto estejam em acordo com os padrões aceitos à época da publicação. Entretanto, tendo em conta a evolução das ciências, as atualizações legislativas, as mudanças regulamentares governamentais e o constante fluxo de novas informações sobre os temas que constam do livro, recomendamos enfaticamente que os leitores consultem sempre outras fontes fidedignas, de modo a se certificarem de que as informações contidas no texto estão corretas e de que não houve alterações nas recomendações ou na legislação regulamentadora.
- Data do fechamento do livro: 09/06/2023
- A autora e a editora se empenharam para citar adequadamente e dar o devido crédito a todos os detentores de direitos autorais de qualquer material utilizado neste livro, dispondo-se a possíveis acertos posteriores caso, inadvertida e involuntariamente, a identificação de algum deles tenha sido omitida.
- **Atendimento ao cliente: (11) 5080-0751 | faleconosco@grupogen.com.br**
- Traduzido de:
COSTANZO PHYSIOLOGY, SEVENTH EDITION
Copyright © 2022 by Elsevier Inc. All rights reserved.
Previous editions copyrighted 2018, 2014, 2010, 2006, 2002, and 1998.
This edition of *Costanzo Physiology, 7th edition*, by Linda S. Costanzo, is published by arrangement with Elsevier Inc.
ISBN: 978-0-323-79333-9
Esta edição de *Costanzo Physiology, 7ª edição*, de Linda S. Costanzo, é publicada por acordo com a Elsevier, Inc.
- Direitos exclusivos para a língua portuguesa
Copyright © 2024 by
GEN | Grupo Editorial Nacional S.A.
Publicado pelo selo Editora Guanabara Koogan Ltda.
Travessa do Ouvidor, 11
Rio de Janeiro – RJ – 20040-040
www.grupogen.com.br
- Reservados todos os direitos. É proibida a duplicação ou reprodução deste volume, no todo ou em parte, em quaisquer formas ou por quaisquer meios (eletrônico, mecânico, gravação, fotocópia, distribuição pela Internet ou outros), sem permissão, por escrito, do GEN | Grupo Editorial Nacional Participações S/A.
- Capa: Bruno Sales
- Imagens da capa: iStock (©Ozgu Arslan; ©Design Cells; ©SciePro; ©Mohammed Haneefa Nizamudeen)
- Editoração eletrônica: Cambacica Projetos Editoriais

Nota
Este livro foi produzido pelo GEN | Grupo Editorial Nacional, sob sua exclusiva responsabilidade. Profissionais da área da Saúde devem fundamentar-se em sua própria experiência e em seu conhecimento para avaliar quaisquer informações, métodos, substâncias ou experimentos descritos nesta publicação antes de empregá-los. O rápido avanço nas Ciências da Saúde requer que diagnósticos e posologias de fármacos, em especial, sejam confirmados em outras fontes confiáveis. Para todos os efeitos legais, a Elsevier, os autores, os editores ou colaboradores relacionados a esta obra não podem ser responsabilizados por qualquer dano ou prejuízo causado a pessoas físicas ou jurídicas em decorrência de produtos, recomendações, instruções ou aplicações de métodos, procedimentos ou ideias contidos neste livro.

- Ficha catalográfica

CIP-BRASIL. CATALOGAÇÃO NA PUBLICAÇÃO
SINDICATO NACIONAL DOS EDITORES DE LIVROS, RJ

C879c
7. ed.

Costanzo, Linda S.
Costanzo fisiologia / Linda S. Costanzo ; revisão técnica Maria de Fátima Azevedo ; tradução Renata Scavone de Oliveira. - 7. ed. - Rio de Janeiro : Guanabara Koogan, 2024.
504 p. : il.

Tradução de: Costanzo physiology
Apêndice
Inclui índice
ISBN 978-85-9515-975-4

1. Fisiologia humana. I. Azevedo, Maria de Fátima. II. Oliveira, Renata Scavone de. III. Título.

23-86576 CDD: 612
CDU: 612

Gabriela Faray Ferreira Lopes - Bibliotecária - CRB-7/6643

abdr ASSOCIAÇÃO BRASILEIRA DE DIREITOS REPROGRÁFICOS
Respeite o direito autoral

Para
Richard, **Dan**, **Rebecca**, **Sheila**, **Elise** e **Max**,
que fazem tudo valer a pena

Prefácio

A fisiologia é a base da clínica médica. A boa compreensão de seus princípios é essencial para estudantes de medicina, profissionais da saúde e médicos. Este livro foi feito para alunos de medicina e da área da saúde que estudam fisiologia, e pode complementar aulas e programas de disciplinas ou ser fonte primária de currículos integrados ou práticos.

Como nas edições anteriores, a sétima edição desta obra aborda os principais conceitos da fisiologia, como sistemas orgânicos e celulares. Os Capítulos 1 e 2 apresentam os princípios básicos da fisiologia celular e do sistema nervoso autônomo. Os Capítulos 3 a 10 abordam temas cruciais: neurofisiologia e fisiologia cardiovascular, respiratória, renal, ácido-básica, gastrintestinal, endócrina e reprodutiva. As relações entre os sistemas de órgãos são enfatizadas para destacar os mecanismos de integração que mantêm a homeostase.

Esta edição apresenta os seguintes recursos para promover o estudo da fisiologia:

- **Texto** conciso e de fácil leitura: títulos explícitos enfatizam a organização e a hierarquia do conteúdo. Informações fisiológicas complexas são apresentadas de maneira sistemática, lógica e gradativa. Caso um processo ocorra em uma sequência específica, as etapas são numeradas no texto e, com frequência, há correlação com os números mostrados em uma figura complementar. Marcadores separam e destacam as características de um processo. Ao longo do texto, perguntas retóricas antecipam possíveis questionamentos dos alunos; ao responder a essas questões, os alunos aprendem a explicar conceitos difíceis e racionalizar achados inesperados ou paradoxais. Os resumos dos capítulos apresentam uma visão geral dos temas abordados
- **Tabelas e ilustrações** que podem ser usadas com o texto ou, isoladamente, para revisão: as tabelas resumem, organizam e comparam informações. Exemplos: (1) uma tabela que compara os hormônios gastrintestinais em relação à família hormonal, ao local e aos estímulos para secreção e ações; (2) uma tabela que compara as características fisiopatológicas dos distúrbios da homeostase do Ca^{2+}; e (3) uma tabela que compara as características do potencial de ação em diferentes tecidos cardíacos. As ilustrações têm legendas didáticas, frequentemente com títulos principais, e podem exibir diagramas simples ou complexos, com etapas numeradas ou fluxogramas
- **Equações e exemplos de problema** integrados ao texto: todos os termos e unidades nas equações são definidos, e cada equação é reformulada em palavras para colocá-la em um contexto fisiológico. Os exercícios são seguidos por soluções numéricas completas e explicações sobre as etapas corretas de raciocínio; seguindo essas etapas, os alunos adquirem as habilidades e a confiança para solucionar questões semelhantes
- **Boxes de fisiologia clínica**: cada boxe apresenta um paciente fictício com um distúrbio clássico. Os achados clínicos e o tratamento proposto são explicados conforme seus princípios fisiológicos. O paciente é abordado de maneira integrada para enfatizar as relações entre os sistemas orgânicos. O diabetes melito do tipo 1 (DM1), por exemplo, não apenas é um distúrbio do sistema endócrino, mas também dos sistemas renal, ácido-básico, respiratório e cardiovascular (circulatório)
- **Perguntas direcionadas** nas seções *Desafie-se!* no final de cada capítulo: essas perguntas, que foram elaboradas para terem respostas curtas (uma palavra, frase ou solução numérica), desafiam o aluno a aplicar princípios e conceitos na resolução de problemas, em vez de relembrar fatos isolados. As perguntas são feitas em diversos formatos e em ordem aleatória. Têm maior utilidade quando usadas como ferramenta depois do estudo de cada capítulo e sem consultar o texto. Desse modo, o aluno pode ter certeza de que entendeu o assunto e será capaz de determinar quais áreas precisam de reforço. As respostas estão no final do livro
- **Abreviaturas, símbolos comuns e valores normais e constantes apresentados nos apêndices**: a consulta e o uso dessas abreviaturas, símbolos comuns e valores normais em todo o livro levam à sua memorização.

Este livro incorpora três das minhas crenças sobre o ensino: (1) até mesmo informações complexas podem ser transmitidas com clareza se apresentadas de maneira sistemática, lógica e gradual; (2) a apresentação pode ser tão efetiva impressa quanto pessoalmente; e (3) os estudantes de medicina querem materiais didáticos não referenciais que sejam acurados e completos, mas sem os detalhes que são mais interessantes para especialistas. Em essência, um livro pode "ensinar" se a voz do professor estiver presente, se o material for escolhido com cuidado para incluir informações essenciais e se for dada muita atenção à lógica e à sequência. Este texto é uma apresentação realista e profissional escrita *para* estudantes e *por* estudantes.

Espero que os leitores gostem de estudo de fisiologia. Aqueles que aprenderem bem esses princípios serão recompensados ao longo de suas carreiras profissionais!

Linda S. Costanzo

Agradecimentos

Agradeço as contribuições de Elyse O'Grady, Jennifer Ehlers, Kathryn DeFrancesco e Umarani Natarajan da Elsevier no preparo desta sétima edição. O artista Matthew Chansky revisou as figuras existentes e criou mais ilustrações; todas complementam o texto de maneira belíssima.

Colegas da Virginia Commonwealth University responderam fielmente às minhas perguntas, em especial o Dr. Clive Baumgarten. O estudante de medicina do 3º ano Zach Kons alegremente me ajudou a decifrar os passos da produção de endolinfa. Sinceros agradecimentos também aos estudantes de medicina de todo o mundo que generosamente me escreveram sobre suas experiências com as edições anteriores do livro.

Meu marido, Richard, nossos filhos, Dan e Rebecca, nossa nora, Sheila, e nossos netos, Elise e Max, deram apoio e amor incondicional, que dão ao livro seu espírito.

Sumário

CAPÍTULO **1**

Fisiologia Celular

A compreensão das funções dos sistemas orgânicos demanda conhecimento profundo dos mecanismos celulares básicos. Embora cada sistema orgânico tenha função geral distinta, todos são embasados em um conjunto comum de princípios fisiológicos.

Este capítulo apresenta os seguintes princípios básicos de fisiologia: líquidos corporais, com ênfase nas diferenças na composição do líquido intracelular (LIC) e do líquido extracelular (LEC); a criação dessas diferenças de concentração por processos de transporte nas membranas celulares; a origem da diferença de potencial elétrico através das membranas celulares, em especial em células excitáveis, como nervos e músculos; a geração de potenciais de ação e sua propagação em células excitáveis; a transmissão de informações entre células por meio de sinapses e o papel dos neurotransmissores; e os mecanismos que transformam os potenciais de ação em contração nas células musculares.

Esses princípios da fisiologia celular constituem um conjunto de temas recorrentes e interligados. Uma vez entendidos, podem ser aplicados e integrados à função de cada sistema orgânico.

VOLUME E COMPOSIÇÃO DOS LÍQUIDOS CORPORAIS

Distribuição da água nos compartimentos de líquidos corporais

A água representa boa parte do peso corporal humano. O volume total de líquido ou água é chamado de **água corporal total** e representa de 50 a 70% do peso corporal. Um homem de 70 kg, por exemplo, com água corporal total de 65% do seu peso, tem 45,5 kg ou 45,5 litros (ℓ) de água (1 kg de água ≈ 1 ℓ de água). De modo geral, a água corporal total é inversamente correlacionada à gordura corporal. Assim, a água corporal total é uma porcentagem maior do peso corporal quando a gordura corporal é baixa e uma porcentagem menor quando a gordura corporal é alta. Como as mulheres têm porcentagem maior de tecido adiposo do que os homens, tendem a apresentar menos água corporal. A distribuição de água entre os compartimentos de líquidos corporais é descrita brevemente neste capítulo e em detalhes no Capítulo 6.

A água corporal total é distribuída entre dois compartimentos principais de líquidos corporais: o líquido intracelular (LIC) e líquido extracelular (LEC) (Figura 1.1). O **LIC** está contido nas células e representa dois terços da água corporal total, enquanto o **LEC** está fora das células e corresponde a um terço da água corporal total. LIC e LEC são separados pelas membranas celulares.

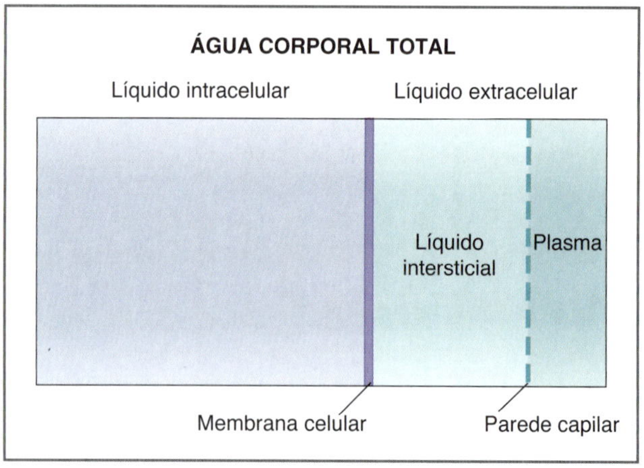

Figura 1.1 **Compartimentos de líquidos corporais.**

O LEC é dividido em dois compartimentos: plasma e líquido intersticial. O **plasma** é o líquido que circula nos vasos sanguíneos e é o menor dos dois subcompartimentos do LEC.

O **líquido intersticial** é aquele que de fato banha as células e é o maior dos dois subcompartimentos. O plasma e o líquido intersticial são separados pela parede capilar. O líquido intersticial é um **ultrafiltrado** de plasma formado por processos de filtração pela parede capilar. Como a parede capilar é praticamente impermeável a moléculas grandes, como proteínas plasmáticas, os níveis dessas substâncias no líquido intersticial são baixos ou nulos.

O Capítulo 6 mostra o método para estimativa do volume dos compartimentos de líquidos corporais.

Composição dos compartimentos de líquido corporal

A composição dos líquidos corporais não é uniforme. As concentrações de diversos solutos são muito diferentes no LIC e no LEC. Existem também certas diferenças previsíveis nas concentrações de soluto entre o plasma e o líquido intersticial devido à exclusão de proteínas desse último.

Unidades para medida das concentrações de soluto

As **quantidades** de soluto são tipicamente expressas em moles, equivalentes ou osmoles. As **concentrações** de solutos são expressas em moles por litro (mol/ℓ), equivalentes por litro (Eq/ℓ) ou osmoles por litro (Osm/ℓ). De modo geral, as concentrações de solutos em soluções biológicas são bastante baixas e expressas em *mili*moles por litro (mmol/ℓ), *mili*equivalentes por litro (mEq/ℓ) ou *mili*osmoles por litro (mOsm/ℓ).

Um **mol** é 6×10^{23} moléculas de uma substância. Um **milimol** é 1/1.000 ou 10^{-3} mol. Uma concentração de glicose de 1 mmol/ℓ tem 1×10^{-3} mol de glicose em 1 ℓ de solução.

O termo **equivalente** descreve a quantidade de soluto com carga elétrica (ionizado) e é o número de moles do soluto multiplicado por sua valência. Por exemplo, um mol de cloreto de potássio (KCl) em solução dissocia-se em um equivalente de potássio (K^+) e um equivalente de cloreto (Cl^-). Da mesma maneira, um mol de cloreto de cálcio ($CaCl_2$) em solução dissocia-se em *dois* equivalentes de cálcio (Ca^{2+}) e *dois* equivalentes de cloreto (Cl^-); consequentemente, a concentração de Ca^{2+} de 1 mmol/ℓ corresponde a 2 mEq/ℓ.

Um **osmol** é o número de partículas em que um soluto se dissocia em solução. A **osmolaridade** é a concentração de partículas em solução expressa em osmoles por litro. Se um soluto não se dissocia em solução (p. ex., glicose), então sua osmolaridade é igual à sua molaridade. Se um soluto se dissocia em mais de uma partícula em solução (p. ex., NaCl), então sua osmolaridade é igual à molaridade multiplicada pelo número de partículas em solução. Por exemplo, uma solução contendo 1 mmol/ℓ de NaCl tem 2 mOsm/ℓ porque o NaCl se dissocia em duas partículas.

O **pH** é um termo logarítmico que expressa a concentração de hidrogênio (H^+). Como a concentração de H^+ dos líquidos corporais é muito baixa (p. ex., 40×10^{-9} Eq/ℓ no sangue arterial), é mais fácil expressá-la como um termo logarítmico, pH. O sinal negativo significa que o pH diminui com o aumento da concentração de H^+ e o pH aumenta com a diminuição da concentração de H^+. Assim,

$$pH = -\log_{10}[H^+]$$

EXEMPLO DE PROBLEMA. Dois homens, A e B, apresentam distúrbios que causam produção excessiva de ácido. O laboratório relata acidez do sangue de A em termos de $[H^+]$ e acidez do sangue de B em termos de pH. O indivíduo A tem $[H^+]$ arterial de 65×10^{-9} Eq/ℓ e B tem pH arterial de 7,3. *Qual indivíduo apresenta a maior concentração de H^+ no sangue?*

SOLUÇÃO. Para comparar a acidez do sangue de cada homem, converta a $[H^+]$ de A para pH da seguinte forma:

$$\begin{aligned} pH &= -\log_{10}[H^+] \\ &= -\log_{10}(65 \times 10^{-9}\ Eq/\ell) \\ &= -\log_{10}(6{,}5 \times 10^{-8}\ Eq/\ell) \\ \log_{10}6{,}5 &= 0{,}81 \\ \log_{10}10^{-8} &= -8{,}0 \\ \log_{10}6{,}5 \times 10^{-8} &= 0{,}81 + (-8{,}0) = -7{,}19 \\ pH &= -(-7{,}19) = 7{,}19 \end{aligned}$$

Assim, com base na $[H^+]$, o pH sanguíneo de A é 7,19, enquanto o pH sanguíneo de B é 7,3. O indivíduo A tem menor pH sanguíneo, refletindo maior $[H^+]$ e maior acidez.

Eletroneutralidade dos compartimentos de líquido corporal

Cada compartimento de líquido corporal precisa obedecer ao **princípio da eletroneutralidade macroscópica**;

ou seja, cada compartimento deve ter a mesma concentração, em mEq/ℓ, de cargas elétricas positivas (**cátions**) e negativas (**ânions**). Não pode haver mais cátions do que ânions, ou vice-versa. Mesmo que haja uma diferença de potencial através da membrana celular, as soluções ainda mantêm, em grande parte, o equilíbrio de carga elétrica. (As diferenças de potencial são criadas pela separação de apenas algumas cargas elétricas adjacentes à membrana, o que não é suficiente para alterar de modo mensurável as concentrações totais.)

EXEMPLO DE PROBLEMA. Uma amostra de líquido biológico apresenta as seguintes concentrações de íons, relatadas em mEq/ℓ.

Cátions	Ânions
Na^+, 140 mEq/ℓ	Cl^-, 110 mEq/ℓ
K^+, 4 mEq/ℓ	HPO_4^{-2}, 6 mEq/ℓ
Ca^{2+}, 2 mEq/ℓ	Proteína, 0 mEq/ℓ

O laboratório não conseguiu determinar a concentração de HCO_3^-. Qual tem de ser a concentração de HCO_3^- da solução em miliequivalentes por litro?

SOLUÇÃO. Como todas as soluções biológicas precisam obedecer ao princípio da eletroneutralidade, esse líquido precisa ter concentrações iguais de ânions e cátions (ou seja, as mesmas concentrações de cargas elétricas positivas e negativas). As concentrações relatadas em miliequivalentes por litro expressam a concentração de *carga elétrica*. Como a concentração total de cátions é 146 mEq/ℓ e a concentração total de ânions é 116 mEq/ℓ, a concentração de HCO_3^- tem de ser 30 mEq/ℓ.

Composição do líquido intracelular e do líquido extracelular

A Tabela 1.1 mostra que as composições do LIC e do LEC são muito diferentes. O principal cátion no **LEC** é o sódio (Na^+), e os ânions balanceadores são o cloreto (Cl^-) e o bicarbonato (HCO_3^-). Os principais cátions do **LIC** são potássio (K^+) e magnésio (Mg^{2+}), e os ânions balanceadores são proteínas e fosfatos orgânicos. Outras diferenças notáveis na composição envolvem Ca^{2+} e pH. Normalmente, a concentração de Ca^{2+} ionizado é muito baixa no LIC (~10^{-7} mol/ℓ) e quatro ordens de grandeza maior no LEC. O LIC é mais ácido (tem pH menor) do que o LEC. Assim, substâncias encontradas em alta concentração no LEC são encontradas em baixa concentração no LIC, e vice-versa.

Notavelmente, considerando todas as diferenças de concentração de solutos, a concentração total de solutos (osmolaridade) é a mesma no LIC e no LEC. Essa igualdade ocorre porque a água flui livremente através das membranas celulares. Quaisquer diferenças transitórias na osmolaridade entre o LIC e o LEC são logo dissipadas pelo movimento da água para dentro ou fora das células, restabelecendo a igualdade.

Tabela 1.1 Composições aproximadas no líquido extracelular e no líquido intracelular.

Substância e unidades	Líquido extracelular	Líquido intracelular[a]
Na^+ (mEq/ℓ)	140	14
K^+ (mEq/ℓ)	4	120
Ca^{2+}, ionizado (mEq/ℓ)	2,5[b]	1×10^{-4}
Cl^- (mEq/ℓ)	105	10
HCO_3^- (mEq/ℓ)	24	10
pH[c]	7,4	7,1
Osmolaridade (mOsm/ℓ)	290	290

[a]Os principais ânions do líquido intracelular são proteínas e fosfatos orgânicos.
[b]A [Ca^{2+}] total correspondente no líquido extracelular é de 5 mEq/ℓ ou 10 mg/dℓ.
[c]pH é $-\log_{10}$ da [H^+]; pH 7,4 corresponde a uma [H^+] de 40×10^{-9} Eq/ℓ.

Criação das diferenças de concentração pelas membranas celulares

As diferenças na concentração de soluto pelas membranas celulares são criadas e mantidas por mecanismos de transporte que consomem energia.

O mais conhecido desses mecanismos de transporte é a Na^+-K^+ ATPase (bomba de Na^+-K^+), que transporta Na^+ do LIC para o LEC e, ao mesmo tempo, leva K^+ do LEC para o LIC. Tanto Na^+ quanto K^+ são transportados contra seus respectivos gradientes eletroquímicos, portanto há necessidade de uma fonte de energia, o trifosfato de adenosina (ATP). A Na^+-K^+ ATPase é responsável por criar os altos gradientes de concentração de Na^+ e K^+ entre as membranas celulares (ou seja, a baixa concentração intracelular de Na^+ e a alta concentração intracelular de K^+).

Da mesma forma, a concentração intracelular de Ca^{2+} é mantida em um nível muito menor do que a concentração extracelular de Ca^{2+}. Essa diferença de concentração é estabelecida, em parte, por Ca^{2+} ATPase da membrana celular que bombeia Ca^{2+} contra seu gradiente eletroquímico. Assim como a Na^+-K^+ ATPase, a Ca^{2+} ATPase usa ATP como fonte de energia.

Além dos transportadores que usam ATP de maneira direta, outros transportadores estabelecem diferenças de concentração através da membrana celular por meio do gradiente transmembrana de concentração de Na^+ (estabelecido pela Na^+-K^+ ATPase) como fonte de energia. Esses transportadores criam gradientes de concentração de glicose, aminoácidos, Ca^{2+} e H^+ sem a utilização direta de ATP.

Obviamente, as membranas celulares têm a maquinaria para estabelecimento de altos gradientes de concentração. No entanto, se as membranas celulares fossem livremente permeáveis a todos os solutos, esses gradientes se dissipariam com rapidez. Assim, é extremamente importante que as membranas celulares *não* sejam livremente permeáveis a todas as substâncias, mas apresentem permeabilidades seletivas que mantenham os gradientes de concentração estabelecidos por processos de transporte que consomem energia.

Direta ou indiretamente, as diferenças de composição entre o LIC e o LEC influenciam todas as funções fisiológicas importantes, como ilustram os exemplos a seguir: (1) O potencial de membrana em repouso de nervos e músculos é muito dependente da diferença da concentração de K^+ pela membrana celular; (2) O potencial de ação máximo dessas mesmas células excitáveis depende das diferenças na concentração de Na^+ pela membrana celular; (3) O acoplamento excitação-contração nas células musculares depende das diferenças na concentração de Ca^{2+} pela membrana celular e pela membrana do retículo sarcoplasmático (RS); e (4) A absorção de nutrientes essenciais depende do gradiente transmembrana de concentração de Na^+ (p. ex., absorção de glicose no intestino delgado ou reabsorção de glicose no túbulo proximal renal).

Diferenças de concentração entre o plasma e os líquidos intersticiais

Como já discutido, o LEC é constituído de líquido intersticial e plasma. A diferença mais significativa na composição entre esses dois compartimentos é a presença de proteínas (p. ex., albumina) no plasma. As proteínas plasmáticas não atravessam as paredes capilares com facilidade devido ao seu grande tamanho molecular e, portanto, não chegam ao líquido intersticial.

A exclusão de proteínas do líquido intersticial tem consequências secundárias. As proteínas plasmáticas têm cargas elétricas negativas, responsáveis pela redistribuição de pequenos cátions e ânions permeáveis pela parede capilar, no chamado **equilíbrio de Gibbs-Donnan**. A redistribuição pode ser explicada da seguinte forma: o plasma contém as proteínas impermeáveis, de carga elétrica negativa. Devido à exigência de eletroneutralidade, o plasma deve ter uma concentração ligeiramente menor de pequenos ânions (p. ex., Cl^-) e uma concentração ligeiramente maior de pequenos cátions (p. ex., Na^+ e K^+) em comparação ao líquido intersticial. A pequena diferença de concentração dos íons permeáveis é expressa na **razão de Gibbs-Donnan**, que dá a concentração plasmática de ânions em relação ao líquido intersticial e a concentração de cátions no líquido intersticial em relação ao plasma. Por exemplo, a concentração de Cl^- no plasma é ligeiramente menor do que a concentração de Cl^- no líquido intersticial (devido ao efeito das proteínas plasmáticas impermeáveis); a razão de Gibbs-Donnan de Cl^- é 0,95, o que significa que $[Cl^-]_{plasma}/[Cl^-]_{líquido\ intersticial}$ é igual a 0,95. A razão de Gibbs-Donnan de Na^+ também é 0,95, mas esse íon, por ter caga positiva, vai em sentido oposto e $[Na^+]_{líquido\ intersticial}/[Na^+]_{plasma}$ é igual a 0,95. De modo geral, essas pequenas diferenças na concentração de pequenos cátions e ânions entre o plasma e o líquido intersticial são ignoradas.

CARACTERÍSTICAS DAS MEMBRANAS CELULARES

As membranas celulares são compostas principalmente de lipídios e proteínas. O componente lipídico é formado por fosfolipídios, colesterol e glicolipídios e é responsável pela alta permeabilidade das membranas celulares a substâncias lipossolúveis, como dióxido de carbono, oxigênio, ácidos graxos e hormônios esteroides. O componente lipídico das membranas celulares também é responsável pela baixa permeabilidade das membranas celulares a substâncias hidrossolúveis, como íons, glicose e aminoácidos. O componente proteico da membrana consiste em transportadores, enzimas, receptores de hormônios, antígenos de superfície celular e canais de íons e água.

Componente fosfolipídico das membranas celulares

Os fosfolipídios são formados por um arcabouço de glicerol fosforilado ("cabeça") e duas "caudas" de ácidos graxos (Figura 1.2). O arcabouço de glicerol é **hidrofílico** (solúvel em água) e as caudas de ácidos graxos são **hidrofóbicas** (insolúveis em água). Assim, as moléculas de fosfolipídios têm propriedades hidrofílicas e hidrofóbicas, e são chamadas de **anfipáticas**. Em uma interface óleo-água (ver Figura 1.2A), as moléculas de fosfolipídios formam uma monocamada e se orientam de modo que o arcabouço de glicerol se dissolve na fase aquosa e as caudas de ácidos graxos se dissolvem na fase oleosa. Nas membranas celulares (ver Figura 1.2B), os fosfolipídios se orientam de modo que as caudas de ácidos graxos lipossolúveis fiquem voltadas uma para a outra e as cabeças de glicerol hidrossolúvel apontem em sentidos opostos, dissolvendo-se nas soluções aquosas do LIC ou do LEC. Essa orientação cria uma **bicamada lipídica**.

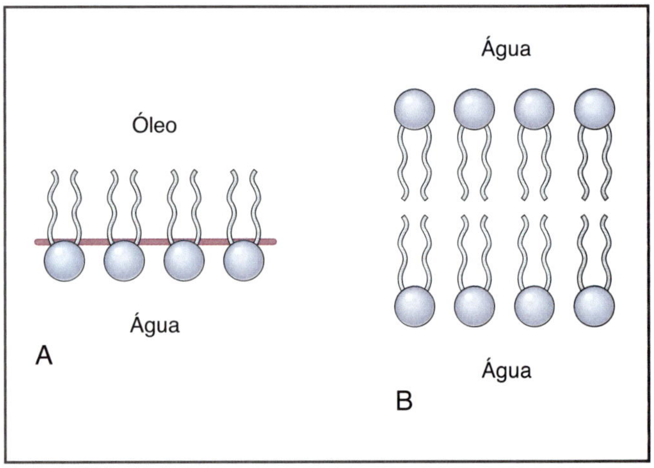

Figura 1.2 Orientação das moléculas fosfolipídicas nas interfaces óleo e água. Nota-se a orientação do fosfolipídio em uma interface óleo-água (**A**) e a orientação do fosfolipídio em uma bicamada, como na membrana celular (**B**).

Componente proteico das membranas celulares

As proteínas nas membranas celulares podem ser integrais ou periféricas. A distribuição de proteínas em uma bicamada fosfolipídica é ilustrada pelo **modelo do mosaico líquido** da Figura 1.3.

- As **proteínas integrais** são incorporadas e ancoradas na membrana celular por **interações hidrofóbicas**. Dentre elas estão receptores; moléculas de adesão; proteínas que participam no movimento transmembrana de solutos e água; enzimas e proteínas da sinalização celular. A remoção de uma proteína integral da membrana celular exige a perda de suas ligações à bicamada lipídica (p. ex., por detergentes). Algumas proteínas integrais são **proteínas transmembrana**, ou seja, atravessam a bicamada lipídica uma ou mais vezes; assim, as proteínas transmembrana estão em contato com o LEC e o LIC. Exemplos de proteínas integrais transmembrana são os receptores de ligantes (p. ex., de hormônios ou neurotransmissores), proteínas de transporte (p. ex., Na^+-K^+ ATPase), poros e canais iônicos (que permitem a passagem de água e íons, respectivamente), moléculas de adesão celular e proteínas ligantes de trifosfato de guanosina (GTP; proteínas G). Uma segunda categoria de proteínas integrais está inserida na bicamada lipídica da membrana, mas não a atravessa. Uma terceira categoria de proteínas integrais não está incorporada na bicamada lipídica, mas apresenta ligações covalentes com um componente lipídico da membrana
- As **proteínas periféricas** *não* estão incorporadas na membrana *nem* ligadas de modo covalente aos componentes da membrana celular. Essas proteínas são ligadas de maneira frouxa ao lado intracelular ou extracelular da membrana por **interações iônicas** (p. ex., com grupos de cabeça de fosfolipídios) ou por uma interação com o lado extracelular ou intracelular de proteínas integrais da membrana. As proteínas periféricas podem ser removidas com tratamentos brandos que rompem as ligações iônicas ou de hidrogênio. Um exemplo de proteína de membrana periférica é a **anquirina**, que "ancora" o citoesqueleto das hemácias a uma proteína de transporte de membrana integral, o trocador Cl^--HCO_3^- (também chamado de proteína da banda 3); nesse exemplo, a anquirina, uma proteína de membrana periférica, ancora uma rede de espectrina-actina a uma proteína integral da membrana das hemácias.

TRANSPORTE ATRAVÉS DE MEMBRANAS CELULARES

Vários mecanismos são responsáveis pelo transporte de substâncias pelas membranas celulares (Tabela 1.2)

As substâncias podem ser transportadas a favor de um gradiente eletroquímico (*downhill*) ou contra um gradiente eletroquímico (*uphill*). O transporte **a favor do gradiente eletroquímico** ocorre por difusão, simples ou facilitada, e não requer aporte de energia metabólica. O transporte **contra o gradiente eletroquímico** é ativo e pode ser primário ou secundário. Os processos de transporte ativo primário e secundário são diferenciados por sua fonte de energia. O transporte ativo primário demanda aporte *direto* de energia metabólica, enquanto o transporte ativo secundário utiliza uma fonte *indireta* de energia metabólica.

Outras distinções entre os mecanismos de transporte são baseadas na presença de um carreador de proteína. A difusão simples é a única forma de transporte que *não* é mediada por carreadores. A difusão facilitada, o transporte ativo primário e o transporte ativo secundário precisam de proteínas integrais de membrana, e são

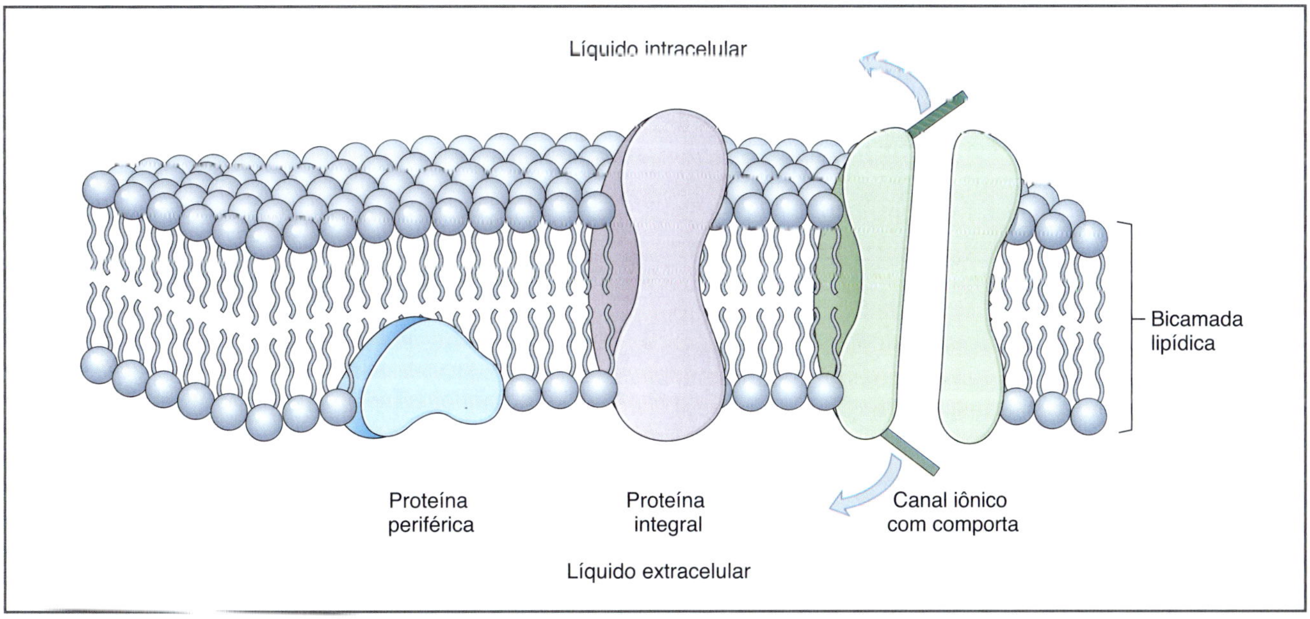

Figura 1.3 **Modelo do mosaico líquido das membranas celulares.**

Tabela 1.2 Resumo do transporte de membranas.

Tipo de transporte	Ativo ou passivo	Mediado por carreador	Usa energia metabólica	Depende do gradiente de Na^+
Difusão simples	Passivo; a favor do gradiente eletroquímico	Não	Não	Não
Difusão facilitada	Passivo; a favor do gradiente eletroquímico	Sim	Não	Não
Transporte ativo primário	Ativo; contra o gradiente eletroquímico	Sim	Sim, de maneira direta	Não
Cotransporte	Ativo secundário[a]	Sim	Sim, de maneira indireta	Sim (os solutos se movem no mesmo sentido que o Na^+ através da membrana celular)
Contratransporte	Ativo secundário[a]	Sim	Sim, de maneira indireta	Sim (os solutos se movem no sentido oposto ao Na^+ através da membrana celular)

[a]Na^+ é transportado a favor do gradiente eletroquímico e um ou mais solutos são transportados contra o gradiente eletroquímico.

chamados de **transporte mediado por carreador**. Todas as formas de transporte mediado por carreador compartilham três características: saturação, estereoespecificidade e competição.

- **Saturação.** A capacidade de saturação é baseada no conceito de que as proteínas carreadoras têm um número limitado de locais de ligação ao soluto. A Figura 1.4 mostra a relação entre a taxa de transporte mediado por carreador e a concentração de soluto. Em baixas concentrações de soluto, há muitos locais de ligação à disposição e a taxa de transporte aumenta de maneira acentuada com a elevação da concentração. No entanto, em altas concentrações de soluto, os locais de ligação à disposição tornam-se escassos e a taxa de transporte se estabiliza. Por fim, a ocupação de todos os locais de ligação leva à saturação, em um ponto chamado de **transporte máximo (T_m)**. A cinética do transporte mediado por carreador é semelhante à cinética enzimática de Michaelis-Menten – ambas envolvem proteínas com um número limitado de locais de ligação. (T_m é análogo ao V_{max} da cinética enzimática.) O transporte de glicose limitado por T_m no túbulo proximal do rim é um exemplo de transporte passível de saturação
- **Estereoespecificidade.** Os locais de ligação do soluto nas proteínas carreadoras são estereoespecíficos. O carreador de glicose no túbulo proximal renal, por exemplo, reconhece e transporta o isômero natural D-glicose, mas não reconhece ou transporta o isômero não natural L-glicose. Por outro lado, a difusão simples não diferencia os dois isômeros de glicose porque não há participação de carreador
- **Competição.** Embora os locais de ligação para os solutos transportados sejam bastante específicos, eles podem reconhecer, interagir e até mesmo transportar solutos quimicamente similares. O carreador de glicose, por exemplo, é específico para D-glicose, mas também reconhece e transporta um açúcar semelhante, D-galactose. Portanto, a presença de D-galactose inibe o transporte de D-glicose, ocupando alguns dos locais de ligação e tornando-os indisponíveis para a glicose.

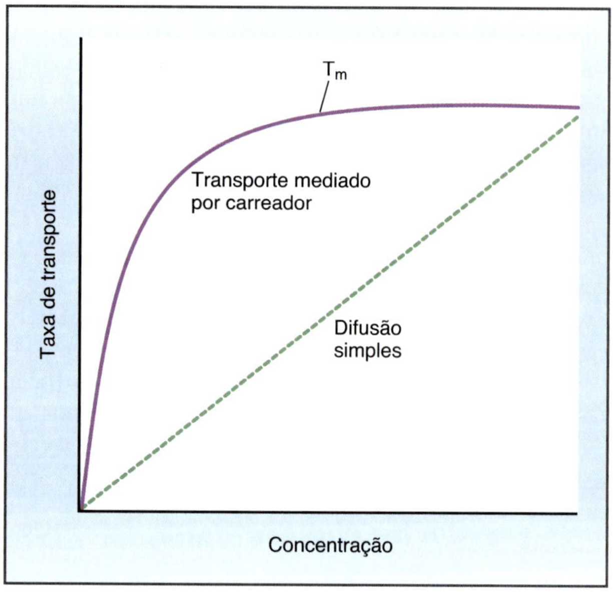

Figura 1.4 **Cinética do transporte mediado por carreador.** T_m, transporte máximo.

Difusão simples

Difusão de não eletrólitos

A difusão simples é resultado do movimento térmico aleatório das moléculas, como mostra a Figura 1.5. Duas Soluções, A e B, são separadas por uma membrana que é

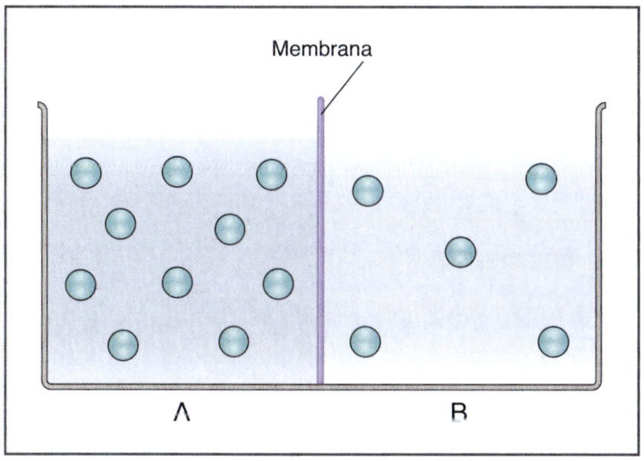

Figura 1.5 Difusão simples. As duas Soluções, **A** e **B**, são separadas por uma membrana, que é permeável ao soluto (*círculos*). A princípio, a Solução A apresenta maior concentração de soluto do que a Solução B.

permeável ao soluto. A princípio, a concentração do soluto em A é o dobro de B. As moléculas do soluto estão em constante movimento, com igual probabilidade de atravessarem a membrana e passarem para a outra solução. No entanto, como há duas vezes mais moléculas de soluto na Solução A do que na Solução B, o movimento de moléculas de A para B é maior do que de B para A. Em outras palavras, há **difusão efetiva** do soluto de A para B, que continua até que as concentrações de soluto das duas soluções se tornem iguais (embora o movimento aleatório das moléculas continue para sempre).

A difusão efetiva do soluto é chamada de **fluxo (J)** e depende das seguintes variáveis: tamanho do gradiente de concentração, coeficiente de partição, coeficiente de difusão, espessura da membrana e área de superfície disponível para difusão.

GRADIENTE DE CONCENTRAÇÃO ($C_A - C_B$)

O gradiente de concentração através da membrana é a força motriz da difusão efetiva. Quanto maior a diferença na concentração de soluto entre a Solução A e a Solução B, maior a força motriz e maior a difusão efetiva. Assim, se as concentrações nas duas soluções forem iguais, não há força motriz nem difusão efetiva.

COEFICIENTE DE PARTIÇÃO (K)

O coeficiente de partição, por definição, descreve a solubilidade de um soluto em óleo (lipossolubilidade) em relação à sua solubilidade em água (hidrossolubilidade). Quanto maior a lipossolubilidade relativa, maior o coeficiente de partição e mais fácil a dissolução do soluto na bicamada lipídica da membrana celular. Os solutos apolares tendem a ser lipossolúveis e apresentam altos valores de coeficiente de partição, enquanto os solutos polares tendem a ser lipoinsolúveis e têm baixos valores de coeficiente de partição. O coeficiente de partição pode ser determinado por meio da adição do soluto a uma mistura de azeite e água; a seguir, sua concentração é medida na fase oleosa e comparada à concentração na fase aquosa.

Assim,

$$K = \frac{\text{Concentração em azeite}}{\text{Concentração em água}}$$

COEFICIENTE DE DIFUSÃO (D)

O coeficiente de difusão depende de características como o tamanho da molécula do soluto e a viscosidade do meio. É definido pela equação de Stokes-Einstein (ver adiante). O coeficiente de difusão é *inversamente* correlacionado ao raio molecular do soluto e à viscosidade do meio. Assim, pequenos solutos em soluções não viscosas têm os maiores coeficientes de difusão e se difundem com maior facilidade; grandes solutos em soluções viscosas têm os menores coeficientes de difusão e se difundem com menos facilidade. Assim,

$$D = \frac{KT}{6\pi r\eta}$$

em que

D = Coeficiente de difusão
K = Constante de Boltzmann
T = Temperatura absoluta (K)
r = Raio molecular
η = Viscosidade do meio

ESPESSURA DA MEMBRANA (ΔX)

Quanto mais espessa for a membrana celular, maior a distância que o soluto precisa atravessar para se difundir e menor a taxa de difusão.

ÁREA DE SUPERFÍCIE (A)

Quanto maior for a área de superfície da membrana, maior será a taxa de difusão. Gases lipossolúveis, como oxigênio e dióxido de carbono, por exemplo, têm taxas bastante altas de difusão pelas membranas celulares. Essas altas taxas podem ser atribuídas à grande área de superfície para difusão do componente lipídico da membrana.

Para simplificar a descrição da difusão, várias das características já citadas podem ser combinadas em um único termo chamado de **permeabilidade (P)**. A permeabilidade inclui o coeficiente de partição, o coeficiente de difusão e a espessura da membrana. Assim,

$$P = \frac{KD}{\Delta x}$$

Ao combinar diversas variáveis como permeabilidade, a taxa de difusão efetiva é simplificada na seguinte expressão:

$$J = PA(C_A - C_B)$$

em que

J = Taxa efetiva de difusão (mmol/s)
P = Permeabilidade (cm/s)
A = Área de superfície para difusão (cm^2)
C_A = Concentração na Solução A (mmol/ℓ)
C_B = Concentração na Solução B (mmol/ℓ)

EXEMPLO DE PROBLEMA. A Solução A e a Solução B estão separadas por uma membrana com permeabilidade à ureia de 2×10^{-5} cm/s e área de superfície de 1 cm^2. A concentração de ureia é de 10 mg/mℓ em A e 1 mg/mℓ em B. O coeficiente de partição da ureia é 10^{-3} e foi determinado em uma mistura de óleo e água. *Quais são a taxa inicial e o sentido da difusão efetiva da ureia?*

SOLUÇÃO. Observe que o coeficiente de partição é uma informação alheia porque conhecemos o valor da permeabilidade, que já inclui o coeficiente de partição. O fluxo líquido pode ser calculado por meio da equação da difusão efetiva. Parta do pressuposto de que 1 mℓ de água = 1 cm^3. Assim,

$$J = PA\left(C_A - C_B\right)$$

em que

$$J = 2 \times 10^{-5}\,\text{cm/s} \times 1\,\text{cm}^2 \times \left(10\,\text{mg/m}\ell - 1\,\text{mg/m}\ell\right)$$
$$J = 2 \times 10^{-5}\,\text{cm/s} \times 1\,\text{cm}^2 \times \left(10\,\text{mg/cm}^3 - 1\,\text{mg/cm}^3\right)$$
$$= 1{,}8 \times 10^{-4}\,\text{mg/s}$$

A *magnitude* do fluxo efetivo foi calculada como $1{,}8 \times 10^{-4}$ mg/s. O *sentido* do fluxo efetivo pode ser determinado de maneira intuitiva, porque ocorre da área de alta concentração (Solução A) para a área de baixa concentração (Solução B). A difusão efetiva continuará até que as concentrações de ureia das duas soluções se tornem iguais, ponto em que a força motriz será zero.

Difusão de eletrólitos

Até agora, a discussão sobre difusão partiu do pressuposto de que o soluto não é um eletrólito (ou seja, não tem carga elétrica). No entanto, se o soluto em difusão for um **íon** ou um **eletrólito**, sua carga elétrica tem duas consequências.

Primeiro, a existência de uma diferença de potencial através da membrana modifica a difusão efetiva de um soluto com carga elétrica. (A diferença de potencial não altera a difusão de um não eletrólito.) A difusão de íons K^+, por exemplo, é mais lenta se o íon se difundir em uma área de carga elétrica positiva e mais rápida em uma área de carga elétrica negativa. Esse efeito da diferença de potencial pode aumentar ou anular os efeitos das diferenças nas concentrações, dependendo de sua orientação e da carga elétrica do íon em difusão. Se o gradiente de concentração e o efeito da carga elétrica estiverem no mesmo sentido através da membrana, serão combinados; se estiverem em sentidos opostos, podem se anular.

Em segundo lugar, quando um soluto com carga elétrica se difunde em um gradiente de concentração, a difusão *em si* pode gerar uma diferença de potencial pela membrana, chamada de **potencial de difusão**. O conceito de potencial de difusão será discutido na próxima seção.

Difusão facilitada

Como a difusão simples, a difusão facilitada ocorre a favor de um gradiente de potencial eletroquímico; assim, não demanda energia metabólica. Ao contrário da difusão simples, no entanto, a difusão facilitada usa um carreador de membrana e exibe todas as características do transporte mediado por transportador: saturação, estereoespecificidade e competição. Em baixa concentração de soluto, a difusão facilitada tende a ser mais rápida do que a difusão simples por causa do carreador. No entanto, em concentrações mais altas, os carreadores são saturados e há estabilização da difusão facilitada. (Por outro lado, a difusão simples continua enquanto houver um gradiente de concentração do soluto.)

Um excelente exemplo de difusão facilitada é o transporte de **D-glicose** para músculo esquelético e células adiposas pelo carreador **GLUT4**, um membro da família GLUT de transportadores de glicose. O transporte de glicose pode ocorrer desde que sua concentração sanguínea seja maior que sua concentração intracelular; a taxa de transporte de glicose pode aumentar até a saturação dos carreadores e, nesse ponto, é máxima. Outros monossacarídeos, como D-galactose, 3-*O*-metil glicose e florizina, inibem o transporte de glicose de maneira competitiva ao se ligarem a locais no carreador. O próprio soluto competitivo pode ser transportado (p. ex., D-galactose), ou apenas ocupar os locais de ligação e impedir a ligação da glicose (p. ex., florizina). Como já observado, o estereoisômero não fisiológico, L-glicose, não é reconhecido pelo carreador para difusão facilitada e, portanto, não se liga nem é transportado.

Outros exemplos de difusão facilitada são os carreadores de ureia (UTs) e de cátions orgânicos.

Transporte ativo primário

No transporte ativo, um ou mais solutos se movimentam contra um gradiente de potencial eletroquímico. Em outras palavras, o soluto passa de uma área de baixa concentração (ou baixo potencial eletroquímico) para uma área de alta concentração (ou alto potencial eletroquímico). O movimento de um soluto contra o gradiente é *trabalhoso* e requer energia metabólica na forma de ATP. No processo, o ATP é hidrolisado em difosfato de adenosina (ADP) e fosfato inorgânico (P_i), liberando a energia da ligação fosfato terminal do ATP. Ao ser liberado, o fosfato terminal é transferido para a proteína de transporte, iniciando um ciclo de fosforilação e desfosforilação. O chamado transporte ativo *primário* acontece quando a fonte de energia, o ATP, está diretamente ligada ao processo de transporte. Três exemplos de transporte ativo primário em sistemas fisiológicos são a Na^+-K^+ ATPase presente em todas as membranas celulares; a Ca^{2+} ATPase no RS e no retículo endoplasmático; e a H^+-K^+ ATPase das células parietais gástricas e células intercaladas dos rins.

Na^+-K^+ ATPase (bomba de Na^+-K^+)

Todas as membranas celulares apresentam Na^+-K^+ ATPase, que bombeia Na^+ do LIC para o LEC e K^+ do LEC para o LIC (Figura 1.6). Cada íon se move contra seu respectivo gradiente eletroquímico. A estequiometria pode variar, mas, normalmente, para cada três íons Na^+ que saem da célula, dois íons K^+ são bombeados para seu interior. Essa estequiometria de três íons Na^+ por dois íons K^+ significa que, para cada ciclo da Na^+-K^+ ATPase, mais carga positiva é bombeada para fora do que para dentro da célula. Assim, o processo de transporte é denominado **eletrogênico** porque cria uma separação de carga elétrica e uma diferença de potencial. A enzima Na^+-K^+ ATPase é responsável por conservar os gradientes de concentração de Na^+ e K^+ pelas membranas celulares, mantendo a baixa concentração intracelular de Na^+ e a alta concentração intracelular de K^+.

A Na^+-K^+ ATPase consiste em subunidades α e β. A subunidade α contém a atividade ATPásica, bem como os locais de ligação para os íons transportados, Na^+ e K^+. A Na^+-K^+ ATPase alterna entre dois estados conformacionais principais, E_1 e E_2. No **estado E_1**, os locais de ligação de Na^+ e K^+ estão voltados para o LIC e a enzima tem alta afinidade por Na^+. No **estado E_2**, os locais de ligação de Na^+ e K^+ estão voltados para o LEC e a enzima tem alta afinidade por K^+. A função de transporte de íons da enzima (ou seja, bombear Na^+ para fora da célula e K^+ para dentro da célula) é baseada nos ciclos dos estados E_1 e E_2, e alimentada pela hidrólise de ATP.

A Figura 1.6 mostra o **ciclo de transporte**. O ciclo começa com a enzima no estado E_1, ligada ao ATP. No estado E_1, os locais de ligação do íon estão voltados para o LIC e a enzima tem alta afinidade por Na^+; há ligação de três íons Na^+, hidrólise do ATP e transferência do fosfato terminal para a enzima, produzindo um estado de alta energia, $E_1 \sim P$. Agora, há uma grande mudança conformacional e a enzima muda de $E_1 \sim P$ para $E_2 \sim P$. No estado E_2, os locais de ligação do íon estão voltados para o LEC, a afinidade por Na^+ é baixa e a afinidade por K^+ é alta. Os três íons Na^+ são liberados da enzima para o LEC, dois íons K^+ se ligam e o fosfato inorgânico é liberado de E_2. Então, a enzima se liga ao ATP intracelular e sofre outra grande mudança conformacional, voltando ao estado E_1; os dois íons K^+ são liberados para o LIC e a enzima está pronta para outro ciclo.

Os **glicosídeos cardíacos** (p. ex., **ouabaína** e **digitálicos**) são uma classe de medicamentos que inibem a Na^+-K^+ ATPase. O tratamento com esses fármacos causa certas mudanças previsíveis na concentração iônica intracelular: a concentração de Na^+ aumenta e a de K^+ diminui. Os glicosídeos cardíacos inibem a Na^+-K^+ ATPase ao se ligarem à forma $E_2 \sim P$, perto do local de ligação ao K^+ no lado extracelular, impedindo a conversão de $E_2 \sim P$ em E_1. Ao interromper o ciclo de fosforilação-desfosforilação, esses medicamentos paralisam todo o ciclo enzimático e suas funções de transporte.

Ca^{2+} ATPase (bomba de Ca^{2+})

A maioria das **membranas celulares (plasmáticas)** contém uma Ca^{2+} ATPase, ou Ca^{2+} ATPase de membrana plasmática **(PMCA)**, cuja função é expulsar Ca^{2+} da célula contra um gradiente eletroquímico; há remoção de um íon Ca^{2+} para cada ATP hidrolisado. A PMCA é responsável, em parte, por manter a concentração intracelular de Ca^{2+} muito baixa. Além disso, o **retículo sarcoplasmático (RS)** das células musculares e o **retículo endoplasmático** de outras células contêm variantes de Ca^{2+} ATPase que bombeiam dois íons Ca^{2+} (para cada ATP hidrolisado) do LIC para o interior dessas organelas (ou seja, sequestro de Ca^{2+}). Essas variantes são chamadas de Ca^{2+} ATPase do RS e do retículo endoplasmático **(SERCA)**. A Ca^{2+} ATPase funciona de forma semelhante à Na^+-K^+ ATPase, com estados E_1 e E_2 que apresentam, respectivamente, alta e baixa afinidade por Ca^{2+}. O estado E_1 de PMCA se liga ao Ca^{2+} no lado intracelular, sofre uma mudança conformacional e se transforma em E_2, que libera o Ca^{2+} para o LEC. O estado E_1 de SERCA se liga ao Ca^{2+} no lado intracelular e o estado E_2 libera Ca^{2+} para o lúmen do RS ou retículo endoplasmático.

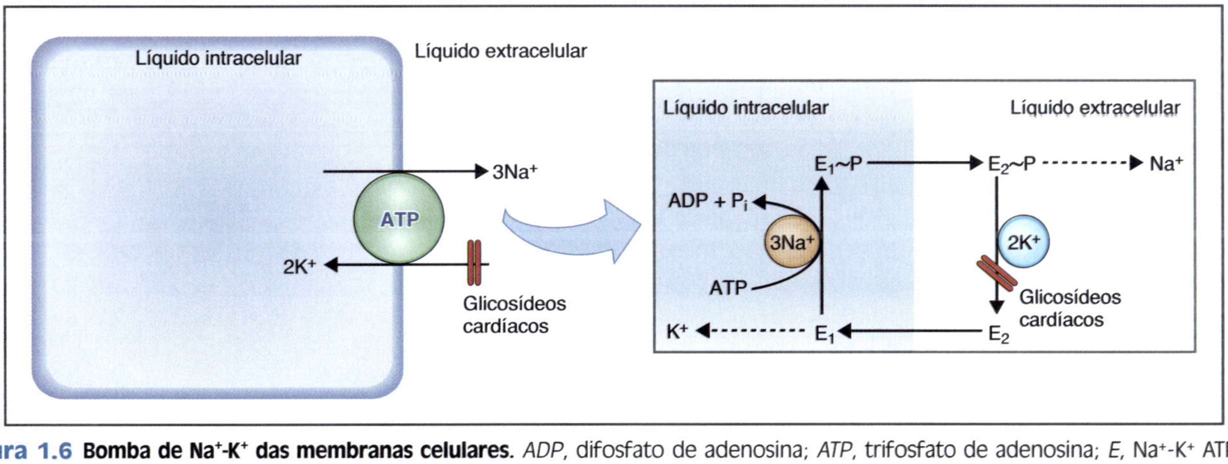

Figura 1.6 Bomba de Na^+-K^+ das membranas celulares. *ADP*, difosfato de adenosina; *ATP*, trifosfato de adenosina; *E*, Na^+-K^+ ATPase; *E ~ P*, Na^+-K^+ ATPase fosforilada; *P_i*, fosfato inorgânico.

H^+-K^+ ATPase (bomba de H^+-K^+)

A H^+-K^+ ATPase é encontrada nas células parietais da mucosa gástrica e nas células α-intercaladas do ducto coletor renal. No estômago, bombeia H^+ do LIC das células parietais para o lúmen do estômago, o que acidifica o conteúdo gástrico. O **omeprazol**, um inibidor da ATPase H^+-K^+ gástrica, pode ser usado de modo terapêutico para reduzir a secreção de H^+ em indivíduos com alguns tipos de úlcera péptica.

Transporte ativo secundário

Os processos de transporte ativo secundário são aqueles em que há o transporte combinado de dois ou mais solutos. Um dos solutos, geralmente Na^+, move-se a favor de seu gradiente eletroquímico (*downhill*) e o outro soluto move-se contra seu gradiente eletroquímico (*uphill*). O movimento *downhill* de Na^+ fornece energia para o movimento *uphill* do outro soluto. Assim, não há uso direto de energia metabólica, como ATP, mas o fornecimento indireto de energia pelo gradiente de concentração de Na^+ pela membrana celular. (A Na^+-K^+ ATPase, utilizando ATP, cria e mantém esse gradiente de Na^+.) O nome transporte ativo *secundário*, portanto, refere-se à utilização *indireta* de ATP como fonte de energia.

A inibição da Na^+-K^+ ATPase (p. ex., por meio do tratamento com ouabaína) diminui o transporte de Na^+ do LIC para o LEC, fazendo com que a concentração intracelular de Na^+ aumente e, assim, diminua o tamanho do gradiente transmembrana de Na^+. Logo, de maneira indireta, todos os processos de transporte ativo secundário são reduzidos por inibidores da Na^+-K^+ ATPase porque sua fonte de energia, o gradiente de Na^+, é menor.

Existem dois tipos de transporte ativo secundário distinguíveis pelo sentido do movimento do soluto contra seu gradiente de concentração. O movimento do soluto no mesmo sentido do Na^+ constitui o **cotransporte** ou **simporte**. Se esse soluto se mover no sentido oposto ao Na^+, há o chamado **contratransporte**, **antiporte** ou **troca**.

Cotransporte

O cotransporte (simporte) é uma forma de transporte ativo secundário em que todos os solutos são transportados no **mesmo sentido** através da membrana celular. O Na^+ *penetra* na célula levado pelo carreador a favor de seu gradiente eletroquímico; os solutos, cotransportados com Na^+, também *penetram* na célula. O cotransporte participa de vários processos fisiológicos importantíssimos, em especial no epitélio absorvente do intestino delgado e do túbulo renal. O **cotransporte de Na^+-glicose** (SGLT) e o **cotransporte de Na^+-aminoácido**, por exemplo, ocorrem nas membranas luminais das células epiteliais do intestino delgado e do túbulo proximal renal. Outro exemplo de cotransporte no túbulo renal é o **cotransporte de Na^+-K^+-$2Cl^-$** na membrana luminal das células epiteliais do ramo ascendente espesso. Em cada exemplo, o gradiente de Na^+ estabelecido pela Na^+-K^+ ATPase é usado para transporte de solutos como glicose, aminoácidos, K^+ ou Cl^- contra os gradientes eletroquímicos.

A Figura 1.7 ilustra os princípios do cotransporte usando o exemplo do cotransporte de Na^+-glicose (**SGLT1** ou proteína de transporte de Na^+-glicose 1) em células epiteliais intestinais. O cotransportador está na membrana luminal dessas células e tem dois locais de reconhecimento específicos, um para íons Na^+ e outro para glicose. O Na^+ e a glicose no lúmen do intestino delgado se ligam ao carreador. Nessa configuração, a proteína de cotransporte gira e libera Na^+ e glicose no interior da célula. (Depois, os dois solutos são retirados da célula através da membrana basolateral – o Na^+ pela Na^+-K^+ ATPase e a glicose pela difusão facilitada.) Na ausência de Na^+ ou glicose no lúmen intestinal, o cotransportador não pode girar. Assim, os dois solutos são necessários e um não pode ser transportado sem o outro (Boxe 1.1).

Por fim, o papel do processo de cotransporte intestinal de Na^+-glicose pode ser entendido no contexto da absorção intestinal geral de carboidratos. Os carboidratos da dieta são digeridos por enzimas gastrintestinais em uma forma absorvível, os monossacarídeos. Um desses monossacarídeos é a glicose, que é absorvida pelas células epiteliais intestinais por uma combinação de cotransporte de Na^+-glicose na membrana luminal e difusão facilitada de glicose na membrana basolateral. O cotransporte de Na^+-glicose é a etapa ativa que permite a absorção da glicose pelo sangue contra um gradiente eletroquímico.

Contratransporte

O contratransporte (antiporte ou troca) é uma forma de transporte ativo secundário em que os solutos se movem em *direções opostas* através da membrana celular. O Na^+ entra na célula com o carreador a favor de seu gradiente eletroquímico; os solutos que são contratransportados ou trocados por Na^+ *saem* da célula. O contratransporte é ilustrado pela troca de Ca^{2+}-Na^+ (Figura 1.8) e pela troca de Na^+-H^+. Assim como no cotransporte, cada processo utiliza o gradiente de Na^+ estabelecido pela Na^+-K^+

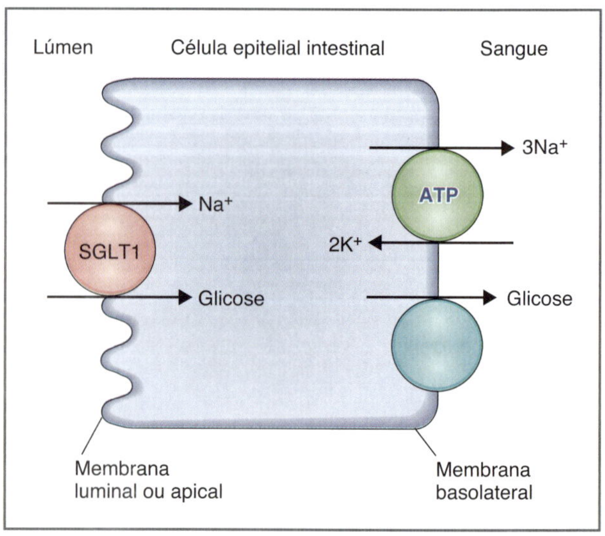

Figura 1.7 Cotransporte de Na^+-glicose em uma célula epitelial intestinal. *ATP*, trifosfato de adenosina; *SGLT1*, proteína de transporte de Na^+-glicose 1.

Boxe 1.1 Fisiologia clínica: glicosúria por diabetes melito.

DESCRIÇÃO DO CASO. Em seu exame físico anual, um menino de 14 anos relata sintomas de micção frequente e sede intensa. Um exame de urina com tiras reagentes mostra níveis elevados de glicose. O médico solicita um teste de tolerância à glicose, que indica que o menino tem diabetes melito do tipo I (DM1). O paciente é tratado com insulina injetável e o exame seguinte com tiras reagentes tem resultados normais.

EXPLICAÇÃO DO CASO. Embora o DM1 seja uma doença complexa, esta discussão limita-se ao sintoma de micção frequente e ao achado de glicosúria (glicose na urina). Em condições normais, o rim lida com a glicose da seguinte maneira: a glicose no sangue é filtrada pelos capilares glomerulares. As células epiteliais, que revestem o túbulo proximal renal, reabsorvem toda a glicose filtrada para que não haja excreção na urina. Assim, o resultado normal do exame com tiras reagentes não mostraria a presença de glicose na urina. Se as células epiteliais do túbulo proximal não reabsorverem toda a glicose filtrada de volta para o sangue, a glicose que escapa da reabsorção é excretada. O mecanismo celular dessa reabsorção de glicose é o cotransportador de Na^+-glicose na membrana luminal das células do túbulo proximal. Como esse é um transporte mediado por carreador, há um número finito de locais de ligação para a glicose. A ocupação total desses locais de ligação provoca a saturação do transporte (transporte máximo).

Nesse paciente com DM1, o hormônio insulina não é produzido em quantidades suficientes pelas células β do pâncreas. A insulina é necessária para a captação normal de glicose no fígado, no músculo e em outras células. Sem insulina, a concentração de glicose no sangue (glicemia) aumenta porque a molécula não é absorvida pelas células. O aumento da glicemia faz com que mais glicose seja filtrada pelos glomérulos renais, excedendo a capacidade do cotransportador de Na^+-glicose. A glicose que não pode ser reabsorvida devido à saturação desse carreador "escapa" na urina.

TRATAMENTO. O tratamento do paciente com DM1 consiste na administração de insulina exógena por injeção. A insulina secretada normalmente pelas células β do pâncreas ou administrada por injeção reduz a glicemia por promover a captação de glicose pelas células. A administração de insulina diminuiu a glicemia do paciente; assim, a quantidade de glicose filtrada foi menor e os cotransportadores de Na^+-glicose não estavam mais saturados. Toda a glicose filtrada pôde ser reabsorvida e, portanto, não houve excreção ou "perda" de glicose na urina.

ATPase como fonte de energia; o Na^+ se move a favor do gradiente de concentração e o Ca^{2+} ou H^+ se move contra o gradiente de concentração.

A troca de Ca^{2+}-Na^+ é um dos mecanismos de transporte, juntamente com a Ca^{2+} ATPase, que ajuda a manter

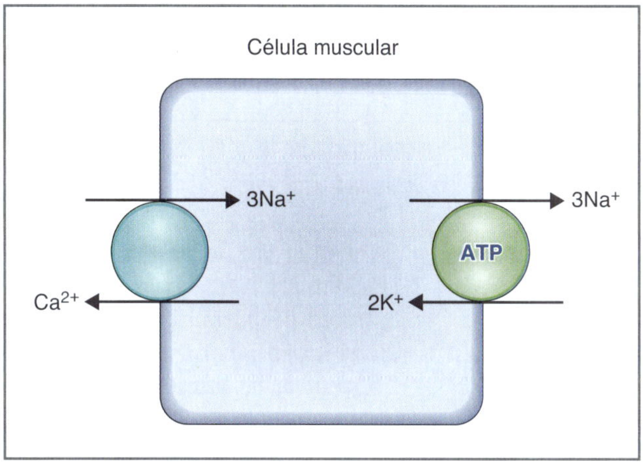

Figura 1.8 Contratransporte (troca) de Ca^{2+}-Na^+ em uma célula muscular. *ATP*, trifosfato de adenosina.

a concentração intracelular de Ca^{2+} em níveis muito baixos ($\approx 10^{-7}$ molar). O transporte ativo é necessário para a troca de Ca^{2+}-Na^+ porque o Ca^{2+} sai da célula contra seu gradiente eletroquímico. A Figura 1.8 ilustra o conceito de troca de Ca^{2+}-Na^+ na membrana de uma célula muscular. A proteína de troca tem locais de reconhecimento de Ca^{2+} e Na^+. A proteína deve ligar-se ao Ca^{2+} no lado intracelular da membrana e, ao mesmo tempo, ao Na^+ no lado extracelular. Nessa configuração, a proteína de troca gira e coloca o Ca^{2+} fora da célula e o Na^+ em seu interior.

A estequiometria da troca de Ca^{2+}-Na^+ varia entre diferentes tipos de células e pode até ser diferente em um único tipo celular em condições diversas. Normalmente, no entanto, três íons Na^+ entram na célula para cada íon Ca^{2+} que sai da célula. Com essa estequiometria de três íons Na^+ por um íon Ca^{2+}, três cargas positivas entram na célula em troca de duas cargas positivas que saem, tornando o trocador de Ca^{2+}-Na^+ **eletrogênico**.

Osmose

A osmose é o fluxo de água através de uma membrana semipermeável devido a diferenças na concentração de soluto. As diferenças de concentração de solutos impermeáveis estabelecem diferenças de pressão osmótica que fazem a água fluir por osmose. A osmose da água *não* é sua difusão: a osmose se deve a uma diferença de pressão, enquanto a difusão é causada por uma diferença de concentração (ou atividade) da água.

Osmolaridade

A osmolaridade de uma solução é a sua concentração de partículas osmoticamente ativas, expressa em osmoles por litro ou miliosmoles por litro. O cálculo da osmolaridade requer saber a concentração do soluto e sua capacidade de dissociação em solução. A glicose, por exemplo, não se dissocia em solução; teoricamente, o NaCl se dissocia em duas partículas e $CaCl_2$, em três partículas. O símbolo "g" indica o número de partículas em solução e considera se há dissociação completa ou apenas parcial. Assim, em caso de dissociação completa de NaCl em duas partículas, g é igual a 2,0; se a dissociação de NaCl for apenas parcial, g fica entre 1,0 e 2,0. A osmolaridade é calculada da seguinte forma:

$$\text{Osmolaridade} = g\,C$$

em que

Osmolaridade = Concentração de partículas (mOsm/ℓ)
g = Número de partículas por mol em solução (Osm/mol)
C = Concentração (mmol/ℓ)

Duas soluções com osmolaridades calculadas iguais são chamadas de **isosmóticas**. Se duas soluções têm diferentes osmolaridades calculadas, a solução com maior osmolaridade é chamada de **hiperosmótica** e a solução com menor osmolaridade é chamada de **hiposmótica**.

Osmolalidade

A osmolalidade é semelhante à osmolaridade, exceto que é a concentração de partículas osmoticamente ativas, expressa em osmoles (ou miliosmoles) *por quilograma de água*. Como 1 kg de água equivale a cerca de 1 ℓ de água, a osmolaridade e a osmolalidade têm, essencialmente, o mesmo valor numérico.

EXEMPLO DE PROBLEMA. A Solução A tem 2 mmol/ℓ de ureia e a Solução B tem 1 mmol/ℓ de NaCl. Suponha que g_{NaCl} = 1,85. *As duas soluções são isosmóticas?*

SOLUÇÃO. Calcule as osmolaridades das duas soluções para compará-las. A Solução A contém ureia, que não se dissocia em solução. A Solução B contém NaCl, que se dissocia de modo parcial, mas não completo, em solução (ou seja, g < 2,0). Assim,

$$\text{Osmolaridade}_A = 1\ \text{Osm/mol} \times 2\ \text{mmol/}\ell = 2\ \text{mOsm/}\ell$$

$$\text{Osmolaridade}_B = 1{,}85\ \text{Osm/mol} \times 1\ \text{mmol/}\ell = 1{,}85\ \text{mOsm/}\ell$$

As duas soluções não apresentam a mesma osmolaridade calculada; portanto, não são *isosmóticas*. A Solução A tem osmolaridade maior do que a Solução B e é hiperosmótica; a Solução B é hiposmótica.

Pressão osmótica

A **osmose** é o fluxo de água através de uma membrana semipermeável em decorrência de uma diferença na concentração de soluto. A diferença na concentração de soluto cria uma diferença de pressão osmótica através da membrana, que é a força motriz para o fluxo osmótico de água.

A Figura 1.9 ilustra o conceito de osmose. Duas soluções aquosas, em contato com a atmosfera, são mostradas na Figura 1.9A. A membrana que separa as soluções é permeável à água, mas é impermeável ao soluto. A princípio, há soluto somente na Solução 1. O soluto na Solução 1 produz uma pressão osmótica e, ao interagir com os poros da membrana, reduz a pressão hidrostática dessa solução. A diferença de pressão hidrostática através da membrana faz com que a água flua da Solução 2 para a Solução 1. Com o tempo, o fluxo de água faz com que o volume da Solução 1 aumente e o volume da Solução 2 diminua.

A Figura 1.9B mostra um par similar de soluções, no entanto a preparação foi modificada para que o pistão impeça o fluxo de água para a Solução 1. *A pressão necessária para parar o fluxo de água é a pressão osmótica da Solução 1.*

A pressão osmótica (π) da Solução 1 depende de dois fatores: concentração de partículas osmoticamente ativas e permanência do soluto na Solução 1 (ou seja, se o soluto pode atravessar a membrana ou não). A pressão osmótica é calculada pela **equação de van't Hoff** (mostrada a seguir), que converte a concentração de partículas em uma pressão, considerando a retenção do soluto na solução original. Assim,

$$\pi = g\,C\,\delta\,R\,T$$

em que

π = Pressão osmótica (atm ou mmHg)
g = Número de partículas por mol em solução (Osm/mol)
C = Concentração (mmol/ℓ)
δ = Coeficiente de reflexão (varia de 0 a 1)
R = Constante do gás (0,082 ℓ – atm/mol – K)
T = Temperatura absoluta (K)

O **coeficiente de reflexão** (δ) é um número adimensional que varia entre 0 e 1 que descreve a facilidade com que um soluto atravessa uma membrana. Os coeficientes de reflexão podem ser descritos nas três condições a seguir (Figura 1.10):

- δ = 1,0 (ver Figura 1.10A). Se a membrana for impermeável ao soluto, δ é 1,0; o soluto fica retido na solução original e exerce todo o seu efeito osmótico. Nesse caso, a pressão osmótica efetiva é máxima e causa um fluxo máximo de água. A **albumina sérica** e as **proteínas intracelulares**, por exemplo, são solutos em que δ = 1
- δ = 0 (ver Figura 1.10C). Se a membrana for livremente permeável ao soluto, δ é 0 e o soluto se difunde através da membrana a favor de seu gradiente de concentração até que as concentrações de soluto nas duas soluções sejam iguais. Em outras palavras, o soluto se comporta como se fosse água. Nesse caso, *não* há diferença de pressão osmótica efetiva através da membrana e, portanto, nenhuma força motriz para o fluxo osmótico de água. Veja mais uma vez a equação de van't Hoff e observe que, quando δ = 0, a pressão osmótica efetiva calculada é zero. A **ureia** é um exemplo de soluto em que δ = 0 (ou quase 0)
- δ = **um valor entre 0 e 1** (ver Figura 1.10B). A maioria dos solutos não é impermeável (δ = 1) nem

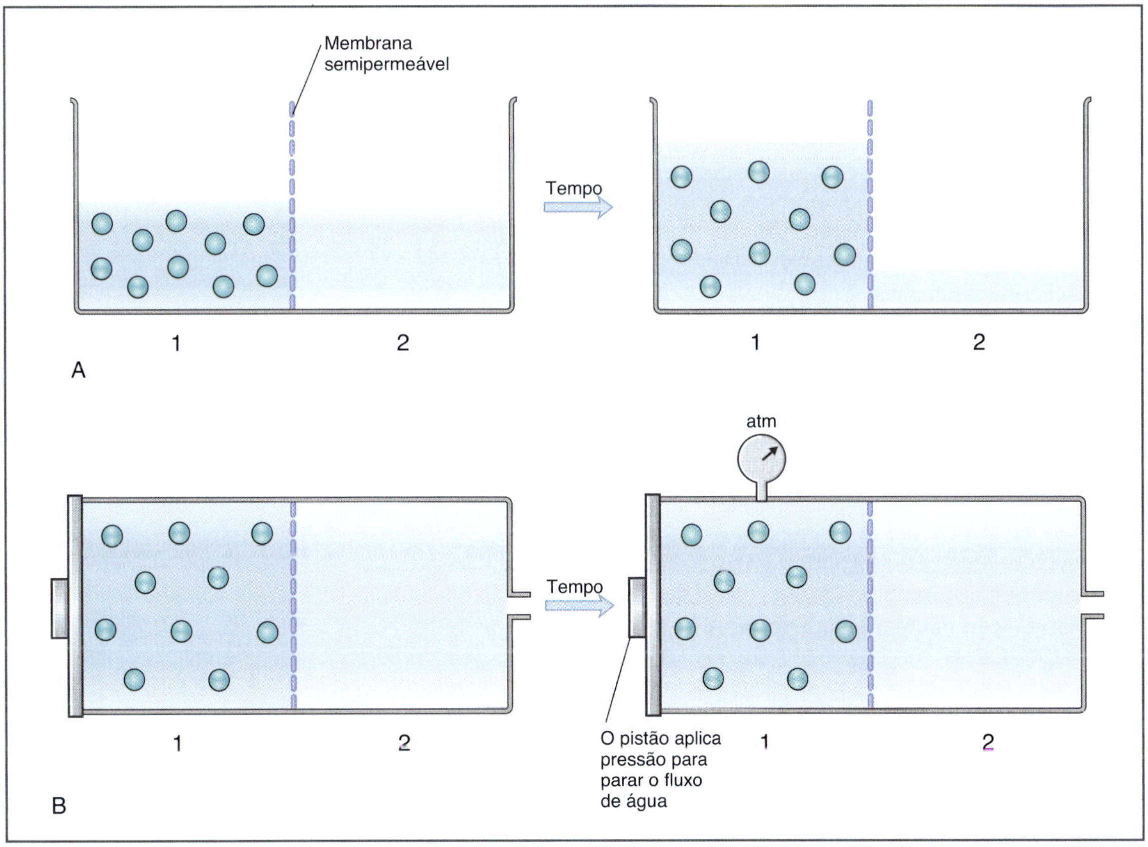

Figura 1.9 Osmose por uma membrana semipermeável. A. O soluto (*círculos*) está em um lado de uma membrana semipermeável; com o tempo, a pressão osmótica criada pelo soluto faz com que a água flua da Solução 2 para a Solução 1. Veja as mudanças de volume resultantes. **B.** As soluções não têm contato com a atmosfera e um pistão interrompe o fluxo de água para a Solução 1. A pressão necessária para interromper o fluxo de água é a pressão osmótica efetiva da Solução 1. *atm*, atmosfera.

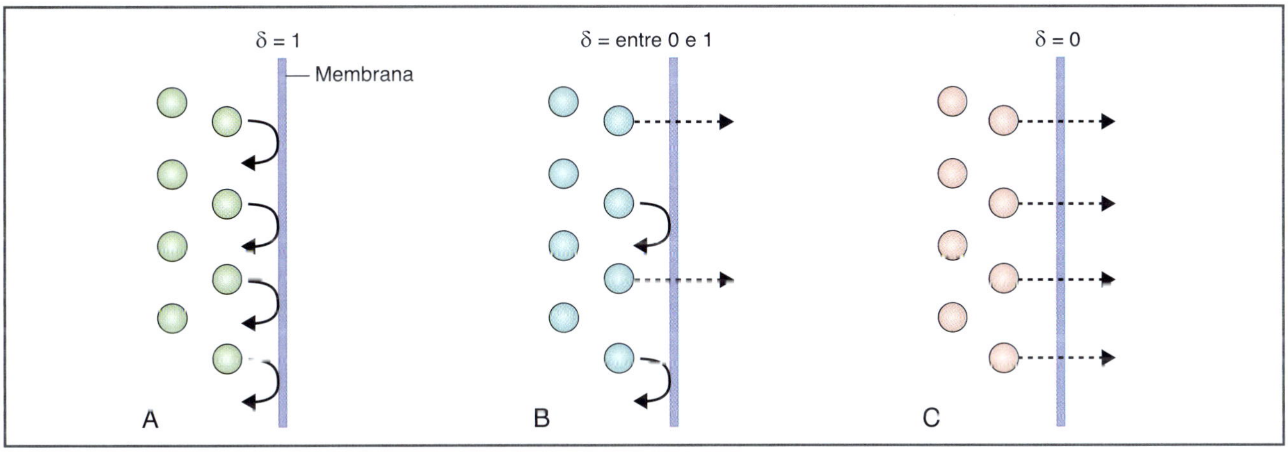

Figura 1.10 Coeficiente de reflexão (δ).

livremente permeável (δ = 0) pelas membranas, mas tem coeficiente de reflexão em algum ponto entre 0 e 1. Nesses casos, a pressão osmótica efetiva fica entre seu valor máximo possível (caso o soluto seja completamente impermeável) e zero (caso o soluto seja livremente permeável). Veja novamente a equação de van't Hoff e observe que, quando δ está entre 0 e 1, a pressão osmótica efetiva calculada é menor que seu valor máximo possível, mas maior que zero.

Quando duas soluções separadas por uma membrana semipermeável têm a mesma pressão osmótica efetiva, são **isotônicas**; isto é, não há fluxo de água entre elas porque não há diferença de pressão osmótica efetiva pela membrana. Quando duas soluções têm pressões osmóticas efetivas diferentes, a solução com a pressão osmótica efetiva mais baixa é **hipotônica** e a solução com a pressão osmótica efetiva mais alta é **hipertônica**. *A água flui da solução hipotônica para a solução hipertônica* (Boxe 1.2).

Boxe 1.2 Fisiologia clínica: hiposmolaridade com edema cerebral.

DESCRIÇÃO DO CASO. Um homem de 72 anos foi recentemente diagnosticado com carcinoma de pulmão do tipo pequenas células do pulmão. Ele tentou se manter ocupado com seu trabalho como consultor, mas a doença o deixou muito fraco. Uma noite, sua esposa notou que ele parecia confuso e letárgico e, de repente, ele sofreu uma convulsão do tipo grande mal. No pronto-socorro, sua concentração plasmática de Na^+ era de 113 mEq/ℓ (normal, 140 mEq/ℓ) e sua osmolaridade plasmática era de 230 mOsm/ℓ (normal, 290 mOsm/ℓ). O paciente foi tratado imediatamente com uma infusão hipertônica de NaCl e teve alta do hospital alguns dias depois com instruções para limitar sua ingestão de água.

EXPLICAÇÃO DO CASO. O carcinoma de pulmão do tipo pequenas células secreta, de maneira autônoma, o hormônio antidiurético (HAD), que causa a síndrome de secreção inadequada de hormônio antidiurético (SIHAD). Na SIHAD, os altos níveis circulantes de HAD causam reabsorção excessiva de água pelas células principais da porção final do túbulo distal e dos ductos coletores. O excesso de água que é reabsorvido e retido no organismo dilui a concentração de Na^+ e a osmolaridade do LEC. A menor osmolaridade significa que também há diminuição da pressão osmótica efetiva do LEC e, resumidamente, a pressão osmótica do LEC é menor que a pressão osmótica do LIC. A diferença de pressão osmótica efetiva através das membranas celulares é responsável pelo fluxo osmótico de água do LEC para o LIC, o que provoca o edema (aumento de volume) das células. Como o cérebro está contido em uma estrutura fixa (o crânio), o edema das células cerebrais pode causar convulsões.

TRATAMENTO. O tratamento do paciente com infusão hipertônica de NaCl rapidamente aumenta a osmolaridade e a pressão osmótica do LEC, o que elimina a diferença de pressão osmótica efetiva através das membranas das células cerebrais e interrompe o fluxo osmótico de água e o aumento de volume das células cerebrais.

EXEMPLO DE PROBLEMA. Uma solução de 1 mol/ℓ de NaCl é separada de uma solução de 2 mol/ℓ de ureia por uma membrana semipermeável. Parta do pressuposto que há dissociação completa de NaCl, δ_{NaCl} = 0,3 e δ_{ureia} = 0,05. *As duas soluções são isosmóticas e/ou isotônicas? Existe fluxo efetivo de água e qual é o seu sentido?*

SOLUÇÃO

Passo 1. Para determinar se as soluções são isosmóticas, basta calcular a osmolaridade de cada uma (g × C) e comparar os dois valores. Afirmou-se que a dissociação de NaCl é completa (ou seja, o sal está separado em duas partículas); assim, g de NaCl é 2,0. A ureia não se dissocia em solução; assim, para ureia, g = 1,0.

$$\begin{aligned}\text{NaCl: Osmolaridade} &= g\,C\\ &= 2{,}0 \times 1\ \text{mol}/\ell\\ &= 2\ \text{Osm}/\ell\\ \text{Ureia: Osmolaridade} &= g\,C\\ &= 1{,}0 \times 2\ \text{mol}/\ell\\ &= 2\ \text{Osm}/\ell\end{aligned}$$

Cada solução tem uma osmolaridade de 2 Osm/ℓ; são, de fato, isosmóticas.

Passo 2. Para determinar se as soluções são isotônicas, é preciso determinar a pressão osmótica efetiva de cada solução. Suponha que a 37ºC (310 K), RT = 25,45 ℓ-atm/mol. Assim,

$$\begin{aligned}\text{NaCl}: \pi &= g\,C\,\delta\,RT\\ &= 2 \times 1\ \text{mol}/\ell \times 0{,}3 \times RT\\ &= 0{,}6\ RT\\ &= 15{,}3\ \text{atm}\\ \text{Ureia}: \pi &= g\,C\,\delta\,RT\\ &= 1 \times 2\ \text{mol}/\ell \times 0{,}05 \times RT\\ &= 0{,}1\ RT\\ &= 2{,}5\ \text{atm}\end{aligned}$$

Embora as duas soluções tenham as mesmas osmolaridades calculadas e sejam isosmóticas (Passo 1), têm diferentes pressões osmóticas efetivas e não são isotônicas (Passo 2). Essa diferença ocorre porque o coeficiente de reflexão do NaCl é muito maior do que o coeficiente de reflexão da ureia; logo, o NaCl cria a maior pressão osmótica *efetiva*. A água flui da solução de ureia para a solução de NaCl, da solução hipotônica para a solução hipertônica.

POTENCIAIS DE DIFUSÃO E POTENCIAIS DE EQUILÍBRIO

Canais iônicos

Os canais iônicos são proteínas integrais que atravessam a membrana e, quando abertos, permitem a passagem de certos íons. Assim, os canais iônicos são **seletivos** e permitem a passagem de íons com características específicas. Um **filtro de seletividade** determina se o canal permite a passagem de cátions ou ânions e os íons específicos que podem atravessá-lo (p. ex., Na^+, K^+ ou Ca^{2+}). Um canal seletivo de cátions, por exemplo, pode permitir a passagem de Na^+, mas não de K^+; outro canal seletivo de cátions (p. ex., o receptor nicotínico de acetilcolina na placa motora terminal) pode ter menos seletividade e permitir a passagem de diversos cátions pequenos.

Os canais iônicos são controlados por **comportas** e, dependendo da posição dessas estruturas, ficam abertos ou fechados. Quando um canal está aberto, os íons para os quais é seletivo conseguem atravessá-lo por difusão passiva, a favor do gradiente eletroquímico existente. No estado aberto existe uma via contínua entre o LEC e o LIC que possibilita o fluxo de íons. Quando o canal está fechado, os íons não conseguem atravessá-lo, não importa o tamanho do gradiente eletroquímico. A **condutância** de um canal depende da probabilidade de que esteja aberto. Quanto maior a probabilidade de que o canal esteja aberto, maior é sua condutância ou permeabilidade.

As comportas nos canais iônicos são controladas por três tipos de **sensores**. Um tipo de comporta tem sensores que respondem a mudanças no potencial de membrana (ou seja, canais dependentes de voltagem); um segundo tipo de comporta responde a mudanças nas moléculas sinalizadoras (ou seja, canais acionados por segundos mensageiros); e um terceiro tipo de comporta responde a alterações mediadas por ligantes, como hormônios ou neurotransmissores (ou seja, canais dependentes de ligantes).

- **Canais dependentes de voltagem** têm comportas que são controladas por mudanças no potencial de membrana. A **comporta de ativação do canal de Na^+ do nervo**, por exemplo, é *aberta* pela despolarização da membrana do neurônio; a abertura desse canal é responsável pela fase ascendente do potencial de ação. Curiosamente, outra comporta no canal de Na^+, uma **comporta de inativação**, é *fechada* por despolarização. Como a comporta de ativação responde com maior rapidez à despolarização do que a comporta de inativação, o canal de Na^+ primeiro abre e depois fecha. Essa diferença nos tempos de resposta das duas comportas explica a forma e a progressão temporal do potencial de ação
- **Canais acionados por segundos mensageiros** têm comportas controladas por alterações nos níveis de moléculas de sinalização intracelular, como o monofosfato cíclico de adenosina (cAMP) ou o inositol 1,4,5-trifosfato (IP_3). Assim, os sensores dessas comportas estão no lado intracelular do canal iônico. As comportas dos canais de Na^+ no nó sinoatrial do coração, por exemplo, são abertas pelo aumento da concentração intracelular de cAMP
- **Canais dependentes de ligantes** têm comportas controladas por hormônios e neurotransmissores. Os sensores dessas comportas estão localizados no lado extracelular do canal iônico. O **receptor nicotínico** na **placa motora terminal**, por exemplo, é, na verdade, um canal iônico que se abre após a ligação da acetilcolina (ACh); quando aberto, é permeável aos íons Na^+ e K^+.

Potenciais de difusão

O potencial de difusão é a diferença de potencial gerada através de uma membrana pela difusão de um soluto com carga (um íon) a favor de seu gradiente de concentração. Logo, **o potencial de difusão é causado pela difusão de íons**. Assim, o potencial de difusão *só* pode ser gerado se a membrana for permeável a esse íon. Além disso, se a membrana não for permeável ao íon, não há geração de potencial de difusão, independentemente do tamanho do gradiente de concentração.

A **magnitude** de um potencial de difusão, medida em milivolts (mV), depende do tamanho do gradiente de concentração, que é a força motriz. O **sinal** do potencial de difusão depende da carga do íon. Por fim, como observado, os potenciais de difusão são criados pelo movimento de apenas alguns íons e não alteram a concentração de íons na solução como um todo.

Potenciais de equilíbrio

O conceito de potencial de equilíbrio é simplesmente uma extensão do conceito de potencial de difusão. A presença de uma diferença de concentração de um íon através de uma membrana permeável a esse íon cria uma diferença de potencial (o potencial de difusão). Por fim, a difusão efetiva do íon diminui e depois para por causa dessa diferença de potencial. Em outras palavras, um cátion que se difunde em seu gradiente de concentração leva uma carga elétrica positiva através da membrana, o que retarda e acaba por interromper a difusão do íon. A difusão de um ânion a favor de seu gradiente de concentração leva uma carga elétrica negativa, que retarda e então interrompe a difusão do íon. O **potencial de equilíbrio** é o potencial de difusão que equilibra de maneira exata ou se opõe à tendência de difusão pela diferença de concentração. No **equilíbrio eletroquímico**, as forças motrizes químicas e elétricas que atuam em um íon são iguais e opostas e não há mais difusão efetiva.

Os exemplos a seguir de um cátion difusor e um ânion difusor ilustram os conceitos de potencial de equilíbrio e equilíbrio eletroquímico.

Exemplo de potencial de equilíbrio de Na^+

A Figura 1.11 mostra duas soluções separadas por uma membrana teórica que é permeável ao Na^+, mas não ao Cl^-. A concentração de NaCl é maior na Solução 1 do que na Solução 2. O íon permeável, Na^+, se difunde a favor de seu gradiente de concentração da Solução 1 para a Solução 2, mas o íon não permeável, Cl^-, não o acompanha. O movimento efetivo de carga elétrica positiva para a Solução 2 gera um **potencial de difusão de Na^+** e a Solução 2 se torna positiva em relação à Solução 1. A positividade da Solução 2 se opõe à maior difusão de Na^+ e, por fim, é grande o suficiente para evitar mais difusão efetiva. A diferença de potencial que equilibra exatamente a tendência de difusão do Na^+ a favor de seu gradiente de concentração é o **potencial de equilíbrio de Na^+**. Quando as forças motrizes químicas e elétricas do Na^+ são iguais e opostas, diz-se que o íon está em **equilíbrio eletroquímico**. Essa difusão de *alguns* íons Na^+, suficientes para criar o potencial de difusão, não modifica a concentração total de Na^+ das soluções.

Exemplo de potencial de equilíbrio de Cl^-

A Figura 1.12 mostra o mesmo par de soluções da Figura 1.11; entretanto, na Figura 1.12, a membrana teórica é

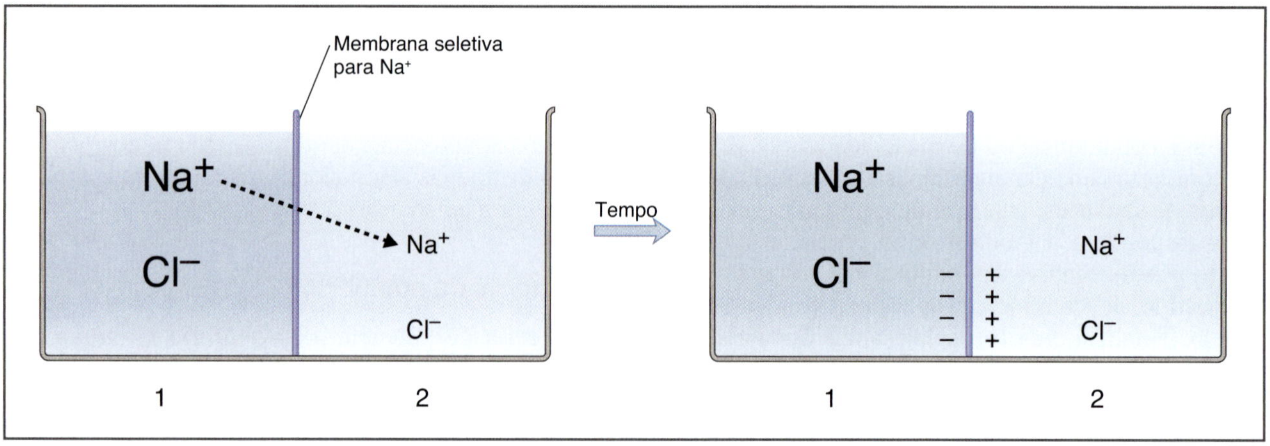

Figura 1.11 **Geração de um potencial de difusão de Na^+.**

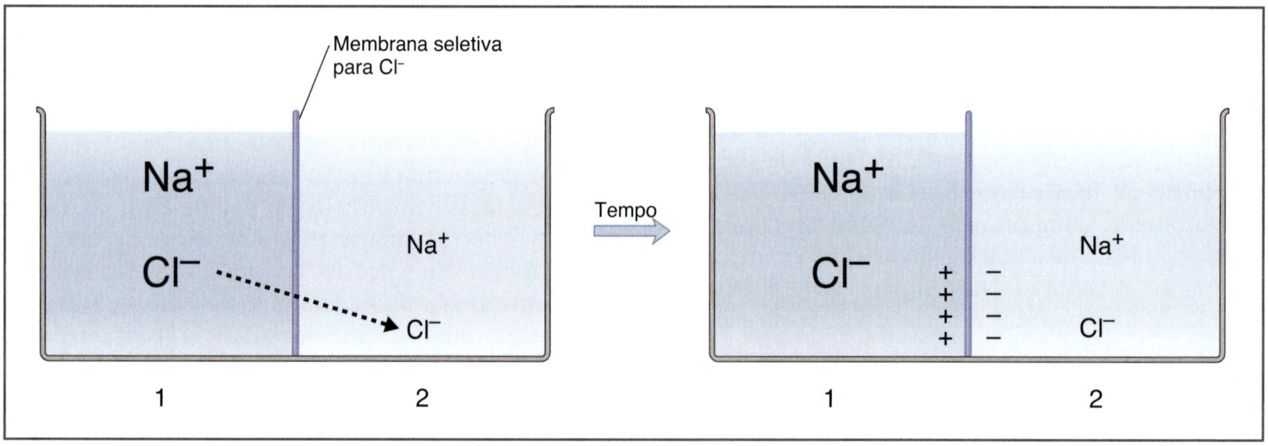

Figura 1.12 **Geração de um potencial de difusão de Cl^-.**

permeável ao Cl^- e não ao Na^+. O Cl^- se difunde da Solução 1 para a Solução 2 a favor de seu gradiente de concentração, mas o Na^+ não o acompanha. Há o estabelecimento de um potencial de difusão e a Solução 2 se torna negativa em relação à Solução 1. A diferença de potencial que equilibra exatamente a tendência de difusão do Cl^- a favor de seu gradiente de concentração é o **potencial de equilíbrio de Cl^-**. Quando as forças motrizes químicas e elétricas em Cl^- são iguais e opostas, o íon está em **equilíbrio eletroquímico**. Novamente, a difusão desses poucos íons Cl^- não altera a concentração total de Cl^- nas soluções.

Equação de Nernst

A equação de Nernst calcula o potencial de equilíbrio de um íon em determinada diferença de concentração através de uma membrana, pressupondo que essa seja permeável a tal íon. Por definição, o potencial de equilíbrio é calculado para *um íon de cada vez*. Assim,

$$E_X = \frac{-2{,}3RT}{zF}\log_{10}\frac{[C_i]}{[C_e]}$$

em que

E_X = Potencial de equilíbrio (mV) de determinado íon, X

$\frac{2{,}3RT}{F}$ = Constante (60 mV a 37°C)

z = Carga elétrica do íon (+1 em Na^+; +2 em Ca^{2+}; −1 em Cl^-)

C_i = Concentração intracelular de X (mmol/ℓ)

C_e = Concentração extracelular de X (mmol/ℓ)

Em outras palavras, a equação de Nernst converte uma diferença de concentração de um íon em uma voltagem. Essa conversão é realizada por várias constantes: R é a constante do gás, T é a temperatura absoluta e F é a constante de Faraday; a multiplicação por 2,3 converte o logaritmo natural em $\log_{10}$.

Por convenção, *o potencial de membrana é expresso como potencial intracelular em relação ao potencial extracelular*. Logo, uma diferença de potencial transmembrana de −70 mV significa que o interior da célula é negativo em 70 mV.

Os valores normais do potencial de equilíbrio de íons comuns no músculo esquelético, calculados como já descrito e assumindo gradientes de concentração típicos através das membranas celulares, são os seguintes:

$$E_{Na^+} = +65 \text{ mV}$$
$$E_{Ca^{2+}} = +120 \text{ mV}$$
$$E_{K^+} = -95 \text{ mV}$$
$$E_{Cl^-} = -90 \text{ mV}$$

É bom se lembrar desses valores ao considerar os conceitos de potencial de membrana em repouso e potenciais de ação.

EXEMPLO DE PROBLEMA. *Se a [Ca^{2+}] intracelular é 10^{-7} mol/ℓ e a [Ca^{2+}] extracelular é de 2 × 10^{-3} mol/ℓ, em qual diferença de potencial através da membrana celular o Ca^{2+} estará em equilíbrio eletroquímico?* Pressuponha que 2,3RT/F = 60 mV à temperatura corporal (37ºC).

SOLUÇÃO. Outra maneira de elaborar a questão é perguntar qual será o potencial de membrana, dado esse gradiente de concentração, se o Ca^{2+} for o único íon permeável. Lembre-se de que Ca^{2+} é bivalente, então z = +2. Assim,

$$\begin{aligned} E_{Ca^{2+}} &= \frac{60 \text{ mV}}{z}\log_{10}\frac{C_i}{C_e} \\ &= \frac{60 \text{ mV}}{+2}\log_{10}\frac{10^{-7} \text{ mol}/\ell}{2\times 10^{-3} \text{ mol}/\ell} \\ &= -30 \text{ mV} \log_{10} 5\times 10^{-5} \\ &= -30 \text{ mV} (-4{,}3) \\ &= +129 \text{ mV} \end{aligned}$$

Como essa é uma função logarítmica, não é necessário lembrar qual concentração é o numerador. Basta completar o cálculo de qualquer maneira para chegar a 129 mV e, em seguida, determinar o sinal correto com uma abordagem intuitiva. A abordagem intuitiva depende do conhecimento de que, como a [Ca^{2+}] é muito maior no LEC do que no LIC, o Ca^{2+} tende a se difundir nesse gradiente de concentração do LEC para o LIC, tornando o interior da célula positivo. Assim, o Ca^{2+} estará em equilíbrio eletroquímico quando o potencial de membrana for +129 mV (interior da célula positivo).

Esteja ciente de que o potencial de equilíbrio foi calculado em determinado gradiente de concentração de íons Ca^{2+}. Com um gradiente de concentração diferente, o potencial de equilíbrio calculado seria outro.

Força motriz

Ao lidar com solutos sem carga elétrica, a força motriz da difusão efetiva é simplesmente a diferença de concentração do soluto pela membrana celular. No entanto, ao lidar com solutos com carga (ou seja, íons), a força motriz para a difusão efetiva tem de levar em conta tanto a diferença de concentração quanto a diferença de potencial elétrico através da membrana celular.

A **força motriz** de determinado íon é a diferença entre o potencial de membrana (E_m) real medido e o potencial de equilíbrio (E_X) calculado do íon. Em outras palavras, é a diferença entre o E_m real e o potencial de membrana que o íon queria ter. (O íon gostaria que o potencial de membrana fosse seu potencial de equilíbrio, calculado pela equação de Nernst.) A força motriz de determinado íon, X, portanto, é calculada como:

$$\text{Força motriz efetiva (mV)} = E_m - E_x$$

em que

Força motriz = Força motriz (mV)
E_m = Potencial de membrana real (mV)
E_X = Potencial de equilíbrio de X (mV)

Quando a força motriz é negativa (ou seja, E_m é mais negativo que o potencial de equilíbrio do íon), esse íon X entra na célula se for um cátion e sai da célula se for um ânion. Em outras palavras, o íon X "pensa" que o potencial de membrana é muito negativo e tenta trazê-lo até seu potencial de equilíbrio, difundindo-se no sentido certo através da membrana celular. Por outro lado, se a força motriz for positiva (E_m for mais positivo que o potencial de equilíbrio do íon), o íon X deixa a célula se for um cátion e entra na célula se for um ânion; nesse caso, o íon X "pensa" que o potencial de membrana é muito positivo e tenta aproximá-lo de seu potencial de equilíbrio, difundindo-se no sentido certo através da membrana celular. Finalmente, se E_m for igual ao potencial de equilíbrio do íon, a força motriz é zero e o íon está, por definição, em equilíbrio eletroquímico; como não há força motriz, não há movimento efetivo do íon.

Corrente iônica

A **corrente iônica (I_X)**, ou fluxo de corrente, ocorre quando um íon atravessa a membrana celular. Os íons atravessam a membrana celular por meio dos canais iônicos sob duas condições: (1) há uma força motriz sobre o íon e (2) a membrana tem condutância para esse íon (ou seja, seus canais iônicos estão abertos). Assim,

$$I_X = G_X (E_m - E_X)$$

em que

I_X = Corrente iônica (mAmp)
G_X = Condutância (1/ohm), na qual a condutância é a recíproca da resistência
$E_m - E_X$ = Força motriz do íon X (mV)

Note que a equação da corrente iônica é simplesmente um rearranjo da lei de Ohm, no qual V = IR ou I = V/R (em que V é a mesma coisa que E). Como a condutância (G) é a recíproca da resistência (R), I = G × V.

O **sentido da corrente iônica** é determinado pelo sentido da força motriz, como descrito na seção anterior. A **magnitude da corrente iônica** é determinada pelo tamanho da força motriz e pela condutância do íon. Para determinada condutância, quanto maior a força motriz, maior o fluxo de corrente. Para determinada força motriz, quanto maior a condutância, maior o fluxo de corrente. Por fim, se a força motriz ou a condutância de um íon for zero, não há difusão efetiva desse íon através da membrana celular, nem fluxo de corrente.

EXEMPLO DE PROBLEMA. Um axônio tem potencial de membrana em repouso de −85 mV, concentração extracelular de K^+ de 4 mEq/ℓ e concentração intracelular de K^+ de 130 mEq/ℓ. Nessas condições, existe uma corrente de K^+? Em caso afirmativo, qual é seu sentido? (Suponha que K^+ seja permeável em condições de repouso e que 2,3 RT/F = 60 mV à temperatura corporal.)

SOLUÇÃO. O primeiro passo para determinar a existência de uma corrente de K^+ é calcular o potencial de equilíbrio do íon para esse gradiente de concentração:

$$\begin{aligned} E_{K^+} &= -60\ \text{mV}\ \log_{10}\frac{130\ \text{mEq}/\ell}{4\ \text{mEq}/\ell} \\ &= -60\ \text{mV}\ \log_{10}\ 32{,}5 \\ &= -60\ \text{mV}\ 1{,}51 \\ &= -90{,}7\ \text{mV} \end{aligned}$$

Agora, compare esse potencial de equilíbrio de K^+ *calculado* com o potencial de membrana *real*. Se os dois valores forem iguais, então K^+ está em equilíbrio eletroquímico e não há corrente do íon. No entanto, o potencial de equilíbrio de K^+ é mais negativo que o potencial de membrana. (K^+ "quer" que o potencial de membrana em repouso seja mais negativo do que é.) Para conduzir o potencial de membrana em direção ao seu potencial de equilíbrio, K^+ sai da célula; a movimentação das cargas elétricas positivas para fora da célula gera a corrente de efluxo.

POTENCIAL DE MEMBRANA EM REPOUSO

O potencial de membrana em repouso é a diferença de potencial pela membrana de células excitáveis, como nervos e músculos, no período entre os potenciais de ação (ou seja, em repouso). Como já afirmado, a expressão do potencial de membrana é feita, por convenção, do potencial intracelular para o extracelular.

O potencial de membrana em repouso é estabelecido pelos potenciais de difusão criados pelas diferenças de concentração de vários íons pela membrana celular. (Lembre-se de que essas diferenças de concentração foram estabelecidas por mecanismos de transporte ativo primário e secundário.) *Cada íon permeável tenta conduzir o potencial de membrana para o próprio potencial de equilíbrio.* Íons com as maiores permeabilidades ou condutâncias em repouso dão as maiores contribuições para o potencial de membrana em repouso; aqueles com as permeabilidades menores contribuem pouco ou nada.

O potencial de membrana em repouso da maioria das células excitáveis fica entre **−70 e −80 mV**. Esses valores podem ser explicados pelo conceito de permeabilidades relativas da membrana celular. Assim, o potencial de membrana em repouso está *próximo* dos potenciais de equilíbrio de K^+ e Cl^- porque a permeabilidade a esses íons em repouso é alta. O potencial de membrana em repouso está *longe* dos potenciais de equilíbrio de Na^+ e Ca^{2+} porque a permeabilidade a esses íons em repouso é baixa.

Uma maneira de avaliar a contribuição de cada íon no potencial de membrana é usando a **equação de condutância de corda**, que pondera o potencial de equilíbrio de cada íon (calculado pela equação de Nernst) por sua condutância relativa. Íons com maior condutância levam o potencial de membrana em direção aos seus potenciais de equilíbrio, enquanto aqueles com baixa condutância têm pouca influência no potencial de membrana. (Uma abordagem alternativa para a mesma questão aplica a **equação de Goldman**, que considera a contribuição de cada íon por sua permeabilidade relativa, e não por sua condutância.) A equação de condutância de corda é escrita da seguinte forma:

$$E_m = \frac{g_{K^+}}{g_T}E_{K^+} + \frac{g_{Na^+}}{g_T}E_{Na^+} + \frac{g_{Cl^-}}{g_T}E_{Cl^-} + \frac{g_{Ca^{2+}}}{g_T}E_{Ca^{2+}}$$

em que

E_m = Potencial de membrana (mV)
g_{K^+} etc. = Condutância de K^+ etc. (mho, recíproca da resistência)
g_T = Condutância total (mho)
E_{K^+} etc. = Potencial de equilíbrio de K^+ etc. (mV)

Em repouso, as membranas das células excitáveis são muito mais permeáveis a K^+ e Cl^- do que a Na^+ e Ca^{2+}. Essas diferenças na permeabilidade são responsáveis pelo potencial de membrana em repouso.

Qual é o papel desempenhado pela Na^+-K^+ ATPase na criação do potencial de membrana em repouso? A resposta tem duas partes. Primeiro, há uma pequena contribuição eletrogênica *direta* da Na^+-K^+ ATPase, que é baseada na estequiometria de três íons Na^+ bombeados para fora da célula para cada dois íons K^+ bombeados para dentro da célula. Em segundo lugar, a contribuição *indireta* mais importante está na manutenção do gradiente de concentração de K^+ pela membrana celular, que então é responsável pelo potencial de difusão desse íon; o potencial de difusão aproxima o potencial de membrana do potencial de equilíbrio de K^+. Assim, a Na^+-K^+ ATPase é necessária para criar e manter o gradiente de concentração de K^+, que estabelece o potencial de membrana em repouso. (Pode-se dizer o mesmo sobre o papel da Na^+-K^+ ATPase na fase ascendente do potencial de ação, em que mantém o gradiente iônico de Na^+ através da membrana celular.)

POTENCIAIS DE AÇÃO

O potencial de ação é um fenômeno de células excitáveis, como neurônios e miócitos, e consiste em uma rápida despolarização (fase ascendente) seguida por repolarização do potencial de membrana. Os potenciais de ação são o mecanismo básico de transmissão de informações no sistema nervoso e em todos os tipos de músculos.

Terminologia

A seguinte terminologia é usada para discussão do potencial de ação, dos períodos refratários e da propagação de potenciais de ação:

- A **despolarização** é o processo de tornar o potencial de membrana *menos negativo*. Como observado, o valor usual do potencial de membrana em repouso de células excitáveis considera o interior da célula negativo. A despolarização torna o interior da célula menos negativo ou pode até fazer com que o interior da célula se torne positivo. Tal mudança no potencial de membrana não deve ser descrita como "aumento" ou "diminuição" porque esses termos são ambíguos. (Por exemplo, quando o potencial de membrana despolariza, ou se torna menos negativo, aumentou ou diminuiu?)
- A **hiperpolarização** é o processo de tornar o potencial de *membrana mais negativo*. Assim como na despolarização, os termos "aumento" ou "diminuição" não devem ser usados para descrever uma alteração que torne o potencial de membrana mais negativo
- A **corrente de influxo** é o fluxo de carga elétrica positiva na célula. Assim, as correntes de influxo despolarizam o potencial de membrana. Um exemplo de corrente de influxo é o fluxo de Na^+ para dentro da célula durante a fase ascendente do potencial de ação
- A **corrente de efluxo** é o fluxo de carga elétrica positiva para fora da célula. As correntes de efluxo *hiperpolarizam* o potencial de membrana. Um exemplo de corrente de efluxo é a saída de K^+ da célula durante a fase de repolarização do potencial de ação
- O **potencial limiar** é o potencial de membrana em que a ocorrência do potencial de ação é inevitável. Como o potencial limiar é menos negativo que o potencial de membrana em repouso, uma corrente de influxo deve despolarizar o potencial de membrana até o limiar. No potencial limiar, a corrente de influxo efetiva (p. ex., corrente de Na^+ para dentro da célula) torna-se maior do que a corrente de efluxo efetiva (p. ex., corrente de K^+ para fora da célula) e a despolarização resultante passa a ser autossustentável, dando origem à fase ascendente do potencial de ação. Se a corrente de influxo efetiva for menor que a corrente de efluxo efetiva, não há despolarização da membrana até o limiar nem potencial de ação (ver resposta tudo ou nada)
- O **pico do potencial de ação** é a porção do potencial de ação em que o potencial de membrana é positivo (positivo no interior da célula)
- O **pós-potencial hiperpolarizante (hiperpolarização)** é a porção do potencial de ação após a repolarização em que o potencial de membrana é de fato mais negativo do que em repouso
- O **período refratário** é um período em que não pode haver outro potencial de ação normal em uma célula excitável. Os períodos refratários podem ser absolutos ou relativos. (Nas células do músculo cardíaco, existe outra categoria chamada de período refratário efetivo.)

Características dos potenciais de ação

Os potenciais de ação têm três características básicas: tamanho e forma estereotípicos; propagação; e resposta do tipo tudo ou nada.

- **Tamanho e forma estereotípicos.** Cada potencial de ação *normal* para determinado tipo de célula parece idêntico, despolariza no mesmo potencial e repolariza no mesmo potencial de repouso
- **Propagação.** Um potencial de ação em um local causa despolarização em locais adjacentes, levando-os ao limiar. A propagação de potenciais de ação de um local para o próximo ocorre *sem decaimento*
- **Resposta tudo ou nada.** Um potencial de ação ocorre ou não. A despolarização de uma célula excitável até o limiar de maneira *normal* faz com que a ocorrência de um potencial de ação seja inevitável. Por outro lado, a ausência de despolarização da membrana até o limiar impede o potencial de ação. Na verdade, a aplicação do estímulo durante o período refratário leva à não ocorrência de um potencial de ação ou gera um potencial de tamanho e forma não estereotípicos.

Base iônica do potencial de ação

O potencial de ação é uma despolarização rápida (a fase ascendente) seguida por repolarização e retorno ao potencial de membrana em repouso. A Figura 1.13 ilustra os eventos do potencial de ação no nervo e no músculo esquelético, que ocorrem nas seguintes etapas:

1. **Potencial de membrana em repouso.** Em repouso, o potencial de membrana é de aproximadamente –70 mV (interior da célula negativo). A **condutância ou permeabilidade de K^+ é alta** e os canais de K^+ estão quase totalmente abertos, permitindo que esses íons saiam da célula por difusão devido ao gradiente de concentração existente. Essa difusão cria um potencial de difusão de K^+, que aproxima o potencial de membrana do equilíbrio de K^+. A condutância de Cl^- (não mostrada) também é alta e, em repouso, Cl^- também está próximo do equilíbrio eletroquímico. Em repouso, a **condutância de Na^+ é baixa** e, portanto, o potencial de membrana em repouso está longe do potencial de equilíbrio do Na^+ e o Na^+ está longe do equilíbrio eletroquímico.

2. **Fase ascendente do potencial de ação.** Uma corrente de influxo, geralmente o resultado da propagação da corrente de potenciais de ação em locais vizinhos, causa a despolarização da membrana da célula

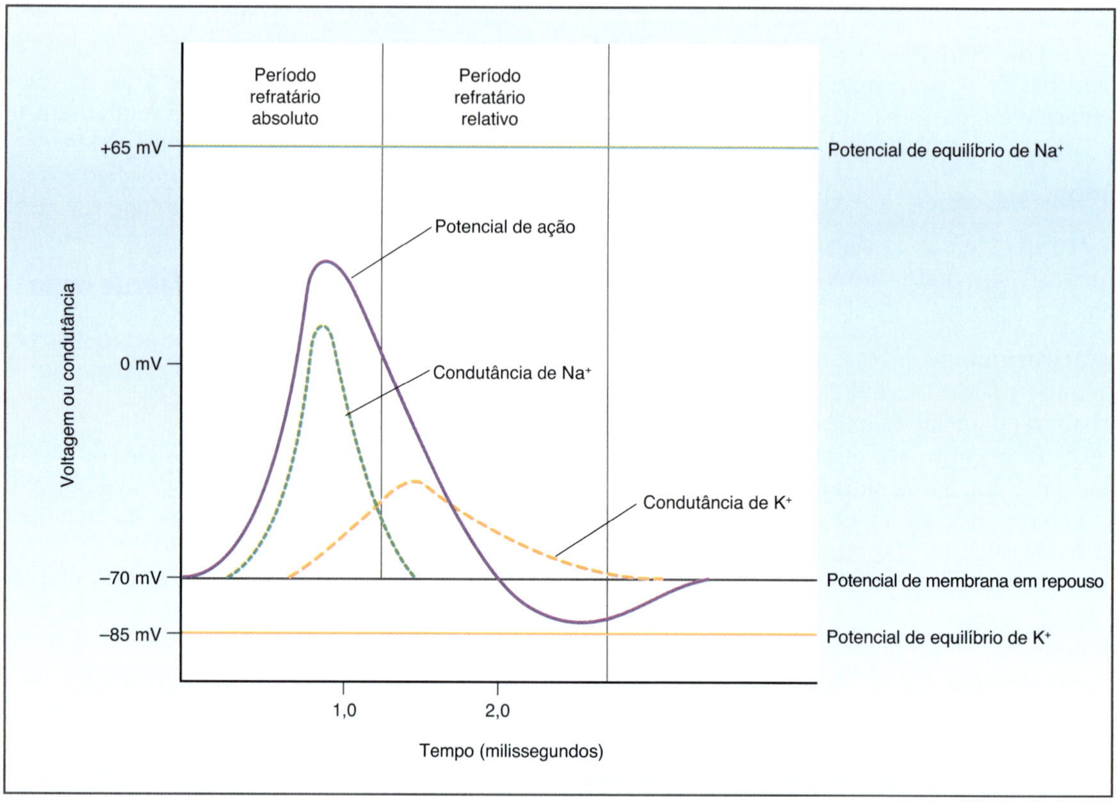

Figura 1.13 **Progressão das mudanças de voltagem e condutância durante o potencial de ação do nervo.**

nervosa até o limiar, cerca de –60 mV. Essa despolarização inicial causa a rápida abertura das **comportas de ativação** do canal de Na^+; a condutância do íon aumenta imediatamente e se torna ainda maior do que a condutância de K^+ (Figura 1.14). O aumento da condutância de Na^+ gera uma **corrente de influxo de Na^+**; o potencial de membrana é ainda mais despolarizado em direção ao potencial de equilíbrio de Na^+ de +65 mV, mas não chega a atingir esse valor. A **tetrodotoxina** (uma toxina do baiacu japonês) e o anestésico local **lidocaína** bloqueiam esses canais de Na^+ sensíveis à voltagem e impedem a ocorrência de potenciais de ação nervosos.

3. **Repolarização do potencial de ação.** A fase ascendente termina e o potencial de membrana se repolariza até o nível de repouso devido a dois eventos. Primeiro, as comportas de inativação nos canais de Na^+ respondem à despolarização e se fecham, mas sua resposta é mais lenta do que a abertura das comportas de ativação. Assim, após um tempo, as **comportas de inativação** se fecham, o que fecha os canais de Na^+ e encerra a fase ascendente. Em segundo lugar, a despolarização abre os canais de K^+ e aumenta a condutância de K^+ para um valor ainda maior do que o observado em repouso. O efeito combinado do fechamento dos canais de Na^+ e da maior abertura dos canais de K^+ torna a condutância de K^+ muito maior do que a condutância de Na^+. Assim, há uma corrente de efluxo de K^+ e a membrana é repolarizada. O **tetraetilamônio (TEA)** bloqueia esses canais de K^+ dependentes de voltagem, a corrente de efluxo de K^+ e a repolarização.

4. **Pós-potencial hiperpolarizante (hiperpolarização).** Por um breve período após a repolarização, a condutância de K^+ é maior do que em repouso, e o potencial de membrana fica ainda mais perto do potencial de equilíbrio de K^+ (pós-potencial hiperpolarizante). Por fim, a condutância de K^+ retorna ao nível de repouso e o potencial de membrana se despolariza um pouco, de volta ao valor em repouso. A membrana está agora pronta para gerar outro potencial de ação se estimulada.

O canal de Na^+ dos neurônios

Um canal de Na^+ dependente de voltagem é responsável pela fase ascendente do potencial de ação em neurônios e células do músculo esquelético. Esse canal é uma proteína integral de membrana, composto de uma grande subunidade α e duas subunidades β. A subunidade α tem quatro domínios, cada um com seis α-hélices transmembrana. As repetições de α-hélices transmembrana circundam um poro central através do qual os íons Na^+ podem fluir (se as comportas do canal estiverem abertas). A Figura 1.14 mostra um modelo conceitual do canal de Na^+ e a função das comportas de ativação e inativação. A suposição básica desse modelo é que a movimentação de Na^+ pelo canal requer que *as duas comportas estejam abertas*. Lembre-se de como essas comportas respondem a

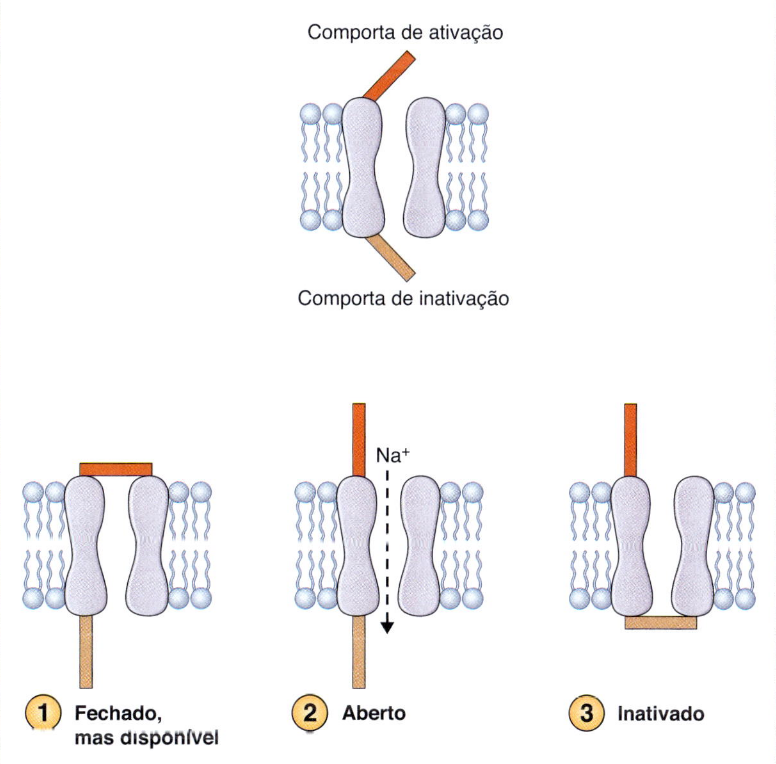

Figura 1.14 Estados das comportas de ativação e inativação do canal de Na^+ do nervo. **1.** No estado fechado, mas à disposição no potencial de membrana em repouso, a comporta de ativação está fechada, a comporta de inativação está aberta e o canal está fechado (mas disponível caso haja despolarização). **2.** No estado aberto, durante a fase ascendente do potencial de ação, as comportas de ativação e inativação estão abertas e o canal está aberto. **3.** No estado inativado no pico do potencial de ação, a comporta de ativação está aberta, a comporta de inativação está fechada e o canal está fechado.

mudanças na voltagem. As comportas de ativação se abrem rapidamente em resposta à despolarização. As comportas de inativação se fecham em resposta à despolarização, mas de maneira lenta, depois de um tempo. Assim, durante a despolarização, as comportas de ativação se abrem rapidamente, seguidas por um fechamento mais lento das comportas de inativação. A figura mostra três combinações das posições das comportas e o efeito resultante na abertura do canal de Na^+.

1. **Fechado, mas disponível.** No **potencial de membrana em repouso**, as comportas de ativação estão fechadas e as comportas de inativação estão abertas. Assim, os canais de Na^+ estão fechados. No entanto, estão "disponíveis" para disparar um potencial de ação *se* houver despolarização. (A despolarização abriria as comportas de ativação e, como as comportas de inativação já estão abertas, os canais de Na^+ estariam abertos.).
2. **Aberto.** Durante a fase ascendente do potencial de ação, a despolarização logo abre as comportas de ativação e as comportas de ativação e inativação são brevemente abertas. O Na^+ pode fluir pelos canais e entrar na célula, causando mais despolarização.
3. **Inativado.** No pico do potencial de ação, as lentas comportas de inativação finalmente se fecham em resposta à despolarização; agora, os canais de Na^+ estão fechados, a fase ascendente é encerrada e a repolarização começa.

Como os canais de Na^+ retornam ao estado fechado, mas disponível? Em outras palavras, *como se recuperam* a fim de que estejam prontos para disparar outro potencial de ação? A repolarização de volta ao potencial de membrana em repouso provoca a abertura das comportas de inativação. Os canais de Na^+ agora retornam ao estado fechado, mas "disponível", e estão prontos para disparar outro potencial de ação em caso de despolarização.

Períodos refratários

Durante os períodos refratários, as células excitáveis *não conseguem* produzir potenciais de ação normais (ver Figura 1.13). O período refratário inclui um período refratário absoluto e um período refratário relativo.

Período refratário absoluto

O período refratário absoluto se sobrepõe a quase toda a duração do potencial de ação. Durante esse período, não pode haver outro potencial de ação, por maior que seja o estímulo. A base do período refratário absoluto é o fechamento das comportas de inativação do canal de Na^+ em resposta à despolarização. Essas comportas de inativação ficam na posição fechada até que a célula seja repolarizada e volte ao potencial de membrana em repouso e os canais de Na^+ tenham se recuperado e estejam "fechados, mas disponíveis" (ver Figura 1.14).

Período refratário relativo

O período refratário relativo começa no final do período refratário absoluto e se sobrepõe principalmente ao período do pós-potencial hiperpolarizante. Nesse período, um potencial de ação pode ser desencadeado, mas apenas se a corrente despolarizante (de influxo) aplicada for maior que a usual. A base do período refratário relativo é a maior condutância de K^+ em comparação ao repouso. Como o potencial de membrana está mais próximo do potencial de equilíbrio de K^+, há necessidade de uma maior corrente de influxo para levar a membrana ao limiar e iniciar o próximo potencial de ação.

Acomodação

Quando uma célula nervosa ou muscular é despolarizada de maneira lenta ou mantida em um nível despolarizado, o potencial limiar usual pode passar sem disparar um potencial de ação. Esse processo, denominado acomodação, ocorre porque a despolarização fecha as comportas de inativação dos canais de Na^+. Se a despolarização for lenta o suficiente, os canais de Na^+ se fecham e continuam fechados. A fase ascendente do potencial de ação não ocorre devido à ausência de canais de Na^+ disponíveis o suficiente para transporte da corrente de influxo. A acomodação é observada em indivíduos com alta concentração sérica de K^+ ou **hiperpotassemia**. Em repouso, as membranas dos neurônios e das células musculares são muito permeáveis ao K^+; um aumento na concentração extracelular de K^+ causa a despolarização da membrana em repouso (como determinado pela equação de Nernst). Essa despolarização aproxima a membrana celular do limiar e parece torná-la mais propensa a disparar um potencial de ação. No entanto, é menos provável que a célula dispare um potencial de ação porque essa despolarização contínua fecha as comportas de inativação dos canais de Na^+ (Boxe 1.3).

Propagação dos potenciais de ação

A propagação de potenciais de ação em um nervo ou fibra muscular se deve à passagem de **correntes locais** de regiões ativas para regiões inativas adjacentes. A Figura 1.15 mostra o corpo de um neurônio com sua árvore dendrítica e um axônio. Em repouso, todo o axônio está no potencial de membrana em repouso, e o interior da célula é negativo. Os potenciais de ação começam no primeiro segmento do axônio, mais perto do corpo do neurônio. Então, seguem pelo axônio por propagação de correntes locais, como mostra a figura mencionada.

Boxe 1.3 Fisiologia clínica: hiperpotassemia com fraqueza muscular.

DESCRIÇÃO DO CASO. Uma mulher de 48 anos com diabetes melito insulinodependente relata fraqueza muscular significativa. Sua hipertensão arterial sistêmica está sendo tratada com propranolol, um bloqueador β-adrenérgico. Seu médico imediatamente solicita exames de sangue, que revelam $[K^+]$ sérica de 6,5 mEq/ℓ (normal = 4,5 mEq/ℓ) e alto nível de ureia. O médico diminui a dose de propranolol até interromper sua administração e ajusta a dose de insulina. Em alguns dias, a $[K^+]$ sérica da paciente caiu para 4,7 mEq/ℓ e ela relatou normalização da força muscular.

EXPLICAÇÃO DO CASO. Essa paciente diabética apresentou hiperpotassemia grave causada por vários fatores: (1) A dose de insulina é insuficiente, fazendo que K^+ passe das células para o sangue (a insulina promove a absorção de K^+ pelas células). (2) O propranolol, β-bloqueador usado para tratamento da hipertensão, também desloca o K^+ das células para o sangue. (3) O alto nível de ureia sugere que a paciente está desenvolvendo insuficiência renal; seus rins não conseguem excretar o excesso de K^+ acumulado em seu sangue. Esses mecanismos envolvem conceitos relacionados com a fisiologia renal e endócrina.

É importante entender que a $[K^+]$ sérica da paciente é extremamente alta (hiperpotassemia) e que sua fraqueza muscular é causada por essa hiperpotassemia. Essa fraqueza pode ser explicada da seguinte forma: o potencial de membrana em repouso das células musculares é determinado pelo gradiente de concentração de K^+ pela membrana celular (equação de Nernst). Em repouso, a membrana celular é muito permeável a K^+ e o íon sai da célula a favor de seu gradiente de concentração, criando um potencial de difusão de K^+. Esse potencial de difusão de K^+ é responsável pelo potencial de membrana em repouso, que é negativo no interior da célula. Quanto maior o gradiente de concentração de K^+, maior a negatividade na célula. Com a alta $[K^+]$ sérica, o gradiente de concentração pela membrana celular é menor que o normal; o potencial de membrana em repouso, portanto, é menos negativo (ou seja, há despolarização).

Pode-se esperar que essa despolarização facilite a geração de potenciais de ação no músculo porque o potencial de membrana em repouso está mais perto do limiar. Um efeito mais importante da despolarização, porém, é o fechamento das comportas de inativação dos canais de Na^+. Essas comportas de inativação fechadas não permitem a geração do potencial de ação mesmo se as comportas de ativação estiverem abertas. Sem potenciais de ação no músculo, não há contração.

TRATAMENTO. O tratamento dessa paciente se baseia no retorno do K^+ para as células, aumentando a dose de insulina e interrompendo a administração de propranolol. Quando a $[K^+]$ sérica é normalizada, o potencial de membrana em repouso das células musculares esqueléticas volta ao normal, as comportas de inativação dos canais de Na^+ ficam abertas no potencial de membrana em repouso (como deve ser) e os potenciais de ação podem ocorrer.

Na Figura 1.15A, o primeiro segmento do axônio é despolarizado até o limiar e dispara um potencial de ação (a região ativa). Devido à corrente de influxo de Na^+, no pico do potencial de ação, a polaridade do potencial de membrana é invertida e o interior da célula fica positivo. A região adjacente do axônio permanece inativa, com seu meio intracelular negativo.

A Figura 1.15B ilustra a propagação da corrente local da região ativa despolarizada para a região inativa adjacente. No local ativo, as cargas elétricas positivas dentro da célula fluem em direção às cargas elétricas negativas no local inativo adjacente. Esse fluxo de corrente faz com que a região adjacente se despolarize até o limiar.

Na Figura 1.15C, a região adjacente do axônio, despolarizada até o limiar, agora dispara um potencial de ação. A polaridade do seu potencial de membrana é invertida e o interior da célula fica positivo. Nesse momento, a região ativa *original* foi repolarizada de volta ao potencial de membrana em repouso e restaurada à sua polaridade interna negativa. O processo continua com a transmissão sequencial do potencial de ação pelo axônio.

Velocidade de condução

A velocidade em que os potenciais de ação são conduzidos ao longo de um nervo ou fibra muscular é a velocidade de condução. Essa propriedade é de grande importância fisiológica porque determina a velocidade com que a informação pode ser transmitida no sistema nervoso. Para entender a velocidade de condução em tecidos excitáveis, é preciso explicar dois conceitos fundamentais: a constante de tempo e a constante de comprimento. Esses conceitos, chamados de **propriedades do cabo**, explicam como os nervos e os músculos agem como cabos para condução da atividade elétrica.

A **constante de tempo** (τ) é o tempo transcorrido após a injeção de corrente para que o potencial passe a 63% do seu valor final. Em outras palavras, a constante de tempo indica a rapidez com que uma membrana celular despolariza em resposta a uma corrente de influxo ou com que rapidez é hiperpolarizada em resposta a uma corrente de efluxo. Assim,

$$\tau = R_m C_m$$

em que

τ = Constante de tempo
R_m = Resistência da membrana
C_m = Capacitância da membrana

Dois fatores influenciam a constante de tempo. O primeiro fator é a **resistência da membrana (R_m)**. Quando R_m é alta, a corrente não flui com facilidade pela membrana celular, o que dificulta a alteração do potencial de membrana e aumenta a constante de tempo. O segundo fator, a **capacitância da membrana (C_m)**, é a capacidade de armazenamento de carga elétrica da membrana celular. Quando C_m é alta, a constante de tempo é maior porque a corrente injetada precisa primeiro descarregar o capacitor de membrana antes que possa despolarizar a membrana. Assim, a constante de tempo é maior (ou seja, leva mais tempo) quando R_m e C_m são altas.

A **constante de comprimento** (λ) é a distância do local de injeção de corrente em que o potencial caiu para 63% de seu valor original. A constante de comprimento indica até que ponto uma corrente despolarizante se dissemina ao longo de um nervo. Em outras palavras, quanto maior a constante de comprimento, mais a corrente se espalha pela fibra nervosa. Assim,

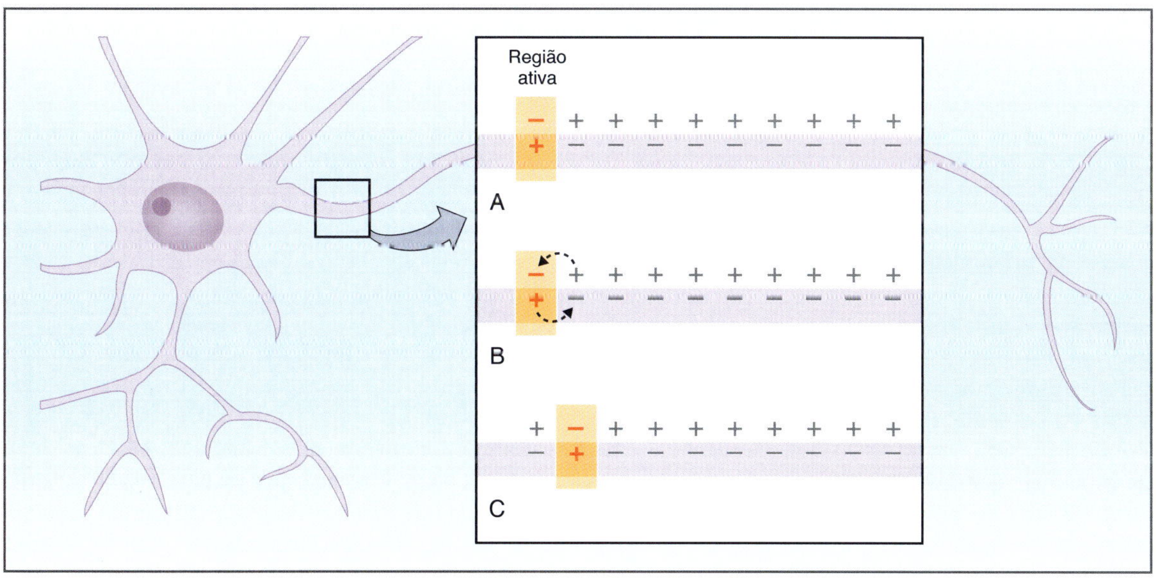

Figura 1.15 Propagação da despolarização em uma fibra nervosa por correntes locais. A. O primeiro segmento do axônio disparou um potencial de ação e a diferença de potencial pela membrana celular foi revertida, tornando o meio intracelular positivo. A área adjacente fica inativa e continua no potencial de membrana em repouso, sendo negativa no interior. **B.** No local ativo, as cargas elétricas positivas dentro do nervo fluem para a área inativa adjacente. **C.** O fluxo de corrente local faz com que a área adjacente seja despolarizada até o limiar e dispare potenciais de ação; a região ativa original foi repolarizada, voltando ao potencial de membrana em repouso.

$$\lambda \propto \sqrt{R_m/R_i}$$

em que

λ = Constante de comprimento
R_m = Resistência da membrana
R_i = Resistência interna

Novamente, R_m representa a resistência da membrana. A resistência interna, R_i, está inversamente relacionada com a facilidade de fluxo de corrente no citoplasma da fibra nervosa. Portanto, a constante de comprimento é maior (ou seja, a corrente trafega uma distância maior) quando o diâmetro do nervo é grande, a resistência da membrana é alta e a resistência interna é baixa. Em outras palavras, a corrente flui pelo caminho de menor resistência.

Mudanças na velocidade de condução

Existem dois mecanismos que aumentam a velocidade de condução ao longo de um nervo: o aumento do tamanho da fibra nervosa e a mielinização da fibra nervosa. Esses mecanismos podem ser compreendidos em termos das propriedades do cabo de constante de tempo e constante de comprimento.

- **Aumento do diâmetro do nervo.** O aumento do tamanho de uma fibra nervosa aumenta a velocidade de condução. Essa relação pode ser explicada da seguinte maneira: a resistência interna, R_i, é inversamente proporcional à área da seção transversal ($A = \pi r^2$). Portanto, quanto maior a fibra, menor a resistência interna. A constante de comprimento é inversamente proporcional à raiz quadrada de R_i (ver a equação da constante de comprimento). Assim, a constante de comprimento (λ) é maior quando a resistência interna (R_i) for menor (ou seja, a fibra for grande). Os nervos maiores têm as maiores constantes de comprimento e a corrente chega mais longe da região ativa para propagação dos potenciais de ação. O aumento do tamanho das fibras nervosas é certamente um mecanismo importante para o aumento da velocidade de condução no sistema nervoso, mas as restrições anatômicas limitam a extensão dos nervos. Portanto, há um segundo mecanismo, a mielinização, para aumentar a velocidade de condução
- **Mielinização.** A mielina é um isolante lipídico dos axônios que aumenta a resistência e diminui a capacitância da membrana. A **maior resistência da membrana** força a corrente a fluir pelo caminho de menor resistência do interior do axônio, em vez de o caminho de alta resistência da membrana axonal. A **menor capacitância da membrana** diminui a constante de tempo; assim, nas rupturas da bainha de mielina (ver a seguir), a membrana axonal despolariza com maior rapidez em resposta à corrente de influxo. Juntos, os efeitos do aumento da resistência e da diminuição da capacitância da membrana **elevam a velocidade de condução** (Boxe 1.4).

Se todo o nervo fosse revestido pela bainha de mielina lipídica, porém, o potencial de ação não poderia ocorrer porque não haveria áreas de baixa resistência na membrana que permitissem o fluxo da corrente de despolarização. Logo, é importante observar que há quebras na bainha de mielina a cada 1 a 2 mm, nos **nós de Ranvier**. Nessas estruturas, a resistência da membrana é baixa, o que permite o fluxo da corrente e a ocorrência dos potenciais de ação. Assim, a condução dos potenciais de ação é mais rápida em nervos mielinizados do que em nervos não mielinizados porque os potenciais de ação "saltam" longas distâncias de um nó para outro, um processo chamado de **condução saltatória**.

TRANSMISSÃO SINÁPTICA E NEUROMUSCULAR

Uma **sinapse** é o local de transmissão de informação de uma célula para outra. A informação pode ser transmitida eletricamente (sinapse elétrica) ou por meio de um transmissor químico (sinapse química).

Tipos de sinapses

Sinapses elétricas

As sinapses elétricas permitem que a corrente flua de uma célula excitável para a próxima por meio de vias de baixa resistência chamadas de **junções comunicantes**. As junções comunicantes são encontradas no músculo cardíaco e em alguns tipos de músculo liso e são responsáveis pela alta velocidade de condução nesses tecidos. Por exemplo, a condução de célula a célula é rápida no músculo ventricular cardíaco, no útero e na bexiga, permitindo a ativação celular simultânea e assegurando que a contração desses tecidos aconteça de maneira coordenada.

Sinapses químicas

Nas sinapses químicas, há uma lacuna entre a membrana celular pré-sináptica e a membrana celular pós-sináptica conhecida como **fenda sináptica**. A informação é transmitida através da fenda sináptica por meio de um neurotransmissor, uma substância que é liberada do terminal pré-sináptico e se liga a receptores no terminal pós-sináptico.

Nas sinapses químicas, um potencial de ação na célula pré-sináptica provoca a abertura dos canais de Ca^{2+}. O influxo de Ca^{2+} no terminal pré-sináptico faz com que o neurotransmissor, que é armazenado nas vesículas sinápticas, seja liberado por exocitose. O neurotransmissor se difunde através da fenda sináptica, liga-se a receptores na membrana pós-sináptica e altera o potencial de membrana da célula pós-sináptica.

A mudança no potencial da membrana celular pós-sináptica pode ser excitatória ou inibitória, dependendo da natureza do neurotransmissor liberado pelo terminal nervoso pré-sináptico. O neurotransmissor excitatório

Boxe 1.4 Fisiologia clínica: esclerose múltipla.

DESCRIÇÃO DO CASO. Uma mulher de 32 anos teve seu primeiro episódio de borramento visual há cinco anos. Ela relatou problemas para ler o jornal e as letras pequenas em etiquetas. A visão se normalizou espontaneamente, mas, 10 meses depois, voltou a ficar turva, dessa vez com outros sintomas, como visão dupla, sensação de "agulhadas" e fraqueza intensa nos membros inferiores. A paciente estava muito fraca para subir até mesmo um único lance de escada. Foi encaminhada a um neurologista, que solicitou alguns exames. A ressonância magnética (RM) do cérebro mostrou lesões típicas da esclerose múltipla. Os potenciais evocados visuais apresentaram latência prolongada, condizente com a diminuição da velocidade de condução nervosa.

Desde o diagnóstico, a paciente teve duas recaídas e está sendo tratada com betainterferona.

EXPLICAÇÃO DO CASO. Os potenciais de ação percorrem as fibras nervosas devido à propagação de correntes locais. Isso ocorre da seguinte maneira: na presença de um potencial de ação, sua corrente de influxo despolariza a membrana naquele local e inverte a polaridade (ou seja, o interior desse local torna-se brevemente positivo). A despolarização então se propaga para locais adjacentes ao longo da fibra nervosa devido ao fluxo de corrente local. É importante que a despolarização de uma região adjacente ao limiar por essas correntes locais leva ao disparo de um potencial de ação (ou seja, propagação do potencial de ação). A velocidade de propagação do potencial de ação é chamada de velocidade de condução. Quanto mais correntes locais puderem se espalhar sem decaimento (expresso como a constante de comprimento), mais rápida é a condução. Existem dois fatores principais que aumentam a constante de comprimento e, portanto, a velocidade de condução nos nervos: o aumento do diâmetro do nervo e a mielinização.

A mielina é um isolante de axônios que aumenta a resistência e diminui a capacitância da membrana. Ao aumentar a resistência da membrana, a corrente é forçada a fluir pelo interior do axônio e há menor perda de corrente pela membrana celular (aumentando a constante de comprimento); como mais corrente flui pelo axônio, a velocidade de condução aumenta. Ao diminuir a capacitância da membrana, as correntes locais a despolarizam com maior rapidez, o que também aumenta a velocidade de condução. A condução dos potenciais de ação nos nervos mielinizados requer quebras periódicas na bainha de mielina (nos nós de Ranvier), que apresentam canais de Na^+ e K^+. Assim, as correntes iônicas necessárias para o potencial de ação podem fluir pela membrana nos nós (p. ex., a corrente de influxo de Na^+ necessária para a fase ascendente do potencial de ação). Entre os nós, a resistência da membrana é muito alta e a corrente é forçada a fluir rapidamente pelo axônio até o próximo nó, onde o próximo potencial de ação pode ser gerado. Assim, o potencial de ação parece "saltar" de um nó de Ranvier para o próximo. Isso é chamado de condução saltatória.

A esclerose múltipla é a doença desmielinizante mais comum do sistema nervoso central (SNC). A perda da bainha de mielina ao redor dos nervos diminui a resistência da membrana, o que significa que a corrente "vaza" pela membrana durante a condução. Por isso, as correntes locais decaem mais depressa à medida que descem pelo axônio (menor constante de comprimento); esse decaimento pode torná-las insuficientes para geração de um potencial de ação ao chegarem ao próximo nó de Ranvier.

causa despolarização da célula pós-sináptica; o neurotransmissor inibitório provoca hiperpolarização da célula pós-sináptica.

Diferentemente das sinapses elétricas, a neurotransmissão por sinapses químicas é **unidirecional** (da célula pré-sináptica para a célula pós-sináptica). O **retardo sináptico** é o tempo necessário para ocorrência das várias etapas da neurotransmissão química.

Junção neuromuscular – exemplo de uma sinapse química

Unidades motoras

Os **motoneurônios** são os nervos que suprem as fibras musculares. Uma **unidade motora** compreende um único motoneurônio e as fibras musculares que o inervam. As unidades motoras variam em tamanho de maneira considerável: um único motoneurônio pode ativar algumas fibras musculares ou milhares de fibras musculares. Previsivelmente, pequenas unidades motoras participam de atividades motoras finas (p. ex., expressões faciais) e grandes unidades motoras atuam em atividades musculares grosseiras (p. ex., músculos quadríceps femorais usados em corridas).

Sequência de eventos na junção neuromuscular

A sinapse entre um motoneurônio e uma fibra muscular é chamada de **junção neuromuscular** (Figura 1.16). Um potencial de ação no motoneurônio produz um potencial de ação nas fibras musculares que inerva de acordo com essa sequência de eventos descrita. As etapas numeradas são correlacionadas aos números circulados na Figura 1.16.

1. Os potenciais de ação são propagados pelo motoneurônio como já descrito. As correntes locais despolarizam cada região adjacente ao limiar. Por fim, o terminal pré-sináptico sofre despolarização, o que provoca a abertura dos **canais de Ca^{2+}** dependentes de voltagem na membrana pré-sináptica.

2. A abertura desses canais de Ca^{2+} aumenta a permeabilidade ao íon no terminal pré-sináptico e o íon flui para o terminal a favor de seu gradiente eletroquímico.

3. A captação de Ca^{2+} no terminal causa a liberação do neurotransmissor **acetilcolina (ACh)**, previamente sintetizada e armazenada em vesículas sinápticas. Para liberar ACh, as vesículas sinápticas

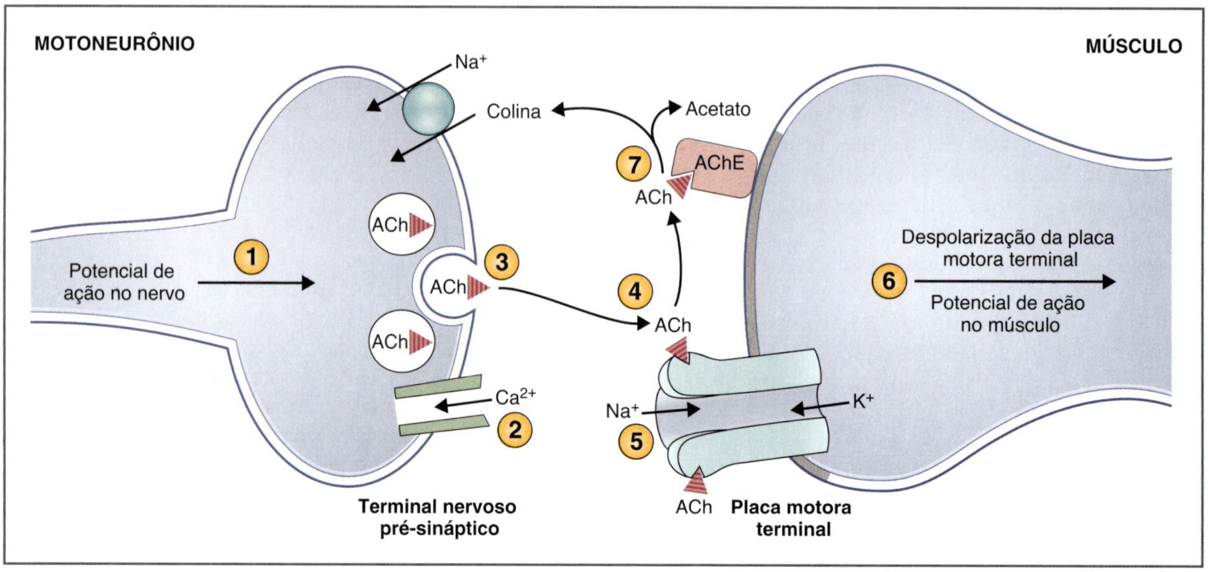

Figura 1.16 **Sequência de eventos na transmissão neuromuscular.** **1.** O potencial de ação percorre o motoneurônio até o terminal pré-sináptico. **2.** A despolarização do terminal pré-sináptico abre os canais de Ca^{2+} e esse íon flui para o terminal. **3.** A acetilcolina (*ACh*) sai na sinapse por exocitose. **4.** A ACh se liga ao seu receptor na placa motora terminal. **5.** Os canais de Na^+ e K^+ são abertos na placa motora terminal. **6.** A despolarização da placa motora terminal gera potenciais de ação no tecido muscular adjacente. **7.** A ACh é degradada em colina e acetato pela acetilcolinesterase (*AChE*); a colina é levada de volta ao terminal pré-sináptico em um cotransportador de Na^+-colina.

se fundem à membrana plasmática, utilizando proteínas SNARE, e soltam seu conteúdo na fenda sináptica por exocitose.

A ACh é formada a partir de acetil coenzima A (acetil CoA) e colina pela ação da enzima **colina acetiltransferase** (Figura 1.17). A ACh é armazenada em vesículas com ATP e proteoglicanos para posterior liberação. À estimulação, todo o conteúdo de uma vesícula sináptica é liberado na fenda sináptica. A menor quantidade possível de ACh que pode ser liberada é o conteúdo de uma vesícula sináptica (um *quantum*), e por isso a liberação de ACh é chamada **quântica**.

4. A ACh se difunde pela fenda sináptica até a membrana pós-sináptica. Essa região especializada da fibra muscular é chamada de **placa motora terminal** e contém **receptores nicotínicos** para ACh. Duas moléculas de ACh se ligam às subunidades α do receptor nicotínico e causam uma mudança conformacional. É importante notar que o receptor nicotínico de ACh é um exemplo de canal iônico dependente de ligante: também é um canal de Na^+ e K^+. A mudança conformacional abre o centro do canal e aumenta a permeabilidade da placa motora terminal ao Na^+ e ao K^+.

5. A abertura desses canais faz com que Na^+ e K^+ fluam a favor de seus respectivos gradientes eletroquímicos, com Na^+ em direção à placa terminal e K^+ para fora. Cada íon tenta conduzir o **potencial da placa terminal (EPP)** ao seu potencial de equilíbrio. De fato, se não houvesse outros canais iônicos na placa motora terminal, essa se despolarizaria em um valor entre os potenciais de equilíbrio de Na^+ e K^+, ou 0 mV. (Nesse caso, zero não é um "número mágico", é apenas o valor a meio caminho entre os dois potenciais de equilíbrio.) Na prática, porém, como há outros canais iônicos que influenciam o potencial de membrana na placa terminal, a despolarização é de cerca de –50 mV, que é o EPP. O EPP não é um potencial de ação, mas simplesmente uma despolarização local da placa motora terminal especializada.

O conteúdo de uma única vesícula sináptica produz a menor alteração possível no potencial de membrana da placa motora terminal, o **potencial de placa terminal em miniatura (MEPP)**. Os MEPPs se somam para produzir o EPP completo. O aparecimento espontâneo de MEPPs comprova a natureza quântica da liberação de ACh na junção neuromuscular.

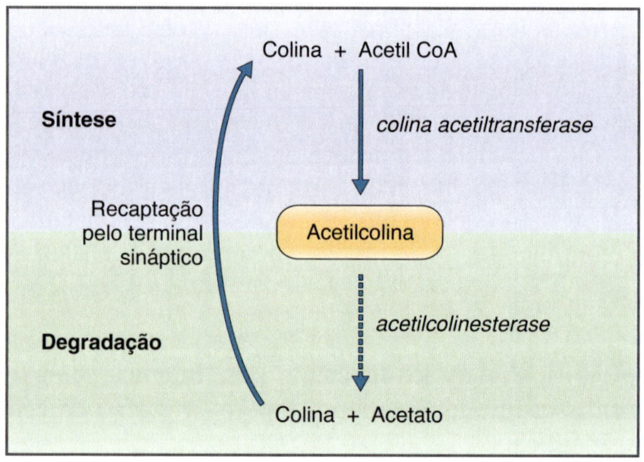

Figura 1.17 **Síntese e degradação da acetilcolina.** *Acetil CoA*, acetil coenzima A.

Cada MEPP, que representa o conteúdo de uma vesícula sináptica, despolariza a placa motora em cerca de 0,4 mV. Um EPP é um múltiplo dessas unidades de despolarização de 0,4 mV. *Quantos* quanta *são necessários para despolarizar a placa motora terminal até o EPP?* Como a placa motora tem de ser despolarizada de seu potencial de repouso de –90 mV para o potencial limiar de –50 mV, precisa, portanto, despolarizar em 40 mV. A despolarização de 40 mV requer 100 *quanta* (já que cada *quantum* ou vesícula despolariza a placa motora terminal em 0,4 mV).

6. A despolarização da placa motora terminal (o EPP) se propaga por correntes locais pelas fibras musculares adjacentes, que são despolarizadas até os potenciais limiares e disparam potenciais de ação. Embora a placa motora terminal em si não consiga disparar potenciais de ação, despolariza o suficiente para iniciar o processo nas membranas das células musculares "comuns" vizinhas. Os potenciais de ação são propagados pela fibra muscular por uma continuação desse processo.
7. O EPP termina quando a **acetilcolinesterase (AChE)** degrada a ACh em colina e acetato na placa motora terminal. Aproximadamente 50% da colina retorna ao terminal pré-sináptico pelo **cotransporte de Na⁺-colina** para ser utilizada na síntese de nova ACh.

Agentes que alteram a função neuromuscular

Vários agentes interferem na atividade normal da junção neuromuscular; seus mecanismos de ação podem ser compreendidos com facilidade ao considerar as etapas da transmissão neuromuscular (Tabela 1.3; ver Figura 1.16).

- A **toxina botulínica** bloqueia a liberação de ACh dos terminais pré-sinápticos, causando bloqueio total da transmissão neuromuscular, paralisia do músculo esquelético e, por fim, morte por insuficiência respiratória
- O **curare** compete com a ACh pela ligação a uma subunidade dos receptores nicotínicos da placa motora terminal, diminuindo o tamanho do EPP. Em doses máximas, o curare causa paralisia e morte. A **D-tubocurarina**, uma forma de curare, é usada terapeuticamente para relaxamento da musculatura esquelética durante a anestesia. Uma substância similar, a **α-bungarotoxina**, liga-se irreversivelmente aos receptores de ACh. A ligação da α-bungarotoxina radioativa é uma ferramenta experimental para medida da densidade dos receptores de ACh na placa motora terminal
- Os **inibidores da AChE** (anticolinesterases), como a **neostigmina**, impedem a degradação da ACh na fenda sináptica e prolongam e potencializam a ação da ACh na placa motora terminal. Os inibidores da AChE podem ser usados no tratamento da **miastenia *gravis***, uma doença caracterizada por fraqueza e fadiga do músculo esquelético devido ao bloqueio dos receptores de ACh por anticorpos (Boxe 1.5)
- O **hemicolínio** bloqueia a recaptação de colina nos terminais pré-sinápticos, esgotando, assim, as reservas dessa molécula no terminal do motoneurônio e diminuindo a síntese de ACh.

Tipos de disposições sinápticas

Existem vários tipos de relações entre a entrada de uma sinapse (o elemento pré-sináptico) e sua saída (o elemento pós-sináptico): um a um, um a muitos ou muitos a um.

- **Sinapse uma a uma**. A sinapse uma a uma é ilustrada pela **junção neuromuscular** (ver Figura 1.16). Um único potencial de ação na célula pré-sináptica, o motoneurônio, causa um único potencial de ação na célula pós-sináptica, a fibra muscular
- **Sinapse uma a muitas**. A sinapse uma a muitas é incomum, mas é encontrada, por exemplo, nos motoneurônios das células de Renshaw da medula espinal. Um potencial de ação na célula pré-sináptica, o motoneurônio, causa uma explosão de potenciais de ação nas células pós-sinápticas. Essa disposição amplifica a atividade
- **Sinapse muitas a uma**. A sinapse muitas a uma é muito comum no sistema nervoso. Nessas sinapses, um potencial de ação na célula pré-sináptica é insuficiente para produzir um potencial de ação na célula pós-sináptica. Em vez disso, muitas células pré-sinápticas convergem para a célula pós-sináptica, esses estímulos se somam, o que determina o disparo de um potencial de ação pela célula pós-sináptica.

Tabela 1.3 Agentes que influenciam a transmissão neuromuscular.

Exemplo	Ação	Efeito na transmissão neuromuscular
Toxina botulínica	Bloqueia a liberação de ACh dos terminais pré-sinápticos	Bloqueio total, paralisia dos músculos respiratórios e morte
Curare	Compete com a ACh pelos receptores na placa motora terminal	Diminui o tamanho do EPP; em doses máximas, causa paralisia dos músculos respiratórios e morte
Neostigmina	Inibidor da AChE (anticolinesterase)	Prolonga e aumenta a ação da ACh na placa motora terminal
Hemicolínio	Bloqueia a recaptação de colina no terminal pré-sináptico	Acaba com as reservas de ACh do terminal pré-sináptico

ACh, acetilcolina; *AChE*, acetilcolinesterase; *EPP*, potencial da placa terminal.

Boxe 1.5 Fisiologia clínica: miastenia *gravis.*

DESCRIÇÃO DO CASO. Uma universitária de 18 anos chega ao hospital universitário queixando-se de fraqueza progressiva. Relata que, às vezes, suas pálpebras "caem" e que se cansa com facilidade, mesmo ao realizar tarefas cotidianas comuns, como escovar os cabelos. A paciente caiu várias vezes enquanto subia um lance de escadas. Esses sintomas melhoram com o repouso. O médico solicita exames de sangue, que revelam níveis elevados de anticorpos contra receptores de acetilcolina (ACh). Estudos de estimulação nervosa mostram diminuição da capacidade de resposta do músculo esquelético à estimulação repetida de motoneurônios. A paciente é diagnosticada com miastenia *gravis* e tratada com piridostigmina. Após o tratamento, relata retorno da força muscular.

EXPLICAÇÃO DO CASO. Essa jovem tem miastenia *gravis* clássica. A forma autoimune da doença é caracterizada pela produção de anticorpos contra os receptores de ACh nas placas motoras terminais do músculo esquelético. Os sintomas de fraqueza muscular grave (músculos dos olhos, dos braços e das pernas) são explicados pelos anticorpos que bloqueiam os receptores de ACh. Embora a ACh seja liberada em quantidades normais pelos terminais dos motoneurônios, sua ligação aos seus receptores nas placas motoras é prejudicada. A ausência de ligação de ACh faz com que não haja EPP nem geração de potenciais de ação normais no músculo esquelético. Isso provoca fraqueza muscular e fadiga.

TRATAMENTO. O tratamento da paciente com miastenia *gravis* depende de uma compreensão clara da fisiologia da junção neuromuscular. Como o quadro dessa paciente melhorou com a administração de piridostigmina (inibidor da AChE de longa ação), o sucesso do tratamento confirmou o diagnóstico de miastenia *gravis*. A AChE na placa motora terminal normalmente degrada a ACh (ou seja, a AChE termina a ação da ACh). Ao inibir a enzima de degradação da ACh com piridostigmina, os níveis de ACh na junção neuromuscular continuam altos, prolongando o tempo disponível para a ACh ativar seus receptores na placa motora terminal. Assim, é possível produzir um EPP mais normal na fibra muscular mesmo que muitos dos receptores de ACh estejam bloqueados por anticorpos.

Impulsos sinápticos – potenciais pós-sinápticos excitatórios e inibitórios

As sinapses muitas a uma são comuns e caracterizadas pela convergência de muitas células pré-sinápticas para uma única célula pós-sináptica e estímulos **excitatórios** ou **inibitórios**. A célula pós-sináptica integra todas as informações convergentes e, se a soma dos estímulos for suficiente para levar a célula pós-sináptica ao limiar, há o disparo de um potencial de ação.

Potenciais pós-sinápticos excitatórios

Os potenciais pós-sinápticos excitatórios (EPSPs) são impulsos sinápticos que **despolarizam** a célula pós-sináptica, aproximando o potencial de membrana do limiar e do disparo de um potencial de ação. Os EPSPs são produzidos pela **abertura dos canais de Na^+ e K^+**, como no receptor nicotínico de ACh. O potencial de membrana fica a meio caminho entre os potenciais de equilíbrio para Na^+ e K^+, ou 0 mV, que é um estado despolarizado. Os principais neurotransmissores excitatórios são ACh, norepinefrina, epinefrina, dopamina, glutamato e serotonina.

Potenciais pós-sinápticos inibidores

Os potenciais pós-sinápticos inibidores (IPSPs) são impulsos sinápticos que **hiperpolarizam** a célula pós-sináptica, afastando o potencial de membrana do limiar e do disparo de um potencial de ação. Os IPSPs são produzidos pela **abertura dos canais de Cl^-**. O potencial de membrana é direcionado para o potencial de equilíbrio de Cl^- (aproximadamente –90 mV), que é um estado hiperpolarizado. Os neurotransmissores inibidores são o ácido γ-aminobutírico (GABA) e a glicina.

Integração das informações sinápticas

A informação pré-sináptica que chega à sinapse pode ser integrada de duas maneiras, espacial ou temporalmente.

Soma espacial

A soma espacial é observada quando dois ou mais estímulos pré-sinápticos chegam a uma célula pós-sináptica ao mesmo tempo. Se os dois estímulos forem excitatórios, combinam-se para produzir maior despolarização do que qualquer estímulo em separado. Se um estímulo for excitatório e o outro, inibitório, anulam-se. A soma espacial pode ocorrer mesmo se os estímulos estiverem distantes no corpo do neurônio devido à rápida condução de EPSPs e IPSPs pela membrana celular.

Soma temporal

A soma temporal ocorre quando dois estímulos pré-sinápticos chegam à célula pós-sináptica em rápida sucessão. Como os estímulos se sobrepõem no tempo, somam-se.

Outros fenômenos que alteram a atividade sináptica

Facilitação, **aumento** e **potenciação pós-tetânica** são fenômenos que ocorrem nas sinapses. Em cada caso, a estimulação repetida faz com que a resposta da célula pós-sináptica seja maior do que a esperada. A facilitação é uma resposta a breves aumentos na frequência de estimulação nervosa, o que aumenta o número de *quanta* liberados por estímulo. A potenciação ou potenciação pós-tetânica é causada pelo aumento da liberação do neurotransmissor na sinapse devido ao acúmulo de Ca^{2+} no terminal pré-sináptico. A **potenciação prolongada** é observada no armazenamento de memórias e envolve tanto o aumento da liberação do neurotransmissor dos terminais pré-sinápticos quanto o aumento da sensibilidade das membranas pós-sinápticas a essa molécula.

A **fadiga ou depressão sináptica** ocorre quando a estimulação nervosa repetida provoca uma resposta menor do que a esperada na célula pós-sináptica devido à depleção das reservas de neurotransmissores do terminal pré-sináptico.

Neurotransmissores

A transmissão de informações nas sinapses químicas exige a liberação de um neurotransmissor de uma célula pré-sináptica, sua difusão pela fenda sináptica e sua ligação a receptores específicos na membrana pós-sináptica para alteração do potencial de membrana.

Os seguintes critérios são usados para designar formalmente uma substância como neurotransmissor: a substância tem de ser sintetizada na célula pré-sináptica; a substância tem de ser liberada pela célula pré-sináptica à estimulação; e a aplicação exógena da substância em concentração fisiológica na membrana pós-sináptica tem de desencadear uma resposta da célula pós-sináptica semelhante àquela vista *in vivo*.

As substâncias neurotransmissoras podem ser agrupadas nas seguintes categorias: ACh, aminas biogênicas, aminoácidos e neuropeptídeos (Tabela 1.4).

Acetilcolina

O papel da ACh como neurotransmissor é vital por vários motivos. A ACh é o único neurotransmissor utilizado na junção neuromuscular. É o neurotransmissor liberado por *todos* os neurônios pré-ganglionares e pós-ganglionares do sistema nervoso parassimpático e *todos* os neurônios pré-ganglionares do sistema nervoso simpático. É também o neurotransmissor liberado pelos neurônios pré-sinápticos da medula adrenal.

A Figura 1.17 ilustra as vias de síntese e degradação da ACh. No terminal pré-sináptico, colina e acetil CoA combinam-se para formar ACh em uma reação catalisada pela colina acetiltransferase. Ao ser liberada pelo terminal nervoso pré-sináptico, a ACh se difunde para a membrana pós-sináptica, onde se liga aos seus receptores nicotínicos, ativando-os. A AChE na membrana pós-sináptica degrada a ACh em colina e acetato. Essa degradação termina a ação da ACh na membrana pós-sináptica. Cerca de metade da colina liberada pela degradação da ACh volta ao terminal pré-sináptico para ser reutilizada na síntese de nova ACh.

Norepinefrina, epinefrina e dopamina

Norepinefrina, epinefrina e dopamina pertencem à mesma família de aminas biogênicas: compartilham um precursor comum, a tirosina, e uma via biossintética comum (Figura 1.18). A tirosina é convertida em **L-dopa** pela tirosina hidroxilase e a L-dopa é convertida em **dopamina** pela dopa descarboxilase. A dopamina β-hidroxilase das pequenas vesículas de núcleo denso do terminal nervoso converte a dopamina em **norepinefrina**. A feniletanolamina-*N*-metiltransferase (PNMT) (com S-adenosilmetionina como doador de metila) provoca a metilação da norepinefrina em **epinefrina**.

O neurotransmissor específico secretado depende das porções da via enzimática existentes em determinado tipo de nervo ou glândula. Assim, os **neurônios**

Tabela 1.4 Classificação de substâncias neurotransmissoras.

Ésteres de colina	Aminas biogênicas	Aminoácidos	Neuropeptídeos
Acetilcolina (ACh)	Dopamina	Ácido γ-aminobutírico (GABA)	Hormônio adrenocorticotrófico (ACTH)
	Epinefrina	Glutamato	Colecistocinina
	Histamina	Glicina	Dinorfina
	Norepinefrina		Endorfina
	Serotonina		Encefalinas
			Peptídeo liberador de gastrina (GRP)
			Peptídeo insulinotrópico dependente de glicose
			Glucagon
			Neurofisina II
			Neurotensina
			Ocitocina
			Secretina
			Somatostatina
			Substância P
			Hormônio liberador de tireotrofina (TRH)
			Vasopressina ou hormônio antidiurético (HAD)
			Peptídeo intestinal vasoativo (VIP)

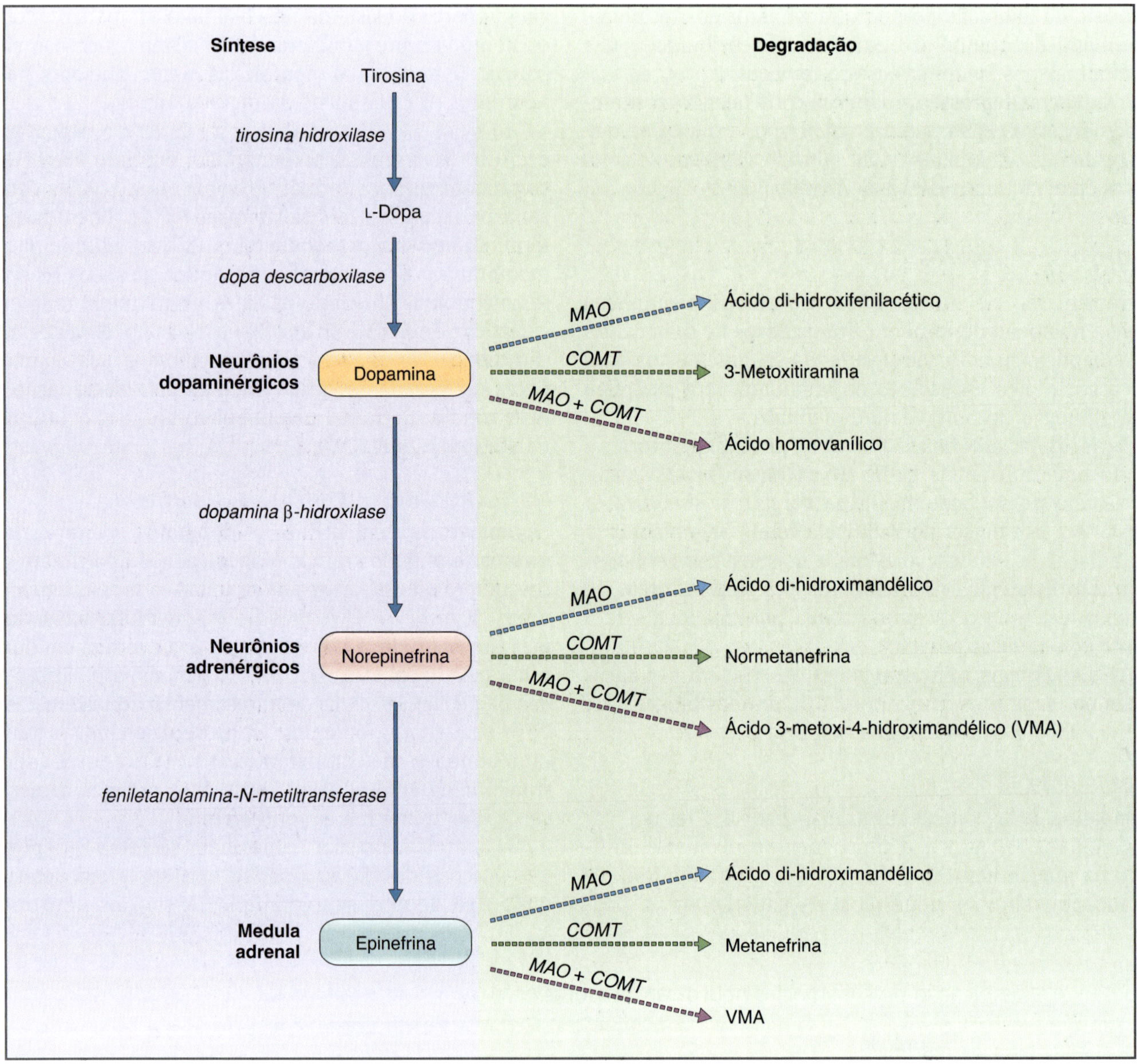

Figura 1.18 Síntese e degradação de dopamina, norepinefrina e epinefrina. *COMT*, catecol-O-metiltransferase; *MAO*, monoamina oxidase.

dopaminérgicos secretam dopamina porque o terminal nervoso pré-sináptico contém tirosina hidroxilase e dopa descarboxilase, mas não as outras enzimas. Os **neurônios adrenérgicos** secretam norepinefrina porque contêm dopamina β-hidroxilase, além de tirosina hidroxilase e dopa descarboxilase, mas não PNMT. A **medula adrenal** tem a via enzimática completa, portanto secreta principalmente epinefrina.

A degradação de dopamina, norepinefrina e epinefrina em substâncias inativas é feita por duas enzimas: catecol-*O*-metiltransferase (COMT) e monoamina oxidase (MAO). A **COMT**, uma enzima de metilação, *não é encontrada nos terminais nervosos*, mas é bastante comum em outros tecidos, inclusive no fígado. A **MAO** está localizada nos terminais nervosos pré-sinápticos e catalisa a desaminação oxidativa. O neurotransmissor degradado pela MAO deve ser recaptado pela sinapse.

Cada uma das aminas biogênicas pode ser degradada apenas por MAO, apenas por COMT ou por MAO e COMT (em qualquer ordem). Assim, existem três possíveis produtos da degradação de cada neurotransmissor e, normalmente, esses produtos são excretados na urina (ver Figura 1.8). O principal metabólito da norepinefrina é a **normetanefrina**. O principal metabólito da epinefrina é a **metanefrina**. Tanto a norepinefrina quanto a epinefrina são degradadas em **ácido 3-metoxi-4-hidroximandélico (VMA)**.

Serotonina

A serotonina, outra amina biogênica, é produzida a partir do triptofano em neurônios serotoninérgicos no cérebro e no sistema digestório (Figura 1.19). Após sua liberação dos neurônios pré-sinápticos, a serotonina pode retornar intacta ao terminal nervoso ou ser degradada no

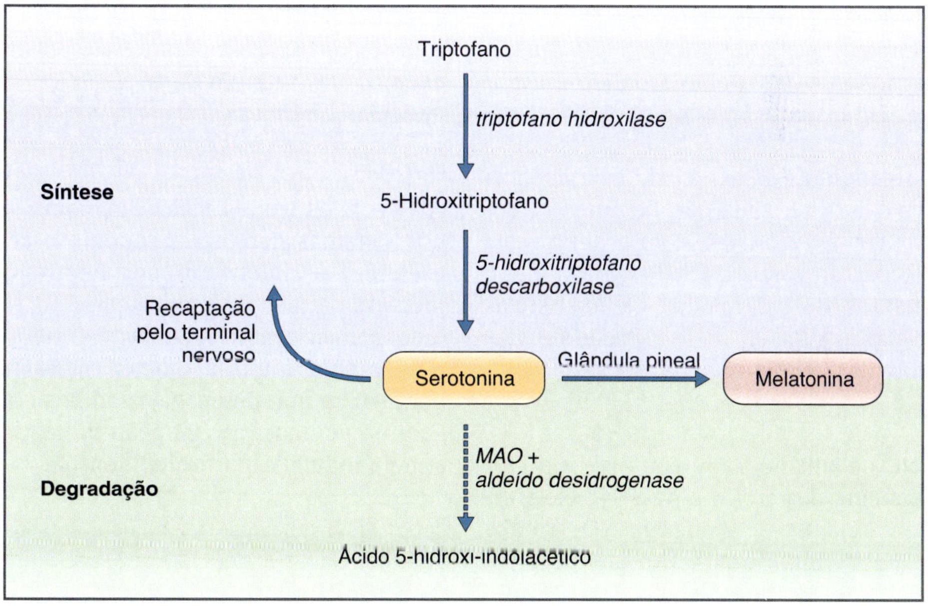

Figura 1.19 Síntese e degradação da serotonina. *MAO*, monoamina oxidase.

terminal pré-sináptico pela MAO em ácido 5-hidroxi-indolacético. Além disso, a serotonina é um precursor da melatonina na glândula pineal.

Histamina

A histamina, uma amina biogênica, é sintetizada a partir da histidina, que é catalisada pela histidina descarboxilase. É encontrada em neurônios do hipotálamo e em tecidos não nervosos, como os **mastócitos** do sistema digestório.

Glutamato

O aminoácido glutamato é o principal neurotransmissor **excitatório** do SNC. Desempenha um papel significativo na medula espinal e no cerebelo. Existem quatro subtipos de receptores de glutamato. Três subtipos são **receptores ionotrópicos** ou canais iônicos dependentes de ligantes, inclusive o receptor *N*-metil-D-aspartato (**NMDA**), de ampla distribuição pelo SNC. Um quarto subtipo compreende os **receptores metabotrópicos**, que são acoplados por proteínas ligantes de GTP (proteínas G) heterotriméricas a canais iônicos.

Glicina

O aminoácido glicina é um neurotransmissor **inibitório** encontrado na medula espinal e no tronco cerebral. Seu mecanismo de ação é **aumentar a condutância de Cl^-** na membrana celular pós-sináptica. O aumento da condutância do Cl^- aproxima o potencial de membrana do potencial de equilíbrio do íon. Assim, a membrana celular pós-sináptica é hiperpolarizada ou inibida.

Ácido γ-aminobutírico (GABA)

O GABA é um aminoácido e um neurotransmissor **inibidor** com ampla distribuição no SNC em neurônios GABAérgicos. O GABA é sintetizado a partir do ácido glutâmico em uma reação catalisada pelo ácido glutâmico descarboxilase, uma enzima exclusiva dos neurônios GABAérgicos (Figura 1.20). Após sua liberação dos nervos pré-sinápticos e sua ação na membrana celular pós-sináptica, o GABA pode ser reciclado e voltar ao terminal pré-sináptico ou ser degradado pela GABA transaminase para entrada no ciclo do ácido cítrico. Ao contrário dos outros aminoácidos que agem como neurotransmissores (p. ex., glutamato e glicina), o GABA não tem funções metabólicas (ou seja, não é incorporado às proteínas).

Os dois tipos de receptores GABA nas membranas pós-sinápticas são os receptores $GABA_A$ e $GABA_B$. O **receptor $GABA_A$** está diretamente ligado a um canal de Cl^- e, portanto, é **ionotrópico**. Ao ser estimulado, aumenta a condutância do Cl^- e, assim, hiperpolariza (inibe) a célula pós-sináptica. O receptor $GABA_A$ é o local de ação

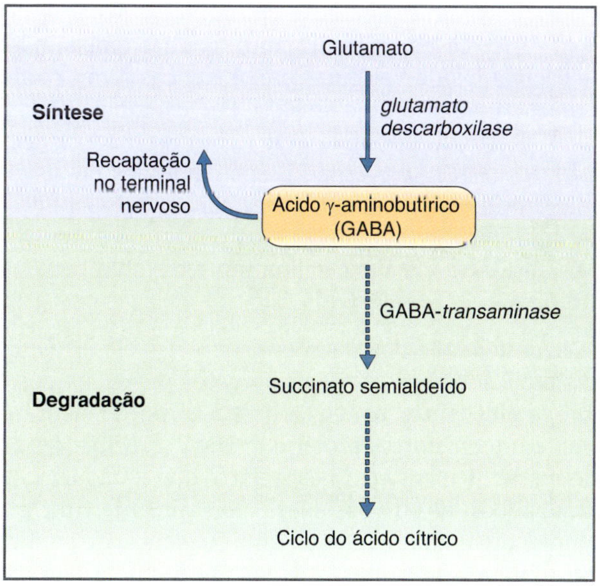

Figura 1.20 Síntese e degradação do ácido γ-aminobutírico (*GABA*).

dos **benzodiazepínicos** e **barbitúricos** no SNC. O **receptor $GABA_B$** é acoplado por uma proteína G a um canal de K^+ e, portanto, é **metabotrópico**. Quando estimulado, aumenta a condutância de K^+ e hiperpolariza a célula pós-sináptica.

A **doença de Huntington** está associada à deficiência de GABA. A doença é caracterizada por movimentos coreiformes hipercinéticos relacionados com a deficiência de GABA nas projeções do corpo estriado para o globo pálido. Os movimentos descontrolados característicos são atribuídos, em parte, à ausência de inibição de vias nervosas dependente de GABA.

Óxido nítrico

O óxido nítrico (NO) é um neurotransmissor inibidor de ação curta no sistema digestório e no SNC. Nos terminais nervosos pré-sinápticos, a enzima **NO sintase** converte arginina em citrulina e NO. Um gás permeável, o NO simplesmente se difunde do terminal pré-sináptico até sua célula-alvo (em vez de empacotamento usual do neurotransmissor nas vesículas sinápticas e liberação por exocitose). Além de ser neurotransmissor, o NO também atua na transdução de sinal da guanilil ciclase em vários tecidos, inclusive o músculo liso vascular (ver Capítulo 4).

Neuropeptídeos

Há uma longa e crescente lista de neuropeptídeos que agem como neuromoduladores, neuro-hormônios e neurotransmissores (ver lista parcial na Tabela 1.4).

- Os **neuromoduladores** são substâncias que atuam na célula pré-sináptica e alteram a quantidade de neurotransmissor liberada em resposta à estimulação. Alternativamente, um neuromodulador pode ser secretado com um neurotransmissor e modificar a resposta da célula pós-sináptica a esse último
- Os **neuro-hormônios**, como outros hormônios, são liberados das células secretoras (nesses casos, neurônios) no sangue para ação em um local distante
- Em vários casos, os **neuropeptídeos** são empacotados e secretados de vesículas pré-sinápticas junto com os neurotransmissores clássicos. Por exemplo, o peptídeo intestinal vasoativo (VIP) é armazenado e secretado com ACh, em especial nos neurônios do sistema digestório. Somatostatina, encefalina, neuropeptídeo Y e neurotensina são secretados com a norepinefrina. A substância P e a encefalina são secretadas com a serotonina.

Diferentemente dos neurotransmissores clássicos, que são sintetizados nos terminais nervosos pré-sinápticos, os neuropeptídeos são sintetizados no corpo do neurônio. Como em toda síntese proteica, o DNA da célula é transcrito em RNA mensageiro específico, que é traduzido em polipeptídeos nos ribossomos. Normalmente, um polipeptídeo preliminar contendo uma sequência de peptídeo sinal é produzido primeiro. O peptídeo sinal é removido no retículo endoplasmático e o peptídeo final chega às vesículas secretoras. Então, as vesículas secretoras deslocam-se com rapidez pelo nervo, por meio do **transporte axonal**, até o terminal pré-sináptico, onde se tornam as vesículas sinápticas.

Purinas

ATP e adenosina funcionam como neuromoduladores nos sistemas nervoso autônomo e central. O **ATP**, por exemplo, é sintetizado nos neurônios simpáticos que inervam o músculo liso vascular. É armazenado e secretado com o neurotransmissor "comum" desses neurônios, a norepinefrina. Ao ser estimulado, o neurônio libera ATP e norepinefrina, e ambos contraem o músculo liso; na verdade, a contração induzida por ATP precede aquela induzida por norepinefrina.

MÚSCULO ESQUELÉTICO

A contração do músculo esquelético está sob controle voluntário ou reflexo. Cada célula da musculatura esquelética é inervada por um ramo de um motoneurônio. Os potenciais de ação são propagados ao longo dos motoneurônios, o que provoca a liberação de ACh na junção neuromuscular, a despolarização da placa motora terminal e o início de potenciais de ação na fibra muscular.

Quais eventos provocam a contração da fibra muscular? Esses eventos, que ocorrem entre o potencial de ação na fibra muscular e a contração da fibra muscular, são chamados de **acoplamento excitação-contração**. Os mecanismos de acoplamento excitação-contração no músculo esquelético e no músculo liso são discutidos neste capítulo, enquanto os mecanismos de acoplamento excitação-contração no músculo cardíaco são detalhados no Capítulo 4.

Filamentos musculares

Cada fibra muscular se comporta como uma unidade, é multinucleada e contém miofibrilas. As miofibrilas são circundadas por RS e invaginadas por túbulos transversos (túbulos T). Cada miofibrila apresenta filamentos grossos e finos interdigitados, que estão dispostos de maneira longitudinal e transversal nos sarcômeros (Figura 1.21). As unidades repetidas dos sarcômeros são responsáveis pelo padrão de bandas observado somente no músculo estriado (que inclui tanto o músculo esquelético quanto o cardíaco).

Filamentos grossos

Os filamentos grossos compreendem uma proteína de grande peso molecular chamada **miosina**, que tem seis cadeias polipeptídicas, inclusive um par de **cadeias pesadas** e dois pares de **cadeias leves** (ver Figura 1.21A). A maior parte da cadeia pesada tem uma estrutura α-helicoidal, em que as duas cadeias se enrolam e formam a **"cauda"** da molécula de miosina. As quatro cadeias leves e o terminal N de cada cadeia pesada formam duas **"cabeças"** globulares na molécula de miosina. Essas cabeças

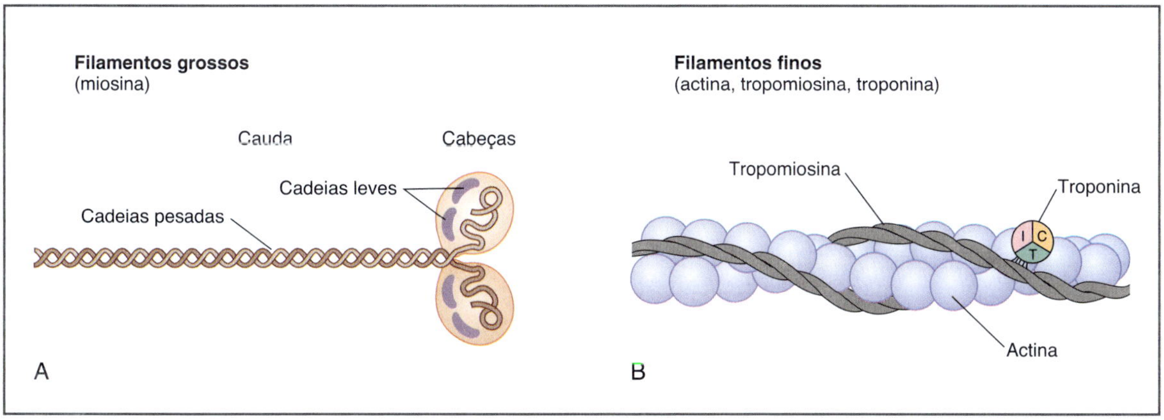

Figura 1.21 Estrutura dos filamentos grossos (A) e finos (B) do músculo esquelético. A troponina é um complexo de três proteínas: *I*, troponina I; *T*, troponina T; e *C*, troponina C.

globulares têm um local de ligação à actina, necessário para a formação de pontes cruzadas, e um local que se liga ao ATP e o hidrolisa (miosina ATPase).

Filamentos finos

Os filamentos finos são compostos de três proteínas: actina, tropomiosina e troponina (ver Figura 1.21B).

A **actina** é uma proteína globular e, nessa forma globular, é chamada de G-actina. Nos filamentos finos, a G-actina é polimerizada em duas fitas que se torcem em uma estrutura α-helicoidal para formar a actina filamentosa, chamada de F-actina. A actina tem locais de ligação à miosina. Com o músculo em repouso, os locais de ligação da miosina são cobertos pela tropomiosina, impedindo a interação entre actina e miosina.

A **tropomiosina** é uma proteína filamentosa que percorre o sulco de cada filamento torcido de actina. Em repouso, sua função é bloquear os locais de ligação da miosina na actina. A tropomiosina deve ser afastada para que a actina e a miosina possam interagir e gerar uma contração.

A **troponina** é um complexo de três proteínas globulares (troponina T, troponina I e troponina C) em intervalos regulares ao longo dos filamentos de tropomiosina. A **troponina T** (T de tropomiosina) liga o complexo da troponina à tropomiosina. A **troponina** I (I de inibição), com a tropomiosina, inibe a interação de actina e miosina, cobrindo o local de ligação da miosina na actina. A **troponina C** (C de Ca^{2+}) é uma proteína de ligação ao Ca^{2+} fundamental no início da contração.

O aumento da concentração intracelular de Ca^{2+} faz com que o íon se ligue à troponina C, produzindo uma mudança conformacional no complexo da troponina. Essa alteração conformacional tira a tropomiosina do caminho, permitindo a ligação da actina às cabeças da miosina.

Disposição dos filamentos grossos e finos em sarcômeros

O **sarcômero** é a unidade contrátil básica e é delineado pelos discos Z. Cada sarcômero contém uma banda A completa no centro e metade de duas bandas I de cada lado da banda A (Figura 1.22).

As **bandas A** estão localizadas no centro do sarcômero e contêm os filamentos grossos (miosina), que parecem escuros sob luz polarizada. Os filamentos grossos e finos podem se sobrepor na banda A; essas áreas de sobreposição são possíveis locais de formação de pontes cruzadas.

As **bandas I** estão localizadas em ambos os lados da banda A e parecem claras à luz polarizada. Contêm os filamentos finos (actina), as proteínas filamentosas intermediárias e os discos Z. Não apresentam filamentos grossos.

Os **discos Z** são estruturas de coloração escura que percorrem o meio de cada banda I, delineando as extremidades de cada sarcômero.

A **zona vazia** está no centro de cada sarcômero. Como não há filamentos finos na zona vazia, não há sobreposição de filamentos finos e grupos de cabeças de filamentos grossos nem formação de pontes cruzadas nessa região.

A **linha M** divide a zona vazia e contém proteínas de coloração escura que unem as porções centrais dos filamentos grossos.

Proteínas do citoesqueleto

As proteínas do citoesqueleto estabelecem a arquitetura das miofibrilas, assegurando que os filamentos grossos e finos estejam alinhados de maneira correta e em distâncias adequadas entre si.

As proteínas transversais do citoesqueleto ligam os filamentos grossos e finos, formando um arcabouço para as miofibrilas e unindo os sarcômeros das miofibrilas adjacentes. Um sistema de filamentos intermediários mantém as miofibrilas juntas, lado a lado. Todo o arranjo miofibrilar é ancorado à membrana celular por uma proteína ligante de actina chamada de **distrofina**. (Pacientes com distrofia muscular apresentam defeito ou ausência de distrofina.)

Dentre as proteínas longitudinais do citoesqueleto, estão duas grandes proteínas chamadas de titina e nebulina. A **titina**, associada a filamentos grossos, é uma proteína de grande peso molecular que se estende das linhas M aos discos Z. Parte da molécula de titina passa pelo filamento grosso; o restante da molécula, que é elástica ou similar a uma mola, está ancorado ao disco Z. A mudança do

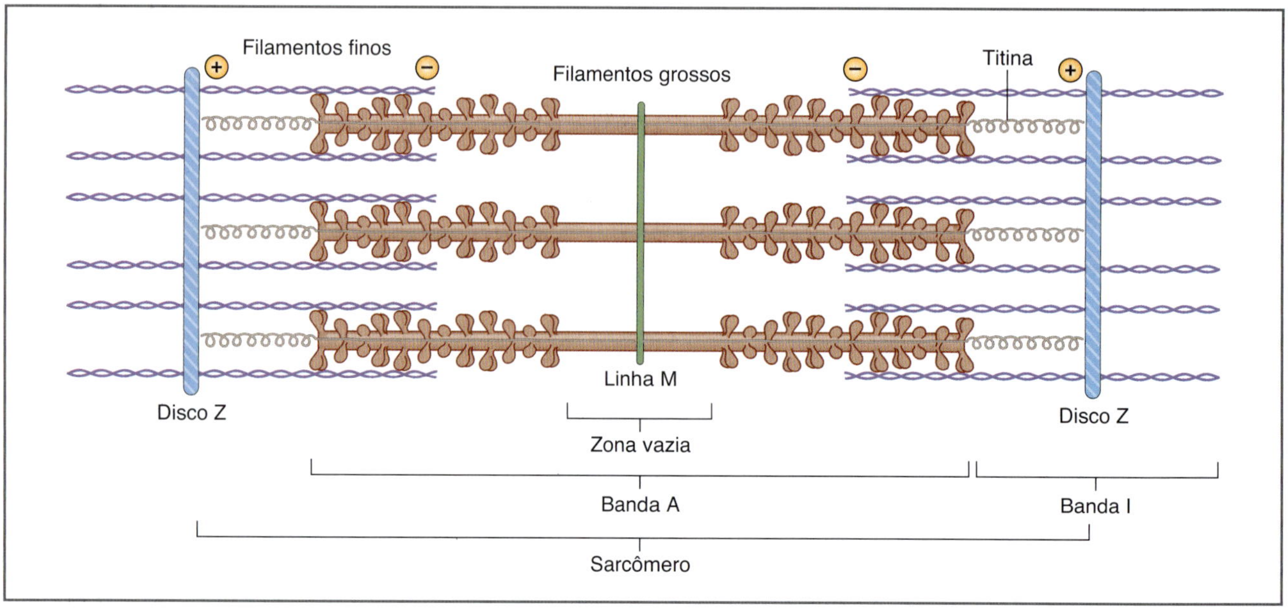

Figura 1.22 Disposição dos filamentos grossos e finos do músculo esquelético nos sarcômeros.

comprimento do sarcômero altera o comprimento da porção elástica da molécula de titina. A titina também ajuda a centralizar os filamentos grossos no sarcômero. A **nebulina** está associada a filamentos finos. Uma única molécula de nebulina se estende de uma extremidade do filamento fino à outra. A nebulina é uma "régua molecular", definindo o comprimento dos filamentos finos durante sua montagem. A **α-actinina** ancora os filamentos finos ao disco Z.

Túbulos transversos e o retículo sarcoplasmático

Os **túbulos transversos (túbulos T)** são uma extensa rede de membrana de células musculares (sarcolema) com invaginações profundas na fibra muscular. Os túbulos T são responsáveis por transportar a despolarização dos potenciais de ação na superfície da célula muscular para o interior da fibra. Os túbulos T fazem contato com as cisternas terminais do RS e contêm uma proteína sensível à voltagem chamada **receptor de di-hidropiridina**, que recebe o nome do fármaco que a inibe (Figura 1.23).

O **retículo sarcoplasmático (RS)**, uma estrutura tubular interna, é o local de armazenamento e liberação de Ca^{2+} para o acoplamento excitação-contração. Como já observado, as cisternas terminais do RS fazem contato com os túbulos T em uma tríade. O RS contém um canal de liberação de Ca^{2+} chamado **receptor de rianodina** (que recebe o nome do alcaloide vegetal que o abre). O significado da relação física entre os túbulos T (e seu receptor de di-hidropiridina) e o RS (e seu receptor de rianodina) é descrito na seção sobre o acoplamento excitação-contração.

O acúmulo de Ca^{2+} no RS se dá pela ação da **Ca^{2+} ATPase (SERCA)** na membrana da organela. A Ca^{2+} ATPase bombeia Ca^{2+} do LIC da fibra muscular para o interior do RS, mantendo a concentração intracelular de Ca^{2+} baixa quando a fibra muscular está em repouso. Dentro do RS, o Ca^{2+} está ligado à **calsequestrina**, uma proteína ligante de Ca^{2+} de baixa afinidade e alta capacidade. A calsequestrina, ao se ligar ao Ca^{2+}, ajuda a manter a baixa concentração de Ca^{2+} livre dentro do RS, reduzindo, assim,

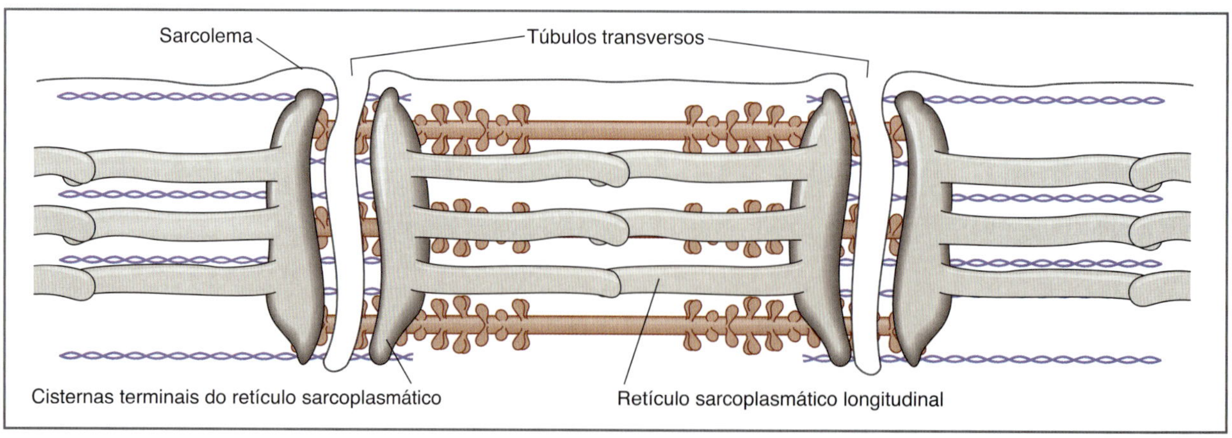

Figura 1.23 Túbulos transversos (túbulos T) e retículo sarcoplasmático (RS) do músculo esquelético. Os túbulos T são contínuos com o sarcolema e formam invaginações profundas na fibra muscular, fazendo contato com as cisternas terminais do RS.

o trabalho da bomba Ca^{2+} ATPase. Assim, uma grande quantidade de Ca^{2+} pode ser armazenada dentro do RS na forma ligada, enquanto a concentração de Ca^{2+} *livre* no retículo intrasarcoplasmático continua extremamente baixa.

Acoplamento excitação-contração no músculo esquelético

O mecanismo que traduz o potencial de ação muscular em produção de tensão é o acoplamento excitação-contração. A Figura 1.24 mostra as relações temporais entre um potencial de ação na fibra muscular esquelética, o subsequente aumento na concentração intracelular de Ca^{2+} livre (liberado do RS) e a contração da fibra muscular. Essas relações temporais são essenciais, pois o potencial de ação sempre *precede* o aumento da concentração intracelular de Ca^{2+} que, por sua vez, sempre *precede* a contração.

As etapas do acoplamento excitação-contração são descritas a seguir e mostradas na Figura 1.25 (a Etapa 6 é ilustrada na Figura 1.26):

1. Os **potenciais de ação** na membrana da célula muscular são propagados para os **túbulos T** por meio das correntes locais. Os túbulos T são contínuos ao sarcolema e conduzem a despolarização da superfície para o interior da fibra muscular.

2. **(a) A despolarização dos túbulos T** causa uma mudança conformacional essencial em seus **(b) receptores de di-hidropiridina** dependentes de voltagem. Essa mudança conformacional abre os canais de liberação de Ca^{2+} **(c) (receptores de rianodina)** no RS adjacente. (Como um aparte, embora os receptores de di-hidropiridina dos túbulos T sejam canais de Ca^{2+} dependentes de voltagem do tipo L, o influxo do íon por meio desses canais *não* é necessário para o acoplamento excitação-contração no músculo esquelético.)

3. A abertura desses canais de liberação de Ca^{2+} faz com que o íon saia de seu local de armazenamento no RS para o LIC da fibra muscular, o que **aumenta a concentração intracelular de Ca^{2+}**. Em repouso, a concentração intracelular de Ca^{2+} livre é menor que 10^{-7} M. Após sua liberação do RS, a concentração intracelular de Ca^{2+} livre chega a 10^{-7} M a 10^{-6} M.

4. **O Ca^{2+} se liga à troponina C** nos filamentos finos, causando uma mudança conformacional no complexo da troponina. Uma molécula de troponina C pode ligar até quatro íons Ca^{2+}. Como essa ligação é cooperativa,

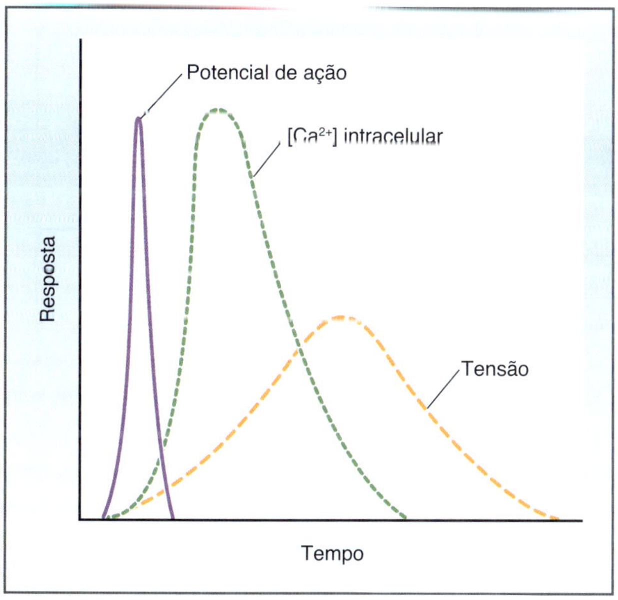

Figura 1.24 Sequência temporal de eventos no acoplamento excitação-contração no músculo esquelético. O potencial de ação muscular precede um aumento da $[Ca^{2+}]$ intracelular que, por sua vez, precede a contração.

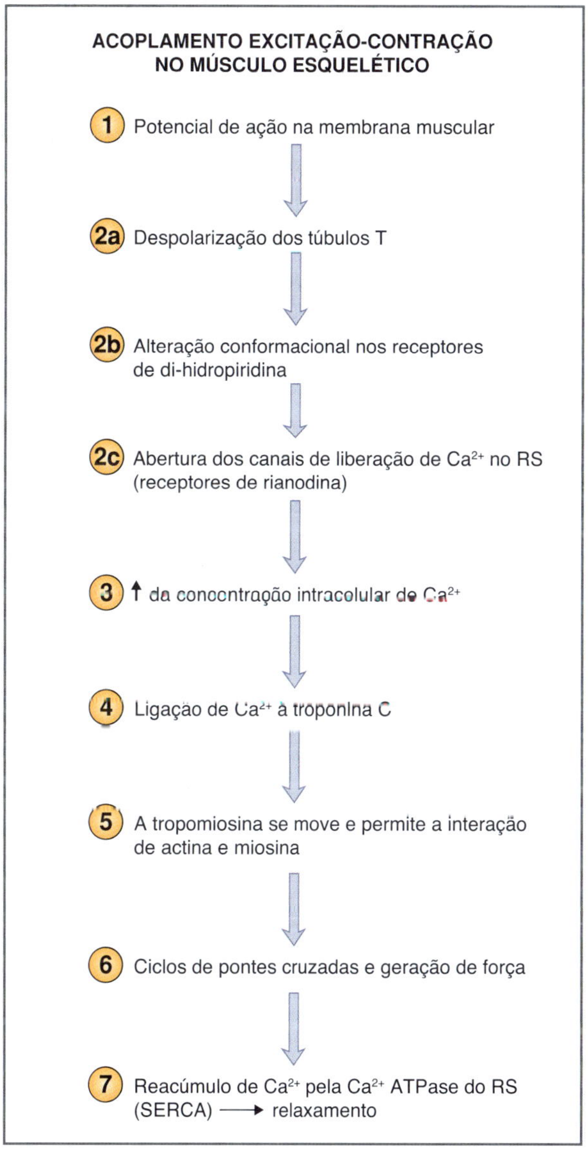

Figura 1.25 Etapas do acoplamento excitação-contração no músculo esquelético. *RS*, retículo sarcoplasmático; *SERCA*, Ca^{2+} ATPase do retículo sarcoplasmático e endoplasmático; *túbulos T*, túbulos transversos. Ver explicação dos números circundados no texto.

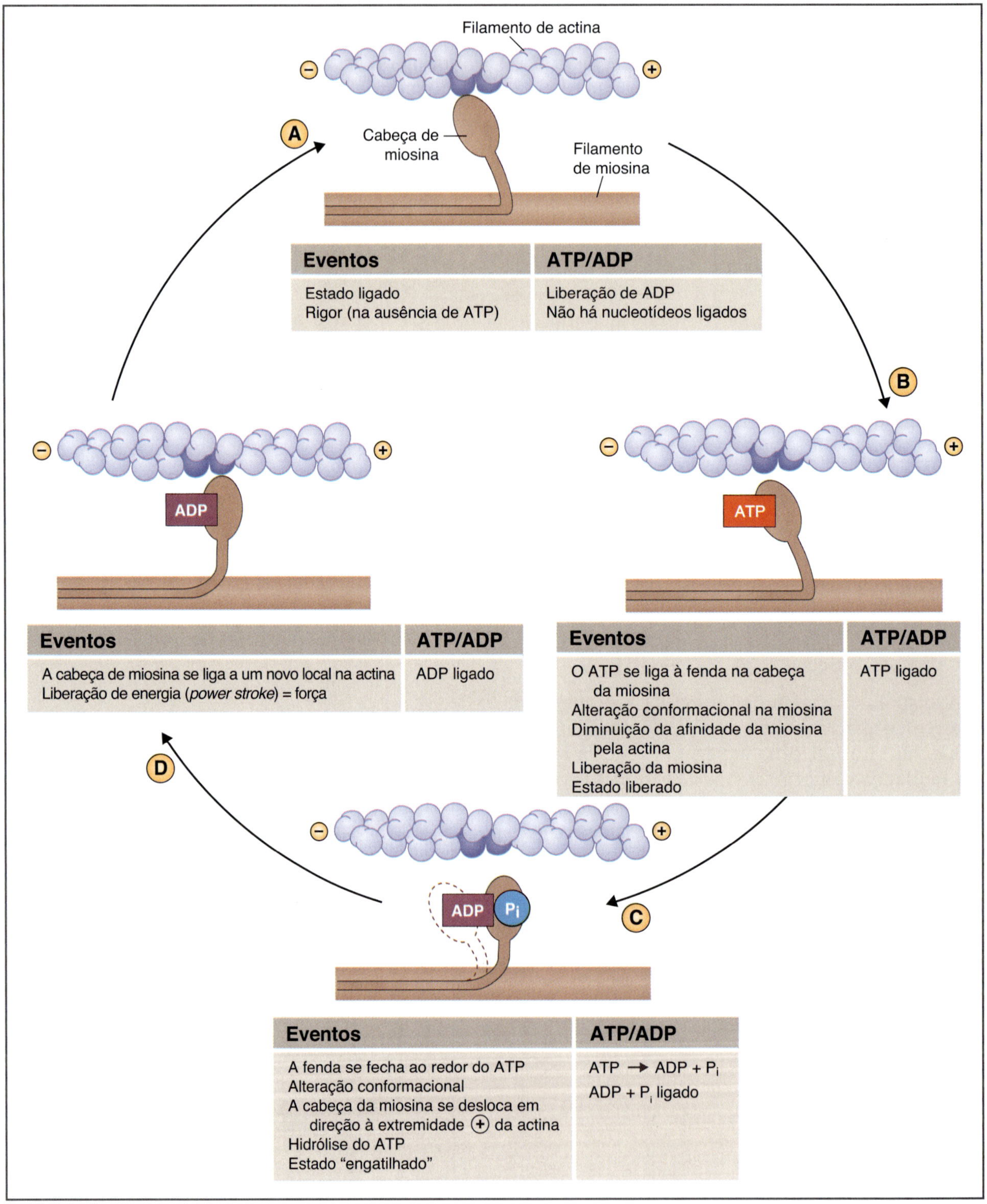

Figura 1.26 **Ciclo de pontes cruzadas no músculo esquelético.** Mecanismo que faz a miosina "se deslocar" em direção à extremidade positiva do filamento de actina. **A-D.** Ver discussão no texto. *ADP*, difosfato de adenosina; *ATP*, trifosfato de adenosina; *P_i*, fosfato inorgânico.

cada Ca^{2+} ligado aumenta a afinidade da troponina C pelo próximo Ca^{2+}. Assim, mesmo um pequeno aumento na concentração de Ca^{2+} aumenta a probabilidade de ocupação de todos os locais de ligação para produzir a mudança conformacional necessária no complexo da troponina.

5. A **mudança conformacional na troponina** faz com que a tropomiosina (que antes bloqueava a interação de actina e miosina) saia do caminho, possibilitando o início dos ciclos de pontes cruzadas. O afastamento da tropomiosina expõe os locais de ligação da miosina na actina, antes recobertos.

6. **Ciclos de pontes cruzadas**. Com o Ca^{2+} ligado à troponina C e a tropomiosina fora do caminho, as cabeças de miosina agora podem se ligar à actina e formar as **pontes cruzadas**. A formação de pontes cruzadas está associada à hidrólise de ATP e à geração de força.

   A sequência de eventos no ciclo de pontes cruzadas é mostrada na Figura 1.26. *A*. No início do ciclo, o ADP acaba de ser liberado da miosina e não há ligação a nucleotídeos. A miosina está firmemente ligada à actina em uma posição de "rigor". No músculo em contração rápida, esse estado de "ligação" é breve. No entanto, na ausência de ATP, esse estado é permanente (ou seja, *rigor mortis*). *B*. A ligação do ATP a uma fenda na parte posterior da cabeça da miosina produz uma mudança conformacional nessa última que diminui sua afinidade pela actina, assim a miosina é liberada do local original de ligação à actina. *C*. A fenda se fecha ao redor da molécula de ATP ligada, produzindo outra mudança conformacional que desloca a miosina em direção à extremidade positiva da actina. O ATP é hidrolisado em ADP e P_i, que continuam ligados à miosina. *D*. A miosina liga-se a um novo local na actina (em direção à extremidade positiva), constituindo a geração de força ou tensão. Cada ciclo de pontes cruzadas faz com que a cabeça da miosina "caminhe" 10 nm (10^{-8} m) ao longo do filamento de actina (*A*). O ciclo de pontes cruzadas continua e a miosina "se desloca" em direção à extremidade positiva do filamento de actina desde que o Ca^{2+} esteja ligado à troponina C.

7. O **relaxamento** se deve ao reacúmulo de Ca^{2+} no RS pela Ca^{2+} ATPase da membrana do RS (**SERCA**). Quando a concentração intracelular de Ca^{2+} fica abaixo de 10^{-7} M, não há Ca^{2+} suficiente para se ligar à troponina C. Com a liberação do Ca^{2+} da troponina C, a tropomiosina volta à sua posição de repouso, então bloqueia o local de ligação da miosina na actina. Enquanto a concentração intracelular de Ca^{2+} for baixa, não há ciclo de pontes cruzadas e o músculo relaxa.

O ciclo de pontes cruzadas produz força (tensão) nos elementos contráteis. Para que essa força seja transmitida à superfície do músculo, os elementos elásticos da série (p. ex., titina) devem ser alongados. Assim, há um retardo na transmissão de força das pontes cruzadas para a superfície do músculo (ver Figura 1.24). Ao fim do ciclo das pontes cruzadas, há também um tempo até a queda da tensão muscular; os elementos elásticos em série permanecem esticados e, assim, a transmissão de força para a superfície do músculo continua após a redução da concentração intracelular de Ca^{2+} e o fim do ciclo das pontes cruzadas.

Mecanismo da contração tetânica

Um único potencial de ação causa a liberação de uma quantidade fixa de Ca^{2+} do RS, o que produz uma única contração. A contração termina (e há relaxamento) com o reacúmulo de Ca^{2+} no RS. No entanto, com a estimulação repetida do músculo, não há tempo suficiente para o reacúmulo de Ca^{2+} no RS e a concentração intracelular do íon nunca volta aos níveis baixos observados durante o relaxamento. Em vez disso, a concentração intracelular de Ca^{2+} permanece alta e há ligação contínua de Ca^{2+} à troponina C, mantendo o ciclo das pontes cruzadas. Esse estado é caracterizado por uma contração sustentada chamada de **contração tetânica**, em vez de apenas uma única contração.

Relação comprimento-tensão

A relação comprimento-tensão no músculo refere-se ao efeito do comprimento da fibra muscular na quantidade de tensão que a fibra pode desenvolver (Figura 1.27). A quantidade de tensão é determinada em um músculo submetido a uma **contração isométrica**, em que pode desenvolver tensão em um comprimento predefinido (chamado de **pré-carga**), mas não pode encurtar. (Imagine tentar levantar uma barra de 200 kg. A tensão desenvolvida seria grande, mas não haveria encurtamento nem movimento do músculo!) As seguintes medidas de tensão podem ser feitas em função do comprimento predefinido (ou pré-carga):

- A **tensão passiva** é aquela desenvolvida pelo simples alongamento de um músculo em diferentes comprimentos (Pense na tensão produzida em um elástico na medida em que é progressivamente esticado.)
- A **tensão total** é aquela desenvolvida quando o músculo é estimulado a se contrair em diferentes pré-cargas. É a soma da tensão ativa desenvolvida pelo ciclo de pontes cruzadas nos sarcômeros e a tensão passiva causada pelo alongamento do músculo

  A **tensão ativa** é determinada pela subtração da tensão passiva da tensão total. Representa a força ativa desenvolvida durante o ciclo de pontes cruzadas.
- A relação incomum entre a tensão ativa e o comprimento do músculo é a **relação comprimento-tensão** e pode ser explicada pelos mecanismos do ciclo de pontes cruzadas (Figura 1.27). *A tensão desenvolvida é proporcional ao número de pontes cruzadas formadas naquele ciclo*. Portanto, a tensão ativa é máxima quando há sobreposição máxima de filamentos grossos e finos e o número máximo possível de pontes cruzadas. O alongamento do músculo em comprimentos maiores reduz o número possível de pontes cruzadas e a tensão ativa. Da mesma maneira, com a diminuição do comprimento do músculo, os filamentos finos colidem entre si no centro do sarcômero, reduzindo o número de pontes cruzadas possíveis e a tensão ativa.

Relação força-velocidade

A relação força-velocidade, mostrada na Figura 1.28, descreve a velocidade de encurtamento quando há variação da **pós-carga**, a força contra a qual o músculo se contrai (ver Figura 1.28, *à esquerda*). Diferentemente da relação

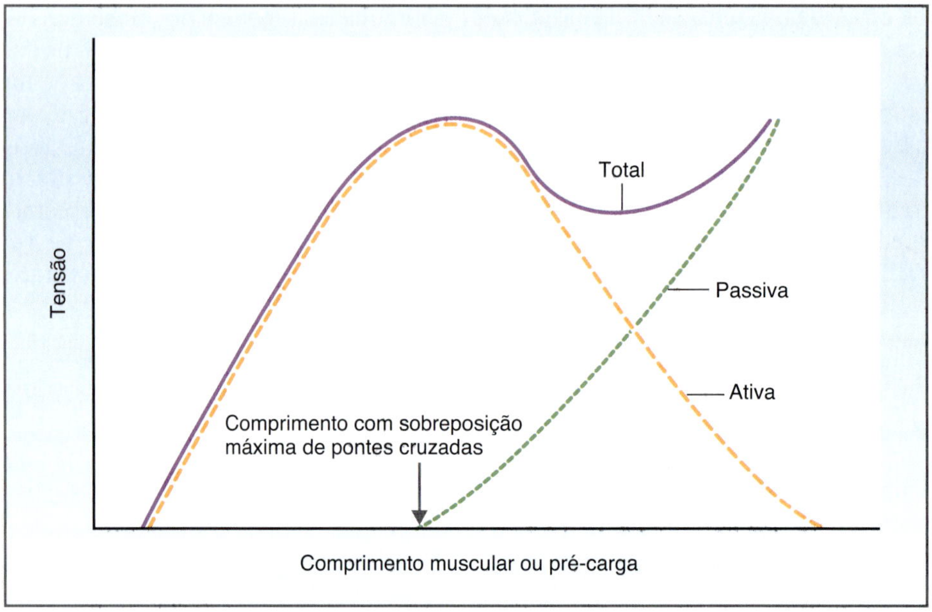

Figura 1.27 Relação comprimento-tensão no músculo esquelético. A tensão ativa é máxima em comprimentos musculares com sobreposição máxima de filamentos grossos e finos.

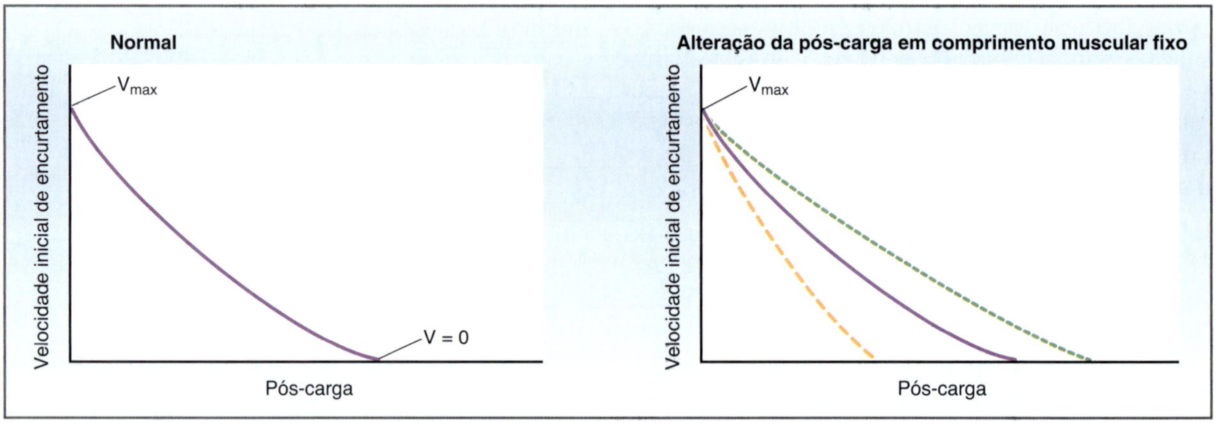

Figura 1.28 Velocidade inicial de encurtamento em função da pós-carga no músculo esquelético.

comprimento-tensão, a relação força-velocidade é determinada permitindo que o músculo encurte. A força, em vez do comprimento, é fixa e, portanto, é chamada de **contração isotônica**. A velocidade de encurtamento reflete a **velocidade do ciclo de pontes cruzadas**. Como é intuitivamente óbvio, a velocidade de encurtamento será máxima (V_{max}) quando a pós-carga no músculo for zero. O aumento da pós-carga no músculo diminui a velocidade porque há menos rapidez no ciclo de pontes cruzadas contra a maior resistência. O aumento ainda maior da pós-carga reduz a velocidade de encurtamento a zero. (Imagine a rapidez com que você consegue levantar uma pena em vez de uma tonelada de tijolos!)

O efeito da pós-carga na velocidade de encurtamento também pode ser demonstrado ao predefinir o comprimento do músculo (pré-carga) e, em seguida, medir a velocidade de encurtamento em diversas pós-cargas (ver Figura 1.28, *à direita*). Isso gera uma "família" de curvas, cada uma representando uma pré-carga fixa diferente. As curvas sempre se cruzam em V_{max}, o ponto em que a pós-carga é zero e a velocidade de encurtamento é máxima.

MÚSCULO LISO

O músculo liso não tem estriações, o que o distingue do músculo esquelético e cardíaco. As estriações dos músculos esqueléticos e cardíacos são criadas pelos padrões de bandas de filamentos grossos e finos nos sarcômeros. O músculo liso não tem estriações porque os filamentos grossos e finos, embora presentes, não estão organizados em sarcômeros.

O músculo liso é encontrado nas paredes de órgãos ocos, como o sistema digestório, a bexiga e o útero, bem como na vasculatura, nos ureteres, nos bronquíolos e nos músculos do olho. As funções do músculo liso são duplas: produzir motilidade (p. ex., propelir o quimo pelo sistema digestório ou urina pelo ureter) e manter a tensão (p. ex., musculatura lisa nas paredes dos vasos sanguíneos).

Tipos de músculos lisos

Os músculos lisos são classificados como multiunitários ou unitários dependendo do acoplamento elétrico das células. As células do músculo liso unitário têm junções comunicantes, que permitem a rápida disseminação da atividade elétrica por todo o órgão, seguidas de uma contração coordenada. No músculo liso multiunitário, há pouco ou nenhum acoplamento entre as células. Um terceiro tipo, uma combinação de músculo liso unitário e multiunitário, é encontrado na musculatura vascular.

Músculo liso unitário

O músculo liso unitário é encontrado no sistema digestório, na bexiga, no útero e no ureter. O músculo liso desses órgãos se contrai de maneira coordenada porque as células estão ligadas por **junções comunicantes**. As junções comunicantes são vias de baixa resistência para o fluxo de corrente que possibilitam o acoplamento elétrico entre as células. Por exemplo, os potenciais de ação ocorrem de maneira simultânea nas células da musculatura lisa da bexiga e, assim, a contração (e o esvaziamento) de todo o órgão pode ocorrer de uma só vez.

O músculo liso unitário também é caracterizado pela atividade espontânea de marca-passo ou **ondas lentas**. A frequência das ondas lentas estabelece um padrão característico de potenciais de ação dentro de um órgão, o que, então, determina a frequência das contrações.

Músculo liso multiunitário

O músculo liso multiunitário é encontrado na íris, nos músculos ciliares do cristalino e nos vasos deferentes. Cada fibra muscular se comporta como uma unidade motora distinta (semelhante ao músculo esquelético) e há pouco ou nenhum acoplamento entre as células. As células musculares lisas multiunitárias são densamente inervadas por fibras pós-ganglionares dos sistemas nervosos parassimpático e simpático; essas inervações regulam sua função.

Acoplamento excitação-contraçao no músculo liso

O mecanismo de acoplamento excitação-contração no músculo liso é diferente daquele do músculo esquelético. Lembre-se de que, no músculo esquelético, a ligação de actina e miosina pode acontecer quando o Ca^{2+} se liga à troponina C. O músculo liso, porém, não tem troponina. Em vez disso, a interação de actina e miosina é controlada pela ligação do Ca^{2+} a outra proteína, a **calmodulina**. A Ca^{2+}-calmodulina, por sua vez, regula a quinase da cadeia leve da miosina, que regula o ciclo das pontes cruzadas.

Etapas no acoplamento excitação-contração no músculo liso

A Figura 1.29 mostra as etapas do acoplamento excitação-contração no músculo liso, descritas a seguir:

1. A **despolarização do músculo liso** abre canais de Ca^{2+} dependentes de voltagem no sarcolema. Com esses canais de Ca^{2+} abertos, o Ca^{2+} entra na célula a favor de seu gradiente eletroquímico. Esse influxo de Ca^{2+} do LEC aumenta a **concentração intracelular de Ca^{2+}**. Diferentemente do músculo esquelético, no qual a contração demanda potenciais de ação, a despolarização subliminar (que não provoca um potencial de ação) no músculo liso consegue abrir esses

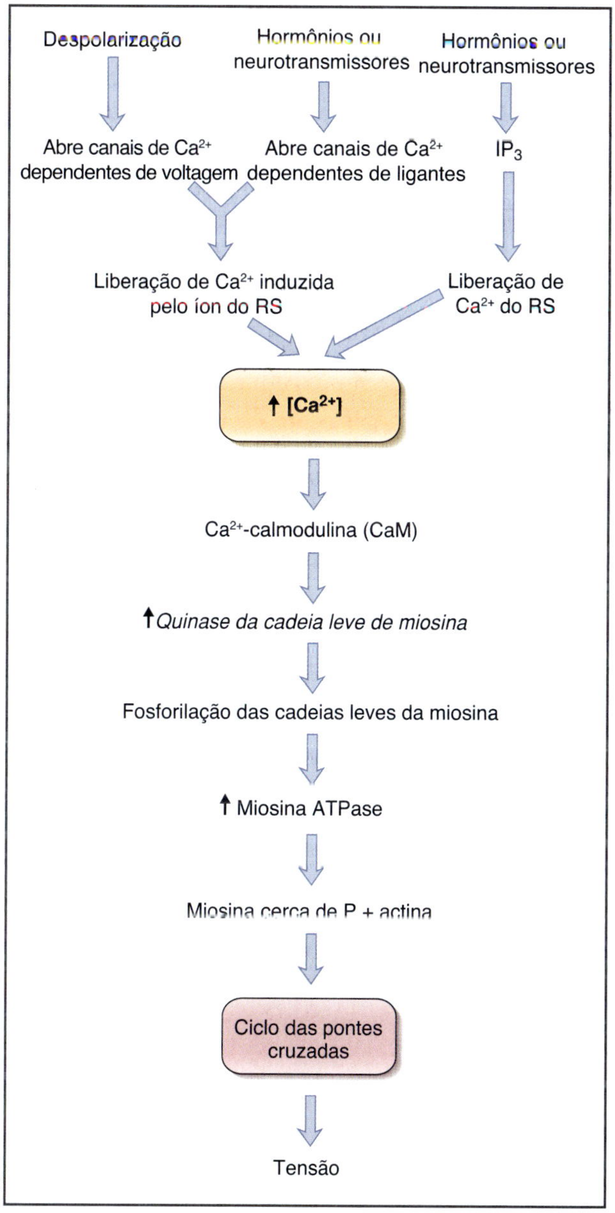

Figura 1.29 Sequência de eventos moleculares na contração do músculo liso. *ADP*, difosfato de adenosina; *ATP*, trifosfato de adenosina; *ATPase*, adenosina trifosfatase; *IP_3*, inositol 1,4,5-trifosfato; *Miosina, P*, miosina fosforilada; *P_i*, fosfato inorgânico; *RS*, retículo sarcoplasmático.

canais de Ca^{2+} dependentes de voltagem e aumentar a concentração intracelular de Ca^{2+}. Se a despolarização da membrana do músculo liso atingir o limiar, os **potenciais de ação** *podem ocorrer*, causando despolarização ainda maior e ainda mais abertura dos canais de Ca^{2+} dependentes de voltagem.

O Ca^{2+} que entra nas células musculares lisas por meio dos canais dependentes de voltagem libera mais Ca^{2+} do RS (na chamada **liberação de Ca^{2+} induzida por Ca^{2+}**). Assim, o aumento do Ca^{2+} intracelular se deve, em parte, à entrada de Ca^{2+} através do sarcolema e à liberação de Ca^{2+} das reservas intracelulares de RS.

2. Outros dois mecanismos podem contribuir para o aumento da concentração intracelular de Ca^{2+}: os canais de Ca^{2+} dependentes de ligantes e os canais de liberação de Ca^{2+} dependentes de IP_3. Os **canais de Ca^{2+} dependentes de ligantes** no sarcolema podem ser abertos por vários hormônios e neurotransmissores, e possibilitam a *maior* entrada do íon do LEC. Os **canais de liberação de Ca^{2+} dependentes de IP_3** na membrana do RS podem ser abertos por hormônios e neurotransmissores. Qualquer um desses mecanismos pode provocar o aumento da concentração intracelular de Ca^{2+} desencadeado pela despolarização.

3. O aumento da concentração intracelular de Ca^{2+} faz com que o íon se ligue à **calmodulina**. Como a troponina C no músculo esquelético, a calmodulina liga-se a quatro íons de Ca^{2+} de maneira cooperativa. O complexo Ca^{2+}-calmodulina liga-se e ativa a **quinase da cadeia leve de miosina**.

4. Quando ativada, a quinase da cadeia leve de miosina **fosforila a cadeia leve de miosina**. A fosforilação da cadeia leve da miosina altera a conformação da cabeça da miosina, aumentando muito sua atividade ATPásica. (Por outro lado, a atividade da miosina ATPase do músculo esquelético é sempre alta.) O aumento da atividade da miosina ATPase permite a ligação da miosina à actina, iniciando, assim, o ciclo de pontes cruzadas e a produção de tensão. A quantidade de tensão é proporcional à concentração intracelular de Ca^{2+}.

5. A Ca^{2+}-calmodulina, além dos efeitos sobre a miosina já descritos, também age sobre duas proteínas de filamentos finos, a **calponina** e a **caldesmona**. Em níveis intracelulares baixos de Ca^{2+}, a calponina e a caldesmona se ligam à actina, inibindo a miosina ATPase e impedindo a interação da actina com a miosina. Quando a concentração intracelular de Ca^{2+} aumenta, o complexo Ca^{2+}-calmodulina provoca a fosforilação da calponina e da caldesmona, liberando sua inibição da miosina ATPase e facilitando a formação de pontes cruzadas entre a actina e a miosina.

6. O **relaxamento** do músculo liso ocorre quando a concentração intracelular de Ca^{2+} fica abaixo do nível necessário para formação de complexos de Ca^{2+}-calmodulina. A queda na concentração intracelular de Ca^{2+} pode ser causada por diversos mecanismos, inclusive hiperpolarização (que fecha os canais de Ca^{2+} dependentes de voltagem), inibição direta dos canais de Ca^{2+} por ligantes, como cAMP e monofosfato de guanosina cíclico (cGMP), inibição da produção de IP_3 e diminuição da liberação de Ca^{2+} do RS, além de aumento da atividade da Ca^{2+} ATPase no RS. O relaxamento do músculo liso também pode estar associado à ativação da fosfatase de cadeia leve da miosina, que desfosforila essa molécula e provoca a inibição da ATPase da miosina.

Mecanismos que aumentam a concentração intracelular de Ca^{2+} no músculo liso

A despolarização do músculo liso abre os canais de Ca^{2+} dependentes de voltagem do sarcolema e o íon entra na célula a partir do LEC. Como já observado, essa é apenas uma fonte de Ca^{2+} para a contração. O Ca^{2+} também pode entrar na célula por meio de canais dependentes de ligantes no sarcolema ou ser liberado do RS por mecanismos controlados por segundo mensageiro (IP_3; Figura 1.30). (Lembre-se, porém, de que o aumento na concentração intracelular de Ca^{2+} no músculo esquelético é causado exclusivamente pela liberação do RS – o Ca^{2+} não entra na célula a partir do LEC.) Os três mecanismos para entrada de Ca^{2+} no músculo liso são descritos a seguir:

- Os **canais de Ca^{2+} dependentes de voltagem** são canais de Ca^{2+} no sarcolema que se abrem com a despolarização do potencial de membrana. Assim, os potenciais de ação na membrana da célula do músculo liso abrem os canais de Ca^{2+} dependentes de voltagem, permitindo que a entrada do íon a favor de seu gradiente de potencial eletroquímico
- Também há **canais de Ca^{2+} dependentes de ligantes** no sarcolema. Esses canais não são regulados por mudanças no potencial de membrana, mas, sim, por eventos mediados por receptores. Vários hormônios e neurotransmissores interagem com receptores específicos no sarcolema, que são acoplados por meio de uma proteína de ligação ao GTP (proteína G) aos canais de Ca^{2+}. Com o canal aberto, o Ca^{2+} entra na célula a favor de seu gradiente eletroquímico (Ver discussão mais aprofundada sobre as proteínas G nos Capítulos 2 e 9.)
- Os **canais de Ca^{2+} controlados por IP_3** estão na membrana do RS. O processo começa na membrana celular, mas a fonte de Ca^{2+} é o RS e não o LEC. Hormônios ou neurotransmissores interagem com receptores específicos no sarcolema (p. ex., norepinefrina com receptores α_1). Esses receptores são acoplados por meio de uma proteína G à **fosfolipase C (PLC)**. A PLC catalisa a hidrólise de fosfatidilinositol 4,5-difosfato (PIP_2) em IP_3 e diacilglicerol (DAG). O **IP_3** se difunde para o RS, onde abre canais de liberação de Ca^{2+} (semelhante ao mecanismo do receptor de rianodina no músculo esquelético). Com esses canais abertos, o Ca^{2+} flui de seu local de armazenamento no RS para o LIC. (Ver discussão da ação hormonal mediada por IP_3 no Capítulo 9.)

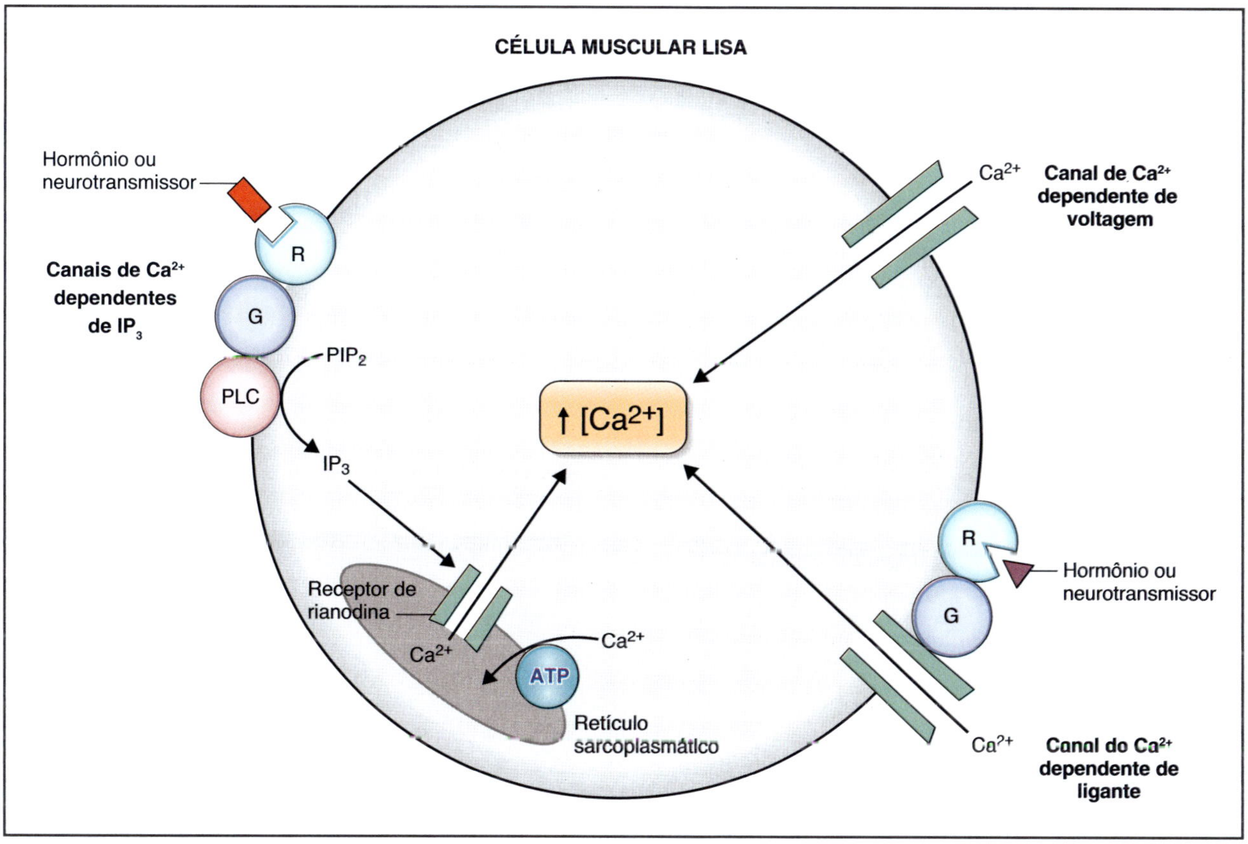

Figura 1.30 Mecanismos para aumento da $[Ca^{2+}]$ intracelular no músculo liso. *ATP*, trifosfato de adenosina; *G*, proteína ligante de GTP (proteína G); *IP_3*, inositol 1,4,5-trifosfato; *PIP_2*, fosfatidilinositol 4,5-difosfato; *PLC*, fosfolipase C; *R*, receptor para hormônio ou neurotransmissor.

Alterações independentes de Ca^{2+} na contração do músculo liso

Além dos mecanismos contráteis no músculo liso que dependem de mudanças na concentração intracelular de Ca^{2+}, o grau de contração também pode ser regulado por mecanismos independentes desse íon. Na presença de um nível intracelular constante de Ca^{2+}, por exemplo, a ativação da quinase de cadeia leve de miosina aumenta a formação de pontes cruzadas e a produção de tensão (**sensibilização ao Ca^{2+}**); inversamente, a ativação da fosfatase de cadeia leve da miosina diminui a geração de pontes cruzadas e de tensão (**dessensibilização ao Ca^{2+}**).

A Tabela 1.5 compara as principais características do músculo esquelético, liso e cardíaco. (O músculo cardíaco é discutido no Capítulo 4.)

RESUMO

- A água, um componente principal do corpo, é distribuída entre dois compartimentos principais, LIC e LEC. O LEC ainda se divide em plasma e líquido intersticial. As diferenças na composição de LIC e LEC são criadas e mantidas por proteínas de transporte nas membranas celulares
- O transporte pode ser passivo ou ativo. O transporte a favor de um gradiente eletroquímico é passivo e não consome energia. O transporte contra um gradiente eletroquímico é ativo. A energia para o transporte ativo pode ser primária (usando ATP) ou secundária (usando a energia do gradiente de Na^+). A osmose é observada quando um soluto impermeável cria uma diferença de pressão osmótica através de uma membrana, o que impulsiona o fluxo de água
- Os canais iônicos são vias para movimentação de solutos com carga elétrica pelas membranas celulares. A condutância dos canais iônicos é controlada por comportas, que são reguladas por voltagem, segundos mensageiros ou ligantes. A difusão de um íon permeável a favor de um gradiente de concentração cria um potencial de difusão, que, no equilíbrio eletroquímico, é calculado pela equação de Nernst. Quando vários íons são permeáveis, cada um tenta conduzir a membrana em direção ao seu potencial de equilíbrio. Os íons com as permeabilidades mais altas são os que mais contribuem para o potencial de membrana em repouso
- Os potenciais de ação em nervos e músculos consistem em despolarização rápida (fase ascendente) seguida de repolarização causada por abertura e fechamento dos canais iônicos. Os potenciais de ação são propagados pelas fibras nervosas e musculares por meio de correntes locais; a velocidade de condução depende das propriedades de cabo do tecido. A velocidade de condução aumenta de maneira proporcional ao tamanho da fibra e à mielinização

Tabela 1.5 Comparação dos músculos esqueléticos, lisos e cardíacos.

Característica	Músculo esquelético	Músculo liso	Músculo cardíaco
Excitação	Potencial de ação	Ondas lentas (com ou sem potenciais de ação) Hormônios Neurotransmissores	Potencial de ação
Fase ascendente do potencial de ação	Corrente de influxo de Na^+	Corrente de influxo de Ca^{2+}	Corrente de influxo de Ca^{2+} (nó SA) Corrente de influxo de Na^+ (átrios, ventrículos, fibras de Purkinje)
Platô do potencial de ação	Não	Não	Sim (exceto nó SA)
Acoplamento excitação-contração	Potencial de ação → túbulos T (receptores de di-hidropiridina) Ca^{2+} liberado do RS (receptores de rianodina) Aumento da concentração intracelular de Ca^{2+}	A despolarização abre canais de Ca^{2+} dependentes de voltagem na membrana celular Hormônios ou neurotransmissores abrem os canais de Ca^{2+} dependentes de IP_3 no RS	Corrente de influxo de Ca^{2+} durante o platô do potencial de ação Liberação de Ca^{2+} induzida por Ca^{2+} do RS Aumento da concentração intracelular de Ca^{2+}
Sensor de Ca^{2+}	Troponina C	Ca^{2+}-calmodulina	Troponina C

SA, sinoatrial; *RS*, retículo sarcoplasmático.

- As sinapses entre as células podem ser elétricas ou, o que é mais comum, químicas. O protótipo da sinapse química é a junção neuromuscular, que utiliza ACh como neurotransmissor. A ACh é liberada dos terminais nervosos pré-sinápticos, se difunde pela sinapse e provoca a despolarização da placa motora terminal. Os neurotransmissores em outras sinapses podem ser excitatórios (e causar despolarização) ou inibitórios (e causar hiperpolarização)
- No músculo, os potenciais de ação precedem a contração. Os mecanismos que traduzem o potencial de ação em contração são chamados de acoplamento excitação-contração. O Ca^{2+} é essencial no acoplamento excitação-contração no músculo esquelético e no músculo liso
- No músculo esquelético, o potencial de ação é transportado para o interior da célula pelos túbulos T, em que a despolarização libera Ca^{2+} das cisternas terminais do RS adjacente. O Ca^{2+} então se liga à troponina C nos filamentos finos e causa uma mudança conformacional, removendo a inibição dos locais de ligação da miosina. A interação de actina e miosina desencadeia o ciclo das pontes cruzadas, produzindo tensão
- No músculo liso, o Ca^{2+} entra na célula durante o potencial de ação por meio dos canais de Ca^{2+} dependentes de voltagem. A seguir, o íon se liga à calmodulina e o complexo Ca^{2+}-calmodulina ativa a quinase de cadeia leve da miosina, que fosforila a miosina. A miosina ~ P pode ligar-se à actina, formar pontes cruzadas e gerar tensão. Outras fontes de Ca^{2+} intracelular no músculo liso são os canais de Ca^{2+} dependentes de ligantes no sarcolema e os canais de Ca^{2+} controlados por IP_3 na membrana do RS.

Desafie-se!

Responda a cada pergunta com uma palavra, frase, sentença ou solução numérica. Quando uma lista de respostas possíveis é fornecida com a pergunta, uma, mais de uma ou nenhuma das opções pode estar correta. As respostas corretas são fornecidas no final do livro.

1 *A Solução A contém 100 mM de NaCl, a Solução B contém 10 mM de NaCl e a membrana que as separa é permeável ao Cl^-, mas não ao Na^+. Qual é a orientação da diferença de potencial estabelecida através da membrana?*

2 *A osmolaridade de uma solução de 50 mmol/ℓ de $CaCl_2$ está mais próxima da osmolaridade de qual das seguintes soluções: 50 mmol/ℓ de NaCl, 100 mmol/ℓ de ureia, 150 mmol/ℓ de NaCl ou 150 mmol/ℓ de ureia?*

3 *Como a concentração intracelular de Na^+ muda após a inibição da Na^+-K^+ ATPase?*

4 *Qual fase do potencial de ação do nervo é responsável pela propagação do potencial de ação para locais vizinhos?*

5 *Quantos* **quanta** *de acetilcolina (ACh) são necessários para despolarizar a placa motora de –80 mV para –70 mV se um potencial de placa terminal em miniatura (MEPP) for 0,4 mV?*

6 *Um homem é envenenado com curare. Qual dos seguintes agentes pioraria seu estado geral: neostigmina, nicotina, toxina botulínica, ACh?*

7 *Coloque esses eventos na ordem temporal correta: potencial de placa terminal (EPP), potencial de ação na fibra muscular, liberação de ACh do terminal pré-sináptico, MEPP, abertura de canais iônicos dependentes de ligantes, abertura de canais de Ca^{2+} no terminal pré-sináptico, ligação de ACh aos receptores nicotínicos, potencial de ação na fibra nervosa.*

8 *No músculo esquelético, em comprimentos musculares menores do que aquele que gera tensão ativa máxima, a tensão ativa é maior, menor ou aproximadamente igual à tensão total?*

9 *Quais dos seguintes neurotransmissores seriam inativados pelas peptidases: ACh, substância P, dopamina, glutamato, ácido γ-aminobutírico (GABA), histamina, vasopressina, óxido nítrico (NO)?*

10 *A Solução A contém 10 mmol/ℓ de glicose e a Solução B contém 1 mmol/ℓ de glicose. Se a concentração de glicose em ambas as soluções for dobrada, qual será a mudança no fluxo de glicose entre as duas soluções (p. ex., cair pela metade, não se alterar, dobrar, triplicar, quadruplicar)?*

11 *Os neurônios adrenérgicos sintetizam qual das seguintes moléculas: norepinefrina, epinefrina, ACh, dopamina, L-dopa, serotonina?*

12 *Qual o efeito de cada um dos seguintes eventos sobre a velocidade de condução: aumento do diâmetro do nervo, aumento da resistência interna (R_i), aumento da resistência da membrana (R_m), diminuição da capacitância da membrana (C_m), aumento da constante de comprimento, aumento da constante de tempo?*

13 *Como a hiperpotassemia altera o potencial de membrana em repouso (despolariza, hiperpolariza ou não tem efeito) e por que isso causa fraqueza muscular?*

14 *Durante qual das seguintes etapas no ciclo de pontes cruzadas no músculo esquelético o trifosfato de adenosina (ATP) se liga à miosina: rigor, mudança conformacional na miosina que reduz sua afinidade pela actina, liberação de energia (*power stroke*)?*

15 *Quais das seguintes classes de medicamentos são contraindicadas para um paciente com miastenia* gravis*: antagonista de receptor nicotínico, inibidor da recaptação de colina, inibidor de acetilcolinesterase (AChE), inibidor da liberação de ACh?*

16 *A Solução A contém 100 mmol/ℓ de glicose e a Solução B contém 50 mmol/ℓ de NaCl. O pressuposto é que g_{NaCl} é 2,0; $\delta_{glicose}$ é 0,5; e δ_{NaCl} é 0,8. Se uma membrana semipermeável separa as duas soluções, qual é o sentido do fluxo de água através da membrana?*

17 *O potencial de membrana em repouso de um axônio é −80 mV. Em repouso, o axônio é permeável apenas a K^+ e Cl^-. E_{K^+} é −85 mV e E_{Cl^-} é −70 mV. Qual é o sentido do movimento de K^+ nessas condições? Isso é chamado de corrente de entrada ou corrente de saída? Qual é o sentido do movimento do Cl^- nessas condições? Isso é chamado de corrente de entrada ou corrente de saída?*

CAPÍTULO 2

Sistema Nervoso Autônomo

O sistema nervoso motor (eferente) tem dois componentes: somático e autonomo. Esses dois sistemas são diferentes em vários aspectos, mas principalmente pelos tipos de órgãos efetores inervados e tipos de funções controladas.

O **sistema nervoso somático** é um sistema motor **voluntário** sob controle consciente. Cada uma de suas vias consiste em um único motoneurônio e nas fibras musculares esqueléticas inervadas por ele. O corpo celular do motoneurônio está no sistema nervoso central (SNC), no tronco encefálico ou na medula espinal, e seu axônio faz sinapse diretamente no músculo esquelético, o órgão efetor. O neurotransmissor acetilcolina é liberado dos terminais pré-sinápticos dos motoneurônios e ativa os receptores nicotínicos nas placas motoras terminais do músculo esquelético. Um potencial de ação no motoneurônio causa um potencial de ação na fibra muscular e, consequentemente, a contração muscular. (Ver discussão completa sobre o sistema nervoso somático no Capítulo 1.)

O **sistema nervoso autônomo** (SNA) é um sistema **involuntário** que controla e modula as funções principalmente das vísceras. Cada via do sistema nervoso autônomo é composta de dois neurônios: um neurônio pré-ganglionar e um neurônio pós-ganglionar. O corpo celular de cada neurônio pré-ganglionar reside no SNC. Os axônios desses neurônios pré-ganglionares fazem sinapse nos corpos celulares dos neurônios pós-ganglionares em um dos vários gânglios autônomos fora do SNC. Então, os axônios dos neurônios pós-ganglionares vão para a periferia, onde fazem sinapse em órgãos viscerais efetores, como coração, bronquíolos, músculo liso vascular, sistema digestório, bexiga e genitália. Todos os neurônios pré-ganglionares do SNA liberam acetilcolina. Os neurônios pós-ganglionares liberam acetilcolina ou norepinefrina ou, em alguns casos, neuropeptídeos.

ORGANIZAÇÃO E CARACTERÍSTICAS GERAIS DO SISTEMA NERVOSO AUTÔNOMO

O SNA tem duas divisões principais: o simpático e o parassimpático. Essas duas divisões muitas vezes se complementam na regulação da função dos sistemas de órgãos. Uma terceira divisão do SNA, o sistema nervoso entérico, consiste em plexos na parede do sistema digestório. (O sistema nervoso entérico é discutido no Capítulo 8.)

A organização do SNA é descrita na Figura 2.1 e na Tabela 2.1. As divisões simpáticas e parassimpáticas estão incluídas, assim como o sistema nervoso somático para fins comparativos.

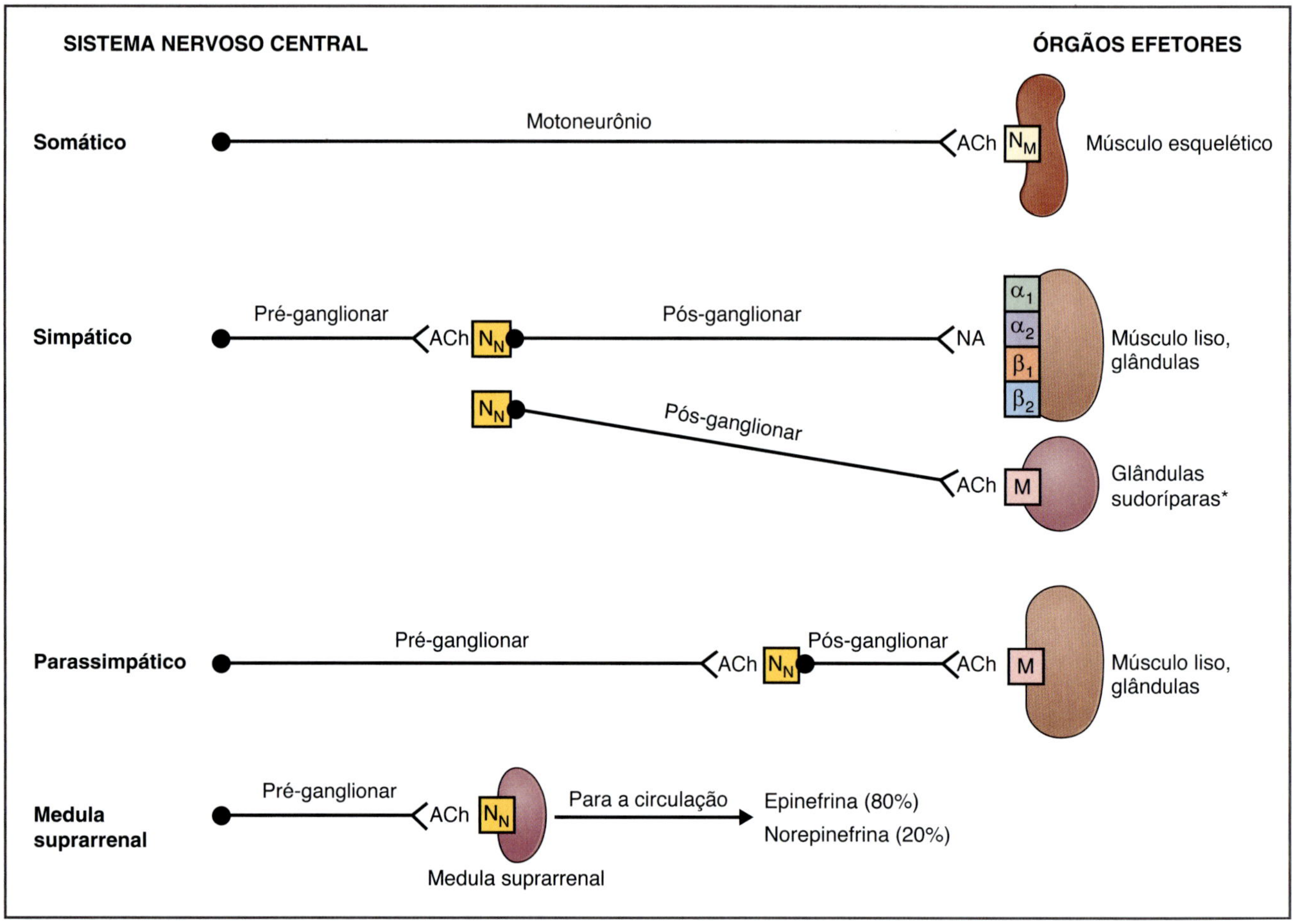

Figura 2.1 Organização do sistema nervoso autônomo. O sistema nervoso somático é incluído para fins comparativos. *ACh*, acetilcolina; *M*, receptor muscarínico; *N*, receptor nicotínico; *NA*, norepinefrina. *As glândulas sudoríparas têm inervação colinérgica simpática.

Tabela 2.1 Organização do sistema nervoso autônomo.

Características	Divisão simpática	Divisão parassimpática	Sistema nervoso somático[a]
Origem dos neurônios pré-ganglionares	Segmentos T1 a L3 (toracolombares) da medula espinal	Núcleos dos NCs III, VII, IX e X; segmentos S2-S4 (craniossacrais) da medula espinal	—
Localização dos gânglios autônomos	Paravertebral e pré-vertebral	Nos órgãos efetores ou adjacências	—
Comprimento dos axônios pré-ganglionares	Curto	Longo	—
Comprimento dos axônios pós-ganglionares	Longo	Curto	—
Órgãos efetores	Músculo liso; músculo cardíaco; glândulas	Músculo liso; músculo cardíaco; glândulas	Músculo esquelético
Junções neuroefetoras	Difusas, ramificadas; receptores não concentrados em uma região	Difusas, ramificadas; receptores não concentrados em uma região	Distintas, organizadas; receptores de ACh na placa motora terminal
Tipo de neurotransmissor e receptor no gânglio	ACh/receptor nicotínico	ACh/receptor nicotínico	—
Neurotransmissor nos órgãos efetores	Norepinefrina (exceto glândulas sudoríparas)	ACh	ACh
Tipos de receptores nos órgãos efetores	α_1, α_2, β_1, β_2	Muscarínicos	Nicotínicos

[a]O sistema nervoso somático é incluído para comparação.
ACh, acetilcolina; *NC*, nervo craniano.

Terminologia

Os termos simpático e parassimpático são termos estritamente *anatômicos* e referem-se à origem *anatômica* dos neurônios pré-ganglionares no SNC (ver Tabela 2.1). Os neurônios pré-ganglionares da **divisão simpática** originam-se na medula espinal toracolombar. Os neurônios pré-ganglionares da **divisão parassimpática** são originários do tronco encefálico e da medula espinal sacral.

Os termos adrenérgicos e colinérgicos são usados para descrever neurônios de *qualquer* divisão de acordo com o neurotransmissor sintetizado e liberado. Os neurônios **adrenérgicos** liberam **norepinefrina**; os receptores de norepinefrina nos órgãos efetores são chamados de **adrenorreceptores** ou **adrenoceptores**. Os adrenorreceptores podem ser ativados pela norepinefrina, que é liberada pelos neurônios adrenérgicos, ou pela epinefrina, que é secretada na circulação pela medula suprarrenal. Os neurônios **colinérgicos** liberam acetilcolina (**ACh**); os receptores de ACh são chamados de **colinorreceptores**. (Um terceiro termo é **não adrenérgico, não colinérgico**, que descreve *alguns* neurônios parassimpáticos pós-ganglionares do sistema digestório que liberam peptídeos [p. ex., substância P] ou outras substâncias [p. ex., óxido nítrico (NO)] como seu neurotransmissor em vez de ACh.)

Resumindo, seja na divisão simpática ou parassimpática, todos os neurônios pré-ganglionares liberam ACh e, portanto, são chamados de colinérgicos. Os neurônios pós-ganglionares podem ser adrenérgicos (ou seja, liberam norepinefrina) ou colinérgicos (liberam ACh). Em sua maioria, os neurônios parassimpáticos pós-ganglionares são colinérgicos; os neurônios simpáticos pós-ganglionares podem ser adrenérgicos ou colinérgicos.

Junções neuroefetoras do sistema nervoso autônomo

As junções entre os neurônios autônomos pós-ganglionares e seus efetores (tecidos-alvo), as **junções neuroefetoras**, são análogas às junções neuromusculares do SNA. Há, porém, diversas diferenças estruturais e funcionais em comparação à junção neuromuscular. (1) A junção neuromuscular (discutida no Capítulo 1) é diferente, já que o "efetor", uma fibra muscular esquelética, é inervado por um único motoneurônio. Por outro lado, no sistema nervoso autônomo, os neurônios pós-ganglionares que inervam os tecidos-alvo formam redes **difusas** e ramificadas. Contas, ou **varicosidades**, revestem esses ramos e são os sítios de síntese, armazenamento e liberação de neurotransmissores. As varicosidades são, portanto, análogas aos terminais nervosos pré-sinápticos da junção neuromuscular. (2) Como há sobreposição nas redes de ramificação de diferentes neurônios pós-ganglionares, os tecidos-alvo podem ser inervados por muitos neurônios pós-ganglionares. (3) No SNA, os receptores pós-sinápticos estão bem distribuídos nos tecidos-alvo e não existe uma região especializada de receptores como na placa motora terminal do músculo esquelético.

Sistema nervoso simpático

A função geral do sistema nervoso simpático (SNS) é **mobilizar o corpo para a atividade**. Nos casos extremos, a exposição a uma situação estressante ativa o SNS em uma resposta conhecida como "luta ou fuga", que inclui aumento da pressão arterial, do fluxo sanguíneo para os músculos ativos, da taxa metabólica, da glicemia, da atividade mental e do estado de alerta. Embora essa resposta, em si, raramente seja empregada, o SNS trabalha de maneira contínua para modular as funções de muitos sistemas orgânicos, como coração, vasos sanguíneos, sistema digestório, brônquios e glândulas sudoríparas.

A Figura 2.2 mostra a organização do SNS em relação à medula espinal, aos gânglios simpáticos e aos órgãos efetores na periferia. Os neurônios simpáticos pré-ganglionares sao originarios dos núcleos da medula espinal toracolombar, deixam o órgão pelas raízes motoras ventrais e pelos ramos brancos e projetam-se até os gânglios paravertebrais da cadeia simpática ou uma série de gânglios pré-vertebrais. Assim, uma categoria de sinapses de neurônios pré-ganglionares está em neurônios pós-ganglionares de **gânglios paravertebrais** (p. ex., gânglio cervical superior) da **cadeia simpática**. Essas sinapses ocorrem em gânglios de mesmo nível segmentar da cadeia; além disso, as fibras pré-ganglionares podem girar em direção cranial ou caudal e inervar gânglios em níveis mais altos ou mais baixos da cadeia, possibilitando sinapses em múltiplos gânglios (o que condiz com a difusão das funções simpáticas). A outra categoria de neurônios pré-ganglionares passa pela cadeia simpática e faz sinapse apenas nos **gânglios pré-vertebrais** (celíacos, mesentéricos superiores e mesentéricos inferiores) que suprem vísceras, glândulas e sistema nervoso entérico do sistema digestório. Nos gânglios, os neurônios pré-ganglionares fazem sinapse com neurônios pós-ganglionares, que vão até a periferia e inervam os órgãos efetores.

As características do SNS discutidas nas próximas seções são listadas na Tabela 2.1 e ilustradas na Figura 2.2.

Origem dos neurônios pré-ganglionares

Os neurônios pré-ganglionares da divisão simpática surgem de núcleos nos segmentos torácicos e lombares da medula espinal, especificamente do primeiro segmento torácico ao terceiro segmento lombar (T1-L3). Assim, a divisão simpática é denominada **toracolombar**.

De modo geral, a origem dos neurônios pré-ganglionares na medula espinal é anatomicamente condizente com a projeção até a periferia. Assim, as vias simpáticas para órgãos no tórax (p. ex., coração) têm neurônios pré-ganglionares originários da medula espinal *torácica superior*. As vias simpáticas para órgãos na pelve (p. ex., cólon, órgãos genitais) têm neurônios pré-ganglionares que se originam na medula espinal *lombar*. Os vasos sanguíneos, as glândulas sudoríparas termorreguladoras e os músculos pilomotores da pele têm neurônios pré-ganglionares

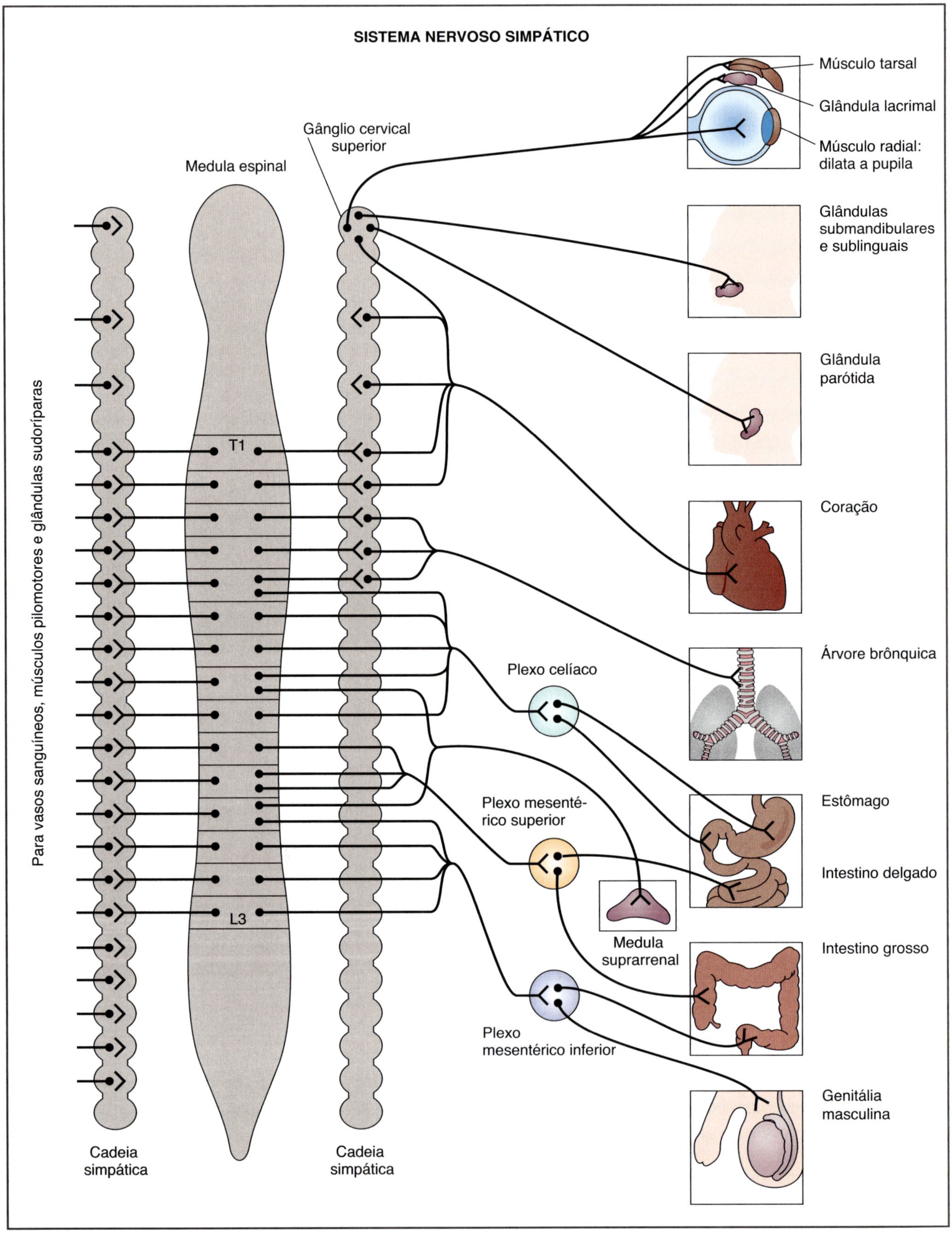

Figura 2.2 Inervação do sistema nervoso simpático. Os neurônios pré-ganglionares se originam nos segmentos torácicos e lombares da medula espinal (T1-L3).

que fazem sinapse em vários neurônios pós-ganglionares para cima e para baixo na cadeia simpática, refletindo sua ampla distribuição por todo o corpo.

Localização dos gânglios autônomos

Os gânglios do SNS estão localizados **perto da medula espinal**, nos gânglios paravertebrais (conhecidos como cadeia simpática) ou nos gânglios pré-vertebrais. Novamente, a anatomia é lógica. O gânglio cervical superior projeta-se para órgãos na cabeça, como os olhos e as glândulas salivares. O gânglio celíaco projeta-se para o estômago e o intestino delgado. O gânglio mesentérico superior projeta-se para o intestino delgado e grosso, enquanto o gânglio mesentérico inferior projeta-se para a parte inferior do intestino grosso, o ânus, a bexiga e a genitália.

A medula suprarrenal é simplesmente um gânglio simpático especializado cujos neurônios pré-ganglionares se originam na medula espinal torácica (T5 a T9), passam pela cadeia simpática e pelo gânglio celíaco sem fazer sinapse e vão pelo nervo esplâncnico maior até a glândula suprarrenal.

Comprimento dos axônios pré-ganglionares e pós-ganglionares

Como os gânglios simpáticos estão perto da medula espinal, os axônios dos nervos pré-ganglionares são curtos e os axônios dos nervos pós-ganglionares são longos (para que possam chegar aos órgãos efetores periféricos).

Neurotransmissores e tipos de receptores

Os **neurônios pré-ganglionares** da divisão simpática sempre são **colinérgicos**. Esses neurônios liberam ACh, que interage com receptores nicotínicos (N_N) nos corpos celulares dos neurônios pós-ganglionares. Os **neurônios pós-ganglionares** da divisão simpática são adrenérgicos em todos os órgãos efetores, exceto nas glândulas sudoríparas termorreguladoras (onde são colinérgicos). Os órgãos efetores supridos por neurônios adrenérgicos simpáticos têm um ou mais dos seguintes tipos de adrenorreceptores: alfa$_1$, alfa$_2$, beta$_1$ ou beta$_2$ (α_1, α_2, β_1 ou β_2). As glândulas sudoríparas termorreguladoras supridas por neurônios colinérgicos simpáticos apresentam colinorreceptores muscarínicos.

Varicosidades adrenérgicas simpáticas

Como já descrito, os **nervos adrenérgicos pós-ganglionares simpáticos** liberam neurotransmissores das varicosidades em seus tecidos-alvo (p. ex., músculo liso vascular). As **varicosidades** adrenérgicas simpáticas contêm tanto neurotransmissor clássico (norepinefrina) quanto neurotransmissores não clássicos (trifosfato de adenosina – ATP – e neuropeptídeo Y). O neurotransmissor clássico, a **norepinefrina**, é sintetizado a partir da tirosina nas varicosidades (ver Figura 1.18) e armazenado em pequenas vesículas de núcleo denso, prontas para ser liberadas; essas **pequenas vesículas de núcleo denso** também contêm dopamina β-hidroxilase, que catalisa a conversão da dopamina em norepinefrina (a etapa final da via sintética) e **ATP**. Diz-se que o ATP é "colocalizado" com a norepinefrina. Um grupo separado de **grandes vesículas densas** contém o **neuropeptídeo Y**.

A estimulação de neurônios adrenérgicos pós-ganglionares simpáticos provoca liberação de norepinefrina e ATP das pequenas vesículas de núcleo denso. Tanto a norepinefrina quanto o ATP são neurotransmissores na junção neuroefetora, ligando-se e ativando seus respectivos receptores no tecido-alvo (p. ex., músculo liso vascular). Na verdade, o ATP atua primeiro, ligando-se aos receptores purinérgicos no tecido-alvo e causando um efeito fisiológico (p. ex., contração do músculo liso vascular). A ação da norepinefrina ocorre logo depois; a molécula liga-se a seus receptores no tecido-alvo (p. ex., receptores α_1-adrenérgicos no músculo liso vascular) e causa uma segunda contração mais prolongada. Por fim, uma estimulação mais intensa ou de alta frequência leva à liberação de neuropeptídeo Y pelas grandes vesículas de núcleo denso. O neuropeptídeo Y se liga ao seu receptor no tecido-alvo e causa uma terceira fase de contração, mais lenta.

Medula suprarrenal

A medula suprarrenal é um gânglio especializado da divisão simpática do SNA. Os corpos celulares de seus neurônios pré-ganglionares estão na medula espinal torácica. Os axônios desses neurônios pré-ganglionares trafegam no nervo esplâncnico maior para a medula suprarrenal, onde fazem sinapse com **células cromafins** e liberam ACh, ativando os receptores nicotínicos. Ativadas, as células cromafins da medula suprarrenal secretam catecolaminas (epinefrina e norepinefrina) na circulação geral. Diferentemente dos neurônios pós-ganglionares simpáticos, que liberam apenas norepinefrina, a medula suprarrenal secreta principalmente **epinefrina** (80%) e uma pequena quantidade de **norepinefrina** (20%). A razão para essa diferença é a presença de **feniletanolamina-*N*-metiltransferase** (PNMT) na medula suprarrenal, mas não nos neurônios adrenérgicos pós-ganglionares simpáticos (ver Figura 1.18). A PNMT catalisa a conversão de norepinefrina em epinefrina, uma etapa que, curiosamente, demanda cortisol do *córtex* suprarrenal próximo; o cortisol chega à medula suprarrenal pelo efluente venoso do córtex suprarrenal.

Um tumor da medula suprarrenal, ou **feocromocitoma,** pode estar localizado na própria estrutura, em uma região adjacente ou em um local distante (ectópico; Boxe 2.1). Ao contrário da medula suprarrenal normal, que secreta principalmente epinefrina, o feocromocitoma secreta mais **norepinefrina** por estar muito longe do córtex suprarrenal para receber o cortisol exigido pela PNMT.

Resposta de luta ou fuga

O corpo responde ao medo, ao estresse extremo e ao exercício intenso com uma ativação maciça e coordenada do sistema nervoso simpático, inclusive da medula suprarrenal. Essa ativação, a resposta de luta ou fuga, assegura a

Boxe 2.1 Fisiologia clínica: feocromocitoma.

DESCRIÇÃO DO CASO. Uma mulher de 48 anos vai ao médico com queixa de "ataques de pânico". Relata aumento da frequência cardíaca e que pode sentir (e até ver) as contrações cardíacas. Também se queixa de cefaleia de caráter latejante, frio em mãos e pés, sensação de calor, distúrbios visuais, náuseas e vômitos. No consultório, sua pressão arterial está muito alta (230/125 mm Hg). A paciente é internada no hospital para avaliação da hipertensão arterial sistêmica.

Uma amostra de urina de 24 horas revela níveis elevados de metanefrina, normetanefrina e ácido 3-metoxi-4-hidroximandélico (VMA). Depois que o médico descarta outras causas de hipertensão arterial sistêmica, conclui que a paciente tem um tumor na medula suprarrenal chamado de feocromocitoma. Uma tomografia computadorizada (TC) do abdome revela uma massa de 3,5 cm na medula suprarrenal direita. A paciente recebe um antagonista α_1 e a cirurgia é realizada. A recuperação é completa; a pressão arterial volta ao normal e os outros sintomas desaparecem.

EXPLICAÇÃO DO CASO. A paciente apresenta um feocromocitoma clássico, um tumor das células cromafins da medula suprarrenal. O tumor secreta altas quantidades de norepinefrina e epinefrina, que causam todos os sintomas da paciente e os níveis elevados de metabólitos de catecolaminas na urina. Ao contrário da medula suprarrenal normal, que secreta principalmente epinefrina, os feocromocitomas secretam principalmente norepinefrina.

Os sintomas da paciente podem ser interpretados pela compreensão dos efeitos fisiológicos das catecolaminas. Qualquer tecido com adrenorreceptores será ativado pelos altos níveis de epinefrina e norepinefrina que chegam pela circulação. Os sintomas mais proeminentes da paciente são cardiovasculares: aumento da frequência cardíaca, aumento da pressão arterial e frio em mãos e pés. Esses sintomas podem ser entendidos ao considerar as funções dos adrenorreceptores no coração e nos vasos sanguíneos. As altas concentrações de catecolaminas circulantes ativaram os receptores β_1 no coração, aumentando a frequência cardíaca e a contratilidade (batimentos cardíacos). A ativação de receptores α_1 no músculo liso vascular da pele provocou vasoconstrição, deixando mãos e pés frios. A paciente sentia calor, porém, porque essa vasoconstrição cutânea prejudicava sua capacidade de dissipação de calor. A pressão arterial extremamente elevada foi causada pela combinação de aumento da frequência cardíaca, da contratilidade e da constrição (resistência) dos vasos sanguíneos. A cefaleia da paciente era secundária aos elevados níveis tensionais.

Os outros sintomas da paciente também podem ser explicados pela ativação de adrenorreceptores nos demais sistemas de órgãos (ou seja, sintomas gastrintestinais de náuseas e vômitos e distúrbios visuais).

TRATAMENTO. O tratamento consistiu na localização e na excisão do tumor, removendo a fonte de excesso de catecolaminas. Se o tumor não tivesse sido excisado, a paciente poderia ter sido tratada farmacologicamente com uma combinação de antagonistas α_1 (p. ex., fenoxibenzamina ou prazosina) e antagonistas β_1 (p. ex., propranolol) para impedir as ações das catecolaminas endógenas nos receptores.

resposta adequada a uma situação estressante (p. ex., fazer uma prova difícil, fugir de uma casa em chamas, lutar contra um agressor). A resposta é composta de aumentos da frequência cardíaca, do débito cardíaco e da pressão arterial; redistribuição do fluxo sanguíneo da pele, rins e regiões esplâncnicas para os músculos esqueléticos; aumento da ventilação com dilatação das vias respiratórias; diminuição da motilidade e das secreções gastrintestinais; diminuição do tempo de coagulação do sangue; e aumento da glicemia associado à diminuição da secreção de insulina.

Sistema nervoso parassimpático

A função geral do sistema nervoso parassimpático (SNP) é **restauradora**, de **conservação de energia**. A Figura 2.3 mostra a organização do SNP em relação ao SNC (tronco encefálico e medula espinal), os gânglios parassimpáticos e os órgãos efetores. Os neurônios pré-ganglionares da divisão parassimpática têm seus corpos celulares no tronco encefálico (mesencéfalo, ponte e bulbo) ou na medula espinal sacral. Os axônios pré-ganglionares projetam-se para uma série de gânglios localizados nos órgãos efetores ou suas adjacências.

As seguintes características do SNP podem ser observadas e comparadas com o SNS (ver Tabela 2.1 e Figura 2.3).

Origem dos neurônios pré-ganglionares

Os neurônios pré-ganglionares da divisão parassimpática surgem dos núcleos dos nervos cranianos (NCs) III, VII, IX e X ou dos segmentos sacrais S2 a S4 da medula espinal; portanto, a divisão parassimpática é chamada **craniossacral**. Como na divisão simpática, a origem dos neurônios pré-ganglionares no SNC condiz com a projeção até órgãos efetores na periferia. Por exemplo, a inervação parassimpática dos músculos oculares começa no núcleo de Edinger-Westphal no mesencéfalo e segue para a periferia no NC III; a inervação parassimpática de coração, bronquíolos e sistema digestório é originária dos núcleos bulbares e segue para a periferia no NC X (nervo vago); por fim, a inervação parassimpática dos órgãos geniturinários origina-se na medula espinal sacral e vai para a periferia nos nervos pélvicos.

Localização dos gânglios autônomos

Diferentemente dos gânglios simpáticos, que estão localizados perto do SNC, os gânglios do SNP estão em **órgãos efetores** ou **áreas adjacentes** (p. ex., gânglios ciliar, pterigopalatino, submandibular, ótico).

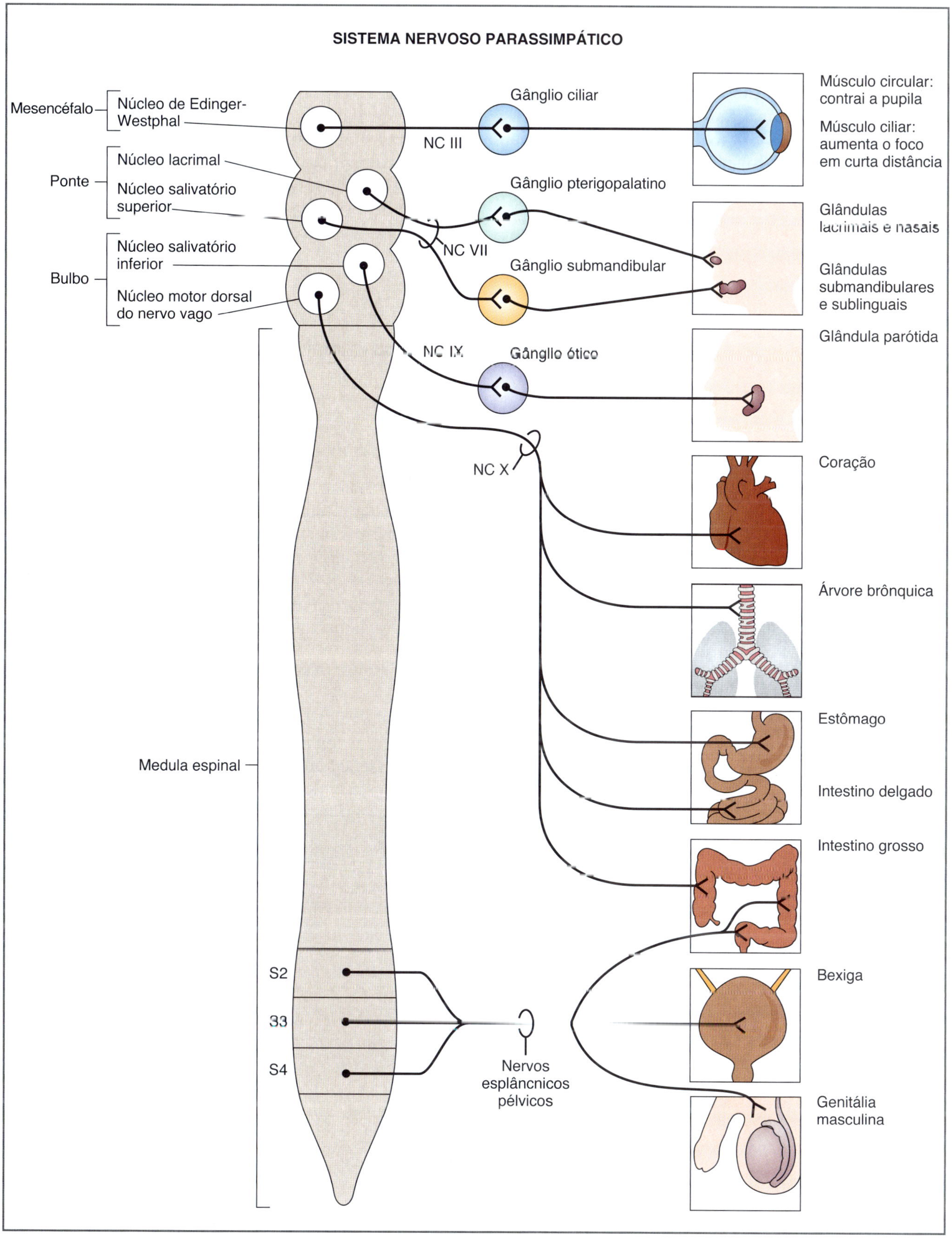

Figura 2.3 Inervação do sistema nervoso parassimpático. Os neurônios pré-ganglionares se originam nos núcleos do tronco encefálico (mesencéfalo, ponte, bulbo) e nos segmentos sacrais (S2-S4) da medula espinal. *NC*, nervo craniano.

Comprimento dos axônios pré-ganglionares e pós-ganglionares

O comprimento relativo dos axônios pré-ganglionares e pós-ganglionares na divisão parassimpática é o inverso dos comprimentos relativos na divisão simpática. Essa diferença reflete a localização dos gânglios. Os gânglios parassimpáticos estão em órgãos efetores ou adjacências, portanto os neurônios pré-ganglionares têm axônios longos e os neurônios pós-ganglionares têm axônios curtos.

Neurotransmissores e tipos de receptores

Assim como na divisão simpática, todos os **neurônios pré-ganglionares** são **colinérgicos** e liberam ACh, que interage em receptores nicotínicos (N_N) nos corpos celulares dos neurônios pós-ganglionares. A maioria dos **neurônios pós-ganglionares** da divisão parassimpática também é **colinérgica**. Os receptores de ACh nos órgãos efetores são os receptores muscarínicos, e não os receptores nicotínicos. Assim, a ACh liberada pelos neurônios pré-ganglionares da divisão parassimpática ativa os receptores nicotínicos, enquanto a ACh liberada pelos neurônios pós-ganglionares da divisão parassimpática ativa os receptores muscarínicos. Esses receptores e suas funções são diferenciados pelos fármacos que os ativam ou inibem (Tabela 2.2).

Varicosidades colinérgicas parassimpáticas

Como já descrito, os **nervos colinérgicos pós-ganglionares parassimpáticos** liberam seus neurotransmissores das varicosidades em seus tecidos-alvo (p. ex., músculo liso). As **varicosidades** colinérgicas parassimpáticas liberam tanto o neurotransmissor clássico (ACh) quanto neurotransmissores não clássicos (p. ex., peptídeo intestinal vasoativo [VIP], NO). O neurotransmissor clássico, **ACh**, é sintetizado nas varicosidades a partir da colina e da acetil coenzima A (acetil CoA) (ver Figura 1.17) e armazenado em **vesículas pequenas e claras**. Outro grupo de **grandes vesículas de núcleo denso** contém peptídeos, como o **VIP**. Por fim, as varicosidades exibem óxido nítrico sintase e podem sintetizar **NO** sob demanda.

A estimulação de neurônios colinérgicos pós-ganglionares parassimpáticos provoca a liberação de ACh das varicosidades; a ACh se liga aos receptores muscarínicos no tecido-alvo e exerce sua ação fisiológica. A estimulação intensa ou de alta frequência faz com que as grandes vesículas de núcleo denso liberem seus peptídeos (p. ex., VIP), que se ligam a receptores nos tecidos-alvo e aumentam as ações da ACh.

Tabela 2.2 Protótipos de agonistas e antagonistas de receptores do sistema nervoso autônomo.

Receptores	Agonistas	Antagonistas
Adrenorreceptores		
α_1	Norepinefrina Fenilefrina	Fenoxibenzamina Prazosina
α_2	Clonidina	Ioimbina
β_1	Norepinefrina Epinefrina Isoproterenol Dobutamina	Propranolol Metoprolol
β_2	Epinefrina Norepinefrina Isoproterenol Salbutamol	Propranolol Butoxamina
Colinorreceptores		
Nicotínicos	ACh Nicotina	Nicotina Curare (bloqueia os receptores N_M neuromusculares) Hexametônio (bloqueia receptores N_N ganglionares)
Muscarínicos	ACh Muscarina	Atropina

ACh, acetilcolina; N_N, receptor nicotínico na placa motora terminal; N_M, receptor nicotínico nos gânglios.

Inervação autônoma dos sistemas orgânicos

A Tabela 2.3 traz informações valiosas sobre o controle autônomo das funções de sistemas orgânicos. Ela lista as inervações simpática e parassimpática dos principais sistemas orgânicos e os tipos de receptores encontrados nesses tecidos. A Tabela 2.3 é ainda mais importante se vista como um conjunto de temas recorrentes, e não uma lista aleatória de ações e receptores.

Funções recíprocas – simpáticas e parassimpáticas

A maioria dos órgãos tem inervação simpática e parassimpática. Essas inervações operam de maneira **recíproca** ou **sinérgica** para produzir respostas coordenadas. O coração, por exemplo, tem inervações simpáticas e parassimpáticas que funcionam de modo recíproco para regular a frequência cardíaca e a velocidade de condução. As paredes musculares lisas do sistema digestório e da bexiga têm inervação simpática (que promove relaxamento) e parassimpática (que causa contração); os esfíncteres do sistema digestório e da bexiga também têm inervação simpática (que provoca contração) e inervação parassimpática (que causa relaxamento). Os músculos radiais da íris são responsáveis pela dilatação da pupila (midríase) e apresentam inervação simpática; o músculo circular da íris é responsável pela contração da pupila (miose) e tem inervação parassimpática. Nesse exemplo dos músculos oculares, diferentes músculos controlam o tamanho da pupila, mas os efeitos *gerais* da atividade simpática e parassimpática são recíprocos. Na genitália masculina, a atividade simpática controla a ejaculação e a atividade parassimpática controla a ereção, que, juntas, são responsáveis pela resposta sexual masculina.

A secreção salivar é incomum por ser estimulada pela atividade parassimpática e simpática (parecendo contradizer a ideia de reciprocidade). No entanto, o SNP estimula a produção do componente *aquoso* da saliva,

Tabela 2.3 Efeitos do sistema nervoso autônomo na função dos sistemas orgânicos.

	Simpático		**Parassimpático**	
Órgão	***Ação***	***Receptor***	***Ação***	***Receptor***
Coração				
Nó SA, frequência cardíaca	↑	β_1	↓	M
Condução no nó AV	↑	β_1	↓	M
Contratilidade	↑	β_1	↓ (apenas átrios)	M
Músculo liso vascular				
Cutâneo; esplâncnico	Contração	α_1		
Músculo esquelético	Dilatação	β_2		
Músculo esquelético	Contração	α_1		
Endotélio			Liberação de EDRF	M
Bronquíolos	Dilatação	β_2	Contração	M
Sistema digestório				
Músculo liso, paredes	Relaxamento	α_2, β_2	Contração	M
Músculo liso, esfíncteres	Contração	α_1	Relaxamento	M
Secreção de saliva	↑	β_1	↑	M
Secreção de ácido gástrico			↑	M
Secreção pancreática			↑	M
Bexiga				
Parede, músculo detrusor	Relaxamento	β_2	Contração	M
Esfíncter	Contração	α_1	Relaxamento	M
Genitália masculina	Ejaculação	α	Ereção	M (NO)
Olho				
Músculo radial, íris	Dilatação da pupila (midríase)	α_1		
Músculo esfíncter circular, íris			Contração da pupila (miose)	M
Músculo ciliar	Dilatação (visão de objetos distantes)	β	Contração (visão de perto)	M
Pele				
Glândulas sudoríparas termorreguladoras	↑	M[a]		
Glândulas sudoríparas, estresse	↑	α		
Músculo pilomotor (calafrios)	Contração	α		
Glândulas lacrimais			Secreção	M
Fígado	Gliconeogênese; glicogenólise	α, β_2		
Tecido adiposo	Lipólise	β_1		
Rim	Secreção de renina	β_1		

[a]Neurônios colinérgicos simpáticos.
AV, atrioventricular; EDRF, fator relaxante derivado do endotélio; *M*, receptor muscarínico; *NO*, óxido nítrico; *SA*, sinoatrial.

enquanto o SNS estimula a síntese do componente *enzimático*. Assim, no caso da saliva, a regulação autônoma é complementar.

Os três exemplos a seguir ilustram ainda mais a reciprocidade e a sinergia das divisões simpáticas e parassimpáticas.

NÓ SINOATRIAL

A inervação autônoma do **nó sinoatrial (nó SA)** do coração é um excelente exemplo de controle coordenado da função. O nó SA é o marca-passo normal do coração e sua taxa de despolarização determina a frequência cardíaca total.

O nó SA apresenta inervações simpática e parassimpática, que atuam de maneira recíproca para modulação da frequência cardíaca. Assim, um aumento na atividade simpática aumenta a frequência cardíaca e um aumento na atividade parassimpática diminui a frequência cardíaca. Essas funções recíprocas são ilustradas a seguir: a diminuição da pressão arterial gera uma resposta dos centros vasomotores no tronco encefálico que produz, simultaneamente, aumento da atividade simpática no nó SA e diminuição da atividade parassimpática. Essas duas ações, determinadas e coordenadas pelos centros vasomotores do tronco encefálico, aumentam a frequência cardíaca. As ações simpáticas e parassimpáticas não competem entre si, mas agem de maneira sinérgica para aumentar a frequência cardíaca (o que ajuda a normalizar a pressão arterial).

BEXIGA

A **bexiga urinária** é outro exemplo de inervação recíproca pelas divisões simpáticas e parassimpáticas (Figura 2.4). Em adultos, a **micção** ou esvaziamento da bexiga está sob controle voluntário porque o esfíncter externo é composto de músculo esquelético. No entanto, o próprio reflexo da micção é controlado pelo SNA. Esse reflexo é desencadeado pela percepção da bexiga como "cheia" (plenitude vesical). O músculo detrusor da parede da bexiga e o esfíncter interno da bexiga são compostos de músculo liso; ambos têm inervações simpáticas e parassimpáticas. A inervação simpática do músculo detrusor e do esfíncter interno é originária da medula espinal lombar (L1 a L3) e a inervação parassimpática origina-se na medula espinal sacral (S2 a S4).

O controle **simpático** predomina durante o **enchimento da bexiga**. Essa atividade simpática produz relaxamento do músculo detrusor via receptores β_2 e contração do músculo esfíncter interno via receptores α_1. O esfíncter externo, de maneira simultânea, é fechado por ação voluntária treinada. Com a parede muscular relaxada e os esfíncteres fechados, a bexiga pode se encher de urina.

A **sensação de plenitude da bexiga** é detectada por mecanorreceptores na parede do órgão; essa informação é transmitida por neurônios aferentes para a medula espinal e depois para o tronco encefálico. O reflexo da micção é coordenado por centros no mesencéfalo e, agora, o controle **parassimpático** é predominante. A atividade parassimpática contrai o músculo detrusor (para aumentar a pressão e ejetar a urina) e relaxa os esfíncteres internos. Ao mesmo tempo, o músculo esfíncter externo da uretra relaxa por uma ação voluntária.

Fica claro que as ações simpáticas e parassimpáticas nas estruturas da bexiga são opostas, mas coordenadas: as ações simpáticas dominam no enchimento da bexiga e as ações parassimpáticas, em seu esvaziamento.

PUPILA

O **tamanho da pupila** é controlado reciprocamente por dois músculos da íris: o músculo dilatador (radial) e o músculo constritor (esfíncter). O **músculo dilatador da pupila** é controlado pela inervação simpática por meio dos receptores α_1. A ativação desses receptores α_1 causa *contração* do músculo radial, com consequente *dilatação* da pupila ou midríase. O **músculo constritor da pupila** é controlado pela inervação parassimpática por meio de receptores muscarínicos. A ativação desses receptores muscarínicos causa *contração* do músculo do esfíncter, que provoca *contração* da pupila ou miose.

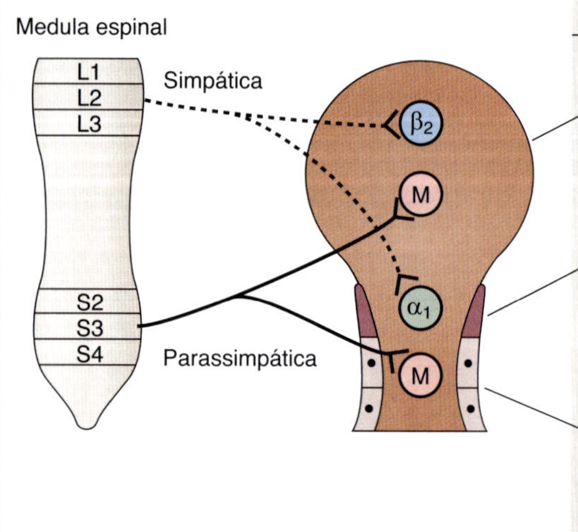

Músculo	Enchimento da bexiga – Estado	Enchimento da bexiga – Mecanismo de controle	Esvaziamento da bexiga – Estado	Esvaziamento da bexiga – Mecanismo de controle
Músculo detrusor	Relaxado	Simpático (β_2)	Contraído	Parassimpático (M)
Esfíncter interno	Contraído	Simpático (α_1)	Relaxado	Parassimpático (M)
Esfíncter externo	Contraído	Voluntário	Relaxado	Voluntário

Figura 2.4 Controle autônomo da função da bexiga. Durante o enchimento da bexiga, o controle simpático é predominante e provoca o relaxamento do músculo detrusor e a contração do esfíncter interno. À micção, o controle parassimpático predomina e causa contração do músculo detrusor e relaxamento do músculo esfíncter interno. As *linhas tracejadas* representam a inervação simpática; as linhas contínuas representam a inervação parassimpática. α_1, adrenorreceptor no esfíncter interno; β_2, adrenorreceptor no músculo detrusor; *L1-L3*, segmentos lombares; *M*, colinorreceptor muscarínico no músculo detrusor e no músculo esfíncter interno; *S2-S4*, segmentos sacrais.

No **reflexo pupilar à luz**, por exemplo, a luz atinge a retina e, graças a várias conexões no SNC, ativa os nervos pré-ganglionares parassimpáticos no núcleo de Edinger-Westphal; a ativação dessas fibras parassimpáticas causa contração do esfíncter e contração da pupila. Na **resposta de acomodação**, uma imagem retiniana borrada ativa os neurônios pré-ganglionares parassimpáticos nos núcleos de Edinger-Westphal e leva à contração do esfíncter e da pupila. Ao mesmo tempo, o músculo ciliar se contrai, fazendo com que o cristalino se "arredonde" e aumente seu poder de refração.

Existem algumas *exceções* notáveis à generalização da inervação recíproca. Vários órgãos têm *apenas* **inervação simpática**: glândulas sudoríparas, músculo liso vascular e músculos pilomotores cutâneos; fígado, tecido adiposo e rim.

Coordenação da função nos órgãos

A coordenação da função nos sistemas orgânicos, orquestrada pelo sistema nervoso autônomo, é outro tema recorrente em fisiologia (Boxes 2.2 e 2.3).

Esse controle é muitíssimo claro, por exemplo, ao considerar a função da **bexiga urinária**. Esse órgão deve ter boa coordenação entre a atividade do músculo detrusor na parede da bexiga e nos esfíncteres (ver Figura 2.4). Assim, a atividade simpática predomina durante o enchimento da bexiga para relaxar a parede do órgão e, ao mesmo tempo, contrair o esfíncter interno. A bexiga pode encher porque sua parede está relaxada e o esfíncter está fechado. Durante a micção, a atividade parassimpática predomina; há contração da parede vesical e, simultaneamente, relaxamento do músculo esfíncter da uretra.

Um raciocínio semelhante pode ser aplicado ao controle autônomo do **sistema digestório**: a contração do músculo circular na parede do sistema digestório é acompanhada pelo relaxamento dos músculos esfíncteres (ação parassimpática), possibilitando a impulsão do conteúdo para a frente. O relaxamento do músculo circular na parede do sistema digestório é acompanhado pela contração dos músculos esfíncteres (ação simpática); o efeito combinado dessas ações é retardar ou interromper o movimento do conteúdo.

Tipos de receptores

A análise da Tabela 2.3 possibilita algumas generalizações sobre os tipos de receptores e seus mecanismos de ação. Essas generalizações são as seguintes: (1) Na divisão parassimpática, os órgãos efetores apresentam receptores muscarínicos. (2) Na divisão simpática, existem vários tipos de receptores nos órgãos efetores, inclusive os quatro adrenorreceptores (α_1, α_2, β_1, β_2); por fim, em tecidos com inervação colinérgica simpática, há receptores muscarínicos. (3) O tipo de adrenorreceptor simpático está relacionado com a função. Os receptores α_1 causam contração da musculatura lisa, como o músculo liso vascular, os esfíncteres gastrintestinais e da bexiga, os músculos pilomotores e o músculo radial da íris. Os receptores β_1 participam de funções metabólicas, como gliconeogênese, lipólise, secreção de renina e todas as funções do coração. Os receptores β_2 causam relaxamento do músculo liso nos bronquíolos, na parede da bexiga e na parede do sistema digestório.

Centros hipotalâmicos e do tronco encefálico

Centros no hipotálamo e no tronco encefálico coordenam a regulação autônoma das funções dos sistemas de órgãos. A Figura 2.5 resume as localizações desses centros, que são responsáveis pela regulação da temperatura, sede, ingestão de alimentos (saciedade), micção, respiração e função cardiovascular (vasomotora). O centro vasomotor, por exemplo, recebe informações sobre a pressão arterial dos barorreceptores no seio carotídeo e as compara a um valor preestabelecido (*set point*) da pressão arterial. Se houver necessidade de correções, o centro vasomotor orquestra as mudanças na inervação simpática e parassimpática do coração e dos vasos sanguíneos para alterar a pressão arterial. Esses centros autônomos superiores são discutidos ao longo deste livro no contexto de cada sistema de órgãos.

Boxe 2.2 Fisiologia clínica: síndrome de Horner.

DESCRIÇÃO DO CASO. Um homem de 66 anos sofreu um acidente vascular cerebral (AVC) do lado direito e apresenta queda da pálpebra direita (ptose), contração da pupila direita (miose) e ausência de sudorese (anidrose) no lado direito do rosto. Seu médico solicita um teste com colírio de cocaína. A aplicação de uma solução de cocaína a 10% no olho esquerdo causa dilatação da pupila (midríase). No entanto, a aplicação da mesma solução no olho direito não causa dilatação dessa pupila.

EXPLICAÇÃO DO CASO. Esse é um caso clássico de síndrome de Horner, secundária ao AVC. Essa síndrome é caracterizada pela perda da inervação simpática no lado acometido da face. Assim, a perda da inervação simpática do músculo liso que eleva a pálpebra direita causou ptose ipsilateral. A perda de inervação simpática do músculo dilatador da pupila do lado direito causou contração da pupila direita e a perda da inervação simpática das glândulas sudoríparas do lado direito da face é responsável pela anidrose desse mesmo lado.

No olho esquerdo (o lado não acometido), a cocaína presente no colírio bloqueou a recaptação de norepinefrina nos nervos simpáticos que suprem o músculo dilatador da pupila; os níveis maiores de norepinefrina nessas sinapses adrenérgicas contraíram o músculo radial da íris, levando à dilatação prolongada da pupila. No olho direito, que apresentava menos norepinefrina nessas sinapses, o colírio não causou dilatação pupilar.

TRATAMENTO. O tratamento da síndrome de Horner exige abordagem da causa subjacente.

Boxe 2.3 Fisiologia clínica: síndrome de Shy-Drager.

DESCRIÇÃO DO CASO. Um homem de 58 anos, aparentemente em boa saúde, começa a apresentar sintomas alarmantes. Relata que apresentava disfunção erétil ocasional, mas recentemente se tornou permanente. Além disso, tem enorme urgência para urinar, mas dificuldade em produzir o jato urinário. O paciente tem relutado em procurar atendimento médico, mas, uma manhã, desmaiou ao levantar-se da cama. Na consulta com seu médico, relata tontura todas as manhãs e uma ampla gama de sintomas, inclusive visão dupla (diplopia), indigestão, diarreia e intolerância ao calor.

O homem é encaminhado a um neurologista, que realiza um teste ocular com instilação de metacolina no saco conjuntival; nesse paciente, a metacolina causa miose exagerada (contração da pupila por contração do músculo circular da íris). A natureza global dos sintomas e os resultados do teste ocular levam ao diagnóstico de síndrome de Shy-Drager.

EXPLICAÇÃO DO CASO. A síndrome de Shy-Drager é uma doença rara e progressiva do sistema nervoso autônomo central associada à degeneração de neurônios pré-ganglionares da coluna celular intermediolateral da medula espinal, dos gânglios autônomos periféricos e dos centros autônomos hipotalâmicos. Consequentemente, há grave comprometimento das divisões simpáticas e parassimpáticas do SNA.

Disfunção erétil, dificuldade para urinar e intolerância ao calor são todos explicados por distúrbios simpáticos e parassimpáticos. A resposta sexual masculina consiste em ereção (receptores muscarínicos parassimpáticos) e ejaculação (receptores α_1 simpáticos). O músculo detrusor da parede da bexiga é composto de músculo liso com inervação tanto simpática (receptores β_2) quanto parassimpática (receptores muscarínicos); o esfíncter interno da bexiga também é composto de músculo liso com inervação simpática (receptores α_1) e parassimpática (receptores muscarínicos). As glândulas sudoríparas termorreguladoras estão sob controle simpático.

A resposta ocular exagerada à metacolina (um agonista muscarínico colinérgico) talvez seja surpreendente, pois o paciente apresenta comprometimento do sistema nervoso parassimpático, no entanto os resultados do teste fazem sentido porque a perda da inervação parassimpática para o músculo circular da íris causa regulação positiva dos receptores colinérgicos e, portanto, aumento da resposta a um agonista colinérgico de aplicação exógena (hipersensibilidade por desnervação).

O paciente teve hipotensão (queda da pressão arterial) ortostática ao se levantar. Ao ficar em pé, o sangue se acumula nos membros inferiores, o que diminui a pressão arterial. Em pessoas normais, a queda da pressão arterial evoca o reflexo barorreceptor, que envolve tanto o SNS quanto o parassimpático; juntas, essas respostas autônomas normalizam a pressão. O mecanismo barorreceptor do paciente está muito prejudicado e sua pressão arterial não pôde ser corrigida por reflexos autônomos; isso explica a tontura e o desmaio.

TRATAMENTO. O homem foi instruído a elevar a cabeça durante o sono (para diminuir os efeitos ortostáticos na pressão arterial ao adotar a posição ortostática), usar meias compressivas para evitar o acúmulo de sangue nos membros inferiores e tomar um análogo da aldosterona para aumentar o volume sanguíneo. Essas medidas tentam melhorar a tontura e o desmaio ao se levantar. Os tratamentos foram paliativos; não há cura para essa doença degenerativa e fatal.

RECEPTORES AUTÔNOMOS

Como já discutido, os receptores autônomos são encontrados na junção neuromuscular, nos corpos celulares dos neurônios pós-ganglionares e nos órgãos efetores. O tipo de receptor e seu mecanismo de ação determinam a natureza da resposta fisiológica. Além disso, as respostas fisiológicas são específicas do tecido e do tipo celular.

Para ilustrar essa especificidade, compare o efeito da ativação dos receptores β_1 adrenérgicos no nó SA ao efeito da ativação dos receptores β_1 no músculo ventricular. Tanto o nó SA quanto o músculo ventricular estão localizados no coração, e seus receptores adrenérgicos e mecanismos de ação são os mesmos. As ações fisiológicas resultantes, porém, são completamente diferentes. O **receptor β_1 no nó SA** está associado a mecanismos que aumentam a taxa espontânea de despolarização e a frequência cardíaca; a interação de um agonista, como a norepinefrina, com *esse* receptor β_1 aumenta a frequência cardíaca. O **receptor β_1 no músculo ventricular** participa de mecanismos que aumentam a concentração intracelular de Ca^{2+} e a contratilidade; a ligação de um agonista como a norepinefrina a *esse* receptor β_1 aumenta a contratilidade, mas não tem efeito direto sobre a frequência cardíaca.

O tipo de receptor também prediz quais agonistas ou antagonistas farmacológicos o ativam ou bloqueiam. Os efeitos desses fármacos podem ser previstos com facilidade pela compreensão das respostas fisiológicas *normais*. Por exemplo, espera-se que fármacos que são agonistas β_1 aumentem a frequência cardíaca e a contratilidade, enquanto os antagonistas β_1 devem diminuir a frequência cardíaca e a contratilidade.

A Tabela 2.4 resume as características dos receptores adrenérgicos e colinérgicos, seus tecidos-alvo e seus mecanismos de ação. A Tabela 2.2, sua companheira, está organizada de maneira semelhante, por tipo de receptor, e lista os fármacos prototípicos que ativam (**agonistas**) ou bloqueiam (**antagonistas**) os receptores. Juntas, as duas tabelas devem ser usadas como referência para a discussão a seguir sobre mecanismos de ação. Esses mecanismos, com participação de proteínas ligantes de trifosfato de guanosina

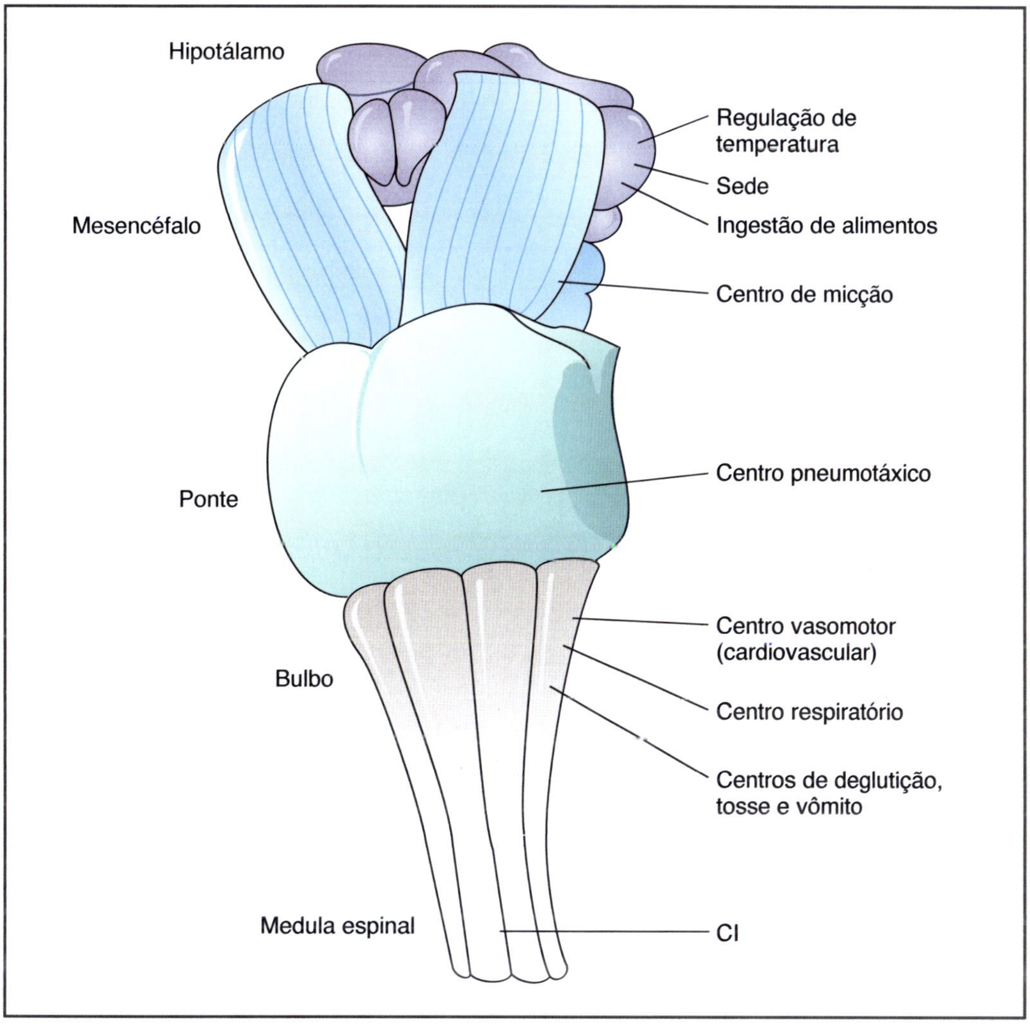

Figura 2.5 Centros autônomos no hipotálamo e no tronco encefálico. *CI*, primeiro segmento da medula espinal cervical.

(GTP; proteínas G), adenilil ciclase e inositol 1,4,5-trifosfato (IP_3), também são discutidos no Capítulo 9 no contexto da ação hormonal.

Proteínas G

Os receptores autônomos são acoplados às proteínas ligantes de GTP (proteínas G) e, portanto, são chamados de **receptores ligados à proteína G**. Os receptores ligados à proteína G, inclusive os do SNA, são compostos de uma única cadeia polipeptídica que se enrola sete vezes na membrana celular; assim, também são conhecidos como proteínas receptoras transmembrânicas de sete passagens. O ligante (p. ex., ACh, norepinefrina) interage com o domínio extracelular de seu receptor ligado à proteína G. O domínio intracelular do receptor liga-se (está "ligado" a) a uma proteína G.

Essas proteínas G são **heterotriméricas**. Em outras palavras, têm três subunidades diferentes: α, β e γ. A subunidade α liga-se ao difosfato de guanosina (GDP) ou ao GTP. A interação com o GDP inativa a subunidade α; a interação com GTP ativa a subunidade α. Assim, a atividade da proteína G reside em sua subunidade α e a proteína G alterna entre os estados ativo e inativo de acordo com sua ligação ao GDP ou GTP. Por exemplo, quando a proteína G libera GDP e se liga ao GTP, passa do estado inativo para o estado ativo; a conversão de GTP em GDP, devido à atividade intrínseca da GTPase da proteína G, causa a mudança do estado ativo para o estado inativo.

As proteínas G acoplam os receptores autônomos ligados a enzimas que executam ações fisiológicas. Essas enzimas são a adenilil ciclase e a fosfolipase C, que, ativadas, geram um segundo mensageiro (monofosfato de adenosina cíclico – cAMP – ou IP_3, respectivamente). O segundo mensageiro, então, amplifica a mensagem e executa a ação fisiológica final. Em alguns casos (p. ex., certos receptores muscarínicos), a proteína G altera diretamente a função de um canal iônico sem a mediação de um segundo mensageiro.

Adrenorreceptores

Os adrenorreceptores estão em tecidos-alvo do SNS e são ativados pelas catecolaminas norepinefrina e epinefrina. A norepinefrina é liberada pelos neurônios pós-ganglionares do SNS. A epinefrina é secretada pela medula suprarrenal e

Tabela 2.4 Localização e mecanismo de ação dos receptores autônomos.

Receptor	Tecido-alvo	Mecanismo de ação
Adrenorreceptores		
α_1	Músculo liso vascular, cutâneo, renal e esplâncnico Sistema digestório, esfíncteres Bexiga, esfíncter Músculo radial, íris	IP_3, ↑ $[Ca^{2+}]$ intracelular
α_2	Sistema digestório, parede Neurônios adrenérgicos pré-sinápticos	Inibição de adenilil ciclase, ↓ cAMP
β_1	Coração Glândulas salivares Tecido adiposo Rim	Estimulação renal de adenilil ciclase, ↑ cAMP
β_2	Músculo liso vascular do músculo esquelético Sistema digestório, parede Bexiga, parede Bronquíolos	Estimulação da adenilil ciclase, ↑ cAMP
Colinorreceptores		
Nicotínicos	Músculo esquelético, placa motora terminal (N_M) Neurônios pós-ganglionares, SNS e SNP (N_N) Medula suprarrenal (N_N)	Abertura dos canais de Na^+ e K^+ → despolarização
Muscarínicos	Todos os órgãos efetores, SNP Glândulas sudoríparas, SNS	IP_3, ↑ $[Ca^{2+}]$ intracelular (M_1, M_3, M_5) ↓ adenilil ciclase, ↓ cAMP (M_2, M_4)

cAMP, monofosfato de adenosina cíclico; *IP_3*, inositol 1,4,5-trifosfato; *SNP*, sistema nervoso parassimpático; *SNS*, sistema nervoso simpático.

atinge os tecidos-alvo via circulação. Os adrenorreceptores são divididos em dois tipos, α e β, que são ainda designados como receptores α_1, α_2, β_1 e β_2. Cada um dos tipos de receptores tem um mecanismo de ação diferente (exceto os receptores β_1 e β_2, que têm o mesmo mecanismo de ação) e, assim, efeitos fisiológicos diferentes (ver Tabelas 2.3 e 2.4).

Receptores α_1

Os receptores α_1 são encontrados no músculo liso vascular da pele, no músculo esquelético e na região esplâncnica; nos esfíncteres do sistema digestório e na bexiga; e no músculo radial da íris. A ativação dos receptores α_1 provoca **contração** desses tecidos. O mecanismo de ação exige uma proteína G chamada G_q e **ativação da fosfolipase C**, ilustrada na Figura 2.6. Os números circulados na figura correspondem às etapas discutidas a seguir:

1. O receptor α_1 está incluso na membrana celular, onde é acoplado, via proteína G_q, à fosfolipase C. No estado inativo, a subunidade α_q da proteína G_q heterotrimérica está ligada ao GDP.

2. A ligação de um agonista, como a norepinefrina, ao receptor α_1 (Etapa 1) provoca uma mudança conformacional na subunidade α_q da proteína G_q. Essa mudança conformacional tem dois efeitos (Etapa 2): o GDP da subunidade α_q é liberado e substituído por GTP e a subunidade α_q (ligada ao GTP) se separa do resto da proteína G_q.

3. O complexo α_q-GTP migra para dentro da membrana celular e se liga e ativa a fosfolipase C (Etapa 3). A atividade GTPase intrínseca, então, converte GTP de volta em GDP e a subunidade α_q retorna ao estado inativo (não mostrado).

4. A fosfolipase C ativada catalisa a liberação de diacilglicerol e IP_3 do fosfatidilinositol 4,5-difosfato (Etapa 4). O $\mathbf{IP_3}$ gerado causa a liberação de $\mathbf{Ca^{2+}}$ das reservas intracelulares no retículo endoplasmático ou sarcoplasmático, aumentando a concentração intracelular de Ca^{2+} (Etapa 5). Juntos, Ca^{2+} e diacilglicerol ativam a proteinoquinase C (Etapa 6) que fosforila proteínas. Essas proteínas fosforiladas executam as ações fisiológicas finais (Etapa 7), como a contração do músculo liso.

Receptores α_2

Os receptores α_2 são inibidores, estão localizados em pré-sinapses e pós-sinapses e são menos comuns que os receptores α_1. São encontrados nos terminais nervosos adrenérgicos e colinérgicos pré-sinápticos e no sistema digestório. Há duas formas de receptores α_2, os autorreceptores e os heterorreceptores.

Os receptores α_2 nos terminais nervosos pós-ganglionares simpáticos são chamados de **autorreceptores**. Nessa função, a ativação dos receptores α_2 pela norepinefrina liberada dos terminais nervosos pré-sinápticos inibe a maior liberação da molécula pelos mesmos terminais; esse *feedback* negativo conserva a norepinefrina em estados de alta estimulação do SNS. Curiosamente, a medula suprarrenal não apresenta receptores α_2 e,

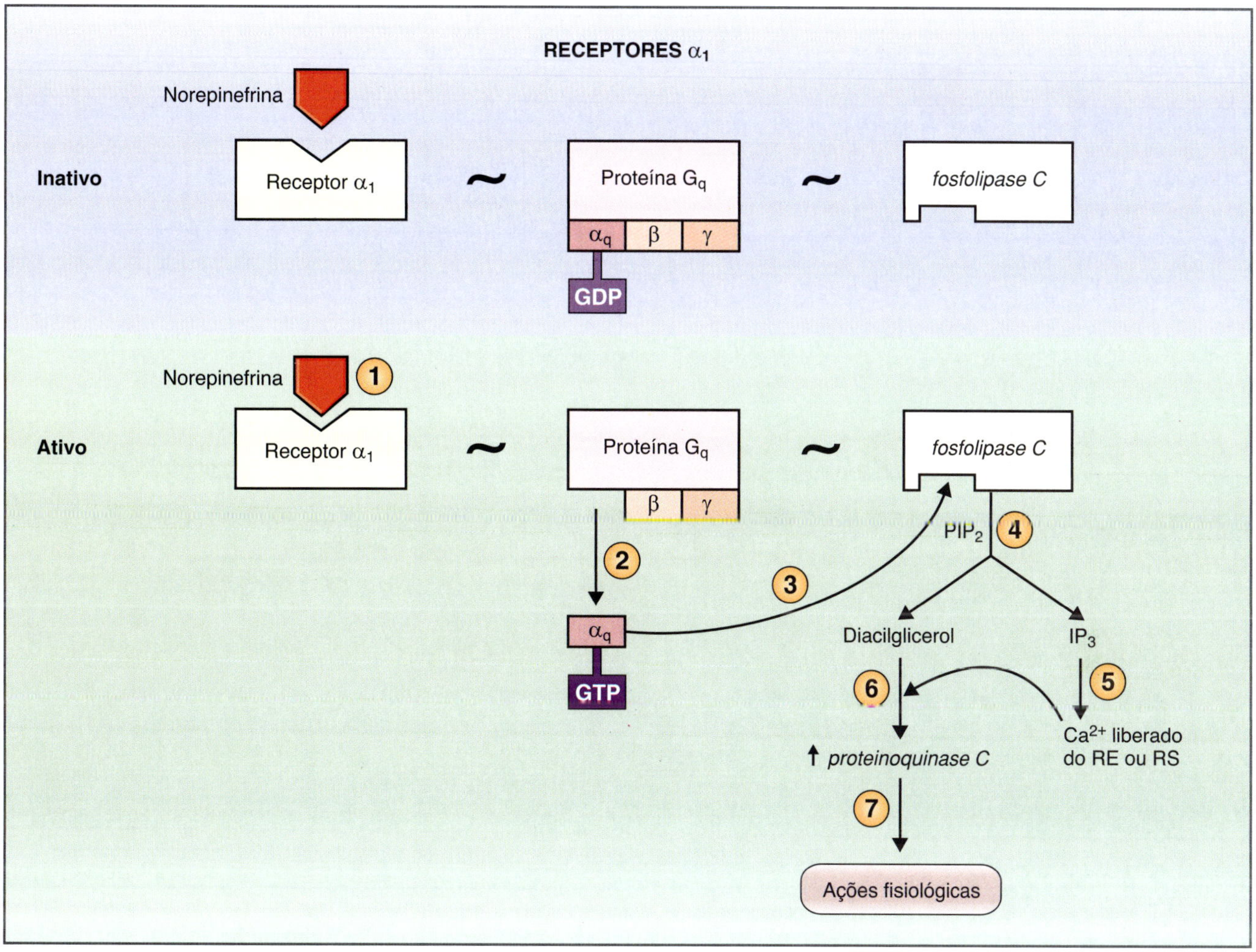

Figura 2.6 Mecanismo de ação dos adrenorreceptores α_1. No estado inativo, a subunidade α_q da proteína G_q está ligada ao GDP. No estado ativo, com a norepinefrina ligada ao receptor α_1, a subunidade α_q está ligada ao GTP. α_q, β e γ são subunidades da proteína G_q. Os números circulados correspondem aos passos discutidos no texto. *RE*, retículo endoplasmático; *GDP*, difosfato de guanosina; *G_q*, proteína G; *GTP*, trifosfato de guanosina; *IP_3*, inositol 1,4,5-trifosfato; *PIP_2*, fosfatidilinositol 4,5-difosfato; *RS*, retículo sarcoplasmático.

portanto, não está sujeita à inibição por *feedback*; logo, a medula suprarrenal pode sofrer depleção de catecolaminas durante períodos de estresse prolongado.

Os receptores α_2 nos terminais nervosos pós-ganglionares parassimpáticos do sistema digestório são chamados de **heterorreceptores**. A norepinefrina é liberada das fibras pós-ganglionares simpáticas que fazem sinapse nessas fibras pós-ganglionares parassimpáticas. Ativados pela norepinefrina, os receptores α_2 inibem a liberação de ACh dos terminais nervosos pós-ganglionares parassimpáticos. Desse modo, o SNS inibe indiretamente a função do sistema digestório (por inibição da atividade parassimpática).

O mecanismo de ação desses receptores requer a **inibição da adenilil ciclase**, descrita nas etapas a seguir:

1. O agonista (p. ex., norepinefrina) liga-se ao receptor α_2, que é acoplado à adenilil ciclase por uma proteína G inibidora, G_i.
2. Com a ligação da norepinefrina, a proteína G_i libera GDP e se liga ao GTP, e a subunidade α_i se dissocia do complexo da proteína G.
3. A subunidade α_i, então, migra pela membrana e se liga à **adenilil ciclase, inibindo-a**. Isso diminui os níveis de cAMP, produzindo a ação fisiológica final.

Receptores β_1

Os receptores β_1 estão proeminentes no coração. Estão no nó SA, no nó atrioventricular (AV) e no músculo ventricular. A ativação de receptores β_1 nesses tecidos aumenta a frequência cardíaca no nó SA, a velocidade de condução no nó AV e a contratilidade no músculo ventricular, respectivamente. Os receptores β_1 também são encontrados nas glândulas salivares, no tecido adiposo e no rim (onde promovem a secreção de renina). O mecanismo de ação dos receptores β_1 envolve uma proteína G_s e a ativação da **adenilil ciclase**. Essa ação é ilustrada na Figura 2.7 e é composta das seguintes etapas, que correspondem aos números circulados na figura:

1. Como outros receptores autônomos, os receptores β_1 estão embutidos na membrana celular. São acoplados,

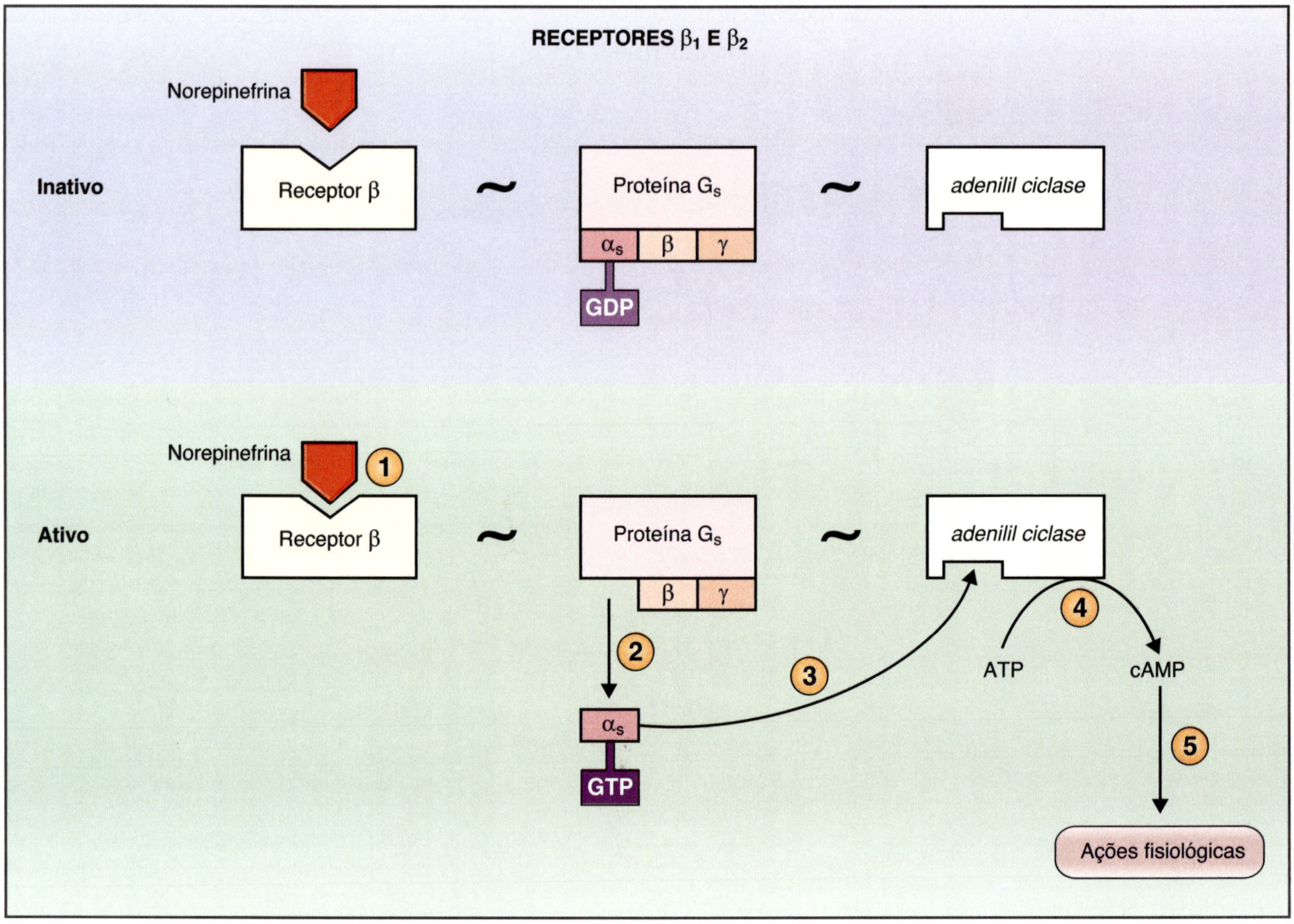

Figura 2.7 Mecanismo de ação dos adrenorreceptores β. No estado inativo, a subunidade α_s da proteína G_s está ligada ao GDP. No estado ativo, com a norepinefrina ligada ao receptor β, a subunidade α_s está ligada ao GTP. Os receptores β_1 e β_2 têm o mesmo mecanismo de ação. Os números circulados correspondem às etapas discutidas no texto. *ATP*, trifosfato de adenosina; *cAMP*, monofosfato de adenosina cíclico; *GDP*, difosfato de guanosina; *GTP*, trifosfato de guanosina.

por meio de uma proteína G_s, à adenilil ciclase. No estado inativo, a subunidade α_s da proteína G_s está ligada ao GDP.

2. A ligação de um agonista, como a norepinefrina, ao receptor β_1 (Etapa 1) causa uma mudança conformacional na subunidade α_s. Essa mudança tem dois efeitos (Etapa 2): o GDP é liberado da subunidade α_s e substituído por GTP, e a subunidade α_s ativada se desprende do complexo da proteína G.

3. O complexo α_s-GTP migra para dentro da membrana celular e se liga à adenilil ciclase, ativando-a (Etapa 3). A atividade GTPase converte GTP de volta em GDP e a subunidade α_s retorna ao seu estado inativo (não mostrado).

4. A adenilil ciclase ativada catalisa a conversão de ATP em cAMP, que age como segundo mensageiro (Etapa 4). O **cAMP**, por meio de etapas como a ativação de proteínas quinases, inicia as ações fisiológicas finais (Etapa 5). Como já mencionado, essas ações fisiológicas são específicas ao tecido e tipo celular. A ativação dos receptores β_1 no nó SA aumenta a frequência cardíaca; no músculo ventricular, aumenta a contratilidade; na glândula salivar, aumenta a secreção; e, no rim, provoca a secreção de renina.

Receptores β_2

Os receptores β_2 são encontrados no músculo liso vascular da musculatura esquelética, nas paredes do sistema digestório e da bexiga, e nos bronquíolos. A ativação de receptores β_2 nesses tecidos causa **relaxamento** ou dilatação. Os receptores β_2 têm mecanismo de ação semelhante ao dos receptores β_1: ativação de uma proteína G_s, liberação da subunidade α_s, **estimulação da adenilil ciclase** e geração de cAMP (ver Figura 2.7).

Respostas dos adrenorreceptores à norepinefrina e epinefrina

Há diferenças significativas nas respostas dos receptores adrenérgicos α_1, β_1 e β_2 às catecolaminas epinefrina e norepinefrina. Essas diferenças são explicadas a seguir, lembrando que a norepinefrina é a catecolamina liberada pelas fibras nervosas adrenérgicas simpáticas pós-ganglionares, enquanto a epinefrina é a catecolamina primária liberada pela medula suprarrenal: (1) Norepinefrina e epinefrina têm potências quase iguais nos **receptores α_1**, com uma discreta vantagem para a epinefrina. No entanto, em comparação aos receptores β, os receptores α_1 são relativamente insensíveis às catecolaminas. A ativação de receptores α_1 exige concentrações maiores de catecolaminas em comparação a receptores β. Fisiologicamente, essas altas concentrações são alcançadas localmente pela liberação de norepinefrina das fibras nervosas simpáticas pós-ganglionares, mas não pela liberação de catecolaminas pela medula suprarrenal. Por exemplo, a quantidade de epinefrina (e norepinefrina) liberada pela medula suprarrenal na resposta de luta ou fuga é insuficiente para ativar os receptores α_1. (2) Norepinefrina e epinefrina são equipotentes nos **receptores β_1**. Como já observado, a ativação de receptores β_1 exige concentrações muito menores de catecolaminas em comparação aos receptores α_1. Assim, a norepinefrina liberada pelas fibras nervosas simpáticas ou a epinefrina liberada pela medula suprarrenal ativam os receptores β_1. (3) Os **receptores β_2** são preferencialmente ativados pela epinefrina. Assim, espera-se que a epinefrina liberada da medula suprarrenal ative os receptores β_2, mas não a norepinefrina liberada das terminações nervosas simpáticas.

Colinorreceptores

Existem dois tipos de colinorreceptores: nicotínicos e muscarínicos. Os receptores nicotínicos estão na placa motora terminal, em todos os gânglios autônomos e nas células cromafins da medula suprarrenal. Os receptores muscarínicos são encontrados em todos os órgãos efetores da divisão parassimpática e em alguns órgãos efetores da divisão simpática.

Receptores nicotínicos

Os receptores nicotínicos são encontrados em vários sítios importantes: na placa motora terminal do músculo esquelético, em todos os neurônios pós-ganglionares do SNS e SNP, e nas células cromafins da medula suprarrenal. A ACh é o agonista natural e é liberado pelos motoneurônios e todos os neurônios pré-ganglionares.

Resta saber se o receptor nicotínico na placa motora é idêntico ao receptor nicotínico nos gânglios autônomos. Essa questão pode ser respondida por meio do exame das ações de fármacos que atuam como agonistas ou antagonistas do receptor nicotínico. Os receptores nicotínicos nos dois sítios são semelhantes: ambos são ativados por agonistas ACh, nicotina e carbacol; e antagonizados pelo **curare** (ver Tabela 2.2). No entanto, outro antagonista do receptor nicotínico, o **hexametônio**, bloqueia o receptor nicotínico nos gânglios, mas não o receptor nicotínico na placa motora. Assim, pode-se concluir que os receptores nos dois sítios são semelhantes, mas não idênticos; o receptor nicotínico na placa terminal do músculo esquelético é designado N_M e o receptor nicotínico nos gânglios autônomos é chamado de N_N. Essa distinção farmacológica prevê que substâncias como o hexametônio serão agentes bloqueadores ganglionares, mas não agentes bloqueadores neuromusculares.

Podemos chegar a uma segunda conclusão sobre os **agentes bloqueadores ganglionares**, como o hexametônio. Esses agentes devem inibir os receptores nicotínicos em ambos os gânglios, simpáticos e parassimpáticos e, portanto, ter efeitos generalizados na função autônoma. No entanto, para prever as ações dos agentes bloqueadores ganglionares em um sistema específico de órgãos, é necessário saber se há dominância do controle simpático ou parassimpático. Por exemplo, o **músculo liso vascular** tem *apenas* inervação simpática, o que causa vasoconstrição; assim, os agentes bloqueadores ganglionares causam relaxamento do músculo liso vascular e vasodilatação. (Devido a essa propriedade, agentes bloqueadores ganglionares podem ser usados no tratamento da hipertensão arterial sistêmica.) Por outro lado, a **função sexual masculina** é drasticamente comprometida por agentes bloqueadores ganglionares porque a resposta sexual masculina tem tanto componentes simpáticos (ejaculação) quanto parassimpáticos (ereção).

O **mecanismo de ação** dos receptores nicotínicos, seja na placa motora ou nos gânglios, baseia-se no fato de que esse receptor de ACh também é um canal iônico de Na^+ e K^+. A ativação do receptor nicotínico pela ACh abre o canal e permite a passagem de Na^+ e K^+ seguindo seus respectivos gradientes eletroquímicos.

A Figura 2.8 ilustra a função do receptor/canal nicotínico em dois estados: fechado e aberto. O receptor nicotínico é uma proteína integral da membrana celular composta de cinco subunidades: duas α, uma β, uma delta (δ) e uma gama (γ). Essas cinco subunidades formam um funil ao redor da boca de um núcleo. Na ausência de ACh ligada, a boca do canal está fechada. A ligação da ACh a cada uma das duas subunidades α provoca uma mudança conformacional em todas as subunidades e abre o núcleo do canal. A abertura do núcleo provoca o fluxo de Na^+ e K^+ a favor de seus respectivos gradientes eletroquímicos (Na^+ para dentro da célula e K^+ para fora da célula) e cada íon tenta conduzir o potencial de membrana ao seu potencial de equilíbrio. O potencial de membrana resultante está no ponto médio entre os potenciais de equilíbrio de Na^+ e K^+, cerca de 0 milivolt, que é um estado despolarizado.

Receptores muscarínicos

Os receptores muscarínicos estão em todos os órgãos efetores do SNP: coração, sistema digestório, bronquíolos, bexiga e órgãos sexuais masculinos. Esses receptores também são encontrados em alguns órgãos efetores do SNS, especificamente, nas glândulas sudoríparas.

Alguns receptores muscarínicos (p. ex., M_1, M_3 e M_5) têm o mesmo **mecanismo de ação** dos adrenorreceptores α_1 (ver Figura 2.6). Nesses casos, a ligação do agonista (ACh) ao receptor muscarínico causa dissociação da subunidade α da proteína G, ativação da **fosfolipase C** e geração de **IP_3** e diacilglicerol. O IP_3 libera o Ca^{2+} armazenado, e o aumento da concentração intracelular do íon na presença de diacilglicerol provoca as ações fisiológicas específicas ao tecido.

Outros receptores muscarínicos (p. ex., M_4) inibem adenilil ciclase e diminuem os níveis intracelulares de cAMP.

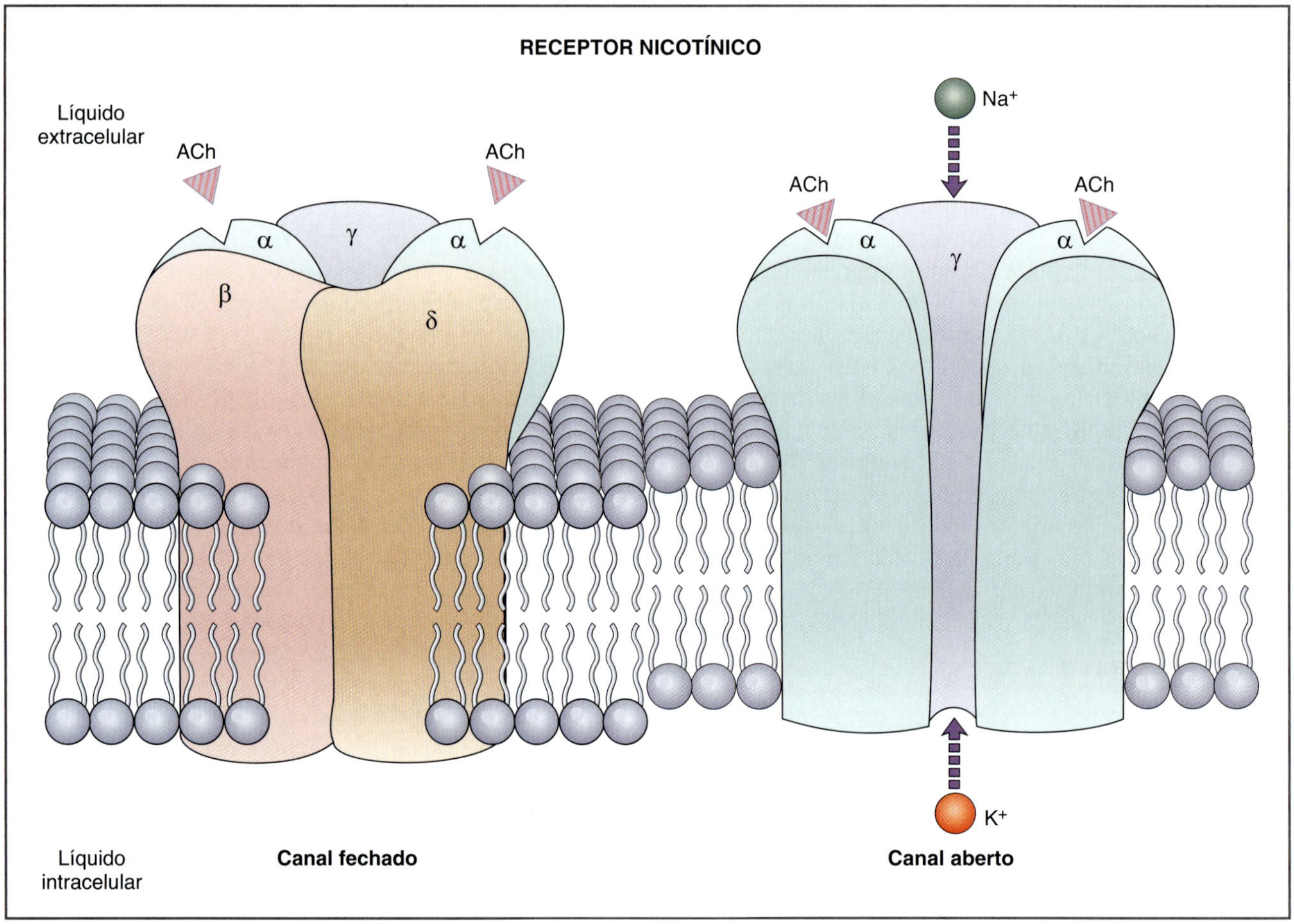

Figura 2.8 Mecanismo de ação dos colinorreceptores nicotínicos. O receptor nicotínico de acetilcolina (*ACh*) é um canal iônico de Na^+ e K^+. O receptor tem cinco subunidades: duas α, uma β, uma δ e uma γ.

Ainda outros receptores muscarínicos (M_2) alteram os processos fisiológicos por meio da **ação direta da proteína G**. Nesses casos, não há participação de outro segundo mensageiro. A ACh nos receptores muscarínicos no **nó SA** do coração, por exemplo, ativa uma proteína G_i e libera a subunidade α_i, que se liga diretamente aos canais de K^+ do nó SA. A ligação das subunidades α_i abre os canais de K^+, diminuindo a taxa de despolarização do nó SA e a frequência cardíaca. Nesse mecanismo, não há estimulação ou inibição da adenilil ciclase ou da fosfolipase C, e não há participação de qualquer segundo mensageiro; em vez disso, a proteína G_i atua diretamente no canal iônico (Boxe 2.4).

RESUMO

- O sistema nervoso autônomo (SNA) é composto de duas divisões principais, a simpática e a parassimpática, que operam de maneira coordenada para regular as funções involuntárias. A divisão simpática é toracolombar, referindo-se à sua origem na medula espinal. A divisão parassimpática é craniossacral, referindo-se à sua origem no tronco encefálico e na medula espinal sacral
- As vias eferentes no SNA consistem em um neurônio pré-ganglionar e um neurônio pós-ganglionar que faz sinapse nos gânglios autônomos. Os axônios dos neurônios pós-ganglionares trafegam até a periferia para inervar os órgãos efetores. A medula suprarrenal é, na verdade, um gânglio especializado da divisão simpática; sua estimulação provoca a secreção de catecolaminas na circulação
- As inervações simpática e parassimpática de órgãos ou sistemas orgânicos tendem a apresentar efeitos recíprocos. Esses efeitos são coordenados por centros autônomos no tronco encefálico. Os centros autônomos no tronco encefálico, por exemplo, controlam a frequência cardíaca ao modular as atividades simpática e parassimpática no nó SA
- Os receptores de neurotransmissores no SNA são adrenérgicos (adrenorreceptores) ou colinérgicos (colinorreceptores). Os adrenorreceptores são ativados pelas catecolaminas norepinefrina e epinefrina. Os colinorreceptores são ativados pela ACh
- Os receptores autônomos são acoplados às proteínas G, que podem ser estimuladoras (G_s) ou inibidoras (G_i). As proteínas G, por sua vez, ativam ou inibem enzimas que são responsáveis pelas ações fisiológicas finais
- O mecanismo de ação dos adrenorreceptores pode ser explicado da seguinte forma: receptores α_1 atuam por meio da ativação da fosfolipase C e geração de IP_3;

receptores β_1 e β_2 agem pela ativação da adenilil ciclase e geração de cAMP; receptores α_2 atuam por meio da inibição da adenilil ciclase

- O mecanismo de ação dos colinorreceptores pode ser explicado da seguinte forma: os receptores nicotínicos atuam como canais iônicos de Na^+ e K^+. Muitos receptores muscarínicos têm o mesmo mecanismo de ação dos receptores α_1; alguns receptores muscarínicos inibem a adenilil ciclase; alguns receptores muscarínicos envolvem a ação direta de uma proteína G no mecanismo fisiológico.

Boxe 2.4 Fisiologia clínica: tratamento da cinetose com um antagonista de receptor muscarínico.

DESCRIÇÃO DO CASO. Uma mulher está planejando um cruzeiro de 10 dias e pede ao seu médico medicamentos para prevenir cinetose. O médico prescreve escopolamina, medicamento relacionado com a atropina, e recomenda que a paciente o tome durante todo o cruzeiro. Enquanto toma o medicamento, a paciente não apresenta náuseas ou vômitos, como esperado. No entanto, apresenta boca seca, dilatação das pupilas (midríase), aumento da frequência cardíaca (taquicardia) e dificuldade em urinar.

EXPLICAÇÃO DO CASO. A escopolamina, como a atropina, bloqueia os receptores muscarínicos colinérgicos nos tecidos-alvo. Pode ser usada com efetividade no tratamento da cinetose, cuja etiologia envolve receptores muscarínicos no sistema vestibular. Os efeitos adversos apresentados pela paciente ao tomar escopolamina podem ser explicados pela fisiologia dos receptores muscarínicos nos tecidos-alvo.

A *ativação* dos receptores muscarínicos causa aumento da salivação, contração das pupilas, diminuição da frequência cardíaca (bradicardia) e contração da parede da bexiga durante a micção (ver Tabela 2.2). Portanto, espera-se que a *inibição* dos receptores muscarínicos pela escopolamina cause redução da salivação (xerostomia), dilatação das pupilas (devido à influência sem oposição do SNS sobre os músculos radiais), aumento da frequência cardíaca e diminuição da micção (causada pela perda do tônus contrátil da parede da bexiga).

TRATAMENTO. A administração de escopolamina é interrompida.

Desafie-se!

Responda a cada pergunta com uma palavra, frase, sentença ou solução numérica. Quando uma lista de respostas possíveis é fornecida com a pergunta, uma, mais de uma ou nenhuma das opções pode estar correta. As respostas corretas são fornecidas no final do livro.

1 *Qual(is) das seguintes ações é (são) mediada(s) pelos receptores β_2: aumento da frequência cardíaca, contração dos esfíncteres do sistema digestório, contração do músculo liso vascular, dilatação das vias respiratórias, relaxamento da parede da bexiga?*

2 *Uma mulher que está tomando atropina para tratamento de um distúrbio gastrintestinal percebe que suas pupilas estão dilatadas. Isso ocorreu porque a atropina bloqueia os receptores __________ no músculo __________ da íris.*

3 *Qual(is) do(s) seguinte(s) é (são) característico(s) do SNP, mas não do sistema nervoso simpático: gânglios nos tecidos-alvo ou adjacências; receptores nicotínicos nos neurônios pós-ganglionares; receptores muscarínicos em alguns tecidos-alvo; receptores β_1 em alguns tecidos-alvo; neurônios pré-ganglionares colinérgicos?*

4 *O propranolol diminui a frequência cardíaca porque ______________ os receptores __________ ______________ no nó SA do coração.*

5 *Qual(is) das seguintes ações é (são) mediada(s) pelo mecanismo da adenilil ciclase: efeito do SNP para aumento da secreção de ácido gástrico, efeito da epinefrina para aumento da contratilidade cardíaca, efeito da epinefrina para aumento da frequência cardíaca, efeito da acetilcolina para diminuição da frequência cardíaca, efeito da acetilcolina na constrição das vias respiratórias, constrição do músculo liso vascular nos vasos sanguíneos esplâncnicos?*

6 *Qual enzima é responsável pelo fato de a medula suprarrenal sintetizar mais epinefrina do que norepinefrina?*

7 *Um homem teve um feocromocitoma que causou elevação significativa de sua pressão arterial. Antes da cirurgia para remoção do tumor, recebeu o medicamento errado, o que causou uma nova elevação da pressão arterial. Cite duas classes de medicamentos que podem ter sido administrados por engano para causar essa elevação.*

8 *A bexiga de um homem está cheia. Ao urinar, os receptores __________ causam __________ do músculo detrusor e os receptores __________ causam __________ do esfíncter interno.*

9 *Na ação dos receptores α_1, qual a ordem correta das etapas: α_q se liga ao GDP, α_q se liga ao GTP, geração de IP_3, liberação de Ca^{2+} das reservas intracelulares, ativação da proteinoquinase, ativação da fosfolipase C?*

10 *Quais das seguintes ações são mediadas por receptores muscarínicos: diminuição da velocidade de condução no nó AV, secreção de ácido gástrico, midríase, contração dos esfíncteres do sistema digestório, ereção, secreção de renina, sudorese em dia quente?*

CAPÍTULO 3

Neurofisiologia

O sistema nervoso é uma rede complexa que possibilita a comunicação de um organismo com seu ambiente. A rede é formada por componentes sensitivos, que detectam alterações nos estímulos ambientais; e componentes motores, que geram movimento, contração das musculaturas esquelética e lisa, e secreções glandulares. Os componentes do sistema nervoso recebem, armazenam e processam informações sensitivas e, então, orquestram as respostas motoras apropriadas.

ORGANIZAÇÃO DO SISTEMA NERVOSO

O entendimento da neurofisiologia exige conhecer a organização do sistema nervoso e a disposição anatômica macroscópica das estruturas. Uma discussão abrangente da neuroanatomia é assunto de um livro inteiro. Assim, este capítulo traz uma breve discussão da anatomia de acordo com o contexto fisiológico.

O sistema nervoso é composto de duas divisões: o **sistema nervoso central (SNC)**, constituído pelo cérebro e pela medula espinal; e o **sistema nervoso periférico (SNP)**, que tem os receptores sensitivos, nervos sensitivos e gânglios fora do SNC. O SNC e o SNP se comunicam extensivamente entre si.

Outra distinção pode ser feita entre as divisões sensitivas e motoras do sistema nervoso. A **divisão sensitiva ou aferente** leva informações para o sistema nervoso, geralmente começando com eventos em receptores sensitivos na periferia. Esses receptores incluem receptores visuais, receptores auditivos, quimiorreceptores e receptores somatossensitivos (tato, dor e temperatura). A seguir, essas informações aferentes são transmitidas para níveis progressivamente mais altos do sistema nervoso, até chegar ao córtex cerebral. A **divisão motora ou eferente** transporta informações do sistema nervoso para a periferia. Essas informações eferentes provocam a contração do músculo esquelético, do músculo liso e do músculo cardíaco ou a secreção de glândulas endócrinas e exócrinas.

Para ilustrar e comparar as funções das divisões sensitivas e motoras do sistema nervoso, considere um exemplo apresentado no Capítulo 2: a regulação da pressão arterial. A pressão arterial é detectada por barorreceptores localizados nas paredes do seio carotídeo. Essa informação é transmitida pelo nervo glossofaríngeo (nervo craniano – NC – IX) ao centro vasomotor no bulbo (tronco encefálico) – o qual é o ramo sensitivo ou aferente da regulação da pressão arterial. No bulbo, a pressão arterial detectada é comparada a um valor preestabelecido (*set point*) e o centro vasomotor bulbar determina as mudanças nos fluxos simpático e parassimpático para o coração e os vasos sanguíneos, que fazem os ajustes necessários da pressão arterial – o qual é o ramo motor ou eferente da regulação da pressão arterial.

O SNC é formado pelo **cérebro** e pela **medula espinal**. As Figuras 3.1 e 3.2 mostram a organização das principais estruturas do SNC. A Figura 3.1 mostra as estruturas em suas posições anatômicas corretas. Essas mesmas estruturas são ilustradas de maneira esquemática na Figura 3.2, que pode ter maior utilidade como ferramenta de estudo.

As principais divisões do SNC são medula espinal, tronco encefálico (composto de bulbo, ponte e mesencéfalo), cerebelo, diencéfalo (tálamo e hipotálamo) e hemisférios cerebrais (córtex cerebral, substância branca, núcleos da base, formação hipocampal e amígdala).

Medula espinal

A medula espinal é a porção mais caudal do SNC e se estende da base do crânio até a primeira vértebra lombar. A medula espinal é segmentada e apresenta 31 pares de nervos espinais que contêm nervos **sensitivos** (aferentes) e **motores** (eferentes). Os nervos sensitivos transportam informações da pele, das articulações, dos músculos e dos órgãos viscerais da periferia até a medula espinal por meio da raiz dorsal e dos gânglios dos nervos cranianos. Os nervos motores transportam informações da medula espinal para a periferia e podem ser somáticos, suprindo a musculatura esquelética, ou pertencer ao sistema nervoso autônomo, suprindo o músculo cardíaco, os músculos lisos, as glândulas e as células secretoras (ver Capítulo 2).

As informações também ascendem ou descendem pela medula espinal. As **vias ascendentes** da medula espinal transportam informações sensitivas da periferia para níveis superiores do SNC. As **vias descendentes** da medula espinal levam informações motoras de níveis superiores do SNC para os nervos motores que suprem a periferia.

Tronco encefálico

O bulbo, a ponte e o mesencéfalo são coletivamente chamados de tronco encefálico. Dez dos 12 nervos cranianos (NCs III a XII) têm origem no tronco encefálico. Esses nervos levam informações sensitivas para o tronco encefálico e informações motoras para a periferia. O tronco encefálico é composto de:

- **Bulbo**, que é a extensão rostral da medula espinal. O bulbo contém centros autônomos que regulam a respiração e a pressão sanguínea, além de centros que coordenam os reflexos de deglutição, tosse e vômito (ver Capítulo 2, Figura 2.5)

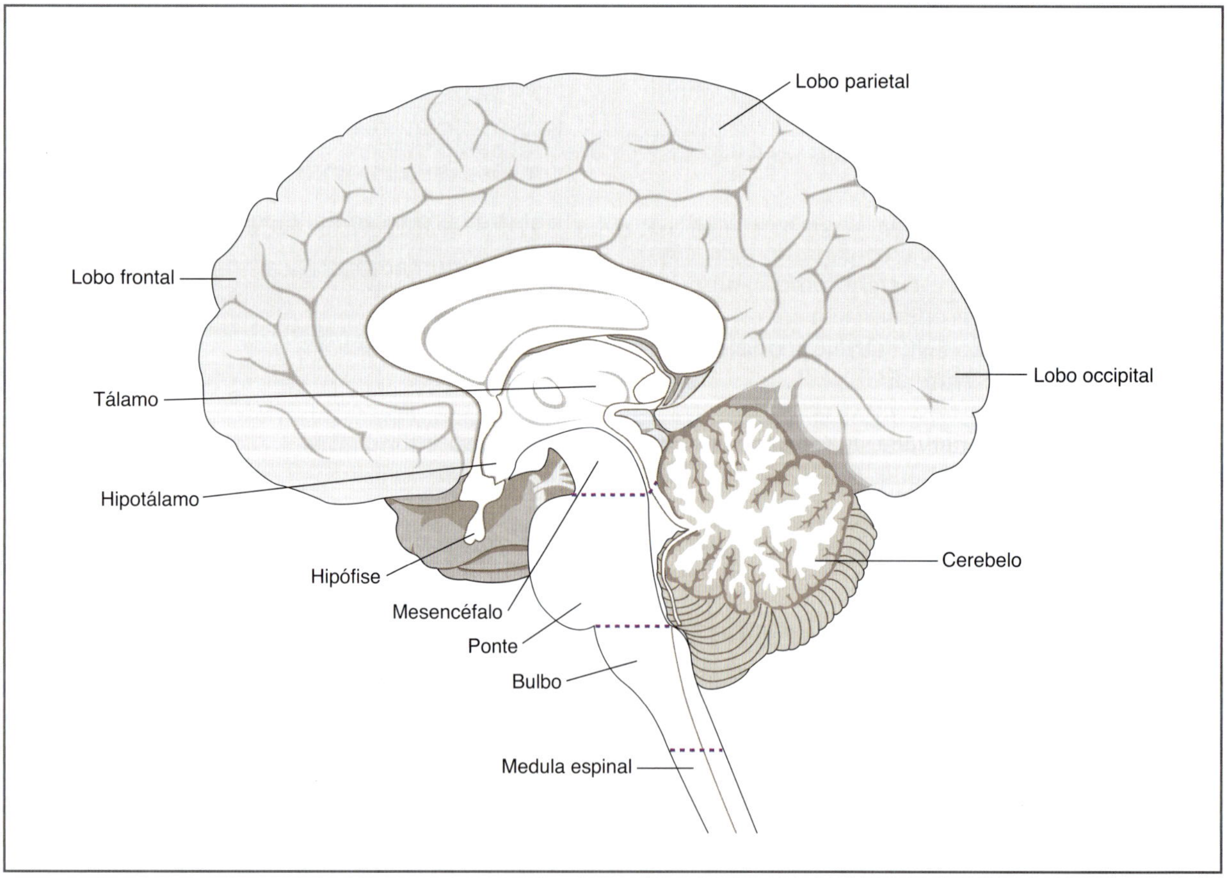

Figura 3.1 Corte sagital mediano do cérebro. A figura mostra as relações entre os lobos do córtex cerebral, o cerebelo, o tálamo e o hipotálamo, o tronco encefálico e a medula espinal.

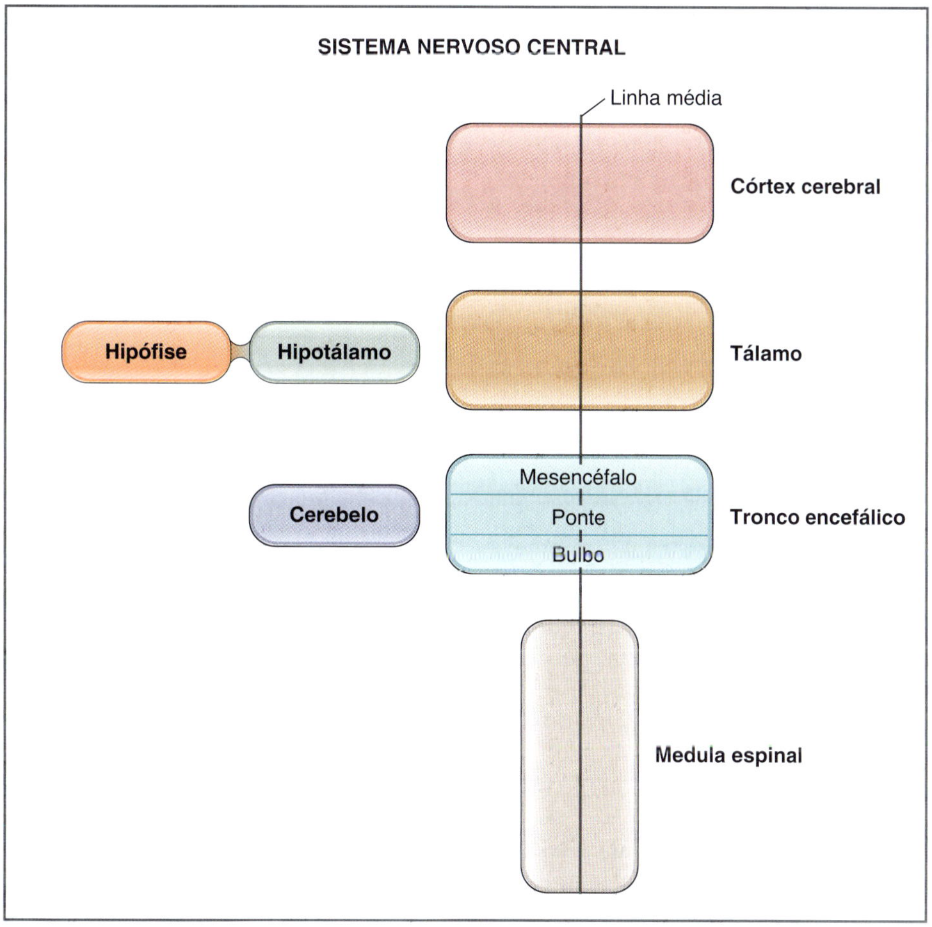

Figura 3.2 Diagrama esquemático do sistema nervoso central.

- **Ponte**, que é rostral ao bulbo e, com os centros bulbares, atua no equilíbrio, na manutenção da postura e na regulação da respiração. Além disso, a ponte transmite informações dos hemisférios cerebrais para o cerebelo
- **Mesencéfalo**, que é rostral à ponte e participa do controle dos movimentos oculares. Também contém núcleos de retransmissão do sistema auditivo e do sistema visual.

Cerebelo

O cerebelo é uma estrutura foliada ligada ao tronco encefálico. É dorsal à ponte e ao bulbo. As funções do cerebelo são: coordenação, planejamento e execução do movimento; manutenção da postura; e coordenação dos movimentos da cabeça e dos olhos. Assim, o cerebelo, convenientemente posicionado entre o córtex cerebral e a medula espinal, integra informações sensitivas sobre a posição da medula espinal, informações motoras do córtex cerebral e informações sobre equilíbrio vindas do órgão vestibular na orelha interna.

Tálamo e hipotálamo

Juntos, o tálamo e o hipotálamo formam o **diencéfalo**. O termo refere-se à localização do tálamo e do hipotálamo entre os hemisférios cerebrais e o tronco encefálico.

O **tálamo** processa quase todas as informações sensitivas que *vão* para o córtex cerebral e quase todas as informações motoras *provenientes* do córtex cerebral para o tronco encefálico e a medula espinal.

O **hipotálamo** é anterior ao tálamo e contém centros que regulam a temperatura corpórea, a ingestão de alimentos e o equilíbrio hídrico. O hipotálamo também é uma glândula endócrina que controla as secreções hormonais da hipófise. Ele secreta hormônios liberadores e inibidores no sangue porta hipofisário; esses hormônios provocam a liberação (ou inibição da liberação) dos hormônios da adeno-hipófise. O hipotálamo também contém os corpos celulares dos neurônios da glândula neuro-hipófise que secretam o hormônio antidiurético (HAD) e a ocitocina.

Hemisférios cerebrais

Os hemisférios cerebrais são formados por córtex cerebral, substância branca subjacente e três núcleos profundos (núcleos da base, hipocampo e amígdala). As funções dos hemisférios cerebrais são percepção, funções motoras superiores, cognição, memória e emoção.

- **Córtex cerebral.** O córtex cerebral é a superfície convoluta dos hemisférios cerebrais e é composto de quatro lobos: **frontal**, **parietal**, **temporal** e **occipital**.

Esses lobos são separados por sulcos. O córtex cerebral recebe e processa informações sensitivas e integra as funções motoras. Essas áreas sensitivas e motoras do córtex são ainda designadas como "**primárias**", "**secundárias**" e "**terciárias**", dependendo de quão diretamente lidam com o processamento sensitivo ou motor. As áreas primárias são as mais diretas e apresentam o menor número de sinapses; as áreas terciárias requerem o processamento mais complexo e têm maior número de sinapses. As **áreas associativas** integram diversas informações para ações propositais. Por exemplo, a área de associação límbica atua na motivação, na memória e nas emoções. Os exemplos a seguir ilustram a nomenclatura: (1) O córtex motor *primário* contém os motoneurônios superiores, que se projetam diretamente para a medula espinal e ativam os motoneurônios inferiores que inervam o músculo esquelético. (2) Os córtices sensitivos *primários* consistem no córtex visual primário, córtex auditivo primário e córtex somatossensitivo primário, e recebem informações de receptores sensitivos na periferia, com apenas algumas sinapses intermediárias. (3) As áreas sensitivas e motoras *secundárias* e *terciárias* circundam as áreas primárias e participam de processamentos mais complexos, conectando-se às áreas de associação

- **Núcleos da base, hipocampo e amígdala.** Existem três núcleos profundos dos hemisférios cerebrais. Os **núcleos da base** são compostos de núcleo caudado, putame e globo pálido. Os núcleos da base recebem aporte de todos os lobos do córtex cerebral e têm projeções via tálamo para o córtex frontal a fim de auxiliar a regulação do movimento. O **hipocampo** e a **amígdala** fazem parte do sistema límbico. O hipocampo participa da memória; a amígdala atua nas emoções e se comunica com o sistema nervoso autônomo por meio do hipotálamo (p. ex., efeito das emoções na frequência cardíaca, no tamanho da pupila e na secreção de hormônios hipotalâmicos).

CÉLULAS DO SISTEMA NERVOSO

Os neurônios são especializados em receber e enviar sinais. Os neurônios são formados por corpo celular (soma), dendritos, axônio e terminais pré-sinápticos (Figura 3.3). As células da glia, que são muito mais abundantes do que os neurônios, são astrócitos, oligodendrócitos e células da micróglia; sua principal função é dar suporte aos neurônios.

Estrutura do neurônio

Corpo celular

O corpo celular, ou soma, contém o núcleo do neurônio, o retículo endoplasmático e o complexo de Golgi. É responsável pela síntese e pelo processamento de proteínas do neurônio.

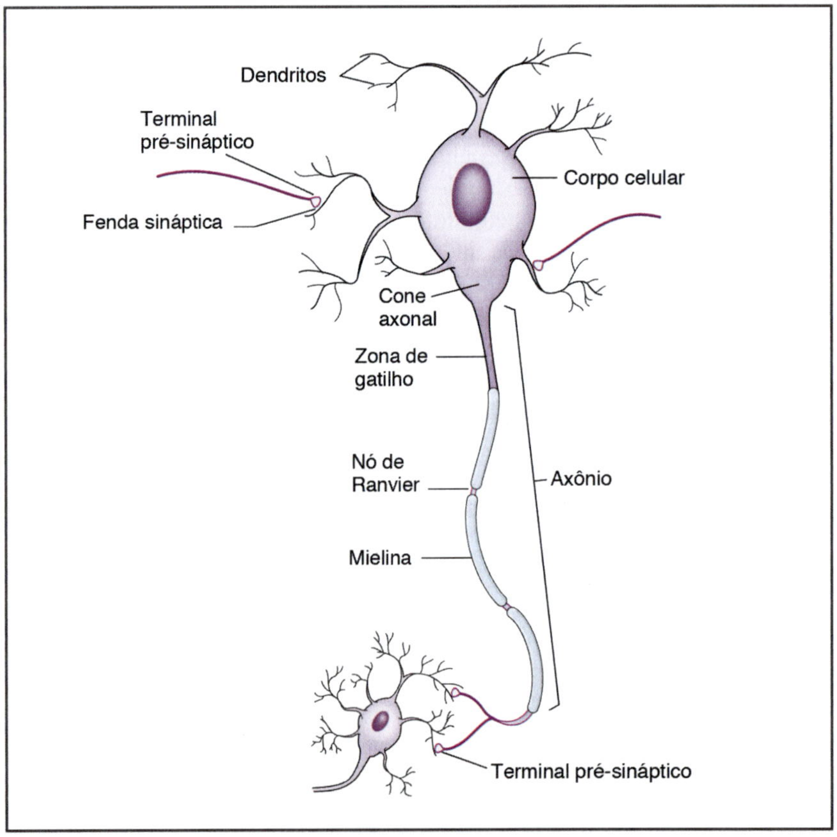

Figura 3.3 Estrutura do neurônio.

Dendritos

Os dendritos são prolongamentos afunilados do corpo celular. *Recebem* informações e, portanto, contêm receptores para os neurotransmissores liberados por neurônios adjacentes.

Axônio

O axônio é uma projeção de uma região especializada do corpo celular chamada **cone axonal**, que se une à zona-gatilho (ou segmento inicial) de geração dos potenciais de ação para *enviar* informações. Os dendritos são numerosos e curtos, mas cada neurônio tem um único axônio, que pode ser bastante longo (até 1 metro de comprimento).

O citoplasma do axônio contém conjuntos densos e paralelos de microtúbulos e microfilamentos que rapidamente movem organelas e vesículas (preenchidas por proteínas e neurotransmissores sintetizados no corpo celular) do corpo para o terminal do axônio. Esse processo é chamado de **transporte axoplasmático rápido** e exige o movimento de mitocôndrias e vesículas ao longo dos microtúbulos por meio de uma proteína motora dependente de ATP chamada **cinesina**. Elementos do citoesqueleto e várias proteínas solúveis também se movem do corpo celular até o axônio por meio do **transporte axoplasmático lento**. O transporte axoplasmático rápido e lento ocorre do corpo celular para o terminal do axônio e, portanto, é denominado **anterógrado**. Os processos de transporte também podem ocorrer em outro sentido, sendo chamados de **transporte retrógrado rápido**, e deslocam fatores de crescimento e fragmentos de membrana do terminal axônico para o corpo celular.

Os axônios carreiam potenciais de ação entre o corpo celular do neurônio e os alvos dessa célula, sejam eles outros neurônios ou músculos. Os axônios podem ser isolados pela **mielina** (ver Capítulo 1), que aumenta a velocidade de condução; a bainha de mielina apresenta fissuras nos **nós de Ranvier**.

Neurônios multipolares

O tipo mais comum de neurônio no sistema nervoso dos mamíferos é multipolar, caracterizado por um único axônio e muitos dendritos originados do corpo celular. Os neurônios multipolares variam quanto à forma, ao comprimento de seus axônios e à complexidade de sua árvore dendrítica. A extensão da ramificação dendrítica é correlacionada ao número de contatos sinápticos com outros neurônios. A árvore dendrítica de uma célula cerebelar de Purkinje, por exemplo, pode ter até um milhão de contatos!

Terminais pré-sinápticos

O axônio atinge suas células-alvo (p. ex., outros neurônios) em múltiplos pontos, chamados de terminais pré-sinápticos. O potencial de ação transmitido pelo axônio atinge o terminal pré-sináptico, o que libera o neurotransmissor na sinapse. O transmissor se difunde pela fenda sináptica e se liga a receptores na membrana pós-sináptica (p. ex., de dendritos de outros neurônios). Assim, a informação é transmitida rapidamente de um neurônio para outro (ou, no caso da junção neuromuscular, de um neurônio para o músculo esquelético).

Células da glia

As células da glia ocupam mais da metade do volume do cérebro e dão suporte para os neurônios. Algumas células da glia do cérebro adulto têm propriedades de células-tronco e, assim, podem dar origem a novas células da glia ou mesmo a novos neurônios. Os **astrócitos** fornecem combustível metabólico, como ácido láctico, aos neurônios; também sintetizam neurotransmissores, secretam fatores tróficos que promovem a sobrevida neuronal, modulam o fluxo sanguíneo cerebral e ajudam a manter a concentração extracelular de K^+ no cérebro. Os **oligodendrócitos** sintetizam mielina no SNC; as células de Schwann sintetizam mielina no SNP. As **células da micróglia** proliferam depois de uma lesão neuronal e removem detritos celulares.

CARACTERÍSTICAS GERAIS DOS SISTEMAS SENSITIVOS E MOTORES

Antes de discutir aspectos específicos dos principais sistemas sensitivos e motores, consideraremos algumas características organizacionais comuns. Embora os detalhes de cada sistema variem, esses recursos formam um conjunto de temas recorrentes em toda a neurofisiologia.

Conexões sinápticas

As sinapses mais simples são conexões uma-a-uma, compostas de um elemento pré-sináptico (p. ex., motoneurônio) e um elemento pós-sináptico (p. ex., fibra muscular esquelética). No sistema nervoso, no entanto, muitas sinapses são mais complexas e ocorrem em **núcleos de retransmissão** para integração das informações convergentes. Há núcleos de retransmissão em todo o SNC, mas principalmente no tálamo.

Os núcleos de retransmissão contêm vários tipos diferentes de neurônios, inclusive **interneurônios** locais e **neurônios de projeção**. Os neurônios de projeção estendem longos axônios além dos núcleos para fazer sinapse em outros núcleos de retransmissão ou no córtex cerebral. Quase todas as informações que vão e vêm do córtex cerebral são processadas em núcleos de retransmissão talâmicos.

Organização topográfica

Uma das características marcantes dos sistemas sensitivos e motores é a codificação da informação em **mapas neurais**. No sistema somatossensitivo, por exemplo, há um **mapa somatotópico** formado pelos inúmeros neurônios que recebem informações *de* e enviam informações *para* locais específicos do corpo. A codificação topográfica é preservada em cada nível do sistema nervoso, até mesmo no córtex cerebral. Assim, no sistema somatossensitivo, a informação topográfica é representada como um homúnculo sensitivo (homúnculo de Penfield) no córtex cerebral (ver Figura 3.12). No sistema visual, a representação topográfica é chamada de **retinotópica**, no sistema auditivo é chamada de **tonotópica**, e assim por diante.

Decussações

Quase todas as vias sensitivas e motoras são bilateralmente simétricas e a informação cruza de um lado (ipsilateral) para o outro lado (contralateral) do cérebro ou da medula espinal. Assim, a atividade sensitiva de um lado do corpo é retransmitida para o hemisfério cerebral contralateral; da mesma forma, a atividade motora de um lado do corpo é controlada pelo hemisfério cerebral contralateral.

Porém, nem todas as vias se cruzam no mesmo nível do SNC. Algumas vias se cruzam na medula espinal (p. ex., dor) e muitas vias se cruzam no tronco encefálico. Esses cruzamentos são chamados de **decussações**. As áreas do cérebro que contêm apenas axônios de decussação são chamadas de **comissuras**; o corpo caloso, por exemplo, é a comissura que liga os dois hemisférios cerebrais.

Alguns sistemas são mistos, com vias cruzadas e não cruzadas. No sistema visual, por exemplo, metade dos axônios de cada retina cruzam para o lado contralateral e metade continua ipsilateral. O cruzamento das fibras visuais ocorre no **quiasma óptico**.

Tipos de fibras nervosas

As fibras nervosas são classificadas de acordo com sua velocidade de condução, que depende do tamanho das fibras e da presença ou não de mielinização. O Capítulo 1 explica os efeitos do diâmetro da fibra e da mielinização na velocidade de condução. Resumidamente, quanto maior a fibra, maior a velocidade de condução. A presença de uma bainha de mielina ao redor da fibra nervosa também aumenta a velocidade de condução. Assim, as fibras nervosas mielinizadas grandes têm as maiores velocidades de condução e as fibras nervosas não mielinizadas pequenas têm as menores velocidades de condução.

Usamos dois sistemas de classificação que se baseiam em diferenças na velocidade de condução. O primeiro sistema, descrito por Erlanger e Gasser, aplica-se a fibras nervosas sensitivas (aferentes) *e* motoras (eferentes), e as nomeia como A, B e C. O segundo sistema, descrito por Lloyd e Hunt, aplica-se *apenas* a fibras nervosas sensitivas e as nomeia com os algarismos romanos I, II, III e IV. A Tabela 3.1 resume os tipos de fibras nervosas em cada classificação, os exemplos de cada tipo e as informações sobre o diâmetro da fibra, a velocidade de condução e a presença de mielinização.

SISTEMAS SENSITIVOS

Vias sensitivas

Os sistemas sensitivos recebem informações do ambiente a partir de receptores especializados na periferia e transmitem essas informações por meio de uma série de neurônios e relés sinápticos para o SNC. A transmissão de informações sensitivas segue as etapas descritas a seguir e na Figura 3.4.

Tabela 3.1 Classificação das fibras nervosas.

Classificação	Tipo de fibra nervosa	Exemplo	Diâmetro relativo	Velocidade relativa de condução	Mielinização
Sensitiva e motora	A alfa ($A\alpha$)	Motoneurônios α	O maior	A maior	Sim
	A beta ($A\beta$)	Toque, pressão	Médio	Média	Sim
	A gama ($A\gamma$)	Motoneurônios γ para fusos musculares (fibras intrafusais)	Médio	Média	Sim
	A delta ($A\delta$)	Toque, pressão, temperatura, dor rápida	Pequeno	Média	Sim
	B	Nervos autônomos pré-ganglionares	Pequeno	Média	Sim
	C	Dor lenta; nervos autônomos pós-ganglionares; olfato	O menor	A menor	Não
Apenas sensitivo	Ia	Aferentes do fuso muscular	O maior	A maior	Sim
	Ib	Aferentes dos órgãos tendinosos de Golgi	O maior	A maior	Sim
	II	Aferentes secundários dos fusos musculares; toque, pressão	Médio	Média	Sim
	III	Toque, pressão, dor rápida, temperatura	Pequeno	Média	Sim
	IV	Dor, temperatura; olfato	O menor	A menor	Não

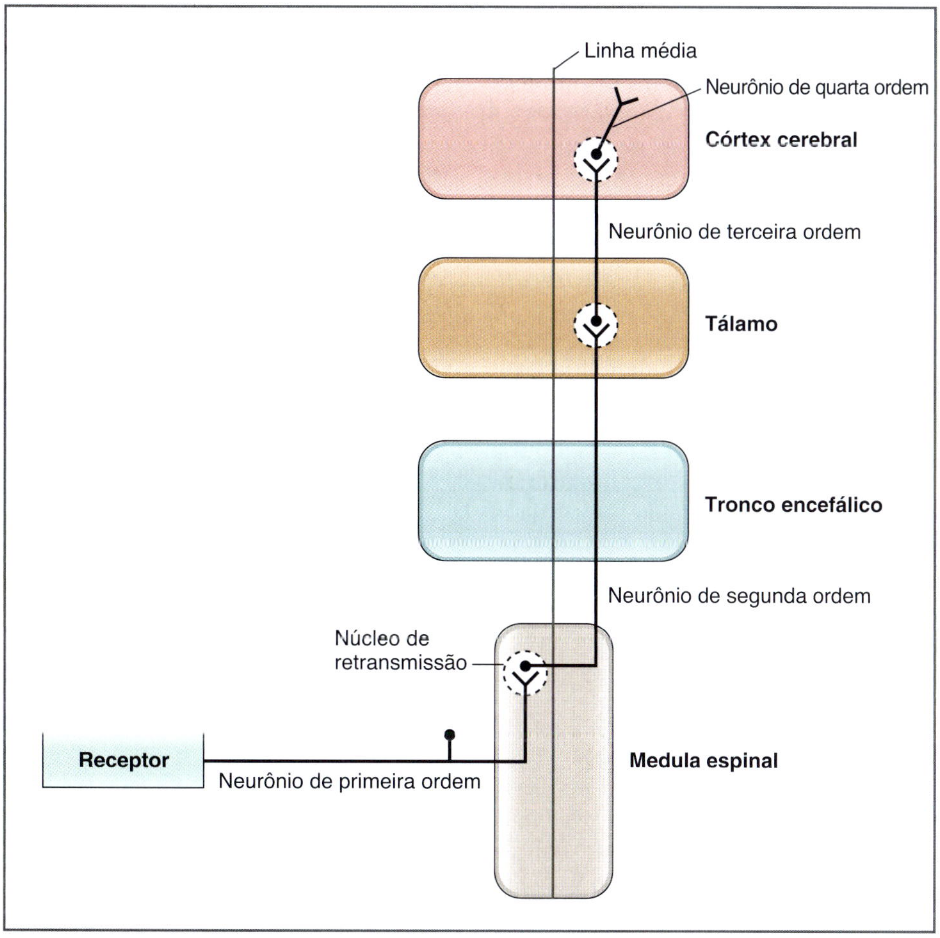

Figura 3.4 Diagrama esquemático das vias sensitivas no sistema nervoso. A informação é transmitida de receptores na periferia para o córtex cerebral por vários neurônios. As sinapses ocorrem em núcleos de retransmissão entre neurônios de primeira e segunda ordens, entre neurônios de segunda e terceira ordens e entre neurônios de terceira e quarta ordens. Neurônios de segunda ordem cruzam a linha média na medula espinal (*mostrada*) ou no tronco encefálico (*não mostrado*) para que a informação de um lado do corpo seja transmitida ao tálamo e ao córtex cerebral contralaterais.

1. **Receptores sensitivos.** Os receptores sensitivos são ativados por estímulos no ambiente. A natureza dos receptores varia de uma modalidade sensitiva para outra. Nos sistemas visual, gustativo e auditivo, os receptores são células epiteliais especializadas. Nos sistemas somatossensitivo e olfatório, os receptores são neurônios de primeira ordem ou aferentes primários. Independentemente dessas diferenças, a função básica dos receptores é a mesma: converter um estímulo (p. ex., ondas sonoras, ondas eletromagnéticas ou pressão) em energia eletroquímica. O processo de conversão, denominado **transdução sensitiva**, é mediado por abertura ou fechamento de canais iônicos específicos. A abertura ou fechamento dos canais iônicos altera o potencial de membrana, ou seja, causa despolarização ou hiperpolarização, do receptor sensitivo. Essa mudança no potencial de membrana do receptor sensitivo é chamada de **potencial receptor**.

   Após a transdução e a geração do potencial receptor, a informação é transmitida para o SNC ao longo de vários neurônios sensitivos aferentes, que são designados como neurônios de primeira, segunda, terceira e quarta ordens (ver Figura 3.4). Os neurônios de primeira ordem são os mais próximos do receptor sensitivo e os neurônios de ordem maior são aqueles mais próximos do SNC.

2. **Neurônios aferentes sensitivos de primeira ordem.** O neurônio de primeira ordem é o neurônio aferente sensitivo primário; em alguns casos (somatossensitivo, olfatório), também é a célula receptora. O receptor sensitivo que é uma célula epitelial especializada faz sinapse com um neurônio de primeira ordem. O receptor que também é o neurônio aferente primário não exige essa sinapse. De modo geral, o neurônio aferente primário tem seu corpo celular em uma raiz dorsal ou gânglio da medula espinal. (Exceções são os sistemas auditivo, olfatório e visual.)

3. **Neurônios aferentes sensitivos de segunda ordem.** Os neurônios de primeira ordem fazem sinapse com neurônios de segunda ordem em **núcleos de retransmissão** localizados na medula espinal ou no tronco encefálico. Normalmente, muitos neurônios de primeira ordem fazem sinapse em um único neurônio de

segunda ordem dentro do núcleo de retransmissão. Os interneurônios, também localizados nos núcleos de retransmissão, podem ser excitatórios ou inibidores. Esses interneurônios processam e modificam as informações sensitivas recebidas dos neurônios de primeira ordem. Os axônios dos neurônios de segunda ordem deixam o núcleo de retransmissão e ascendem até o próximo relé, localizado no tálamo, onde fazem sinapse com neurônios de terceira ordem. A caminho do tálamo, os axônios desses neurônios de segunda ordem **cruzam a linha média**. Esse cruzamento, ou decussação, pode ocorrer na medula espinal (como mostra a Figura 3.4) ou no tronco encefálico (não mostrado).

4. **Neurônios aferentes sensitivos de terceira ordem.** Os neurônios de terceira ordem geralmente residem em núcleos de retransmissão no **tálamo**. Novamente, muitos neurônios de segunda ordem fazem sinapse em um único neurônio de terceira ordem. Os núcleos de retransmissão processam as informações que recebem por meio de interneurônios locais, que podem ser excitatórios ou inibidores.

5. **Neurônios aferentes sensitivos de quarta ordem.** Os neurônios de quarta ordem residem na área sensitiva correspondente do córtex cerebral. Na via auditiva, por exemplo, os neurônios de quarta ordem estão no córtex auditivo primário; na via visual, residem no córtex visual primário; e assim por diante. Como observado, existem áreas secundárias e terciárias, bem como áreas de associação no córtex; todas integram informações sensitivas complexas.

Receptores sensitivos

Mais uma vez, considere o primeiro passo na via sensitiva, a transdução de um estímulo ambiental em um sinal elétrico no receptor sensitivo. Esta seção discute os vários tipos de receptores sensitivos, os mecanismos de transdução sensitiva, os campos receptivos de neurônios sensitivos, a codificação sensitiva e a adaptação dos receptores sensitivos.

Tipos de receptores

Os receptores são classificados pelo tipo de estímulo responsável por sua ativação. Os cinco tipos de receptores são mecanorreceptores, fotorreceptores, quimiorreceptores, termorreceptores e nociceptores. A Tabela 3.2 resume os receptores e dá exemplos e localizações de cada tipo.

Os **mecanorreceptores** são ativados por pressão ou alterações de pressão. Dentre os mecanorreceptores, estão os corpúsculos de Pacini no tecido subcutâneo, os corpúsculos de Meissner na pele glabra (tato), os barorreceptores no seio carotídeo (pressão arterial) e as células ciliadas no órgão de Corti (audição) e nos canais semicirculares (sistema vestibular). Os **fotorreceptores** são ativados pela luz e participam da visão. Os **quimiorreceptores** são ativados por produtos químicos e atuam no olfato, no paladar e na detecção de oxigênio e dióxido de carbono para controle da respiração. Os **termorreceptores** são ativados pela temperatura ou pelas mudanças de temperatura. Os **nociceptores** são ativados por extremos de pressão, temperatura ou produtos químicos nocivos.

Transdução sensitiva e potenciais receptores

A **transdução sensitiva** é o processo em que um estímulo ambiental (p. ex., pressão, luz, produtos químicos) ativa um receptor e é convertido em energia elétrica. De modo geral, a conversão exige abertura ou fechamento de canais iônicos na membrana do receptor, o que leva a um fluxo de íons (fluxo de corrente) através da membrana. O fluxo de corrente, então, altera o potencial de membrana, o qual passa a ser chamado de **potencial receptor**, que aumenta ou diminui a probabilidade de ocorrência de potenciais de ação. A ativação de um receptor sensitivo por um estímulo ocorre de acordo com as as etapas a seguir.

Tabela 3.2 Tipos e exemplos de receptores sensitivos.

Tipo de receptor	Modalidade	Receptor	Localização
Mecanorreceptor	Toque	Corpúsculo de Pacini	Pele
	Audição	Célula ciliada	Órgão de Corti
	Vestibular	Célula ciliada	Mácula, canal semicircular
Fotorreceptor	Visão	Bastonetes e cones	Retina
Quimiorreceptor	Olfato	Receptores olfatórios	Mucosa olfatória
	Paladar	Papilas gustativas	Língua
	Po_2 arterial		Corpos carotídeos e aórticos
	pH do LCR		Bulbo ventrolateral
Termorreceptor	Temperatura	Receptores de frio	Pele
		Receptores de calor	Pele
Nociceptor	Extremos de dor e temperatura	Nociceptores térmicos	Pele
		Nociceptores polimodais	Pele

LCR, líquido cefalorraquidiano; P_{O_2}, pressão parcial de oxigênio.

1. O **estímulo** ambiental interage com o receptor sensitivo e altera suas propriedades. Um estímulo *mecânico* causa *movimento* do *mecanor*receptor (p. ex., ondas sonoras movem as células ciliadas no órgão de Corti). Os fótons de luz são absorvidos por pigmentos em *fo-tor*receptores na retina, causando a fotoisomerização da retina (um produto químico na membrana do fotorreceptor). Estimulantes químicos reagem com *quimior*receptores, que ativam proteínas G_s e adenilil ciclase. Em cada caso, há uma *mudança* no receptor sensitivo.

2. Essas mudanças abrem ou fecham os **canais iônicos** na membrana do receptor sensitivo, o que altera o fluxo de corrente. Se a corrente iônica efetiva for de influxo (ou seja, entrada de cargas elétricas positivas na célula receptora), há despolarização. Se a corrente efetiva for de efluxo (ou seja, saída de cargas elétricas positivas da célula), há hiperpolarização. A alteração no potencial de membrana, seja despolarização ou hiperpolarização, é chamada de **potencial receptor** ou **potencial gerador**. O potencial receptor não é um potencial de ação. Em vez disso, o potencial do receptor aumenta ou diminui a probabilidade de ocorrência de um potencial de ação, dependendo de sua natureza despolarizante ou hiperpolarizante (ou seja, aproxima ou afasta o potencial de membrana do limiar). Os potenciais receptores são potenciais eletrônicos graduados, cuja amplitude é correlacionada ao tamanho do estímulo.

3. Se o potencial receptor for de **despolarização**, *aproxima* o potencial de membrana do potencial limiar e aumenta a probabilidade de ocorrência de um potencial de ação (Figura 3.5). Como os potenciais receptores são graduados em amplitude, um pequeno potencial receptor despolarizante ainda pode ficar abaixo do limiar e, portanto, ser insuficiente para produzir um potencial de ação. No entanto, um estímulo maior produz um potencial receptor despolarizante maior e, se atingir ou exceder o limiar, gera potenciais de ação. Se o potencial receptor causar **hiperpolarização** (não ilustrado), *afasta* o potencial de membrana do potencial limiar, sempre diminuindo a probabilidade de ocorrência de potenciais de ação.

Campos receptivos

Um campo receptivo define *uma área do corpo que, ao ser estimulada, altera a frequência de disparo de um neurônio sensitivo*. A mudança na frequência de disparo pode ser um aumento ou uma redução; portanto, os campos receptivos são descritos como **excitatórios** (produzindo um aumento na frequência de disparo de um neurônio sensitivo) ou **inibidores** (gerando uma diminuição na frequência de disparo de um neurônio sensitivo).

Existem campos receptivos para neurônios sensitivos de primeira, segunda, terceira e quarta ordens. O campo receptivo de um neurônio de segunda ordem, por exemplo, é a área de receptores na periferia que altera a frequência de disparo *desse* neurônio de segunda ordem.

Os campos receptivos variam em tamanho (Figura 3.6). Quanto menor o campo receptivo, maior a precisão de localização ou identificação da sensação. Normalmente, quanto maior a ordem do neurônio do SNC, mais complexo é o campo receptivo, uma vez que mais neurônios convergem em núcleos de retransmissão em cada nível. Assim, os neurônios sensitivos de primeira ordem têm os campos receptivos mais simples e os neurônios sensitivos de quarta ordem têm os campos receptivos mais complexos.

Como observado, os campos receptivos podem ser excitatórios ou inibidores; o padrão de campos receptivos excitatórios ou inibidores transmite *mais* informações para o SNC. A Figura 3.7 ilustra um desses padrões para um neurônio de segunda ordem. O campo receptivo na

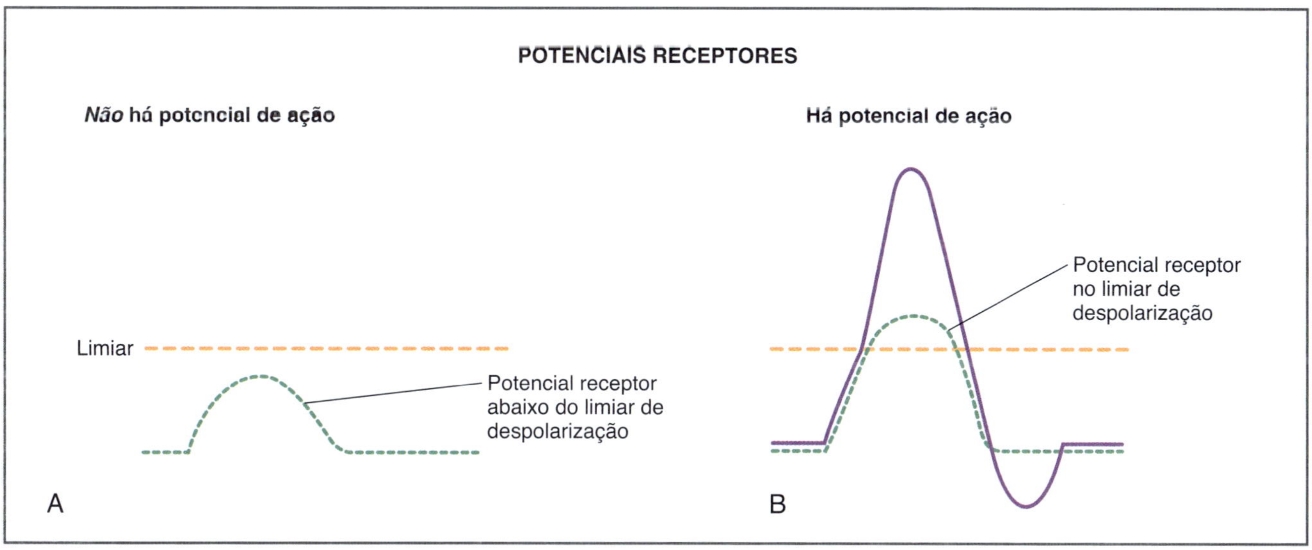

Figura 3.5 Potenciais receptores em células receptoras sensitivas. Os potenciais do receptor podem causar despolarização (*mostrado*) ou hiperpolarização (*não mostrado*). **A.** Se o potencial receptor despolarizante não levar o potencial de membrana ao limiar, não há potencial de ação. **B.** Se o potencial receptor despolarizante levar o potencial de membrana ao limiar, há um potencial de ação no receptor sensitivo.

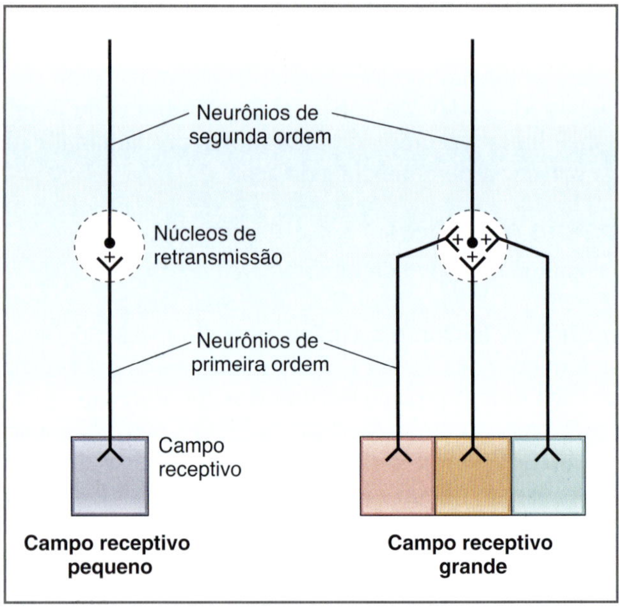

Figura 3.6 Tamanho dos campos receptivos dos neurônios sensitivos.

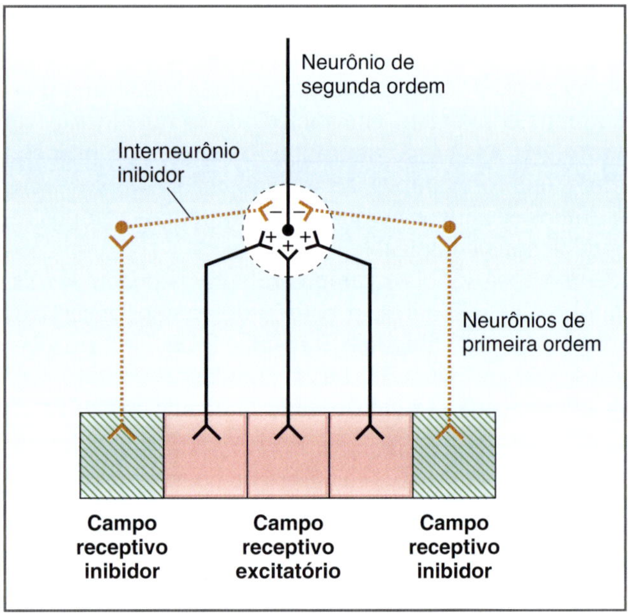

Figura 3.7 Campos receptivos excitatórios e inibidores dos neurônios sensitivos.

pele para esse neurônio em especial tem uma região central de excitação, delimitada em ambos os lados por regiões de inibição. Todas as informações recebidas são processadas em núcleos de retransmissão da medula espinal ou do tronco encefálico. As áreas de inibição contribuem para um fenômeno chamado de **inibição lateral** e auxiliam a localização precisa do estímulo, definindo seus limites e uma borda de contraste.

Codificação sensitiva

Os neurônios sensitivos são responsáveis pela codificação de estímulos no ambiente. A codificação começa com a transdução do estímulo pelos receptores sensitivos e continua com a transmissão da informação para níveis progressivamente mais altos do SNC. Um ou mais aspectos do estímulo são codificados e interpretados. Por exemplo, ao ver uma bola vermelha, seu tamanho, sua localização, sua cor e sua profundidade são codificados. As características que podem ser codificadas são modalidade sensitiva, localização espacial, frequência, intensidade, limiar e duração do estímulo.

- A **modalidade** de estímulo é frequentemente codificada por **linhas marcadas**, que consistem em vias de neurônios sensitivos *dedicados a essa modalidade*. Assim, a via dos neurônios dedicados à visão começa com fotorreceptores na retina. Essa via não é ativada por estímulos somatossensitivos, auditivos ou olfatórios. Essas modalidades têm as *próprias* linhas marcadas
- A **localização** do estímulo é codificada pelo campo receptivo dos neurônios sensitivos e, como já descrito, pode ser aumentada pela inibição lateral
- O **limiar** é o estímulo mínimo que pode ser detectado. O limiar deve ser entendido no contexto do potencial do receptor. Um estímulo grande o suficiente para produzir um potencial receptor despolarizante que atinja o limiar será detectado. Estímulos menores e subliminares não são detectados
- A **intensidade** do estímulo é codificada de três maneiras. (1) Pelo número de receptores que são ativados. Assim, estímulos potentes ativam mais receptores e produzem respostas maiores do que estímulos pequenos. (2) Pelas diferenças nas frequências de disparo dos neurônios sensitivos da via. (3) Pela ativação de diferentes tipos de receptores. Assim, um leve toque na pele ativa apenas mecanorreceptores, enquanto um estímulo intenso e prejudicial à pele pode ativar mecanorreceptores *e* nociceptores. O estímulo intenso é detectado não apenas como mais forte, mas também como de uma modalidade diferente
- As informações do estímulo também são codificadas em **mapas neurais** formados por conjuntos de neurônios que recebem informações de diferentes locais do corpo (mapas somatotópicos) ou da retina (mapas retinotópicos) ou de diferentes frequências de som (mapas tonotópicos)
- Outras informações de estímulo são codificadas pelo **padrão de impulsos nervosos**. Alguns desses códigos se baseiam na frequência média de disparos, na duração do disparo ou em um padrão temporal de disparo. A frequência do estímulo pode ser codificada de maneira direta pelos intervalos entre disparos de neurônios sensitivos (chamados de intervalos entre picos)
- A **duração** do estímulo é codificada pela duração do disparo dos neurônios sensitivos. No entanto, durante um estímulo prolongado, os receptores "adaptam-se" ao estímulo e alteram suas taxas de disparo. Os neurônios sensitivos podem se adaptar de maneira rápida ou lenta.

Adaptação dos receptores sensitivos

Os receptores sensitivos "adaptam-se" aos estímulos. A **adaptação** ocorre quando um estímulo é constante por um período. A princípio, a frequência dos potenciais de ação é alta, mas, com o passar do tempo, diminui, mesmo que o estímulo continue (Figura 3.8). O padrão de adaptação difere conforme o tipo de receptor. Alguns receptores são **fásicos**, ou seja, adaptam-se rapidamente ao estímulo (p. ex., corpúsculos de Pacini); outros são **tônicos** e se adaptam ao estímulo de maneira lenta (p. ex., células de Merkel).

A Figura 3.8 também ilustra a base fisiológica da adaptação. A figura mostra dois tipos de receptores: um receptor fásico e um receptor tônico. Um estímulo (p. ex., pressão) é aplicado (*liga*) e, em seguida, removido (*desliga*). Enquanto o estímulo está ligado, o potencial do receptor e a frequência dos potenciais de ação são medidos. (Na figura, os potenciais de ação aparecem como "picos".)

- Os **receptores fásicos** são exemplificados pelos corpúsculos de Pacini, que detectam mudanças rápidas no estímulo ou **vibrações**. Esses receptores se adaptam com rapidez a um estímulo constante e detectam principalmente o **início** e o **final** de um estímulo, e a mudança em um estímulo. O receptor fásico responde prontamente no início do estímulo com um potencial receptor despolarizante que eleva o potencial de membrana acima do limiar. A seguir, há uma breve explosão de potencial de ação. Após essa explosão, o potencial do receptor diminui abaixo do nível limiar e, embora o estímulo continue, não há potenciais de ação (ou seja, há silêncio). O desligamento do estímulo volta a ativar o receptor, pois o potencial do receptor sofre despolarização até o limiar, causando uma segunda explosão curta de potenciais de ação
- Os **receptores tônicos** são ilustrados por mecanorreceptores (p. ex., receptores de Merkel) na pele, que detectam **pressão constante**. Em comparação aos corpúsculos de Pacini (que detectam vibração com sua rápida resposta liga-desliga), os mecanorreceptores tônicos são projetados para codificar a duração e a intensidade do estímulo. O receptor tônico responde ao início do estímulo com um potencial receptor despolarizante que leva a membrana ao limiar, gerando uma longa série de potenciais de ação. Ao contrário do corpúsculo de Pacini, cujo potencial receptor rapidamente volta ao valor basal, aqui o potencial receptor continua despolarizado por uma parte maior do estímulo e os potenciais de ação persistem. Com o início da repolarização do potencial do receptor, a frequência de potenciais de ação diminui e, por fim, há silêncio. Os receptores tônicos codificam a **intensidade do estímulo**: quanto maior a intensidade,

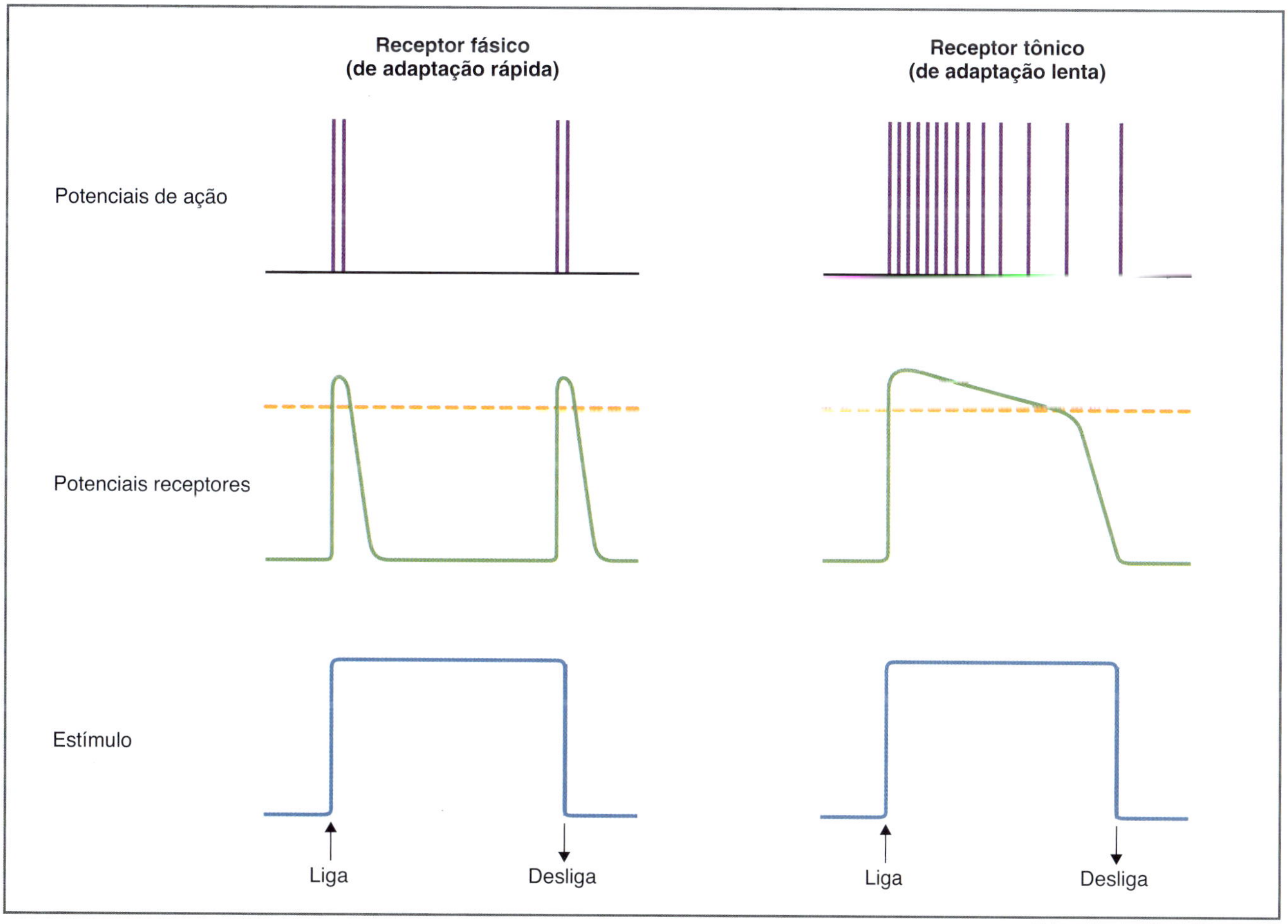

Figura 3.8 Resposta dos mecanorreceptores fásicos e tônicos.

maior o potencial do receptor despolarizante e maior a probabilidade de ocorrência de potenciais de ação. Assim, os receptores tônicos também codificam a **duração do estímulo**: quanto mais longo o estímulo, maior o período em que o potencial do receptor excede o limiar.

SISTEMA SOMATOSSENSITIVO E DOR

O sistema somatossensitivo processa informações sobre toque, posição, dor e temperatura. Os receptores que atuam na transdução dessas sensações são mecanorreceptores, termorreceptores e nociceptores. Existem duas vias de transmissão de informações somatossensitivas para o SNC: o sistema da coluna dorsal e o sistema anterolateral. O sistema da coluna dorsal processa as sensações de toque fino, pressão, discriminação de dois pontos, vibração e propriocepção (posição do membro). O sistema anterolateral processa as sensações de dor, temperatura e toque leve.

Tipos de receptores somatossensitivos

Os receptores somatossensitivos são categorizados de acordo com a sensação específica que codificam. Os principais grupos de receptores são **mecanorreceptores** (tato e propriocepção), **termorreceptores** (temperatura) e **nociceptores** (dor ou estímulos nocivos).

Mecanorreceptores

Os mecanorreceptores são subdivididos em diferentes tipos de receptores, dependendo do tipo de pressão ou da característica proprioceptiva codificada. Alguns tipos de mecanorreceptores estão na pele glabra e outros, na pele pilosa. A Tabela 3.3 descreve os mecanorreceptores de acordo com sua localização na pele ou músculo, o tipo de adaptação que exibem e a sensação que codificam; a Figura 3.9 ilustra esses receptores.

Uma característica importante de cada receptor é seu tipo de adaptação. Entre os vários mecanorreceptores, a adaptação varia de "muito rápida" (p. ex., corpúsculo de Pacini), a "rápida" (p. ex., corpúsculo de Meissner e folículos pilosos) e "lenta" (p. ex., corpúsculo de Ruffini, receptores de Merkel e discos táteis). Os **receptores de adaptação muito rápida** e **rápida** detectam *mudanças no estímulo* e, portanto, alterações na velocidade. Os **receptores de adaptação lenta** respondem à intensidade e duração do estímulo.

- **Corpúsculo de Pacini.** São receptores encapsulados encontrados em áreas profundas da derme, camadas subcutâneas da pele glabra e da pele pilosa e nos músculos. São os mecanorreceptores de adaptação mais rápida dentre todos os demais. Como sua resposta liga-desliga é muito rápida, conseguem detectar mudanças na velocidade do estímulo e codificar a sensação de **vibração**
- **Corpúsculo de Meissner.** Também são receptores encapsulados encontrados na derme da pele glabra, em especial nas pontas dos dedos, nos lábios e em outros locais em que a discriminação tátil é excelente. Têm pequenos campos receptivos e podem ser usados para **discriminação de dois pontos**. Os corpúsculos de Meissner são receptores de adaptação rápida que codificam a discriminação de pontos, a localização precisa, o toque e a vibração
- **Folículo piloso.** Os receptores do folículo piloso são conjuntos de fibras nervosas que envolvem os folículos pilosos na pele pilosa. O deslocamento do pelo estimula os receptores do folículo piloso. Esses receptores também se adaptam com rapidez e detectam a **velocidade** e o sentido do movimento na pele
- **Corpúsculo de Ruffini.** Os corpúsculos de Ruffini estão localizados na derme da pele glabra e da pele pilosa, e nas cápsulas articulares. Esses receptores têm grandes campos receptivos e são estimulados pelo estiramento da pele. O estímulo pode estar localizado a alguma distância dos receptores que ativa. Os corpúsculos de Ruffini são receptores de adaptação lenta. O estiramento da pele provoca o rápido disparo dos receptores e, depois, sua adaptação lenta a um novo nível de disparo que corresponde à intensidade do estímulo. Os corpúsculos de Ruffini detectam **estiramento** e rotação articular
- **Receptores de Merkel e discos táteis.** Os receptores de Merkel são receptores de adaptação lenta encontrados na pele glabra e têm campos receptivos muito pequenos. Esses receptores detectam **endentações** verticais da pele e sua resposta é proporcional à intensidade do estímulo. Os discos táteis são semelhantes aos receptores de Merkel, mas estão na pele pilosa, não na pele glabra.

Tabela 3.3 Tipos de mecanorreceptores.

Tipo de mecanorreceptores	Localização	Adaptação	Sensação codificada
Corpúsculo de Pacini	Subcutânea; intramuscular	Muito rápida	Vibração, percussão dígito-digital
Corpúsculo de Meissner	Pele glabra	Rápida	Discriminação de pontos, percussão dígito-digital, vibração
Folículos pilosos	Pele pilosa	Rápida	Velocidade, sentido do movimento
Corpúsculo de Ruffini	Pele pilosa	Lenta	Estiramento, rotação articular
Receptores de Merkel	Pele glabra	Lenta	Indentação vertical da pele
Discos táteis	Pele pilosa	Lenta	Indentação vertical da pele

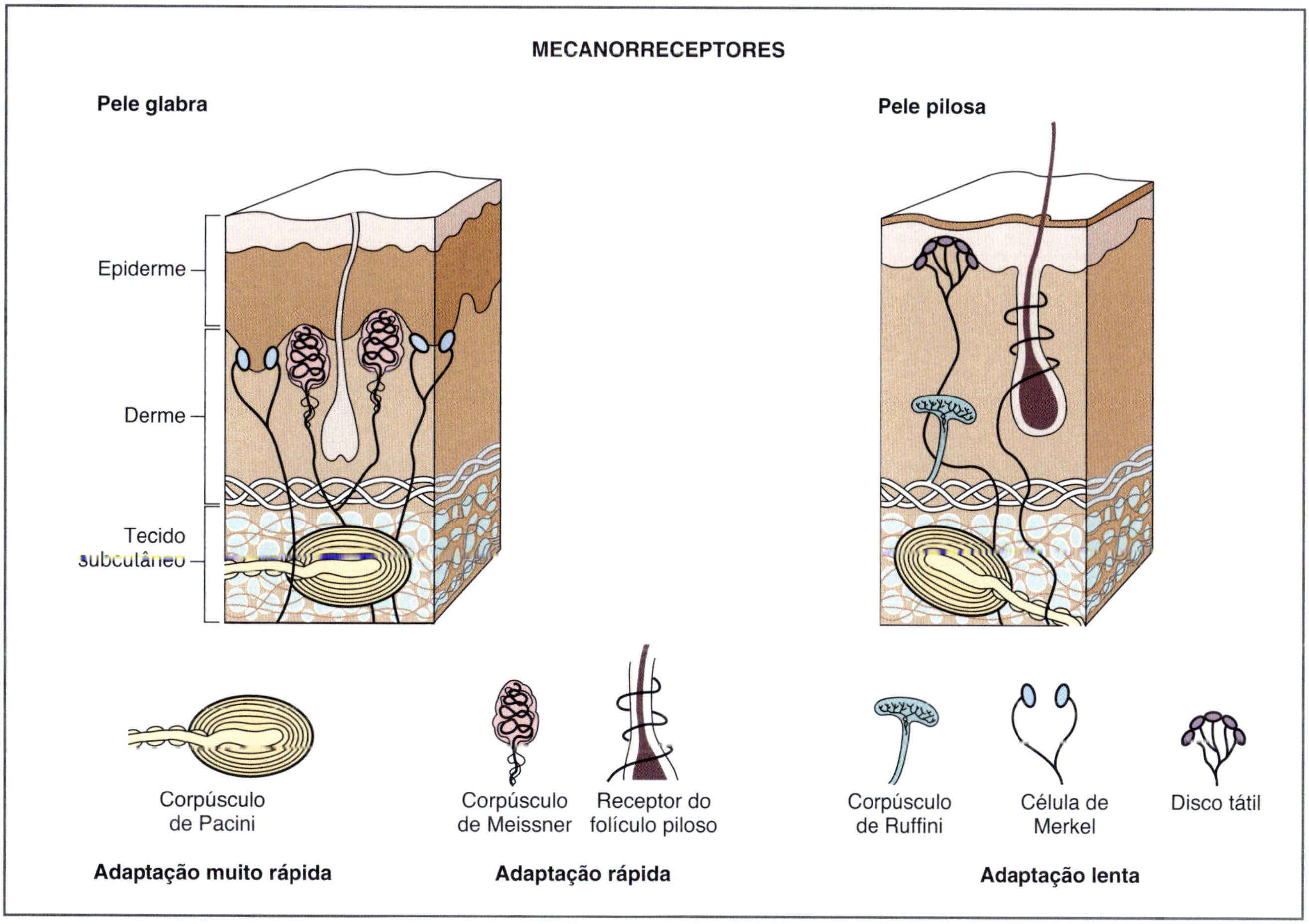

Figura 3.9 **Tipos de mecanorreceptores na pele glabra e na pele pilosa.**

Termorreceptores

Termorreceptores são receptores de adaptação lenta que detectam mudanças na temperatura da pele. As duas classes de termorreceptores são os receptores de frio e os receptores de calor (Figura 3.10). Cada tipo de receptor funciona em uma ampla faixa de temperaturas, com alguma sobreposição na faixa moderada (p. ex., os dois receptores são ativos a 36°C). O aquecimento da pele acima de 36°C faz com que os receptores de frio fiquem quiescentes e o resfriamento da pele abaixo dessa temperatura provoca a quiescência dos receptores de calor.

Se a temperatura da pele atingir níveis prejudiciais (acima de 45°C), os receptores de calor ficam inativos; assim, esses receptores não sinalizam a dor do calor extremo. Temperaturas acima de 45°C ativam os nociceptores polimodais. Da mesma forma, temperaturas extremamente frias (congelantes) também ativam os nociceptores.

A transdução de temperaturas altas envolve **canais de potencial receptor transitório** (TRP) da família de receptores vaniloides (ou seja, TRPV). Esses canais são ativados por compostos da classe vaniloide, como a capsaicina, um ingrediente de alimentos condimentados. (Esse fenômeno explica por que as pessoas descrevem o sabor da pimenta como "quente".)

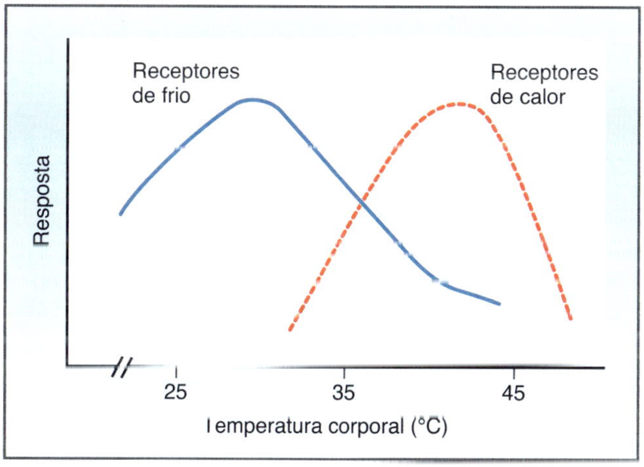

Figura 3.10 **Perfis de resposta dos receptores cutâneos de temperatura.**

A transdução de temperaturas frias requer outro canal TRP, chamado de TRPM8, que também é aberto por compostos como o mentol (que dá uma sensação de frio).

Nociceptores

Os nociceptores respondem a estímulos nocivos que podem produzir danos nos tecidos. Existem duas classes principais de nociceptores: nociceptores térmicos ou mecânicos, e nociceptores polimodais. Os **nociceptores térmicos ou mecânicos** (canais TRPV ou TRPM8) são supridos por fibras nervosas aferentes A-delta finamente mielinizadas e respondem a estímulos mecânicos, como dor aguda. Os **nociceptores polimodais** são supridos por fibras C não mielinizadas e respondem a estímulos mecânicos ou químicos de alta intensidade, e estímulos quentes e frios.

A pele danificada libera diversas substâncias químicas, como bradicinina, prostaglandinas, substância P, K^+ e H^+, que iniciam a **resposta inflamatória**. Os vasos sanguíneos ficam permeáveis, o que provoca edema local e eritema (vermelhidão) na pele. Os mastócitos próximos ao local da lesão liberam histamina, que ativa os nociceptores de maneira direta. Além disso, os axônios dos nociceptores liberam substâncias que sensibilizam esses receptores a estímulos que antes não eram nocivos ou dolorosos. Esse processo de sensibilização, chamado de **hiperalgesia**, é a base de vários fenômenos, inclusive a redução do limiar de dor.

Vias somatossensitivas

Existem duas vias de transmissão das informações somatossensitivas para o SNC: o sistema da coluna dorsal e o sistema anterolateral ou espinotalâmico (Figura 3.11). Cada via segue o padrão geral já descrito para os sistemas sensitivos.

1. O **neurônio de primeira ordem** na via somatossensitiva é o neurônio aferente primário. Os neurônios aferentes primários têm seus corpos celulares na raiz dorsal ou nos gânglios cranianos; seus axônios fazem sinapse em células receptoras somatossensitivas (ou seja,

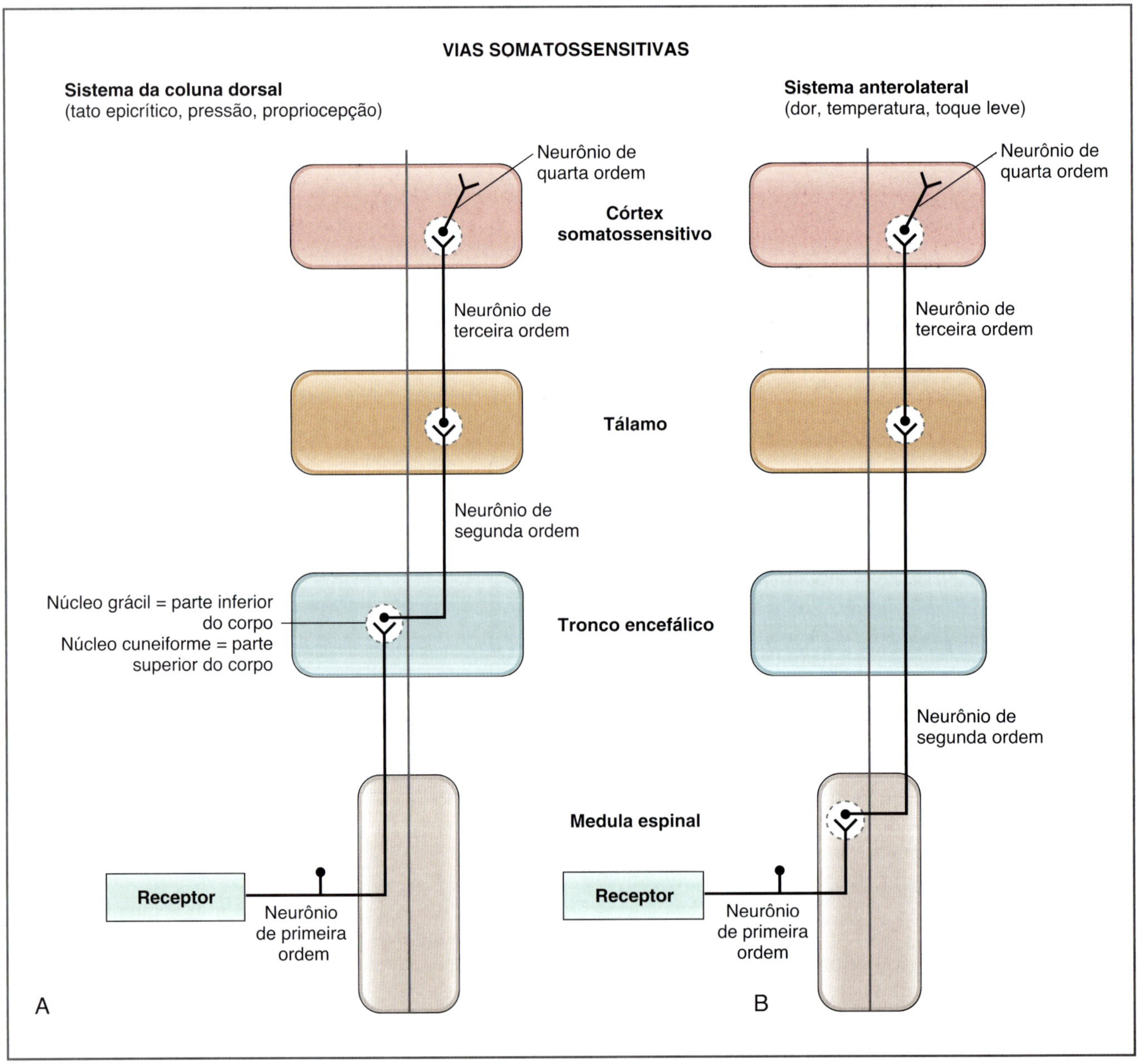

Figura 3.11 Comparação dos sistemas somatossensitivos das colunas posterior (A) e anterolateral (B). O sistema da coluna posterior cruza a linha média no tronco encefálico. O sistema anterolateral cruza a linha média na medula espinal.

mecanorreceptores). O sinal é transduzido pelo receptor e transmitido ao SNC pelo neurônio aferente primário.

2. O **neurônio de segunda ordem** está localizado na medula espinal (sistema anterolateral) ou no tronco encefálico (sistema da coluna dorsal). Os neurônios de segunda ordem recebem informações dos neurônios de primeira ordem e as transmitem para o tálamo. Os axônios dos neurônios de segunda ordem **cruzam a linha média**, seja na medula espinal ou no tronco encefálico, e ascendem até o tálamo. Essa decussação significa que as informações somatossensitivas de um lado do corpo são recebidas no tálamo contralateral.
3. O **neurônio de terceira ordem** está localizado em um dos núcleos somatossensitivos do tálamo. O tálamo tem um arranjo somatotópico de informações somatossensitivas.
4. O **neurônio de quarta ordem** está localizado no córtex somatossensitivo, denominado S1 e S2. Neurônios de ordem superior no córtex somatossensitivo e outras áreas corticais associativas integram informações complexas. O córtex somatossensitivo S1 tem uma representação somatotópica, ou "mapa", semelhante à do tálamo. Esse mapa do corpo é chamado de **homúnculo somatossensitivo** (Figura 3.12). As maiores áreas de representação do corpo são a face, as mãos e os dedos, que são densamente supridos por nervos somatossensitivos e apresentam sensibilidade maior. O homúnculo sensitivo ilustra a codificação do "local" das informações somatossensitivas.

Sistema da coluna dorsal

O sistema da coluna dorsal é usado para transmitir informações somatossensitivas sobre **tato discriminatório,**

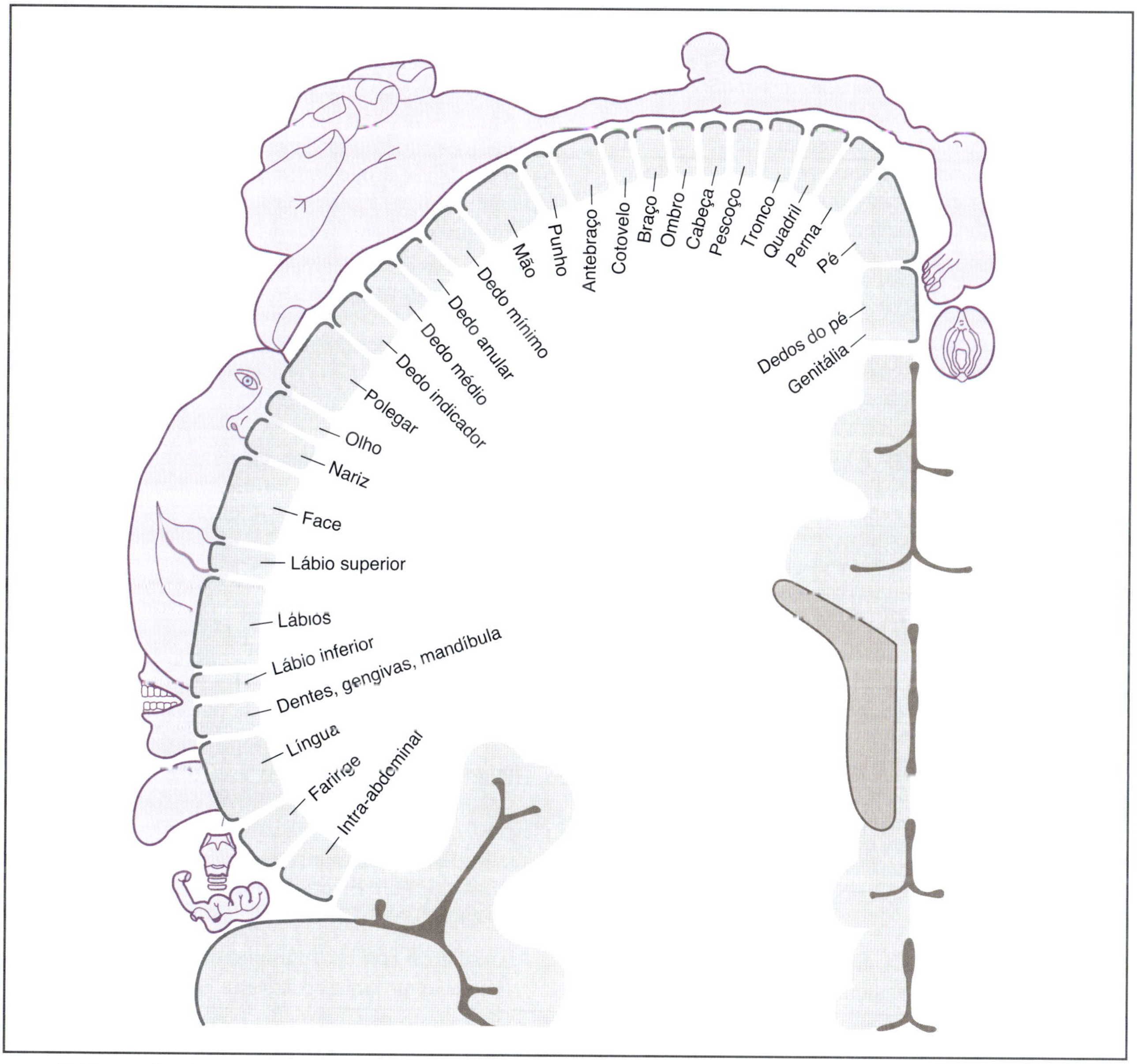

Figura 3.12 Homúnculo somatossensitivo. (De Penfield/Rasmussen. The Cerebral Cortex of Man. © 1950 Gale, parte de Cengage Learning, Inc. Reproduzida, com autorização, www.cengage.com/permissions.)

percepção de pressão, percepção vibratória, discriminação de dois pontos e propriocepção. O sistema da coluna dorsal é composto principalmente de fibras nervosas dos grupos I e II. Os neurônios de primeira ordem têm seus corpos celulares nas células ganglionares da raiz dorsal ou nas células ganglionares dos nervos cranianos, e ascendem de maneira ipsilateral ao **núcleo grácil** (parte inferior do corpo) ou ao **núcleo cuneiforme** (parte superior do corpo) no bulbo (tronco encefálico). No bulbo, os neurônios de primeira ordem fazem sinapse com neurônios de segunda ordem que *cruzam a linha média*. Os neurônios de segunda ordem ascendem ao tálamo contralateral e fazem sinapse com neurônios de terceira ordem, que ascendem ao córtex somatossensitivo e fazem sinapse com neurônios de quarta ordem.

Sistema anterolateral

O sistema anterolateral (espinotalâmico) transmite informações somatossensitivas de **dor, temperatura** e **tato leve.** O sistema anterolateral consiste principalmente em fibras do grupo III e do grupo IV. (Lembre-se de que as fibras do grupo IV têm as menores velocidades de condução de todos os nervos sensitivos.) No sistema anterolateral, os corpos celulares dos neurônios de primeira ordem estão no corno dorsal e fazem sinapse com termorreceptores e nociceptores na pele. Os neurônios de primeira ordem fazem sinapse com neurônios de segunda ordem na medula espinal. Na medula espinal, os neurônios de segunda ordem *cruzam a linha média* e ascendem ao tálamo contralateral. No tálamo, os neurônios de segunda ordem fazem sinapse com neurônios de terceira ordem, que ascendem ao córtex somatossensitivo e fazem sinapse com neurônios de quarta ordem.

A **dor rápida** (p. ex., picada de alfinete) é transmitida por fibras A-delta, grupo II e grupo III; tem início e fim rápidos e sua localização é precisa. A **dor lenta** (p. ex., queimadura) é transmitida pelas fibras C e é caracterizada como contínua, em caráter de queimação ou latejante e mal localizada.

A **dor referida** é de origem visceral e erroneamente interpretada como de origem somática. A dor é "referida" de acordo com a **regra do dermátomo**, que afirma que os locais cutâneos são supridos por nervos provenientes dos mesmos segmentos da medula espinal que suprem os órgãos viscerais. Assim, de acordo com a regra dos dermátomos, a dor isquêmica do coração (angina) é referida para o tórax e o ombro, a dor da vesícula biliar é referida para o abdome, a dor renal é referida para a região lombar, e assim por diante.

VISÃO

O sistema visual detecta e interpreta os estímulos luminosos, que são ondas eletromagnéticas. O olho consegue distinguir duas qualidades da luz: brilho e comprimento de onda. Em relação aos seres humanos, os comprimentos de onda entre 400 e 750 nanômetros são chamados de **luz visível**.

Estruturas do olho

A Figura 3.13 ilustra as principais estruturas do olho. A parede do olho é formada por três camadas concêntricas: uma camada externa, uma camada intermediária e uma camada interna. A camada externa, que é fibrosa, inclui a córnea, o epitélio da córnea, a conjuntiva e a esclera. A camada média, que é vascular, inclui a íris e a corioide. A camada interna, que é nervosa, contém a retina. As porções funcionais da retina cobrem toda a parte posterior do olho, à exceção do **ponto cego**, que é o **disco óptico** (cabeça do nervo óptico). A acuidade visual é maior em um ponto central da retina, chamado de **mácula**; a luz é focada em uma depressão na mácula, chamada de **fóvea**. O olho também contém uma lente, o cristalino, que focaliza a luz; pigmentos, que absorvem a luz e reduzem a dispersão; e humor aquoso e humor vítreo. O **humor aquoso** preenche a câmara anterior do olho e o **humor vítreo** preenche a câmara posterior do olho.

Os receptores sensitivos da visão são **fotorreceptores** localizados na retina. Existem dois tipos de fotorreceptores, os bastonetes e os cones (Tabela 3.4). Os **bastonetes** têm limiares baixos, são sensíveis à luz de baixa intensidade e funcionam bem no escuro; bem como têm baixa acuidade e não participam da visão em cores. Os **cones** têm limiar de luz mais alto do que os bastonetes, funcionam melhor à luz do dia, proporcionam maior acuidade visual e participam da visão em cores; não são sensíveis à luz de baixa intensidade.

A informação é recebida e transduzida por fotorreceptores na retina e, então, transporta para o SNC por meio dos axônios das células ganglionares da retina. Alguns nervos ópticos cruzam o quiasma óptico e outros continuam o trajeto ipsilateral. A principal via visual segue pelo núcleo geniculado lateral (corpo geniculado lateral segundo a terminologia anatômica) localizado no metatálamo, que se projeta para o córtex visual.

Fotorreceptores

Camadas da retina

A retina é um epitélio sensitivo especializado que contém fotorreceptores e outros tipos de células dispostos em camadas. Dentre as células da retina, estão fotorreceptores, interneurônios (células bipolares, células horizontais e células amácrinas) e células ganglionares. As sinapses ocorrem entre as células de duas camadas plexiformes, uma na camada plexiforme externa e uma na camada plexiforme interna. As *camadas da retina* são descritas a seguir e correspondem aos números circundados na Figura 3.14:

1. **Camada de células pigmentares.** A retina começa na corioide como uma camada de **epitélio pigmentar** (ver Figura 3.13). As células do epitélio pigmentar absorvem a luz difusa e têm prolongamentos semelhantes a tentáculos que se estendem até a camada fotorreceptora para evitar a dispersão da luz entre os fotorreceptores.

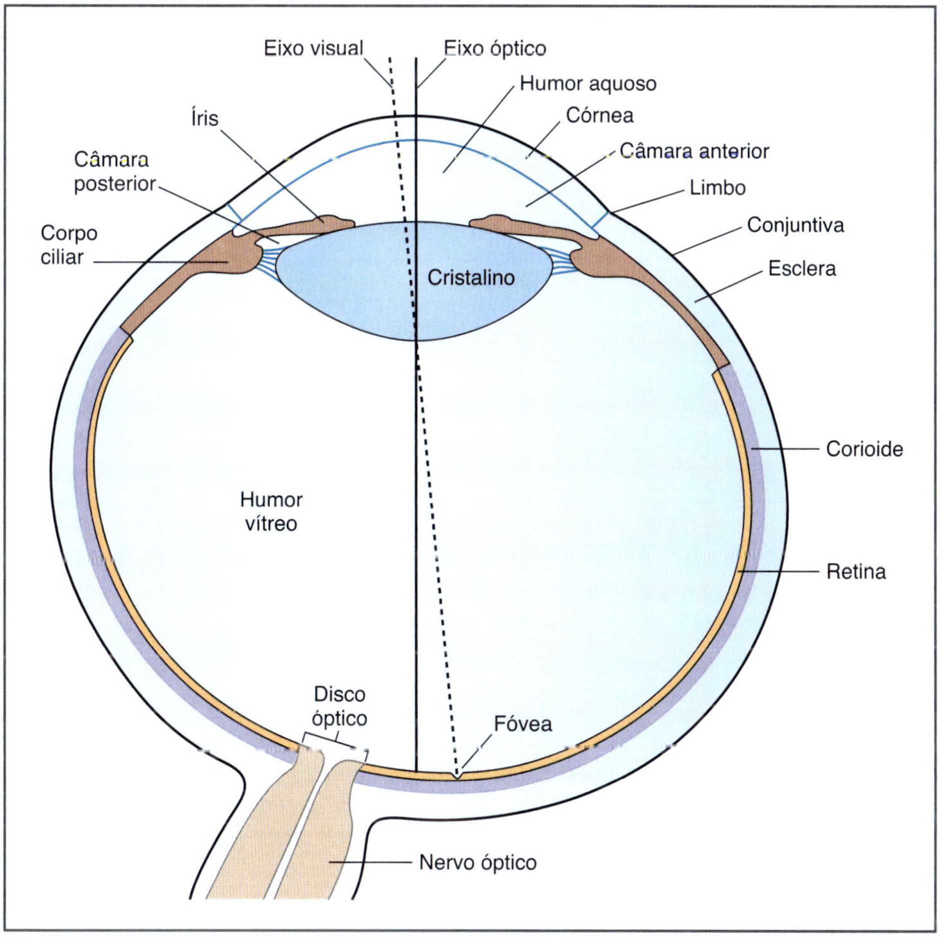

Figura 3.13 Estruturas do olho.

Tabela 3.4 Propriedades de bastonetes e cones.

Fotorreceptor	Sensibilidade à luz	Acuidade	Adaptação ao escuro	Visão em cores
Bastonetes	Limiar baixo Sensibilidade à luz de baixa intensidade Visão noturna	Baixa acuidade Não são observados na fóvea	Adaptação tardia	Não
Cones	Limiar alto Sensibilidade à luz de alta intensidade Visão diurna	Alta acuidade Presentes na fóvea	Adaptação precoce	Sim

As células pigmentares também convertem o all-*trans*-retinal em 11-*cis* retinal e entregam a forma 11-*cis* aos fotorreceptores (ver as etapas da fotorrecepção).

2. **Camada de fotorreceptores.** Os fotorreceptores são os bastonetes e os cones, compostos de um corpo celular, um segmento externo e um segmento interno. A figura mostra apenas bastonetes.
3. **Camada nuclear externa.** Os núcleos de fotorreceptores (R) estão contidos na camada nuclear externa.
4. **Camada plexiforme externa.** A camada plexiforme externa é uma camada sináptica que apresenta elementos pré-sinápticos e pós-sinápticos de fotorreceptores e interneurônios da retina. (Os corpos celulares dos interneurônios da retina estão na camada nuclear interna.) As sinapses ocorrem entre fotorreceptores e interneurônios e entre os próprios interneurônios.
5. **Camada nuclear interna.** A camada nuclear interna contém corpos celulares de interneurônios da retina, inclusive células bipolares (B), células horizontais (H) e células amácrinas (A).
6. **Camada plexiforme interna.** A camada plexiforme interna é a segunda camada sináptica. Contém elementos pré-sinápticos e pós-sinápticos dos interneurônios da retina. As sinapses ocorrem entre os interneurônios da retina e as células ganglionares.

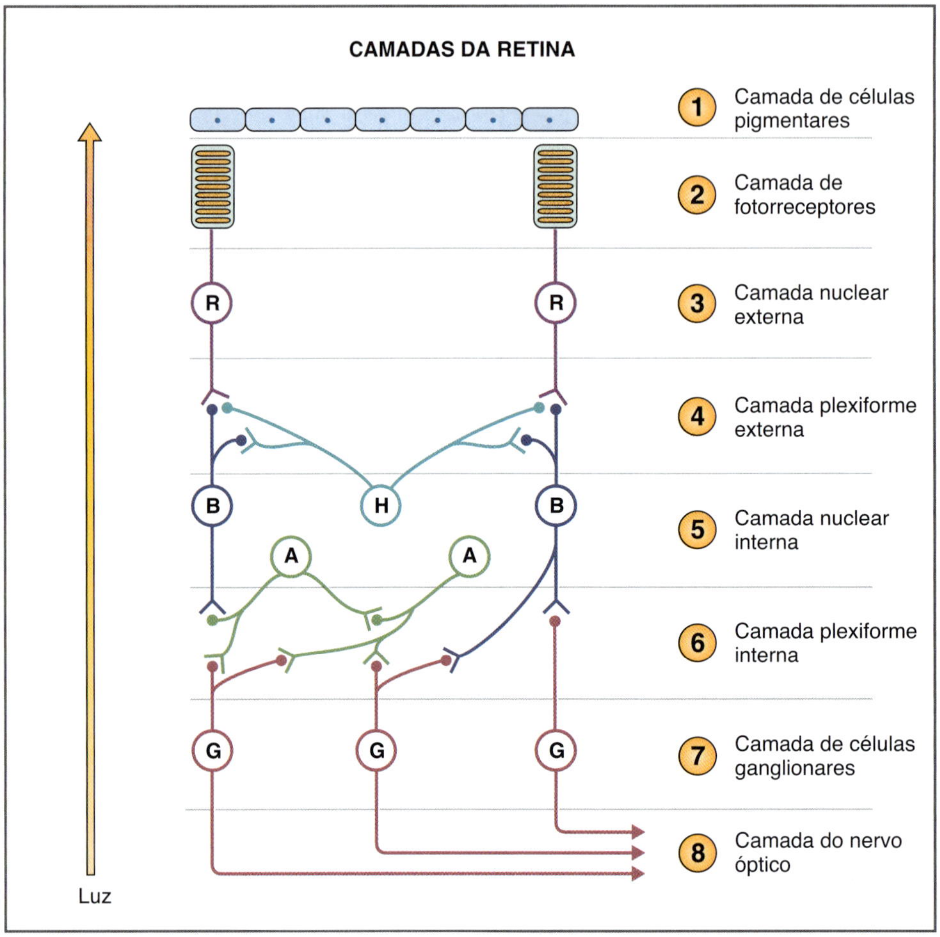

Figura 3.14 Camadas da retina. As células de projeção da retina são as células ganglionares da retina cujos axônios formam os nervos ópticos. Os números circundados correspondem às camadas da retina descritas no texto. *A*, células amácrinas; *B*, células bipolares; *G*, células ganglionares; *H*, células horizontais; *R*, fotorreceptores.

7. **Camada de células ganglionares.** A camada de células ganglionares contém corpos celulares de células ganglionares (G), que são as células de projeção da retina.
8. **Camada do nervo óptico.** Os axônios das células ganglionares da retina formam a camada do nervo óptico. Esses axônios passam pela retina (evitando a mácula), entram no disco óptico e deixam o olho pelo nervo óptico.

Como mencionado, bastonetes e cones diferem quanto à acuidade, o que pode ser explicado por diferenças em seus circuitos retinianos (ver Tabela 3.4). Apenas *alguns* **cones** fazem sinapse com uma única célula bipolar, que faz sinapse com uma única célula ganglionar. Esse arranjo é responsável pela maior acuidade e menor sensibilidade dos cones. A acuidade é maior na fóvea, onde um cone faz sinapse com uma célula bipolar, que faz sinapse com uma célula ganglionar. Por outro lado, *muitos* **bastonetes** fazem sinapse com uma única célula bipolar. Esse arranjo é responsável pela menor acuidade, mas maior sensibilidade dos bastonetes – a luz que atinge qualquer bastonete ativa a célula bipolar.

Estrutura dos fotorreceptores

Os fotorreceptores, os bastonetes e os cones abrangem várias camadas da retina, como já descrito. Os segmentos externo e interno dos fotorreceptores estão na camada fotorreceptora, os núcleos estão na camada nuclear externa e os terminais sinápticos (de células bipolares e horizontais) estão na camada plexiforme externa. A Figura 3.15 mostra as estruturas dos bastonetes e cones.

Os **segmentos externos** de bastonetes e cones contêm **rodopsina**, um pigmento sensível à luz (um fotopigmento). Nos bastonetes, os segmentos externos são longos e compostos de pilhas de discos flutuantes de membrana dupla com grandes quantidades de rodopsina. Os cones têm segmentos externos curtos de formato cônico, que consistem em dobramentos internos da membrana superficial. Essa membrana dobrada também tem rodopsina, mas em uma quantidade menor em comparação aos bastonetes. Quanto maior a quantidade de fotopigmento, maior a sensibilidade à luz, o que explica em parte a maior sensibilidade à luz dos bastonetes. *Um único fóton de luz consegue ativar um bastonete, mas centenas de fótons são necessários para ativar um cone.*

Os **segmentos internos** dos bastonetes e cones são conectados aos segmentos externos por um único cílio. Os segmentos internos contêm mitocôndrias e outras organelas. A rodopsina é sintetizada nos segmentos internos e, então, incorporada nas membranas dos segmentos externos

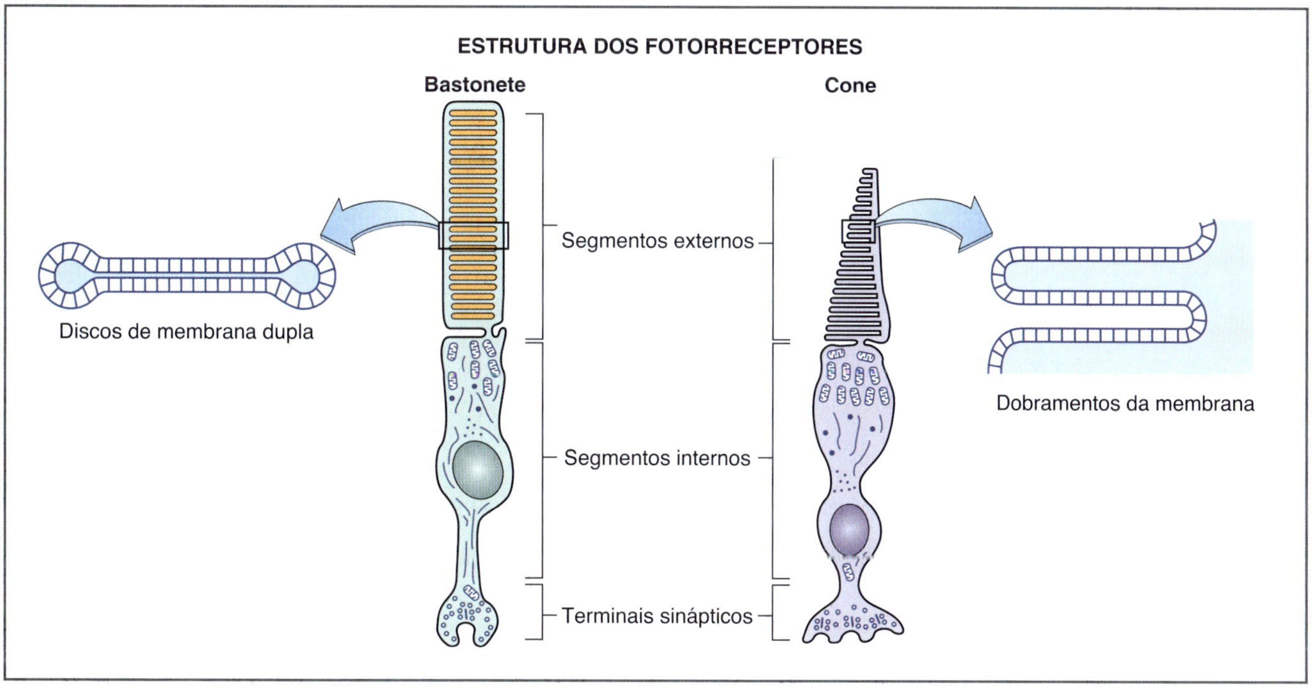

Figura 3.15 Estrutura dos fotorreceptores. As ampliações mostram os segmentos externos em aumento maior.

da seguinte forma: nos *bastonetes*, a rodopsina é inserida em novos discos de membrana, que são deslocados em direção ao segmento externo; por fim, são eliminados e fagocitados pelo epitélio pigmentar, dando aos segmentos externos sua forma de bastonete. Nos *cones*, a rodopsina é incorporada aleatoriamente nos dobramentos da membrana, sem processo de eliminação.

Etapas da fotorrecepção

A fotorrecepção é o processo de transdução nos bastonetes e cones que converte a energia luminosa em energia elétrica. A **rodopsina**, o pigmento fotossensível, é composta de opsina (uma proteína pertencente à superfamília de receptores acoplados à proteína G) e retinal (um aldeído da vitamina A). A luz atinge os fotorreceptores e provoca a transformação química do retinal, em um processo chamado de fotoisomerização, que inicia o processo de transdução. As etapas da fotorrecepção, discutidas a seguir, correspondem aos números circundados na Figura 3.16:

1. A **luz** atinge a retina e inicia a **fotoisomerização** do retinal. O 11-*cis* retinal é convertido em all-*trans* retinal. A partir daí, há uma série de mudanças conformacionais na opsina que culminam na produção da **metarrodopsina II**. (A regeneração de 11-*cis* retinal envolve a reconversão de all-*trans* retinal em retinol – vitamina A.)

2. A metarrodopsina II ativa uma proteína G chamada **transducina** ou $\mathbf{G_t}$. (Há uma enorme amplificação nessa etapa; um fóton de luz ativa uma molécula de metarrodopsina II que, por sua vez, ativa quase 800 moléculas de transducina!) Ativada, a transducina estimula uma fosfodiesterase que catalisa a conversão do monofosfato de guanosina cíclico (cGMP) em 5'-GMP. Consequentemente, há aumento da degradação do cGMP e diminuição de seus níveis.

3 e 4. Na membrana do fotorreceptor, os **canais de Na^+** que transportam a corrente de influxo são regulados por cGMP. No **escuro**, há um aumento dos níveis de cGMP, o que produz uma corrente de influxo de Na^+ (ou **"corrente escura"**) e **despolarização** da membrana do fotorreceptor. Na presença de **luz**, há uma diminuição dos níveis de cGMP, como já descrito, que fecha os canais de Na^+ na membrana do fotorreceptor, reduz a corrente de influxo de Na^+ e produz **hiperpolarização**. (O fim do estado ativado por luz requer a diminuição da concentração intracelular de Ca^{2+}, o que normaliza os níveis de cGMP.)

5. A **hiperpolarização** da membrana do fotorreceptor **diminui a liberação de glutamato**, um neurotransmissor excitatório, dos terminais sinápticos do fotorreceptor. (Lembre-se da Figura 3.14, em que os fotorreceptores fazem sinapse com células bipolares e células horizontais da camada plexiforme externa.)

6. Existem dois **tipos de receptores de glutamato** nas células bipolares e horizontais: receptores ionotrópicos, que são despolarizantes (excitatórios), e receptores metabotrópicos, que são hiperpolarizantes (inibidores). O tipo de receptor na célula bipolar ou horizontal determina se sua resposta será despolarização (excitação) ou hiperpolarização (inibição). Assim, a *menor* liberação de glutamato que interage com os **receptores ionotrópicos** causa hiperpolarização e inibição da célula bipolar ou horizontal (ou seja, menor excitação). Já a *menor* liberação de glutamato que interage com os

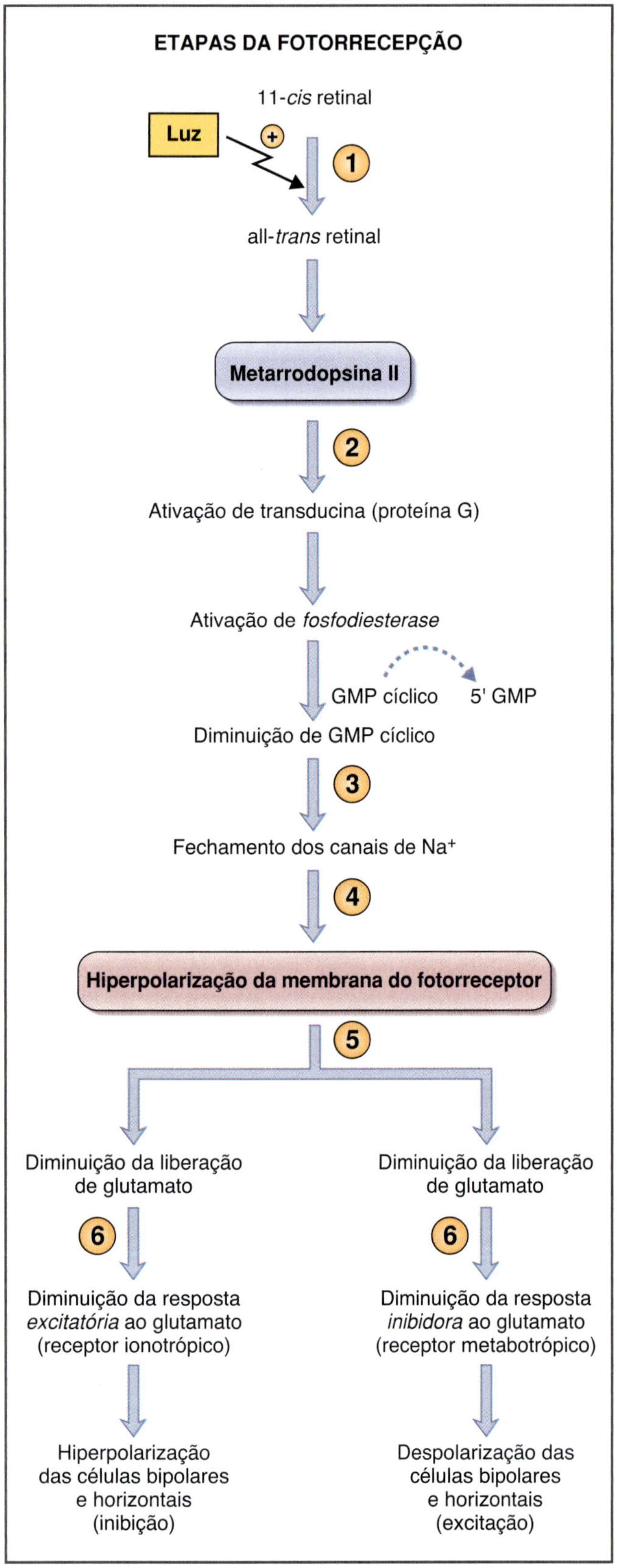

Figura 3.16 Etapas da fotorrecepção. A incidência de luz na retina provoca hiperpolarização dos fotorreceptores. Por sua vez, os fotorreceptores liberam menos glutamato, levando à hiperpolarização ou despolarização das células bipolares ou horizontais. Os números circulados são correlacionados às etapas descritas no texto. *GMP cíclico*, monofosfato de guanosina cíclico; *GMP*, monofosfato de guanosina.

receptores metabotrópicos provoca despolarização e excitação da célula bipolar ou horizontal (ou seja, diminuição da inibição causa excitação). Esse processo estabelece os **padrões liga-desliga** dos campos visuais.

Campos receptivos visuais

Cada nível da via visual pode ser descrito por seus campos receptivos. Assim, existem campos receptivos de fotorreceptores, células bipolares e horizontais, células ganglionares, células do corpo geniculado lateral no tálamo e células no córtex visual. Os campos receptivos ficam cada vez mais complexos com o aumento do nível.

FOTORRECEPTORES, CÉLULAS HORIZONTAIS E CÉLULAS BIPOLARES

A Figura 3.17 mostra um arranjo simples de campos receptivos visuais. A figura mostra os campos receptivos de três fotorreceptores, duas células bipolares e uma célula horizontal posicionada entre elas. A luz atinge os fotorreceptores e *sempre* provoca sua hiperpolarização e a *diminuição* das quantidades liberadas de glutamato (lembre-se das etapas da fotorrecepção), como indicado pelos sinais de subtração nos fotorreceptores. Os fotorreceptores fazem sinapse diretamente com as células bipolares da camada plexiforme externa da retina. Mostramos o campo receptivo da célula bipolar como dois círculos concêntricos: o círculo interno é chamado de "centro" e o círculo externo é chamado de "periferia". O centro do campo receptivo da célula bipolar representa as conexões diretas dos fotorreceptores e pode ser excitado (*ligado*) ou inibido (*desligado*), dependendo do tipo de receptor de glutamato na célula bipolar, como já descrito. Se o centro do campo receptivo tiver receptores metabotrópicos de glutamato, a célula bipolar é excitada (+); se o centro do campo receptivo tiver receptores ionotrópicos de glutamato, a célula bipolar é inibida (–). A periferia do campo receptivo da célula bipolar recebe aporte de fotorreceptores adjacentes via células horizontais. O entorno do campo receptivo mostra a resposta *oposta* ao centro porque as células horizontais são inibidoras (ou seja, invertem a resposta direta do fotorreceptor em sua célula bipolar). A Figura 3.17 mostra dois padrões de campos receptivos de células bipolares, explicados a seguir:

- **Ligado no centro, desligado na periferia** (ou "ligado no centro"). A célula bipolar à esquerda da figura mostra esse padrão. O centro de seu campo receptivo é excitado (*ligado*) pela luz e a periferia de seu campo receptivo é inibida (*desligada*) pela luz. *Como esse padrão é alcançado?* Como sempre, a luz que atinge os fotorreceptores produz hiperpolarização e diminuição da liberação de glutamato. Esse fotorreceptor está conectado ao *centro* do campo receptivo da célula bipolar e o glutamato se liga a um receptor metabotrópico. Assim, o centro do campo receptivo é excitado (ou seja, a redução da inibição produz excitação); esse arranjo também é chamado de inversão de sinal. A luz também inibe o fotorreceptor adjacente, que se liga a um receptor ionotrópico na célula horizontal, inibindo-a.

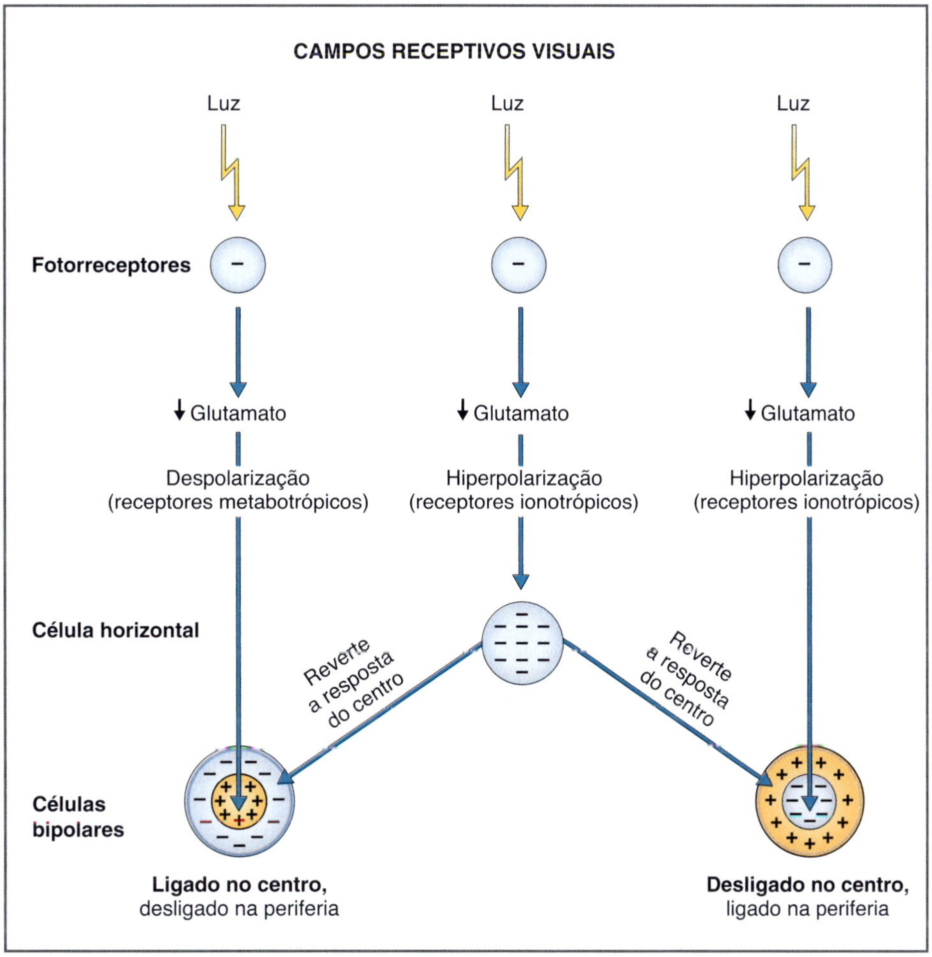

Figura 3.17 Campos receptivos visuais das células bipolares da retina. A figura mostra dois padrões: ligado no centro e desligado no centro.

A célula horizontal está conectada à *periferia* do campo receptivo da célula bipolar. Como a célula horizontal é inibida, reverte a ação direta dos fotorreceptores na célula bipolar e produz inibição na periferia

- **Desligado no centro, ligado na periferia** (ou "desligado no centro"). A célula bipolar à direita da figura ilustra esse padrão. O centro de seu campo receptivo é inibido (*desligado*) pela luz e a periferia é excitada (*ligada*) pela luz. *Como esse padrão é alcançado?* Mais uma vez, a luz que incide no fotorreceptor produz inibição. Esse fotorreceptor está conectado ao centro do campo receptivo da célula bipolar e se liga a um receptor ionotrópico. Assim, o *centro* do campo receptivo é inibido; esse arranjo também é chamado de conservação de sinais. A luz também inibe o fotorreceptor adjacente, o que inibe a célula horizontal. A célula horizontal está conectada à *periferia* do campo receptivo da célula bipolar. Como a célula horizontal é inibida, reverte a ação direta do fotorreceptor na célula bipolar e produz excitação na periferia.

CÉLULAS AMÁCRINAS

As células amácrinas recebem aporte de diferentes combinações de células bipolares no centro e na periferia. Assim, os campos receptivos das células amácrinas são misturas de padrões ligados e desligados no centro.

CÉLULAS GANGLIONARES

As células ganglionares recebem aporte tanto das células bipolares quanto das células amácrinas (ver Figura 3.14). Quando o aporte para as células ganglionares é proveniente principalmente de células bipolares, as células ganglionares retêm os padrões de ligado e desligado no centro estabelecidos pelas células bipolares. Quando o aporte para uma célula ganglionar é proveniente principalmente de células amácrinas, os campos receptivos tendem a ser difusos devido à mistura de aporte no nível das células amácrinas.

CÉLULAS DO CORPO GENICULADO LATERAL DO TÁLAMO

As células do corpo geniculado lateral do tálamo retêm os padrões de ligado ou desligado no centro transmitidos pelas células ganglionares.

CÓRTEX VISUAL

Os neurônios do córtex visual detectam a forma e a orientação das figuras. Três tipos de células participam desse tipo de discriminação visual: células simples, células complexas e células hipercomplexas. **Células simples** têm campos receptivos semelhantes aos das células ganglionares e células geniculadas laterais (ou seja, ligadas ou desligadas no centro), embora os padrões sejam hastes alongadas em vez de círculos concêntricos. As células simples respondem melhor às barras de luz que têm posição e orientação "corretas". **Células complexas** respondem melhor a barras de luz em movimento ou bordas de luz com a orientação correta. **Células hipercomplexas** respondem melhor a linhas de comprimento específico e a curvas e ângulos.

Vias ópticas

A Figura 3.18 mostra as vias ópticas da retina para o SNC. Os axônios das células ganglionares da retina formam os nervos ópticos e os tratos ópticos, fazem sinapse no corpo geniculado lateral do tálamo e ascendem até o córtex visual no trato geniculocalcarino.

Observe que os campos visuais temporais se projetam na retina nasal e os campos nasais se projetam na retina temporal. As fibras nervosas de cada **hemirretina nasal** se cruzam no **quiasma óptico** e ascendem em sentido contralateral. As fibras nervosas de cada **hemirretina temporal** continuam sem se cruzar e ascendem de maneira ipsilateral. Assim, fibras da hemirretina nasal *esquerda* e fibras da hemirretina temporal *direita* formam o trato óptico *direito* e fazem sinapse no corpo geniculado

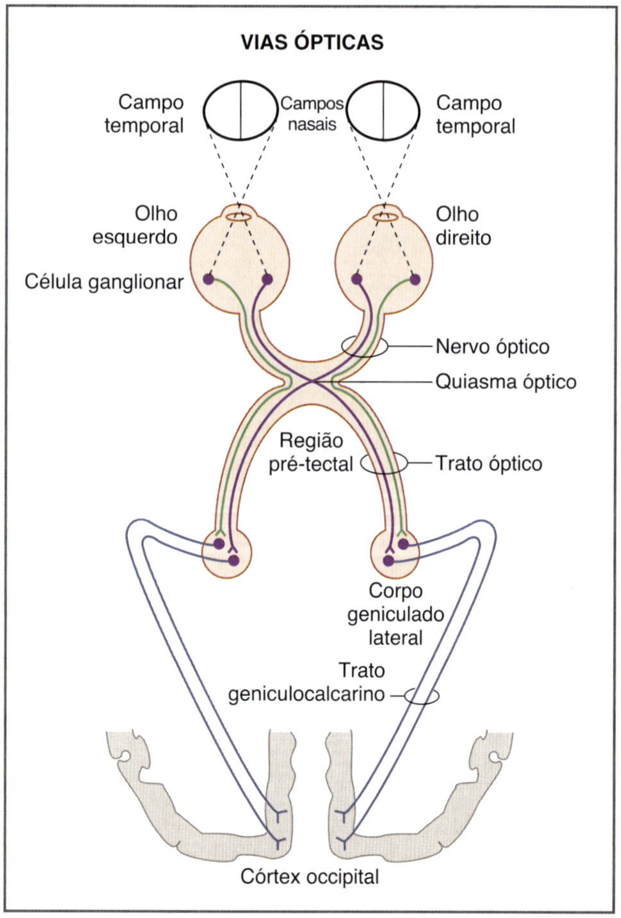

Figura 3.18 Vias ópticas. As fibras dos campos visuais temporais se cruzam no quiasma óptico, mas as fibras dos campos visuais nasais não se cruzam. (Adaptada de Barrett *et al.* Ganong's Review of Medical Physiology, 23rd ed., McGraw-Hill 2010.)

lateral *direito*. Por outro lado, fibras da hemirretina nasal *direita* e fibras da hemirretina temporal *esquerda* formam o trato óptico *esquerdo* e fazem sinapse no corpo geniculado lateral *esquerdo*. As fibras do corpo geniculado lateral formam o **trato geniculocalcarino**, que ascende até o **córtex visual** (área 17 do lobo occipital). As fibras do corpo geniculado lateral direito formam o trato geniculocalcarino direito; as fibras do corpo geniculado lateral esquerdo formam o trato geniculocalcarino esquerdo.

Lesões em vários pontos da via óptica causam déficits na visão, que podem ser previstos pela análise da via, como mostra a Figura 3.19. A **hemianopsia** é a perda da visão em metade do campo visual de um ou ambos os olhos. Se a perda ocorre no mesmo lado da lesão, é chamada de ipsilateral; no lado oposto à lesão, é chamada de contralateral. As seguintes **lesões** correspondem às barras sombreadas e aos números circulados na figura:

1. **Nervo óptico.** Uma lesão no nervo óptico causa cegueira ipsilateral (do mesmo lado). Assim, uma lesão no nervo óptico esquerdo causa cegueira no olho esquerdo. Todas as informações sensitivas provenientes desse olho se perdem porque a lesão ocorre antes que qualquer fibra cruze o quiasma óptico.
2. **Quiasma óptico.** Uma lesão no quiasma óptico causa hemianopsia heterônima (nos dois olhos) bitemporal (nos dois campos visuais temporais). Em outras palavras, *há perda de todas as informações das fibras que se cruzam*. Assim, a informação dos campos visuais temporais de *ambos* os olhos se perde porque essas fibras se cruzam no quiasma óptico.
3. **Trato óptico.** Uma lesão no trato óptico causa hemianopsia homônima (em um olho) contralateral. Como mostrado na figura, uma lesão no trato óptico esquerdo provoca perda do campo visual temporal do olho direito (cruzado) e perda do campo visual nasal do olho esquerdo (não cruzado).
4. **Trato geniculocalcarino.** Uma lesão do trato geniculocalcarino causa hemianopsia homônima contralateral com **preservação macular** (o campo visual da mácula continua intacto). A mácula é preservada porque as lesões do córtex visual não destroem todos os neurônios que a representam.

AUDIÇÃO

A audição envolve a transdução de ondas sonoras em energia elétrica que, então, pode ser transmitida para o sistema nervoso. O som é produzido por ondas de compressão e descompressão, que são transmitidas em meios elásticos, como ar ou água. Essas ondas estão associadas a aumentos (compressão) e diminuições (descompressão) da pressão. As unidades para expressar a pressão sonora são **decibéis (dB)**, uma medida relativa

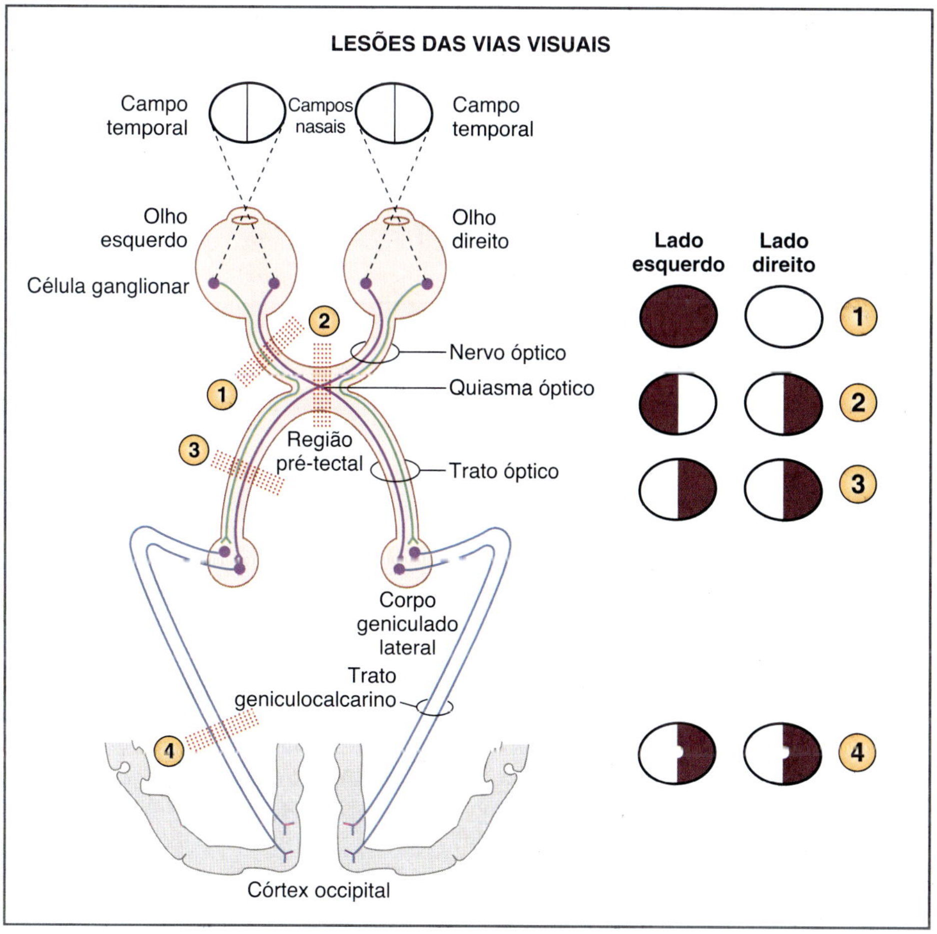

Figura 3.19 Defeitos do campo visual produzidos por lesões em vários pontos da via visual. Os números circundados referem-se a déficits e são explicados no texto. (Adaptada de Barrett et al. Ganong's Review of Medical Physiology, 23rd ed., McGraw-Hill 2010.)

em uma escala logarítmica. A frequência do som é medida em ciclos por segundo ou **hertz (Hz)**. Um tom puro é gerado por ondas senoidais de uma única frequência.

Os sons são, em sua maioria, misturas de tons puros. A orelha humana é sensível a tons com frequências entre **20 e 20.000 Hz**, e é mais sensível entre 2.000 e 5.000 Hz. Uma referência, 0 dB, é o limiar médio para audição em 1.000 Hz. A pressão sonora, em dB, é calculada da seguinte forma:

$$dB = 20 \log P/P_0$$

em que

dB = Decibel
P = Pressão sonora sendo medida
P_0 = Pressão de referência medida na frequência limite

Portanto, se uma pressão sonora for 10 vezes a pressão de referência, é 20 dB (20 × log 10 = 20 × 1 = 20 dB). Se uma pressão sonora for 100 vezes a pressão de referência, é igual a 40 dB (20 × log 100 = 20 × 2 = 40 dB).

A faixa usual de frequências na fala humana está entre 300 e 3.500 Hz, e a intensidade do som é de cerca de 65 dB. Intensidades sonoras acima de 100 dB podem causar danos ao aparelho auditivo e aquelas acima de 120 dB podem causar dor.

Estruturas da orelha

A Figura 3.20 mostra as estruturas das partes externa, média e interna da orelha, descritas a seguir:

- A **orelha externa** é composta pelo pavilhão auricular e pelo meato acústico externo. A função da orelha externa é direcionar as ondas sonoras para o meato acústico. A orelha externa é preenchida por ar
- A **orelha média** é composta de **membrana timpânica** e uma cadeia de ossículos auditivos chamados de **martelo, bigorna e estribo**. A membrana timpânica separa a orelha externa da orelha média. Uma janela oval (janela do vestíbulo segundo a terminologia anatômica) e uma janela redonda (janela da cóclea segundo a terminologia anatômica) ficam entre a orelha média e a orelha interna. O estribo exibe uma plataforma que se insere na janela oval e forma a interface entre a orelha média e a orelha interna. A orelha média é preenchida por ar
- A **orelha interna** é formada por um labirinto ósseo e um labirinto membranáceo. O labirinto ósseo é composto de três **canais semicirculares** (lateral, posterior e superior). O labirinto membranáceo é formado por vários ductos, chamados de rampa do vestíbulo, rampa do tímpano e rampa média do labirinto coclear.

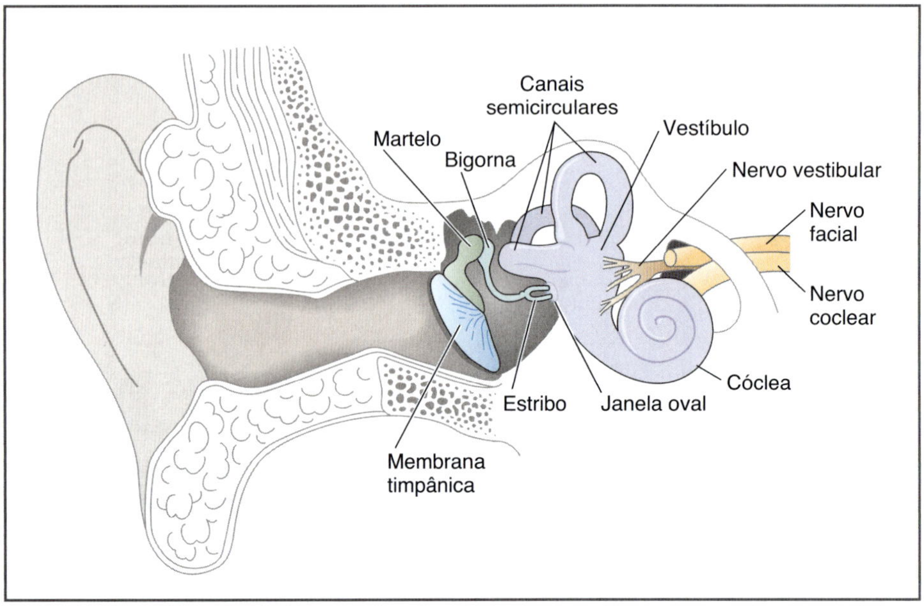

Figura 3.20 Estruturas da orelha (externa, média e interna). A cóclea foi levemente virada para visualização.

A cóclea e o vestíbulo são formados a partir dos labirintos ósseo e membranáceo. A **cóclea**, uma estrutura espiralada com três canais ou ductos tubulares, contém o órgão de Corti. O **órgão de Corti** tem células receptoras e é o local da transdução auditiva. A orelha interna é preenchida por líquido, que tem composição diferente em cada ducto. O líquido na rampa do vestíbulo e na rampa do tímpano é chamado de **perilinfa**, e é semelhante ao fluido extracelular. O líquido na rampa média do labirinto coclear é chamado de **endolinfa**, tem **alta concentração de potássio (K^+)** e baixa concentração de sódio (Na^+). Assim, a endolinfa é incomum, porque sua composição é semelhante à do líquido intracelular, embora tecnicamente seja um líquido extracelular

- A composição incomum da endolinfa, com sua alta concentração de K^+, é o resultado de um processo de transporte de várias etapas na estria vascular do ducto coclear (Figura 3.21). Como mostra a figura, a Na^+-K^+ ATPase, localizada nos fibroblastos do ligamento espiral, bombeia K^+ contra o gradiente de concentração da perilinfa para o líquido intracelular. As junções comunicantes são condutos de baixa resistência entre os fibroblastos do ligamento espiral e as células intermediárias. O K^+ se difunde a favor do gradiente de concentração até o líquido intraestrial e, em seguida, volta a ser bombeado contra o gradiente para as células marginais pelos cotransportadores de Na^+-$2Cl^-$-K^+. Por fim, o K^+ se difunde a favor de seu gradiente eletroquímico para criar a alta concentração de K^+ da endolinfa. A diferença de potencial da endolinfa em relação à perilinfa é de +80 mV; essa diferença de potencial é chamada de **potencial endococlear**.

Transdução auditiva

A transdução auditiva é a transformação da pressão sonora em energia elétrica. Muitas das estruturas da orelha participam

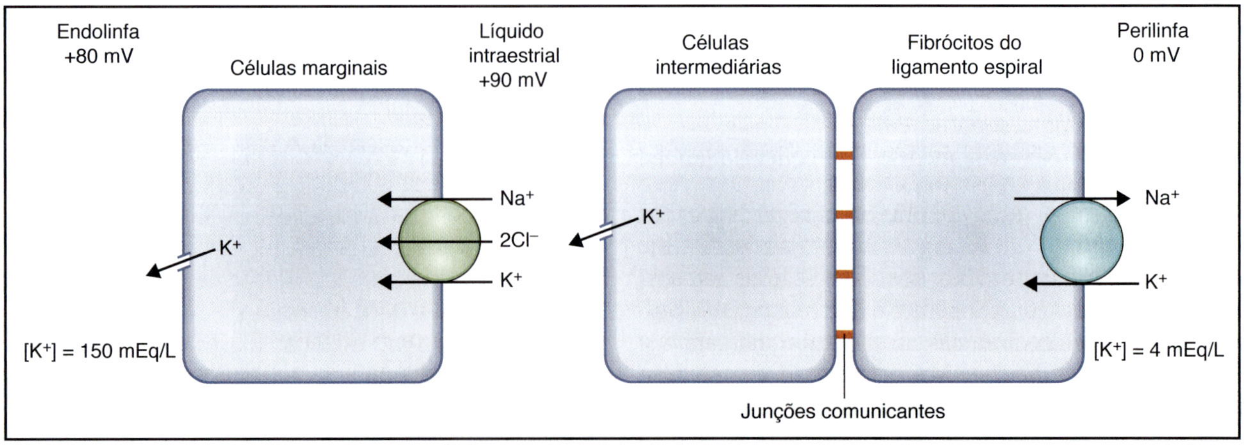

Figura 3.21 Secreção de K^+ na endolinfa pela estria vascular do ducto coclear.

de maneira direta ou indireta desse processo de transdução. Lembre-se de que a orelha externa e a orelha média são preenchidas por ar enquanto a orelha interna, que contém o órgão de Corti, está preenchida por líquido. Assim, antes da transdução, as ondas sonoras que se deslocam pelo ar precisam ser convertidas em ondas de pressão no líquido. A impedância acústica do líquido é muito maior que a do ar. A combinação da membrana timpânica e dos ossículos da audição forma um dispositivo de associação de impedâncias que faz essa conversão. Essa associação de impedâncias se deve à razão entre a grande área de superfície da membrana timpânica e a pequena área de superfície da janela oval e à vantagem mecânica oferecida pelo sistema de alavanca dos ossículos.

A orelha externa direciona as ondas sonoras para o meato acústico, que transmite as ondas sonoras para a membrana timpânica. As ondas sonoras movem a membrana timpânica e, assim, movimentam a cadeia de ossículos da audição, empurrando a plataforma do estribo para a janela oval e deslocando o líquido na orelha interna.

Cóclea e órgão de Corti

A cóclea contém o aparelho de transdução sensitivo, o órgão de Corti. A Figura 3.22 mostra as estruturas da cóclea e do órgão de Corti.

O corte transversal da **cóclea** mostra suas três câmaras: rampa do vestíbulo, rampa média do labirinto coclear e rampa do tímpano. Cada câmara é preenchida por líquido; a rampa do vestíbulo e a rampa do tímpano contêm perilinfa e a rampa média do labirinto coclear apresenta endolinfa. A rampa do vestíbulo é separada da rampa média do labirinto coclear pela membrana de Reissner. A membrana basilar separa a rampa média do labirinto coclear da rampa do tímpano.

O **órgão de Corti** situa-se na membrana basilar da cóclea e é banhado pela endolinfa contida na rampa média do labirinto coclear. As células ciliadas auditivas no órgão de Corti são os locais de transdução auditiva. O órgão de Corti contém dois tipos de células receptoras: células ciliadas internas e células ciliadas externas. Há menos **células ciliadas internas**, que são organizadas em fileiras únicas. As **células ciliadas externas** estão dispostas em fileiras paralelas e são mais numerosas que as células ciliadas internas. Os cílios, que se projetam das células ciliadas, estão embutidos na membrana tectória. Assim, os corpos das células ciliadas estão em contato com a membrana basilar e os cílios das células ciliadas estão em contato com a membrana tectória.

Os nervos que suprem o órgão de Corti pertencem ao nervo vestibulococlear (**NC VIII**). Os corpos celulares desses nervos estão em gânglios espirais e seus axônios fazem sinapse com a base das células ciliadas. Esses nervos transmitem informações auditivas das células ciliadas para o SNC.

Etapas da transdução auditiva

Várias etapas importantes precedem a transdução das ondas sonoras pelas células ciliadas auditivas no órgão de Corti. As ondas sonoras são direcionadas para a membrana timpânica e, à medida que essa membrana vibra, provocam a vibração dos ossículos da audição e empurram o estribo para a janela oval (janela do vestíbulo segundo a terminologia anatômica). Esse movimento desloca o líquido na cóclea. A energia sonora é **amplificada** por dois efeitos: a ação de alavanca dos ossículos da audição e a concentração de ondas sonoras da grande membrana timpânica na pequena janela oval. Assim, as ondas sonoras são transmitidas e amplificadas das orelhas externa e média, preenchidas por ar, para a orelha interna, preenchida por líquido, que contém os receptores (ou seja, as células ciliadas auditivas).

A transdução auditiva pelas células ciliadas no **órgão de Corti** ocorre nas etapas a seguir e mostradas na Figura 3.23.

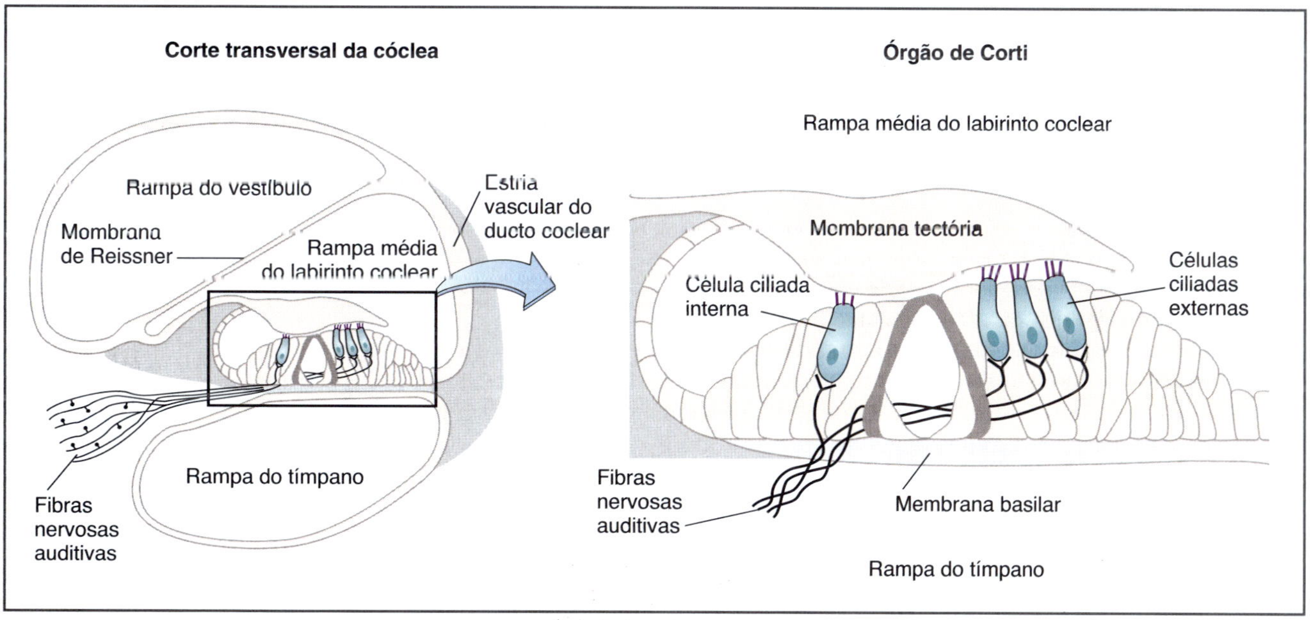

Figura 3.22 Estruturas da cóclea e do órgão de Corti.

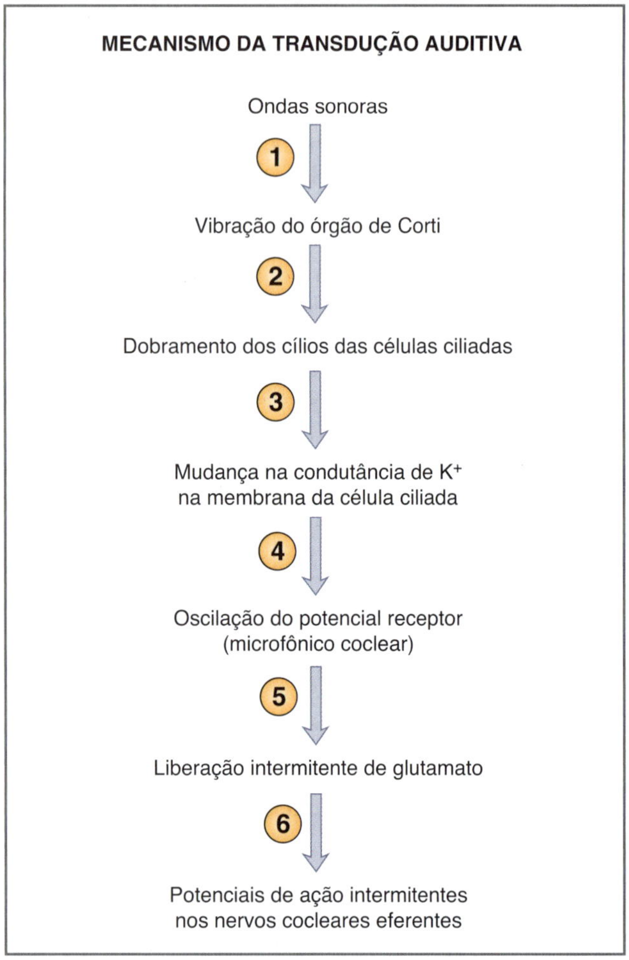

Figura 3.23 Etapas da transdução auditiva nas células ciliadas. Os números circundados correspondem às etapas descritas no texto.

1. As ondas sonoras são transmitidas para a orelha interna e causam **vibração** do órgão de Corti.
2. As **células ciliadas auditivas** são mecanorreceptores localizados no órgão de Corti (ver Figura 3.22). A base das células ciliadas fica na membrana basilar e os cílios das células ciliadas estão embutidos na membrana tectória. A membrana basilar é mais elástica que a membrana tectória. Assim, a vibração do órgão de Corti causa o **dobramento dos cílios** das células ciliadas por uma força de cisalhamento à medida que os cílios empurram a membrana tectória.
3. O dobramento dos cílios muda a **condutância de K^+** na membrana da célula ciliada. O dobramento em um sentido aumenta a condutância de K^+ e causa despolarização; o dobramento no outro sentido diminui a condutância de K^+ e provoca hiperpolarização. (Observe que essas mudanças no potencial de membrana são o *oposto* do que se poderia prever. Isso acontece porque os cílios dessas células são banhados em endolinfa, que tem alta concentração de K^+; assim, os gradientes de concentração de K^+ são opostos aos de outras membranas celulares. Consequentemente, mudanças na condutância de K^+ nos cílios têm o efeito oposto no potencial de membrana.)
4. Essas mudanças no potencial de membrana são os potenciais receptores das células ciliadas auditivas. O potencial oscilante do receptor é chamado de **potencial microfônico coclear**.
5. A *des*polarização das células ciliadas abre os canais de Ca^{2+} dependentes de voltagem nos terminais pré-sinápticos dessas células. Assim, Ca^{2+} entra nos terminais pré-sinápticos e provoca a liberação de glutamato, que funciona aqui como um neurotransmissor excitatório, causando potenciais de ação nos nervos cocleares aferentes que transmitem essas informações para o SNC. A *hiper*polarização das células ciliadas gera os eventos opostos e diminui a liberação de glutamato.
6. Assim, os potenciais receptores oscilantes de despolarização e hiperpolarização nas células ciliadas causam liberação intermitente de glutamato, o que produz disparos intermitentes dos nervos cocleares aferentes.

Codificação do som

A ativação de diferentes células ciliadas auditivas por diferentes frequências é responsável pela codificação de frequências sonoras. A frequência que ativa determinada célula ciliada depende da *posição* dessa célula ao longo da **membrana basilar**, como ilustrado na Figura 3.24. A **base** da membrana basilar é mais próxima do estribo e é estreita e rígida. As células ciliadas localizadas na base respondem melhor às altas frequências. O **ápice** da membrana basilar é grande e complacente. As células ciliadas localizadas no ápice respondem melhor às baixas frequências. Assim, a membrana basilar atua como um analisador de frequência sonora e as células ciliadas posicionadas ao longo da membrana basilar respondem a frequências diferentes. Esse mapeamento espacial de frequências gera um **mapa tonotópico** que, então, é transmitido para níveis superiores do sistema auditivo.

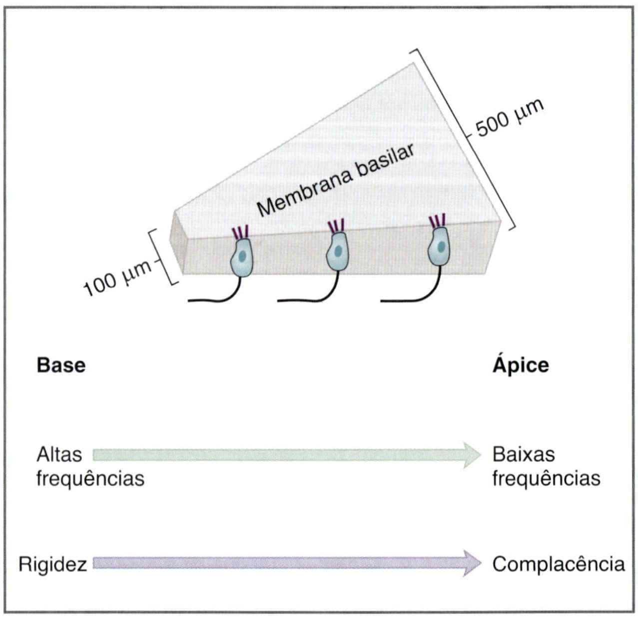

Figura 3.24 Respostas da membrana basilar às frequências.

Vias auditivas

A informação é transmitida das células ciliadas do órgão de Corti para os nervos cocleares aferentes. Os nervos cocleares fazem sinapse com neurônios dos núcleos cocleares posterior e anterior no bulbo, que enviam axônios que ascendem até o SNC. Alguns desses axônios cruzam para o lado contralateral e ascendem pelo **lemnisco lateral** (o trato auditivo primário) até o **colículo inferior**. Outros axônios continuam ipsilaterais. Os dois colículos inferiores são conectados por sua comissura. Fibras dos núcleos do colículo inferior ascendem para o **núcleo geniculado medial (corpo geniculado medial segundo a terminologia anatômica) do metatálamo**. As fibras do tálamo ascendem até o **córtex auditivo**. O mapa tonotópico, gerado no órgão de Corti, é preservado em todos os níveis do SNC. A discriminação de características complexas (p. ex., a capacidade de reconhecer uma sequência padronizada) é propriedade do córtex auditivo.

Como algumas fibras auditivas cruzam e outras não, uma mistura de fibras nervosas ascendentes representa as duas orelhas em todos os níveis do SNC. Assim, lesões da cóclea de uma orelha causam surdez ipsilateral. No entanto, lesões unilaterais mais centrais não causam surdez porque algumas das fibras que transmitem informações dessa orelha já cruzaram para o lado não danificado.

SISTEMA VESTIBULAR

O sistema vestibular é usado para manter o **equilíbrio** detectando acelerações angulares e lineares da cabeça. A informação sensitiva do sistema vestibular, então, é usada para fornecer uma imagem visual estável para a retina (enquanto a cabeça se move) e fazer os ajustes posturais necessários para a manutenção do equilíbrio.

Órgão vestibular

O órgão vestibular está dentro do osso temporal, adjacente à cóclea. O órgão vestibular é formado por um labirinto membranáceo dentro do labirinto ósseo (Figura 3.25). O labirinto membranáceo é composto por três canais semicirculares perpendiculares (horizontal, superior e posterior) e dois órgãos com otólitos (utrículo e sáculo). Os canais semicirculares, o sáculo e o utrículo são preenchidos por endolinfa e circundados por perilinfa, assim como a cóclea.

Os **canais semicirculares**, dispostos de maneira perpendicular entre si, detectam a aceleração *angular* ou rotacional da cabeça. (A disposição perpendicular dos canais assegura que cubram os três eixos principais de rotação da cabeça.) Cada canal, preenchido por endolinfa, contém uma ampliação em uma extremidade chamada de **ampola**. Cada ampola contém **células ciliadas vestibulares**, que são recobertas por uma massa gelatinosa chamada de **cúpula** (Figura 3.26). A cúpula, que abrange a área transversal da ampola, tem a mesma densidade específica que a endolinfa no canal. Durante a aceleração angular da cabeça, a cúpula é deslocada, causando excitação ou inibição das células ciliadas.

Os **órgãos com otólitos**, o **utrículo** e o **sáculo**, detectam a aceleração *linear* (p. ex., forças gravitacionais). Dentro do utrículo e do sáculo, uma massa otolítica composta de mucopolissacarídeos e cristais de carbonato de cálcio recobre as células ciliadas vestibulares (como um travesseiro). Quando a cabeça é inclinada, as forças gravitacionais atuam sobre a massa do otólito, movendo-a pelas células ciliadas vestibulares. As células ciliadas são ativadas ou inibidas, alertando o indivíduo acerca da mudança de posição da cabeça.

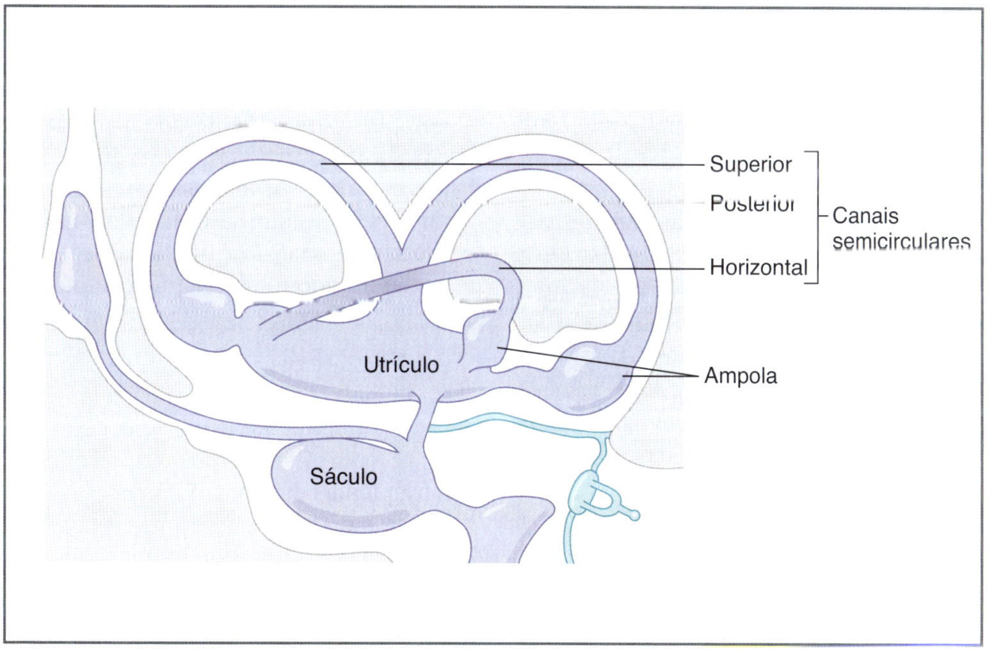

Figura 3.25 **Estruturas do órgão vestibular, mostrando os três canais semicirculares perpendiculares, o utrículo e o sáculo.**

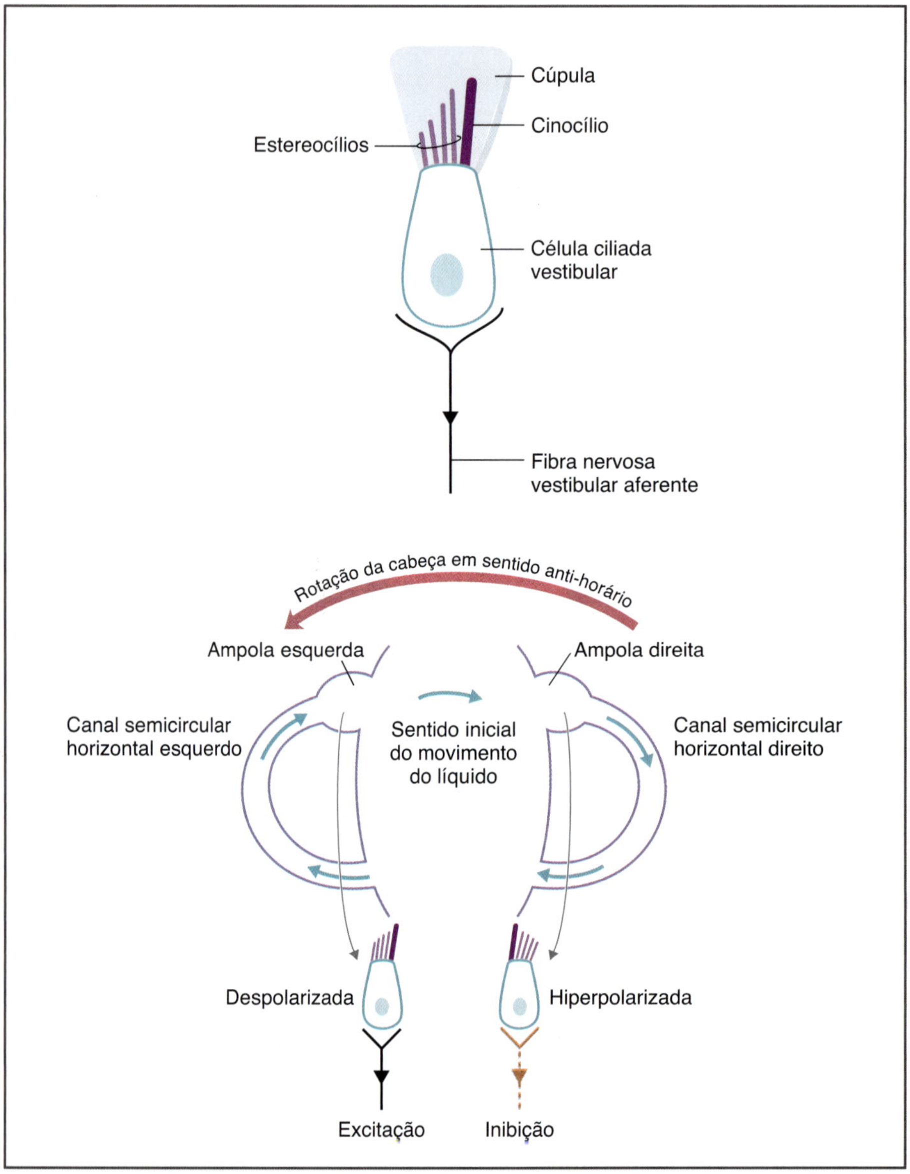

Figura 3.26 Estrutura de uma célula ciliada vestibular, mostrando sua função no canal semicircular horizontal. A rotação no sentido anti-horário (*esquerda*) da cabeça estimula os canais semicirculares esquerdos e inibe os canais semicirculares direitos.

Transdução vestibular

Canais semicirculares

A função dos canais semicirculares horizontais é detectar a **aceleração angular** da cabeça, como ilustra a Figura 3.26. Essa figura mostra os canais horizontais esquerdo e direito e suas ampolas. A ampola contém as células ciliadas vestibulares, que estão embutidas na massa gelatinosa da cúpula. As células ciliadas vestibulares diferem das células ciliadas auditivas por terem um grande **cinocílio** e um aglomerado de estereocílios. As fibras nervosas aferentes das células ciliadas levam informações vestibulares para o SNC.

A **rotação da cabeça em sentido anti-horário** (para a esquerda), por exemplo, gera os eventos a seguir nos canais semicirculares horizontais:

1. A rotação da cabeça para a esquerda também provoca a rotação dos canais semicirculares horizontais e suas ampolas para a esquerda. A princípio, a cúpula (ancorada na ampola) se move antes que a endolinfa comece a fluir. Assim, a cúpula é deslocada ou arrastada pela endolinfa, o que flexiona os cílios sobre as células ciliadas. Por fim, à medida que a rotação continua, a endolinfa começa a se mover.
2. O dobramento dos estereocílios *em direção* ao cinocílio provoca *despolarização* da célula ciliada e aumento da frequência de disparo nos nervos vestibulares aferentes. O dobramento dos estereocílios *em sentido contrário* ao cinocílio *hiperpolariza* a célula ciliada e diminui a frequência de disparo nos nervos vestibulares aferentes. Portanto, no começo da rotação da cabeça para a esquerda, o canal horizontal esquerdo é estimulado e o canal horizontal direito é inibido.
3. Enquanto a cabeça ainda está girando para a esquerda, a endolinfa "acompanha" o movimento da cabeça, da

ampola e da cúpula. Os cílios agora retornam às suas posições originais e as células ciliadas não são despolarizadas nem hiperpolarizadas.

4. Ao fim da rotação da cabeça, os eventos ocorrem ao contrário. Por um breve período, a endolinfa continua a se mover, empurrando a cúpula e os cinocílios das células ciliadas no sentido oposto. Assim, a célula ciliada despolarizada no começo da rotação agora é hiperpolarizada e há inibição do estímulo nervoso aferente. A célula ciliada hiperpolarizada no começo da rotação agora é despolarizada e há excitação do estímulo nervoso aferente. Assim, quando a cabeça para de se mover para a esquerda, o canal horizontal esquerdo é inibido e o canal direito é estimulado.

Em resumo, a rotação da cabeça para a esquerda estimula os canais semicirculares esquerdos e a rotação para a direita estimula os canais semicirculares direitos.

Utrículo e sáculo

As máculas são sensíveis à **aceleração linear** (p. ex., aceleração devido a forças gravitacionais). Lembre-se de que as células ciliadas das máculas estão inseridas na massa de otólitos. Ao inclinar a cabeça, as forças gravitacionais fazem com que a massa de otólitos deslize pelas células ciliadas vestibulares, dobrando os estereocílios em direção ao cinocílio ou em sentido contrário. O movimento dos estereocílios *em direção* ao cinocílio causa *despolarização* da célula ciliada e excitação. O movimento dos estereocílios em *sentido contrário* ao cinocílio provoca *hiperpolarização* da célula ciliada e inibição.

Quando a cabeça está ereta, a mácula do utrículo fica em orientação horizontal e o sáculo fica em orientação vertical. No **utrículo**, a inclinação da cabeça para frente ou para um lado excita o utrículo ipsilateral; a inclinação da cabeça para trás ou em sentido medial causa inibição do utrículo ipsilateral. O **sáculo** responde aos movimentos da cabeça em todas as direções. As células ciliadas do sáculo são excitadas por movimentos para a frente e para trás (chamados de "lançamentos") e movimentos laterais e mediais (chamados de "rolamentos"). O sáculo também responde aos movimentos para cima e para baixo da cabeça.

Devido ao arranjo bilateral do utrículo e do sáculo, toda orientação possível da cabeça pode ser codificada pela excitação ou inibição das células ciliadas vestibulares. Para cada posição da cabeça, há um padrão único de atividade dos nervos aferentes que suprem o utrículo e o sáculo, e fornecem informações detalhadas ao SNC sobre seu posicionamento no espaço.

Vias vestibulares

Os nervos aferentes das células ciliadas vestibulares terminam nos núcleos vestibulares do bulbo: os núcleos superior, medial, lateral (núcleo de Deiters) e inferior. Os **núcleos medial e superior** recebem aporte dos canais semicirculares e se projetam para os nervos que suprem os músculos extraoculares por meio do fascículo longitudinal medial. O **núcleo vestibular lateral** recebe aporte dos utrículos e se projeta para os motoneurônios da medula espinal por meio do trato vestibuloespinal lateral. As projeções do núcleo vestibular lateral atuam na manutenção dos reflexos posturais. O **núcleo vestibular inferior** recebe aporte dos utrículos, sáculos e canais semicirculares. Esse núcleo se projeta até o tronco encefálico e o cerebelo por meio do fascículo longitudinal medial.

Reflexos vestíbulo-oculares

Vários reflexos vestibulares são produzidos em resposta ao movimento da cabeça. Um reflexo, chamado **nistagmo**, ocorre em resposta à aceleração angular ou rotacional da cabeça. Com a rotação da cabeça, os olhos primeiro se movem na direção oposta da rotação, tentando manter o olhar em direção constante. Esse primeiro movimento é o componente lento do nistagmo. Uma vez que os olhos se aproximam do limite de seu movimento lateral, se movimentam rapidamente na mesma direção da rotação da cabeça. Esse movimento é o componente rápido do nistagmo, em que os olhos "saltam à frente" para se fixar em uma nova posição no espaço. O nistagmo é definido pela direção do componente rápido: *o nistagmo se dá na direção da rotação da cabeça*.

A interrupção abrupta da rotação faz com que os olhos se movam na direção oposta à rotação original. Esse movimento ocular é chamado de **nistagmo pós-rotatório**. Durante o período pós-rotatório, o indivíduo tende a cair na direção da rotação original (devido à estimulação dos músculos extensores contralaterais) porque pensa que está girando na direção oposta.

Exame dos reflexos vestíbulo-oculares

A função vestibular pode ser examinada usando os fenômenos de nistagmo e nistagmo pós-rotatório.

No **teste de Bárány**, o indivíduo gira em uma cadeira especial por cerca de 10 revoluções. Em uma pessoa com função vestibular normal, a rotação para a direita causa um nistagmo rotatório à direita, um nistagmo pós-rotatório esquerdo, e a pessoa cai para a direita durante o período pós-rotatório. Da mesma forma, a rotação para a esquerda causa um nistagmo rotatório esquerdo, um nistagmo pós-rotatório direito, e queda para a esquerda durante o período pós-rotatório.

Na **prova calórica**, há estimulação térmica das orelhas internas, em que os canais semicirculares horizontais direito e esquerdo podem ser estimulados de maneira separada. Nesse teste, a cabeça é inclinada para trás 60° para que os canais horizontais fiquem em orientação vertical. A colocação de água morna ou fria na orelha provoca o fluxo de endolinfa flua, o que desvia a cúpula como se a cabeça fosse girada. Ocorre um nistagmo, com duração aproximada de 2 minutos. A **água morna** produz nistagmo em direção ao lado tratado; a **água fria** causa nistagmo em direção ao lado não tratado.

OLFATO

Os sentidos químicos envolvem a detecção de estímulos químicos e sua transdução em energia elétrica que pode ser transmitida no sistema nervoso. O olfato é um dos sentidos químicos. Nos humanos, o olfato não é necessário para a sobrevivência, mas melhora a qualidade de vida e até protege contra perigos.

Anosmia é a ausência do olfato, **hiposmia** é a redução do olfato e **disosmia** é a distorção do olfato. Traumatismo craniano, infecções respiratórias superiores, tumores da fossa anterior e exposição a substâncias tóxicas (que destroem o epitélio olfatório) podem causar deficiência olfatória.

Epitélio olfatório e receptores

Moléculas odoríferas, presentes na fase gasosa, atingem os receptores olfatórios por meio da cavidade nasal: o ar entra na narina, atravessa a cavidade nasal e sai pela nasofaringe. A cavidade nasal contém estruturas chamadas conchas nasais e algumas delas são revestidas por epitélio olfatório, que apresenta as células receptoras olfatórias. (O restante da cavidade nasal é revestido por epitélio respiratório.) As conchas nasais atuam como defletores, fazendo com que o fluxo de ar se torne turbulento e, assim, atinja as regiões superiores da cavidade nasal.

O **epitélio olfatório** é formado por três tipos de células: células de suporte, células basais e células receptoras olfatórias (Figura 3.27):

- As **células de suporte** são células epiteliais colunares revestidas por microvilosidades em sua borda mucosa e preenchidas por grânulos de secreção
- As **células basais** estão localizadas na base do epitélio olfatório e são células-tronco indiferenciadas que dão origem às células receptoras olfatórias. Essas células-tronco sofrem mitose, produzindo uma renovação contínua de células receptoras
- As **células receptoras olfatórias**, que também são **neurônios aferentes primários**, são o local de ligação, detecção e transdução do odor. As moléculas odoríferas se ligam a receptores nos cílios, que se estendem até a mucosa nasal. Os axônios das células receptoras olfatórias deixam o epitélio olfatório e seguem por uma via central até o bulbo olfatório. Esses axônios devem passar pela **lâmina cribriforme** na base do crânio para chegarem ao bulbo olfatório. Assim, fraturas da lâmina cribriforme podem causar ruptura de neurônios olfatórios, levando ao desenvolvimento de distúrbios do olfato (p. ex., anosmia). Os axônios do nervo olfatório não são mielinizados e estão entre as fibras menores e mais lentas do sistema nervoso (lembre-se das relações entre diâmetro da fibra, mielinização e velocidade de condução discutidas no Capítulo 1).

  Como as células receptoras olfatórias também são neurônios aferentes primários, a reposição contínua das células receptoras a partir das células basais indica a existência de **neurogênese contínua**.

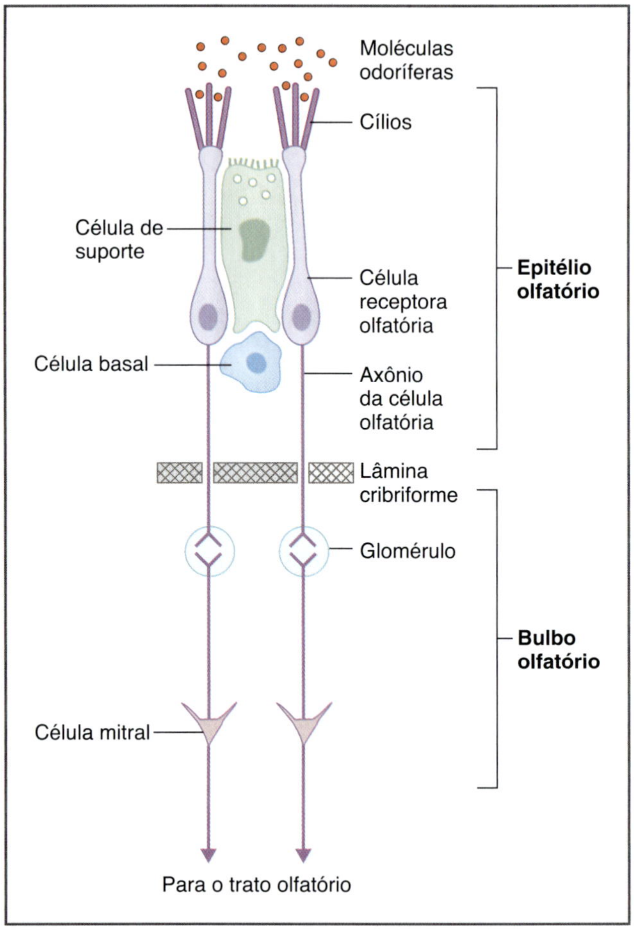

Figura 3.27 Vias olfatórias, mostrando o epitélio olfatório e o bulbo olfatório.

Transdução olfatória

No sistema olfatório, a transdução requer a conversão de um sinal químico em um sinal elétrico que pode ser transmitido ao SNC. As etapas na transdução olfatória são detalhadas a seguir e mostradas na Figura 3.28:

1. As moléculas odoríferas ligam-se a **proteínas receptoras olfatórias específicas** localizadas nos cílios das células receptoras olfatórias. Existem pelo menos mil proteínas receptoras olfatórias diferentes (membros da superfamília de receptores acoplados à proteína G), cada uma codificada por determinado gene e encontrada em uma célula receptora olfatória distinta.

2. As proteínas receptoras olfatórias são acopladas à adenilil ciclase por meio de uma proteína G chamada $\mathbf{G_{olf}}$. A ligação da molécula odorífera ativa G_{olf}, o que ativa a **adenilil ciclase**.

3. A adenilil ciclase catalisa a conversão de ATP em monofosfato de adenosina cíclico (cAMP). Os níveis intracelulares de cAMP aumentam, o que abre **canais de cátions** na membrana celular do receptor olfatório, que são permeáveis a Na^+, K^+ e Ca^{2+}.

4. A membrana da célula receptora é despolarizada (ou seja, seu potencial de membrana fica entre os potenciais

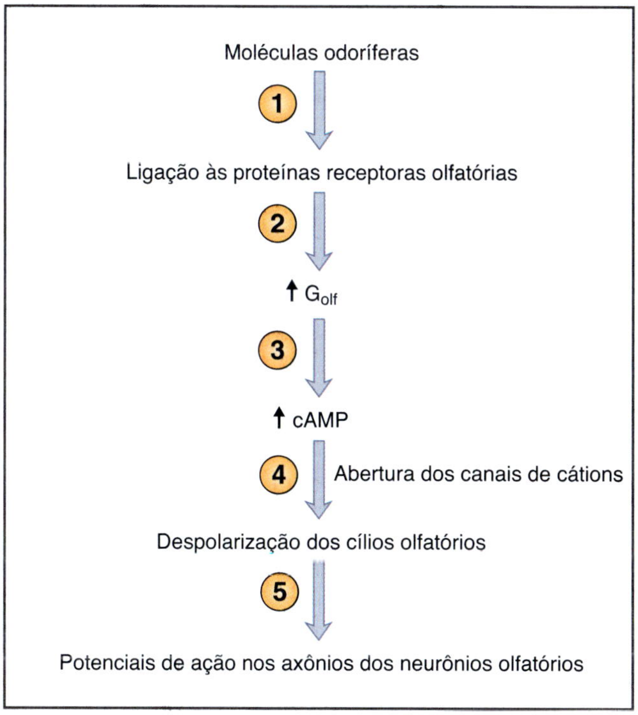

Figura 3.28 Etapas da transdução olfatória. Os números circundados correspondem as etapas descritas no texto. *cAMP*, monofosfato de adenosina cíclico.

de equilíbrio dos três cátions, que é de despolarização). Esse potencial receptor despolarizante aproxima o potencial de membrana do limiar e despolariza o primeiro segmento do axônio do nervo olfatório.

5. Há geração e propagação dos potenciais de ação ao longo dos axônios do nervo olfatório em direção ao bulbo olfatório.

Codificação dos estímulos olfatórios

Não se sabe exatamente como os estímulos olfatórios são codificados; isto é, como *reconhecemos* o perfume de uma rosa ou de uma gardênia ou de uma pessoa especial? Como *distinguimos* uma rosa de uma gardênia?

Sabemos o seguinte: (1) as proteínas receptoras olfatórias *não* são dedicadas a uma única molécula odorífera e cada proteína pode responder a diversas dessas moléculas. (2) Ainda assim, as proteínas receptoras olfatórias são seletivas, respondendo mais a algumas moléculas odoríferas do que a outras e não respondendo a algumas. (3) Diferentes proteínas receptoras olfatórias respondem de maneira diferente à mesma molécula odorífera. Por exemplo, a proteína receptora "A" responde muito mais forte à "maçã" do que a proteína receptora "B". (4) A análise da resposta de muitos receptores a determinada molécula odorífera revela padrões diferentes para diferentes moléculas. Isso é chamado de **código de padrão entre fibras**. Cada molécula odorífera produz um padrão único de atividade em uma população de receptores, que é projetado em glomérulos específicos no bulbo olfatório ("mapa de odor"). O SNC, então, interpreta esses mapas de odor (p. ex., uma rosa, uma gardênia ou uma pessoa especial).

Vias olfatórias

Como observado, as células receptoras olfatórias são os neurônios aferentes primários do sistema olfatório. Os axônios das células receptoras deixam o epitélio olfatório, passam pela lâmina cribriforme e fazem sinapse com os dendritos apicais das **células mitrais** (os neurônios de segunda ordem) no **bulbo olfatório**. Essas sinapses ocorrem em aglomerados chamados **glomérulos** (ver Figura 3.27). Nos glomérulos, cerca de mil axônios com receptores olfatórios convergem em uma célula mitral. As células mitrais estão dispostas em uma única camada no bulbo olfatório e apresentam dendritos laterais além dos dendritos apicais. O bulbo olfatório também tem células granulares e células periglomerulares (não mostradas). As células granulares e periglomerulares são interneurônios inibidores que fazem **sinapses dendrodendríticas** com as células mitrais vizinhas. O aporte inibidor tem função semelhante à das células horizontais da retina e proporciona inibição lateral que "aguça" a informação projetada para o SNC.

As células mitrais do bulbo olfatório projetam-se para centros superiores do SNC. Ao se aproximar da base do cérebro, o trato olfatório se divide em dois tratos principais, um trato lateral e um trato medial. O **trato olfatório lateral** faz sinapses no córtex olfatório primário, que inclui o córtex pré-piriforme. O **trato olfatório medial** projeta-se para a comissura anterior e o bulbo olfatório contralateral.

PALADAR

O segundo sentido químico é o **paladar**. Esse sentido detecta substâncias químicas chamadas saborizantes e as transduz por quimiorreceptores localizados nas papilas gustativas. Os sabores são misturas de cinco qualidades elementares: salgada, doce, azeda, amarga e *umami* (gosto de aminoácidos, inclusive glutamato monossódico).

Distúrbios associados ao paladar não são fatais, mas podem prejudicar a qualidade de vida e a nutrição, e aumentar a possibilidade de envenenamento acidental. Dentre os distúrbios do paladar, estão a **ageusia** (ausência de paladar), a **hipogeusia** (diminuição da sensibilidade gustativa), a **hipergeusia** (aumento da sensibilidade gustativa) e a **disgeusia** (distorção do paladar, inclusive sensação gustativa na ausência de estímulos gustativos).

Papilas gustativas e receptores

As células receptoras do paladar estão no interior dos botões gustativos da língua, do palato, da faringe e da laringe. Na língua, as centenas de botões gustativos estão nas papilas gustativas. Os botões gustativos são anatomicamente semelhantes ao epitélio olfatório e formados por três tipos de células: células de suporte, células basais e células receptoras (Figura 3.29).

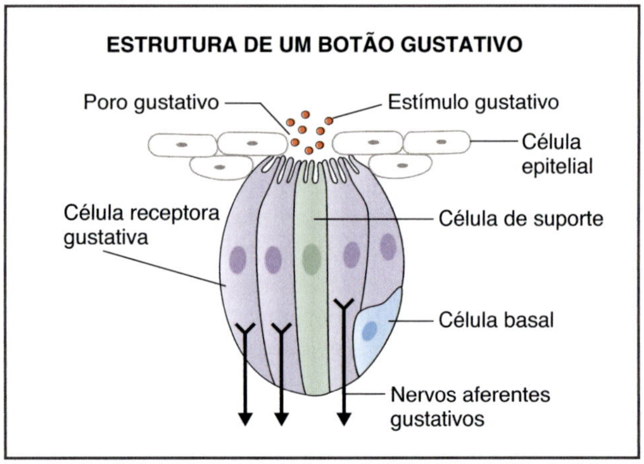

Figura 3.29 Estrutura de um botão gustativo.

- As **células de suporte** estão entre as células receptoras do paladar. Elas não respondem a estímulos gustativos e sua função não é conhecida
- **Células basais** são células-tronco indiferenciadas e precursoras das células receptoras gustativas (assim como as células basais são precursoras das células receptoras olfatórias). As células basais sofrem **reposição contínua**. Novas células, geradas aproximadamente a cada 10 dias, migram em direção ao centro do botão gustativo e se diferenciam em novas células receptoras. Novas células receptoras são necessárias para repor aquelas eliminadas da língua
- As **células receptoras do paladar** são os quimiorreceptores do sistema gustativo. Revestem os botões gustativos e estendem as microvilosidades nos poros gustativos. Essas **microvilosidades** formam uma grande área superficial para detecção de estímulos químicos. Diferentemente do sistema olfatório (em que as células receptoras são neurônios aferentes primários), as células receptoras do sistema gustativo *não são neurônios*. São células epiteliais especializadas que atuam como quimiorreceptores, transduzindo estímulos químicos em sinais elétricos. As fibras aferentes inervam as células receptoras do paladar e transmitem essa informação para o SNC.

Os botões gustativos da língua estão organizados em **papilas** especializadas (Figura 3.30). Três tipos de papilas exibem botões gustativos: circunvaladas, foliadas e fungiformes:

- As **papilas circunvaladas** têm tamanho maior, mas são encontradas em número menor. Estão dispostas em fileiras na base da língua. Cada papila circunvalada é cercada por uma depressão e os botões gustativos ficam nas laterais da depressão. Devido ao seu grande tamanho, as papilas circunvaladas têm cerca de metade do número total de botões gustativos. As células gustativas nas papilas circunvaladas são inervadas pelos NCs VII e IX
- As **papilas foliáceas** estão nas bordas laterais da língua. Os botões gustativos ficam em dobras nas laterais das papilas

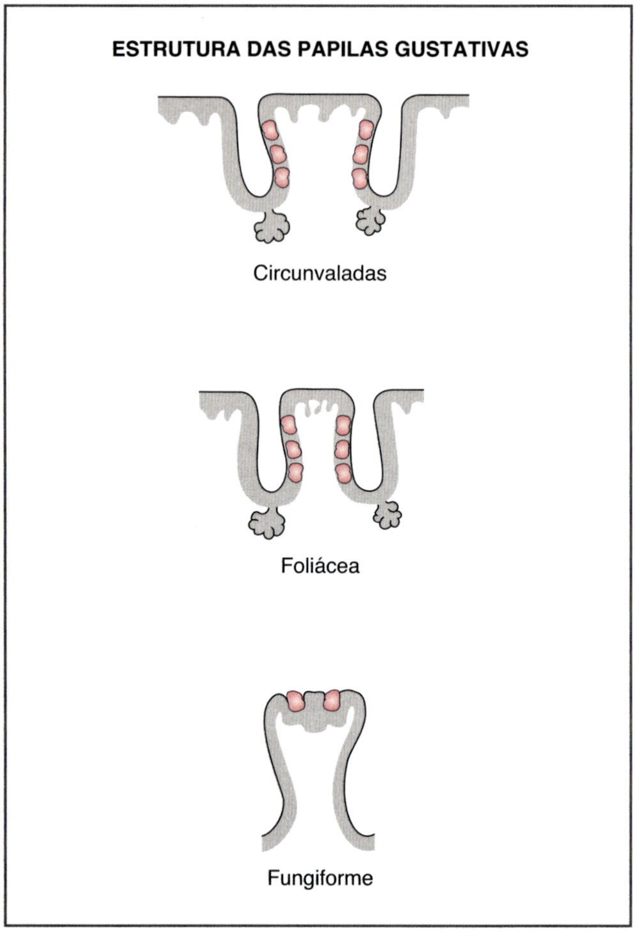

Figura 3.30 Estrutura das papilas gustativas revestidas por botões gustativos.

- As **papilas fungiformes** estão espalhadas na superfície dorsal da língua e são mais numerosas perto da ponta anterior. Têm formato de cogumelo, o que explica seu nome. Cada papila tem de três a cinco botões gustativos. As papilas fungiformes são translúcidas e seu suprimento sanguíneo é denso; assim, são vistas como manchas vermelhas na superfície da língua. As células gustativas das papilas fungiformes são supridas exclusivamente pelo ramo da corda do tímpano do NC VII.

Transdução do paladar

A detecção das cinco qualidades gustativas básicas requer a sensibilidade diferencial das áreas da língua (Figura 3.31). Embora todas as cinco qualidades gustativas possam ser detectadas em toda a superfície da língua, diferentes regiões têm limiares diferentes. A ponta da língua é mais responsiva aos sabores doce, salgado e *umami*, enquanto a parte posterior é mais responsiva ao sabor amargo e as laterais são mais responsivas ao sabor azedo.

A Figura 3.32 mostra os mecanismos de transdução dos sinais químicos das cinco qualidades de sabor. Na maioria dos casos, a transdução provoca despolarização da membrana do receptor gustativo (ou seja, um potencial gerador de despolarização). Essa despolarização leva a potenciais de ação nos nervos aferentes que suprem essa porção da língua. As moléculas de sabor **amargo** se ligam aos receptores acoplados à proteína G na membrana do receptor e um mecanismo mediado por inositol 1,4,5-trifosfato $(IP_3)/Ca^{2+}$ abre os chamados canais TRP e causa despolarização. As moléculas de sabor **doce** e ***umami*** se ligam a uma classe diferente de receptores acoplados à proteína G na membrana celular do receptor gustativo; um processo mediado por IP_3/Ca^{2+} abre os canais TRP e provoca despolarização. O H^+ das

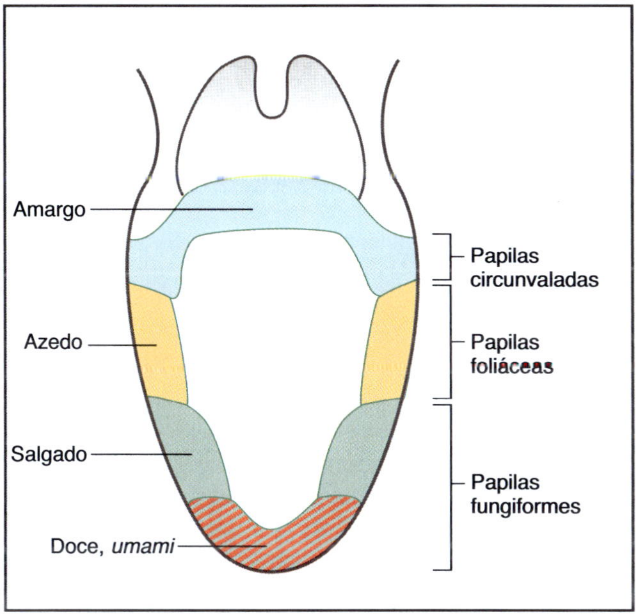

Figura 3.31 Organização das papilas gustativas na língua. A figura mostra as papilas circunvaladas, foliáceas e fungiformes, e as substâncias que detectam.

moléculas de sabor **azedo** entra no receptor gustativo por meio dos canais epiteliais de *Na*$^+$ (**ENaCs**), levando à despolarização. O Na^+ das moléculas de sabor **salgado** entra no receptor gustativo pelos mesmos ENaCs, levando diretamente à despolarização.

Codificação dos estímulos gustativos

Não se sabe exatamente como as características gustativas são codificadas no SNC. Segundo uma teoria, há um **código de padrão entre fibras** em que cada fibra gustativa responde melhor a um estímulo, mas menos a outros estímulos. Assim, uma fibra gustativa aferente pode responder melhor ao sal, mas também responde ao ácido. Outra fibra gustativa pode responder melhor ao ácido, mas também responde ao amargo. Assim, cada fibra gustativa aferente recebe aporte aferente de uma população de receptores gustativos com um *padrão* distinto de respostas. O padrão de resposta de *muitas* fibras, então, codifica um sabor em particular.

Vias gustativas

Como observado, o paladar começa com a transdução de sinais químicos nas células receptoras, localizadas nos botões gustativos. A transdução gera potenciais receptores de despolarização, que provocam potenciais de ação em neurônios aferentes primários que suprem regiões específicas da língua. Diferentes regiões da língua são inervadas por ramos de três nervos cranianos. O terço posterior da língua (onde a sensibilidade ao amargo e ao azedo é maior) é suprido pelo nervo glossofaríngeo (NC IX). Os dois terços anteriores da língua (que apresentam maior sensibilidade a doce, *umami* e

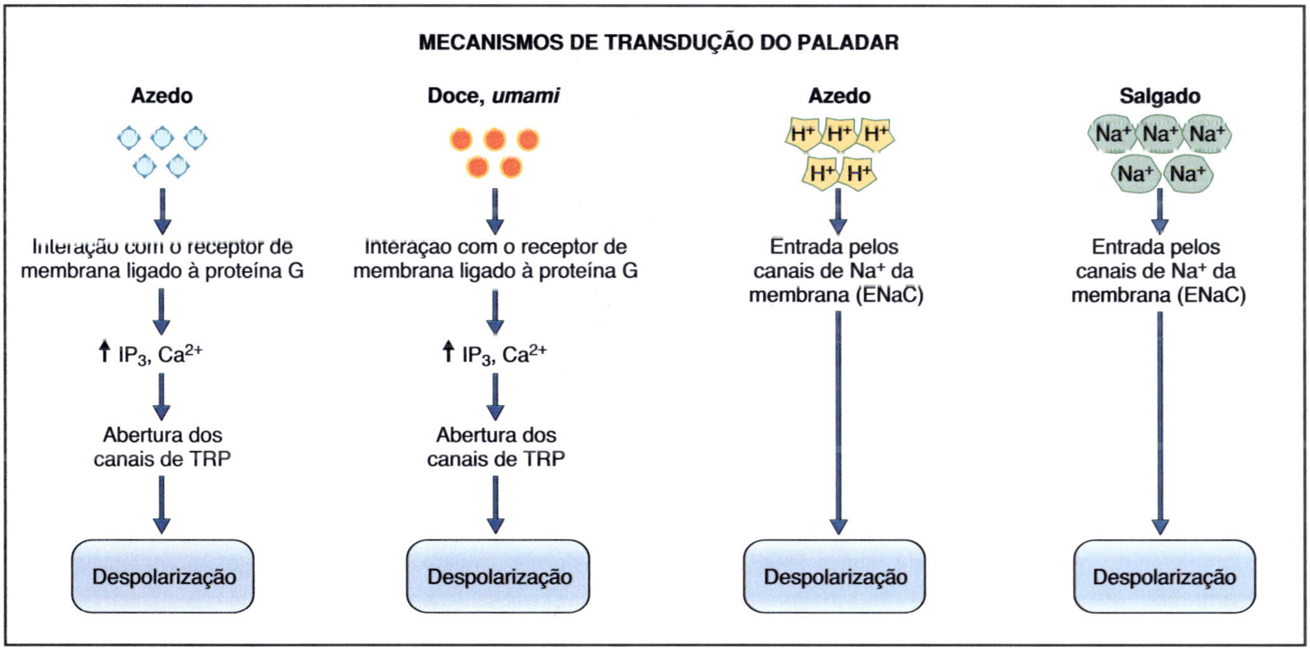

Figura 3.32 Mecanismos de transdução em células receptoras gustativas. *ENaC*, canal epitelial de Na^+; *IP*$_3$, inositol 1,4,5-trifosfato; *TRP*, potencial receptor transitório.

salgado) são supridos pelo nervo facial (NC VII). A parte posterior da garganta e a epiglote são supridas pelo nervo vago (NC X). Esses três nervos cranianos (NCs VII, IX e X) entram no tronco encefálico, ascendem no **trato solitário** e terminam em neurônios de segunda ordem no **núcleo solitário** do bulbo. Os neurônios de segunda ordem se projetam de modo ipsilateral no núcleo posteromedial ventral do tálamo. Os neurônios de terceira ordem deixam o tálamo e terminam no córtex gustativo.

SISTEMAS MOTORES

A postura e o movimento dependem de uma combinação de reflexos involuntários coordenados pela medula espinal e pelas ações voluntárias controladas por centros cerebrais superiores.

Organização da função motora pela medula espinal

Em última análise, a postura e o movimento dependem da contração de alguns músculos esqueléticos enquanto outros músculos continuam relaxados. Lembre-se de que a ativação e a contração dos músculos esqueléticos estão sob o controle dos motoneurônios que os inervam. O sistema motor executa essa resposta coordenada, principalmente, devido aos reflexos integrados na medula espinal.

Unidades motoras

Uma **unidade motora** é definida como um *único* motoneurônio e as fibras musculares supridas. O número de fibras musculares inervadas pode variar de algumas a milhares de fibras, dependendo da natureza da atividade motora. Assim, nos movimentos oculares que requerem controle preciso, os motoneurônios inervam apenas algumas fibras musculares. Por outro lado, os motoneurônios inervam milhares de fibras dos músculos posturais que fazem grandes movimentos. Um **conjunto de motoneurônios** inerva fibras dentro do mesmo músculo.

A força de contração de um músculo é graduada pelo **recrutamento** de unidades motoras (princípio do tamanho). Por exemplo, pequenos motoneurônios inervam algumas fibras musculares e, por terem limiares mais baixos, são os primeiros a disparar potenciais de ação. Os motoneurônios pequenos também geram as menores quantidades de força. Por outro lado, grandes motoneurônios inervam muitas fibras musculares. Os limiares de disparo de potenciais de ação desses motoneurônios são maiores; assim, essas células disparam por último. Como os motoneurônios grandes inervam muitas fibras musculares, também geram as maiores quantidades de força. Segundo o **princípio do tamanho**, o recrutamento de um número maior de unidades motoras aumenta progressivamente o número de motoneurônios acionados, gerando mais tensão.

Tipos de motoneurônios

Existem dois tipos de motoneurônios: os motoneurônios α e os motoneurônios γ. Os **motoneurônios α** inervam as fibras musculares esqueléticas extrafusais. Os potenciais de ação de motoneurônios α geram potenciais de ação nas fibras musculares extrafusais inervadas, o que causa contração (ver Capítulo 1). Os **motoneurônios γ** inervam fibras musculares intrafusais especializadas, um componente dos fusos musculares. A função geral do fuso muscular é detectar o comprimento do músculo; a função dos motoneurônios γ que os inervam é ajustar a sensibilidade dos fusos musculares (para que respondam de maneira adequada à contração e ao alongamento das fibras extrafusais). Os motoneurônios α e os motoneurônios γ são coativados (ou seja, ativados de maneira simultânea) para que os fusos musculares sejam sensíveis às mudanças no comprimento do músculo, mesmo em caso de contração ou alongamento.

Tipos de fibras musculares

Como já observado, existem dois tipos de fibras musculares: fibras extrafusais e fibras intrafusais. As **fibras extrafusais** constituem a maior parte da musculatura esquelética, são inervadas por motoneurônios α e geram força. As **fibras intrafusais** são fibras especializadas inervadas por motoneurônios γ e são muito pequenas para gerar força significativa. As fibras intrafusais são encapsuladas em bainhas, formando os fusos musculares que correm paralelamente às fibras extrafusais.

Fusos musculares

Os fusos musculares se distribuem entre as fibras musculares extrafusais e são abundantes em músculos utilizados em movimentos finos (p. ex., músculos do olho). Os fusos musculares são órgãos fusiformes compostos de fibras musculares intrafusais e inervados por fibras nervosas sensitivas e motoras (Figura 3.33). Os fusos musculares estão ligados ao tecido conjuntivo e dispostos em paralelo às fibras musculares extrafusais.

Fibras musculares intrafusais dos fusos musculares

Existem dois tipos de fibras intrafusais nos fusos musculares: fibras de bolsa nuclear e fibras de cadeia nuclear (ver Figura 3.33). De modo geral, os dois tipos são encontrados em todos os fusos musculares, mas as fibras de cadeia nuclear são mais abundantes do que as fibras de bolsa nuclear. (Existem cinco ou seis fibras de cadeia nuclear por fuso muscular em comparação a duas fibras de bolsa nuclear.) As **fibras de bolsa nuclear** são maiores e seus núcleos se acumulam em uma região central ("bolsa"). As **fibras de cadeia nuclear** são menores e seus núcleos estão dispostos em fileiras ("cadeias").

Inervação dos fusos musculares

Os fusos musculares são supridos por nervos sensitivos (aferentes) e motores (eferentes).

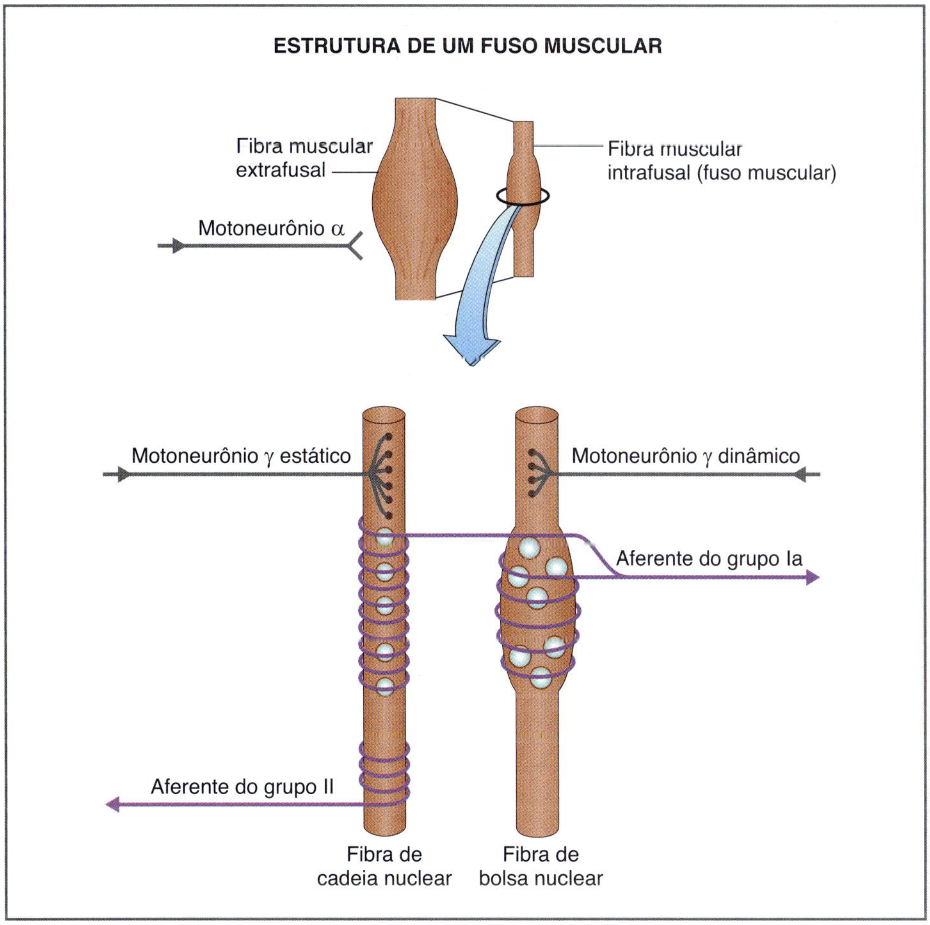

Figura 3.33 Estrutura do fuso muscular. Uma fibra muscular intrafusal é comparada a uma fibra muscular extrafusal.

- A **inervação sensitiva** do fuso muscular é formada por um único **nervo aferente do grupo Ia**, que inerva a região central das fibras de bolsa nuclear e de fibras da cadeia nuclear; e **nervos aferentes do grupo II**, que inervam principalmente as fibras de cadeia nuclear. Lembre-se de que as fibras do grupo Ia estão entre os maiores nervos do corpo; assim, suas velocidades de condução são maiores. Essas fibras formam terminações primárias de formato espiralado ao redor da região central da bolsa nuclear e das fibras de cadeia nuclear. As fibras do grupo II têm diâmetros intermediários e velocidades de condução também intermediárias. As fibras do grupo II formam terminações secundárias principalmente nas fibras de cadeia nuclear.
- A **inervação motora** do fuso muscular é formada por dois tipos de motoneurônios γ: dinâmicos e estáticos. Os **motoneurônios γ dinâmicos** fazem sinapse com as fibras de bolsa nuclear em "terminações em placa". Os **motoneurônios γ estáticos** fazem sinapse com as fibras de cadeia nuclear em "terminações em trilha", que se espalham por distâncias maiores. Os motoneurônios γ são menores e mais lentos do que os motoneurônios α que inervam as fibras extrafusais. Novamente, a função dos motoneurônios γ (estáticos ou dinâmicos) é regular a sensibilidade das fibras musculares intrafusais supridas.

Função dos fusos musculares

Os fusos musculares são **receptores de estiramento** cuja função é corrigir as alterações no comprimento do músculo em caso de encurtamento (contração) ou alongamento das fibras musculares extrafusais. Assim, os reflexos do fuso muscular devolvem o músculo ao seu comprimento de repouso após contração ou alongamento. Para ilustrar a função do reflexo do fuso muscular, considere os eventos que ocorrem no alongamento muscular.

1. O músculo é alongado, o que estira as fibras musculares extrafusais. Por ser paralelas no músculo, as fibras musculares intrafusais também se alongam.

2. O aumento do comprimento das fibras intrafusais é detectado pelas fibras sensitivas aferentes que as inervam. As **fibras aferentes do grupo Ia** (que suprem a região central das fibras de bolsa nuclear e cadeia nuclear) detectam a *velocidade* de mudança de comprimento, enquanto as **fibras aferentes do grupo II** (que suprem as fibras da cadeia nuclear) detectam o *comprimento* da fibra muscular. Assim, o alongamento do músculo aumenta o comprimento das fibras intrafusais e ativa as fibras aferentes sensitivas do grupo Ia e do grupo II.

3. A ativação das fibras aferentes do grupo Ia estimula os motoneurônios α na medula espinal. Esses motoneurônios α inervam fibras extrafusais no músculo homônimo e, quando ativados, causam contração muscular (ou seja, encurtamento). Assim, o alongamento original é oposto quando o reflexo faz com que o músculo se contraia e encurte. Os motoneurônios γ são coativados junto com os motoneurônios α, garantindo que o fuso muscular continue sensível às mudanças no comprimento do músculo mesmo durante a contração.

Reflexos da medula espinal

Os reflexos da medula espinal são respostas motoras **estereotipadas** a tipos específicos de estímulos, como o alongamento do músculo. O circuito neuronal que dirige essa resposta motora é chamado de **arco reflexo**. O arco reflexo é formado por receptores sensitivos, nervos sensitivos aferentes (que levam informações à medula espinal), interneurônios da medula espinal e motoneurônios (que determinam a contração ou alongamento do músculo).

O reflexo de estiramento é o mais simples de todos os reflexos da medula espinal, visto que há apenas uma sinapse entre os nervos sensitivos aferentes e os nervos motores eferentes. O reflexo tendinoso de Golgi tem complexidade intermediária e apresenta duas sinapses. O mais complexo dos reflexos da medula espinal é o reflexo de flexão e retirada, com múltiplas sinapses. A Tabela 3.5 resume as características dos três tipos de reflexos da medula espinal.

Reflexo de estiramento

O reflexo de estiramento (**miotático**) é exemplificado pelo reflexo patelar (Figura 3.34). O reflexo de estiramento, que tem apenas uma sinapse entre os nervos sensitivos aferentes (aferentes do grupo Ia) e os nervos motores eferentes (motoneurônios α), é composto das seguintes etapas:

1. O alongamento do músculo ativa as fibras aferentes do grupo Ia no fuso muscular e aumenta sua frequência de disparo. Esses aferentes do grupo Ia entram na medula espinal, fazem sinapse *diretamente* e ativam os motoneurônios α. Esse conjunto de motoneurônios α inerva o músculo homônimo.
2. Quando ativados, esses motoneurônios α causam a contração do músculo originalmente alongado (o músculo homônimo). Ao se contrair, o músculo encurta, diminuindo, assim, o estiramento do fuso muscular. O fuso muscular retorna ao seu comprimento original e a frequência de disparo dos aferentes do grupo Ia volta ao valor basal.
3. Ao mesmo tempo, a medula espinal recebe uma informação para contrair os músculos sinérgicos e relaxar os músculos antagonistas.

O reflexo de estiramento é ilustrado pelo **reflexo patelar**, desencadeado por um golpe no tendão patelar, que provoca o alongamento do músculo quadríceps femoral. O alongamento do músculo quadríceps femoral e de seus fusos musculares estimula as fibras aferentes do grupo Ia. Essas fibras aferentes do grupo Ia fazem sinapse com os motoneurônios α na medula espinal e os ativam. Esses motoneurônios α suprem e contraem o músculo quadríceps femoral (o músculo originalmente alongado). A contração do músculo quadríceps femoral força a extensão da perna no característico reflexo patelar.

Reflexo tendinoso de Golgi

O reflexo tendinoso de Golgi é um reflexo dissináptico da medula espinal, também chamado de **reflexo miotático inverso** (inverso ou oposto ao reflexo de estiramento).

O **órgão tendinoso de Golgi** é um receptor de estiramento encontrado nos tendões que detecta a contração (encurtamento) do músculo e ativa os nervos aferentes do grupo Ib. Os órgãos tendinosos de Golgi estão dispostos em série com as fibras musculares extrafusais. (Compare o arranjo paralelo dos fusos musculares no reflexo de estiramento.) A Figura 3.35 mostra as etapas do reflexo do tendão de Golgi, que são descritas a seguir:

1. A contração do músculo provoca o encurtamento das fibras musculares extrafusais, ativando os órgãos tendinosos de Golgi ligados a elas. Por sua vez, as fibras aferentes do grupo Ib que fazem sinapse com interneurônios inibidores na medula espinal são ativadas. Esses interneurônios inibidores fazem sinapse com os motoneurônios α.

Tabela 3.5 Reflexos musculares.

Tipo de reflexo (exemplo)	Número de sinapses	Estímulo para o reflexo	Fibras aferentes sensitivas	Respostas
Reflexo de estiramento (miotático patelar)	Um	Estiramento (alongamento) do músculo	Ia	Contração do músculo
Reflexo tendinoso de Golgi (sinal do canivete)	Dois	Contração (encurtamento) do músculo	Ib	Relaxamento do músculo
Reflexo flexor ou de retirada (tocar em um fogão quente)	Muitas sinapses	Dor; temperatura	II, III e IV	Flexão ipsilateral; extensão contralateral

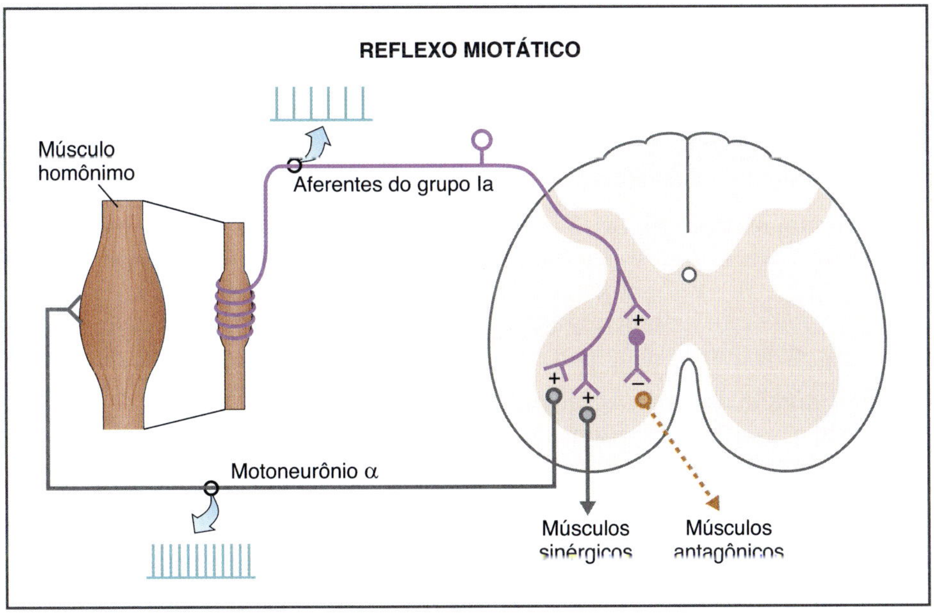

Figura 3.34 Operação do reflexo de estiramento (miotático). As *linhas contínuas* mostram vias excitatórias; as *linhas tracejadas* mostram etapas de inibição. Os *neurônios abertos* são excitatórios; os *neurônios sólidos* são inibidores.

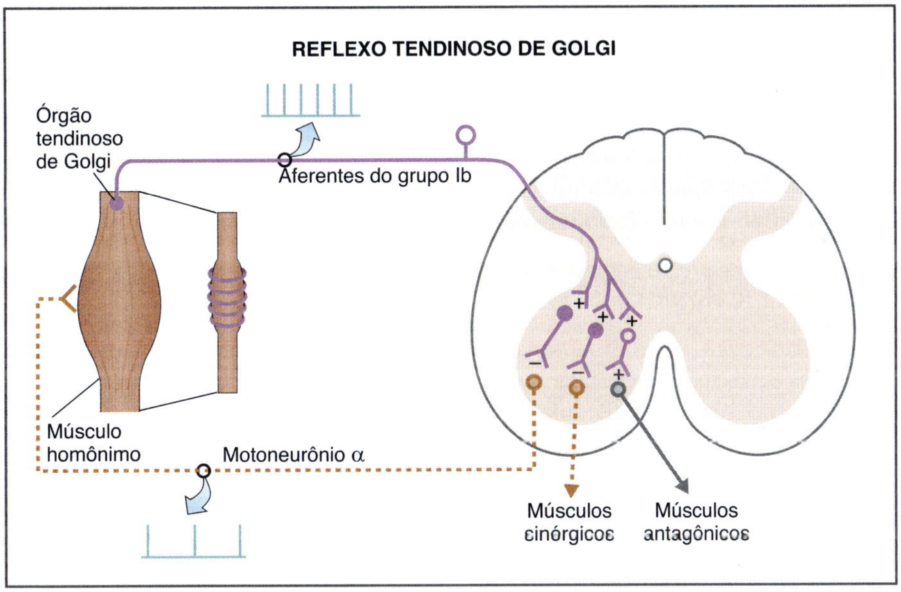

Figura 3.35 Operação do reflexo tendinoso de Golgi. As *linhas contínuas* mostram vias excitatórias, as *linhas tracejadas* mostram etapas de inibição. Os *neurônios abertos* são excitatórios; os *neurônios sólidos* são inibidores.

2. A ativação dos interneurônios inibidores (ou seja, ativação para *inibir*) inibe o disparo dos motoneurônios α, produzindo relaxamento do músculo homônimo (o músculo originalmente contraído).
3. À medida que o músculo homônimo relaxa, o reflexo também causa o relaxamento dos músculos sinérgicos e a contração dos músculos antagonistas.

Uma forma exagerada do reflexo tendinoso de Golgi é ilustrada pelo **sinal do canivete**. Esse reflexo é anormal e ocorre por aumento do tônus muscular (p. ex., hipertonicidade ou espasticidade do músculo). A flexão passiva de uma articulação, a princípio, provoca a resistência dos músculos opostos a esse movimento. No entanto, com a continuação da flexão, há aumento da tensão no músculo oposto e ativação do reflexo tendinoso de Golgi; isso faz com que os músculos opostos relaxem e a articulação se feche com rapidez. A resistência inicial à flexão seguida de uma flexão rápida é semelhante à forma de fechamento de um canivete: no início, a lâmina se fecha lentamente contra alta resistência e, em seguida, seu fechamento é rápido.

Reflexo de flexão e retirada

O reflexo de flexão e retirada é um reflexo polissináptico em resposta a um estímulo tátil, doloroso ou nocivo. As fibras somatossensitivas e aferentes da dor iniciam um reflexo de flexão que causa a retirada da parte do corpo afetada pelo estímulo doloroso ou nocivo (p. ex., encostar a mão em um fogão quente e retirá-la rapidamente). O reflexo provoca **flexão** ipsilateral (ou seja, lado do estímulo) e **extensão** contralateral (Figura 3.36). As etapas do reflexo flexor ou de retirada são explicadas a seguir:

1. O estímulo doloroso em um membro (p. ex., encostar a mão no fogão quente) ativa as fibras aferentes do reflexo flexor (grupos II, III e IV). Essas fibras aferentes fazem sinapse com múltiplos interneurônios na medula espinal (ou seja, reflexo polissináptico).
2. No lado ipsilateral do estímulo doloroso, há ativação dos reflexos que contraem os músculos flexores e relaxam os músculos extensores. Essa parte do reflexo produz flexão no lado ipsilateral (p. ex., retirada da mão do fogão quente).
3. No lado contralateral do estímulo doloroso, há ativação dos reflexos que contraem os músculos extensores e relaxam os músculos flexores. Essa parte do reflexo produz extensão no lado contralateral e é chamada de **reflexo de extensão cruzada**. Assim, se o estímulo doloroso ocorrer no lado esquerdo, o braço e a perna esquerdos se flexionam ou recuam, e o braço e a perna direitos se estendem para manter o equilíbrio.
4. Há uma descarga nervosa persistente, chamada de **pós-descarga**, nos circuitos reflexos polissinápticos. A pós-descarga faz com que os músculos continuem contraídos por certo tempo depois da ativação do reflexo.

Controle da postura e do movimento pelo tronco encefálico

As vias motoras descendentes (ou seja, aquelas que descem do córtex cerebral e do tronco encefálico) são divididas entre o trato piramidal e o trato extrapiramidal. Os **tratos piramidais** são tratos corticospinais e corticobulbares que passam pelas pirâmides bulbares e descem diretamente até os motoneurônios inferiores da medula espinal. Todos os outros são **tratos extrapiramidais**. Os tratos extrapiramidais são originários das seguintes estruturas do tronco encefálico:

- O **trato rubroespinal** se origina no núcleo rubro e se projeta para motoneurônios da medula espinal lateral. A estimulação do núcleo rubro produz ativação dos músculos flexores e inibição dos músculos extensores
- O **trato reticuloespinal pontino** origina-se nos núcleos da ponte e projeta-se para a medula espinal ventromedial. A estimulação tem efeito ativador generalizado nos músculos flexores *e* extensores, sendo mais predominante nesses últimos
- O **trato reticuloespinal bulbar** origina-se na formação reticular bulbar e se projeta até os motoneurônios da medula espinal. A estimulação tem efeito inibidor generalizado nos músculos flexores e extensores, sendo mais predominante nesses últimos
- O **trato vestibuloespinal lateral** origina-se no núcleo vestibular lateral (núcleo de Deiters) e projeta-se até os motoneurônios ipsilaterais da medula espinal. A estimulação produz ativação dos extensores e inibição dos flexores
- O **trato tetospinal** origina-se no colículo superior ("teto" do tronco encefálico) e se projeta até a medula espinal cervical. Participa do controle dos músculos do pescoço.

Tanto a formação reticular pontina quanto o núcleo vestibular lateral têm poderosos efeitos excitatórios sobre os músculos extensores. Portanto, lesões do tronco encefálico *acima* da formação reticular pontina e do núcleo vestibular lateral, mas *abaixo* do mesencéfalo, causam aumento dramático no tônus extensor, chamado de **rigidez de descerebração**. Lesões *acima* do mesencéfalo *não* causam rigidez de descerebração.

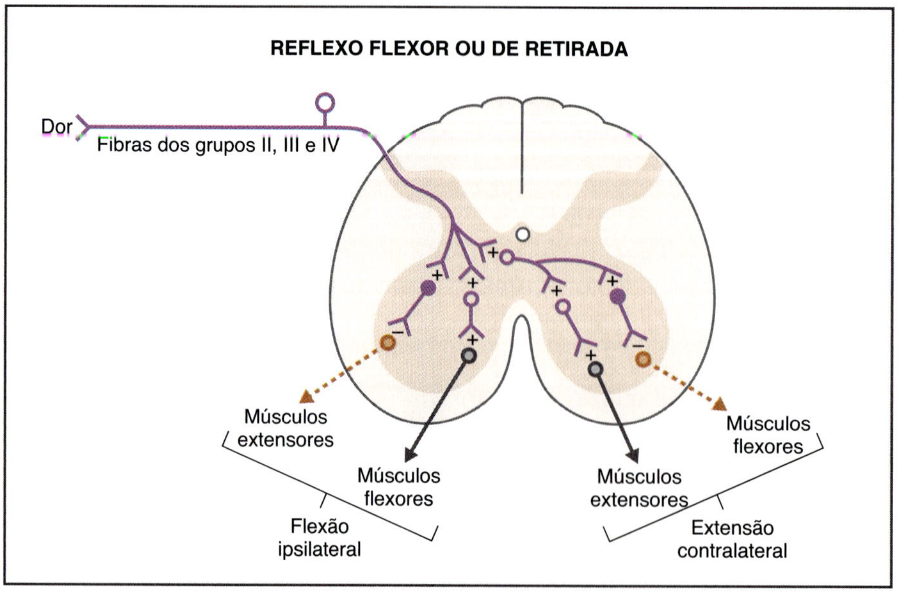

Figura 3.36 Reflexo flexor ou de retirada. As *linhas contínuas* mostram vias excitatórias; as *linhas tracejadas* mostram etapas de inibição. Os *neurônios abertos* são excitatórios; os *neurônios sólidos* são inibidores.

Cerebelo

O cerebelo, ou "pequeno cérebro", regula o movimento e a postura, e atua em certos tipos de aprendizado motor. O cerebelo ajuda a controlar a frequência, a amplitude, a força e a direção dos movimentos (coletivamente conhecidos como **sinergia**). Danos ao cerebelo provocam falta de coordenação.

O cerebelo está localizado na fossa posterior logo abaixo do lobo occipital. É conectado ao tronco encefálico por três pedúnculos cerebelares, que contêm fibras nervosas aferentes e eferentes.

O cerebelo tem três divisões principais: cerebelo vestibular, cerebelo espinal e cerebelo cortical. O **cerebelo vestibular** é dominado por aporte vestibular e controla o equilíbrio e os movimentos oculares. O **cerebelo espinal** é dominado por aporte da medula espinal e controla a sinergia do movimento. O **cerebelo cortical** é dominado por aporte cerebral, via núcleos pontinos, e controla o planejamento e o início dos movimentos.

Camadas do córtex cerebelar

O córtex cerebelar tem três camadas, que são descritas conforme suas células de projeção, as células de Purkinje (Figura 3.37). As camadas do córtex cerebelar são:

- A **camada granular** é a mais interna. Contém células granulares, células de Golgi II e glomérulos. Nos glomérulos, axônios das fibras musgosas dos tratos espinocerebelar e pontocerebelar fazem sinapse com os dendritos das células granulares e de Golgi II
- A **camada de células de Purkinje** é a camada intermediária. Contém as células de Purkinje e seus estímulos são *sempre inibidores*
- A **camada molecular** é a camada mais externa. Contém células estreladas externas, células em cesto, dendritos das células de Purkinje e Golgi II, e axônios de células granulares. Axônios das células granulares formam fibras paralelas que fazem sinapse com dendritos das células de Purkinje, células em cesto, células estreladas externas e células de Golgi II.

Aporte para o córtex cerebelar

Dois sistemas fornecem **aporte excitatório** para o córtex cerebelar: o sistema de fibras trepadeiras e o sistema de fibras musgosas. Cada um desses sistemas também envia ramos colaterais diretamente para os núcleos cerebelares profundos, além de suas projeções no córtex cerebelar. As projeções excitatórias do córtex cerebelar, então, ativam circuitos secundários, que modulam a saída dos núcleos cerebelares por meio das células de Purkinje.

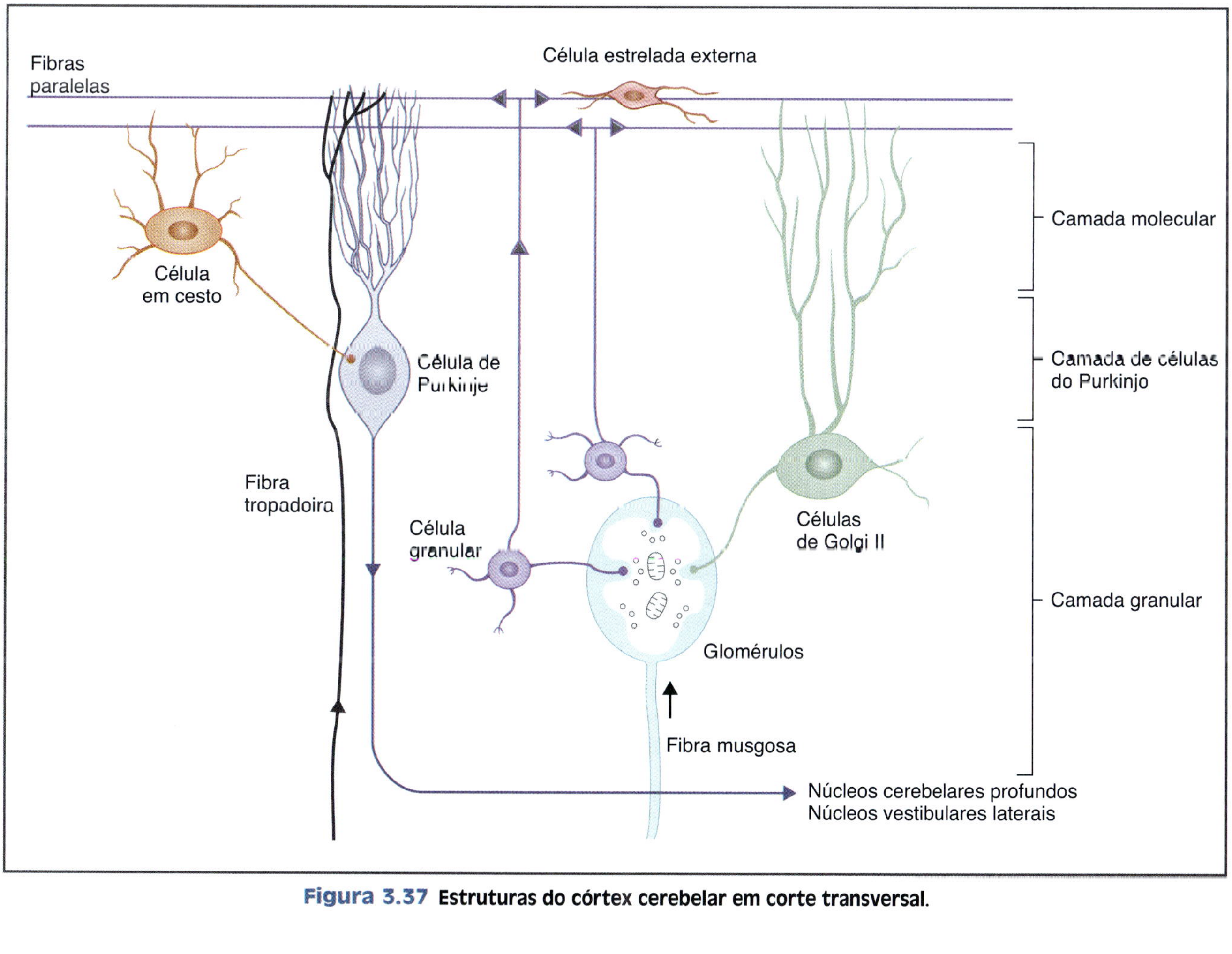

Figura 3.37 Estruturas do córtex cerebelar em corte transversal.

- As **fibras trepadeiras** se originam na oliva inferior do bulbo e se projetam diretamente para as células de Purkinje. Essas fibras fazem múltiplas conexões sinápticas ao longo dos dendritos das células de Purkinje, embora cada célula de Purkinje receba aporte de apenas *uma* fibra trepadeira. Essas conexões sinápticas são potentes! Um único potencial de ação de uma fibra trepadeira consegue provocar múltiplas explosões excitatórias, chamadas de **picos complexos**, nos dendritos da célula de Purkinje. Acredita-se que as fibras trepadeiras "condicionem" as células de Purkinje e modulem suas respostas ao aporte das fibras musgosas. As fibras trepadeiras também podem atuar na aprendizagem cerebelar
- As **fibras musgosas** constituem a maior parte do aporte cerebelar. Essas fibras incluem aferentes vestibulocerebelares, espinocerebelares e pontocerebelares. As fibras musgosas projetam-se nas células granulares, que são interneurônios excitatórios localizados em conjuntos de sinapses chamados glomérulos. Os axônios dessas células granulares ascendem até a camada molecular, onde se bifurcam e dão origem a fibras paralelas. Por sua vez, as **fibras paralelas** das células granulares entram em contato com os dendritos de *muitas* células de Purkinje, produzindo um "feixe" de excitação. A árvore dendrítica de cada célula de Purkinje recebe aporte de até 250 mil fibras paralelas! Ao contrário do aporte das fibras trepadeiras para os dendritos de Purkinje (que produzem picos complexos), o aporte das fibras musgosas produz potenciais de ação únicos chamados de **picos simples**. Essas fibras paralelas também fazem sinapse com interneurônios cerebelares (em cesto, estrelado e Golgi II).

Interneurônios do cerebelo

A função dos interneurônios cerebelares é **modular** a estimulação das células de Purkinje. À exceção das células granulares, todos os interneurônios cerebelares são inibidores. As células granulares fornecem aporte excitatório para as células em cesto, estreladas, de Golgi II e de Purkinje. As células em cesto e as células estreladas inibem as células de Purkinje (via fibras paralelas). As células de Golgi II inibem as células granulares, reduzindo, assim, seu efeito excitatório nas células de Purkinje.

Efluxo do córtex cerebelar

O único efluxo do córtex cerebelar é via **axônios das células de Purkinje**. Esse efluxo ***sempre* é inibidor** porque o neurotransmissor liberado nessas sinapses é o ácido γ-aminobutírico (**GABA**) (ver Capítulo 1). Os axônios das células de Purkinje projetam-se topograficamente até os núcleos cerebelares profundos e os núcleos vestibulares laterais. Esse efluxo inibidor do córtex cerebelar regula a frequência, a amplitude, a força e o sentido do movimento (sinergia).

Distúrbios do cerebelo

As lesões cerebelares causam uma anomalia do movimento chamada de **ataxia**. A ataxia cerebelar consiste em ausência de coordenação devido a erros na frequência, amplitude, força e direção do movimento. A ataxia pode se manifestar de várias maneiras. Pode **retardar o início** do movimento ou levar à má execução da sequência de um movimento, fazendo com que pareça descoordenado. Um membro pode **ultrapassar** seu alvo ou parar antes de atingi-lo. A ataxia pode ser expressa como **disdiadococinesia**, em que o indivíduo é incapaz de realizar movimentos rápidos e alternados. Os **tremores de intenção** podem ser perpendiculares à direção de um movimento voluntário e aumentar perto do final do movimento. (Os tremores de intenção observados na doença cerebelar diferem dos tremores de repouso da doença de Parkinson.) O **fenômeno de rebote** é a incapacidade de parar um movimento; por exemplo, um indivíduo com doença cerebelar flexiona o antebraço contra uma resistência e pode ser incapaz de interromper a flexão após a remoção da resistência.

Núcleos da base

Os núcleos da base são os núcleos profundos do telencéfalo: **núcleo caudado, putame, globo pálido e amígdala**. Também há núcleos associados, como os núcleos ventral anterior e ventral lateral do tálamo, o núcleo subtalâmico do diencéfalo e a substância negra do mesencéfalo.

A principal função dos núcleos da base é influenciar o córtex motor por meio do tálamo. Os núcleos da base auxiliam o planejamento e a execução de movimentos finos. Os núcleos da base também atuam nas funções afetivas e cognitivas.

As vias aferentes e eferentes dos núcleos da base são complexas, como mostra a Figura 3.38. Quase todas as áreas do córtex cerebral projetam-se topograficamente no corpo estriado, inclusive com aporte crítico do córtex motor. O corpo estriado, então, se comunica com o tálamo e depois volta para o córtex por meio de duas vias diferentes:

- **Via indireta.** Na via indireta, o corpo estriado envia sinais inibitórios para o segmento externo do globo pálido, que envia sinais inibitórios para os núcleos subtalâmicos. Os núcleos subtalâmicos projetam sinais excitatórios para o segmento interno do globo pálido e para a parte reticular da substância negra, que enviam sinais inibitórios para o tálamo. O tálamo, então, envia sinais excitatórios de volta para o córtex motor. Nessa via, o neurotransmissor inibitório é o **GABA** e o neurotransmissor excitatório é o **glutamato**. O efluxo global da via indireta é **inibitório**, como mostra o diagrama de resumo na parte inferior da figura
- **Via direta.** Na via direta, o corpo estriado envia sinais inibitórios para o segmento interno do globo pálido e à parte reticular da substância negra, que enviam sinais inibitórios para o tálamo. Como na via indireta, o tálamo envia sinais excitatórios de volta para o córtex motor. Novamente, o neurotransmissor inibidor é o **GABA** e o neurotransmissor excitatório é o **glutamato**. O produto global da via direta é **excitatório**, como mostra o diagrama de resumo na parte inferior da figura.

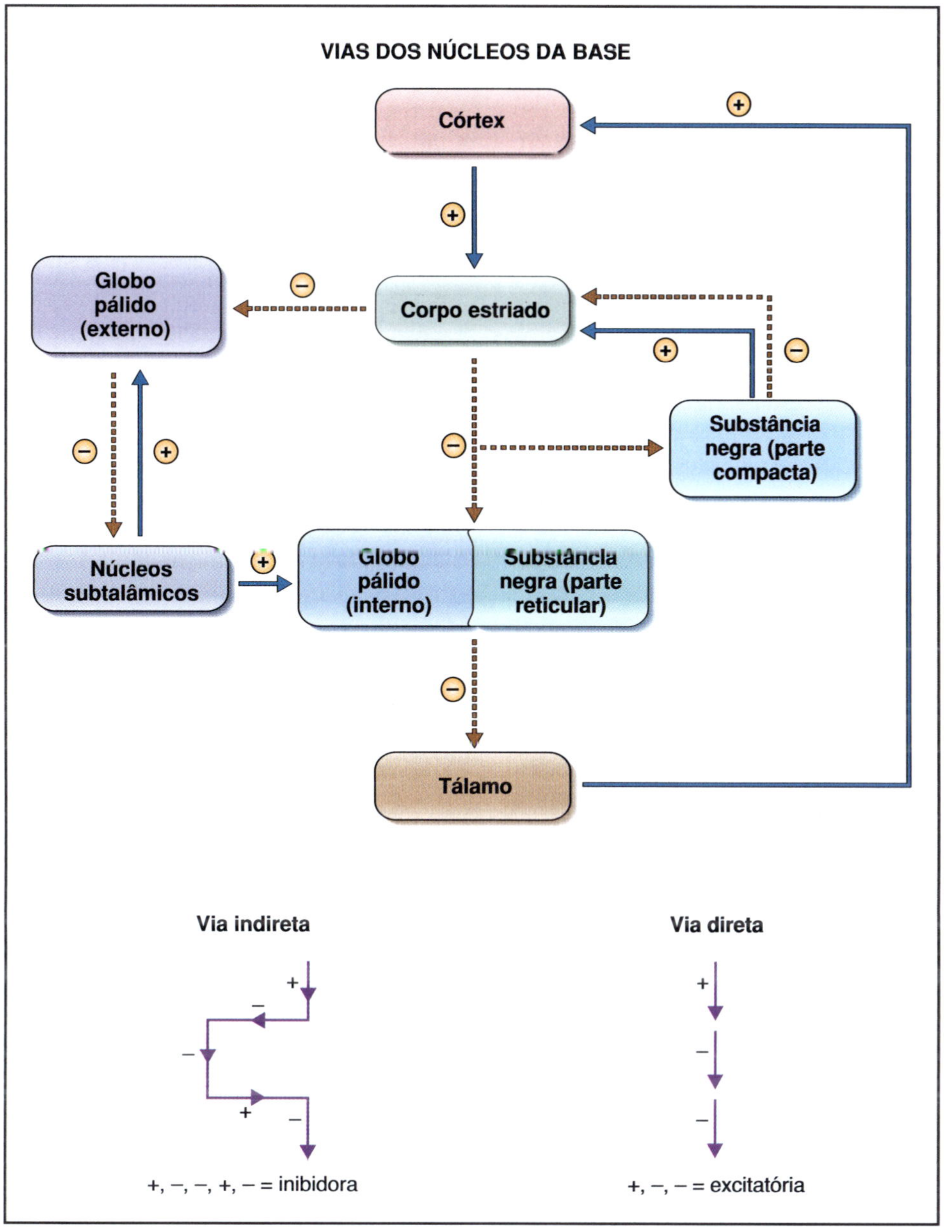

Figura 3.38 Vias dos núcleos da base. A figura mostra as relações entre o córtex cerebral, os núcleos da base e o tálamo. As *linhas azuis sólidas* mostram as vias excitatórias; as *linhas marrons tracejadas* mostram as vias inibidoras. A saída geral da via indireta é a inibição e a saída geral da via direta é a excitação. (Modificada de Kandel ER, Schwartz JH, Jessell TM. *Principles of Neural Science*, 4th ed. New York, McGraw-Hill, 2000.).

Os produtos das vias indiretas e diretas dos núcleos da base para o córtex motor são opostos e cuidadosamente equilibrados: a via indireta é inibidora e a via direta é excitatória. Um distúrbio em uma das vias altera esse equilíbrio do controle motor, o que causa aumento ou diminuição da atividade motora. Tal desequilíbrio é característico de doenças dos núcleos da base.

Além dos circuitos básicos das vias indiretas e diretas, há outra conexão, *para a frente e para trás*, entre o corpo estriado e a parte compacta da substância negra. O neurotransmissor para a conexão de volta ao corpo estriado é a **dopamina**. Nessa conexão entre a substância negra e o corpo estriado, a dopamina é inibidora (via receptores D_2) na via indireta e excitatória (via receptores D_1) na via direta.

Doenças dos núcleos da base

As principais doenças dos núcleos da base são a doença de Parkinson e a doença de Huntington. Na **doença de Parkinson**, há degeneração das células da parte compacta da substância negra, reduzindo a inibição pela via indireta e a excitação pela via direta. As características da doença de Parkinson são explicáveis pela disfunção dos núcleos da base: tremor de repouso, lentidão e retardo do movimento e marcha arrastada. O tratamento da doença de Parkinson inclui a reposição de dopamina por meio da administração de **L-dopa** (o precursor da dopamina) ou agonistas da dopamina, como a bromocriptina. A **doença de Huntington** é um distúrbio hereditário causado pela destruição de neurônios colinérgicos estriatais e corticais e neurônios GABAérgicos inibidores. Os sintomas neurológicos da doença de Huntington são movimentos coreicos (movimentos motores anormais e bruscos, involuntários) e demência. Essa doença não tem cura.

Córtex motor

Os **movimentos voluntários** são dirigidos pelo córtex motor por meio de vias descendentes. A motivação e as ideias necessárias para produzir a atividade motora voluntária são primeiramente organizadas em múltiplas áreas associativas do córtex cerebral e depois transmitidas aos córtices motor e pré-motor suplementar para o desenvolvimento de um **plano motor**. O plano motor identifica os músculos específicos que precisam se contrair, o quanto precisam contrair e em que sequência. A seguir, o plano é transmitido para os motoneurônios superiores do córtex motor primário, que o envia por vias descendentes para os motoneurônios inferiores da medula espinal. As etapas de planejamento e execução do plano também são influenciadas por sistemas de controle motor no cerebelo e nos núcleos da base.

O córtex motor é formado por três áreas: córtex motor primário, córtex motor suplementar e córtex pré-motor:

- O **córtex pré-motor e o córtex motor suplementar (área 6)** são as regiões do córtex motor responsáveis pela **geração de um plano** de movimento que, então, é transferido para o córtex motor primário para ser executado. O córtex motor suplementar programa sequências motoras complexas e está ativo durante o "ensaio mental" de um movimento, mesmo na ausência de movimento
- O **córtex motor primário (área 4)** é a região do córtex motor responsável pela **execução** de um movimento. Padrões programados de motoneurônios são ativados a partir do córtex motor primário. À medida que os motoneurônios superiores no córtex motor são excitados, essa atividade é transmitida para o tronco encefálico e para a medula espinal, onde os motoneurônios inferiores são ativados e produzem a contração coordenada dos músculos apropriados (ou seja, o movimento voluntário). O córtex motor primário é topograficamente organizado e é descrito como o **homúnculo motor**. Essa organização topográfica é dramaticamente ilustrada nas **crises jacksonianas**, que são eventos epilépticos originados no córtex motor primário. O evento epiléptico geralmente começa nos dedos de uma mão, progride para a mão e os braços e, por fim, se espalha por todo o corpo ("marcha jacksoniana").

FUNÇÕES SUPERIORES DO SISTEMA NERVOSO

Eletroencefalograma

O eletroencefalograma (EEG) registra a atividade elétrica do córtex cerebral por meio de eletrodos colocados no crânio. As ondas de EEG originam-se de potenciais sinápticos excitatórios e inibidores alternados que produzem fluxo de corrente extracelular suficiente através do córtex para ser detectado por eletrodos de superfície. (As ondas do EEG não são potenciais de ação. Os eletrodos na superfície do crânio não são sensíveis a ponto de detectar as pequenas mudanças de voltagem de potenciais de ação simples.)

O EEG normal (Figura 3.39) compreende ondas de diversas amplitudes e frequências. Em um adulto normal, **acordado** e com os **olhos abertos**, a frequência dominante registrada nos lobos parietal e occipital é o ritmo beta (13 a 30 Hz), formado por ondas dessincronizadas de baixa voltagem e alta frequência. Com os olhos **fechados**, a frequência dominante é o ritmo alfa (8 a 13 Hz), que tem mais ondas sincronizadas de maior voltagem e menor frequência.

Ao adormecer, o indivíduo passa por quatro estágios de **sono de ondas lentas**. No estágio 1, as ondas alfa vistas em um adulto acordado com os olhos fechados são intercaladas com ondas teta de baixa frequência. No estágio 2, essas ondas de baixa frequência são intercaladas com rajadas de alta frequência chamadas de **fusos de sono**, e potenciais grandes e lentos chamados de **complexos K**. No estágio 3 (não mostrado na Figura 3.39), há ondas delta de frequência muito baixa e alguns fusos de sono. O estágio 4 é caracterizado por ondas delta. Aproximadamente a cada 90 minutos, o padrão de sono de ondas lentas muda para sono com **movimentos oculares rápidos** (**REM**, do inglês *rapid eye movement*). No sono REM, o EEG fica dessincronizado, com ondas de baixa voltagem e alta frequência que se assemelham às de um indivíduo acordado. O sono REM às vezes é chamado de sono paradoxal: embora o EEG seja mais semelhante ao do estado de vigília, o indivíduo é (paradoxalmente) mais difícil de acordar. O sono REM é caracterizado pela perda do tônus muscular, principalmente nos músculos oculares, o que causa seus movimentos rápidos, além de perda de regulação da temperatura, constrição pupilar, ereção peniana, e flutuações na frequência cardíaca, pressão arterial e respiração. A maioria dos sonhos ocorre durante o sono REM. A proporção de sono de ondas lentas e sono REM varia ao longo da vida. Os neonatos passam metade do sono em sono REM; adultos jovens passam cerca de 25% do sono em sono REM; e os idosos têm pouco sono REM.

Aprendizagem e memória

A aprendizagem e a memória são funções de nível superior do sistema nervoso. A **aprendizagem** é o mecanismo nervoso em que um indivíduo muda seu comportamento como resultado de experiências. A **memória** é o mecanismo de armazenamento do que é aprendido.

A aprendizagem é categorizada como não associativa ou associativa. Na aprendizagem **não associativa**, exemplificada pela habituação, um estímulo repetido causa uma resposta, mas essa resposta diminui gradualmente

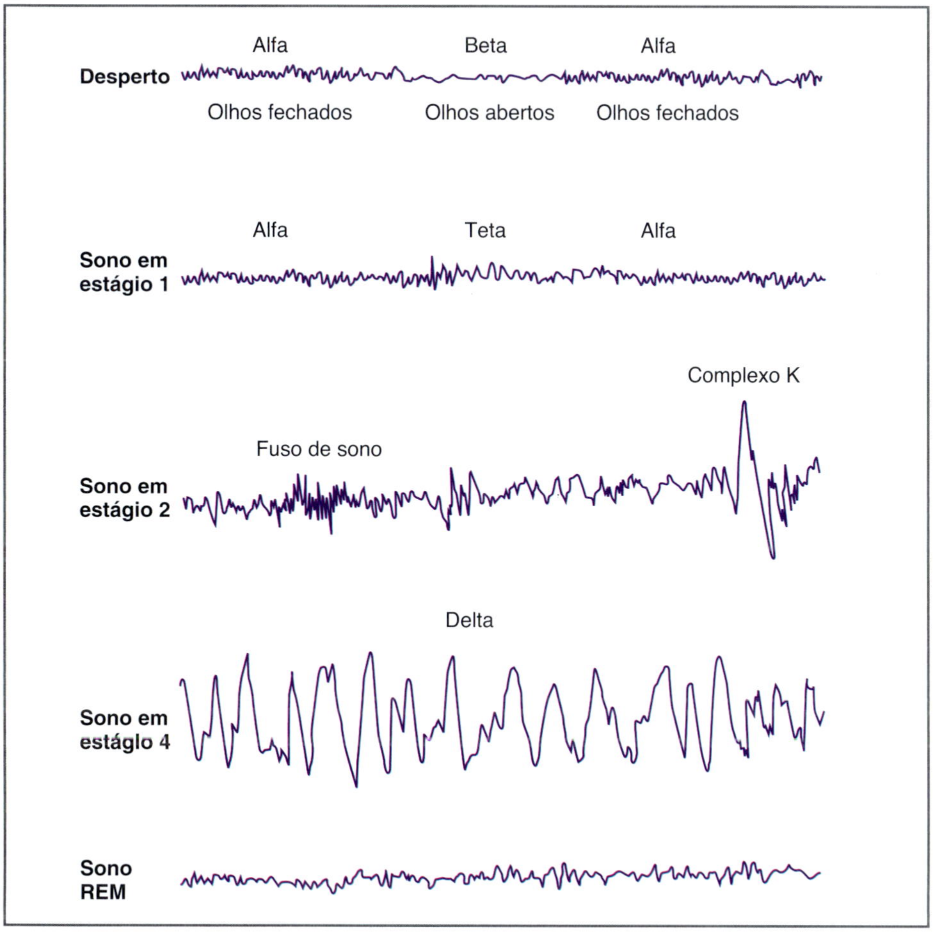

Figura 3.39 Eletroencefalograma de um indivíduo desperto e de indivíduos em sono nos estágios 1, 2, 4 e movimentos oculares rápidos (REM).

à medida que se "aprende" que o estímulo não é importante. Por exemplo, um recém-chegado a uma grande cidade pode, a princípio, ser acordado pelos ruídos da rua, mas, por fim, ignora os barulhos, pois aprende que não são relevantes. O oposto da habituação é a sensibilização, em que um estímulo aumenta a probabilidade de uma resposta subsequente quando se conhece sua importância. Na aprendizagem **associativa**, há uma relação consistente no tempo dos estímulos. No **condicionamento clássico**, há uma relação temporal entre um estímulo condicionado e um estímulo não condicionado que gera uma resposta não aprendida. A repetição da combinação leva ao aprendizado da associação desde que a relação temporal seja mantida; uma vez aprendido (p. ex., pelo cão de Pavlov), o estímulo sozinho (p. ex., o sino) gera a resposta não aprendida (p. ex., salivação). No **condicionamento operante**, a resposta a um estímulo é reforçada, de maneira positiva ou negativa, mudando a probabilidade de resposta.

A plasticidade sináptica é a base fundamental da aprendizagem. Ou seja, a função e a eficácia sinápticas são variáveis (ou seja, são "plásticas") e dependem do nível anterior de atividade ou "tráfego" pela sinapse. A capacidade de resposta dos neurônios pós-sinápticos (chamada de **força sináptica**) não é fixa, e depende do nível anterior de tráfego sináptico. No fenômeno de **potencialização**, por exemplo, a ativação repetida de uma via neuronal aumenta a capacidade de resposta dos neurônios pós-sinápticos dessa via. O período de maior responsividade pode ser breve, de apenas milissegundos, ou durar dias, semanas ou mais (ou seja, **potencialização em longo prazo**). Por outro lado, o oposto pode ocorrer (ou seja, habituação ou **depressão em longo prazo**), em que o aumento da atividade sináptica diminui a capacidade de resposta dos neurônios pós-sinápticos.

A **plasticidade sináptica em curto prazo** é baseada em mudanças na atividade pré-sináptica, inclusive no aumento da liberação de neurotransmissores e/ou da capacidade de resposta dos receptores pós-sinápticos após um período de estimulação repetitiva. Uma das hipóteses mais importantes acerca da facilitação em curto prazo afirma que há permanência de pequenas quantidades de Ca^{2+} no terminal nervoso após uma sucessão de potenciais de ação, o que aumenta a liberação do transmissor (já que a liberação do transmissor pré-sináptico depende de Ca^{2+}). Por outro lado, a habituação em curto prazo pode ser explicada pela depleção de vesículas pré-sinápticas.

A **potencialização em longo prazo** no hipocampo é a base da formação de memórias em longo prazo.

As sinapses hipocampais são fracas e sua ativação requer o pareamento de estímulos simultâneos. A ocorrência desses pares e a "cooperação" de estímulos emparelhados cria uma associação entre eles e ambos os estímulos passam a apresentar maior capacidade de disparo nas células pós-sinápticas.

As vias sinápticas utilizam o neurotransmissor excitatório **glutamato** e seu **receptor *N*-metil-D-aspartato (NMDA)**. Os neurônios pré-sinápticos ativados liberam glutamato, que se difunde pela sinapse e ativa os receptores NMDA nas membranas pós-sinápticas. Os receptores NMDA são canais de íons Ca^{2+} acionados por ligantes que, quando abertos, permitem a entrada de Ca^{2+} nas células pós-sinápticas. A estimulação de alta frequência (aumento da atividade da via) aumenta o acúmulo de Ca^{2+} nas células pós-sinápticas; a maior concentração intracelular do íon aumenta a atividade da proteinoquinase dependente de cálcio-calmodulina e, por mecanismos ainda não compreendidos por completo, aumenta a capacidade de resposta dessas sinapses. A estimulação de baixa frequência pode levar ao cenário oposto de depressão em longo prazo, causando aumentos menores da quantidade de Ca^{2+} nas sinapses que, em última análise, regulam negativamente os mecanismos pós-sinápticos.

LÍQUIDO CEREBROSPINAL OU CEFALORRAQUIDIANO

O cérebro humano é composto de 80% de líquido, principalmente líquido cerebrospinal (LCS; também chamado de líquido cefalorraquidiano – LCR). Cerca de 500 mℓ de LCR são produzidos por dia pelas células epiteliais do plexo corióideo (localizadas no ventrículo lateral, no terceiro ventrículo e no quarto ventrículo). Após a síntese pelas células epiteliais do plexo corióideo, o LCR flui para os ventrículos e os espaços subaracnóideos que circundam o cérebro e a medula espinal. As regiões distendidas do espaço subaracnóideo são chamadas de cisternas subaracnóideas. O líquido passa do LCR para o sangue venoso por fluxo unidirecional e retorna à circulação sistêmica; a força motriz desse fluxo é a pressão hidrostática discretamente maior no LCR em comparação às veias. No estado de equilíbrio dinâmico, o movimento do LCR para o sangue venoso deve ser igual à taxa de formação do LCR (ou seja, 500 mℓ/dia). Para fins diagnósticos, a pressão do LCR pode ser medida e amostras podem ser coletadas por meio de uma **punção lombar** do espaço subaracnóideo em L3 e L4.

A Figura 3.40 mostra as relações entre o suprimento sanguíneo arterial do cérebro, o corióideo, a barreira hematencefálica e o líquido intersticial cerebral. Observe a possibilidade de troca de substâncias entre as células cerebrais (banhadas pelo líquido intersticial), o líquido intersticial e o LCR.

A barreira entre o sangue capilar cerebral e o LCR é o **plexo corióideo**. Essa barreira é formada por três camadas: células endoteliais capilares e membrana basal; membrana neuroglial; e células epiteliais do plexo corióideo. As células epiteliais do plexo corióideo são semelhantes às do túbulo distal renal e exibem mecanismos de transporte que movem solutos e líquidos do sangue capilar para o LCR.

A barreira entre o sangue capilar cerebral e o líquido intersticial do cérebro é a **barreira hematencefálica (BHE)**. Anatomicamente, a BHE é formada por células endoteliais capilares e membrana basal, membrana neuroglial e terminações podais da glia (projeções de astrócitos do lado cerebral da barreira). Funcionalmente, a BHE difere de duas maneiras da barreira análoga em outros tecidos. (1) As junções entre as células endoteliais no cérebro são tão "apertadas" que poucas substâncias conseguem passar *entre* as células. (2) Apenas algumas substâncias conseguem

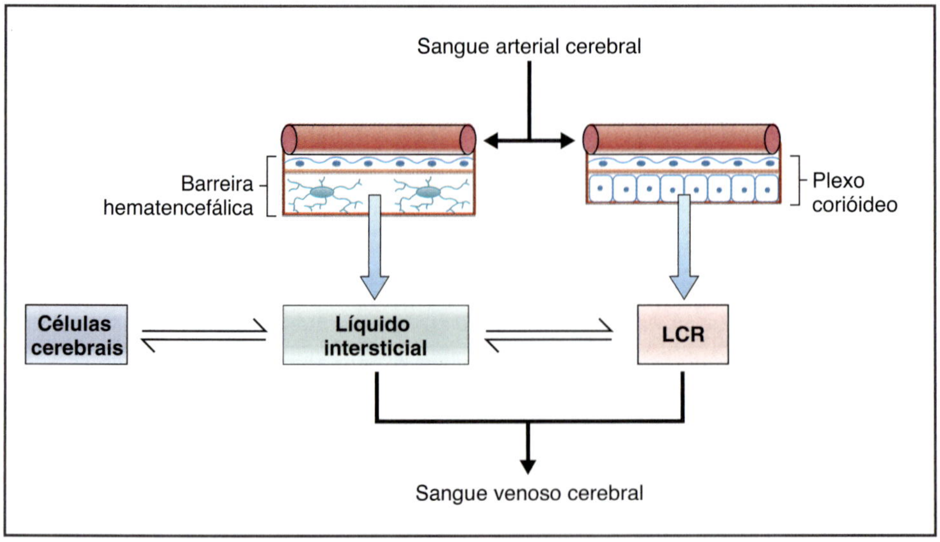

Figura 3.40 Relações entre a barreira hematencefálica, o plexo corióideo, o líquido cefalorraquidiano e o líquido intersticial cerebral. *LCR*, líquido cefalorraquidiano.

atravessar as células endoteliais da BHE, como as moléculas lipossolúveis (p. ex., oxigênio e dióxido de carbono), mas não aquelas hidrossolúveis.

Formação do líquido cefalorraquidiano

Por dia, cerca de 500 mℓ de LCR são secretados pelas células epiteliais do plexo corióideo. Os mecanismos de transporte dessas células secretam algumas substâncias do sangue para o LCR (p. ex., Na^+, Cl^-, HCO_3^- e água) e absorvem outras substâncias do LCR para o sangue (K^+). Moléculas como proteínas e colesterol são excluídas do LCR devido ao seu grande tamanho molecular. Substâncias lipossolúveis, como oxigênio e dióxido de carbono, movem-se livremente pelas membranas celulares e equilibram-se entre o sangue e o LCR. Assim, dependendo dos mecanismos de transporte e das características da barreira, algumas substâncias são encontradas em maior concentração no LCR do que no sangue, algumas estão presentes aproximadamente na mesma concentração e outras estão em menor concentração no LCR do que no sangue. Muitas substâncias são trocadas rapidamente entre o líquido intersticial cerebral e o LCR (ver Figura 3.40); assim, as composições do líquido intersticial cerebral e do LCR são semelhantes entre si, mas diferentes do sangue. A Tabela 3.6 compara as composições do LCR e do sangue.

As etapas a seguir ocorrem na *secreção* do LCR (Figura 3.41). Observe que as células epiteliais do plexo corióideo estão interpostas entre o líquido extracelular (LEC) e o LCR, com suas membranas basolaterais voltadas para o LEC e suas membranas apicais voltadas para o LCR.

O LCR é produzido em duas etapas. (1) Há ultrafiltração do plasma dos capilares cerebrais fenestrados para o LEC no lado basolateral das células epiteliais do plexo corióideo. Este processo exclui moléculas como proteínas e colesterol, que são muito grandes para atravessar a parede capilar. (2) As células epiteliais do plexo corióideo secretam, então, o LCR do LEC por processos de transporte de solutos e água (ver Figura 3.40). Observe uma característica incomum das células epiteliais do plexo corióideo – a Na^+-K^+ ATPase está na membrana *apical* (não na membrana basolateral, como em outras células epiteliais)!

Tabela 3.6 Composição do líquido cerebrospinal ou cefalorraquidiano.

[LCR] = [Sangue]	[LCR] < [Sangue]	[LCR] > [Sangue]
Na^+	K^+	Mg^{2+}
Cl^-	Ca^{2+}	Creatinina
HCO_3^-	Glicose	
Osmolaridade	Aminoácidos	
	pH	
	Colesterol[a]	
	Proteína[a]	

[a]Concentração ínfima no LCR.
LCR, líquido cefalorraquidiano.

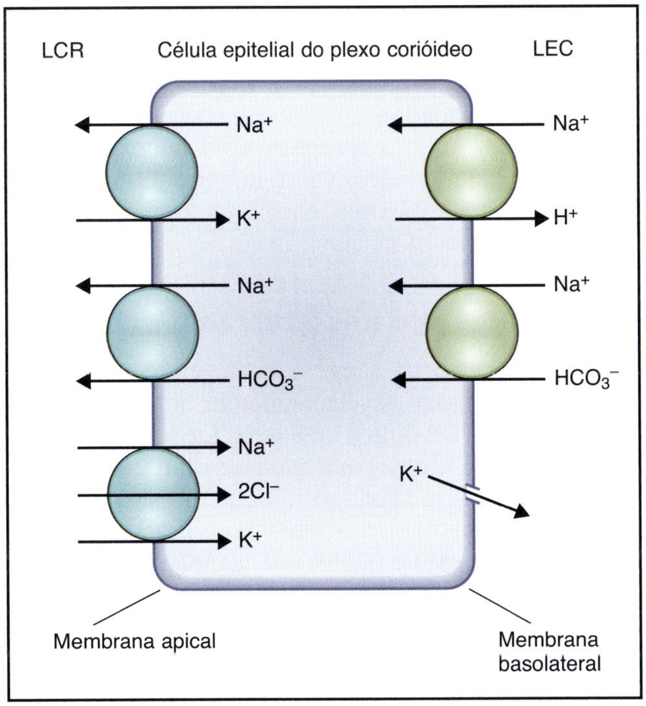

Figura 3.41 Etapas na formação do líquido cefalorraquidiano pelas células epiteliais do plexo corióideo. *LCR*, líquido cefalorraquidiano; *LEC*, líquido extracelular.

Há transporte efetivo de **NaCl, $NaHCO_3$ e água do LEC para o LCR**. O Na^+ é transportado do LEC para a célula, a favor de seu gradiente eletroquímico, por meio de um trocador basolateral de Na^+-H^+. (O gradiente de Na^+ é criado e mantido pela Na^+-K^+ ATPase na membrana apical.) O Na^+ é, então, transportado ativamente das células para o LCR pela Na^+-K^+ ATPase da membrana apical. O HCO_3^- é transportado do sangue para o LCR via cotransportadores de Na^+-HCO_3^- nas membranas basolateral e apical. Por fim, a água segue a secreção líquida de solutos de maneira isosmótica (o que explica por que o LCR e o sangue têm a mesma osmolaridade; ver Tabela 3.6).

Há transporte efetivo de K^+ do LCR para o LEC. O K^+ é transportado do LCR para a célula por meio do cotransportador de Na^+-$2Cl^-$-K^+ na membrana apical e, então, passa para o LEC por meio dos canais de K^+ na membrana basolateral.

Funções do líquido cefalorraquidiano

As funções do LCR são fornecer um ambiente constante e controlado para as células cerebrais e proteger o cérebro de toxinas endógenas ou exógenas e de lesões mecânicas, agindo como um amortecedor. O LCR também impede a fuga de neurotransmissores locais para a circulação geral.

BARREIRA HEMATENCEFÁLICA

A função da BHE é proteger as células cerebrais das flutuações na composição do sangue. As concentrações sanguíneas de íons, hormônios, nutrientes e mediadores inflamatórios, por exemplo, podem variar conforme a dieta, a atividade e as doenças. Nas células cerebrais, essas variações poderiam ter consequências perigosas ou mortais para a função neuronal. Com poucas exceções (ou seja, plexo corióideo, neuro-hipófise posterior, eminência mediana e glândula pineal), todas as áreas do cérebro são protegidas por uma BHE.

Estrutura dos capilares cerebrais

Os capilares cerebrais não têm fendas entre suas células endoteliais e, nesse aspecto, diferem dos capilares de outros órgãos. (Em outros órgãos, as fendas possibilitam a passagem de solutos pelas paredes capilares por difusão.) Nos capilares cerebrais, a barreira física à difusão é o resultado de duas características únicas: uma membrana basal espessa e zônulas de oclusão entre as células endoteliais. Juntas, essas barreiras impedem a transferência de íons e solutos hidrossolúveis entre o sangue capilar e as células cerebrais.

TRANSPORTE DE SOLUTOS E ÁGUA ATRAVÉS DA BHE

Substâncias lipossolúveis, como O_2, CO_2 e etanol, atravessam facilmente a BHE por difusão simples. De modo geral, substâncias hidrossolúveis não atravessam a BHE, a menos que exista um transportador específico (ver a seguir). Substâncias ligadas às proteínas plasmáticas também não atravessam a BHE. Fármacos atravessam a BHE em graus variáveis, dependendo de sua lipossolubilidade. Assim, fármacos não ionizados (lipossolúveis) penetram facilmente no cérebro, mas não aqueles ionizados (não lipossolúveis). Inflamação, radiação e tumores aumentam a permeabilidade da BHE e possibilitam a penetração, no cérebro, de substâncias normalmente excluídas. Entre essas substâncias, estão medicamentos quimioterápicos para câncer, antibióticos e moléculas radiomarcadas.

"Barreiras enzimáticas" também conseguem afetar a permeabilidade da BHE, como ilustrado pelo uso de L-dopa no tratamento da **doença de Parkinson**. A L-dopa penetra nas células endoteliais capilares cerebrais por meio de um transportador de aminoácidos. No entanto, devido à dopa descarboxilase e a monoamina oxidase existentes nessas células endoteliais, a L-dopa é rapidamente degradada em ácido 3,4-di-hidroxifenilacético. Assim, o tratamento efetivo da doença de Parkinson com L-dopa exige a administração simultânea de um inibidor da dopa descarboxilase.

Curiosamente, a própria **água** consegue atravessar a BHE graças à existência de **canais de aquaporina 4 (AQP4)**. Assim, em resposta a mudanças na osmolaridade do plasma, a água consegue entrar ou sair do líquido extracelular cerebral e causar diminuição ou aumento de volume das células cerebrais.

Muitas substâncias que atravessam a BHE não são lipossolúveis e, portanto, precisam de um transportador específico. A **glicose**, que é crucial para a função cerebral (visto que o cérebro não armazena nutrientes como glicogênio), atravessa a BHE com um transportador de difusão facilitada, **GLUT1**. Além disso, existem transportadores de aminoácidos, neurotransmissores e ácidos orgânicos.

RESUMO

- Os sistemas sensitivos transmitem informações do ambiente para o SNC por meio de receptores sensitivos especializados e vários neurônios de primeira, segunda, terceira e quarta ordens no SNC. Os receptores sensitivos são mecanorreceptores, fotorreceptores, quimiorreceptores, termorreceptores e nociceptores. Um estímulo (p. ex., luz) é convertido em energia elétrica nos receptores sensitivos por processos de transdução que geram potenciais receptores
- Os sistemas somatossensitivo e de dor processam informações sobre tato, posição, dor e temperatura usando a coluna posterior e os sistemas anterolaterais
- O sistema visual detecta e interpreta estímulos luminosos. Os fotorreceptores são os bastonetes e cones da retina que sofrem hiperpolarização em resposta à luz. Os fotorreceptores fazem sinapse com as células bipolares e as células horizontais da retina, produzindo excitação ou inibição, dependendo do tipo de receptor nessas células. As células de projeção da retina são células ganglionares e seus axônios formam os nervos ópticos. Os nervos ópticos fazem sinapse no núcleo geniculado lateral (corpo geniculado lateral segundo a terminologia anatômica) do metatálamo. As fibras de cada hemirretina nasal cruzam o quiasma óptico e ascendem de maneira contralateral; as fibras de cada hemirretina temporal ascendem de maneira ipsilateral
- O sistema auditivo é responsável pela transdução de ondas sonoras. Os mecanorreceptores são células ciliadas auditivas localizadas no órgão de Corti da orelha interna. O dobramento dos cílios das células ciliadas produz um potencial receptor oscilante. A localização das células ciliadas ao longo da membrana basilar codifica a frequência
- O sistema vestibular mantém o equilíbrio. As células ciliadas vestibulares são mecanorreceptores localizados nas ampolas dos canais semicirculares e no sáculo e no utrículo. Os canais semicirculares detectam a aceleração angular da cabeça e o sáculo e o utrículo detectam a aceleração linear
- Os sentidos químicos são olfato e paladar. O epitélio olfatório contém células receptoras olfatórias, que também são neurônios aferentes primários. Os axônios desses neurônios passam pela lâmina cribriforme e fazem sinapse nos glomérulos do bulbo olfatório. Os receptores gustativos estão nos botões gustativos, que são organizados em papilas
- Os fusos musculares são compostos de fibras intrafusais e são paralelos às fibras musculares extrafusais. Os fusos musculares são receptores de estiramento, que detectam mudanças no comprimento do músculo em caso de contração ou relaxamento das fibras extrafusais

- Dentre os reflexos da medula espinal, estão o reflexo de estiramento (miotático monossináptico), o reflexo tendinoso de Golgi (dissináptico) e o reflexo de flexão e retirada (multissináptico)
- As vias motoras descendentes do córtex cerebral e do tronco encefálico são divididas entre o trato piramidal e o trato extrapiramidal. Os tratos piramidais atravessam o bulbo e fazem sinapse com seus motoneurônios inferiores. Os tratos extrapiramidais são os tratos rubrospinal, reticulospinal pontino, reticulospinal bulbar, vestibulospinal lateral e tetospinal
- O cerebelo regula o movimento por controlar a sinergia. O córtex cerebelar tem uma camada granular, uma camada de células de Purkinje e uma camada molecular. A saída do córtex cerebelar é via axônios das células de Purkinje e é sempre inibidora. Distúrbios do cerebelo causam ataxia
- Os núcleos da base são profundos e localizados no telencéfalo; participam do planejamento e da execução de movimentos finos
- O córtex motor é formado pelos córtices pré-motor e suplementar, responsáveis pela geração de um plano motor. O córtex motor primário é responsável pela execução do plano motor
- O líquido cerebrospinal ou cefalorraquidiano (LCR) fornece um ambiente controlado para as células cerebrais e protege o cérebro de lesões mecânicas e toxinas endógenas ou exógenas. O LCR é formado por ultrafiltração dos capilares cerebrais e secreção líquida de NaCl, $NaHCO_3$ e água pelas células epiteliais do plexo corióideo. O LCR e o sangue têm concentrações de Na^+, Cl^- e HCO_3^- e osmolaridade semelhantes. Os níveis de K^+, glicose, aminoácidos e proteínas são menores no LCR em comparação ao sangue. As concentrações de Mg^{2+} e creatinina são maiores no LCR do que no sangue
- A barreira hematencefálica (BHE) protege as células cerebrais das flutuações na composição do sangue. De modo geral, substâncias lipossolúveis, como O_2, CO_2 e etanol, conseguem atravessar a BHE. Substâncias hidrossolúveis só a atravessam se houver um transportador específico. A própria água atravessa a BHE por meio dos canais AQP4.

Desafie-se!

Responda a cada pergunta com uma palavra, frase, sentença ou solução numérica. Quando uma lista de respostas possíveis é fornecida com a pergunta, uma, mais de uma ou nenhuma das opções pode estar correta. As respostas corretas são fornecidas no final do livro.

1 *O seccionamento de quais das seguintes estruturas provoca cegueira total do olho direito: quiasma óptico, trato óptico esquerdo, trato óptico direito, nervo óptico direito, nervo óptico esquerdo?*

2 *Uma bailarina gira para a direita. Ao parar de rodar de repente, para que lado seus olhos se movem?*

3 *Quantos motoneurônios há em uma unidade motora?*

4 *Qual dos seguintes reflexos tem apenas uma sinapse: reflexo patelar, reflexo tendinoso de Golgi, reflexo de estiramento, reflexo de retirada da mão de um fogão quente?*

5 *Em que tipo de receptor, fásico ou tônico, o potencial do receptor fica abaixo do limiar mesmo com a continuação do estímulo?*

6 *Coloque estes eventos da fotorrecepção em sua ordem correta: liberação de neurotransmissor, diminuição de cGMP, luz, conversão de 11-cis rodopsina em all-trans-rodopsina, transducina, hiperpolarização, fechamento de canais de Na^+.*

7 *Um potencial receptor hiperpolarizante torna o potencial de membrana ______ (mais ou menos) negativo e ______ (aumenta ou diminui) a probabilidade de ocorrência de potenciais de ação.*

8 *Indique se cada um dos seguintes está ativado (aumentado), inibido (diminuído) ou inalterado na operação do reflexo tendinoso de Golgi:*

Órgãos tendinosos de Golgi
Fibras aferentes Ia
Fibras aferentes Ib
Interneurônios inibidores
Motoneurônios α

9 *Qual(is) dos seguintes está(ão) em maior concentração no sangue do que no LCR: proteína, osmolaridade, Mg^{2+}, glicose, Na^+, K^+?*

10 *Ao girar a cabeça para a direita, qual canal semicircular horizontal (direito ou esquerdo) é ativado primeiro? Quando a cabeça para de girar, qual canal (direito ou esquerdo) é ativado?*

11 *Em comparação à base, o ápice da membrana basilar é ______ (mais largo/mais estreito), é ______ (mais complacente/menos complacente) e responde a frequências ______ (mais altas/mais baixas).*

CAPÍTULO **4**

Fisiologia Cardiovascular

A função primária do sistema cardiovascular (sistema circulatório segundo a Terminologia Anatômica) é levar sangue para os tecidos, fornecendo os nutrientes essenciais *para* o metabolismo das células e removendo as escórias metabólicas. O coração é uma bomba que, ao se contrair, gera pressão e promove o fluxo de sangue. Os vasos que levam sangue do coração para os tecidos são as artérias, que estão sob alta pressão e contêm uma porcentagem relativamente pequena do volume sanguíneo. As veias, que transportam o sangue dos tecidos de volta para o coração, estão sob baixa pressão e contêm a maior porcentagem do volume sanguíneo. Nos tecidos, vasos sanguíneos de paredes finas, chamados capilares, estão interpostos entre as artérias e as veias. As paredes capilares são responsáveis pela troca de nutrientes, escórias metabólicas e líquido.

O sistema cardiovascular (CV) também participa de várias funções homeostáticas: regula a pressão arterial; leva hormônios reguladores das glândulas endócrinas para seus locais de ação nos tecidos-alvo; regula a temperatura corporal; e faz os ajustes homeostáticos em estados fisiológicos alterados, como hemorragia, exercício e mudanças de postura.

CIRCUITO DO SISTEMA CARDIOVASCULAR

Lado direito e lado esquerdo do coração

A Figura 4.1 é um diagrama esquemático do circuito do sistema CV. A figura mostra os lados esquerdo e direito do coração e os vasos sanguíneos em relação uns ao outros. Cada lado do coração tem duas câmaras, um **átrio** e um **ventrículo**, conectados por valvas unidirecionais, chamadas **valvas atrioventriculares** (AV). As valvas AV direita (valva tricúspide) e esquerda (valva mitral) fazem com que o sangue flua apenas em um sentido, do átrio para o ventrículo.

O coração esquerdo e o coração direito têm funções diferentes. O coração esquerdo e as artérias, capilares e veias sistêmicas são coletivamente chamados de **circulação sistêmica**. O ventrículo esquerdo (VE) bombeia sangue para todos os órgãos do corpo, exceto para os pulmões. O coração direito e as artérias, capilares e veias pulmonares são coletivamente chamados de **circulação pulmonar**. O ventrículo direito (VD) bombeia sangue para os pulmões. O coração esquerdo e o coração direito funcionam em série para que o sangue seja bombeado sequencialmente do coração esquerdo para a circulação sistêmica, o coração direito, a circulação pulmonar e de volta para o coração esquerdo.

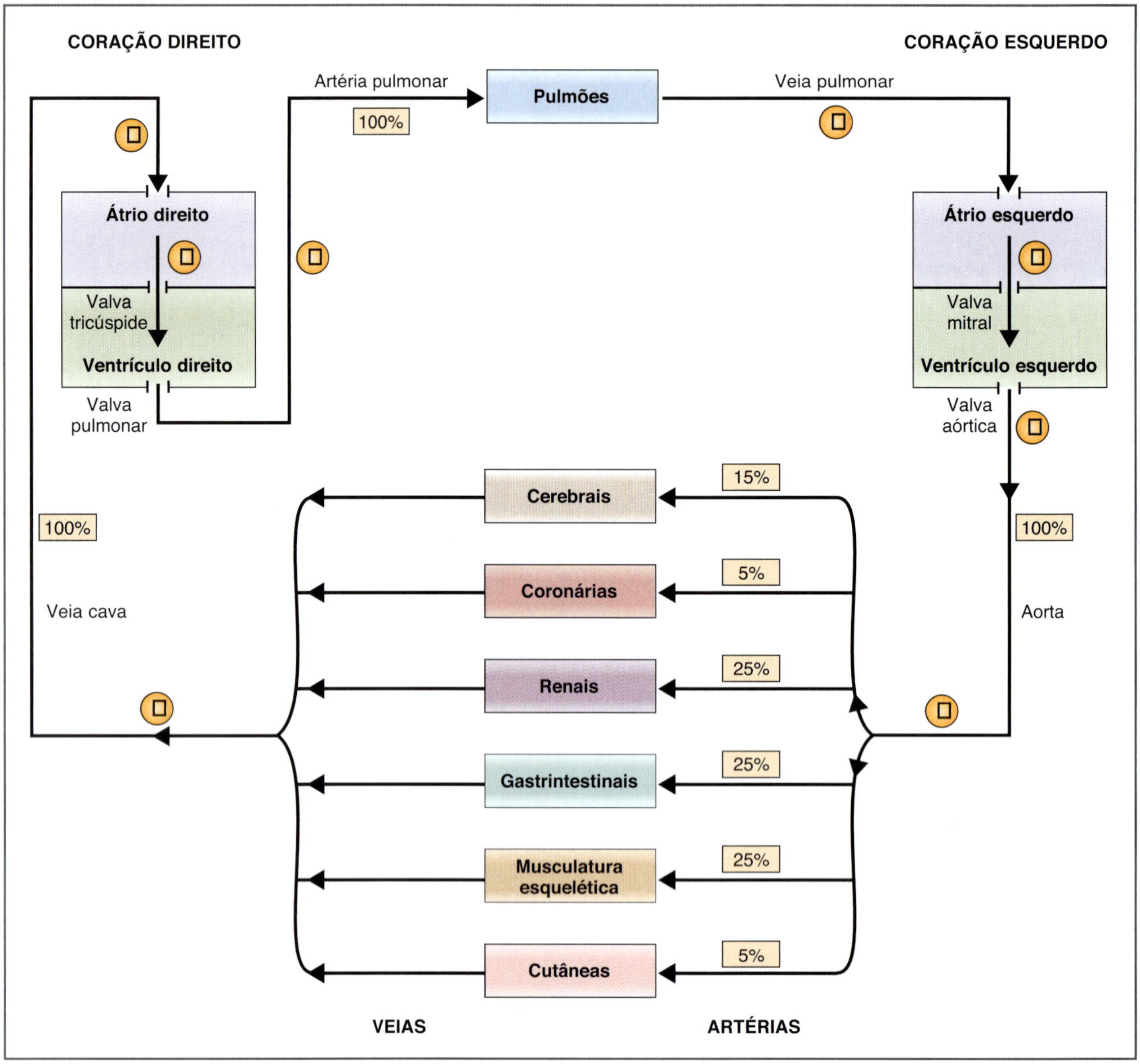

Figura 4.1 Diagrama mostrando os circuitos do sistema cardiovascular. As *setas* mostram o sentido do fluxo sanguíneo. As porcentagens (%) se referem ao débito cardíaco. Ver a explicação sobre os números circundados no texto.

A taxa de bombeamento do sangue de um dos ventrículos é chamada de **débito cardíaco**. Como os dois lados do coração operam em série, o débito cardíaco do VE é igual ao débito cardíaco do VD no estado de equilíbrio dinâmico. A taxa de retorno do sangue das veias para os átrios é chamada de **retorno venoso**. Novamente, como o coração esquerdo e o coração direito operam em série, o retorno venoso para o coração esquerdo é igual ao retorno venoso para o coração direito no estado de equilíbrio dinâmico. Por fim, no estado de equilíbrio dinâmico, o débito cardíaco *do* coração é igual ao retorno venoso *para* o coração.

Vasos sanguíneos

Os vasos sanguíneos têm várias funções. Formam um sistema fechado de condutos passivos, levando sangue de e para os tecidos para a troca de nutrientes e resíduos. Os vasos sanguíneos também participam ativamente na regulação do fluxo sanguíneo para os órgãos. A alteração da resistência dos vasos sanguíneos, em especial das arteríolas, modifica o fluxo sanguíneo para esse órgão.

Circuito

A Figura 4.1 mostra as etapas de um circuito completo do sistema CV. Os números circundados na figura correspondem às etapas descritas aqui.

1. **O sangue oxigenado enche o VE.** O sangue que foi oxigenado nos pulmões volta para o átrio esquerdo (AE) por meio da veia pulmonar. A seguir, esse sangue flui do AE para o VE por meio da **valva mitral** (a valva AV esquerda).

2. **O sangue é ejetado do VE para a aorta.** O sangue sai do VE através **valva aórtica** (a valva semilunar do lado esquerdo do coração), localizada entre o VE e a aorta. A contração do VE aumenta a pressão em seu interior, o que abre a valva aórtica e ejeta o sangue com força total para a aorta. (Como já observado, o volume de sangue ejetado do VE por unidade de tempo é chamado de **débito cardíaco**.) A seguir, o sangue flui pelo sistema arterial impulsionado pela pressão criada pela contração do VE.
3. **O débito cardíaco se distribui entre vários órgãos.** O débito cardíaco total do coração esquerdo se distribui entre os sistemas de órgãos por artérias paralelas. Assim, ao mesmo tempo, cerca de 15% do débito cardíaco chega ao cérebro pelas artérias cerebrais, 5% chegam ao coração pelas artérias coronárias, 25% chegam aos rins pelas artérias renais e assim por diante. Por causa desse **arranjo em paralelo** dos sistemas orgânicos, o fluxo sanguíneo sistêmico total tem de ser igual ao débito cardíaco.

   No entanto, a distribuição percentual do débito cardíaco entre os vários sistemas orgânicos não é fixa. Durante o exercício extenuante, por exemplo, a porcentagem do débito cardíaco que vai para a musculatura esquelética e o músculo cardíaco é maior do que as porcentagens em repouso. Três mecanismos principais podem alterar o fluxo sanguíneo para um sistema orgânico. No *primeiro* mecanismo, o débito cardíaco permanece constante, mas o fluxo sanguíneo se redistribui entre os sistemas orgânicos devido à alteração seletiva da resistência arteriolar. Nesse caso, o fluxo sanguíneo para um órgão pode aumentar à custa do fluxo sanguíneo para outros órgãos. No *segundo* mecanismo, o débito cardíaco aumenta ou diminui, mas a distribuição percentual do fluxo sanguíneo entre os sistemas orgânicos continua constante. Por fim, um *terceiro* mecanismo é a combinação dos dois primeiros, e há alteração do débito cardíaco *e* da distribuição percentual do fluxo sanguíneo. Esse terceiro mecanismo é usado, por exemplo, na resposta ao exercício extenuante: o fluxo sanguíneo para os músculos esqueléticos e cardíacos aumenta para atender à maior demanda metabólica por uma combinação de aumento do débito cardíaco e aumento da distribuição percentual para esses tecidos.
4. **O fluxo sanguíneo dos órgãos é coletado pelas veias.** O sangue que sai dos órgãos é sangue venoso e contém escórias metabólicas, como dióxido de carbono (CO_2). Esse sangue venoso misto é coletado por veias de calibre crescente até chegar à veia maior, a **veia cava**. A veia cava leva o sangue para o coração direito.
5. **Retorno venoso para o AD.** Como a pressão na veia cava é maior do que no AD, essa câmara cardíaca se enche de sangue, no chamado retorno venoso. No estado de equilíbrio dinâmico, o retorno venoso para o AD é igual ao débito cardíaco do VE.
6. **O sangue venoso misto enche o VD.** O sangue venoso misto flui do AD para o VD através da valva AV direita, a **valva tricúspide**.
7. **O sangue é ejetado do VD para a artéria pulmonar.** A contração do VD ejeta o sangue pela valva pulmonar (a valva semilunar do lado direito do coração) até a artéria pulmonar, que leva o sangue para os pulmões. Note que o débito cardíaco ejetado do VD é idêntico ao débito cardíaco ejetado pelo VE. Nos leitos capilares dos pulmões, o sangue recebe oxigênio (O_2) a partir do gás alveolar e perde CO_2 para o gás alveolar. Assim, o sangue que sai dos pulmões tem mais O_2 e menos CO_2 do que o sangue que entrou nos pulmões.
8. **O fluxo sanguíneo dos pulmões volta para o coração pela veia pulmonar.** O sangue oxigenado volta para o AE por meio da veia pulmonar para começar um novo ciclo.

HEMODINÂMICA

O termo **hemodinâmica** refere-se aos princípios que regem o fluxo sanguíneo no sistema CV. Esses princípios básicos da física são os mesmos aplicados ao movimento dos líquidos em geral. Os conceitos de fluxo, pressão, resistência e capacitância são aplicados ao fluxo sanguíneo de e para o coração, e no interior dos vasos sanguíneos.

Distribuição do volume sanguíneo

O volume total de sangue em um homem de 70 kg é de cerca de 5 ℓ. Desses, normalmente, 85% estão na circulação sistêmica, 10% na circulação pulmonar e 5% nas câmaras cardíacas no final da diástole. Do volume de sangue na circulação sistêmica, a maior parte (3/4) está nas veias e o quarto restante está nas artérias e nos capilares; assim, as veias sistêmicas constituem um reservatório significativo de volume sanguíneo.

Características dos vasos sanguíneos

As paredes dos vasos sanguíneos têm os componentes descritos a seguir. A quantidade relativa de cada componente varia entre artérias, arteríolas, capilares e veias, sendo responsáveis por suas diferentes propriedades funcionais.

- As **células endoteliais** formam uma única camada que reveste todos os vasos sanguíneos. Elas são conectadas por complexos juncionais nas artérias e, em menor grau, nas veias. Nos capilares, o "extravasamento" desses complexos juncionais varia dependendo do órgão. Capilares cerebrais têm zônulas de oclusão que compõem a barreira hematencefálica (BHE); capilares do intestino delgado e glomerulares têm capilares "fenestrados", em que a camada endotelial é perfurada e possibilita a passagem de grandes volumes de líquido e solutos; capilares hepáticos apresentam grandes lacunas entre as células endoteliais

- As **fibras elásticas**, compostas de um núcleo de elastina recoberto por microfibrilas, conferem propriedades elásticas às artérias, arteríolas e veias; não são observadas nos capilares
- As **fibras de colágeno** são muito mais rígidas que as fibras elásticas e são encontradas nas artérias, arteríolas e veias, mas não nos capilares. Juntamente com as fibras elásticas, as fibras colágenas são responsáveis pela tensão passiva das paredes dos vasos sanguíneos
- As **células musculares lisas vasculares** são encontradas em todos os vasos sanguíneos, exceto nos capilares. A contração do músculo liso vascular é responsável pela tensão ativa nos vasos sanguíneos.

Tipos de vasos sanguíneos

Os vasos sanguíneos são os canais de transporte de sangue do coração para os tecidos, e vice-versa. Além disso, alguns vasos sanguíneos (capilares) têm paredes tão finas que possibilitam a troca de substâncias. O tamanho dos vários tipos de vasos sanguíneos e as características histológicas de suas paredes variam, como já descrito. Essas variações têm efeitos profundos em suas propriedades de resistência e capacitância.

A Figura 4.2 é uma ilustração esquemática de um leito vascular. O sentido do fluxo sanguíneo pelo leito vascular é da artéria para a arteríola, os capilares, a vênula e a veia. A Figura 4.3 é um gráfico que mostra a área total transversal, o número de vasos sanguíneos em cada nível vascular e a porcentagem do volume sanguíneo contido em cada tipo de vaso.

- **Artérias.** A aorta é a maior artéria da circulação sistêmica e seus ramos formam artérias de tamanho médio e pequeno. A função das artérias é levar sangue oxigenado para os órgãos. Elas são estruturas de **paredes espessas** com substancial desenvolvimento de **tecido elástico**, músculo liso vascular e tecido conjuntivo. A espessura da parede arterial é uma característica importante: as artérias recebem sangue diretamente do coração e estão sob a maior pressão na vasculatura. O volume de sangue contido nas artérias é chamado de **volume sob estresse** (ou seja, sob *alta* pressão)
- **Arteríolas.** As arteríolas são os menores ramos das artérias. Suas paredes têm um extenso desenvolvimento de **músculo liso vascular** e são o **local de maior resistência** ao fluxo sanguíneo.

A musculatura lisa das paredes das arteríolas é tonicamente ativa (ou seja, sempre contraída). É rica em fibras nervosas adrenérgicas simpáticas. Os **receptores α_1-adrenérgicos** são encontrados nas arteríolas de vários leitos vasculares (p. ex., vasculaturas cutânea e esplâncnica). Ativados, esses receptores causam contração ou constrição do músculo liso vascular. A constrição diminui o diâmetro da arteríola, o que aumenta sua resistência ao fluxo sanguíneo. Menos comuns, os **receptores β_2-adrenérgicos** são encontrados nas arteríolas do músculo esquelético. A ativação desses receptores causa dilatação ou relaxamento do músculo liso vascular, o que aumenta o diâmetro e diminui a resistência dessas arteríolas ao fluxo sanguíneo.

Assim, as arteríolas não são apenas o local de maior resistência na vasculatura, mas também o local em que a resistência pode ser alterada pela atividade de nervos simpáticos, catecolaminas circulantes e outras substâncias vasoativas

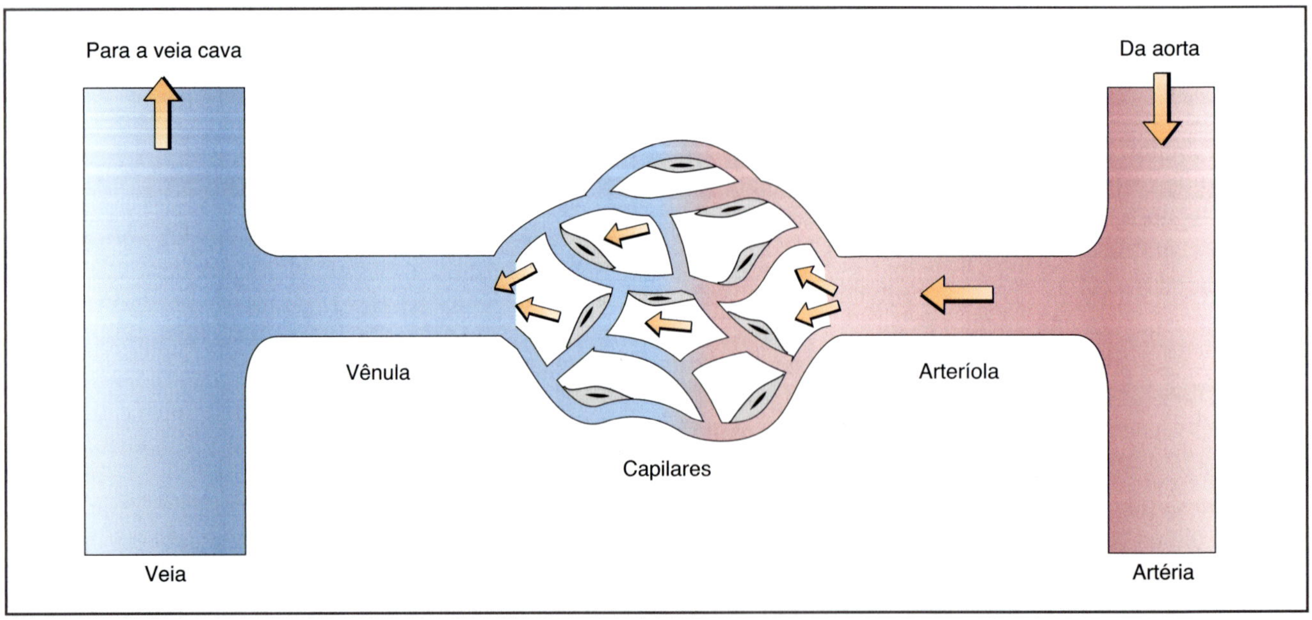

Figura 4.2 Disposição dos vasos sanguíneos no sistema cardiovascular.

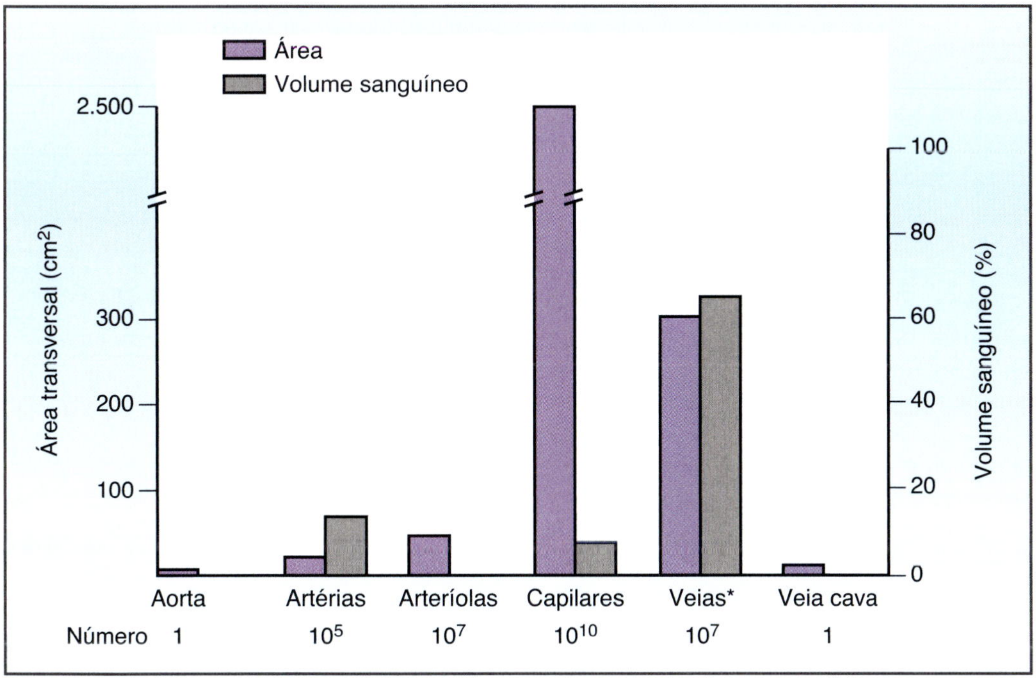

Figura 4.3 Área e volume contidos nos vasos sanguíneos sistêmicos. Os vasos sanguíneos são descritos pelo número de cada tipo, área total transversal e porcentagem (%) do volume sanguíneo contido. (A figura não mostra os vasos sanguíneos pulmonares.) *O número total inclui veias e vênulas.

- **Capilares.** Os capilares são estruturas de paredes finas revestidas por uma única camada de **células endoteliais** que, por sua vez, é circundada por uma lâmina basal. São o local de troca de nutrientes, gases, água e solutos entre o sangue e os tecidos e, nos pulmões, entre o sangue e o gás alveolar. **Substâncias lipossolúveis** (p. ex., O_2 e CO_2) atravessam a parede capilar por dissolução e difusão através das membranas das células endoteliais. Por outro lado, **substâncias hidrossolúveis** (p. ex., íons) atravessam a parede capilar por meio de fendas cheias de água (espaços) entre as células endoteliais ou grandes poros nas paredes de alguns capilares (p. ex., capilares fenestrados).

  Nem todos os capilares são sempre perfundidos com sangue. Em vez disso, a perfusão dos leitos capilares é seletiva, dependendo das necessidades metabólicas dos tecidos. Essa perfusão seletiva é determinada pelo grau de dilatação ou constrição das arteríolas e por **esfíncteres pré-capilares** (faixas de músculo liso que ficam "antes" dos capilares). O grau de dilatação ou constrição é, por sua vez, controlado pela inervação simpática do músculo liso vascular e por metabólitos vasoativos produzidos nos tecidos
- **Vênulas e veias.** Como os capilares, as vênulas são estruturas de paredes finas. As paredes das veias são compostas da camada usual de células endoteliais e uma quantidade modesta de tecido elástico, músculo liso vascular e tecido conjuntivo. Como as paredes das veias contêm muito menos tecido elástico do que as artérias, as veias têm grande capacitância (capacidade de retenção de sangue). Na verdade, as veias contêm *a maior porcentagem de sangue do sistema CV.* O volume de sangue contido nas veias é chamado de **volume sem estresse** (***unstressed volume***, ou seja, o volume de sangue com pressão transmural *quase zero* que não exerce tensão na parede do vaso). O músculo liso das paredes das veias é, como nas paredes das arteríolas, suprido por fibras nervosas simpáticas. O aumento da atividade nervosa simpática, via **receptores α_1-adrenérgicos**, causa contração das veias, o que reduz sua capacitância e, portanto, diminui o volume sem estresse.

Velocidade do fluxo sanguíneo

A velocidade do fluxo sanguíneo é a taxa de deslocamento do sangue por unidade de tempo. Os vasos sanguíneos do sistema CV têm diâmetros e áreas transversais variáveis. Essas diferenças de diâmetro e área, por sua vez, exercem efeitos profundos na velocidade do fluxo. A relação entre velocidade, fluxo e área transversal (que depende do raio ou diâmetro do vaso) é a seguinte:

$$v = Q/A$$

em que

v = Velocidade do fluxo sanguíneo (cm/s)
Q = Fluxo (mℓ/s)
A = Área transversal (cm^2)

A **velocidade do fluxo sanguíneo (v)** é a velocidade *linear* e refere-se à taxa de deslocamento do sangue por unidade de tempo. Assim, a velocidade é expressa em unidades de distância por unidade de tempo (p. ex., cm/s).

O **fluxo (Q)** é o fluxo de *volume* por unidade de tempo e é expresso em unidades de volume por unidade de tempo (p. ex., mℓ/s).

A **área (A)** é a área transversal de um vaso sanguíneo (p. ex., aorta) ou um grupo de vasos sanguíneos (p. ex., todos os capilares). A área é calculada como $A = \pi r^2$, em que r é o raio de um único vaso sanguíneo (p. ex., aorta) ou o raio total de um grupo de vasos sanguíneos (p. ex., todos os capilares).

A Figura 4.4 ilustra como os diferentes diâmetros influenciam a velocidade do fluxo por um vaso. Essa figura mostra três vasos sanguíneos em ordem crescente de diâmetro e área transversal. O fluxo por cada vaso sanguíneo é idêntico, de 10 mℓ/s. No entanto, devido à relação inversa entre velocidade e área transversal, o aumento do diâmetro do vaso diminui a velocidade do fluxo.

Esse exemplo pode ser extrapolado para o sistema CV. Imagine que o vaso menor representa a aorta, o vaso de tamanho médio representa *todas* as artérias e o vaso maior representa *todos* os capilares. O fluxo sanguíneo total em cada nível dos vasos sanguíneos é o mesmo e é igual ao débito cardíaco. Devido à relação inversa entre a velocidade e a área total transversal, a velocidade do fluxo sanguíneo é maior na aorta e menor nos capilares. Do ponto de vista da função capilar (ou seja, troca de nutrientes, solutos e água), a baixa velocidade do fluxo sanguíneo é vantajosa porque maximiza o tempo de troca através das paredes capilares.

EXEMPLO DE PROBLEMA. O débito cardíaco de um homem é de 5,5 ℓ/min. O diâmetro de sua aorta é estimado em 20 mm e a área transversal total de seus capilares sistêmicos é estimada em 2.500 cm². *Qual é a velocidade do fluxo sanguíneo na aorta em relação à velocidade do fluxo sanguíneo nos capilares?*

SOLUÇÃO. A comparação da velocidade do fluxo sanguíneo na aorta e nos capilares exige dois valores para cada tipo de vaso sanguíneo: o fluxo sanguíneo total (Q) e a área transversal total (cm²). O fluxo total em cada nível é o mesmo e é igual ao débito cardíaco. A área transversal dos capilares é dada no problema e a área transversal da aorta deve ser calculada a partir de seu raio, que é de 10 mm. Área $= \pi r^2 = 3{,}14 \times (10\ \text{mm})^2 = 3{,}14 \times 1\ \text{cm}^2 = 3{,}14\ \text{cm}^2$. Assim,

$$
\begin{aligned}
V_{\text{capilares}} &= Q/A \\
&= \frac{5{,}5\ \ell/\text{min}}{2.500\ \text{cm}^2} \\
&= \frac{5.500\ \text{m}\ell/\text{min}}{2.500\ \text{cm}^2} \\
&= \frac{5.500\ \text{cm}^3/\text{min}}{2.500\ \text{cm}^2} \\
&= 2{,}2\ \text{cm}/\text{min}
\end{aligned}
$$

$$
\begin{aligned}
V_{\text{aorta}} &= Q/A \\
&= \frac{5.500\ \text{cm}^3/\text{min}}{3{,}14\ \text{cm}^2} \\
&= 1.752\ \text{cm}/\text{min}
\end{aligned}
$$

Assim, a velocidade na aorta é 800 vezes maior que nos capilares (1.752 cm/min na aorta em comparação a 2,2 cm/min nos capilares). Esses cálculos confirmam a discussão anterior sobre a velocidade do fluxo sanguíneo. A velocidade do fluxo deve ser menor nos vasos com a maior área transversal total (os capilares) e maior nos vasos com a menor área transversal total (a aorta).

Relações entre fluxo sanguíneo, pressão e resistência

O fluxo sanguíneo por um vaso sanguíneo ou uma série de vasos sanguíneos é determinado por dois fatores: a **diferença de pressão** entre as duas extremidades do vaso (entrada e saída) e a **resistência** do vaso ao fluxo sanguíneo. A diferença de pressão é a força motriz do fluxo sanguíneo e a resistência é um impedimento ao fluxo.

A relação de fluxo, pressão e resistência é análoga à relação de corrente (I), tensão (ΔV) e resistência (R) em circuitos elétricos expressa pela **lei de Ohm** (segundo a qual $\Delta V = I \times R$ ou $I = \Delta V/R$). O fluxo sanguíneo é análogo

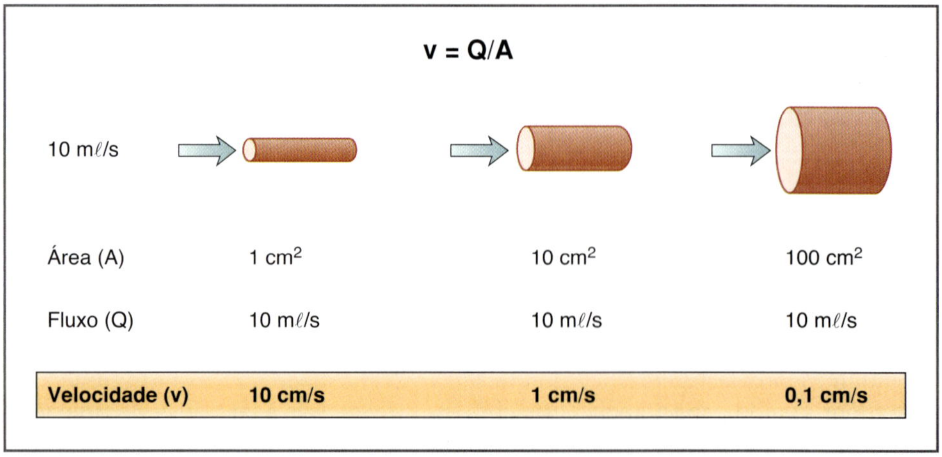

Figura 4.4 **Efeito do diâmetro do vaso sanguíneo na velocidade do fluxo sanguíneo.**

ao fluxo de corrente, a diferença de pressão ou força motriz é análoga à diferença de voltagem e a resistência hidrodinâmica é análoga à resistência elétrica. A equação do fluxo sanguíneo é:

$$Q = \Delta P/R$$

em que

Q = Fluxo (mℓ/min)
ΔP = Diferença de pressão (mmHg)
R = Resistência (mmHg/mℓ/min)

A *magnitude* do **fluxo sanguíneo (Q)** é diretamente proporcional à **diferença de pressão (ΔP)** ou gradiente de pressão. O *sentido* do fluxo sanguíneo é determinado pelo sentido do gradiente de pressão e sempre é de *alta para baixa pressão*. Durante a ejeção ventricular, por exemplo, o sangue flui do VE para a aorta, e não em outro sentido porque a pressão no VE é maior do que a pressão na aorta. Em outro exemplo, o sangue flui da veia cava para o AD porque a pressão na veia cava é um pouco maior do que no AD.

Além disso, o fluxo sanguíneo é inversamente proporcional à **resistência (R)**. O aumento da resistência (p. ex., por constrição arteriolar) diminui o fluxo e a redução da resistência (p. ex., por dilatação arteriolar) aumenta o fluxo. *O principal mecanismo de alteração do fluxo sanguíneo no sistema cardiovascular é a modificação da resistência dos vasos sanguíneos, principalmente das arteríolas.*

A relação entre fluxo, pressão e resistência também pode ser reorganizada para determinar a resistência. Se o fluxo sanguíneo e o gradiente de pressão forem conhecidos, a resistência é calculada como $R = \Delta P/Q$. Essa relação pode medir a resistência em toda a vasculatura sistêmica (ou seja, resistência periférica total) ou a resistência em um único órgão ou vaso sanguíneo.

- **Resistência periférica total.** A resistência de toda a vasculatura sistêmica é chamada de resistência periférica total (RPT) ou resistência vascular sistêmica (RVS). A RPT pode ser medida com a relação entre fluxo, pressão e resistência, substituindo o débito cardíaco por fluxo (Q) e a diferença de pressão entre a aorta e a veia cava por ΔP
- **Resistência em um único órgão.** A relação entre fluxo, pressão e resistência também pode ser aplicada em escala menor para determinar a resistência em um único órgão. Como ilustrado no exemplo de problema a seguir, a resistência da vasculatura renal pode ser determinada substituindo o fluxo (Q) pelo fluxo sanguíneo renal e ΔP pela diferença de pressão entre a artéria renal e a veia renal.

EXEMPLO DE PROBLEMA. O fluxo sanguíneo renal é medido com um dispositivo colocado na artéria renal esquerda de uma mulher. Ao mesmo tempo, a pressão na artéria renal esquerda e na veia renal esquerda é determinada com equipamento específico. O fluxo sanguíneo renal medido é de 500 mℓ/min. A pressão arterial renal é 100 mmHg e a pressão venosa renal é 10 mmHg. *Qual é a resistência vascular no rim esquerdo da paciente?*

SOLUÇÃO. O fluxo sanguíneo para o rim esquerdo medido pelo dispositivo é Q. A diferença de pressão entre a artéria renal e a veia renal é ΔP. A resistência ao fluxo na vasculatura renal é calculada após a reorganização da equação do fluxo sanguíneo:

$$Q = \Delta P/R$$

Com a reorganização e determinação do valor de R,

$$\begin{aligned} R &= \Delta P/Q \\ &= (\text{Pressão na artéria renal} - \text{Pressão na veia renal})/\text{Fluxo sanguíneo renal} \\ R &= (100\ \text{mmHg} - 10\ \text{mmHg})/500\ \text{m}\ell/\text{min} \\ &= 90\ \text{mmHg}/500\ \text{m}\ell/\text{min} \\ &= 0{,}18\ \text{mmHg}/\text{m}\ell/\text{min} \end{aligned}$$

Resistência ao fluxo sanguíneo

Os vasos sanguíneos e o próprio sangue são responsáveis pela resistência ao fluxo sanguíneo. A **equação de Poiseuille** descreve a relação entre resistência, diâmetro (ou raio) do vaso sanguíneo e viscosidade do sangue. A resistência total oferecida por um conjunto de vasos sanguíneos também depende de sua disposição em série (ou seja, fluxo sequencial de sangue de um vaso para o próximo) ou em paralelo (ou seja, distribuição simultânea do fluxo sanguíneo total entre os vasos paralelos).

Equação de Poiseuille

Os fatores que determinam a resistência de um vaso sanguíneo ao fluxo sanguíneo são expressos pela **equação de Poiseuille**:

$$R = \frac{8\eta l}{\pi r^4}$$

em que

R = Resistência
η = Viscosidade do sangue
l = Comprimento do vaso sanguíneo
r^4 = Raio do vaso sanguíneo elevado à quarta potência

A equação de Poiseuille expressa conceitos muito importantes: primeiro, a resistência ao fluxo é diretamente proporcional à **viscosidade (η)** do sangue; por exemplo, o aumento da viscosidade (p. ex., o aumento do hematócrito) aumenta a resistência ao fluxo. Em segundo lugar, a resistência ao fluxo é diretamente proporcional ao **comprimento (l)** do vaso sanguíneo. Terceiro, e mais importante, a resistência ao fluxo é inversamente proporcional à **quarta potência do raio (r^4)** do vaso sanguíneo. Isso é fundamental! A diminuição do raio de um vaso sanguíneo aumenta a resistência, não de modo linear, mas ampliado pela relação de quarta potência. A redução do raio de um vaso sanguíneo à metade, por exemplo, não faz com que a resistência simplesmente dobre, mas sim aumente 16 vezes (2^4)!

EXEMPLO DE PROBLEMA. Um homem sofreu um acidente vascular cerebral causado por oclusão parcial da artéria carótida interna esquerda. A avaliação da artéria carótida por ressonância magnética (RM) mostra uma redução de 75% em seu raio. *Pressupondo que o fluxo sanguíneo pela artéria carótida interna esquerda era de 400 mℓ/min antes da oclusão, qual é o fluxo sanguíneo pela artéria após a oclusão?*

SOLUÇÃO. A variável neste exemplo é o diâmetro (ou raio) da artéria carótida interna esquerda. O fluxo sanguíneo é inversamente proporcional à resistência da artéria ($Q = \Delta P/R$) e a resistência é inversamente proporcional ao raio elevado à quarta potência (equação de Poiseuille). A artéria carótida interna está ocluída e seu raio está diminuído em 75%. Outra maneira de expressar essa redução é dizer que o raio diminuiu em um quarto do seu tamanho original.

A primeira pergunta é: ***Qual seria o aumento da resistência com 75% de oclusão da artéria?*** A resposta é dada pela equação de Poiseuille. Após a oclusão, o raio da artéria é um quarto do valor original; assim, a resistência aumentou em $1/(1/4)^4$ ou 256 vezes.

A segunda pergunta é: ***Qual seria o fluxo se a resistência aumentasse 256 vezes?*** A resposta está na relação entre fluxo, pressão e resistência ($Q = \Delta P/R$). Como a resistência aumentou 256 vezes, o fluxo diminuiu em 1/256 ou 0,0039 ou 0,39% do valor original. O fluxo é 0,39% de 400 mℓ/min ou 1,56 mℓ/min. Essa é uma diminuição dramática no fluxo sanguíneo para o cérebro, tudo com base na relação de quarta potência entre a resistência e o raio do vaso.

Resistências em série e em paralelo

As resistências no sistema CV, como nos circuitos elétricos, podem ser dispostas em série ou em paralelo (Figura 4.5). Os arranjos em série ou paralelo produzem resistências totais diferentes.

- A **resistência em série** é ilustrada pela disposição dos vasos sanguíneos *dentro* de determinado órgão. Cada órgão é suprido por sangue de uma artéria principal e drenado por uma veia principal. No interior do órgão, o sangue flui da artéria principal para as artérias

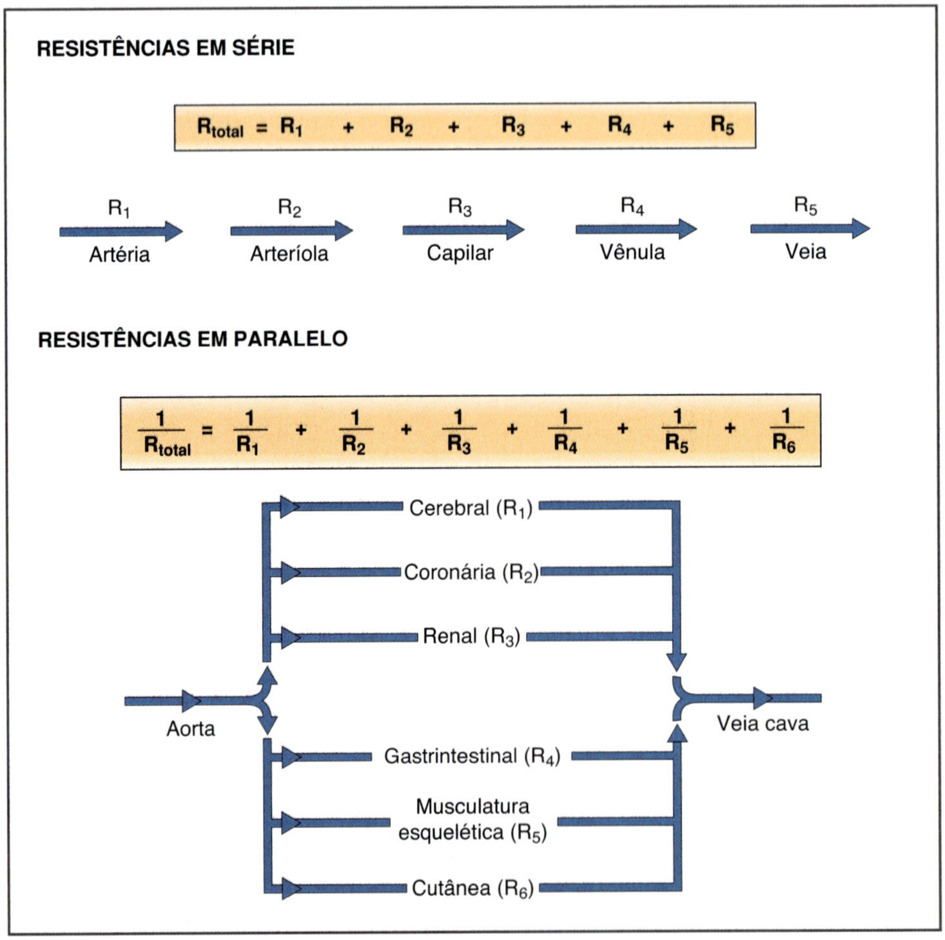

Figura 4.5 Disposição dos vasos sanguíneos em série e em paralelo. As *setas* mostram a direção do fluxo sanguíneo. *R*, resistência (os subscritos referem-se a resistências individuais).

menores, as arteríolas, os capilares, as vênulas e as veias. **A resistência total do sistema em série é igual à soma das resistências individuais**, como mostram a equação a seguir e a Figura 4.5. Das várias resistências em série, a resistência arteriolar é de longe a maior. A resistência total de um leito vascular é determinada, portanto, principalmente pela resistência arteriolar. A resistência em série é expressa da seguinte maneira:

$$R_{total} = R_{artéria} + R_{arteríolas} + R_{capilares} + R_{vênulas} + R_{veias}$$

Nas resistências dispostas em série, o fluxo total em cada nível do sistema é o mesmo. O fluxo sanguíneo pela aorta, por exemplo, é igual ao fluxo sanguíneo por todas as grandes artérias sistêmicas, igual ao fluxo sanguíneo por todas as arteríolas sistêmicas e igual ao fluxo sanguíneo por todos os capilares sistêmicos. Em outro exemplo, o fluxo sanguíneo pela artéria renal é igual ao fluxo sanguíneo por todos os capilares renais e igual ao fluxo sanguíneo pela veia renal (à exceção de um pequeno volume perdido na urina). Embora o fluxo total seja constante em cada nível da série, a pressão diminui progressivamente com o fluxo sequencial de sangue de cada componente (lembre-se de $Q = \Delta P/R$ ou $\Delta P = Q \times R$). A **maior diminuição da pressão é observada nas arteríolas**, que contribuem com a maior parte da resistência

- A **resistência em paralelo** é ilustrada pela distribuição do fluxo sanguíneo *entre* as várias artérias principais que se ramificam da aorta (ver Figuras 4.1 e 4.5). Lembre-se de que o débito cardíaco flui pela aorta e, em seguida, é distribuído de forma simultânea e de forma percentual entre os vários sistemas orgânicos. Assim, o fluxo sanguíneo em cada uma das circulações (p. ex., renal, cerebral e coronária) é paralelo e simultâneo. O efluente venoso dos órgãos se acumula na veia cava e volta para o coração. Como mostram a equação a seguir e a Figura 4.5, **a resistência total em disposição *paralela* é menor do que qualquer uma das resistências individuais**. Os subscritos 1, 2, 3 e assim por diante referem-se às resistências das circulações cerebral, coronária, renal, gastrintestinal, da musculatura esquelética e cutânea. A resistência em paralelo é expressa da seguinte maneira:

$$\frac{1}{R_{total}} = \frac{1}{R_1} + \frac{1}{R_2} + \frac{1}{R_3} + \frac{1}{R_4} + \frac{1}{R_5} + \frac{1}{R_6}$$

A distribuição do fluxo sanguíneo por um conjunto de resistências paralelas faz com que o fluxo para cada órgão seja uma fração do valor total. Os efeitos desse arranjo são a **ausência de perda de pressão** nas artérias principais e a manutenção da pressão média em cada artéria principal, que é quase a mesma pressão média observada na aorta.

Outra consequência previsível de um arranjo em paralelo é que a adição de uma resistência ao circuito diminui, e *não aumenta*, a resistência total. Matematicamente, isso pode ser demonstrado da seguinte maneira: quatro resistências, cada uma com um valor numérico de 10, são dispostas em paralelo. De acordo com a equação, a resistência total é 2,5 ($1/R_{total} = 1/10 + 1/10 + 1/10 + 1/10 = 4/10$). Se uma quinta resistência com um valor de 10 for adicionada ao arranjo paralelo, a resistência total diminui para 2 ($1/R_{total} = 1/10 + 1/10 + 1/10 + 1/10 + 1/10 = 5/10$).

Por outro lado, o aumento da resistência em um dos vasos de um arranjo paralelo *aumenta* a resistência total. Isso pode ser demonstrado com o arranjo paralelo de quatro vasos sanguíneos em que cada resistência individual é 10 e a resistência total é 2,5. A obstrução completa de um dos quatro vasos sanguíneos torna sua resistência individual infinita. A resistência total do arranjo paralelo sobe para 3,333 ($1/R_{total} = 1/10 + 1/10 + 1/10 + 1/\infty$).

Fluxo laminar e número de Reynolds

Idealmente, o fluxo sanguíneo no sistema cardiovascular é **laminar**. O fluxo laminar é caracterizado por um perfil parabólico de velocidade dentro de um vaso sanguíneo, mais alta no centro do vaso e mais baixa em direção às paredes do vaso (Figura 4.6). O perfil é parabólico porque a camada de sangue perto da parede do vaso fica aderida e, na prática, não se move. A camada seguinte de sangue (em direção ao centro) passa pela camada imóvel e se move um pouco mais rápido. Cada camada sucessiva de sangue em direção ao centro se movimenta com maior rapidez, com menor aderência às camadas adjacentes. Assim, *a velocidade do fluxo na parede do vaso é zero e a velocidade no centro da corrente é máxima*. O fluxo sanguíneo laminar segue esse perfil parabólico ordenado.

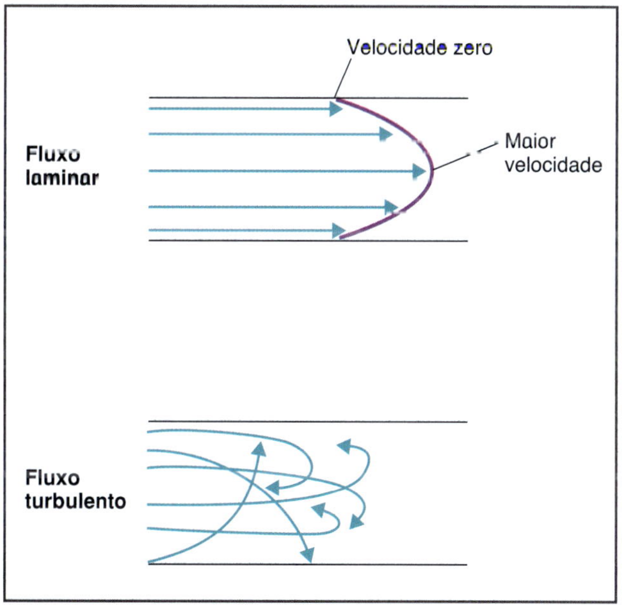

Figura 4.6 Comparação entre o fluxo laminar e o fluxo sanguíneo turbulento. O comprimento das *setas* mostra a velocidade aproximada do fluxo sanguíneo. O fluxo sanguíneo laminar tem um perfil parabólico com velocidade menor na parede do vaso e maior no centro do fluxo. O fluxo sanguíneo turbulento é axial e radial.

Uma irregularidade em um vaso sanguíneo (p. ex., nas valvas ou no local de um coágulo sanguíneo) interrompe a corrente laminar e o fluxo sanguíneo pode se tornar **turbulento**. Nesse caso (ver Figura 4.6), as correntes de líquido não apresentam perfil parabólico; em vez disso, há mistura dos fluxos radiais e axiais. Como a propulsão radial e axial do sangue desperdiça energia cinética, há necessidade de mais energia (pressão) para condução do fluxo sanguíneo turbulento em comparação ao fluxo sanguíneo laminar. O fluxo laminar é silencioso, enquanto o fluxo turbulento é audível. Os **sons de Korotkoff**, por exemplo, usados na medida auscultatória da pressão arterial, são causados pelo fluxo turbulento. A estenose (estreitamento) dos vasos sanguíneos e a doença valvar cardíaca podem causar fluxo turbulento e muitas vezes são acompanhadas por vibrações audíveis chamadas de **sopros**.

O **número de Reynolds** (N_R) é um número adimensional usado para prever se o fluxo sanguíneo será laminar ou turbulento. Considera vários fatores, inclusive o diâmetro do vaso sanguíneo, a velocidade média do fluxo e a viscosidade do sangue. Assim,

$$N_R = \frac{\rho d v}{\eta}$$

em que

N_R = Número de Reynolds
ρ = Densidade do sangue
d = Diâmetro do vaso sanguíneo
v = Velocidade do fluxo sanguíneo
η = Viscosidade do sangue

O fluxo sanguíneo é laminar se N_R for menor que 2.000; caso contrário, se N_R for superior a 2.000, há uma probabilidade crescente de que o fluxo sanguíneo seja turbulento. O N_R acima de 3.000 sempre prediz o fluxo turbulento.

As principais influências do N_R no sistema cardiovascular são as alterações na **viscosidade** do sangue e na **velocidade** do fluxo sanguíneo. A equação mostra que diminuições na viscosidade (p. ex., redução do hematócrito) elevam N_R. Da mesma maneira, a estenose de um vaso sanguíneo, que aumenta a velocidade do fluxo, aumenta o N_R.

O efeito da estenose de um vaso sanguíneo (ou seja, diminuição de diâmetro e raio) no N_R é a princípio intrigante porque, de acordo com a equação, diminuições no diâmetro do vaso devem *reduzir* o N_R (o diâmetro está no numerador). Lembre-se, no entanto, de que a velocidade do fluxo sanguíneo também depende do diâmetro (raio), de acordo com a equação anterior, $v = Q/A$ ou $v = Q/\pi r^2$. Assim, a velocidade (também no numerador da equação de N_R) *aumenta* à medida que o raio *diminui*, elevado à *segunda potência*. Assim, N_R depende mais da velocidade do que do diâmetro.

Vários exemplos clínicos ilustram a aplicação do N_R na previsão de turbulência.

- A **anemia** está associada à diminuição do hematócrito (diminuição da massa de hemácias) e, devido ao fluxo sanguíneo turbulento, causa sopros funcionais. O N_R, que prevê a turbulência, é maior na anemia devido à diminuição da viscosidade do sangue. Uma segunda causa de aumento do N_R em pacientes com anemia é o alto débito cardíaco, que eleva a velocidade do fluxo sanguíneo ($v = Q/A$)
- A **doença valvar cardíaca** causa estenose da valva, aumento da velocidade do fluxo sanguíneo e aumento do N_R, como já descrito. O aumento de N_R prevê turbulência, que causa uma vibração ou **sopro** audível. (O fluxo sanguíneo por valvas normais é silencioso.) Os sopros são graduados; aqueles de grau 1 são quase inaudíveis com o estetoscópio e os sopros de grau 6 são tão altos que podem ser ouvidos sem estetoscópio
- A **aterosclerose** causa estenose das artérias e aumenta a velocidade do fluxo sanguíneo e o N_R. Na doença aterosclerótica avançada, sopros podem ser auscultados em todas as artérias principais, mas principalmente nas artérias carótidas e femorais. Esses sopros são chamados de **sopros vasculares**
- **Trombos** são coágulos sanguíneos no lúmen de um vaso sanguíneo. Os trombos diminuem o diâmetro dos vasos sanguíneos, o que causa um aumento na velocidade do sangue, no N_R e na turbulência.

Cisalhamento

O cisalhamento é uma consequência das diferentes velocidades do sangue no interior de um vaso sanguíneo (ver Figura 4.6). O cisalhamento é causado pelas diferentes velocidades de camadas adjacentes de sangue; se as camadas adjacentes tiverem a mesma velocidade, não há cisalhamento. Assim, **o cisalhamento é maior** na parede do vaso sanguíneo, de acordo com o raciocínio a seguir. Bem na parede, há uma camada imóvel de sangue (em que a velocidade é zero); a camada adjacente de sangue se move e, portanto, tem uma velocidade. A maior diferença relativa na velocidade do sangue é entre a camada imóvel bem na parede e a camada seguinte. O **cisalhamento é menor** no centro do vaso sanguíneo, onde a velocidade do sangue é mais alta, mas as camadas adjacentes têm quase a mesma velocidade. Uma consequência do cisalhamento é a ruptura de agregados de hemácias e a diminuição da viscosidade do sangue. Portanto, na parede, em que o cisalhamento é normalmente maior, a agregação de hemácias e a viscosidade são menores.

Complacência dos vasos sanguíneos

A complacência ou **capacitância** de um vaso sanguíneo descreve o volume de sangue que o vaso pode conter em determinada pressão. Está relacionada com a **distensibilidade** e é dada pela seguinte equação:

$$C = V/P$$

em que

C = Complacência ou capacitância (mℓ/mmHg)
V = Volume (mℓ)
P = Pressão (mmHg)

A equação da complacência afirma que quanto maior a complacência de um vaso, mais volume pode conter em determinada pressão. Em outras palavras, a complacência descreve como o volume de sangue contido em um vaso muda de acordo com determinada alteração na pressão ($\Delta V/\Delta P$).

A Figura 4.7 ilustra o princípio da complacência e mostra a complacência relativa de veias e artérias. Em cada tipo de vaso sanguíneo, o volume é plotado em função da pressão. A **inclinação** de cada curva é a **complacência**. A complacência das veias é alta; isto é, as veias retêm grandes volumes de sangue em baixa pressão. A complacência das artérias é muito menor do que a das veias; as artérias retêm muito menos sangue do que as veias e o fazem sob alta pressão.

A diferença na complacência das veias e artérias fundamenta os conceitos de volume em estresse e sem estresse. As veias são mais complacentes e contêm o volume sem estresse (grande volume sob baixa pressão). As artérias são muito menos complacentes e contêm o volume em estresse (baixo volume sob alta pressão). O volume total de sangue no sistema cardiovascular é a soma do volume sem estresse e do volume em estresse (mais qualquer volume contido no coração).

Alterações na complacência das veias redistribuem o sangue entre as veias e as artérias (ou seja, o sangue se desloca entre os volumes em estresse e sem estresse). A diminuição da complacência ou capacitância das veias (por venoconstrição), por exemplo, reduz o volume que as veias podem conter e, consequentemente, desloca o

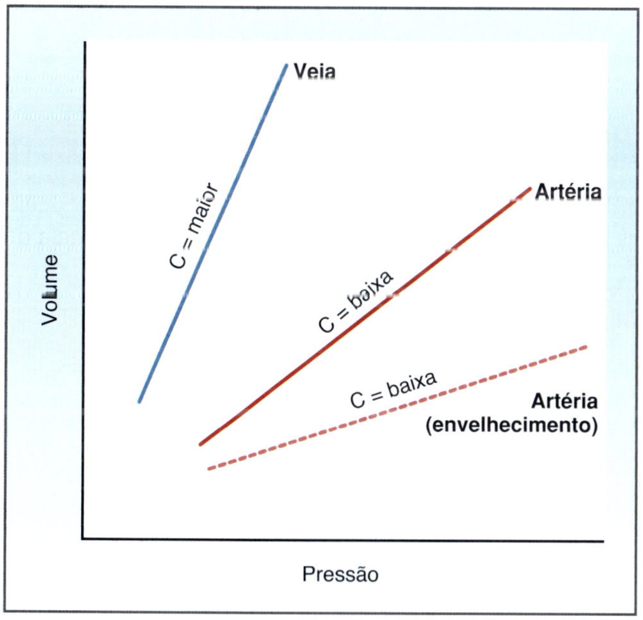

Figura 4.7 Capacitância de veias e artérias. O volume é plotado em função da pressão. As inclinações das curvas são a capacitância (*C*).

sangue das veias para as artérias: o volume sem estresse diminui e o volume sob estresse aumenta. A elevação da complacência ou capacitância das veias aumenta o volume que as veias podem conter e, consequentemente, desloca o sangue das artérias para as veias: o volume sem estresse aumenta e o volume em estresse diminui. Essas redistribuições de sangue entre as veias e as artérias têm consequências para a pressão arterial, discutidas mais adiante neste capítulo.

A Figura 4.7 também ilustra o efeito do **envelhecimento** na **complacência** das artérias. As características das paredes arteriais mudam com a idade: ficam mais rígidas, menos distensíveis e menos flexíveis. (A idade aumenta as ligações cruzadas das fibras de colágeno nas paredes arteriais, o que endurece suas conexões com outros elementos da parede arterial.) Em determinada pressão arterial, as artérias podem reter menos sangue. Outra maneira de pensar na diminuição da complacência associada ao envelhecimento é que para que uma "artéria velha" tenha o mesmo volume que uma "artéria jovem", a pressão na "artéria velha" deve ser maior do que a pressão na "artéria jovem". De fato, as pressões arteriais são maiores em idosos devido à diminuição da complacência arterial.

Pressões no sistema cardiovascular

As pressões sanguíneas não são iguais em todo o sistema CV. Se assim fosse, não haveria fluxo de sangue, já que há necessidade de uma força motriz (ou seja, uma diferença de pressão). As diferenças de pressão entre o coração e os vasos sanguíneos são a força motriz do fluxo sanguíneo. A Tabela 4.1 resume as pressões na circulação sistêmica e na circulação pulmonar.

Tabela 4.1 Pressões no sistema cardiovascular.

Localização	Pressão média (mmHg)
Sistêmica	
Aorta	100
Grandes artérias	100 (sistólica, 120; diastólica, 80)
Arteríolas	50
Capilares	20
Veia cava	4
Átrio direito	0 a 2
Pulmonar	
Artéria pulmonar	15 (sistólica, 25; diastólica, 8)
Capilares	10
Veia pulmonar	8
Átrio esquerdo[a]	2 a 5

[a]A medida direta das pressões no lado esquerdo do coração é difícil. No entanto, a pressão atrial esquerda pode ser determinada pela *pressão pulmonar em cunha*. Nessa técnica, um cateter é inserido na artéria pulmonar e avança por um pequeno ramo da artéria pulmonar. O cateter faz uma *cunha* e bloqueia todo o fluxo sanguíneo desse ramo. Com a interrupção do fluxo, o cateter detecta a pressão no átrio esquerdo de maneira quase direta.

Perfil de pressão na vasculatura

A Figura 4.8 é um perfil das pressões da vasculatura sistêmica. Primeiro, observa-se a curva, ignorando os pulsos. Essa curva mostra a pressão média, que é mais alta na aorta e nas grandes artérias e diminui progressivamente das artérias para as arteríolas, os capilares, as veias e de volta para o coração. Essa diminuição na pressão à medida que o sangue flui pela vasculatura se deve ao consumo de energia para superar as resistências de atrito.

A pressão média na **aorta** é alta, com média de 100 mmHg (ver Tabela 4.1 e Figura 4.8). Essa alta pressão arterial média é resultado de dois fatores: o grande volume de sangue bombeado do VE para a aorta (débito cardíaco) e a baixa complacência da parede arterial. (Lembre-se de que determinado volume causa maior pressão quando a complacência do vaso é baixa.) A pressão continua alta nas **grandes artérias**, que se ramificam a partir da aorta, devido à alta retração elástica das paredes arteriais. Assim, há pouca perda de energia enquanto o sangue flui da aorta pela árvore arterial.

Começando nas **pequenas artérias**, a pressão arterial diminui, principalmente nas arteríolas. No final das **arteríolas**, a pressão média (PAM) é de aproximadamente 30 mmHg. Essa diminuição drástica na pressão se deve à alta resistência ao fluxo imposta pelas arteríolas. Como o fluxo sanguíneo total é constante em todos os níveis do sistema CV, o aumento da resistência necessariamente diminui a pressão a jusante ($Q = \Delta P/R$ ou $\Delta P = Q \times R$).

Nos **capilares**, a pressão diminui ainda mais por duas razões: a resistência friccional ao fluxo e a filtração do líquido para fora dos capilares (ver a discussão sobre microcirculação). Quando o sangue chega às **vênulas** e **veias**, a pressão cai ainda mais. (Lembre-se de que, como a capacitância das veias é alta, esses vasos podem reter grandes volumes de sangue com essa pressão baixa.) A pressão na veia cava é de apenas 4 mmHg e no AD é ainda menor, de 0 a 2 mmHg.

Pressão arterial na circulação sistêmica

Uma análise mais aprofundada da Figura 4.8 revela que, embora a pressão média nas artérias seja alta e constante, a pressão arterial sofre oscilações ou pulsos. Esses **pulsos** refletem a atividade pulsátil do coração: a ejeção de sangue durante a sístole, o repouso durante a diástole, a ejeção de sangue, o repouso, e assim por diante. Cada ciclo de pulso nas artérias coincide com um ciclo cardíaco.

A Figura 4.9 mostra uma versão expandida de dois desses ciclos de pulsos em uma grande artéria.

- A **pressão arterial diastólica (PAD)** é a menor pressão arterial medida durante um ciclo cardíaco e é a pressão nas artérias durante o relaxamento ventricular, quando não há ejeção de sangue do VE
- A **pressão arterial sistólica (PAS)** é a maior pressão arterial medida durante um ciclo cardíaco. É a pressão nas artérias após a ejeção do sangue do VE durante a sístole. O "blip" na curva da pressão arterial, chamado

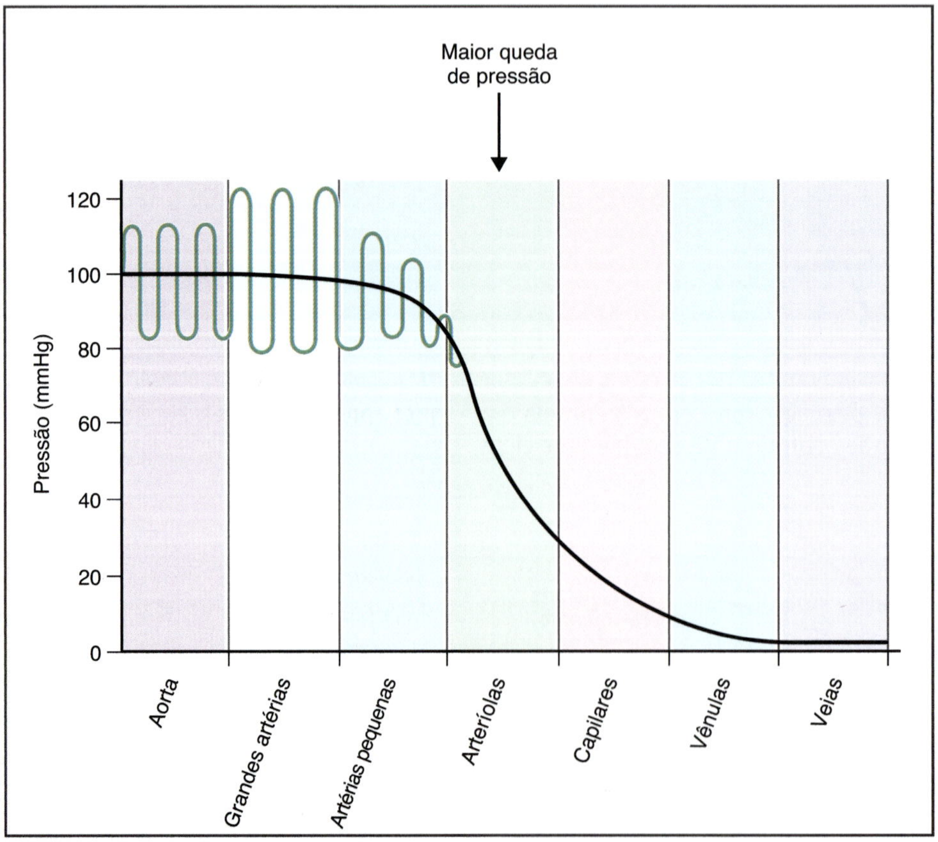

Figura 4.8 Perfil de pressão na vasculatura. A *curva suave* é a pressão média. Os pulsos, quando presentes, são sobrepostos à pressão média.

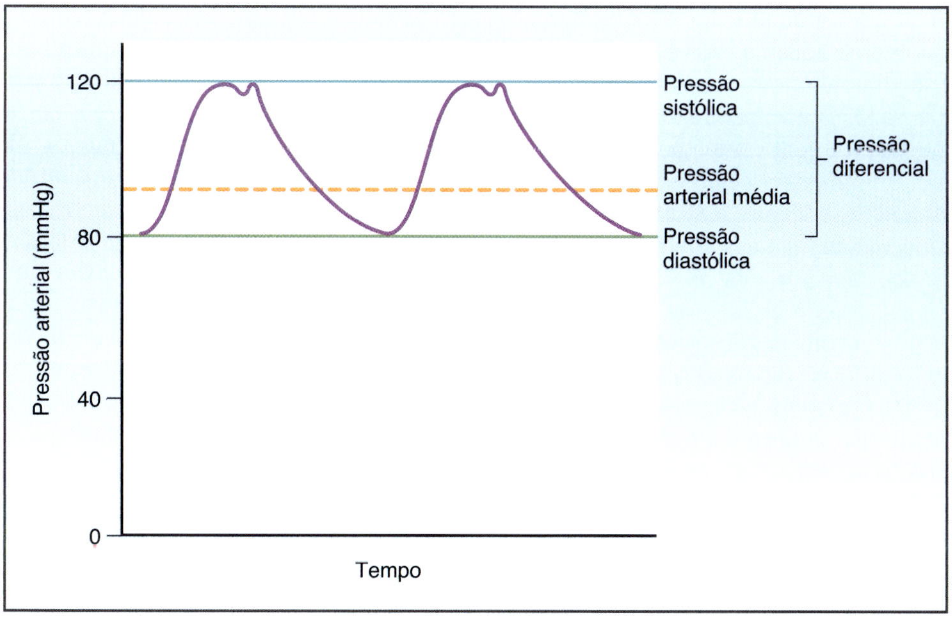

Figura 4.9 Pressão arterial sistêmica durante o ciclo cardíaco. A pressão sistólica é a maior pressão medida durante a sístole. A pressão diastólica é a menor pressão medida durante a diástole. A pressão de pulso é a diferença entre a pressão sistólica e a pressão diastólica. (Ver a discussão sobre pressão arterial média no texto.).

de **incisura dicrótica**, é produzido pelo fechamento da valva aórtica. Esse fechamento produz um breve período de fluxo retrógrado da aorta para a valva, o que causa uma ligeira diminuição da pressão aórtica abaixo do valor sistólico

- A **pressão diferencial (pressão de pulso)** é a diferença entre a PAS e a PAD. Se todos os outros fatores forem iguais, a magnitude da pressão diferencial reflete o volume de sangue ejetado do VE em uma única contração, chamado de **volume sistólico**.

A pressão diferencial pode ser usada como indicador do volume sistólico devido às relações entre pressão, volume e complacência. Lembre-se de que a complacência de um vaso sanguíneo é o volume que o vaso consegue conter em determinada pressão (C = V/P). Assim, pressupondo que a complacência arterial é constante, a pressão arterial depende do volume de sangue que a artéria contém em certo momento. O volume de sangue na aorta em dado momento, por exemplo, é definido pelo equilíbrio entre a entrada e a saída de sangue. Ao se contrair, o VE rapidamente ejeta um volume sistólico na aorta e a pressão logo chega a seu nível mais alto, a pressão sistólica. O sangue, então, começa a fluir da aorta para o restante da árvore arterial. Agora, com a redução do volume na aorta, a pressão também diminui. A pressão arterial atinge seu nível mais baixo, a pressão diastólica, quando o ventrículo está relaxado e o sangue volta do sistema arterial para o coração.

Com o **envelhecimento**, a diminuição da complacência das paredes arteriais **aumenta a pressão diferencial**: o mesmo volume sistólico ejetado em uma artéria "velha" causa um aumento maior na pressão do que em uma artéria "jovem"

- A **pressão arterial média (PAM)** é o valor médio ao longo de um ciclo cardíaco completo e é calculada da seguinte maneira:

$$\text{Pressão arterial média} = \text{Pressão diastólica} + 1/3 \text{ Pressão diferencial}$$

Observe que a pressão arterial média não é a simples média matemática das PAS e PAD. Isso ocorre porque, durante o ciclo cardíaco, a diástole é mais longa do que a sístole. Assim, o cálculo da pressão arterial média leva mais em conta a pressão diastólica do que a pressão sistólica.

Curiosamente, os **pulsos nas grandes artérias** são ainda maiores do que na aorta (ver Figura 4.8). Em outras palavras, a pressão sistólica e a pressão diferencial são maiores nas grandes artérias do que na aorta. A princípio, o motivo da elevação da pressão diferencial nas artérias "a jusante" não é óbvio. Isso acontece porque, após a ejeção do sangue do VE, a onda de pressão viaja a uma velocidade maior do que o próprio sangue (devido à inércia do líquido), aumentando a pressão a jusante. Além disso, nos pontos de ramificaçao das artérias, as ondas de pressão são refletidas para trás, o que também tende a aumentar a pressão nesses locais. (Como o sangue flui da aorta para as grandes artérias, pode parecer estranho que a pressão sistólica e a pressão de pulso sejam mais altas nas artérias a jusante. Sabemos que o fluxo sanguíneo deve ocorrer de alta para baixa pressão, e não o contrário! A explicação é que a força motriz do fluxo sanguíneo nas artérias é a pressão arterial média, que é mais influenciada pela pressão diastólica do que pela pressão sistólica [porque uma parte maior de cada ciclo cardíaco é gasta na diástole]).

Note, na Figura 4.8, que enquanto a PAS é maior nas grandes artérias do que na aorta, a PAD é menor; assim, a pressão arterial média é menor a jusante.

Embora a pressão sistólica e a pressão diferencial sejam maiores nas grandes artérias (em comparação à aorta) há, a partir desse ponto, um amortecimento das oscilações. A pressão diferencial ainda é evidente, mas menor, nas artérias menores; é praticamente nula nas arteríolas; e está ausente por completo nos capilares, nas vênulas e nas veias. O amortecimento e a perda de pressão de pulso ocorrem por duas razões. (1) A resistência dos vasos sanguíneos, principalmente das arteríolas, dificulta a transmissão da pressão diferencial. (2) A complacência dos vasos sanguíneos, em especial das veias, amortece a pressão diferencial – quanto mais complacente o vaso sanguíneo, mais volume consegue receber sem aumentar a pressão.

Várias doenças alteram a curva da pressão arterial de maneira previsível (Figura 4.10). Como já observado, a pressão diferencial é a mudança na pressão arterial pela ejeção de um volume sistólico do VE para a aorta. Logicamente, então, a pressão diferencial muda em caso de alteração do volume sistólico *ou* da complacência das artérias.

- **Aterosclerose** (ver Figura 4.10). Na aterosclerose, as placas depositadas nas paredes arteriais diminuem o diâmetro das artérias e as tornam mais rígidas e menos complacentes. Como a complacência arterial é menor, a ejeção de um volume sistólico do VE causa uma alteração muito maior na pressão arterial do que nas artérias normais ($C = \Delta V/\Delta P$ ou $\Delta P = \Delta V/C$). Assim, a aterosclerose aumenta a pressão sistólica, a pressão diferencial e a pressão média
- **Estenose aórtica** (ver Figura 4.10). A estenose (estreitamento) da valva aórtica diminui o tamanho da abertura para ejeção do sangue do VE para a aorta. Assim, o volume sistólico é menor e a entrada de sangue na aorta a cada batimento é menor. Há diminuição da pressão sistólica, da pressão diferencial e da pressão média
- **Regurgitação aórtica** (*não mostrada*). A incompetência da valva aórtica (p. ex., devido a uma anomalia congênita) interrompe o fluxo unidirecional normal de sangue do VE para a aorta. Em vez disso, o sangue ejetado na aorta volta para o ventrículo. Esse fluxo retrógrado pode ocorrer por relaxamento do ventrículo (baixa pressão) e pela ausência do impedimento pela valva aórtica incompetente.

Pressões venosas na circulação sistêmica

Ao atingir as vênulas e veias, a pressão do sangue é inferior a 10 mmHg; a pressão é ainda menor na veia cava e no AD. O motivo para a redução contínua da pressão agora é familiar: a resistência dos vasos sanguíneos em cada nível da vasculatura sistêmica diminui a pressão. A Tabela 4.1 e a Figura 4.8 mostram os valores médios das pressões venosas na circulação sistêmica.

Pressões na circulação pulmonar

A Tabela 4.1 também compara as pressões na circulação pulmonar às pressões na circulação sistêmica. A tabela mostra que toda a vasculatura pulmonar tem **pressão muito menor** do que a vasculatura sistêmica. Entretanto, o *padrão* de pressões na circulação pulmonar é análogo ao observado na circulação sistêmica. O sangue

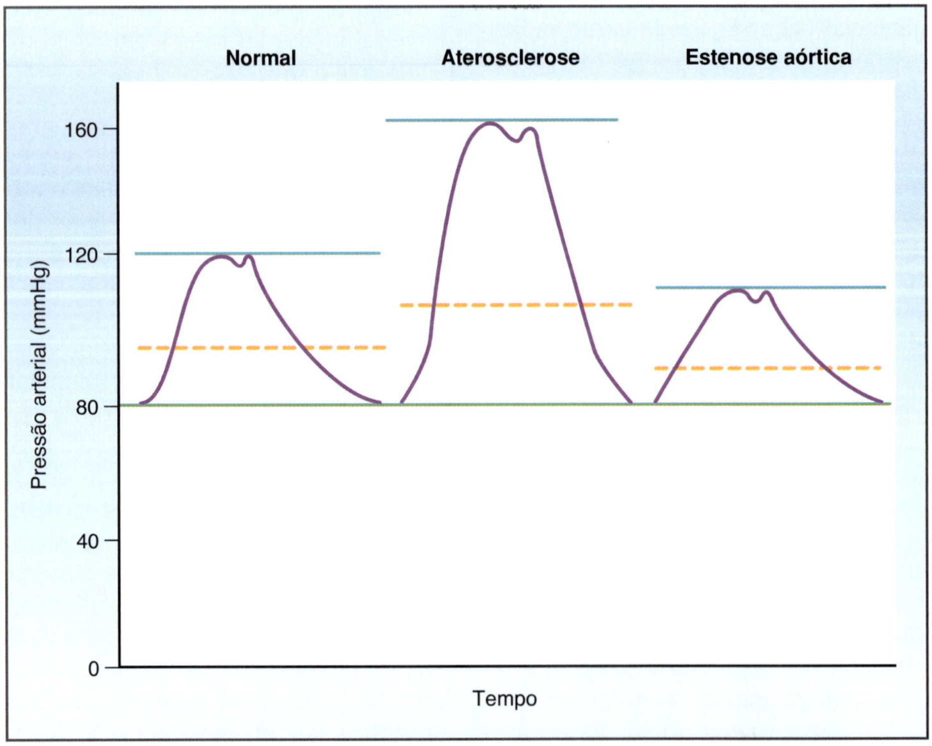

Figura 4.10 Efeito da aterosclerose e da estenose aórtica nas pressões arteriais.

é ejetado do VD para a artéria pulmonar, onde a pressão é mais alta. Depois disso, a pressão diminui conforme o sangue flui pelas artérias pulmonares, pelas arteríolas, pelos capilares, pelas vênulas e veias, e volta para o AE.

Uma implicação importante dessas pressões mais baixas no lado pulmonar é que a **resistência vascular pulmonar é muito menor do que a resistência vascular sistêmica.** Isso porque, deve-se lembrar, que o fluxo total pela circulação sistêmica e pela circulação pulmonar deve ser igual (ou seja, os débitos cardíacos do lado esquerdo e do lado direito do coração são iguais). Como as pressões do lado pulmonar são muito menores do que as pressões do lado sistêmico, para atingir o mesmo fluxo, a resistência pulmonar deve ser menor que a resistência sistêmica ($Q = \Delta P/R$). (A circulação pulmonar é discutida em mais detalhes no Capítulo 5.)

ELETROFISIOLOGIA CARDÍACA

A eletrofisiologia cardíaca inclui todos os processos de ativação elétrica do coração: os potenciais de ação cardíacos; a condução de potenciais de ação ao longo de tecidos especializados; a excitabilidade e os períodos refratários; os efeitos moduladores do sistema nervoso autônomo (SNA) na frequência cardíaca, na velocidade de condução e na excitabilidade; e o eletrocardiograma (ECG).

Em última análise, a função do coração é bombear o sangue pela vasculatura. A função de bomba requer a ativação elétrica e, depois, a contração dos ventrículos. No músculo cardíaco, a ativação elétrica é o potencial de ação cardíaco, normalmente originário do nó sinoatrial (SA). Os potenciais de ação iniciados no nó SA são conduzidos por todo o miocárdio em uma sequência específica e cronometrada. Depois, há uma contração, também em uma sequência. A "sequência" é fundamental porque os átrios devem ser ativados e se contrair antes dos ventrículos e os ventrículos devem se contrair do ápice à base para que a ejeção de sangue seja eficiente.

Potenciais de ação cardíacos

Origem e propagação da excitação dentro do coração

O coração é formado por dois tipos de células musculares: células contráteis e células condutoras. As **células contráteis** constituem a maior parte dos tecidos atriais e ventriculares e são as células de trabalho do coração. Os potenciais de ação nas células contráteis levam à contração e geração de força ou pressão. As **células condutoras** constituem os tecidos do nó SA, dos tratos internodais atriais, do nó AV, do feixe de His e do sistema de Purkinje. As células condutoras são células musculares especializadas que não contribuem de maneira significativa para a geração de força, mas rapidamente espalham os potenciais de ação por todo o miocárdio. Outra característica dos tecidos condutores especializados é sua capacidade de geração espontânea de potenciais de ação. À exceção do nó SA, porém, essa capacidade é normalmente suprimida.

A Figura 4.11 é um desenho esquemático que mostra as relações do nó SA, dos átrios, dos ventrículos e dos tecidos condutores especializados. O potencial de ação se espalha pelo miocárdio conforme a sequência a seguir.

1. **Nó SA.** Normalmente, o potencial de ação do coração começa no tecido especializado do nó SA, que atua como **marca-passo**. Depois que o potencial de ação começa no nó SA, há uma sequência e um tempo específicos para sua condução para o restante do coração.

2. **Tratos internodais atriais e átrios.** O potencial de ação se espalha do nó SA para o AD e o AE pelos tratos internodais atriais. Ao mesmo tempo, o potencial de ação é conduzido para o nó AV.

3. **Nó AV.** A velocidade de condução pelo nó AV é bem menor do que nos outros tecidos cardíacos. A **condução lenta** pelo nó AV garante que os ventrículos tenham tempo suficiente para se encherem de sangue antes de serem ativados e contraídos. Aumentos na velocidade de condução do nó AV podem diminuir o enchimento ventricular, o volume sistólico e o débito cardíaco.

4. **Feixe de His, sistema de Purkinje e ventrículos.** Do nó AV, o potencial de ação entra no sistema de condução especializado dos ventrículos. O potencial de ação é primeiramente conduzido ao feixe de His por meio do feixe comum. Em seguida, invade o ramo esquerdo e o ramo direito do feixe e, depois, os feixes menores do sistema de Purkinje. A condução pelo sistema de His-Purkinje é extremamente rápida e logo distribui o potencial de ação para os ventrículos. O potencial de ação também se espalha de uma célula do músculo ventricular para a próxima por meio de vias intercelulares de baixa resistência. A condução rápida do potencial de ação ao longo dos ventrículos é essencial e permite que a contração e a ejeção de sangue sejam eficientes.

O termo **ritmo sinusal normal** tem um significado específico e indica que o padrão e o tempo da ativação elétrica do coração são normais. O ritmo sinusal normal tem três características principais: (1) O potencial de ação deve se originar no nó SA. (2) Os impulsos do nó SA devem ocorrer de forma regular em frequência de 60 a 100 impulsos por minuto. (3) A ativação do miocárdio deve ocorrer na sequência e no momento corretos.

Conceitos associados aos potenciais de ação no coração

Os conceitos aplicados aos potenciais de ação no coração são os mesmos relacionados com os potenciais de ação em nervos, músculos esqueléticos e músculos lisos. Esses princípios, discutidos no Capítulo 1, estão resumidos a seguir.

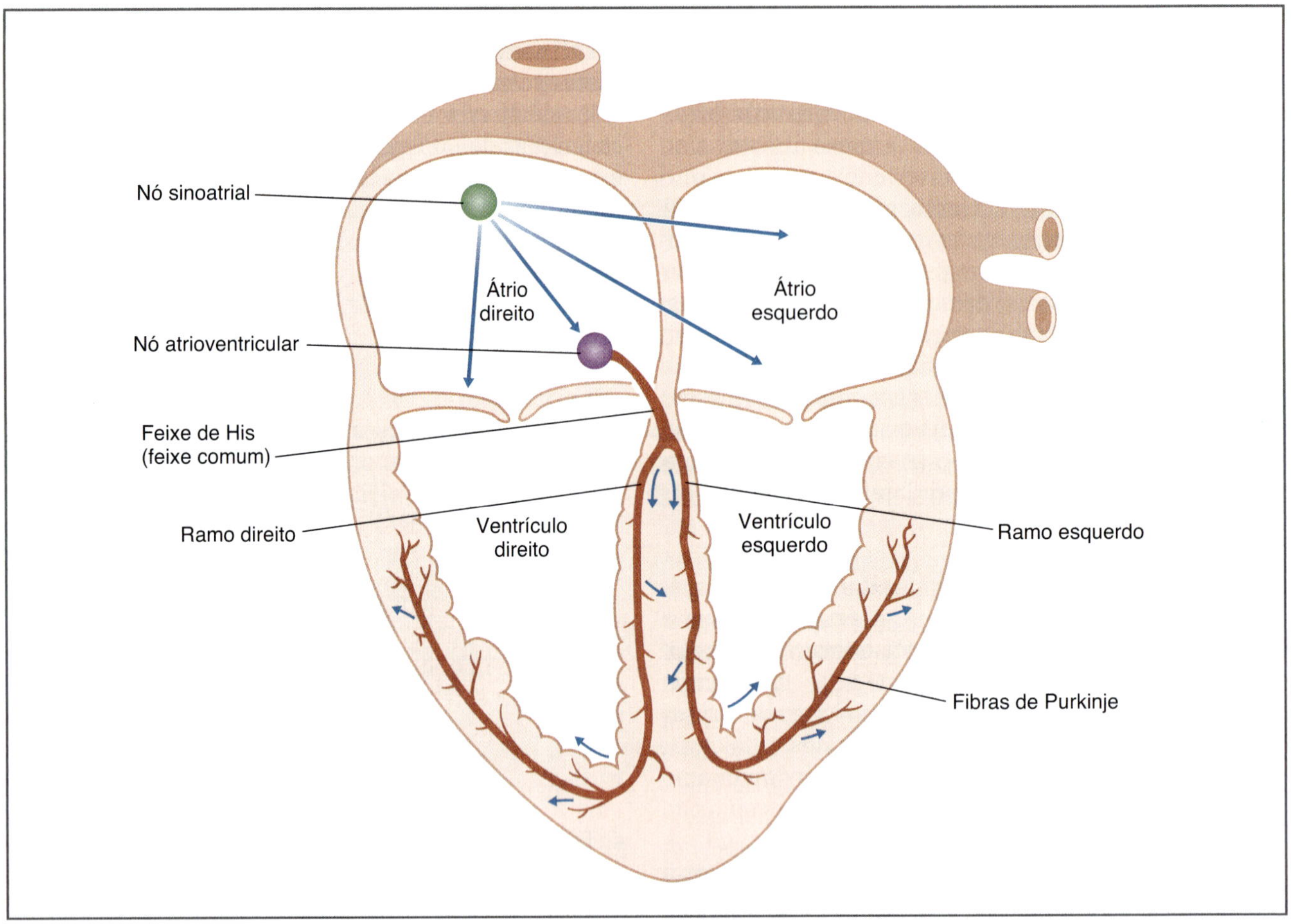

Figura 4.11 Diagrama esquemático da sequência de ativação do miocárdio. O potencial de ação cardíaco começa no nó sinoatrial e se espalha por todo o miocárdio, como indicado pelas *setas*.

1. O **potencial de membrana** das células cardíacas é determinado pelas condutâncias relativas (ou permeabilidades) dos íons e os gradientes de concentração dos íons permeáveis.
2. Na membrana celular com alta condutância ou permeabilidade a um íon, esse íon flui a favor de seu gradiente eletroquímico e tenta conduzir o potencial de membrana em direção ao seu **potencial de equilíbrio** (calculado pela equação de Nernst). Na membrana celular com baixa condutância ou permeabilidade a um íon ou impermeável ao íon, esse íon tem pouca ou nenhuma contribuição para o potencial de membrana.
3. Por convenção, o potencial de membrana é expresso em milivolts (mV) e o potencial intracelular é expresso em relação ao potencial extracelular; por exemplo, um potencial de membrana de −85 mV significa 85 mV, interior da célula negativo.
4. O **potencial de membrana em repouso** das células cardíacas é determinado principalmente pelos íons potássio (K^+). A condutância de K^+ em repouso é alta e o potencial de membrana em repouso está próximo do potencial de equilíbrio de K^+. Uma vez que a condutância ao sódio (Na^+) em repouso é baixa, o Na^+ contribui pouco para o potencial de membrana em repouso.
5. O principal papel da **Na^+-K^+ ATPase** é manter os gradientes de concentração de Na^+ e K^+ através da membrana celular, embora faça uma pequena contribuição eletrogênica direta para o potencial de membrana.
6. **Alterações no potencial de membrana** são causadas pelo fluxo de íons para dentro ou para fora da célula. A ocorrência do fluxo de íons requer que a membrana celular seja permeável a esse íon. Na **despolarização**, o potencial de membrana se tornou *menos negativo*. A despolarização é causada pelo movimento líquido de carga positiva para dentro da célula, o que é chamado de **corrente de influxo**. Na **hiperpolarização**, o potencial de membrana se tornou *mais negativo* devido ao movimento líquido de carga positiva para fora da célula, o que é chamado de **corrente de efluxo**.
7. Dois mecanismos básicos podem alterar o potencial de membrana. Um deles é uma **mudança no gradiente eletroquímico de um íon permeável**, o que modifica o potencial de equilíbrio desse íon. O íon permeável flui para dentro ou para fora da célula na tentativa de restabelecer o equilíbrio eletroquímico e esse fluxo de corrente altera o potencial de membrana. Considere, por exemplo, o efeito da diminuição da concentração extracelular de K^+ no potencial de membrana em

repouso de uma célula miocárdica. O potencial de equilíbrio de K^+, calculado pela equação de Nernst, fica mais negativo. Os íons K^+ então saem da célula, a favor do gradiente eletroquímico agora maior, levando o potencial de membrana em repouso em direção ao novo potencial de equilíbrio de K^+, mais negativo.

No segundo mecanismo, há uma **mudança na condutância de um íon**. A permeabilidade das células ventriculares em repouso ao Na^+, por exemplo, é bastante baixa e esse íon contribui muito pouco para o potencial de membrana em repouso. No entanto, na fase ascendente do potencial de ação ventricular, a condutância do Na^+ aumenta de maneira drástica, o Na^+ entra na célula a favor de seu gradiente eletroquímico e o potencial de membrana é brevemente direcionado para o potencial de equilíbrio de Na^+ (ou seja, é despolarizado).

8. O **potencial limiar** é a diferença de potencial em que há uma corrente efetiva de entrada (ou seja, a corrente de influxo se torna maior que a corrente de efluxo). No potencial limiar, a despolarização torna-se autossustentada e dá origem à fase ascendente do potencial de ação.

Potenciais de ação de ventrículos, átrios e sistema de Purkinje

A base iônica dos potenciais de ação nos ventrículos, nos átrios e no sistema de Purkinje é idêntica. O potencial de ação nesses tecidos compartilha as características a seguir (Tabela 4.2).

- **Longa duração.** O potencial de ação é de longa duração em todos esses tecidos. O potencial de ação dura 150 ms nos átrios, 250 ms nos ventrículos e 300 ms nas fibras de Purkinje. Esses períodos podem ser comparados à curta duração do potencial de ação nos nervos e nos músculos esqueléticos (1 a 2 ms). Lembre-se de que a duração do potencial de ação também determina a duração dos períodos refratários: quanto maior o potencial de ação, mais tempo a célula é refratária ao disparo de outro potencial de ação. Assim, as células atriais, ventriculares e de Purkinje têm **longos períodos refratários** em comparação a outros tecidos excitáveis
- **Potencial de membrana em repouso estável.** As células dos átrios, dos ventrículos e do sistema de Purkinje apresentam potencial de membrana em repouso estável ou constante (As fibras do nó AV e de Purkinje *podem* desenvolver potenciais instáveis de membrana em repouso e, sob condições especiais, podem se tornar o marca-passo cardíaco, como discutido na seção sobre marca-passos latentes.)
- **Platô.** O potencial de ação nas células dos átrios, ventrículos e sistema de Purkinje é caracterizado por um platô. O platô é um período sustentado de despolarização, o que explica a longa duração do potencial de ação e, consequentemente, os longos períodos refratários.

A Figura 4.12A e B ilustra o potencial de ação em uma fibra muscular ventricular e uma fibra muscular atrial. Um potencial de ação em uma fibra de Purkinje (não mostrado) seria semelhante ao da fibra ventricular, mas sua duração seria um pouco maior. As **fases do potencial de ação** são descritas a seguir e correspondem às etapas numeradas na Figura 4.12A e B. O potencial de ação ventricular também foi redesenhado na Figura 4.13 para mostrar as correntes iônicas responsáveis de cada fase. Algumas dessas informações também estão resumidas na Tabela 4.2.

1. **Fase 0, fase ascendente.** Nas fibras ventriculares, atriais e de Purkinje, o potencial de ação começa com uma fase de **despolarização rápida**, chamada de fase ascendente. Como nos nervos e nos músculos esqueléticos, a fase ascendente é causada por um **aumento transitório na condutância de Na^+** (g_{Na}) produzido pela abertura das comportas de ativação dos canais de Na^+ induzida pela despolarização. O aumento de g_{Na} gera uma **corrente de influxo de Na^+** (entrada de Na^+ na célula), ou I_{Na}, levando o potencial de membrana

Tabela 4.2 Comparação dos potenciais de ação nos tecidos cardíacos.

Tecido cardíaco	Duração do potencial de ação (ms)	Fase ascendente	Platô	Fase 4 de despolarização
Nó sinoatrial	150	Corrente de influxo de Ca^{2+} Canais de Ca^{2+}	Não há	Corrente de influxo de Na^+ (If) Marca-passo normal
Átrio	150	Corrente de influxo de Na^+	Corrente de influxo de Ca^{2+} (corrente de influxo lenta) Canais de Ca^{2+} tipo L	Não há
Ventrículo	250	Corrente de influxo de Na^+	Corrente de influxo de Ca^{2+} (corrente de influxo lenta) Canais de Ca^{2+} tipo L	Não há
Fibras de Purkinje	300	Corrente de influxo de Na^+	Corrente de influxo de Ca^{2+} (corrente de influxo lenta) Canais de Ca^{2+} tipo L	Marca-passo latente

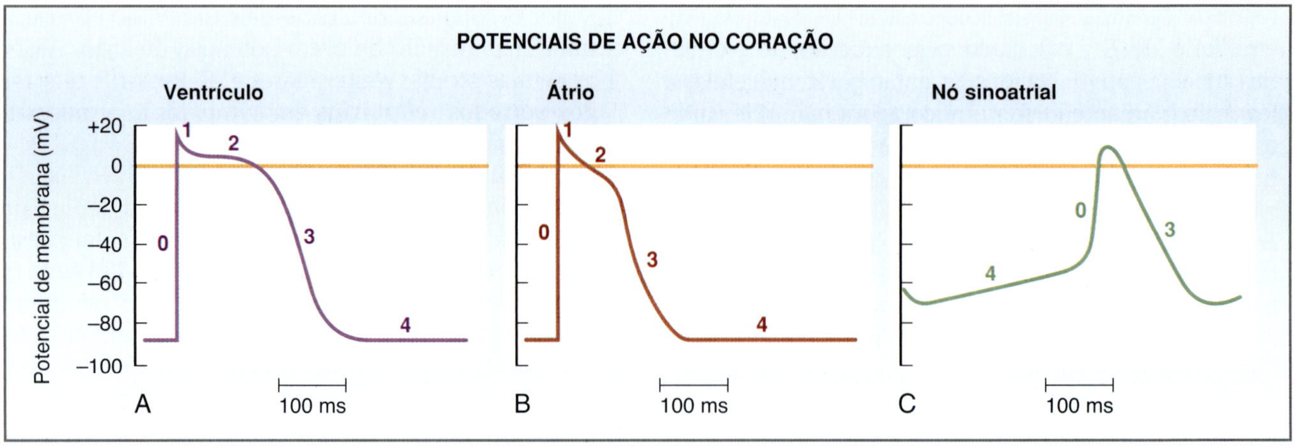

Figura 4.12 Potenciais de ação cardíacos no ventrículo, átrio e nó sinoatrial. A-C. Os números correspondem às fases dos potenciais de ação.

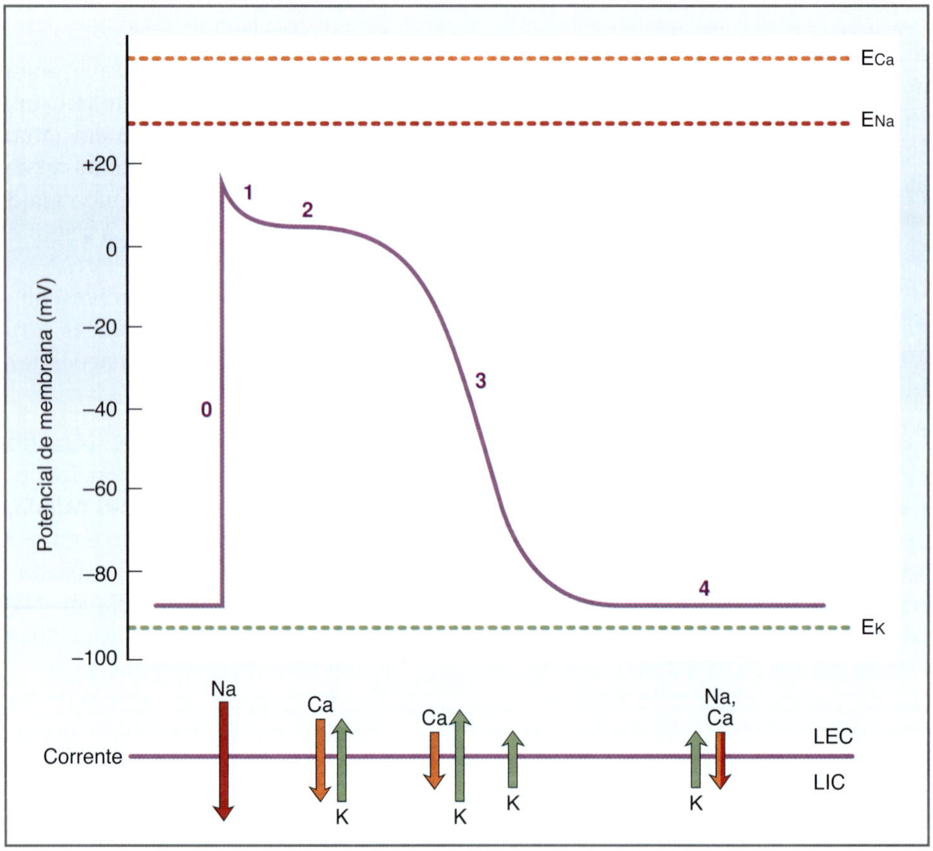

Figura 4.13 Correntes responsáveis pelo potencial de ação ventricular. O comprimento das *setas* mostra o tamanho relativo de cada corrente iônica. E_{Ca}, potencial de equilíbrio de Ca; E_{Na}, potencial de equilíbrio de Na; E_K, potencial de equilíbrio de K; *LEC*, líquido extracelular; *LIC*, líquido intracelular.

para o potencial de equilíbrio de Na^+ de aproximadamente +65 mV. O potencial de membrana não atinge o potencial de equilíbrio de Na^+ por completo porque, como nos nervos, as comportas de inativação dos canais de Na^+ se fecham em resposta à despolarização (embora de forma mais lenta do que a abertura das comportas de ativação). Assim, os canais de Na^+ se abrem por um breve período e depois se fecham. No pico da fase ascendente, o potencial de membrana é despolarizado para um valor de cerca de +20 mV.

A **velocidade de subida da fase ascendente** é chamada **dV/dT**. dV/dT é a taxa de variação do potencial de membrana em função do tempo e suas unidades são volts por segundo (V/s). dV/dT varia conforme o valor do **potencial de membrana em repouso**. Essa dependência é chamada de **relação de responsividade**. Assim, dV/dT é maior (a velocidade de subida da fase ascendente é maior) quando o potencial de membrana em repouso é mais negativo ou hiperpolarizado (p. ex., –90 mV); dV/dT é menor (a velocidade de subida da fase ascendente é menor) quando o potencial de membrana em repouso é menos negativo ou despolarizado (p. ex., –60 mV). Essa correlação é baseada na relação entre o potencial de membrana e a posição das comportas de inativação do canal Na^+ (ver Capítulo 1). Se o potencial de membrana em repouso for relativamente hiperpolarizado (p. ex., –90 mV), as comportas de inativação dependentes de voltagem estão abertas e há muitos canais de Na^+ à disposição para a fase ascendente. No potencial de membrana em repouso relativamente despolarizado (p. ex., –60 mV), as comportas de inativação dos canais de Na^+ tendem a estar fechadas e há menos canais de Na^+ à disposição para abertura durante a fase ascendente. dV/dT também se correlaciona ao **tamanho da corrente de influxo** (nas fibras ventriculares, atriais e de Purkinje, o tamanho da corrente de influxo de *Na*$^+$).

2. **Fase 1, início da repolarização.** Nas fibras ventriculares, atriais e de Purkinje, a fase 1 é um breve período de repolarização que ocorre imediatamente depois da fase ascendente. Lembre-se de que a repolarização demanda uma **corrente efetiva de efluxo**. Há duas explicações para a ocorrência da corrente efetiva de efluxo durante a fase 1. Primeiro, as comportas de inativação dos canais de Na^+ se fecham em resposta à despolarização. O fechamento dessas comportas diminui g_{Na} e interrompe a corrente de influxo de Na^+ (que causou a fase ascendente). Em segundo lugar, há uma corrente de efluxo de K^+ causada pela grande força motriz desses íons: no pico da fase ascendente, as forças motrizes químicas *e* elétricas favorecem o movimento de K^+ para *fora* da célula (a concentração intracelular de K^+ é maior do que sua concentração extracelular e o interior da célula é eletricamente positivo). Como a condutância de K^+ (g_K) é alta, K^+ sai da célula devido a esse gradiente eletroquímico acentuado.

3. **Fase 2, platô.** No platô, há um período longo (150 a 200 ms) de **potencial de membrana despolarizado relativamente estável**, em especial nas fibras ventriculares e de Purkinje. (Nas fibras atriais, o platô é mais curto do que nas fibras ventriculares.) Lembre-se de que a estabilidade do potencial de membrana exige que as correntes de influxo e efluxo tenham de ser iguais para que não haja fluxo de corrente através da membrana.

   Como esse equilíbrio de correntes de influxo e efluxo é alcançado durante o platô? Há um aumento na condutância de cálcio (Ca^{2+}) (g_{Ca}), o que gera uma **corrente de influxo de Ca^{2+}**. A corrente de influxo de Ca^{2+} também é chamada de **corrente de influxo lenta**, refletindo a cinética desses canais (em comparação aos rápidos canais de Na^+ da fase ascendente). Os canais de Ca^{2+} que se abrem durante o platô são **canais do tipo L** e são inibidos pelos **bloqueadores dos canais de Ca^{2+}** nifedipino, diltiazem e verapamil. Uma **corrente de efluxo de K^+**, impulsionada pela força eletroquímica dos íons K^+ (descrita na fase 1), equilibra a corrente de influxo de Ca^{2+}. Assim, durante o platô, a corrente de influxo de Ca^{2+} é equilibrada pela corrente de efluxo de K^+, a corrente efetiva é zero e o potencial de membrana fica em um valor despolarizado estável. (Ver Figura 4.13, que mostra a corrente de influxo de Ca^{2+} de mesma magnitude que a corrente de efluxo de K^+ durante a fase 2.)

   A importância da corrente de influxo de Ca^{2+} se estende além de seu efeito no potencial de membrana. Essa entrada de Ca^{2+} durante o platô do potencial de ação desencadeia a liberação de mais Ca^{2+} das reservas intracelulares para o acoplamento excitação-contração. Esse processo de **liberação de Ca^{2+}-induzida por Ca^{2+}** é discutido na seção sobre a contração do músculo cardíaco.

4. **Fase 3, repolarização.** A repolarização começa gradualmente no final da fase 2 e, em seguida, há uma rápida repolarização até o potencial de membrana em repouso durante a fase 3. Lembre-se de que a repolarização é gerada quando as correntes de efluxo são maiores que as correntes de influxo. Na fase 3, a repolarização é causada por uma combinação da diminuição de g_{Ca} (que era maior durante o platô) e um aumento de g_K (para níveis ainda maiores do que em repouso). A redução de g_{Ca} diminui a corrente de influxo de Ca^{2+} e o aumento de g_K eleva a corrente de efluxo de K^+ (I_K) em favor de um gradiente eletroquímico acentuado (como descrito na fase 1). No final da fase 3, a corrente de efluxo K^+ diminui porque a repolarização aproxima o potencial de membrana do potencial de equilíbrio de K^+, o que reduz a força motriz sobre o íon.

5. **Fase 4, potencial de membrana em repouso ou diástole elétrica.** O potencial de membrana é repolarizado por completo durante a fase 3 e volta ao nível de repouso de aproximadamente –85 mV. Na fase 4, o potencial de membrana é novamente estável e as correntes de influxo e efluxo são iguais. O potencial de repouso da membrana se aproxima, mas não atinge totalmente o potencial de equilíbrio de K^+, refletindo a alta condutância de K^+ em repouso. Os canais de K^+ e a corrente de K^+ (responsável pela fase 4) são diferentes daqueles responsáveis pela repolarização na fase 3. Na fase 4, a condutância de K^+ é denominada g_{K1} e a corrente de K^+ é chamada, portanto, de I_{K1}.

   O potencial de membrana estável na fase 4 significa a igualdade das correntes de influxo e efluxo. A alta condutância de K^+ produz uma corrente de efluxo de K^+ (IK_1), já descrita. A corrente de influxo que equilibra essa corrente de efluxo é de Na^+ e Ca^{2+} (ver Figura 4.13), embora as condutâncias em repouso desses íons sejam baixas. Assim, *como a soma das correntes de influxo de Na^+ e Ca^{2+} pode ter a mesma magnitude que a corrente de efluxo de K^+, dado que g_{Na} e g_{Ca} são muito baixas e g_{K1} é muito alta?* A resposta está no fato de que, para cada íon, a corrente = condutância × força motriz. Embora g_{K1} seja alta, a força motriz de K^+ é baixa porque o potencial de membrana em repouso está próximo do potencial de equilíbrio de K^+; assim, a corrente de efluxo de K^+ é relativamente pequena. Por outro lado, g_{Na} e g_{Ca} são baixas, mas as forças motrizes sobre Na^+ e Ca^{2+} são altas porque o potencial de membrana em repouso está longe dos potenciais de equilíbrio de Na^+ e Ca^{2+}; assim, a soma das correntes de influxo de Na^+ e Ca^{2+} é igual à corrente de efluxo de K^+.

Potenciais de ação no nó sinoatrial

O nó SA é o marca-passo normal do coração. A configuração e a base iônica de seu potencial de ação diferem em vários aspectos importantes daquelas das fibras atriais, ventriculares e de Purkinje (ver Figura 4.12C). As seguintes características do potencial de ação do nó SA são diferentes em comparação aos átrios, aos ventrículos e às fibras de Purkinje: (1) o nó SA apresenta **automaticidade**, isto é, pode gerar potenciais de ação de forma espontânea, sem estimulação nervosa; (2) tem um **potencial de membrana em repouso instável**, em contraste direto com as células das fibras atriais, ventriculares e de Purkinje; (3) *não* tem **platô sustentado**.

As fases do potencial de ação do nó SA são descritas aqui e correspondem às fases numeradas mostradas na Figura 4.12C.

1. **Fase 0, fase ascendente.** A fase 0 (como nas outras células cardíacas) é a fase ascendente do potencial de ação. Observe que a fase ascendente não é tão rápida ou íngreme quanto nos outros tipos de tecidos cardíacos. A base iônica da fase ascendente no nó SA também é diferente. Nas outras células miocárdicas, a fase ascendente é o resultado de um **aumento de g_{Na}** e de uma **corrente de influxo de Na^+**. Nas células do nó SA, a fase ascendente é causada por um **aumento de g_{Ca}** e uma **corrente de influxo de Ca^{2+}** gerada principalmente por canais de Ca^{2+} do tipo L. O nó SA também apresenta canais de Ca^{2+} do tipo T, que transportam parte da corrente de influxo de Ca^{2+} da fase ascendente.

2. **Não há fase 1 e fase 2.**

3. **Fase 3, repolarização.** Assim como nos outros tecidos miocárdicos, a repolarização no nó SA se deve ao aumento de g_K. Como as forças motrizes eletroquímicas sobre K^+ são grandes (as forças motrizes químicas e elétricas favorecem a saída de K^+ da célula), há uma corrente de efluxo de K^+, que repolariza o potencial de membrana.

4. **Fase 4, despolarização espontânea ou potencial de marca-passo.** A fase 4 é a maior porção do potencial de ação do nó SA. Essa fase é responsável pela **automaticidade** das células do nó SA (a capacidade de geração espontânea de potenciais de ação sem estímulo nervoso). Durante a fase 4, o valor mais negativo do potencial de membrana (chamado de **potencial diastólico máximo**) é de aproximadamente –65 mV, mas o potencial de membrana não fica nesse valor. Em vez disso, há uma despolarização lenta, produzida pela abertura dos canais de Na^+ e uma **corrente de influxo de Na^+** chamada de $\mathbf{I_f}$. O "f", que significa *funny* (engraçado, em inglês) denota que essa corrente de Na^+ difere da corrente rápida de Na^+ responsável pela fase ascendente nas células ventriculares. *I_f é ativada por repolarização do potencial de ação anterior*, assegurando, assim, que cada potencial de ação no nó SA seja seguido por outro potencial de ação. Uma vez que I_f e a despolarização lenta levam o potencial de membrana ao limiar, os canais de Ca^{2+} se abrem para a fase ascendente.

A taxa de despolarização da fase 4 é um determinante da frequência cardíaca. O aumento da taxa de despolarização da fase 4 faz com que o limiar seja atingido com maior rapidez; com isso, o nó SA dispara mais potenciais de ação por vez e a frequência cardíaca aumenta. Por outro lado, a redução da taxa de despolarização da fase 4 faz com que o limiar seja atingido de forma mais lenta; com isso, o nó SA dispara menos potenciais de ação por vez e a frequência cardíaca diminui. Os efeitos do SNA sobre a frequência cardíaca baseiam-se nessas alterações na taxa de despolarização da fase 4 e são discutidos mais adiante neste capítulo.

Marca-passos latentes

As células do nó SA não são as únicas células miocárdicas com automaticidade intrínseca; outras células, chamadas de **marca-passos latentes**, também têm a capacidade de despolarização espontânea da fase 4. Dentre os marca-passos latentes, estão as células do **nó AV**, o **feixe de His** e as **fibras de Purkinje**. Embora cada uma dessas células tenha potencial de automatização, normalmente não a expressa.

A regra é que o *marca-passo com a maior frequência de despolarização da fase 4 controla a frequência cardíaca.* Normalmente, o nó SA tem a maior taxa de despolarização da fase 4 e, portanto, define a frequência cardíaca (Tabela 4.3). Lembre-se também de que, de todas as células miocárdicas, as células do nó SA têm o potencial de ação de menor duração (ou seja, os períodos refratários mais curtos). Portanto, as células do nó SA se recuperam com mais rapidez e estão prontas para disparar outro potencial de ação antes que os outros tipos de células.

O acionamento da frequência cardíaca pelo nó SA suprime os marca-passos latentes, um fenômeno chamado de

Tabela 4.3 Frequência de disparo do nó sinoatrial e marca-passos latentes no coração.

Local	Taxa intrínseca de disparo (impulsos/minuto)
Nó sinoatrial	70 a 80
Nó atrioventricular	40 a 60
Feixe de His	40
Fibras de Purkinje	15 a 20

supressão por estimulação, explicado da seguinte maneira: o nó SA tem a maior taxa de disparo de todos os possíveis marca-passos e os impulsos se espalham do nó SA para o outros tecidos miocárdicos na sequência ilustrada na Figura 4.11. Embora alguns desses tecidos também sejam possíveis marca-passos (nó AV, feixe de His, fibras de Purkinje), sua capacidade de despolarização espontânea é suprimida desde que sua taxa de disparo seja controlada pelo nó SA.

Os marca-passos latentes *somente* podem controlar a frequência cardíaca em caso de supressão do nó SA ou se a frequência intrínseca de disparo de um marca-passo latente ficar mais rápida que a do nó SA. Como a frequência intrínseca dos marca-passos latentes é menor que a do nó SA, seu acionamento faz o coração bater mais devagar (ver Tabela 4.3).

Sob as condições a seguir, um marca-passo latente assume o controle e se torna *o* marca-passo do coração, caso em que é chamado de **marca-passo ectópico** ou **foco ectópico**. (1) Em caso de diminuição (p. ex., devido à estimulação vagal) ou interrupção completa (p. ex., destruição, remoção ou supressão farmacológica do nó SA) da taxa de disparo do nó SA, um dos locais latentes assume o papel de marca-passo no coração. (2) Ou, se a taxa intrínseca de disparo de um dos marca-passos latentes ficar maior do que a do nó SA, esse sítio assume o papel de marca-passo. (3) Ou, em caso de bloqueio da condução de potenciais de ação do nó SA para o restante do coração devido a uma doença nas vias de condução, pode surgir um marca-passo latente além do nó SA.

Velocidade de condução

Condução do potencial de ação cardíaco

No coração, a **velocidade de condução** tem o mesmo significado que nas fibras nervosas e musculares esqueléticas: é a velocidade de propagação dos potenciais de ação dentro do tecido. As unidades de velocidade de condução são metros por segundo (m/s). A velocidade de condução não é a mesma em todos os tecidos miocárdicos: é menor no nó AV (0,01 a 0,05 m/s) e maior nas fibras de Purkinje (2 a 4 m/s), como mostra a Figura 4.14.

A velocidade de condução determina o tempo para que o potencial de ação se espalhe por vários pontos do miocárdio. Esses tempos, em milissegundos, são sobrepostos no diagrama da Figura 4.14. O potencial de ação se origina no nó SA no que é chamado de tempo zero. A propagação do potencial de ação pelos átrios, pelo nó AV e pelo sistema His-Purkinje até os pontos mais distantes dos ventrículos leva um total de 220 ms. A condução pelo nó AV (chamada de **retardo AV**) requer quase metade do tempo total de condução pelo miocárdio. O retardo AV ocorre porque, de todos os tecidos miocárdicos, a velocidade de condução no nó AV é a menor (0,01 a 0,05 m/s), tornando o tempo de condução o mais longo (100 ms).

Diferenças na velocidade de condução entre os tecidos cardíacos têm implicações em suas funções fisiológicas. A baixa velocidade de condução do nó AV, por exemplo, garante que os ventrículos não sejam ativados cedo demais (ou seja, antes que tenham tempo para se encher com o sangue dos átrios). Por outro lado, a alta velocidade de condução das fibras de Purkinje assegura que os ventrículos sejam ativados rapidamente e em uma sequência regular para ejeção eficiente de sangue.

Mecanismo de propagação do potencial de ação cardíaco

Como nas fibras nervosas e musculares esqueléticas, a base fisiológica da condução dos potenciais de ação cardíacos é a propagação de **correntes locais** (ver Capítulo 1).

Velocidade de condução	
Átrios	1 m/s
Nó AV	0,01 a 0,05 m/s
His-Purkinje	2 a 4 m/s
Ventrículo	1 m/s

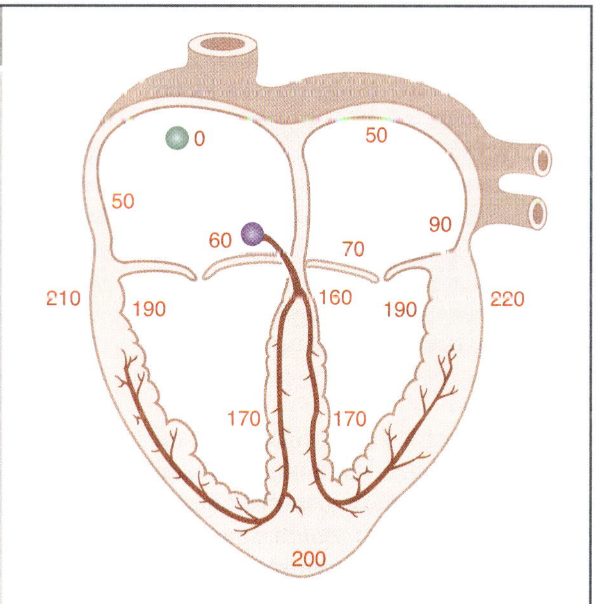

Figura 4.14 Tempo de ativação do miocárdio. Os números sobrepostos ao miocárdio indicam o tempo cumulativo, em milissegundos, desde o início do potencial de ação no nó sinoatrial. *AV*, atrioventricular.

Potenciais de ação em um sítio geram correntes locais em lugares adjacentes; os lugares adjacentes são despolarizados até o limiar devido a esse fluxo de corrente local e ao próprio disparo de potenciais de ação. Esse fluxo de corrente local é o resultado da corrente de influxo da fase ascendente do potencial de ação. Lembre-se de que, nas fibras atriais, ventriculares e de Purkinje, essa corrente de influxo da fase ascendente é de Na^+ e, no nó SA, a corrente de influxo da fase ascendente é de Ca^{2+}.

A velocidade de condução depende do **tamanho da corrente de influxo** durante a fase ascendente do potencial de ação. Quanto maior a corrente de influxo, maior a rapidez de propagação das correntes locais para os locais adjacentes e sua despolarização até o limiar. A velocidade de condução é também correlacionada a **dV/dT**, a taxa de aumento da fase ascendente do potencial de ação, porque dV/dT *também* se correlaciona ao tamanho da corrente de influxo, como já discutido.

A propagação do potencial de ação depende não apenas da corrente de influxo da fase ascendente para estabelecer as correntes locais, mas também das **propriedades de cabo** das fibras miocárdicas. Lembre-se de que essas propriedades de cabo são determinadas pela resistência da membrana celular (R_m) e pela resistência interna (R_i). No tecido miocárdico, por exemplo, R_i é bastante baixa devido às conexões de baixa resistência entre as células, chamadas de **junções comunicantes**. Assim, o tecido miocárdico é bem adequado para a condução rápida.

A velocidade de condução *não* depende da duração do potencial de ação, um ponto que pode ser confuso. Lembre-se, entretanto, de que a duração do potencial de ação é simplesmente o tempo para que *determinado sítio* passe da despolarização à repolarização completa (p. ex., a duração do potencial de ação em uma célula ventricular é de 250 ms). A duração do potencial de ação não implica quanto tempo esse potencial de ação leva para se espalhar para os locais vizinhos.

Excitabilidade e períodos refratários

A **excitabilidade** é a capacidade de geração de potenciais de ação pelas células miocárdicas em resposta à corrente despolarizante. Estritamente falando, excitabilidade é a quantidade de corrente de influxo necessária para que uma célula miocárdica chegue ao potencial limiar. A excitabilidade de uma célula miocárdica varia ao longo do potencial de ação e essa mudança se reflete nos períodos refratários.

A base fisiológica dos **períodos refratários** das células miocárdicas é semelhante à das células nervosas. Lembre-se do Capítulo 1 que as comportas de ativação dos canais de Na^+ são *abertas* pela despolarização do potencial de membrana até o limiar, permitindo um rápido influxo de Na^+ na célula, o que causa mais despolarização em direção ao potencial de equilíbrio de Na^+. Essa rápida despolarização é a fase ascendente do potencial de ação. No entanto, as comportas de inativação dos canais de Na^+ também se *fecham* com a despolarização (embora de maneira mais lenta em comparação à abertura das comportas de ativação). Logo, durante as fases do potencial de ação em que há despolarização do potencial de membrana, uma parte dos canais de Na^+ fica fechada e indisponível porque as comportas de inativação estão fechadas. Os canais de Na^+ fechados impedem a passagem da corrente de influxo de despolarização e, assim, não há fase ascendente ou potencial de ação e a célula é chamada de *refratária*. A repolarização abre as comportas de inativação dos canais de Na^+, que agora estão fechados, mas disponíveis; a célula está novamente excitável e pronta para disparar outro potencial de ação.

A Figura 4.15 é um diagrama familiar que mostra um potencial de ação no músculo ventricular, mas agora com os períodos refratários sobrepostos. Os períodos refratários a seguir refletem diferenças na excitabilidade ao longo do potencial de ação.

- **Período refratário absoluto (ARP).** Durante a maior parte do potencial de ação, a célula ventricular é completamente refratária ao disparo de outro potencial de ação. Não importa a magnitude do estímulo aplicado, a célula é incapaz de gerar um segundo potencial de ação durante o ARP. Isso acontece porque a maioria dos canais de Na^+ estão fechados e indisponíveis para o transporte da corrente de influxo. O ARP inclui a fase ascendente, todo o platô e uma parte da repolarização. Esse período termina quando a célula sofre repolarização para aproximadamente −50 mV
- **Período refratário efetivo (ERP).** O ERP inclui o ARP e é um pouco mais longo que ele. No final do ERP, os canais Na^+ começam a se recuperar (ou seja, ficam disponíveis para o transporte da corrente de influxo). A distinção entre o ARP e os ERPs é que *absoluto* significa que *absolutamente* nenhum estímulo é grande o suficiente para gerar outro potencial de ação; *efetivo* significa a impossibilidade de geração de um potencial de ação *conduzido* (ou seja, não há corrente de influxo suficiente para condução ao próximo sítio)
- **Período refratário relativo (RRP).** O RRP começa no final do ARP e continua até a repolarização quase total da membrana celular. Durante o RRP, ainda mais canais de Na^+ se recuperam e voltam para o estado fechado, mas disponível; isso possibilita a geração de outro potencial de ação, embora um *estímulo maior que o normal seja necessário*. Outro potencial de ação gerado durante o RRP tem configuração anormal e fase de platô menor
- **Período supranormal (SNP).** O SNP ocorre depois do RRP. Começa quando o potencial de membrana é −70 mV e continua até a repolarização completa da membrana de volta para −85 mV. Como o nome sugere, a célula *é mais excitável do que o normal* durante esse período. Em outras palavras, a corrente de influxo necessária para despolarização da célula até o potencial limiar é menor. A explicação fisiológica para essa maior excitabilidade é a recuperação dos canais de Na^+ (ou seja, a abertura das comportas de inativação);

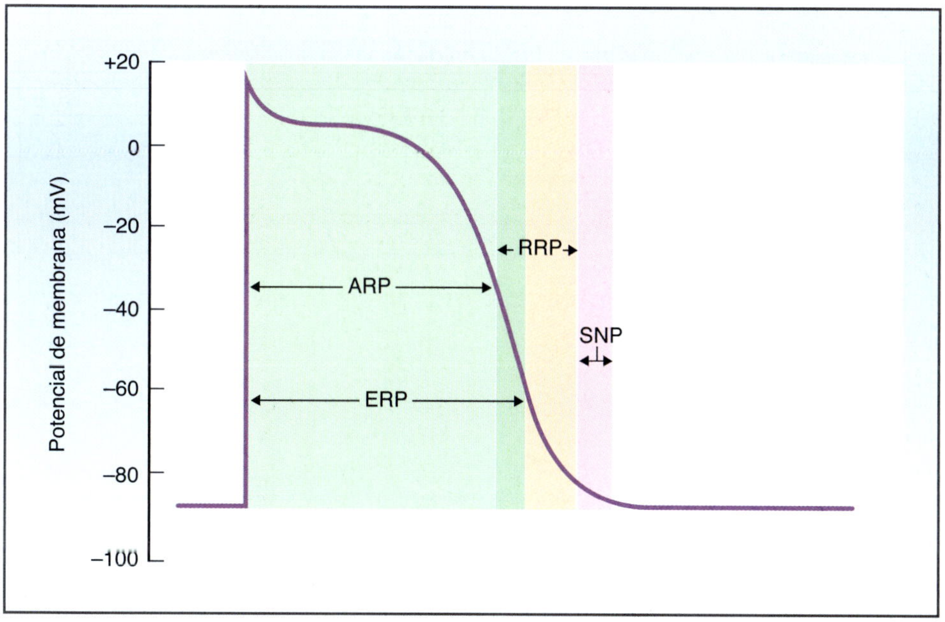

Figura 4.15 Períodos refratários do potencial de ação ventricular. O período refratário efetivo (*ERP*) inclui o período refratário absoluto (*ARP*) e a primeira metade do período refratário relativo (*RRP*). O RRP começa com o término e o ARP termina e inclui a última parte do ERP. O período supranormal (*SNP*) começa ao fim do RRP.

como o potencial de membrana está mais próximo do limiar do que em repouso, é mais fácil disparar um potencial de ação do que quando a membrana celular está em seu potencial de repouso.

Efeitos autônomos no coração e vasos sanguíneos

A Tabela 4.4 resume os efeitos do SNA no coração e nos vasos sanguíneos. Por conveniência, os efeitos autônomos na frequência cardíaca, a velocidade de condução, a contratilidade miocárdica e o músculo liso vascular são combinados em uma única tabela. Os efeitos na eletrofisiologia cardíaca (ou seja, frequência cardíaca e velocidade de condução) são discutidos nesta seção; outros efeitos autônomos são discutidos em seções posteriores.

Efeitos autônomos sobre a frequência cardíaca

Os efeitos do SNA sobre a frequência cardíaca são chamados de **efeitos cronotrópicos**. A Tabela 4.4 e a Figura 4.16 mostram os efeitos dos sistemas nervosos simpático e parassimpático sobre a frequência cardíaca. Resumidamente, a estimulação simpática aumenta a frequência cardíaca e a estimulação parassimpática diminui a frequência cardíaca.

A Figura 4.16A mostra o padrão normal de disparo do nó SA. Lembre-se de que a despolarização da fase 4 é

Tabela 4.4 Efeitos do sistema nervoso autônomo sobre o coração e os vasos sanguíneos.

	Simpático			Parassimpático		
	Ação	**Receptor**	**Mecanismo**	**Ação**	**Receptor**	**Mecanismo**
Frequência cardíaca	↑	β_1	↑ I_f ↑ I_{Ca}	↓	M_2	↓ I_f ↑ $I_{K\text{-}ACh}$ ↓ I_{Ca}
Velocidade de condução	↑	β_1	↑ I_{Ca}	↓	M_2	↓ I_{Ca} ↑ $I_{K\text{-}ACh}$
Contratilidade	↑	β_1	↑ I_{Ca} Fosforilação de fosfolambam	↓ (Apenas nos átrios)	M_2	↓ I_{Ca} ↑ $I_{K\text{-}ACh}$
Músculo liso vascular (pele, renal, músculo esquelético, esplâncnico)	Constrição (norepinefrina)	α_1	—	Dilatação	M_3	NO
Músculo liso vascular (músculo esquelético)	Dilatação (epinefrina)	β_2	—	Dilatação (erétil)	M_3	NO

I_{Ca}, corrente interna de Ca^{2+}; I_f, corrente de influxo de Na^+; $I_{K\text{-}ACh}$, corrente de efluxo de K^+; *M*, muscarínico; *NO*, óxido nítrico.

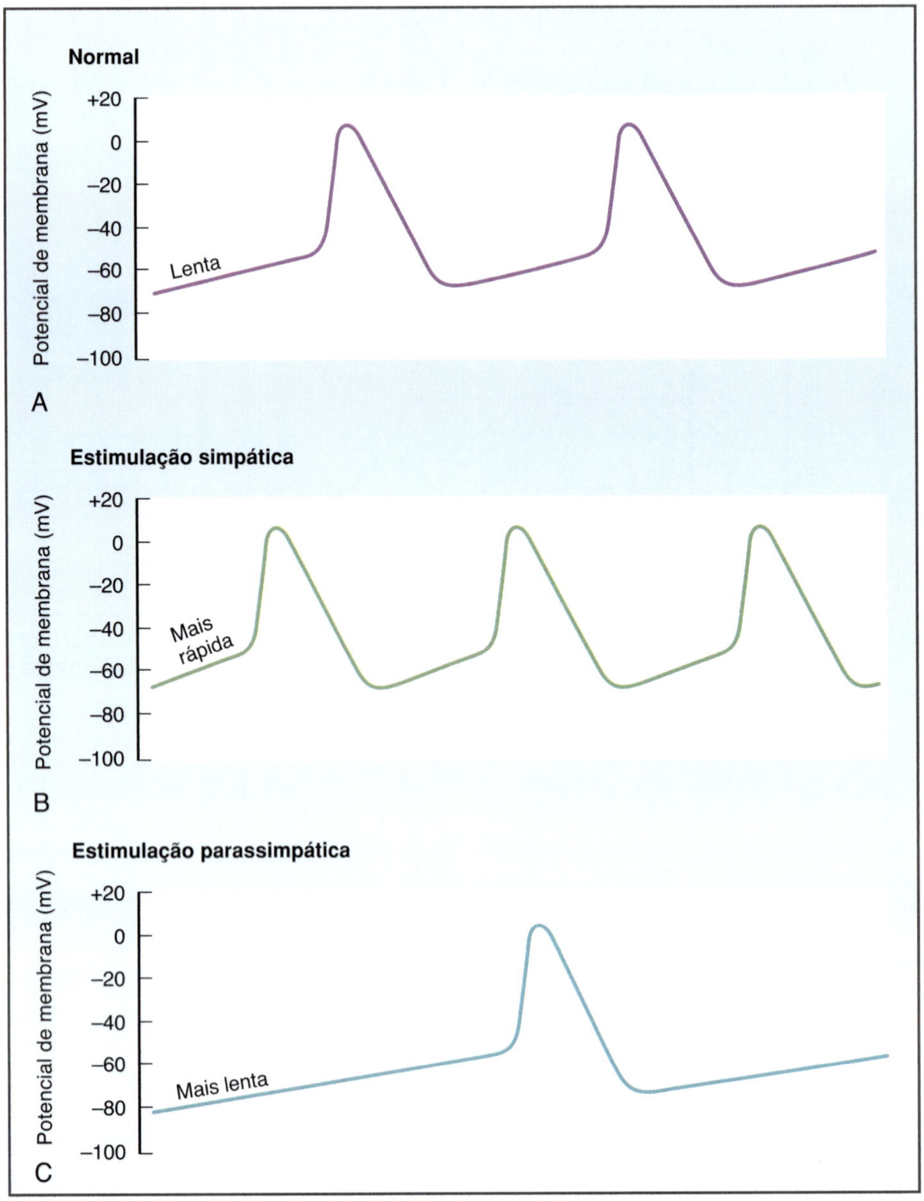

Figura 4.16 Efeito da estimulação simpática e parassimpática no potencial de ação do nó sinoatrial (SA). A. Padrão de disparo normal do nó SA. **B.** A estimulação simpática aumenta a taxa de despolarização da fase 4 e a frequência dos potenciais de ação. **C.** A estimulação parassimpática diminui a taxa de despolarização da fase 4 e hiperpolariza o potencial diastólico máximo, o que reduz a frequência dos potenciais de ação.

produzida pela abertura dos canais de Na^+, o que gera uma corrente lenta e despolarizante de influxo de Na^+ chamada de I_f. A despolarização do potencial de membrana até o potencial limiar desencadeia um potencial de ação.

- **Efeitos cronotrópicos positivos** são aumentos na frequência cardíaca. O exemplo mais importante é a estimulação do **sistema nervoso simpático (SNS)** ilustrada na Figura 4.16B. A norepinefrina, liberada pelas fibras nervosas simpáticas, ativa os receptores β_1 no nó SA. Esses **receptores β_1** são acoplados à adenilil ciclase por meio de uma proteína G_s (ver também o Capítulo 2). A ativação dos receptores β_1 no nó SA provoca **aumento de I_f**, o que eleva a taxa de despolarização da fase 4. Além disso, há um aumento de I_{Ca}, o que significa que há mais canais funcionais de Ca^{2+} e, portanto, menos despolarização é necessária para atingir o limiar (ou seja, há diminuição do potencial limiar). O aumento da taxa de despolarização da fase 4 e a redução do potencial limiar fazem com que o nó SA seja despolarizado até o potencial limiar com mais frequência e, assim, dispare mais potenciais de ação por unidade de tempo (ou seja, aumento da frequência cardíaca)
- Os **efeitos cronotrópicos negativos** são diminuições na frequência cardíaca. O exemplo mais importante é a estimulação do **sistema nervoso parassimpático** ilustrada na Figura 4.16C. A acetilcolina (ACh), liberada pelas fibras nervosas parassimpáticas, ativa os **receptores muscarínicos (M_2)** no nó SA. A ativação de receptores muscarínicos no nó SA tem dois efeitos que se combinam

para reduzir a frequência cardíaca. Primeiro, esses receptores muscarínicos são acoplados a um tipo de **proteína G_i** denominada G_K que inibe a adenilil ciclase e produz uma **diminuição de I_f.** A redução de I_f diminui a taxa de despolarização da fase 4. Em segundo lugar, G_K aumenta *diretamente* a condutância de um canal de K^+ chamado de **K^+-ACh** e aumenta uma corrente de efluxo de K^+ (semelhante a I_{K1}) denominada **$I_{K\text{-}ACh}$**. O aumento dessa corrente de efluxo de K^+ hiperpolariza o potencial diastólico máximo e as células do nó SA ficam mais distantes do potencial limiar. Além disso, há uma diminuição de I_{Ca}, o que significa que há menos canais funcionais de Ca^{2+} e, portanto, mais despolarização é necessária para atingir o limiar (ou seja, aumento do potencial limiar). Em suma, o sistema nervoso parassimpático diminui a frequência cardíaca por meio de três efeitos no nó SA: (1) retardo da taxa de despolarização da fase 4; (2) hiperpolarização do potencial diastólico máximo, com necessidade de uma maior corrente de influxo para atingir o potencial limiar; e (3) aumento do potencial limiar. Isso despolariza o nó SA até o limiar com menor frequência e reduz o disparo de potenciais de ação por unidade de tempo (ou seja, redução da frequência cardíaca) (Boxe 4.1).

Efeitos autônomos sobre a velocidade de condução no nó atrioventricular

Os efeitos do SNA na velocidade de condução são chamados de **efeitos dromotrópicos**. Aumentos na velocidade de condução são chamados de efeitos dromotrópicos positivos e diminuições na velocidade de condução são chamados de efeitos dromotrópicos negativos. Os efeitos fisiológicos mais importantes do SNA sobre a velocidade de condução ocorrem no nó AV e, de fato, alteram a velocidade com que os potenciais de ação passam dos átrios para os ventrículos. Ao considerar o mecanismo desses efeitos autônomos, lembre-se de que a velocidade de condução está correlacionada ao tamanho da corrente de influxo da fase ascendente do potencial de ação e a taxa de aumento da fase ascendente, dV/dT.

A estimulação do SNS produz um **aumento na velocidade de condução** pelo nó AV (efeito dromotrópico positivo), o que aumenta a velocidade com que os potenciais de ação passam dos átrios para os ventrículos. O mecanismo do efeito simpático é o aumento de I_{Ca}, responsável pela elevação do potencial de ação no nó AV (assim como no nó SA). Assim, o aumento de I_{Ca} aumenta a corrente de influxo e a velocidade de condução. Em um papel secundário, o aumento de I_{Ca} encurta o ERP para que as células do nó AV se recuperem antes da inativação e possam conduzir potenciais de ação na maior taxa de disparo.

A estimulação do **sistema nervoso parassimpático reduz a velocidade de condução** pelo nó AV (efeito dromotrópico negativo), o que diminui a velocidade com que os potenciais de ação passam dos átrios para os ventrículos. O mecanismo do efeito parassimpático é uma combinação de diminuição de I_{Ca} (redução da corrente de influxo) e aumento de $I_{K\text{-}ACh}$ (elevação da corrente de efluxo de K^+, que reduz ainda mais a corrente de influxo efetiva). Além disso, o ERP das células do nó AV é maior. A velocidade de condução pelo nó AV lenta o suficiente (p. ex., por aumento da atividade parassimpática ou dano no nó AV) pode fazer com que alguns potenciais de ação não sejam conduzidos dos átrios para os ventrículos, produzindo um **bloqueio cardíaco**. O grau de bloqueio cardíaco pode variar: nas formas mais brandas, a condução dos potenciais de ação dos átrios para os ventrículos é simplesmente retardada; em casos mais graves, os potenciais de ação podem não chegar aos ventrículos.

Boxe 4.1 Fisiologia clínica: bradicardia sinusal.

DESCRIÇÃO DO CASO. Uma mulher de 72 anos com hipertensão está sendo tratada com propranolol, um agente bloqueador β-adrenérgico. A paciente teve diversos episódios de tontura e síncope (desmaio). Um ECG revela bradicardia sinusal: ondas P normais e regulares seguidas de complexos QRS normais; no entanto, a frequência das ondas P está diminuída, a 45/min. O médico diminui e, por fim, interrompe o propranolol; depois, muda a medicação da paciente para outra classe de fármacos anti-hipertensivos. Após a interrupção do tratamento com propranolol, o ECG mostra um ritmo sinusal normal com frequência de ondas P de 80/min.

EXPLICAÇÃO DO CASO. A frequência cardíaca é determinada pela frequência de ondas P. Durante o tratamento com propranolol, a frequência cardíaca da paciente era de apenas 45 bpm (bpm). A presença de ondas P no ECG indica que o coração está sendo ativado pelo nó SA, que é o marca-passo normal. No entanto, a frequência de despolarização do nó SA é muito menor do que o normal devido ao tratamento com propranolol, um bloqueador β-adrenérgico. Lembre-se de que os agonistas β-adrenérgicos *aumentam* a taxa de despolarização da fase 4 no nó SA por aumento de I_f. Os antagonistas β-adrenérgicos, portanto, diminuem a despolarização da fase 4 e a frequência de disparo de potenciais de ação pelas células do nó SA.

TRATAMENTO. A bradicardia sinusal da paciente foi um efeito adverso do tratamento com propranolol. A interrupção do fármaco fez com que sua frequência cardíaca voltasse ao normal.

Eletrocardiograma

O eletrocardiograma (ECG) é uma medida de pequenas diferenças de potencial na superfície do corpo que refletem a atividade elétrica do coração. Resumidamente, essas diferenças de potencial ou voltagens são mensuráveis na superfície corporal por causa do tempo e da sequência de despolarização e repolarização do coração. Lembre-se de que o miocárdio não é todo despolarizado de uma só vez: os átrios se despolarizam antes dos ventrículos; os ventrículos são despolarizados em uma sequência específica; os átrios se repolarizam enquanto os ventrículos se despolarizam; e os ventrículos são repolarizados em uma sequência específica. A sequência e o tempo de propagação da despolarização e repolarização no miocárdio estabelecem diferenças de potencial entre diferentes partes do coração que podem ser detectadas por eletrodos colocados na superfície do corpo.

A Figura 4.17 mostra a configuração de um ECG normal. Quanto à nomenclatura, as várias ondas representam a despolarização ou repolarização de diferentes partes do miocárdio e são identificadas por letras, assim como os intervalos e segmentos entre as ondas. A diferença entre intervalos e segmentos é que os intervalos incluem as ondas e os segmentos, não. O ECG apresenta ondas, intervalos e segmentos descritos a seguir.

1. **Onda P.** A onda P representa a despolarização dos átrios. A duração da onda P é correlacionada ao tempo de condução pelos átrios; por exemplo, a redução da velocidade de condução pelos átrios espalha a onda P. A repolarização atrial não é observada em um ECG normal por estar "enterrada" no complexo QRS.

2. **Intervalo PR.** O intervalo PR é o tempo entre o início da despolarização dos átrios e o início da despolarização dos ventrículos. Assim, o intervalo PR é formado pela onda P e pelo segmento PR, uma porção isoelétrica (plana) do ECG que corresponde à **condução do nó AV**. Como o intervalo PR inclui o segmento PR, também *é correlacionado ao tempo de condução pelo nó AV.*

   Normalmente, o intervalo PR é de 160 ms, que é o tempo cumulativo desde a primeira despolarização dos átrios até a primeira despolarização dos ventrículos (ver Figura 4.14). Aumentos na velocidade de condução pelo nó AV *diminuem* o intervalo PR (p. ex., devido à estimulação simpática) e reduções na velocidade de condução pelo nó AV *aumentam* o intervalo PR (p. ex., devido à estimulação parassimpática).

3. **Complexo QRS.** O complexo QRS consiste em três ondas: Q, R e S. Coletivamente, essas ondas representam a despolarização dos ventrículos. Observe que a duração total do complexo QRS é semelhante à da onda P. Esse fato pode parecer surpreendente porque os ventrículos são muito maiores que os átrios; entretanto, os ventrículos despolarizam na mesma rapidez que os átrios porque a velocidade de condução no sistema His-Purkinje é muito maior do que no sistema de condução atrial.

4. **Onda T.** A onda T representa a repolarização dos ventrículos.

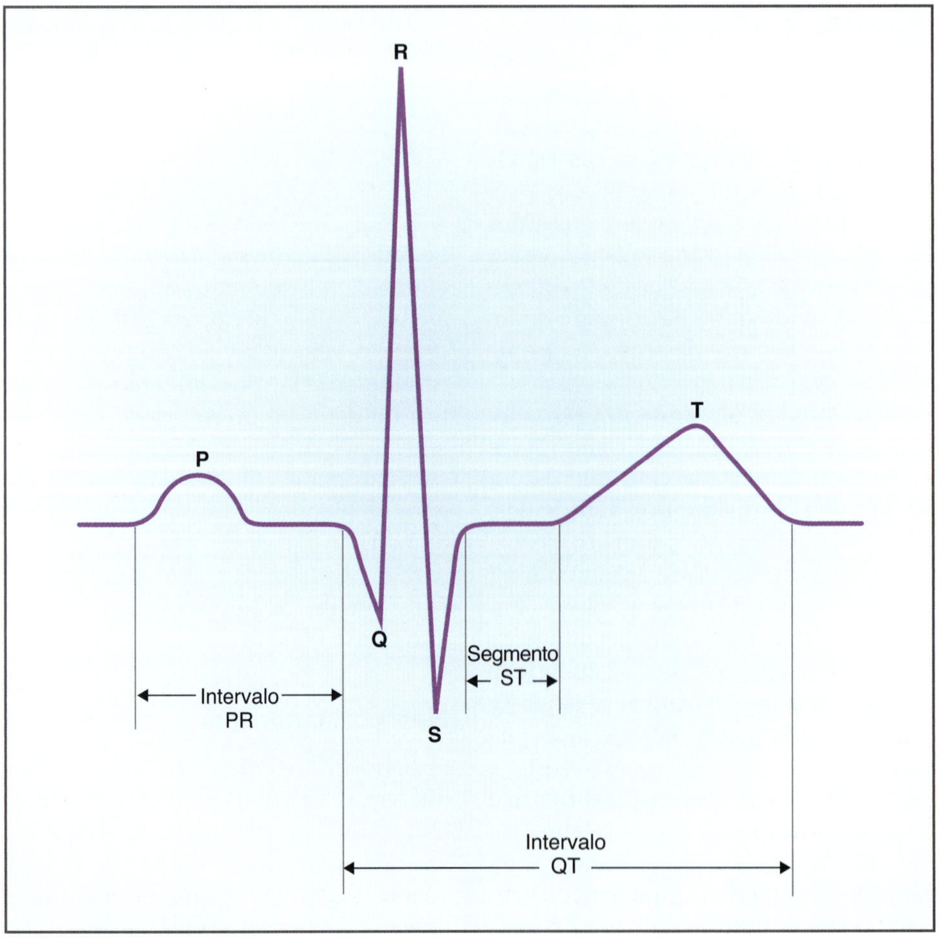

Figura 4.17 Eletrocardiograma medido a partir da derivação II.

5. **Intervalo QT.** O intervalo QT inclui o complexo QRS, o segmento ST e a onda T. Representa a primeira despolarização ventricular até a última repolarização ventricular. O segmento ST é uma porção isoelétrica do intervalo QT que é correlacionada com o platô do potencial de ação ventricular.

A **frequência cardíaca** é medida pelo número de complexos QRS (ou ondas R porque são mais proeminentes) por minuto. A **duração do ciclo** é o **intervalo R-R** (o tempo entre uma onda R e a próxima). A frequência cardíaca está relacionada com a duração do ciclo da seguinte maneira:

Frequência cardíaca = 1/Duração do ciclo

EXEMPLO DE PROBLEMA. *Se o intervalo R-R é de 800 ms (0,8 s), qual é a frequência cardíaca? Se a frequência cardíaca é de 90 bpm (bpm), qual é a duração do ciclo?*

SOLUÇÃO. O intervalo R-R é a duração do ciclo. Se a duração do ciclo for de 0,8 s, então a frequência cardíaca = 1/duração do ciclo ou 1,25 batimentos/s ou 75 bpm (1 batimento/0,8 s). Se a frequência cardíaca for de 90 bpm, a duração do ciclo = 1/frequência cardíaca ou 0,66 s ou 660 ms. O ciclo de maior duração significa uma frequência cardíaca menor e o ciclo mais curto significa uma frequência cardíaca maior.

Alterações na frequência cardíaca (e duração do ciclo) modificam a duração do potencial de ação e, assim, as durações dos períodos refratários e a excitabilidade. Por exemplo, o aumento da frequência (e a diminuição da duração do ciclo) reduz a duração do potencial de ação. Não só há mais potenciais de ação por vez, mas esses potenciais de ação têm duração menor e períodos refratários mais curtos. Devido à relação entre a frequência cardíaca e o período refratário, o aumento da frequência cardíaca pode contribuir para a produção de **arritmias** (ritmos cardíacos anormais). O aumento da frequência cardíaca e a redução dos períodos refratários faz com que as células miocárdicas sejam excitáveis mais cedo e com maior frequência.

CONTRAÇÃO DO MÚSCULO CARDÍACO

Estrutura celular do miocárdio

Existem várias diferenças morfológicas e funcionais entre o músculo cardíaco e o músculo esquelético, mas a maquinaria contrátil básica nos dois tipos celulares é semelhante.

Como no músculo esquelético, a célula do músculo cardíaco é composta de **sarcômeros.** Os sarcômeros, que vão da linha Z à linha Z, são formados por filamentos grossos e finos. Os **filamentos grossos** são compostos de **miosina**, cujas cabeças globulares têm locais de ligação à actina e atividade ATPásica. Os **filamentos finos** são compostos de três proteínas: actina, tropomiosina e troponina. A **actina** é uma proteína globular com sítio de ligação à miosina que, quando polimerizada, forma duas fitas retorcidas. A **tropomiosina** corre ao longo do sulco das fitas retorcidas de actina e bloqueia o sítio de ligação da miosina. A **troponina** é uma proteína globular formada por um complexo de três subunidades; sua subunidade C liga-se ao Ca^{2+}. A ligação de Ca^{2+} à troponina C causa uma mudança conformacional, que remove a inibição da interação actina-miosina pela tropomiosina.

Como no músculo esquelético, a contração ocorre de acordo com o **modelo do filamento deslizante**. Nesse modelo, há formação e ruptura de pontes cruzadas de miosina e actina para passagem de filamentos grossos e finos uns pelos outros. Esse ciclo de pontes cruzadas gera tensão na fibra muscular.

Os **túbulos transversos (T)** invaginam as células do músculo cardíaco nas linhas Z, são contínuos às membranas celulares e transportam potenciais de ação para o interior da célula. Os túbulos T formam díades com o **retículo sarcoplasmático**, o sítio de armazenamento e liberação de Ca^{2+} para o acoplamento excitação-contração.

Acoplamento excitação-contração

Assim como no músculo esquelético e no músculo liso, o acoplamento excitação-contração no músculo cardíaco traduz o potencial de ação em produção de tensão. O acoplamento excitação-contração no músculo cardíaco ocorre como descrito nas etapas a seguir. Essas etapas são correlacionadas aos números circundados mostrados na Figura 4.18.

1. O **potencial de ação** cardíaco começa na membrana da célula miocárdica e a despolarização se espalha para o interior da célula por meio dos túbulos T. Lembre-se de que uma característica única do potencial de ação cardíaco é seu platô (fase 2), causado pelo aumento de g_{Ca} e por uma **corrente de influxo de Ca^{2+}** pelos canais de Ca^{2+} do tipo L (**receptores de di-hidropiridina**) do LEC para o LIC.

2. A entrada de Ca^{2+} na célula miocárdica aumenta a concentração intracelular de Ca^{2+}. Esse aumento na concentração intracelular de Ca^{2+} *por si só não* é suficiente para iniciar a contração, mas desencadeia a liberação de *mais* Ca^{2+} das reservas do retículo sarcoplasmático por meio dos canais de liberação de Ca^{2+} (**receptores de rianodina**). Esse processo é chamado de **liberação de Ca^{2+} induzida por Ca^{2+}** e o Ca^{2+} que entra durante o platô do potencial de ação é chamado de **Ca^{2+} desencadeador.** Dois fatores determinam a quantidade de Ca^{2+} liberada do retículo sarcoplasmático nessa etapa: a quantidade de Ca^{2+} previamente armazenada e o tamanho da corrente de influxo de Ca^{2+} durante o platô do potencial de ação.

3 e 4. A liberação de Ca^{2+} do retículo sarcoplasmático aumenta ainda mais a concentração intracelular do íon. Agora, o Ca^{2+} se liga à **troponina C**, a tropomiosina é removida e a actina pode interagir com a miosina. A actina

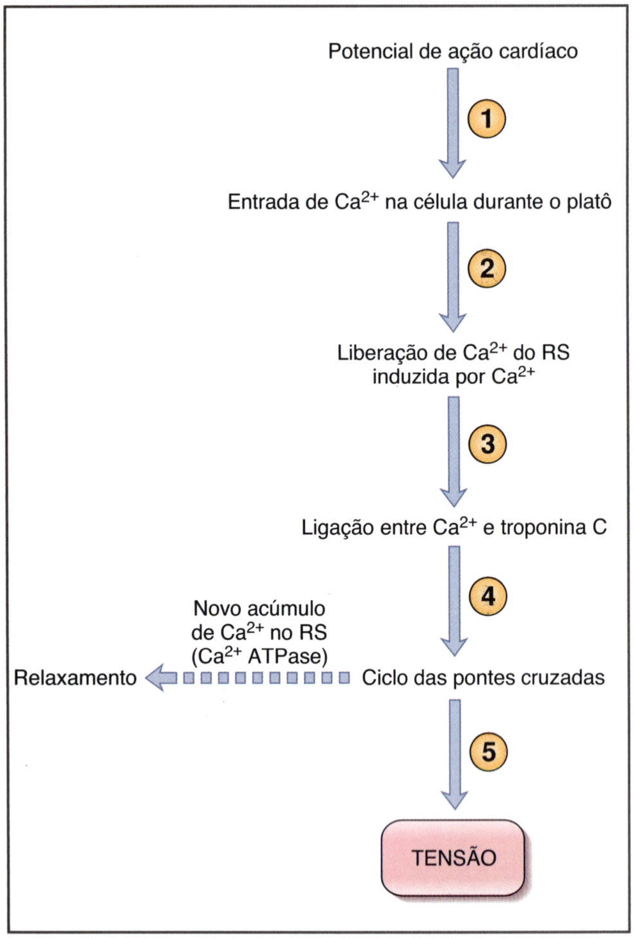

Figura 4.18 Acoplamento excitação-contração em células miocárdicas. Os números circundados são explicados no texto. *RS*, retículo sarcoplasmático.

e a miosina se ligam, as **pontes cruzadas** se formam e depois se rompem, os filamentos finos e grossos passam uns pelos outros e há geração de tensão. O ciclo de pontes cruzadas, alimentado por trifosfato de adenosina (ATP), continua enquanto a concentração intracelular de Ca^{2+} for alta o suficiente para ocupar os locais de ligação do íon na troponina C.

5. Um conceito essencial é que *a magnitude da tensão desenvolvida pelas células miocárdicas é proporcional à concentração intracelular de* Ca^{2+}. Portanto, é uma extensão lógica desse conceito que hormônios, neurotransmissores e fármacos que alteram a corrente de influxo de Ca^{2+} durante o platô do potencial de ação ou que alteram as reservas de Ca^{2+} do retículo sarcoplasmático modifiquem a tensão produzida pelas células miocárdicas.

O **relaxamento** ocorre devido ao novo acúmulo de Ca^{2+} no retículo sarcoplasmático pela ação da **Ca^{2+} ATPase (SERCA)**. Além disso, o Ca^{2+}, que entrou na célula durante o platô do potencial de ação, é removido da célula pela Ca^{2+} ATPase e pela troca de Ca^{2+}-Na^+ na membrana sarcolemal; esses transportadores do sarcolema bombeiam Ca^{2+} para fora da célula contra seu gradiente eletroquímico. A Ca^{2+} ATPase usa ATP de forma direta e o trocador de Ca^{2+}-Na^+ usa a energia do gradiente interno de Na^+. Esses processos de transporte reduzem a concentração intracelular de Ca^{2+} até os níveis de repouso; o íon se dissocia da troponina C, a interação actina-miosina é bloqueada e há relaxamento.

Contratilidade

Contratilidade ou **inotropismo** é a capacidade intrínseca das células miocárdicas de desenvolver força em determinado comprimento celular. Os agentes que aumentam a contratilidade são aqueles que têm **efeitos inotrópicos positivos.** Os agentes inotrópicos positivos aumentam tanto a taxa de desenvolvimento quanto o pico de tensão. Os agentes que diminuem a contratilidade têm **efeitos inotrópicos negativos**. Os agentes inotrópicos negativos reduzem tanto a taxa de desenvolvimento quanto o pico de tensão.

Mecanismos de alteração da contratilidade

A contratilidade é diretamente correlacionada à **concentração intracelular de Ca^{2+}**, que, por sua vez, depende da quantidade de Ca^{2+} liberada das reservas do retículo sarcoplasmático durante o acoplamento excitação-contração. A quantidade de Ca^{2+} liberada do retículo sarcoplasmático depende de dois fatores: o **tamanho da corrente de influxo de Ca^{2+}** durante o platô do potencial de ação miocárdico (o tamanho do Ca^{2+} desencadeador) e a **quantidade de Ca^{2+} previamente armazenada no retículo sarcoplasmático** para liberação. Portanto, quanto maior a corrente de influxo de Ca^{2+} e a reserva intracelular do íon, maior o aumento na concentração intracelular de Ca^{2+}e maior a contratilidade.

Efeitos do sistema nervoso autônomo sobre a contratilidade

A Tabela 4.4 resume os efeitos do sistema nervoso autônomo (SNA) na contratilidade. Desses, o mais importante é o efeito inotrópico positivo do sistema nervoso simpático (SNS).

- **Sistema nervoso simpático.** A estimulação do SNS e as catecolaminas circulantes têm um **efeito inotrópico positivo** no miocárdio (ou seja, aumentam a contratilidade). Esse efeito inotrópico positivo tem três características importantes: aumento do pico de tensão, aumento da taxa de desenvolvimento de tensão e aumento da velocidade de relaxamento. O relaxamento mais rápido significa que a contração é mais curta, dando mais tempo para o reenchimento. Esse efeito, assim como o efeito simpático sobre a frequência cardíaca, é mediado pela ativação de **receptores β_1**, que são acoplados por uma proteína G_s à adenilil ciclase. A ativação da adenilil ciclase leva à produção de monofosfato de adenosina cíclico (cAMP), ativação da proteinoquinase A e fosforilação de proteínas que produzem o efeito fisiológico de aumento da contratilidade.

O aumento de contratilidade requer a fosforilação de duas proteínas. As ações coordenadas dessas proteínas fosforiladas aumentam a concentração intracelular de Ca^{2+}. (1) Há fosforilação dos **canais de Ca^{2+}** do sarcolema que transportam a corrente de influxo de Ca^{2+} durante o platô do potencial de ação. Assim, há aumento da corrente de influxo de Ca^{2+} durante o platô e aumento de Ca^{2+} desencadeador, o que aumenta a quantidade de Ca^{2+} liberada do retículo sarcoplasmático. (2) Há fosforilação do **fosfolambam**, proteína que regula a Ca^{2+} ATPase no retículo sarcoplasmático. O fosfolambam não fosforilado inibe a Ca^{2+} ATPase. A fosforilação de fosfolambam por estimulação simpática remove essa inibição, estimula a Ca^{2+} ATPase e eleva a captação e o armazenamento de Ca^{2+} pelo retículo sarcoplasmático. O aumento da captação de Ca^{2+} pelo retículo sarcoplasmático tem dois efeitos: causa relaxamento mais rápido (ou seja, contração mais breve) e aumenta a quantidade armazenada de Ca^{2+} para liberação em batimentos subsequentes.

- **Sistema nervoso parassimpático.** A estimulação do sistema nervoso parassimpático e a ACh têm um **efeito inotrópico negativo** nos **átrios**. Esse efeito é mediado por **receptores muscarínicos**, que são acoplados por uma proteína G_i denominada G_K à adenilil ciclase. Como a proteína G nesse caso é inibidora, a contratilidade diminui (um efeito oposto ao da ativação dos receptores β_1 pelas catecolaminas). Dois fatores são responsáveis pela diminuição da contratilidade atrial causada pela estimulação parassimpática: (1) ACh diminui I_{Ca} e a corrente de influxo de Ca^{2+} durante o platô do potencial de ação; (2) ACh aumenta $I_{K\text{-}ACh}$, encurtando a duração do potencial de ação e, indiretamente, reduzindo a corrente de influxo de Ca^{2+} (ao diminuir a fase de platô). Juntos, esses dois efeitos diminuem a quantidade de Ca^{2+} que entra nas células atriais durante o potencial de ação, o Ca^{2+} desencadeador e a quantidade de Ca^{2+} liberada do retículo sarcoplasmático.

Efeito da frequência cardíaca sobre a contratilidade

Talvez de modo surpreendente, as alterações na frequência cardíaca modificam a contratilidade: quando a frequência cardíaca aumenta, a contratilidade aumenta; quando a frequência cardíaca diminui, a contratilidade diminui. O mecanismo pode ser entendido lembrando que a contratilidade é diretamente correlacionada à concentração intracelular de Ca^{2+} durante o acoplamento excitação-contração.

Um **aumento na frequência cardíaca**, por exemplo, **aumenta a contratilidade**, o que pode ser explicado da seguinte maneira: (1) com a elevação da frequência cardíaca, há mais potenciais de ação por unidade de tempo e um aumento na quantidade *total* de Ca^{2+} desencadeador que entra na célula durante as fases de platô dos potenciais de ação. Além disso, se o aumento da frequência cardíaca for causado por estimulação simpática ou por catecolaminas, o tamanho da corrente de influxo de Ca^{2+} a cada potencial de ação também aumenta; (2) como há maior influxo de Ca^{2+} na célula durante os potenciais de ação, o retículo sarcoplasmático acumula mais Ca^{2+} para liberação subsequente (ou seja, aumento de Ca^{2+} armazenado). Novamente, se o aumento da frequência cardíaca for causado por estimulação simpática, o fosfolambam, que aumenta a captação de Ca^{2+} pela Ca^{2+} ATPase do retículo sarcoplasmático, sofre fosforilação, aumentando ainda mais o processo de captação. A Figura 4.19 mostra dois exemplos específicos do efeito da frequência cardíaca na contratilidade, o efeito positivo progressivo ("em escada") e a potencialização pós-extrassistólica.

- **Efeito positivo em escada.** O efeito positivo em escada também é chamado de **escada de Bowditch** ou *treppe* (escada, em alemão) (ver Figura 4.19A). Quando a frequência cardíaca dobra, por exemplo, a tensão desenvolvida em cada batimento aumenta gradualmente até um valor máximo. Esse aumento na tensão ocorre porque há mais potenciais de ação por unidade de tempo, mais Ca^{2+} total entrando na célula durante as fases de platô e mais Ca^{2+} para acúmulo pelo retículo sarcoplasmático (ou seja, mais Ca^{2+} armazenado). Observe que *o primeiro batimento* após o aumento da frequência cardíaca *não apresenta aumento na tensão* porque ainda não houve acúmulo extra de Ca^{2+}. Nos batimentos subsequentes, torna-se evidente o efeito do acúmulo extra de Ca^{2+} pelo retículo sarcoplasmático. A tensão aumenta de modo gradual, *como uma escada*: a cada batimento, mais Ca^{2+} é acumulado pelo retículo sarcoplasmático até alcançar um nível máximo de armazenamento
- **Potencialização pós-extrassistólica.** Na **extrassístole** (um batimento anômalo "extra" gerado por um marcapasso latente), a tensão desenvolvida no próximo batimento é maior que o normal (ver Figura 4.19B). Embora a tensão desenvolvida no *próprio* batimento extrassistólico seja menor que o normal, o *batimento seguinte* apresenta maior tensão. Uma quantidade inesperada ou "extra" de Ca^{2+} entrou na célula durante a extrassístole e foi acumulada pelo retículo sarcoplasmático (ou seja, aumento de Ca^{2+} armazenado).

Efeito dos glicosídeos cardíacos sobre a contratilidade

Os glicosídeos cardíacos são uma classe de fármacos que atuam como **agentes inotrópicos positivos**. Esses fármacos são derivados de extratos da planta dedaleira, *Digitalis purpurea*. O fármaco protótipo é a **digoxina**; outros medicamentos dessa classe são a digitoxina e a ouabaína.

A ação bem conhecida dos glicosídeos cardíacos é a inibição da Na^+-K^+ ATPase. No miocárdio, a inibição da Na^+-K^+ ATPase está relacionada com o efeito inotrópico positivo dos glicosídeos cardíacos, como explica a Figura 4.20. Os números circundados na figura correlacionam-se às seguintes etapas:

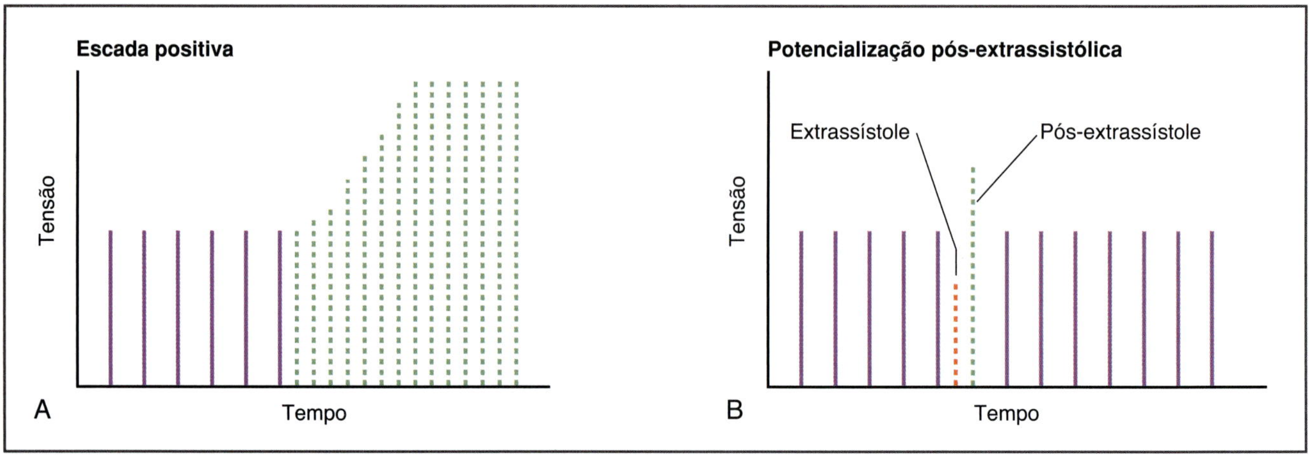

Figura 4.19 Exemplos do efeito da frequência cardíaca sobre a contratilidade. A. Escada positiva. **B.** Potencialização pós-extrassistólica. A tensão é usada como medida de contratilidade. A frequência das barras mostra a frequência cardíaca e a altura das barras indica a tensão produzida em cada batimento.

1. A Na^+-K^+ ATPase está localizada na membrana da célula miocárdica. Os glicosídeos cardíacos **inibem a Na^+-K^+ ATPase** no sítio extracelular de ligação ao K^+.
2. A inibição da Na^+-K^+ ATPase reduz o bombeamento de Na^+ para fora da célula, aumentando a **concentração intracelular de Na^+**.
3. O aumento da concentração intracelular de Na^+ altera o gradiente do íon pela membrana da célula miocárdica, modificando a função de um **trocador de Ca^{2+}-Na^+**. Esse trocador bombeia Ca^{2+} para fora da célula contra um gradiente eletroquímico em troca de Na^+ que entra na célula a favor de um gradiente eletroquímico. (Lembre-se de que a troca de Ca^{2+}-Na^+ é um dos mecanismos que expulsam o Ca^{2+} que entrou na célula durante o platô do potencial de ação da célula miocárdica.) A energia para bombear Ca^{2+} *contra o gradiente eletroquímico* vem do *gradiente eletroquímico a favor* da entrada de Na^+, que normalmente é mantido pela Na^+-K^+ ATPase. O aumento da concentração intracelular de Na^+ diminui o gradiente do íon em favor de sua entrada na célula. Assim, a troca de Ca^{2+}-Na^+ diminui porque depende do gradiente de Na^+ como fonte de energia.
4. Como menos Ca^{2+} é bombeado para fora da célula pelo trocador de Ca^{2+}-Na^+, há **aumento da concentração intracelular de Ca^{2+}**.
5. Como a tensão é diretamente proporcional à concentração intracelular de Ca^{2+}, os glicosídeos cardíacos aumentam a tensão por elevarem a concentração intracelular de Ca^{2+} – um **efeito inotrópico positivo**.

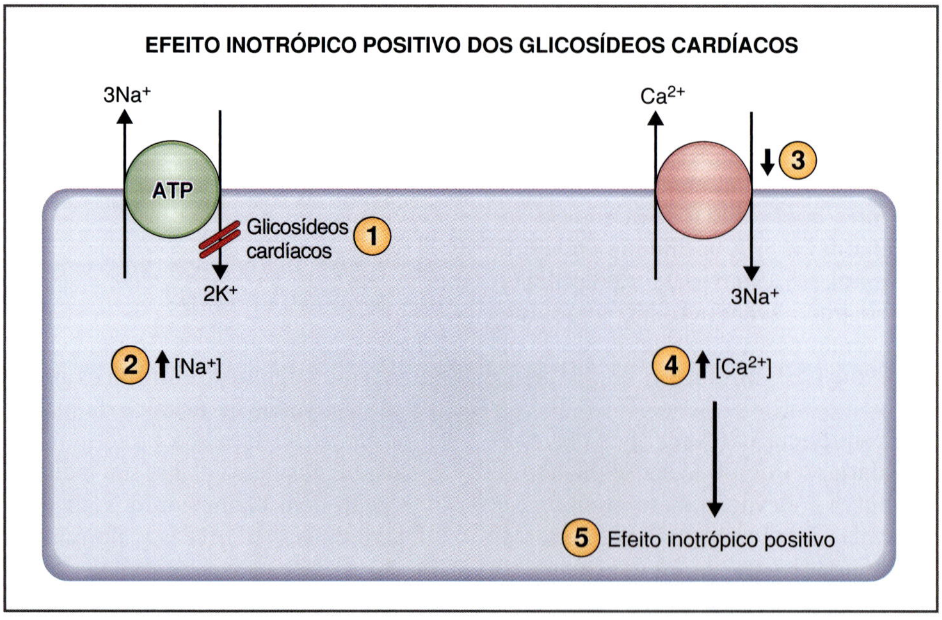

Figura 4.20 Mecanismo do efeito inotrópico positivo dos glicosídeos cardíacos. Os números circundados são explicados no texto. *ATP*, trifosfato de adenosina.

O principal uso terapêutico dos glicosídeos cardíacos é na **insuficiência cardíaca congestiva**, uma doença caracterizada pela diminuição da contratilidade do músculo ventricular (ou seja, inotropismo negativo). Quando a insuficiência ocorre no lado esquerdo do coração, o VE não consegue desenvolver a tensão normal ao se contrair e é incapaz de ejetar um volume sistólico normal para a aorta. Quando a insuficiência ocorre no lado direito do coração, o VD não consegue desenvolver tensão normal nem ejetar um volume sistólico normal para a artéria pulmonar. Os dois casos são graves e fatais. Ao aumentar a concentração intracelular de Ca^{2+} das células ventriculares, os glicosídeos cardíacos têm uma ação inotrópica positiva que pode neutralizar o inotropismo negativo do ventrículo doente.

Relação comprimento-tensão no músculo cardíaco

Assim como no músculo esquelético, a tensão máxima que pode ser desenvolvida por uma célula miocárdica depende de seu comprimento em repouso. Lembre-se de que a base fisiológica da relação comprimento-tensão é o grau de sobreposição de filamentos grossos e finos, e o número de *possíveis* locais para a interação entre actina e miosina e a formação de pontes cruzadas. (A concentração intracelular de Ca^{2+} determina qual fração dessas possíveis pontes cruzadas *realmente* se forma e entra no ciclo.) Nas células miocárdicas, o desenvolvimento de tensão máxima ocorre em comprimentos celulares de cerca de 2,2 μm ou $\mathbf{L_{max}}$. Nesse comprimento, há sobreposição máxima de filamentos grossos e finos; em comprimentos celulares maiores ou menores, a tensão desenvolvida é inferior à máxima. Além do grau de sobreposição dos filamentos grossos e finos, existem mais dois mecanismos dependentes do comprimento no músculo cardíaco que alteram a tensão desenvolvida: o aumento do comprimento do músculo aumenta a sensibilidade da troponina C ao Ca^{2+} e a liberação de Ca^{2+} do retículo sarcoplasmático.

A relação comprimento-tensão de células miocárdicas isoladas pode ser estendida para uma **relação comprimento-tensão nos ventrículos**. Considere, por exemplo, o VE. O *comprimento* de uma única fibra muscular do VE imediatamente antes da contração corresponde ao volume diastólico final dessa câmara cardíaca. A *tensão* de uma única fibra muscular do VE corresponde à tensão ou pressão desenvolvida por toda a câmara cardíaca. Essas substituições podem gerar uma curva que mostra a pressão ventricular durante a sístole em função do volume diastólico final ventricular (Figura 4.21).

Curva superior é a relação entre a pressão ventricular desenvolvida durante a sístole e o volume diastólico final (ou comprimento diastólico final da fibra). Esse desenvolvimento de pressão é um mecanismo ativo. No ramo ascendente da curva, a pressão aumenta abruptamente com o aumento do comprimento da fibra, refletindo maiores graus de sobreposição de filamentos grossos e finos, maior formação de pontes cruzadas, maior ocorrência de

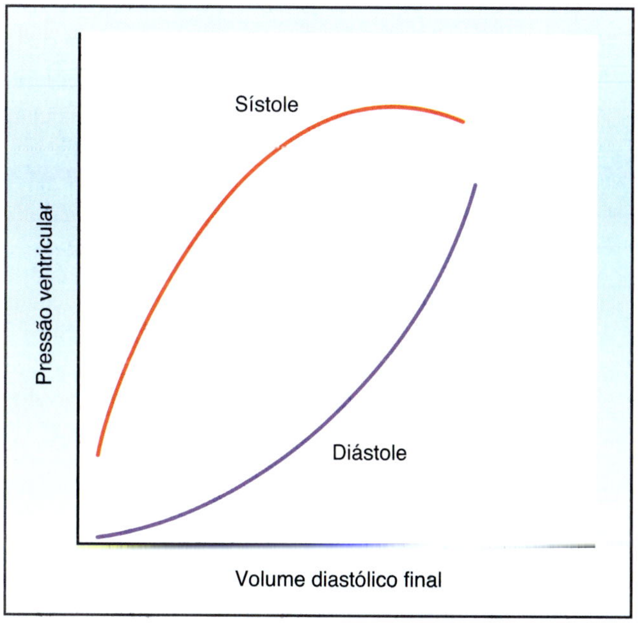

Figura 4.21 Curvas de pressão volume sistólica e diastólica do ventrículo esquerdo. A curva sistólica mostra a pressão ativa em função do volume diastólico final (comprimento da fibra). A curva diastólica mostra a pressão passiva em função do volume diastólico final.

ciclos e maior desenvolvimento de tensão. Por fim, a curva se nivela quando a sobreposição é máxima. Se o volume diastólico final aumentasse ainda mais e as fibras fossem esticadas em comprimentos ainda maiores, a sobreposição diminuiria e a pressão diminuiria (ramo descendente da curva). Diferentemente do músculo esquelético, que opera em toda a curva comprimento-tensão (ver Capítulo 1, Figura 1.27), o músculo cardíaco normalmente opera apenas no **ramo ascendente** da curva. A razão para essa diferença é que o músculo cardíaco é muito mais rígido que o músculo esquelético. Assim, o músculo cardíaco tem alta tensão em repouso e pequenos aumentos no comprimento produzem grandes aumentos na tensão em repouso. Por isso, o músculo cardíaco é "mantido" no ramo ascendente de sua curva comprimento-tensão e é difícil alongar as fibras musculares cardíacas além de L_{max}. O "comprimento de trabalho" das fibras musculares cardíacas (o comprimento no final da diástole), por exemplo, é de 1,9 μm (menor que L_{max}, que é de 2,2 μm). Essa relação pressão-volume sistólico (ou seja, comprimento-tensão) do ventrículo é a base da **relação de Frank-Starling** no coração.

A **curva inferior** é a relação entre a pressão ventricular e o volume ventricular durante a diástole, quando o coração não está contraindo. O aumento do volume diastólico final eleva a pressão ventricular por meio de mecanismos passivos. O aumento da pressão no ventrículo reflete o aumento da tensão das fibras musculares à medida que são esticadas em comprimentos maiores.

Os termos "pré-carga" e "pós-carga" podem ser aplicados ao músculo cardíaco da mesma maneira que são aplicados ao músculo esquelético.

- A **pré-carga do VE** é o **volume diastólico final** dessa câmara cardíaca ou comprimento diastólico final da fibra; ou seja, a pré-carga é o comprimento em repouso, antes da contração do músculo. A relação entre a pré-carga e a tensão ou pressão desenvolvida, ilustrada na curva superior (sistólica) da Figura 4.21, é baseada no grau de sobreposição dos filamentos grossos e finos
- A **pós-carga** do VE é a **pressão aórtica**. A velocidade de encurtamento do músculo cardíaco é máxima quando a pós-carga é zero e diminui com o aumento da pós-carga. (A relação entre a pressão ventricular desenvolvida e a pós-carga ou pressão aórtica é discutida em mais detalhes na seção sobre as alças de pressão-volume ventricular.)

Volume sistólico, fração de ejeção e débito cardíaco

A função dos ventrículos é descrita por três parâmetros: (1) o **volume sistólico** é o volume de sangue ejetado pelo ventrículo em cada batimento; (2) a **fração de ejeção** é a fração do volume diastólico final ejetado em cada volume sistólico, que é uma medida da eficiência ventricular; e (3) o **débito cardíaco** é o volume total ejetado pelo ventrículo por unidade de tempo.

Volume sistólico

O volume de sangue ejetado em uma contração ventricular é o volume sistólico. O volume sistólico é a diferença entre o volume de sangue no ventrículo *antes da ejeção* (volume diastólico final) e o volume remanescente no ventrículo *após a ejeção* (volume sistólico final). O volume sistólico normal é de cerca de **70 mℓ**. Assim,

$$\text{Volume sistólico} = \text{Volume diastólico final} - \text{Volume sistólico final}$$

em que

Volume sistólico = Volume ejetado em um batimento (mℓ)
Volume diastólico final = Volume no ventrículo antes da ejeção (mℓ)
Volume sistólico final = Volume no ventrículo após a ejeção (mℓ)

Fração de ejeção

A eficácia dos ventrículos na ejeção de sangue é descrita pela fração de ejeção, que é a *fração do volume diastólico final ejetada em um volume sistólico*. Normalmente, a fração de ejeção é de aproximadamente **0,55 ou 55%**. A fração de ejeção é um indicador de **contratilidade**; aumentos na fração de ejeção refletem aumento na contratilidade e diminuições na fração de ejeção refletem diminuição na contratilidade.

Assim,

$$\text{Fração de ejeção} = \frac{\text{Volume sistólico}}{\text{Volume diastólico final}}$$

Débito cardíaco

O volume total de sangue ejetado por unidade de tempo é o débito cardíaco. Assim, o débito cardíaco depende do volume ejetado em um único batimento (volume sistólico) e do número de batimentos por minuto (frequência cardíaca). O débito cardíaco é de aproximadamente **5.000 mℓ/min** em um homem de 70 kg (com base em um volume sistólico de 70 mℓ e uma frequência cardíaca de 72 bpm). Assim,

$$\text{Débito cardíaco} = \text{Volume sistólico} \times \text{Frequência cardíaca}$$

em que

Débito cardíaco = Volume ejetado por minuto (mℓ/min)
Volume sistólico = Volume ejetado em um batimento (mℓ)
Frequência cardíaca = Batimentos por minuto (bpm)

EXEMPLO DE PROBLEMA. Um homem apresenta volume diastólico final de 140 mℓ, volume sistólico final de 70 mℓ e uma frequência cardíaca de 75 bpm. *Quais são seu volume sistólico, seu débito cardíaco e sua fração de ejeção?*

SOLUÇÃO. Esses cálculos são básicos e importantes. O volume sistólico é o volume ejetado do ventrículo em um único batimento; portanto, é a diferença entre o volume no ventrículo antes e depois de sua contração. O débito cardíaco é o volume sistólico multiplicado pela frequência cardíaca. A fração de ejeção é a eficiência da ejeção de sangue pelo ventrículo e corresponde ao volume sistólico dividido pelo volume diastólico final.

$$\begin{aligned}\text{Volume sistólico} &= \text{Volume diastólico final} - \text{Volume sistólico final}\\ &= 140\ \text{m}\ell - 70\ \text{m}\ell\\ &= 70\ \text{m}\ell\end{aligned}$$

$$\begin{aligned}\text{Débito cardíaco} &= \text{Volume sistólico} \times \text{Frequência cardíaca}\\ &= 70\ \text{m}\ell \times 75\ \text{bpm}\\ &= 5.250\ \text{m}\ell/\text{min}\end{aligned}$$

$$\begin{aligned}\text{Fração de ejeção} &= \text{Volume sistólico}/\text{Volume diastólico final}\\ &= 70\ \text{m}\ell/140\ \text{m}\ell = 0{,}50\end{aligned}$$

Relação de Frank-Starling

A relação comprimento-tensão da sístole ventricular já foi descrita. Essa relação agora pode ser compreendida usando os parâmetros de volume sistólico, fração de ejeção e débito cardíaco.

O fisiologista alemão Otto Frank foi o primeiro a descrever a relação entre a pressão desenvolvida durante a sístole em um ventrículo de rã e o volume presente no ventrículo imediatamente antes da sístole. Com base nas observações de Frank, o fisiologista britânico Ernest Starling demonstrou, em um coração de cão, que o volume ejetado pelo ventrículo na sístole era determinado pelo volume diastólico final. Lembre-se de que o princípio subjacente a essa relação é a relação comprimento-tensão nas fibras musculares cardíacas.

A lei do coração de Frank-Starling, ou **relação Frank-Starling**, é baseada nesses experimentos pioneiros. Afirma que o *volume de sangue ejetado pelo ventrículo depende do volume presente no ventrículo no final da diástole*. O volume presente no final da diástole, por sua vez, depende do volume devolvido ao coração, ou do retorno venoso. Portanto, o volume sistólico e o débito cardíaco estão diretamente correlacionados com o volume diastólico final, que é correlacionado ao retorno venoso. A relação de Frank-Starling governa a função ventricular normal e assegura que o volume ejetado pelo coração na sístole seja igual ao volume recebido no retorno venoso. Lembre-se de uma discussão anterior que, no estado de equilíbrio dinâmico, **o débito cardíaco é igual ao retorno venoso**. Essa igualdade é determinada pela lei de Frank-Starling do coração.

A Figura 4.22 mostra a relação de Frank-Starling. O débito cardíaco e o volume sistólico são plotados em função do volume diastólico final ventricular ou da pressão atrial direita. (A pressão atrial direita pode substituir o volume diastólico final porque os dois parâmetros estão relacionados com o retorno venoso.) Existe uma relação curvilínea entre o volume sistólico ou débito cardíaco e o volume diastólico final ventricular. À medida que o retorno venoso aumenta, o volume diastólico final aumenta e, devido à relação comprimento-tensão nos ventrículos, o volume sistólico sofre um aumento proporcional. Na faixa fisiológica, a relação entre o volume sistólico e o volume diastólico final é quase linear. A relação só começa a se curvar quando o volume diastólico final fica alto: nesse ponto, o ventrículo atinge um limite e simplesmente não consegue "acompanhar" o retorno venoso.

A Figura 4.22 também ilustra os efeitos da alteração da contratilidade na relação de Frank-Starling. Os agentes que aumentam a contratilidade têm **efeito inotrópico positivo** (*curva superior*). Agentes inotrópicos positivos (p. ex., digoxina) aumentam o volume sistólico e o débito cardíaco para certo volume diastólico final. O resultado é a ejeção de uma fração maior do volume diastólico final por batimento e um aumento na fração de ejeção.

Os agentes que diminuem a contratilidade têm um **efeito inotrópico negativo** (*curva inferior*). Os agentes inotrópicos negativos reduzem o volume sistólico e o débito cardíaco para determinado volume diastólico final.

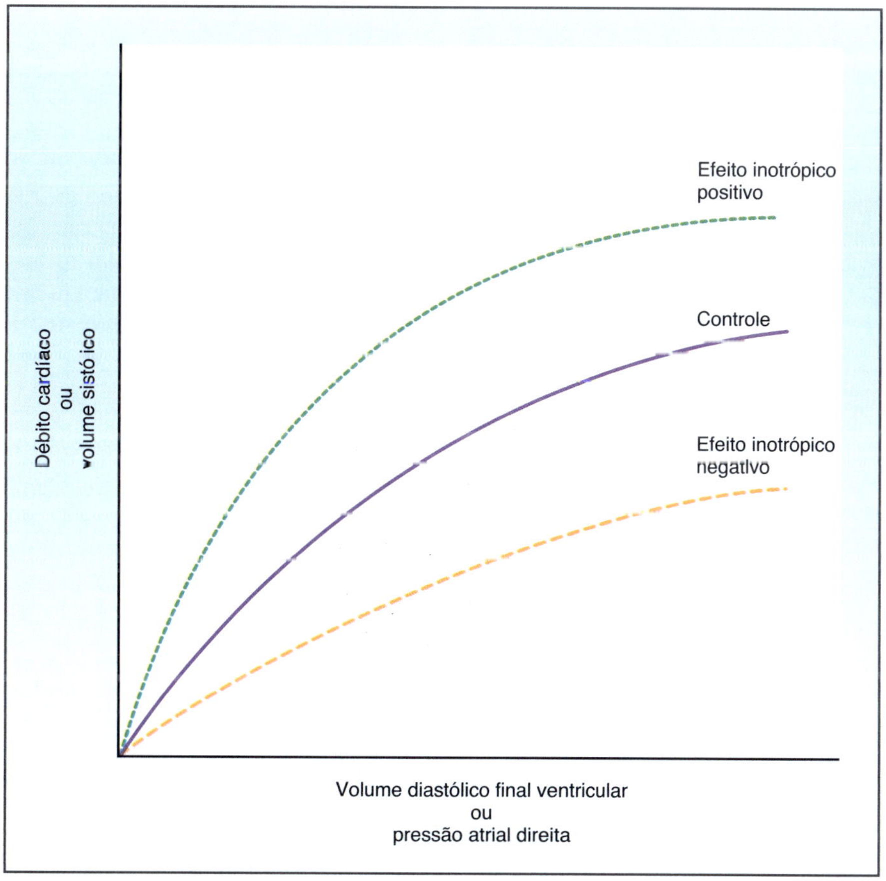

Figura 4.22 Relação de Frank-Starling no coração. A figura ilustra os efeitos de agentes inotrópicos positivos e negativos em comparação à relação normal de Frank-Starling.

O resultado é a ejeção de uma fração menor do volume diastólico final por batimento e uma diminuição na fração de ejeção.

Alças de pressão-volume ventricular

Alça de pressão-volume ventricular normal

A função do VE pode ser observada durante todo o ciclo cardíaco (diástole mais sístole) combinando as duas relações de pressão-volume da Figura 4.21. A conexão dessas duas curvas de pressão-volume permite a construção da **alça de pressão-volume ventricular** (Figura 4.23). Lembre-se de que a relação pressão-volume sistólico da Figura 4.21 mostra a pressão ventricular máxima desenvolvida em dado volume ventricular. Para facilitar o entendimento, uma parte dessa curva de pressão-volume sistólico é sobreposta como uma linha tracejada na alça de pressão-volume ventricular. A linha tracejada mostra a pressão máxima possível que pode ser desenvolvida em determinado volume ventricular durante a sístole (ou seja, durante a contração do ventrículo). Observe que o ponto 3 da alça de pressão-volume toca a curva de pressão-volume sistólico (*linha tracejada*). Além disso, pode não ser evidente que a parte da alça entre os pontos 4 e 1 corresponde a uma porção da curva de pressão-volume diastólico da Figura 4.21.

A alça de pressão-volume ventricular descreve um ciclo completo de contração, ejeção, relaxamento e reenchimento ventricular:

- **Contração isovolumétrica (1 → 2).** Comece o ciclo no ponto 1, que marca o fim da diástole. O VE encheu-se de sangue do AE e seu volume é o volume diastólico final, 140 mℓ. A pressão correspondente é bastante baixa porque o músculo ventricular está relaxado. Nesse ponto, o ventrículo é ativado, se contrai e a pressão ventricular aumenta de maneira drástica. Como todas as valvas estão fechadas, não há ejeção de sangue do VE e o volume ventricular é constante, embora a pressão ventricular se torne bastante alta (ponto 2). Assim, essa fase do ciclo é chamada de contração *isovolumétrica*

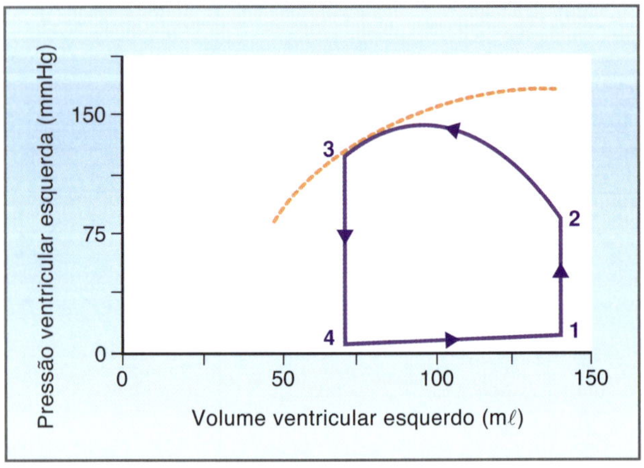

Figura 4.23 Alça de pressão-volume do ventrículo esquerdo. A figura mostra um ciclo ventricular esquerdo completo. (Ver a explicação no texto.) A *linha tracejada* mostra uma parte da curva de pressão-volume sistólico da Figura 4.21.

- **Ejeção ventricular (2 → 3).** No ponto 2, a pressão ventricular esquerda torna-se maior do que a pressão aórtica, o que causa a abertura da valva aórtica. (Você pode se perguntar por que a pressão no ponto 2 não atinge a curva de pressão-volume sistólico mostrada pela linha tracejada dourada. Isso acontece porque *não há necessidade*. A pressão no ponto 2 é determinada pela pressão aórtica. Quando a pressão ventricular se iguala à pressão aórtica, a valva aórtica se abre e o restante da contração é usado para ejeção do volume sistólico pela valva aórtica aberta.) Com a valva aberta, o sangue é rapidamente ejetado devido ao gradiente de pressão entre o VE e a aorta. Nessa fase, a pressão ventricular esquerda continua alta porque o ventrículo ainda está se contraindo. Entretanto, o volume ventricular diminui drasticamente com a ejeção de sangue na aorta. O volume remanescente no ventrículo no ponto 3 é o volume sistólico final, 70 mℓ. A **largura da alça de pressão-volume** é o volume de sangue ejetado ou o **volume sistólico**. O volume sistólico nesse ciclo ventricular é de 70 mℓ (140 mℓ – 70 mℓ)
- **Relaxamento isovolumétrico (3 → 4).** No ponto 3, a sístole termina e o ventrículo relaxa. A pressão ventricular diminui, ficando abaixo da pressão aórtica, e a valva aórtica se fecha. Embora a pressão ventricular diminua rapidamente durante essa fase, o volume ventricular permanece constante (*isovolumétrico*) no valor sistólico final de 70 mℓ porque todas as valvas são fechadas novamente
- **Enchimento ventricular (4 → 1).** No ponto 4, a pressão ventricular fica menor que a pressão atrial esquerda, o que causa a abertura da valva mitral (AV). O VE se enche com sangue do AE de maneira passiva e também ativa devido à contração atrial do próximo ciclo. O volume ventricular esquerdo aumenta e volta ao volume diastólico final de 140 mℓ. Nessa última fase, o músculo ventricular está relaxado e a pressão aumenta pouco, conforme o ventrículo complacente se enche de sangue.

Alterações nas alças de pressão-volume ventricular

As alças de pressão-volume ventriculares podem ser usadas para visualizar os efeitos das alterações na pré-carga (ou seja, no retorno venoso ou no volume diastólico final), na pós-carga (ou seja, na pressão aórtica) ou na contratilidade (Figura 4.24). As linhas sólidas representam um único ciclo ventricular normal e são idênticas à alça de pressão-volume mostrada na Figura 4.23. As linhas tracejadas demonstram os efeitos de várias alterações em um único ciclo ventricular (mas não incluem quaisquer respostas compensatórias que possam ocorrer depois).

- A Figura 4.24A ilustra o efeito do **aumento da pré-carga** no ciclo ventricular. Lembre-se de que a pré-carga é o volume diastólico final. Nesse exemplo, a pré-carga é maior porque o retorno venoso é maior, o que aumenta

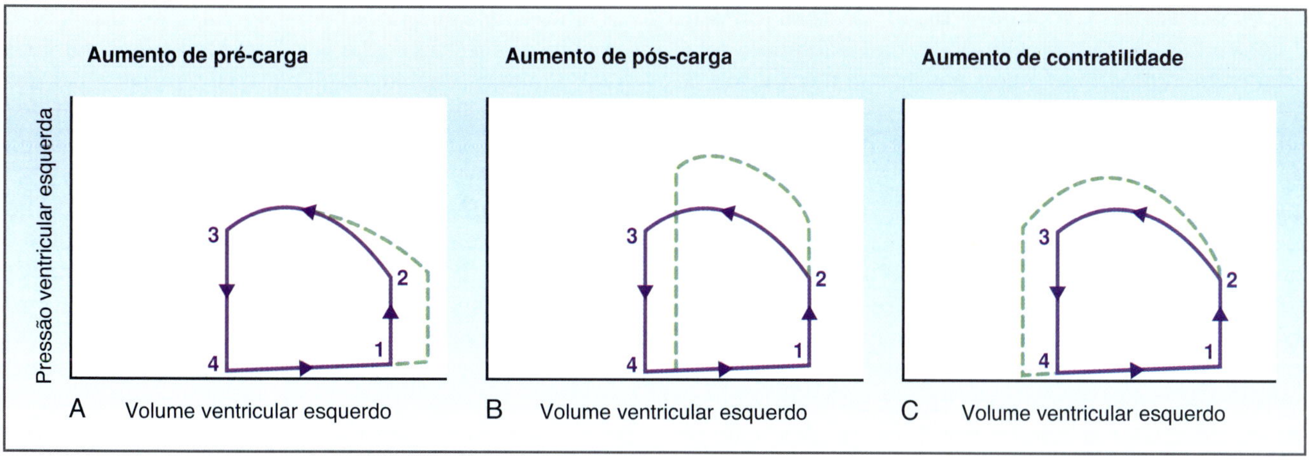

Figura 4.24 Alterações na alça de pressão-volume do ventrículo esquerdo. A. Aumento de pré-carga. **B.** Aumento de pós-carga. **C.** Aumento de contratilidade. O ciclo ventricular normal é mostrado pelas linhas sólidas e o efeito da alteração é indicado pelas *linhas tracejadas*.

o volume diastólico final (ponto 1). A pós-carga e a contratilidade são constantes. O efeito desse aumento na pré-carga pode ser visto conforme o ventrículo prossegue por seu ciclo de contração, ejeção, relaxamento e reenchimento: o volume sistólico, medido pela largura da alça de pressão-volume, aumenta. Esse **aumento do volume sistólico** se baseia na relação de Frank-Starling, que afirma que quanto maior o volume diastólico final (comprimento diastólico final da fibra), maior o volume sistólico ejetado na sístole

- A Figura 4.24B ilustra o efeito do **aumento da pós-carga** ou pressão aórtica no ciclo ventricular. Nesse exemplo, o VE deve ejetar sangue contra uma pressão maior que o normal. Para isso, a pressão ventricular deve ficar acima do normal durante a contração isovolumétrica (ponto 2) e durante a ejeção ventricular (ou seja, 2 → 3). Uma consequência do aumento da pós-carga é a ejeção de uma quantidade menor de sangue pelo ventrículo durante a sístole; assim, o **volume sistólico diminui**, há mais sangue no ventrículo no final da sístole e o **volume sistólico final aumenta**. O efeito do aumento da pós-carga pode ser visto do seguinte modo: ao "gastar" mais da contração de maneira isovolumétrica para igualar a pós-carga maior, "sobra" menos contração para ejeção do volume sistólico
- A Figura 4.24C ilustra o efeito do **aumento da contratilidade** no ciclo ventricular. Quando a contratilidade aumenta, o ventrículo pode desenvolver maior tensão e pressão durante a sístole e ejetar um volume de sangue maior do que o normal. O **volume sistólico aumenta**, assim como a fração de ejeção; menos sangue permanece no ventrículo ao final da sístole e, consequentemente, o **volume sistólico final diminui** (pontos 3 e 4).

Compensação de Frank-Starling

A relação de Frank-Starling descreve como o volume sistólico depende do comprimento das fibras musculares ventriculares (ver anteriormente). Resumindo, no ramo ascendente da curva de comprimento-tensão ventricular, quanto mais longas as fibras ventriculares, maior a sobreposição de filamentos grossos e finos e maior a tensão produzida pelo ciclo de pontes cruzadas. Portanto, um aumento no volume diastólico final, ao aumentar o comprimento das fibras musculares ventriculares, eleva o volume sistólico. Por outro lado, uma diminuição no volume diastólico final, ao diminuir o comprimento das fibras musculares ventriculares, reduz o volume sistólico.

A relação de Frank-Starling é utilizada como **mecanismo compensatório** de uma alteração na contratilidade ventricular. As etapas a seguir, por exemplo, ocorrem ***após* uma diminuição da contratilidade**. (Para ajudá-lo a acompanhar, os batimentos ventriculares são numerados.)

1. O batimento 1 é normal e tem um volume sistólico normal.
2. Batimento 2a. Há uma diminuição repentina na contratilidade, o que reduz o volume sistólico.
3. Batimento 2b. Como menos sangue foi ejetado do ventrículo no Batimento 2a, há um aumento do volume de sangue "deixado para trás" no coração e nas veias centrais.
4. Batimento 2c. O aumento do volume de sangue venoso central eleva a pressão atrial direita (pré-carga).
5. Batimento 3. Há compensação de Frank-Starling e o aumento da pré-carga causa um aumento no volume sistólico *em direção* ao normal. Em outras palavras, a compensação de Frank-Starling corrige o volume sistólico de modo *parcial* (em direção ao normal).
6. Para ilustrar com números hipotéticos, considere que o volume sistólico no Batimento 1 (normal) é de 80 mℓ. No Batimento 2, uma diminuição repentina na contratilidade diminui o volume sistólico para 60 mℓ. No Batimento 3, a compensação de Frank-Starling aumenta o volume sistólico para 70 mℓ. Assim, no Batimento 3

(compensado), o volume é maior do que no Batimento 2, mas não tão alto quanto no Batimento 1 totalmente normal. Em outras palavras, o mecanismo de Frank-Starling compensa *parcialmente* o volume sistólico após uma diminuição repentina na contratilidade.

Trabalho cardíaco

O trabalho é definido como força vezes distância. Em termos de função miocárdica, "trabalho" é o **trabalho sistólico** ou o trabalho realizado pelo coração em cada batimento. No VE, o trabalho sistólico é o volume sistólico multiplicado pela pressão aórtica; a pressão aórtica corresponde à força e o volume sistólico corresponde à distância. O trabalho do VE também pode ser visto como a área dentro da alça de pressão-volume, como a mostrada na Figura 4.23.

O trabalho-minuto ou potência é definido como trabalho por unidade de tempo. Em termos de função miocárdica, o **trabalho-minuto cardíaco** é o débito cardíaco multiplicado pela pressão aórtica. Portanto, o trabalho-minuto cardíaco tem dois componentes: **trabalho de volume** (ou seja, débito cardíaco) e **trabalho de pressão** (ou seja, pressão aórtica).

Às vezes, o trabalho de volume é chamado de trabalho "externo" e o trabalho de pressão é chamado de trabalho "interno" (ou calor). Assim, aumentos do débito cardíaco (por aumento do volume sistólico e/ou da frequência cardíaca) *ou* da pressão aórtica elevam o consumo de energia do coração.

Consumo de oxigênio pelo miocárdio

O consumo miocárdico de O_2 é correlacionado de maneira direta ao trabalho-minuto cardíaco. Dos dois componentes do trabalho-minuto cardíaco, em termos de consumo de O_2, o *trabalho de pressão é muito mais custoso do que o trabalho de volume.* Em outras palavras, o trabalho de pressão constitui uma grande porcentagem do consumo total de energia cardíaca e o trabalho de volume contribui com uma pequena porcentagem. Essas observações explicam por que o consumo geral de O_2 do miocárdio é mal correlacionado ao débito cardíaco: a maior porcentagem do consumo de O_2 é para o trabalho de pressão (trabalho interno ou calor), que não é o débito cardíaco.

Pode-se concluir ainda que, em condições em que uma porcentagem acima do normal do trabalho cardíaco total é trabalho de pressão, há aumento do custo em termos de consumo de O_2. Na **estenose aórtica**, por exemplo, o consumo miocárdico de O_2 é muito aumentado porque o VE deve desenvolver pressões extremamente altas para bombear sangue pela valva doente (mesmo que o débito cardíaco seja menor).

Por outro lado, durante o **exercício extenuante**, quando o débito cardíaco é muito alto, o volume de trabalho contribui com uma porcentagem maior do que o normal do trabalho cardíaco total (até 50%). Embora o consumo miocárdico de O_2 aumente durante o exercício, não aumenta tanto quanto em caso de elevação do trabalho de pressão.

Outra consequência do maior consumo de O_2 pelo trabalho de pressão é que *o VE deve trabalhar mais que o VD.* Embora o débito cardíaco seja o mesmo nos dois lados do coração, a pressão média da aorta (100 mmHg) é muito maior do que a pressão média da artéria pulmonar (15 mmHg). Assim, o trabalho de pressão do VE é muito maior do que o trabalho de pressão do VD, embora o trabalho de volume seja o mesmo. Na verdade, a parede do VE é mais espessa do que a parede do VD como mecanismo compensatório à realização de mais trabalho de pressão.

Em condições patológicas, como **hipertensão sistêmica** (elevação da pressão arterial na circulação sistêmica), o VE deve realizar ainda mais trabalho de pressão do que o normal. Como a pressão aórtica está elevada, a parede ventricular esquerda se hipertrofia (engrossa) como compensação pelo aumento da carga de trabalho.

A maior espessura da parede ventricular esquerda normal e a hipertrofia compensatória da parede ventricular esquerda na hipertensão sistêmica são mecanismos adaptativos para realizar mais trabalho de pressão. Esses mecanismos adaptativos são explicados pela **lei de Laplace**. A lei de Laplace para uma esfera (ou seja, a forma aproximada do coração) afirma que a pressão é diretamente correlacionada à tensão e à espessura da parede e inversamente correlacionada ao raio. Assim,

$$P = \frac{2HT}{r}$$

em que

P = Pressão
H = Espessura (altura)
T = Tensão
r = Raio

Em outras palavras, a lei de Laplace para uma esfera afirma que quanto maior a espessura da parede da esfera (p. ex., VE), maior a pressão que pode ser desenvolvida. Ilustrando esse ponto, a parede do VE é mais espessa do que a parede do VD porque o VE deve desenvolver maior pressão para ejetar o sangue.

Pode-se concluir, ainda, que a espessura da parede ventricular aumenta como mecanismo compensatório se o ventrículo tiver que bombear contra o aumento da pressão aórtica (p. ex., hipertensão). Assim, na hipertensão sistêmica, há hipertrofia do VE; na hipertensão pulmonar, há hipertrofia do VD. Infelizmente, esse tipo de hipertrofia ventricular compensatória também pode levar à insuficiência ventricular e, por fim, ser prejudicial ou mesmo fatal.

Medida do débito cardíaco – princípio de Fick

O débito cardíaco foi *definido* como o volume ejetado pelo VE por unidade de tempo e é *calculado* como o produto do volume sistólico e da frequência cardíaca.

O débito cardíaco pode ser medido pelo princípio de Fick, cuja suposição fundamental é que, no estado de equilíbrio dinâmico, os valores no VE e no VD são iguais.

O **princípio de Fick** afirma que há *conservação de massa*, conceito que pode ser aplicado à utilização de O_2 pelo organismo. No estado de equilíbrio dinâmico, o consumo de O_2 pelo corpo deve ser igual à quantidade de O_2 que sai dos pulmões pela veia pulmonar menos a quantidade de O_2 que retorna aos pulmões pela artéria pulmonar. Todos esses parâmetros podem ser medidos. O consumo total de O_2 pode ser determinado de maneira direta. A quantidade de O_2 nas veias pulmonares é o fluxo sanguíneo pulmonar multiplicado pelo teor de O_2 no sangue venoso pulmonar. Da mesma maneira, a quantidade de O_2 devolvida aos pulmões pela artéria pulmonar é o fluxo sanguíneo pulmonar multiplicado pelo teor de O_2 do sangue arterial pulmonar. Lembre-se de que o fluxo sanguíneo pulmonar é o débito cardíaco do lado direito e é igual ao débito cardíaco do lado esquerdo. Assim, colocando essas igualdades de forma matemática,

$$\text{Consumo de } O_2 = \text{Débito cardíaco} \times [O_2]_{\text{veia pulmonar}} - \text{Débito cardíaco} \times [O_2]_{\text{artéria pulmonar}}$$

ou, *reorganizando para determinação do débito cardíaco*:

$$\text{Débito cardíaco} = \frac{\text{Consumo de } O_2}{[O_2]_{\text{veia pulmonar}} - [O_2]_{\text{artéria pulmonar}}}$$

em que

Débito cardíaco = Débito cardíaco (mℓ/min)

Consumo de O_2 = Consumo de O_2 pelo corpo inteiro (mℓ O_2/min)

$[O_2]_{\text{veia pulmonar}}$ = Teor de O_2 no sangue venoso pulmonar (mℓ O_2/mℓ de sangue)

$[O_2]_{\text{artéria pulmonar}}$ = Teor de O_2 no sangue arterial pulmonar (mℓ O_2/mℓ de sangue)

O consumo total de O_2 do corpo normalmente é de 250 mℓ/min em um homem de 70 kg. O teor de O_2 do sangue venoso pulmonar pode ser medido em uma amostra de sangue arterial periférico (porque o O_2 adicionado ao sangue nos pulmões ainda não foi consumido pelos tecidos). O teor de O_2 do sangue arterial pulmonar é igual ao do sangue venoso misto e pode ser determinado em uma amostra coletada na própria artéria pulmonar ou no VD.

EXEMPLO DE PROBLEMA. Um homem apresenta consumo de O_2 em repouso de 250 mℓ O_2/min, teor de O_2 na artéria femoral de 0,20 mℓ O_2/mℓ de sangue e teor de O_2 na artéria pulmonar de 0,15 mℓ O_2/mℓ de sangue. *Qual é seu débito cardíaco?*

SOLUÇÃO. O cálculo do débito cardíaco com o princípio de Fick requer os seguintes valores: consumo corpóreo total de O_2, teor de O_2 na veia pulmonar (nesse exemplo, o teor de O_2 na artéria femoral) e teor de O_2 na artéria pulmonar.

$$\text{Débito cardíaco} = \frac{\text{Consumo de } O_2}{[O_2]_{\text{veia pulmonar}} - [O_2]_{\text{artéria pulmonar}}}$$

$$\text{Débito cardíaco} = \frac{250 \text{ m}\ell\ O_2/\text{min}}{0{,}20 \text{ m}\ell\ O_2/\text{m}\ell \text{ sangue} - 0{,}15 \text{ m}\ell\ O_2/\text{m}\ell \text{ sangue}}$$
$$= 5.000 \text{ m}\ell/\text{min}$$

O princípio de Fick pode ser aplicado não apenas à medida do débito cardíaco (essencialmente o fluxo sanguíneo para todo o corpo), mas também à medida do fluxo sanguíneo para cada órgão. Por exemplo, o fluxo sanguíneo renal pode ser medido dividindo-se o consumo de O_2 dos rins pela diferença no teor de O_2 entre o sangue arterial renal e o sangue venoso renal.

CICLO CARDÍACO

A Figura 4.25 ilustra os eventos mecânicos e elétricos que ocorrem durante um **único ciclo cardíaco.** O ciclo é dividido em sete fases (Figura 4.25, letras *A* a *G*), que são separadas por linhas verticais na figura. O ECG marca os eventos elétricos do ciclo cardíaco. A pressão e o volume do VE, as pressões na aorta e no AE, o pulso venoso e as bulhas cardíacas são plotados de maneira simultânea. Os pontos de abertura e fechamento da valva mitral e da valva aórtica são indicados por setas.

A Figura 4.25 deve ser estudada verticalmente, uma fase de cada vez, para correlação de todos os parâmetros cardiovasculares de determinada fase. O ECG pode ser usado como marcador de tempo/evento. O ciclo começa com a despolarização e contração dos átrios. A Tabela 4.5 pode ser usada com a Figura 4.25 para aprender os eventos do ciclo cardíaco.

Sístole atrial (A)

A sístole atrial é a contração atrial. É precedida pela **onda P** no ECG, que marca a despolarização dos átrios. A **contração do AE** aumenta a pressão nessa câmara cardíaca. Esse aumento na pressão atrial é refletido de volta para as veias e observado no registro do pulso venoso como uma **onda a**. O VE está relaxado durante essa fase e, como a valva mitral (valva AV do lado esquerdo do coração) está aberta, o ventrículo está se enchendo de sangue do átrio, mesmo antes da sístole atrial. A sístole atrial aumenta ainda mais o volume ventricular devido à ejeção ativa de sangue do AE para o VE pela valva mitral aberta. O "blip" correspondente na pressão ventricular esquerda reflete esse volume

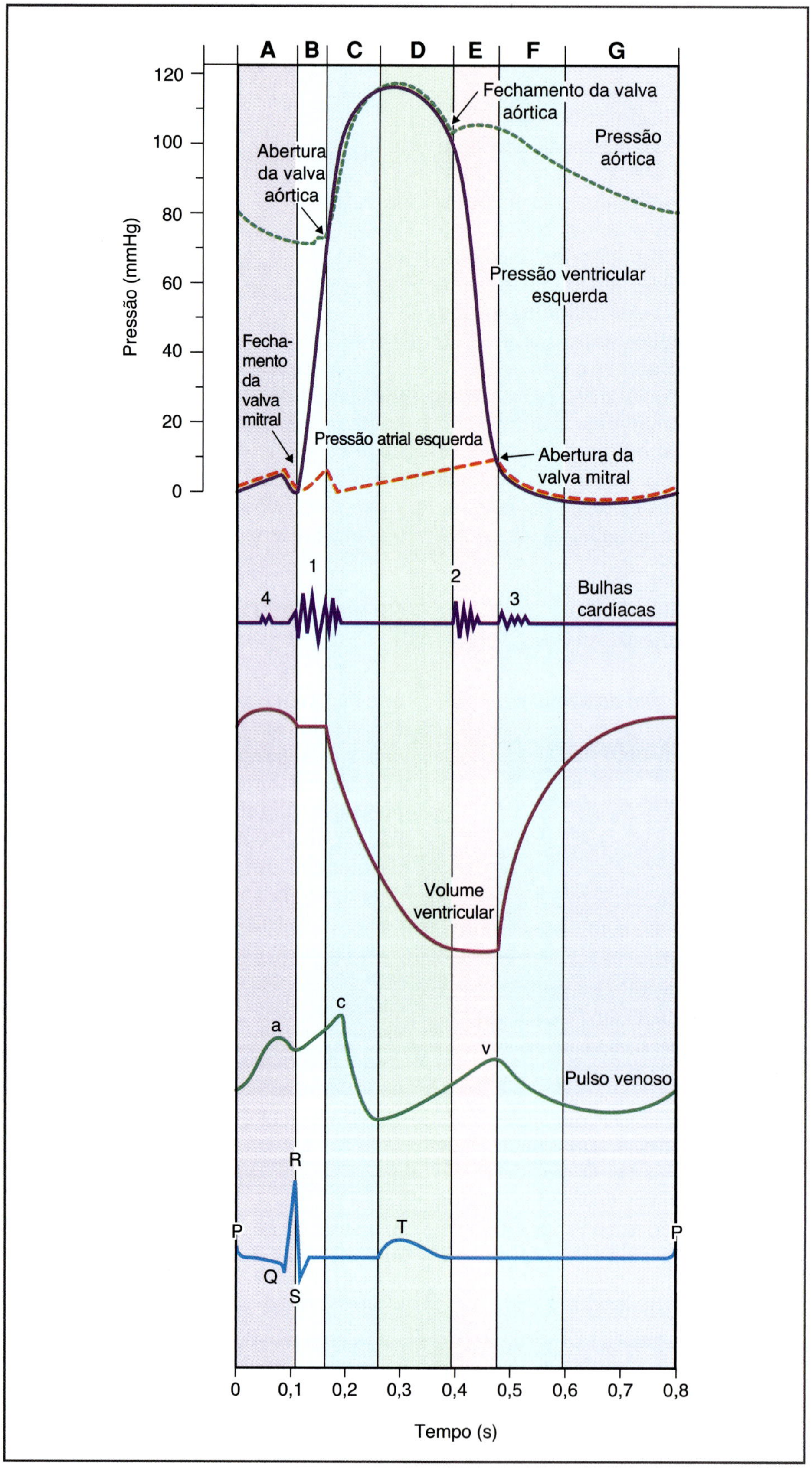

Figura 4.25 Ciclo cardíaco. A figura mostra os eventos mecânicos e elétricos durante um ciclo. Sístole atrial (***A***); contração ventricular isovolumétrica (***B***); ejeção ventricular rápida (***C***); redução da ejeção ventricular (***D***); relaxamento ventricular isovolumétrico (***E***); enchimento ventricular rápido (***F***); redução do enchimento ventricular ou diástase (***G***).

Tabela 4.5 Eventos do ciclo cardíaco.

Fase do ciclo cardíaco[a]	Eventos principais	Eletrocardiograma	Valvas	Bulhas cardíacas
Sístole atrial (A)	Contração atrial Fase final do enchimento ventricular	Onda P Intervalo PR	—	Quarta bulha cardíaca
Contração ventricular isovolumétrica (B)	Contração dos ventrículos Aumento da pressão ventricular O volume ventricular é constante (todas as valvas estão fechadas)	Complexo QRS	Fechamento da valva mitral	Primeira bulha cardíaca
Ejeção ventricular rápida (C)	Contração dos ventrículos Aumento da pressão ventricular, que atinge o máximo Os ventrículos ejetam sangue nas artérias Diminuição do volume ventricular Aumento da pressão aórtica, que atinge o máximo	Segmento ST	Abertura da valva aórtica	—
Redução da ejeção ventricular (D)	Os ventrículos ejetam sangue nas artérias (taxa mais lenta) O volume ventricular atinge o mínimo A pressão aórtica começa a cair conforme o sangue passa para as artérias	Onda T	—	—
Relaxamento ventricular isovolumétrico (E)	Relaxamento dos ventrículos Diminuição da pressão ventricular O volume ventricular é constante (todas as valvas estão fechadas)	—	Fechamento da valva aórtica	Segunda bulha cardíaca
Enchimento ventricular rápido (F)	Ventrículos relaxados Os ventrículos se enchem passivamente com sangue dos átrios Aumento do volume ventricular A pressão ventricular é baixa e constante	—	Abertura da valva mitral	Terceira bulha cardíaca
Redução do enchimento ventricular ou diástase (G)	Ventrículos relaxados	—	—	—

[a]As letras que identificam as fases do ciclo cardíaco correspondem às da Figura 4.25.

adicionado ao ventrículo pela sístole atrial. A **quarta bulha cardíaca (B_4)** não é audível em adultos normais, embora possa ser auscultada na hipertrofia ventricular devido à redução da complacência ventricular. Quando presente, B_4 coincide com a contração atrial. O som é causado pela contração do átrio, que tenta encher um ventrículo endurecido.

Contração ventricular isovolumétrica (B)

A contração ventricular isovolumétrica começa durante o complexo QRS, que representa a ativação elétrica dos ventrículos. A contração do VE começa a aumentar a pressão nessa câmara cardíaca. Assim que a pressão ventricular esquerda excede a pressão atrial esquerda, a **valva mitral se fecha**. (No coração direito, a valva tricúspide se fecha.) O fechamento das valvas AV produz a **primeira bulha cardíaca (B_1)**, que pode ser dividida porque a valva mitral se fecha ligeiramente antes da valva tricúspide. A pressão ventricular aumenta de maneira dramática durante essa fase, mas o volume ventricular continua constante porque todas as valvas estão fechadas (a valva aórtica ficou fechada desde o ciclo anterior).

Ejeção ventricular rápida (C)

O ventrículo continua a se contrair e a pressão ventricular atinge seu valor mais alto. A pressão ventricular se torna maior que a pressão aórtica, **abrindo a valva aórtica**. Agora, o sangue é rapidamente ejetado do VE para a aorta pela valva aórtica aberta, impulsionado pelo gradiente de pressão entre essas duas estruturas. A maior parte do volume sistólico é ejetada durante a ejeção ventricular rápida, o que diminui drasticamente o volume ventricular. Ao mesmo tempo, a pressão aórtica aumenta devido ao grande volume de sangue subitamente adicionado à aorta. Nessa fase, o enchimento atrial começa e a pressão atrial esquerda aumenta lentamente à medida que o sangue retorna da circulação pulmonar para o coração esquerdo. Esse sangue, é claro, é ejetado do coração esquerdo no *próximo ciclo*.

O final dessa fase coincide com o final do segmento ST (ou início da onda T) no ECG e o final da contração ventricular.

Redução da ejeção ventricular (D)

Durante a redução da ejeção ventricular, os ventrículos começam a se repolarizar, o que é marcado pelo início da **onda T** no ECG. A pressão ventricular cai porque os ventrículos não estão mais em contração. Como a valva aórtica ainda está aberta, o sangue continua a ser ejetado do VE para a aorta, embora em velocidade menor; o volume ventricular também continua a cair, mas em uma taxa reduzida. Embora o VE continue a dar sangue para a aorta, o sangue "escorre" pela árvore arterial de maneira ainda mais rápida, fazendo com que a pressão aórtica caia. A pressão atrial esquerda continua a aumentar à medida que o sangue retorna dos pulmões para o coração esquerdo.

Relaxamento ventricular isovolumétrico (E)

O relaxamento ventricular isovolumétrico começa após a repolarização completa dos ventrículos, marcada pelo fim da onda T no ECG. Como o VE está relaxado, a pressão ventricular esquerda diminui drasticamente. A pressão ventricular esquerda fica menor que a pressão aórtica, o que provoca o **fechamento da valva aórtica**. A valva aórtica se fecha ligeiramente antes da valva pulmonar, produzindo a **segunda bulha cardíaca (B_2)**. A inspiração retarda o fechamento da valva pulmonar e causa a **divisão** da segunda bulha cardíaca; ou seja, durante a inspiração, a valva pulmonar se fecha *distintamente depois* da valva aórtica. A divisão ocorre durante a inspiração porque a diminuição da pressão intratorácica aumenta o retorno venoso para o lado direito do coração. O aumento resultante no volume diastólico final do VD aumenta o volume sistólico dessa câmara cardíaca pelo mecanismo de Frank-Starling e prolonga seu tempo de ejeção; o prolongamento do tempo de ejeção retarda o fechamento da valva pulmonar em relação à valva aórtica. No ponto em que a valva aórtica se fecha, a curva de pressão aórtica mostra um "blip", chamado de **incisura dicrótica**. Como todas as valvas estão fechadas, não há ejeção de sangue do VE, que também não pode se encher com o sangue dos átrios. Portanto, durante essa fase, o volume ventricular é constante (isovolumétrico).

Enchimento ventricular rápido (F)

À medida que a pressão ventricular cai (um pouco abaixo da pressão atrial esquerda), a valva mitral se abre. Com a valva mitral aberta, o ventrículo começa a se encher de sangue do AE e o volume ventricular aumenta com rapidez. A pressão ventricular continua, porém, porque o ventrículo ainda está relaxado e complacente. (A alta complacência do ventrículo significa que é possível aumentar seu volume sem alterar a pressão.) O rápido fluxo de sangue dos átrios para os ventrículos produz a **terceira bulha cardíaca (B_3)**, que é normal em crianças, mas não é auscultada em adultos normais; em adultos de meia-idade ou idosos, a presença de B_3 indica sobrecarga de volume, como na insuficiência cardíaca congestiva ou insuficiência mitral ou tricúspide avançada. Durante essa fase (e pelo restante do ciclo cardíaco), a pressão aórtica diminui à medida que o sangue flui da aorta para a árvore arterial, para as veias e depois volta para o coração.

Redução do enchimento ventricular ou diástase (G)

A redução do enchimento ventricular, ou **diástase**, é a fase mais longa do ciclo cardíaco e inclui a porção final do enchimento ventricular, que ocorre em ritmo mais lento do que na fase anterior. A sístole atrial marca o final da diástole, ponto em que o volume ventricular é igual ao volume diastólico final.

As **alterações na frequência cardíaca** alteram o tempo da diástase, que é a fase mais longa do ciclo cardíaco. Aumentos na frequência cardíaca, por exemplo, reduzem o tempo antes da próxima onda P (ou seja, o próximo ciclo) e diminuem, ou mesmo eliminam, essa parte final de enchimento ventricular. A redução da diástase por tal aumento da frequência cardíaca compromete o enchimento ventricular, diminui o volume diastólico final e, assim, reduz o volume sistólico (lembre-se da relação de Frank-Starling).

RELAÇÕES ENTRE O DÉBITO CARDÍACO E O RETORNO VENOSO

Deve ficar claro a partir da discussão anterior que um dos fatores mais importantes para a determinação do débito cardíaco é o volume diastólico final do VE. Por sua vez, o volume diastólico final do VE depende do retorno venoso, que também determina a pressão atrial direita. Assim, conclui-se que existe *não apenas* uma relação entre o débito cardíaco e o volume diastólico final, mas *também* entre o débito cardíaco e a pressão atrial direita.

O débito cardíaco e o retorno venoso podem ser examinados separadamente em função da pressão atrial direita. Essas relações separadas também podem ser combinadas em um único gráfico para visualização da interrelação normal entre o débito cardíaco e o retorno venoso (ver Figura 4.25). Os gráficos combinados podem prever os efeitos de alterações de vários parâmetros cardiovasculares no débito cardíaco, no retorno venoso e na pressão atrial direita.

Curva de função cardíaca

A curva de função cardíaca ou curva de débito cardíaco, mostrada na Figura 4.26, é baseada na **relação de Frank-Starling** para o VE. A curva de função cardíaca é um

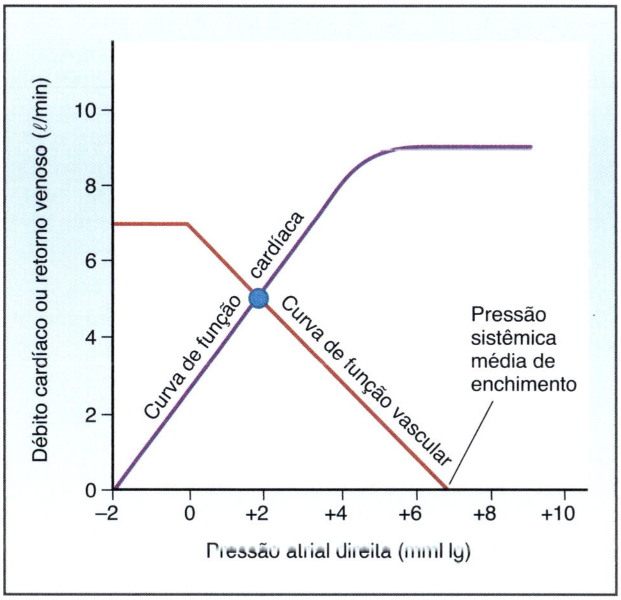

Figura 4.26 Curvas de função cardíaca e vascular. A curva de função cardíaca é o débito cardíaco em função da pressão atrial direita. A curva de função vascular é o retorno venoso em função da pressão atrial direita. As curvas se cruzam no ponto de operação em estado de equilíbrio dinâmico (*círculo preenchido*) em que o débito cardíaco e o retorno venoso são iguais.

gráfico da relação entre o débito cardíaco do VE e a pressão atrial direita. Novamente, lembre-se de que a pressão atrial direita está relacionada com o retorno venoso, ao volume diastólico final e ao comprimento diastólico final da fibra: o aumento do retorno venoso aumenta a pressão atrial direita, o volume diastólico final e o comprimento diastólico final da fibra. Aumentos no comprimento diastólico final da fibra elevam o volume sistólico e o débito cardíaco. Assim, no estado de equilíbrio dinâmico, o volume de sangue que o VE ejeta como débito cardíaco é igual ou correspondente ao volume que recebe no retorno venoso.

Aumentos no volume diastólico final (ou seja, pressão atrial direita) elevam o débito cardíaco pelo mecanismo de Frank-Starling. No entanto, isso ocorre apenas até certo ponto: quando a pressão atrial direita chega a cerca de 4 mmHg, o débito cardíaco não consegue mais acompanhar o retorno venoso e a curva de função cardíaca se estabiliza. Esse nível máximo de débito cardíaco é de aproximadamente 9 ℓ/min.

Curva de função vascular

A curva de função vascular ou curva de retorno venoso, mostrada na Figura 4.26, é a relação entre o retorno venoso e a pressão atrial direita. O retorno venoso é o fluxo sanguíneo pela circulação sistêmica e de volta para o coração direito. A *relação inversa* entre o retorno venoso e a pressão atrial direita é explicada da seguinte maneira: o retorno venoso para o coração, como todo o fluxo sanguíneo, é impulsionado por um gradiente de pressão. Quanto menor a pressão no AD, maior o gradiente de pressão entre as artérias sistêmicas e o AD, e maior o retorno venoso. Assim, o aumento da pressão atrial direita diminui esse gradiente de pressão e o retorno venoso.

A **parte plana** da curva de função vascular ocorre em valores negativos de pressão atrial direita. Com esses valores negativos, as veias colapsam, impedindo o fluxo sanguíneo de volta para o coração. Embora o gradiente de pressão tenha aumentado (ou seja, à medida que a pressão atrial direita se torna negativa), o retorno venoso se estabiliza porque as veias colapsaram, criando uma resistência ao fluxo sanguíneo.

Pressão sistêmica média de enchimento

O valor da pressão atrial direita no qual o retorno venoso é zero é chamado de pressão sistêmica média de enchimento. É o ponto em que a curva de função vascular cruza o eixo X (ou seja, onde o retorno venoso é zero e a pressão atrial direita é máxima). A **pressão sistêmica média de enchimento** ou pressão circulatória média é a pressão que seria medida em todo o sistema cardiovascular se o coração estivesse parado. Nessas condições, a pressão seria a mesma em toda a vasculatura e, pela nossa definição, seria igual à pressão sistêmica média de enchimento. Quando as pressões são iguais em toda a vasculatura, não há fluxo sanguíneo e, portanto, o retorno venoso é zero (porque não há gradiente de pressão ou força motriz).

Dois fatores influenciam a pressão sistêmica média de enchimento: (1) o **volume sanguíneo** e (2) a **distribuição do sangue** entre o volume sem estresse e o volume em estresse. Por sua vez, a pressão sistêmica média de enchimento determina o ponto de intersecção (fluxo zero) da curva de função vascular com o eixo X.

A Figura 4.27 revisa os conceitos de volume sem estresse e volume em estresse, e os relaciona com a pressão sistêmica média de enchimento. O **volume sem estresse** (o volume de sangue que as veias podem conter) é o

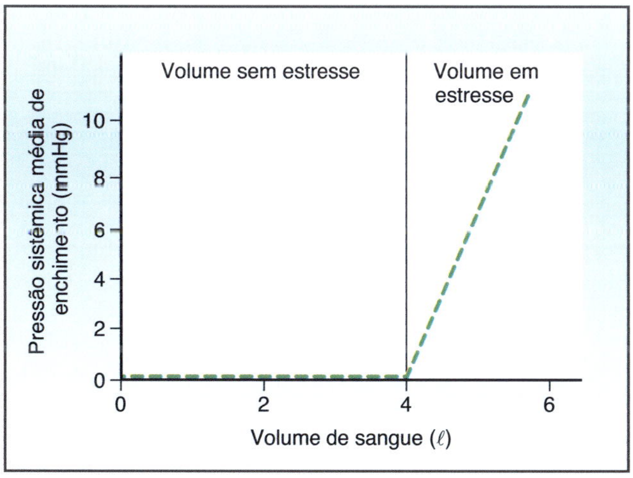

Figura 4.27 Efeito das alterações no volume em estresse na pressão sistêmica média de enchimento. O volume total de sangue é a soma do volume sem estresse (nas veias) e do volume em estresse (nas artérias). Aumentos no volume em estresse elevam a pressão sistêmica média de enchimento.

volume de sangue na vasculatura que não produz pressão. O **volume em estresse** (o volume nas artérias) é o volume que produz pressão ao esticar as fibras elásticas nas paredes dos vasos sanguíneos.

- Considere o efeito da **alteração do volume sanguíneo** na pressão sistêmica média de enchimento. Quando o volume sanguíneo varia de 0 a 4 ℓ, todo o sangue está no volume sem estresse (as veias), não produzindo pressão, e a pressão sistêmica média de enchimento é zero. Quando o volume de sangue é superior a 4 ℓ, parte do sangue está no volume em estresse (as artérias) e produz pressão. Se, por exemplo, o volume total de sangue é de 5 ℓ, 4 ℓ estão no volume sem estresse, sem produzir pressão, e 1 ℓ está no volume em estresse, gerando uma pressão de cerca de 7 mmHg (no gráfico, leia a pressão sistêmica média de enchimento de 7 mmHg em um volume de sangue de 5 ℓ).

  Agora deve estar claro como as mudanças no volume sanguíneo podem alterar a pressão sistêmica média de enchimento (ver Figura 4.26). O **aumento do volume sanguíneo** não influencia a quantidade de sangue no volume sem estresse (se já estiver cheio), mas sim a quantidade de sangue no volume em estresse. O aumento do volume em estresse eleva a pressão sistêmica média de enchimento, e a curva de função vascular e seu ponto de intersecção com o eixo X se deslocam para a direita. A **redução do volume sanguíneo** diminui o volume em estresse e a pressão sistêmica média de enchimento; além disso, a curva de função vascular e seu ponto de intersecção com o eixo X se deslocam para a esquerda
- A **redistribuição de sangue** entre o volume sem estresse e o volume em estresse também altera a pressão sistêmica média de enchimento. Em caso de **redução da complacência das veias** (p. ex., venoconstrição), as veias podem reter menos sangue e o sangue muda do volume sem estresse para o volume em estresse. Embora o volume total de sangue não seja alterado, o deslocamento do sangue aumenta a pressão sistêmica média de enchimento e a curva de função vascular fica mais à direita. Por outro lado, em caso de **aumento da complacência das veias** (p. ex., venodilatação), as veias podem reter mais sangue. Assim, há aumento do volume sem estresse, diminuição do volume em estresse e da pressão sistêmica média de enchimento e a curva de função vascular se desloca para a esquerda.

Em resumo, o aumento do volume sanguíneo e a diminuição da complacência das veias elevam a pressão sistêmica média de enchimento e deslocam a curva de função vascular para a direita. A diminuição do volume sanguíneo e o aumento da complacência das veias reduzem a pressão sistêmica média de enchimento e deslocam a curva de função vascular para a esquerda.

Inclinação da curva de função vascular

Se a pressão sistêmica média de enchimento for fixa ou constante, a inclinação da curva de função vascular pode ser alterada por rotação. A inclinação da curva de função vascular é determinada pela **resistência periférica total (RPT)**. Lembre-se de que a RPT é determinada principalmente pela resistência das arteríolas. O efeito da RPT no retorno venoso e na curva de função vascular é explicado a seguir (ver Figura 4.26).

- A **diminuição da RPT** causa uma rotação no *sentido horário* da curva de função vascular. Uma rotação no sentido horário significa que, em determinada pressão atrial direita, o retorno venoso é maior. Em outras palavras, a diminuição da resistência das arteríolas (redução da RPT) facilita o fluxo de sangue do lado arterial para o venoso da circulação e de volta para o coração
- O **aumento da RPT** causa uma rotação no *sentido anti-horário* da curva de função vascular. Uma rotação no sentido anti-horário significa que, em determinada pressão atrial direita, o retorno venoso é menor. Em outras palavras, o aumento da resistência das arteríolas (aumento da RPT) *dificulta* o fluxo de sangue do lado arterial para o venoso da circulação e de volta para o coração.

Combinação das curvas de função cardíaca e vascular

A interação entre o débito cardíaco e o retorno venoso pode ser visualizada pela combinação das curvas de função cardíaca e vascular (ver Figura 4.26). O ponto em que as duas curvas se cruzam é o único ponto de operação ou equilíbrio do sistema no **estado de equilíbrio dinâmico**. No estado de equilíbrio dinâmico, o débito cardíaco e o retorno venoso são, por definição, iguais no ponto de intersecção. Por que as curvas de função cardíaca e vascular seguem em direções opostas e têm relações opostas com a pressão atrial direita?

A resposta está na forma de determinação das duas curvas. A curva de função cardíaca é gerada da seguinte maneira: o aumento da pressão atrial direita e do volume diastólico final eleva o comprimento das fibras ventriculares, o que aumenta o volume sistólico e o débito cardíaco. Quanto maior a pressão atrial direita, maior o débito cardíaco – essa é a relação de Frank-Starling para o coração.

A curva de função vascular é gerada da seguinte maneira: a redução da pressão atrial direita aumenta o retorno venoso devido ao maior gradiente de pressão que conduz o fluxo sanguíneo de volta para o coração. Quanto menor a pressão atrial direita, maior o retorno venoso.

Agora, vamos às perguntas! Estabelecemos que as curvas de função cardíaca e vascular têm relações opostas com a pressão atrial direita. Mas como isso pode acontecer se o débito cardíaco e o retorno venoso são sempre iguais? A representação simultânea do débito cardíaco e do retorno venoso em função da pressão atrial direita faz com que esses valores se cruzem em um único ponto (ver Figura 4.26). Nesse valor único de pressão atrial direita, o débito cardíaco é igual ao retorno venoso e, por definição, é o ponto de operação em estado de equilíbrio dinâmico do sistema. Esse valor único de pressão atrial direita satisfaz tanto o débito cardíaco quanto as relações de retorno venoso.

A combinação dessas curvas é uma boa ferramenta para prever **alterações no débito cardíaco** decorrentes da modificação de vários parâmetros cardiovasculares. O débito cardíaco pode ser modificado por alterações na curva de função cardíaca e/ou vascular. A premissa básica dessa abordagem é que, após tal mudança, o sistema entra em um **novo estado de equilíbrio dinâmico**. Nesse novo estado de equilíbrio dinâmico, o ponto de operação em que há o cruzamento das curvas de função cardíaca e vascular é diferente. Esse novo ponto de operação informa qual é o *novo* débito cardíaco e o *novo* retorno venoso no *novo* estado de equilíbrio dinâmico.

As alterações no débito cardíaco podem ser produzidas por qualquer um dos seguintes mecanismos: (1) efeitos inotrópicos positivos ou negativos que alteram a curva de função cardíaca; (2) alterações no volume sanguíneo ou complacência venosa que alteram a curva de função vascular por modificação da pressão sistêmica média de enchimento; e (3) alterações na RPT que modificam as curvas de função cardíaca e vascular.

Efeitos inotrópicos

Os agentes inotrópicos alteram a curva de função cardíaca (Figura 4.28). Lembre-se de que os agentes inotrópicos positivos aumentam a contratilidade em determinado volume diastólico final (ou pressão atrial direita) e os agentes inotrópicos negativos diminuem a contratilidade.

- O efeito de um **agente inotrópico positivo** (p. ex., ouabaína, digitálico ou digoxina) na curva de função cardíaca é mostrado na Figura 4.28A. Os agentes inotrópicos positivos aumentam a contratilidade, o volume sistólico e o débito cardíaco em qualquer pressão atrial direita. Assim, a curva de função cardíaca se desloca para cima, mas a curva de função vascular não é afetada. O ponto de intersecção (o ponto de estado de equilíbrio dinâmico) das duas curvas agora se desloca para cima e para a esquerda. No novo estado de equilíbrio dinâmico, **o débito cardíaco aumenta** e **a pressão atrial direita diminui**. A redução da pressão atrial direita reflete a *maior* ejeção de sangue do coração a cada batimento devido ao aumento da contratilidade e do volume sistólico
- A Figura 4.28B mostra o efeito de um **agente inotrópico negativo.** O efeito é exatamente o oposto de um agente inotrópico positivo: há diminuição da contratilidade e do débito cardíaco em qualquer pressão atrial direita. A curva de função cardíaca se desloca para baixo e a curva de função vascular segue inalterada. No novo estado de equilíbrio dinâmico, **o débito cardíaco diminui** e **a pressão atrial direita aumenta**. A pressão atrial direita é maior porque menos sangue é ejetado do coração a cada batimento devido à redução da contratilidade e do volume sistólico.

Efeitos de alterações no volume sanguíneo

Mudanças no volume sanguíneo alteram a pressão sistêmica média de enchimento e, assim, a curva de função vascular (Figura 4.29).

- Os efeitos do **aumento do volume sanguíneo** (p. ex., transfusão) são mostrados na Figura 4.29A. Esses aumentos elevam a quantidade de sangue no volume em estresse e, portanto, aumentam a pressão sistêmica média de enchimento. A pressão sistêmica média de enchimento é o ponto na curva de função vascular em que o retorno venoso é zero. Aumentos no volume sanguíneo deslocam esse ponto de intersecção para a direita e, portanto, deslocam a curva para a direita de maneira

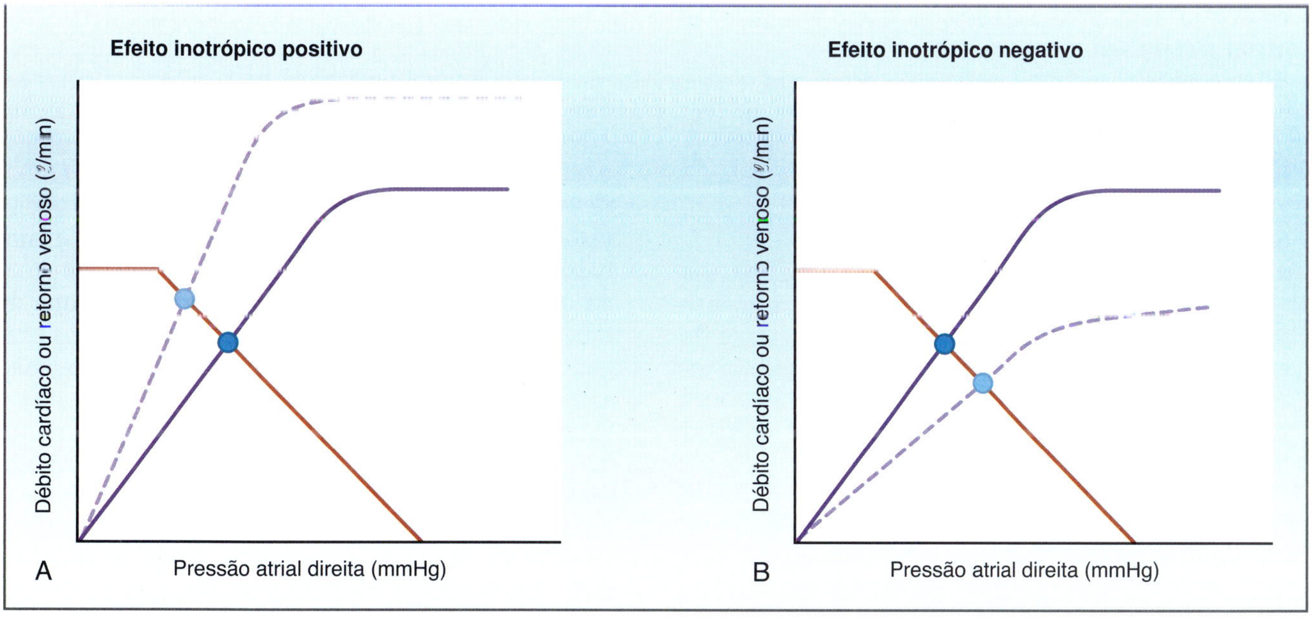

Figura 4.28 Efeitos de agentes inotrópicos positivos (A) e agentes inotrópicos negativos (B) nas curvas de função cardíaca e vascular. As *linhas sólidas* mostram as relações normais e as *linhas tracejadas* mostram as alterações. O *círculo* que cruza a linha tracejada mostra o novo ponto de operação no estado de equilíbrio dinâmico.

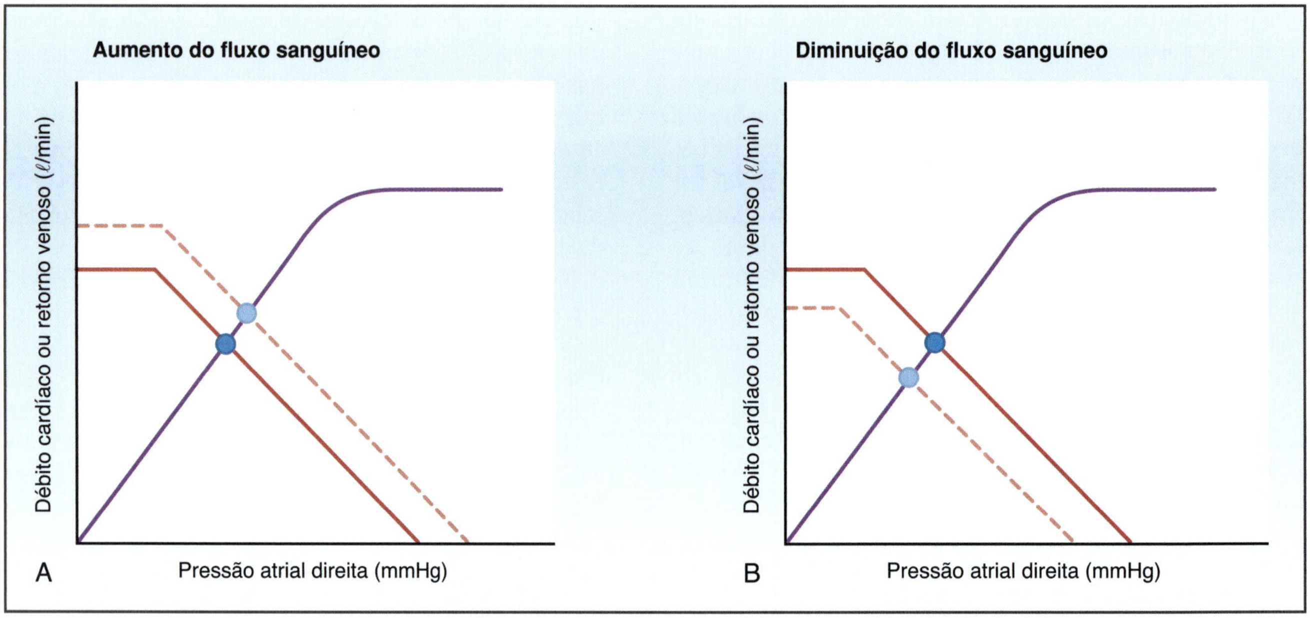

Figura 4.29 Efeitos do aumento do volume sanguíneo (A) e diminuição do volume sanguíneo (B) nas curvas de função cardíaca e vascular. As *linhas sólidas* mostram as relações normais e as *linhas tracejadas* mostram as alterações. O *círculo* que cruza a linha tracejada mostra o novo ponto de operação no estado de equilíbrio dinâmico.

paralela. (O deslocamento é paralelo porque não há alteração concomitante na RPT, que determina a inclinação da curva de função vascular.) No novo estado de equilíbrio dinâmico, as curvas de função cardíaca e vascular se cruzam em um novo ponto em que **o débito cardíaco** e **a pressão atrial direita são maiores**

- Os efeitos da **diminuição do volume sanguíneo** (p. ex., hemorragia) são mostrados na Figura 4.29B. Essa diminuição reduz a quantidade de sangue no volume em estresse e a pressão sistêmica média de enchimento, o que desloca a curva de função vascular para a esquerda de maneira paralela. No novo estado de equilíbrio dinâmico, **o débito cardíaco e a pressão atrial direita são menores**
- Alterações na complacência venosa produzem efeitos semelhantes aos produzidos por mudanças no volume sanguíneo. A **diminuição da complacência venosa** causa um deslocamento do sangue *do* volume sem estresse *para* o volume em estresse e provoca alterações semelhantes àquelas observadas em caso de aumento do volume sanguíneo, um deslocamento paralelo para a direita. Da mesma maneira, o **aumento da complacência venosa** causa um deslocamento do sangue *do* volume sem estresse *para* o volume em estresse e produz alterações semelhantes às provocadas pela diminuição do volume sanguíneo, um deslocamento paralelo para a esquerda.

Efeitos das alterações da resistência periférica total

As alterações da RPT refletem mudanças no grau de constrição das arteríolas. Tais mudanças alteram a "retenção" do sangue no lado arterial da circulação (ou seja, no volume em estresse). Assim, alterações na RPT modificam tanto a pressão arterial quanto o retorno venoso para o coração. Por exemplo, um aumento da RPT, ao restringir o fluxo de sangue para fora das artérias, aumenta a pressão arterial e, concomitantemente, diminui o retorno venoso.

Os efeitos das alterações da RPT nas curvas de função cardíaca e vascular são, portanto, mais complicados do que aqueles produzidos por modificações da contratilidade ou do volume sanguíneo. As mudanças da RPT alteram as *duas* curvas: a curva de função cardíaca muda por causa de uma alteração na pós-carga (pressão arterial) e a curva de função vascular muda por causa de uma alteração no retorno venoso (Figura 4.30).

- Os efeitos de um **aumento na RPT** (ou seja, constrição das arteríolas) são mostrados na Figura 4.30A. (1) Aumentos na RPT elevam a pressão arterial por "segurar" o sangue nas artérias. Esse aumento na pressão arterial eleva a pós-carga no coração, o que diminui o débito cardíaco. A curva de função cardíaca se desloca para baixo devido ao aumento de pós-carga. (2) O aumento da RPT produz uma rotação anti-horária na curva de função vascular. Essa rotação significa que menos sangue retorna para o coração em determinada pressão atrial direita – há diminuição do retorno venoso. (3) A Figura 4.30A mostra a combinação dessas duas mudanças. As curvas se cruzam em um novo ponto de estado de equilíbrio dinâmico em que há redução tanto do débito cardíaco quanto do retorno venoso.

A figura mostra a pressão atrial direita como inalterada. Na verdade, o efeito final do aumento da RPT sobre a pressão atrial direita não é facilmente previsível porque a RPT tem diferentes efeitos direcionais nas curvas de função cardíaca e vascular. Um aumento na

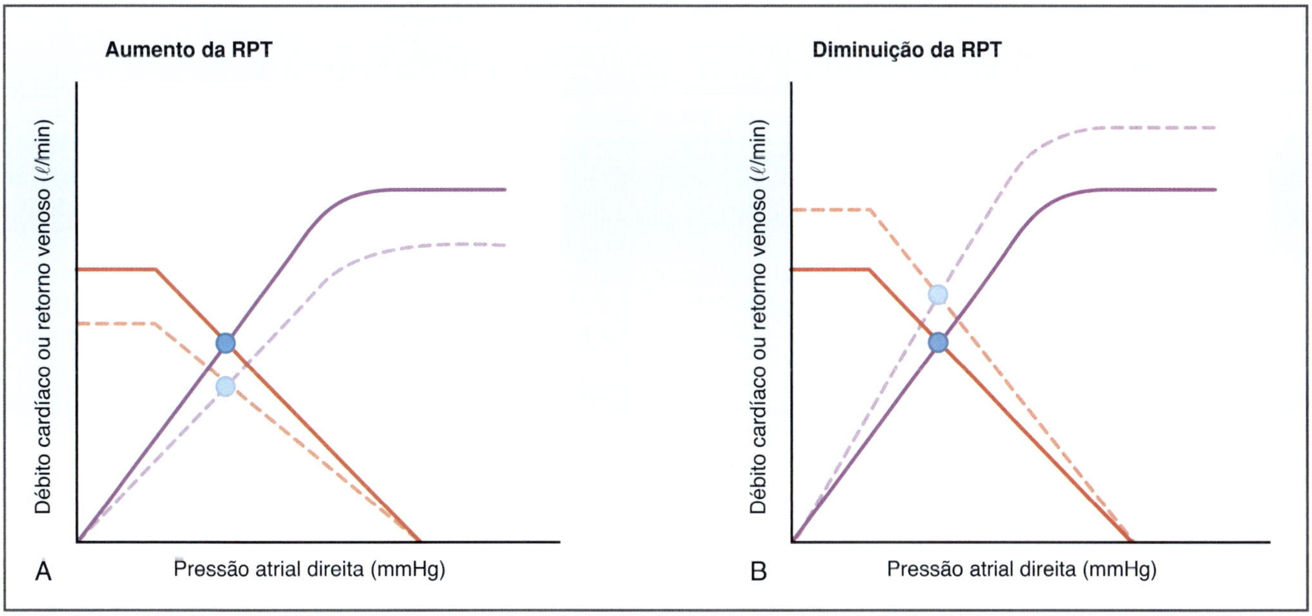

Figura 4.30 Efeitos do aumento da resistência periférica total (RPT) (A) e diminuição da RPT (B) nas curvas de função cardíaca e vascular. As *linhas sólidas* mostram as relações normais e as *linhas tracejadas* mostram as alterações. O círculo que cruza a linha tracejada mostra o novo ponto de operação no estado de equilíbrio dinâmico.

RPT diminui o débito cardíaco, o que *aumenta* a pressão atrial direita (há menos sangue bombeado para fora do coração). Além disso, um aumento na RPT reduz o retorno venoso, o que *diminui* a pressão atrial direita (menos fluxo de volta para o coração). Dependendo da magnitude relativa dos efeitos nas curvas de função cardíaca e vascular, a pressão atrial direita pode aumentar um pouco, diminuir um pouco ou não se alterar. Na figura, ela está inalterada – um meio-termo

- Os efeitos da **diminuição da RPT** (ou seja, dilatação das arteríolas) são mostrados na Figura 4.30B. (1) A diminuição da RPT reduz a pressão arterial e a pós-carga, fazendo com que a curva de função cardíaca se desloque para cima. (2) A diminuição da RPT produz uma rotação no sentido horário da curva de função vascular, o que significa que mais sangue retorna ao coração em determinada pressão atrial direita – o retorno venoso é maior. As curvas se cruzam em um novo ponto de estado de equilíbrio dinâmico em que há aumento do débito cardíaco e do retorno venoso.

A figura mostra a pressão atrial direita como inalterada. No entanto, o efeito da diminuição da RPT na pressão atrial direita não é facilmente previsível por ser um efeito diferente nas curvas de função cardíaca e vascular. Uma diminuição na RPT aumenta o débito cardíaco, o que *diminui* a pressão atrial direita (mais sangue é bombeado para fora do coração). Já uma diminuição na RPT aumenta o retorno venoso, o que *aumenta* a pressão atrial direita (aumento do fluxo de volta para o coração). Dependendo da magnitude relativa dos efeitos, a pressão atrial direita pode aumentar um pouco, diminuir um pouco ou não se alterar. Na figura, ela está inalterada – um meio-termo.

REGULAÇÃO DA PRESSÃO ARTERIAL

A função geral do sistema CV é levar sangue para os tecidos, fornecendo O_2 e nutrientes e removendo os metabólitos. O fluxo sanguíneo para os tecidos é impulsionado pela diferença de pressão entre o lado arterial e o lado venoso da circulação. A **pressão arterial média (P_a)** é a força motriz do fluxo sanguíneo e deve ser mantida em um nível alto e constante, de cerca de **100 mmHg.** Devido ao arranjo paralelo das artérias fora da aorta, a pressão na artéria principal que irriga cada órgão é igual à P_a. (O fluxo sanguíneo para cada órgão é, então, regulado de forma independente, alterando a resistência de suas arteríolas por meio de mecanismos de controle local.)

Esta seção discute os mecanismos que ajudam a manter P_a em um valor constante. A base dessa regulação é mostrada pela equação de P_a:

$$P_a = \text{Débito cardíaco} \times \text{RPT}$$

em que

P_a = Pressão arterial média (mmHg)
Débito cardíaco = Débito cardíaco (mℓ/min)
RPT = Resistência periférica total (mmHg/mℓ/min)

Observe que a equação de P_a é simplesmente uma variação da equação de pressão, fluxo e resistência já mostrada neste capítulo. A equação revela que a P_a pode ser alterada pelo débito cardíaco (ou qualquer um de seus parâmetros) e/ou pela RPT (ou qualquer um de seus parâmetros).

Esteja ciente de que essa equação é *aparentemente simples*, porque o débito cardíaco e a RPT *não* são variáveis independentes. Em outras palavras, alterações na RPT podem modificar o débito cardíaco e alterações no débito cardíaco podem modificar a RPT de maneira indireta. Portanto, não se pode afirmar que se a RPT dobra, a P_a também dobra. (Na verdade, quando a RPT dobra, o débito cardíaco simultaneamente cai quase à metade e a P_a aumenta só um pouco.) Do mesmo modo, não se pode afirmar que a redução do débito cardíaco à metade diminui a P_a também à metade. (Em vez disso, se o débito cardíaco cair pela metade, há um aumento compensatório na RPT e a P_a diminui, mas não tanto.)

Esta seção discute os mecanismos responsáveis por manter a pressão arterial em um valor constante. Esses mecanismos monitoram de perto a P_a e a comparam a um **valor preestabelecido (*set point*)** de aproximadamente 100 mmHg. Se a P_a ficar acima ou abaixo do *set point*, o sistema CV modifica o débito cardíaco e/ou a RPT na tentativa de normalizar a P_a.

A P_a é regulada por dois sistemas principais. O primeiro sistema é mediado pelo sistema nervoso e conhecido como **reflexo barorreceptor**. O reflexo barorreceptor tenta restaurar a P_a ao seu valor de referência em questão de segundos. O segundo sistema é mediado por hormônios e inclui o **sistema renina-angiotensina II-aldosterona**, que regula a P_a de maneira mais lenta, principalmente por seu efeito sobre o volume sanguíneo.

Reflexo barorreceptor

Os mecanismos barorreceptores são reflexos rápidos, mediados pelo sistema nervoso, que tentam manter a pressão arterial constante por meio de estímulos simpáticos e parassimpáticos para o coração e os vasos sanguíneos (Figura 4.31). Os sensores de pressão, os **barorreceptores**, estão localizados nas paredes do seio carótico e do arco da aorta, e transmitem informações sobre a pressão sanguínea para os centros vasomotores cardiovasculares no tronco encefálico. Os centros vasomotores, por sua vez, coordenam uma mudança nos estímulos do SNA para causar a alteração desejada na P_a. Assim, o arco reflexo consiste em sensores de pressão sanguínea; neurônios aferentes, que levam a informação para o tronco encefálico; centros do tronco encefálico, que processam a informação e coordenam a resposta adequada; e neurônios eferentes, que determinam as alterações no coração e nos vasos sanguíneos.

Barorreceptores

Os barorreceptores ficam nas paredes do **seio carótico**, onde a artéria carótida comum se bifurca em artérias carótidas interna e externa e no **arco da aorta**. Os barorreceptores do seio carótico respondem a elevações ou quedas da pressão arterial. Os barorreceptores do arco da

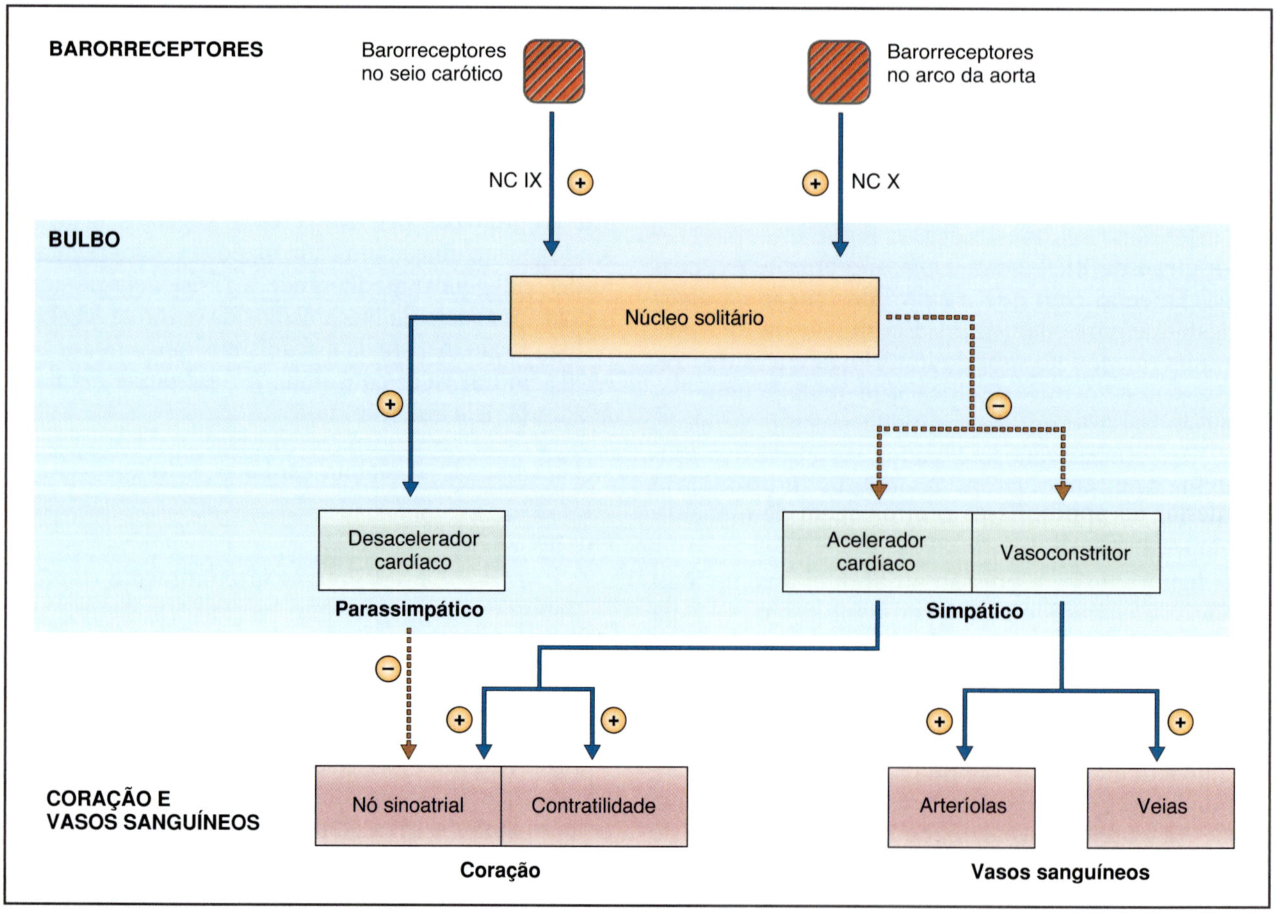

Figura 4.31 Resposta do reflexo barorreceptor ao aumento da pressão arterial. O símbolo + mostra aumentos na atividade; o símbolo – mostra diminuições na atividade; as *linhas tracejadas* indicam vias inibidoras. *NC*, nervo craniano.

aorta são mais responsivos a elevações (em comparação a quedas) da pressão arterial e continuam respondendo a essas elevações em níveis nos quais os barorreceptores do seio carótico já estão saturados.

Os barorreceptores são **mecanorreceptores** sensíveis à pressão ou estiramento. Assim, alterações da pressão arterial causam maior ou menor estiramento nos mecanorreceptores, o que modifica seu potencial de membrana. Essa mudança no potencial de membrana é um potencial receptor, que aumenta ou diminui a probabilidade de disparo de potenciais de ação nos nervos aferentes que trafegam dos barorreceptores para o tronco encefálico. (O potencial do receptor despolarizante aumenta a frequência do potencial de ação; o potencial do receptor hiperpolarizante reduz a frequência do potencial de ação.)

Aumentos na pressão arterial causam aumento do estiramento dos barorreceptores e da taxa de disparo dos nervos aferentes. A diminuição da pressão arterial provoca diminuição do estiramento dos barorreceptores e da taxa de disparo dos nervos aferentes.

Embora os barorreceptores sejam sensíveis ao nível absoluto de pressão (o componente estático), são ainda mais sensíveis às *mudanças na pressão* e à *velocidade dessa mudança* (o componente dinâmico). O maior estímulo para os barorreceptores é uma rápida mudança na pressão arterial!

A sensibilidade dos barorreceptores pode ser alterada por doenças. Na **hipertensão arterial sistêmica crônica**, por exemplo, os barorreceptores não "percebem" a alta pressão arterial como anormal. Nesses casos, a hipertensão arterial sistêmica será mantida, em vez de corrigida, pelo reflexo barorreceptor. O mecanismo desse defeito é a diminuição da sensibilidade dos barorreceptores à elevação da pressão arterial ou elevação do valor preestabelecido (*set point*) da pressão sanguínea nos centros do tronco encefálico.

As informações dos barorreceptores do seio carótico são transportadas para o tronco encefálico pelo **nervo carótico**, que se une ao nervo glossofaríngeo (NC IX). A informação dos barorreceptores do arco da aorta é transportada para o tronco encefálico pelo **nervo vago (NC X)**.

Centros cardiovasculares do tronco encefálico

Os centros cardiovasculares do tronco encefálico estão localizados nas formações reticulares do **bulbo** e no terço inferior da **ponte**. Esses centros agem de maneira coordenada, recebendo informações sobre a pressão arterial dos barorreceptores e, em seguida, determinando as alterações nas divisões simpática e parassimpática do sistema nervoso para as correções necessárias.

Como já descrito, a pressão arterial é detectada por barorreceptores no seio carótico e no arco da aorta. A informação aferente sobre a pressão arterial é enviada para bulbo pelo nervo glossofaríngeo (NC IX) e pelo nervo vago (NC X). Essa informação é integrada no **núcleo solitário**, que determina alterações na atividade de vários centros cardiovasculares. Esses centros cardiovasculares são tonicamente ativos e o núcleo solitário simplesmente direciona, por meio dos centros, aumentos ou diminuições dos efluxos simpáticos e parassimpáticos.

O efluxo **parassimpático** é o efeito do nervo vago no nó SA para diminuição da frequência cardíaca. O efeito **simpático** tem quatro componentes: um efeito no nó SA para aumento da frequência cardíaca; um efeito no músculo cardíaco para aumento da contratilidade e do volume sistólico; um efeito nas arteríolas para promover constrição e aumentar a RPT; e um efeito nas veias para promover constrição e diminuir o volume sem estresse.

Os centros cardiovasculares do tronco encefálico são os seguintes:

- O **centro vasoconstritor** (também chamado de C1) está localizado na parte superior do bulbo e na parte inferior da ponte. Os neurônios eferentes desse centro vasomotor são parte da divisão simpática do sistema nervoso e fazem sinapse na medula espinal, depois nos gânglios simpáticos e, por fim, nos órgãos-alvo, causando constrição nas arteríolas e vênulas.
- **Centro acelerador cardíaco.** Os neurônios eferentes do centro acelerador cardíaco também são parte da divisão simpática do sistema nervoso e fazem sinapse na medula espinal, nos gânglios simpáticos e, por fim, no coração. No coração, os efeitos dessa atividade são o aumento da taxa de disparo do nó SA (para aumento da frequência cardíaca), da velocidade de condução pelo nó AV e da contratilidade.
- **Centro desacelerador cardíaco.** As fibras eferentes do centro desacelerador cardíaco são parte do sistema nervoso parassimpático: trafegam pelo nervo vago e fazem sinapse no nó SA para diminuir a frequência cardíaca.

Função integrada do reflexo barorreceptor

A função do reflexo barorreceptor pode ser ilustrada pela sua **resposta a um aumento súbito da pressão arterial** (ver Figura 4.31):

1. A **elevação da P_a** é detectada pelos barorreceptores no seio carótico e no arco da aorta. Esse aumento da pressão eleva a taxa de disparo do **nervo carótico** (nervo glossofaríngeo, NC IX) e das fibras aferentes do nervo vago (NC X).

2. As fibras dos nervos glossofaríngeo e vago fazem sinapse no **núcleo solitário** do bulbo, onde transmitem informações sobre a pressão arterial. Nesse exemplo, a P_a detectada pelos barorreceptores é maior que o valor preestabelecido (*set point*) do bulbo.

3. O núcleo solitário determina várias respostas coordenadas mediadas pelos centros cardiovasculares bulbares para reduzir a P_a e normalizá-la. Dentre essas respostas, estão um aumento do efluxo parassimpático para o coração e uma diminuição do efluxo simpático para o coração e os vasos sanguíneos.

4. O aumento da atividade parassimpática do nó SA (via nervo vago) provoca a **diminuição da frequência cardíaca**. A redução da atividade simpática para o nó SA complementa o aumento da atividade parassimpática e também diminui a frequência cardíaca. A menor atividade

simpática igualmente **diminui a contratilidade cardíaca**. Juntos, a diminuição da frequência cardíaca e a diminuição da contratilidade cardíaca **reduzem o débito cardíaco**, o que tende a reduzir a P_a de volta ao normal. (Lembre-se de que P_a = Débito cardíaco × RPT.)

A diminuição da atividade simpática também influencia o tônus dos vasos sanguíneos. Primeiro, há diminuição da constrição das arteríolas, ou vasodilatação arteriolar, o que **diminui a RPT** e reduz a P_a. (Mais uma vez, lembre-se de que P_a = Débito cardíaco × RPT.) Em segundo lugar, há diminuição da constrição das veias, o que aumenta a complacência das veias, **aumentando o volume sem estresse**. A elevação do volume sem estresse diminui o volume em estresse, o que contribui ainda mais para a redução da P_a.

5. Uma vez que esses reflexos coordenados reduzem a P_a de volta ao valor preestabelecido (*set point*) (ou seja, 100 mmHg), a atividade dos barorreceptores e dos centros cardiovasculares do tronco encefálico retorna ao nível tônico (basal).

Resposta do reflexo barorreceptor à hemorragia

Um segundo exemplo da operação do reflexo barorreceptor é a resposta à perda de volume sanguíneo ou hemorragia. A **hemorragia** reduz a P_a porque a diminuição do volume sanguíneo também reduz o volume em estresse (ver Figura 4.27). Em resposta à redução aguda da P_a, o reflexo barorreceptor é ativado e tenta normalizar a pressão sanguínea (Figura 4.32).

As respostas do reflexo barorreceptor à queda da P_a são exatamente opostas às descritas para elevação da P_a. A queda da P_a reduz o estiramento dos barorreceptores e a taxa de disparo do nervo carótico. Essa informação é recebida pelo núcleo solitário do bulbo, que provoca diminuição coordenada da atividade parassimpática para o coração e aumento da atividade simpática para o coração e os vasos sanguíneos. A frequência cardíaca e a contratilidade aumentam, e, juntas, causam **aumento no débito cardíaco**. Há aumento da constrição das arteríolas, o que **eleva a RPT**, e da constrição das veias, o que **diminui o volume sem estresse**. A constrição das veias aumenta o retorno venoso, contribuindo para o aumento do débito cardíaco (mecanismo de Frank-Starling).

Teste do reflexo barorreceptor: manobra de Valsalva

A integridade do reflexo barorreceptor pode ser testada com a **manobra de Valsalva**, a qual é a expiração contra uma glote fechada, como durante tosse, defecação ou

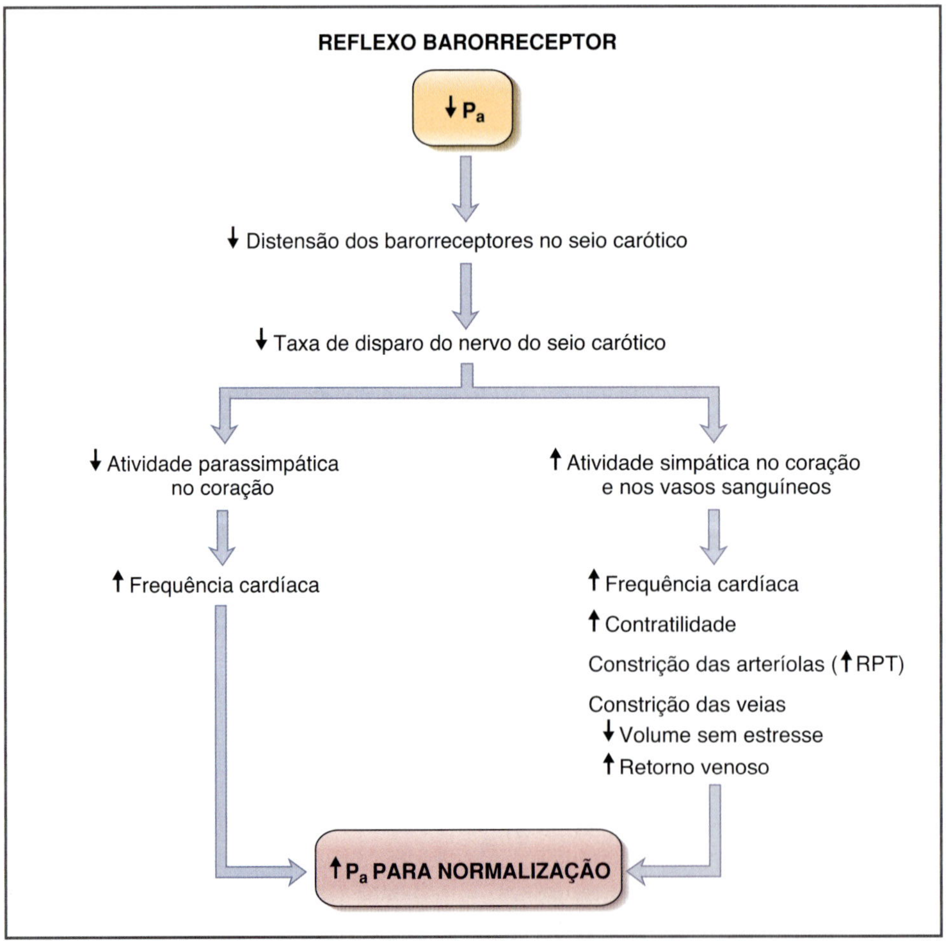

Figura 4.32 Resposta do reflexo barorreceptor à hemorragia aguda. O reflexo é iniciado por uma diminuição da pressão arterial média (P_a). As respostas compensatórias tentam aumentar a P_a de volta ao normal. *RPT*, resistência periférica total.

levantamento de peso. Ao expirar contra a glote fechada, há elevação da pressão intratorácica, o que diminui o retorno venoso ao coração. Essa diminuição do retorno venoso reduz o débito cardíaco (mecanismo de Frank-Starling) e, assim, a pressão arterial. Se o reflexo barorreceptor estiver intacto, a diminuição da pressão arterial é percebida pelos barorreceptores e o núcleo solitário aumenta o efluxo simpático e reduz o efluxo parassimpático para o coração e aos vasos sanguíneos. Isso causa aumento da frequência cardíaca.

Ao interromper a manobra, há um aumento rebote no retorno venoso, no débito cardíaco e na pressão arterial. A elevação da pressão arterial é percebida pelos barorreceptores, que determinam a diminuição da frequência cardíaca.

Sistema renina-angiotensina II-aldosterona

O sistema renina-angiotensina II-aldosterona regula a P_a principalmente pela regulação do volume sanguíneo. Esse sistema é muito mais lento que o reflexo barorreceptor porque é mediado por hormônios, e não por neurônios.

O sistema renina-angiotensina II-aldosterona é ativado em resposta à diminuição da P_a. A ativação desse sistema, por sua vez, produz uma série de respostas que tentam restaurar a pressão arterial ao normal. Esse mecanismo, mostrado na Figura 4.33, é compostos das etapas seguintes.

1. A queda da P_a reduz a pressão de perfusão renal, que é detectada pelos mecanorreceptores das arteríolas

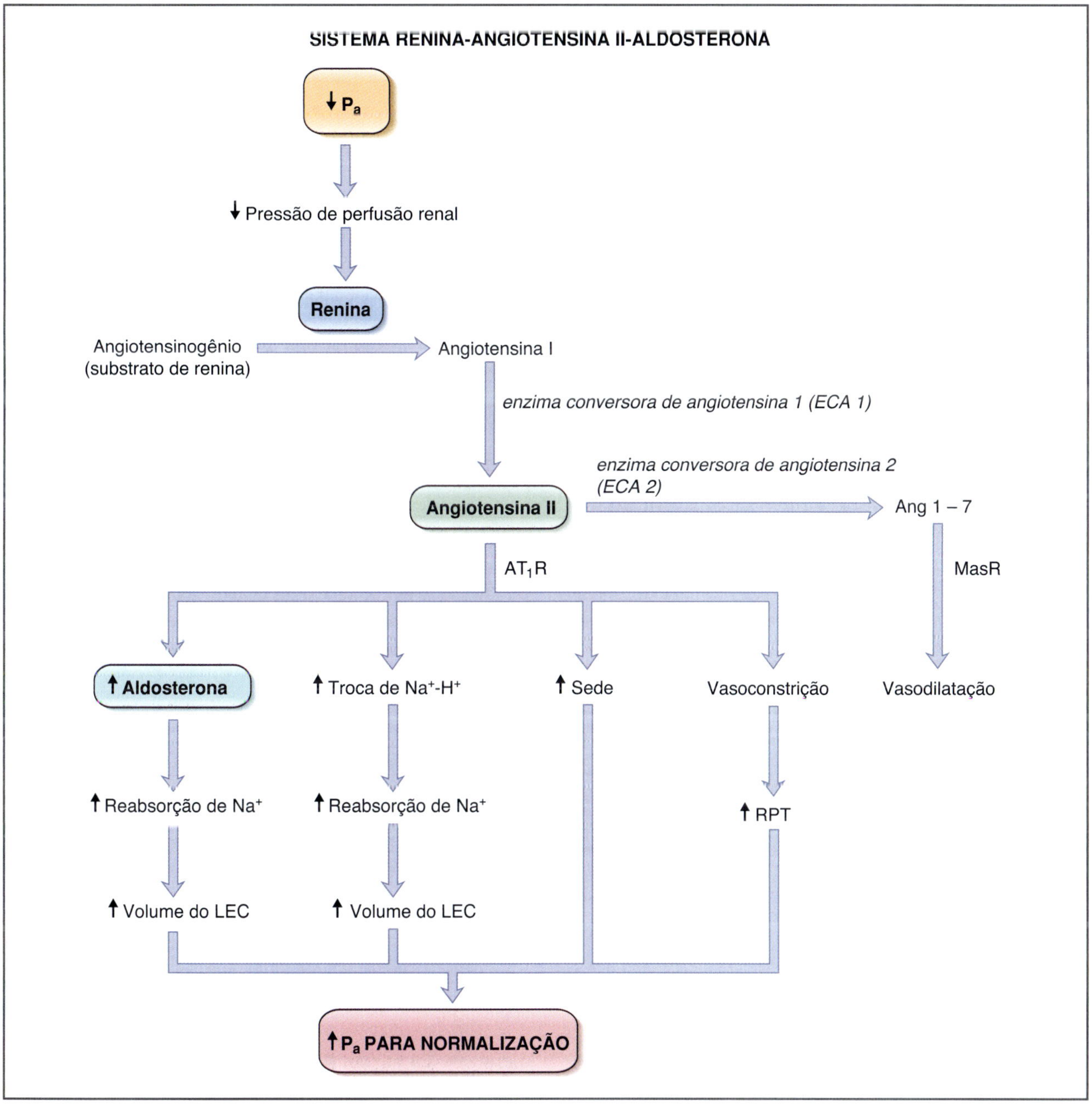

Figura 4.33 **Sistema renina-angiotensina II-aldosterona.** O sistema é descrito em termos da resposta à queda da P_a. *LEC*, líquido extracelular; *P_a*, pressão arterial média; *RPT*, resistência periférica total.

aferentes do rim. A queda da P_a faz com que a **pró-renina** seja convertida em **renina** nas células justaglomerulares (por mecanismos não totalmente compreendidos). A secreção de renina pelas células justaglomerulares também é aumentada pela estimulação dos nervos simpáticos renais e por agonistas β_1 como o isoproterenol; a secreção de renina é diminuída por antagonistas β_1, como o propranolol.

2. A renina é uma enzima. No plasma, a renina catalisa a conversão do **angiotensinogênio** (substrato da renina) em **angiotensina I**, um decapeptídeo. A angiotensina I tem pouca atividade biológica e é precursor da angiotensina II.
3. Nos pulmões e rins, a angiotensina I é convertida em **angiotensina II**, em uma reação catalisada pela **enzima conversora de angiotensina 1 (ECA 1)**. Um **inibidor da enzima conversora de angiotensina (IECA)**, como o **captopril**, bloqueia a produção de angiotensina II e todas as suas ações fisiológicas.
4. A **angiotensina II** é um octapeptídeo com ações biológicas no córtex suprarrenal, no músculo liso vascular, nos rins e no cérebro, onde ativa os receptores de angiotensina II acoplados à proteína G de tipo 1 (**receptores AT_1**). Os inibidores dos receptores AT_1, como a **losartana**, bloqueiam as ações da angiotensina II nos tecidos-alvo.
   - Nas células da zona glomerulosa do **córtex suprarrenal**, a angiotensina II estimula a síntese e a secreção de aldosterona. A **aldosterona** atua nas células principais do túbulo distal renal e do ducto coletor para **aumentar a reabsorção de Na^+** e, assim, aumentar o volume do LEC e o volume sanguíneo. As ações da aldosterona exigem transcrição gênica e síntese de novas proteínas no rim. Esses processos levam horas a dias e são responsáveis pelo alto tempo de resposta do sistema renina-angiotensina II-aldosterona
   - A angiotensina II também tem ação direta própria no **rim**, independentemente de sua ação mediada pela aldosterona. A angiotensina II **estimula a troca de Na^+-H^+** no túbulo proximal renal e aumenta a reabsorção de Na^+ e HCO_3^-
   - A angiotensina II age no hipotálamo para aumentar a **sede** e a ingestão de água. Também estimula a secreção do **hormônio antidiurético (HAD)**, o que aumenta a reabsorção de água nos ductos coletores. Ao aumentar a água corporal total, esses efeitos complementam os aumentos na reabsorção de Na^+ (causada pela aldosterona e troca de Na^+-H^+), o que eleva o volume do LEC, o volume sanguíneo e a pressão arterial
   - A angiotensina II também atua diretamente nas **arteríolas**, ligando-se aos receptores AT_1 acoplados à proteína G e ativando um sistema com o segundo mensageiro inositol 1,4,5-trifosfato (IP_3)/Ca^{2+} para causar vasoconstrição. O **aumento resultante na RPT** aumenta a P_a
   - As demais ações da angiotensina II (não mostradas na Figura 4.33) são pró-inflamatórias, pró-estresse oxidativo, pró-proliferativas e pró-fibróticas.

Em resumo, uma diminuição da P_a ativa o sistema renina-angiotensina II-aldosterona, produzindo um conjunto de respostas que tentam aumentar e normalizar a P_a. A mais importante dessas respostas é o efeito da aldosterona no aumento da reabsorção renal de Na^+. A maior reabsorção de Na^+ aumenta o conteúdo corpóreo total de Na^+, o que aumenta o volume do LEC e o volume sanguíneo. O aumento do volume sanguíneo eleva o retorno venoso e, pelo mecanismo de Frank-Starling, o débito cardíaco. O aumento do débito cardíaco causa elevação da P_a. Há também um efeito direto da angiotensina II na constrição das arteríolas, aumentando a RPT e contribuindo para o aumento da P_a (Boxe 4.2).

A Figura 4.33 também mostra a via que degrada a angiotensina II em Ang 1 a 7 por meio da **enzima conversora de angiotensina 2 (ECA 2)**. As ações da **Ang 1 a 7** são opostas às da angiotensina II. Ang 1 a 7 atua por um receptor diferente, **Mas R**, que produz vasodilatação e, portanto, é um contrarregulador da angiotensina II. Outras ações da Ang 1 a 7 também são opostas às da angiotensina II: é anti-inflamatória, antiestresse oxidativo, antiproliferativa e antifibrótica. Acredita-se que ECA 2 seja o receptor e o ponto de entrada do coronavírus 2 da síndrome respiratória aguda grave (**Sars-CoV-2**), responsável por causar a doença do coronavírus (**Covid-19**).

Outros mecanismos reguladores

Além do reflexo barorreceptor e do sistema renina-angiotensina II-aldosterona, outros mecanismos que podem auxiliar a regulação da pressão arterial média são os quimiorreceptores de O_2 no glomo carótico e no glomo para-aórtico, quimiorreceptores de CO_2 no cérebro, HAD e peptídeo natriurético atrial (ANP).

Quimiorreceptores periféricos nos glomos caróticos e nos glomos para-aórticos

Os quimiorreceptores periféricos de O_2 estão localizados nos **glomos caróticos** próximos à bifurcação das artérias carótidas comuns e nos **glomos para-aórticos** ao longo do arco da aorta. Os glomos caróticos e para-aórticos têm fluxo sanguíneo elevado e seus quimiorreceptores são primariamente sensíveis à diminuição da pressão parcial de O_2 (P_{O_2}). Os quimiorreceptores também são sensíveis a aumentos da pressão parcial de CO_2 (P_{CO_2}) e diminuições do pH, especialmente em caso de redução simultânea de P_{O_2}. Em outras palavras, a resposta dos quimiorreceptores periféricos à diminuição da P_{O_2} arterial é maior quando há aumento de P_{CO_2} ou redução do pH.

A **diminuição de P_{O_2}** arterial aumenta a taxa de disparo dos nervos aferentes dos glomos caróticos e para-aórticos que ativam os centros vasoconstritores simpáticos. Assim, há **constrição arteriolar** no músculo esquelético, renal e nos leitos vasculares esplâncnicos. Além disso, há um aumento no fluxo parassimpático para o coração, o que provoca **diminuição transitória da frequência cardíaca.** Entretanto, a desaceleração da frequência cardíaca tem curta duração porque esses quimiorreceptores periféricos

Boxe 4.2 Fisiologia clínica: hipertensão vascular renal.

DESCRIÇÃO DO CASO. Uma mulher de 65 anos vai ao médico e se queixa de "mal-estar" e diminuição da micção. Sua pressão arterial diastólica é alta, de 115 mmHg, e ela tem sopros abdominais. A paciente é imediatamente internada e submetida a exames para hipertensão arterial sistêmica.

Os exames laboratoriais revelam as seguintes informações: a pressão arterial se mantém perigosamente elevada e sua taxa de filtração glomerular (TFG) está bastante diminuída, em 30 mℓ/min. Suspeita-se de doença vascular renal. A angiografia renal mostra estenose de 90% da artéria renal direita. A atividade de renina plasmática está alta e os níveis de renina são muito maiores na veia renal direita do que na veia renal esquerda.

A tentativa de dilatação da artéria renal direita por angioplastia não foi bem-sucedida. A paciente é tratada com captopril, um inibidor da enzima conversora de angiotensina (IECA).

EXPLICAÇÃO DO CASO. A paciente apresenta estenose da artéria renal direita, o que reduz o fluxo sanguíneo para o rim direito. Os sopros abdominais são auscultados porque o fluxo sanguíneo pela artéria renal estenosada é turbulento (ou seja, o número de Reynolds é maior). A diminuição do fluxo sanguíneo renal reduziu a TFG e o débito urinário.

A hipertensão arterial sistêmica da paciente é secundária à diminuição do fluxo sanguíneo renal. A pressão de perfusão do rim direito está muito reduzida. O rim direito "pensa" que a pressão arterial está baixa e que há necessidade de aldosterona. Assim, secreta mais renina, fazendo com que os níveis de renina na veia renal direita sejam maiores do na veia renal esquerda. O aumento da atividade da renina circulante eleva a produção de angiotensina II e aldosterona. A angiotensina II causa constrição das arteríolas, o que eleva a RPT e a pressão arterial média. A aldosterona aumenta a reabsorção renal de Na^+, elevando o conteúdo corpóreo total de Na^+, o volume de LEC e o volume sanguíneo. O aumento do volume sanguíneo aumenta a pressão arterial diastólica.

TRATAMENTO. Como a tentativa de dilatação da artéria renal estenosada não foi bem-sucedida, a paciente é tratada com um IECA para interromper o ciclo que produziu a hipertensão (ou seja, bloquear a conversão de angiotensina I em angiotensina II). Embora o rim direito continue a secretar altos níveis de renina e a atividade plasmática da renina continue elevada, não há produção de angiotensina II devido à inibição da enzima conversora de angiotensina (ECA). Da mesma maneira, a secreção de aldosterona e a reabsorção de Na^+ também diminuem.

participam principalmente no controle da respiração (ver Capítulo 5). A diminuição da P_{O_2} arterial também eleva a ventilação o que, independentemente, diminui o fluxo parassimpático para o coração, aumentando a frequência cardíaca (o reflexo de insuflação pulmonar).

Quimiorreceptores centrais

O cérebro é intolerante à diminuição do fluxo sanguíneo e, portanto, não é uma surpresa que os quimiorreceptores estejam localizados no bulbo. Esses quimiorreceptores são mais sensíveis ao CO_2 e ao pH, e menos sensíveis ao O_2. Mudanças na P_{CO_2} ou no pH estimulam os quimiorreceptores bulbares que, então, determinam mudanças nos estímulos dos centros cardiovasculares bulbares.

O reflexo dos quimiorreceptores cerebrais funciona da seguinte maneira: a **isquemia cerebral** (ou seja, diminuição do fluxo sanguíneo para o cérebro) aumenta imediatamente a P_{CO_2} cerebral e o pH diminui. Os quimiorreceptores bulbares detectam essas alterações e determinam um **aumento no efluxo simpático**, que causa intensa constrição arteriolar em muitos leitos vasculares e aumento na RPT. O fluxo sanguíneo é, assim, redirecionado para o cérebro a fim de manter sua perfusão. Essa vasoconstrição eleva a P_a de maneira dramática, até mesmo com risco de morte.

A **reação de Cushing** ilustra o papel dos quimiorreceptores cerebrais na manutenção do fluxo sanguíneo cerebral. A elevação da pressão intracraniana (p. ex., por tumores, traumatismo craniano) causa compressão das artérias cerebrais, o que diminui a perfusão do cérebro. Há elevação imediata da P_{CO_2} e queda do pH porque o CO_2 gerado pelo tecido cerebral não é removido pelo fluxo sanguíneo da maneira adequada. Os quimiorreceptores medulares respondem a essas mudanças na P_{CO_2} e no pH com aumento no efluxo simpático para os vasos sanguíneos. Novamente, o efeito geral dessas mudanças é elevação da RPT e elevação significativa da P_a.

Hormônio antidiurético

O HAD, hormônio secretado pela neuro-hipófise, regula a osmolaridade dos líquidos corporais e participa da regulação da pressão arterial.

Existem dois tipos de receptores de HAD: **receptores V_1**, encontrados no músculo liso vascular, e **receptores V_2**, encontrados nas células principais dos ductos coletores renais. Ativados, os receptores V_1 causam constrição das arteríolas e aumento da RPT. Os receptores V_2 atuam na reabsorção de água nos ductos coletores e na manutenção da osmolaridade dos líquidos corporais.

A secreção de HAD pela neuro-hipófise é aumentada por dois tipos de estímulos: pelo aumento da osmolaridade sérica e pela diminuição do volume sanguíneo e da pressão arterial. O mecanismo do volume sanguíneo será discutido agora e a osmorregulação é assunto do Capítulo 6.

Barorreceptores cardiopulmonares (de baixa pressão)

Além dos barorreceptores de alta pressão que regulam a pressão arterial (ou seja, o reflexo barorreceptor), há também barorreceptores de baixa pressão em veias, **átrios** e artérias pulmonares. Esses barorreceptores cardiopulmonares detectam mudanças no **volume sanguíneo** ou "plenitude" do sistema vascular. Ficam do lado venoso da circulação, o local em que está a maior parte do volume de sangue.

Em caso de **aumento do volume sanguíneo**, por exemplo, o aumento resultante da pressão venosa e atrial é detectado pelos barorreceptores cardiopulmonares. A função desses barorreceptores é, então, coordenada para normalizar o volume sanguíneo, principalmente pelo aumento da excreção de Na^+ e água. As respostas a um aumento no volume sanguíneo incluem:

- **Aumento da secreção de ANP.** O ANP é secretado pelos átrios em resposta ao aumento da pressão atrial. O ANP tem múltiplos efeitos, mas o mais importante é a ligação a seus receptores (NPR_1) no músculo liso vascular, o que causa relaxamento, **vasodilatação** e diminuição da RPT. Nos rins, essa vasodilatação **eleva a excreção de Na^+ e água**, diminuindo o teor corpóreo total de Na^+, o volume do LEC e o volume sanguíneo
- **Diminuição da secreção de HAD.** Os receptores de pressão nos átrios também se projetam até o hipotálamo, onde estão os corpos celulares dos neurônios que secretam HAD. Em resposta ao aumento da pressão atrial, a secreção de HAD é inibida e, assim, há diminuição da reabsorção de água nos ductos coletores, o que aumenta a excreção de água
- **Vasodilatação renal.** Há inibição da constrição simpática nas arteríolas renais, o que causa vasodilatação renal e aumento da excreção de Na^+ e água, complementando a ação do ANP sobre os rins
- **Aumento da frequência cardíaca.** As informações dos receptores atriais de baixa pressão trafegam pelo nervo vago até o núcleo solitário (assim como as informações dos receptores arteriais de alta pressão que participam do reflexo barorreceptor). A diferença está na resposta dos centros cardiovasculares bulbares aos receptores de baixa e alta pressão. Enquanto um aumento na pressão nos receptores *arteriais* de alta pressão *reduz* a frequência cardíaca (tentando baixar a pressão arterial para normalizá-la), um aumento na pressão nos receptores *venosos* de baixa pressão *eleva* a frequência cardíaca (**reflexo de Bainbridge**). Os receptores atriais de baixa pressão, percebendo que o volume sanguíneo está muito alto, determinam um aumento na frequência cardíaca e, portanto, no débito cardíaco; esse aumento do débito cardíaco aumenta a perfusão renal e a excreção de Na^+ e água.

MICROCIRCULAÇÃO

O termo "microcirculação" refere-se às funções dos vasos sanguíneos menores, os capilares e os vasos linfáticos adjacentes. A chegada e saída de sangue dos capilares é essencial, pois esse é o local de troca de nutrientes e metabólitos nos tecidos, bem como o local de troca de líquido entre o compartimento vascular e o compartimento intersticial.

A anatomia dos leitos capilares já foi discutida. Em uma breve revisão, o sangue chega aos leitos capilares pelas arteríolas. Os capilares se fundem em vênulas, que transportam o sangue efluente dos tecidos para as veias. Os capilares são o local da troca de nutrientes, escórias metabólicas e líquido. Os capilares têm paredes finas e são compostos de uma única camada de células endoteliais com fendas intercelulares cheias de água.

O grau de constrição ou relaxamento das arteríolas influencia bastante o fluxo sanguíneo para os capilares (além de determinar a RPT). Os próprios capilares ramificam-se das meta-arteríolas; uma faixa de músculo liso, chamada de esfíncter pré-capilar, precede os capilares. Os esfíncteres pré-capilares agem como "interruptores" e, ao abrir ou fechar, determinam o fluxo sanguíneo para o leito capilar.

Regulação da microcirculação

O estado contrátil do músculo liso vascular arteriolar regula o fluxo sanguíneo para os capilares. A contração das arteríolas (vasoconstrição) diminui o fluxo para os capilares, enquanto o relaxamento das arteríolas (vasodilatação) aumenta o fluxo para os capilares. O tônus arteriolar é regulado por mecanismos nervosos (simpáticos e parassimpáticos), endócrinos e parácrinos, como resume a Tabela 4.6.

Troca de substâncias através da parede capilar

A troca de solutos e gases pela parede capilar ocorre por **difusão simples**. Alguns solutos podem se difundir *pelas* células endoteliais e outros precisam se difundir *entre as células*. De modo geral, a via de difusão depende da lipossolubilidade do soluto ou gás.

Gases como O_2 e CO_2 são altamente **lipossolúveis**. Esses gases atravessam a parede capilar com facilidade, difundindo-se através das células endoteliais; a difusão é impulsionada pelo gradiente de pressão parcial para o gás. Lembre-se de que a taxa de difusão depende da força motriz (no caso de O_2 e CO_2, a diferença de pressão parcial do gás) e da área de superfície disponível para difusão. Assim, quanto maior o número de capilares abertos, maior a área de superfície para difusão.

Substâncias **hidrossolúveis**, como a própria água, íons, glicose e aminoácidos, não são lipossolúveis, assim não podem atravessar as membranas das células endoteliais. A difusão de substâncias hidrossolúveis é limitada às fendas aquosas entre as células endoteliais, portanto a área de superfície para sua difusão é muito menor do que a dos gases lipossolúveis.

O mecanismo mais importante para a transferência de líquido através da parede capilar é, sem dúvida, a **osmose**, impulsionada por pressões hidrostáticas e osmóticas. Essas pressões são chamadas de pressões de Starling ou **forças de Starling**.

Tabela 4.6 Substâncias que regulam a musculatura lisa vascular arteriolar.

Mediador	Receptor	Segundo mensageiro
Vasoconstrição		
Simpático (cutâneo, esplâncnico, renal)	α_1	IP_3/Ca^{2+}
Angiotensina II	AT_1	IP_3/Ca^{2+}
Vasopressina	V_1	IP_3/Ca^{2+}
Endotelina		IP_3/Ca^{2+}
Adenosina	A_3	IP_3/Ca^{2+}
ATP	Purinérgico	IP_3/Ca^{2+}
Vasodilatação		
Suprarrenal simpático, epinefrina (músculo esquelético)	β_2	cAMP
Parassimpático (erétil)	M_3	NO
Colinérgico simpático (glândulas sudoríparas)	M_3	NO
Histamina	H_2	cAMP
Peptídeo intestinal vasoativo		cAMP
Peptídeo natriurético atrial	NPR_1	cGMP
Óxido nítrico (células endoteliais)		cGMP
Bradicinina		NO

As **proteínas** geralmente são muito grandes para atravessar as paredes capilares pelas fendas entre as células endoteliais e são retidas no compartimento vascular. Em alguns tecidos, como o cérebro, as fendas são bastante "apertadas" e a quantidade de proteína que sai desses capilares é baixa. No rim e no intestino, os capilares são **fenestrados** ou perfurados, o que possibilita a passagem de quantidades limitadas de proteína. Em outros capilares, as proteínas podem passar em **vesículas pinocitóticas**.

Troca de líquido entre capilares

O movimento do líquido por osmose é descrito no Capítulo 1. Em resumo, o líquido atravessa uma membrana biológica (ou a parede capilar) por osmose se esta tiver poros aquosos (ou seja, possibilitar a passagem de água) e se houver uma diferença de pressão através da membrana. A diferença de pressão pode ser uma diferença de pressão hidrostática e/ou pressão osmótica efetiva. Nos capilares, o movimento do líquido é impulsionado pelo somatório das pressões hidrostática e osmótica efetiva.

Lembre-se de que solutos com coeficientes de reflexão de 1,0 contribuem mais para a **pressão osmótica efetiva**. Quando o coeficiente de reflexão é 1,0, o soluto não pode atravessar a membrana e exerce sua pressão osmótica total. No sangue capilar, *apenas as proteínas* contribuem para a pressão osmótica efetiva por serem os únicos solutos cujo coeficiente de reflexão na parede capilar se aproxima de 1,0. A pressão osmótica efetiva oferecida pela proteína é chamada de **pressão coloidosmótica** ou **pressão oncótica**.

Equação de Starling

O movimento do líquido através de uma parede capilar é impulsionado pelas pressões de Starling e é descrito pela **equação de Starling**:

$$J_v = K_f\,[(P_c - P_i) - (\pi_c - \pi_i)]$$

em que

J_v = Movimento do líquido (mℓ/min)
K_f = Condutância hidráulica (mℓ/min/mmHg)
P_c = Pressão hidrostática capilar (mmHg)
P_i = Pressão hidrostática intersticial (mmHg)
π_c = Pressão oncótica capilar (mmHg)
π_i = Pressão oncótica intersticial (mmHg)

A equação de Starling afirma que o movimento do líquido (J_v) através de uma parede capilar é determinado pela pressão efetiva através da parede, que é a soma da pressão hidrostática e das pressões oncóticas. O **sentido do movimento do líquido** pode ser para dentro ou para fora do capilar. Quando o movimento efetivo de líquido é do *capilar para o líquido intersticial* é chamado de **filtração**; enquanto o deslocamento de *líquido do interstício para o capilar* é chamado de **absorção**. A **magnitude do movimento do líquido** é determinada pela condutância hidráulica, K_f (permeabilidade à água), da parede capilar. A condutância hidráulica determina quanto movimento de líquido será produzido em dada diferença de pressão.

A Figura 4.34 é uma representação pictórica das pressões de Starling. Cada uma das quatro pressões de Starling é representada por uma seta. O *sentido* da seta indica se essa pressão favorece a filtração para fora do capilar ou a absorção pelo capilar. O *tamanho* da seta mostra a magnitude relativa da pressão. O valor numérico da pressão, em mmHg, tem sinal positivo (+) se a pressão favorecer a filtração e sinal negativo (–) se a pressão favorecer a absorção.

A **pressão efetiva**, que é a força motriz efetiva, é a soma algébrica das quatro pressões. No exemplo da Figura 4.34A, a soma das quatro pressões de Starling é uma pressão efetiva de +6 mmHg, indicando que há filtração efetiva para fora do capilar. No exemplo da Figura 4.34B, a soma das quatro pressões é uma pressão efetiva de –5 mmHg, indicando que há absorção efetiva para o capilar.

Ao entender como cada parâmetro da equação de Starling influencia o movimento do líquido através da parede capilar, é possível prever os efeitos de suas mudanças. Cada um dos parâmetros na equação de Starling é descrito da seguinte maneira:

- **K_f, condutância hidráulica**, é a permeabilidade da parede capilar à água. Varia entre os diferentes tipos de tecidos, dependendo das características anatômicas da

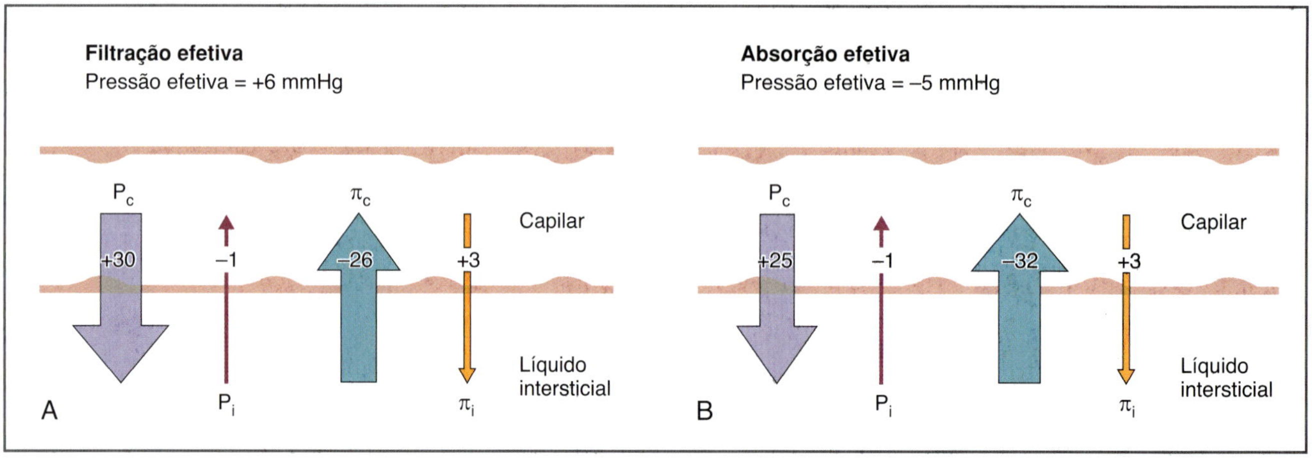

Figura 4.34 Exemplos de pressões de Starling através da parede capilar. A. A pressão efetiva favorece a filtração. **B.** A pressão efetiva favorece a absorção. As *setas* apontando *para fora* do capilar mostram as pressões de Starling que favorecem a filtração (+). As *setas* apontando *para* o capilar mostram as pressões de Starling que se opõem à filtração (–). Os números dão a magnitude de cada pressão. π_c, pressão oncótica capilar; π_i, pressão oncótica intersticial; P_c, pressão hidrostática capilar; P_i, pressão oncótica intersticial.

parede capilar (p. ex., o tamanho das fendas entre as células endoteliais, a fenestração dos capilares). Portanto, a magnitude do movimento do líquido em determinada diferença de pressão é maior em capilares com K_f mais alto (p. ex., capilares glomerulares) e é menor em capilares com K_f menor (p. ex., capilares cerebrais). K_f *não é influenciada* por fatores como mudanças na resistência arteriolar, hipoxia ou acúmulo de metabólitos. No entanto, K_f é maior em **lesões capilares** (p. ex., toxinas ou queimaduras). Tais aumentos em K_f elevam a permeabilidade capilar à água e causam perda de proteína pelo capilar

- **P_c, pressão hidrostática capilar**, é uma força que favorece a filtração para fora do capilar. O valor de P_c é determinado pelas pressões arterial e venosa (o capilar está interposto entre as artérias e veias), embora esteja mais próximo da pressão arterial do que da pressão venosa. Além disso, a P_c é mais influenciada por alterações na pressão venosa do que por alterações na pressão arterial. Exceto nos capilares glomerulares, a P_c diminui ao longo do capilar devido à filtração efetiva. Portanto, a P_c é maior na extremidade arteriolar do capilar e menor na extremidade venosa
- **P_i, pressão hidrostática intersticial,** é uma força oposta à filtração. Em condições normais, P_i é quase zero ou ligeiramente negativo
- **π_c, pressão oncótica capilar**, é uma força oposta à filtração. Como já observado, π_c é a pressão osmótica efetiva do sangue capilar devido à presença de proteínas plasmáticas e, de acordo com a equação de van't Hoff (ver Capítulo 1), é determinada pela **concentração proteica** no sangue capilar. Portanto, aumentos na concentração de proteínas no sangue elevam π_c e diminuem a filtração, enquanto reduções na concentração de proteínas no sangue diminuem π_c e aumentam a filtração
- **π_i, pressão oncótica intersticial**, é uma força que favorece a filtração. π_i é determinada pela concentração de proteína no líquido intersticial. Normalmente, como há pouca perda de proteína pelos capilares, há pouca proteína no líquido intersticial e π_i é bastante baixa.

EXEMPLO DE PROBLEMA. Um capilar do músculo esquelético apresenta as seguintes pressões de Starling:

P_c, 30 mmHg
P_i, 1 mmHg
π_c, 26 mmHg
π_i, 3 mmHg

Supondo que K_f seja 0,5 mℓ/min/mmHg, qual é a direção e a magnitude do movimento do líquido através desse capilar?

SOLUÇÃO. Duas abordagens podem resolver esse problema. Uma é aplicar a equação de Starling de forma direta, substituindo os valores das pressões de Starling e K_f. A outra é usar a abordagem pictórica mostrada na Figura 4.34 para calcular a pressão efetiva e determinar sua direção e, então, multiplicar a pressão efetiva por K_f para obter a magnitude do movimento do líquido. A abordagem pictórica é preferida porque não requer memorizar uma equação e o aluno precisa entender como cada pressão influencia o movimento do líquido.

Os valores numéricos nesse problema são idênticos aos da Figura 4.34A. Use a figura para resolver o problema da maneira pictórica. Se a pressão favorecer a filtração, a seta aponta para fora do capilar e o valor numérico recebe um sinal de mais. Se a pressão favorecer a absorção, a seta aponta para o capilar e o valor numérico recebe um sinal de menos. Duas pressões, P_c e π_i, recebem um sinal de mais porque favorecem a filtração. Duas pressões, π_c e P_i, recebem um sinal de menos porque favorecem a absorção. Agora, as quatro pressões são adicionadas algebricamente para calcular a pressão efetiva de +6 mmHg (ou seja, pressão efetiva = +30 –1 –26 + 3 mmHg = +6 mmHg).

A direção da pressão efetiva favorece a filtração porque carrega um sinal de mais. A magnitude do movimento do líquido é calculada como K_f multiplicado pela pressão efetiva:

$$\begin{aligned}\text{Movimento do líquido} &= K_f \times \text{Pressão efetiva}\\ &= 0{,}5\ \text{m}\ell/\text{min/mmHg} \times 6\ \text{mmHg}\\ &= 3\ \text{m}\ell/\text{min}\end{aligned}$$

Mudanças nas forças de Starling

As mudanças nas forças de Starling podem influenciar o sentido e a magnitude do movimento do líquido através dos capilares. Considere, por exemplo, as várias mudanças que aumentariam a filtração pelos capilares. Em princípio, os aumentos na filtração são causados pela elevação de qualquer uma das forças de Starling que favorecem a filtração ou pela diminuição de qualquer uma das forças de Starling que favorecem a absorção. Assim, **aumentos na filtração** são produzidos por **aumentos na P_c** resultantes de aumentos na pressão arterial ou pressão venosa (porém mais ainda por aumentos na pressão venosa). Aumentos na filtração também são causados por **diminuições na π_c** por diluição da concentração de proteínas plasmáticas.

Linfa

O sistema linfático é responsável por devolver o líquido intersticial e as proteínas ao compartimento vascular. Os **capilares linfáticos** situam-se no líquido intersticial, perto dos capilares vasculares. Os capilares linfáticos apresentam **valvas unidirecionais** que possibilitam a entrada de líquido intersticial e proteínas dos capilares, mas não sua saída. Esses capilares se fundem em vasos linfáticos maiores e, por fim, no maior vaso linfático, o **ducto torácico**, que drena a linfa nas grandes veias. Os vasos linfáticos têm parede muscular lisa, com capacidade contrátil intrínseca. O fluxo da linfa até o ducto torácico é promovido pela contração do músculo liso nos vasos linfáticos e pela compressão desses vasos pela atividade da musculatura esquelética circundante.

Um aumento no volume do líquido intersticial é chamado de **edema**. Por definição, o edema se forma quando o volume do líquido intersticial (devido à filtração dos capilares) excede a capacidade dos vasos linfáticos de devolvê-lo à circulação. Assim, o desenvolvimento de edema ocorre quando há aumento da filtração ou redução da drenagem linfática (Tabela 4.7).

Vários mecanismos que aumentam a filtração já foram discutidos neste capítulo (p. ex., aumento de P_c; diminuição de π_c; aumento de K_f por destruição da parede capilar). A drenagem linfática é menor em caso de remoção cirúrgica ou radioterapia dos linfonodos (p. ex., em pacientes com câncer); na filariose, uma infecção parasitária dos linfonodos; ou na ausência de atividade muscular (p. ex., um soldado em posição de sentido).

Tabela 4.7 Causas e exemplos da formação de edema.

Causa	Exemplos
↑ P_c (pressão hidrostática capilar)	Dilatação arteriolar Constrição venosa Aumento da pressão venosa Insuficiência cardíaca Expansão do volume do líquido extracelular
↓ π_c (pressão oncótica capilar)	Redução da concentração plasmática de proteínas Insuficiência hepática grave (menor síntese de proteínas) Desnutrição proteica Síndrome nefrótica (perda de proteína na urina)
↑ K_f (condutância hidráulica)	Queimaduras Inflamação (liberação de histamina; citocinas)
Redução da drenagem linfática	Ficar em pé (falta de compressão do músculo esquelético dos linfáticos) Remoção ou radioterapia de linfonodos Infecção parasitária em linfonodos

CIRCULAÇÕES ESPECIAIS

O fluxo sanguíneo é variável entre um órgão e outro, dependendo das demandas gerais de cada sistema orgânico (ver Figura 4.1). O fluxo sanguíneo para os pulmões, por exemplo, é igual ao débito cardíaco porque *todo* o sangue deve passar por esses órgãos para adição de O_2 e remoção de CO_2. Nenhum outro órgão recebe todo o débito cardíaco! Os rins, o trato gastrintestinal e os músculos esqueléticos têm alto fluxo sanguíneo e cada um recebe cerca de 25% do débito cardíaco. Outros órgãos recebem porcentagens menores. Essas diferenças entre os órgãos relacionadas com o fluxo sanguíneo são o resultado de diferenças na resistência vascular.

Além disso, o fluxo sanguíneo para um órgão ou sistema específico pode aumentar ou diminuir, dependendo de suas demandas metabólicas. O músculo esquelético em exercício, por exemplo, tem maior demanda de O_2 do que o músculo esquelético em repouso. Para atender à maior demanda de O_2, o fluxo sanguíneo para o músculo esquelético deve aumentar temporariamente acima do nível de repouso.

O fluxo sanguíneo para determinado órgão é alterado pela resistência arteriolar. Os mecanismos que regulam o fluxo sanguíneo para os vários órgãos são amplamente categorizados como controle local (intrínseco) e controle nervoso ou hormonal (extrínseco). O **controle local** do fluxo sanguíneo é o principal mecanismo utilizado para adequação às necessidades metabólicas de um tecido. Esse controle é exercido pela ação direta de metabólitos locais sobre a resistência arteriolar. O **controle nervoso ou hormonal** do fluxo sanguíneo inclui mecanismos como a ação do SNS no músculo liso vascular e as ações de substâncias vasoativas, como histamina, bradicinina e prostaglandinas.

Mecanismos de controle do fluxo sanguíneo regional

Controle local do fluxo sanguíneo

Existem vários exemplos de controle local (intrínseco) do fluxo sanguíneo, inclusive autorregulação, hiperemia ativa e hiperemia reativa. Cada exemplo de controle local é discutido de modo geral e, depois, há uma explicação mais detalhada sobre o mecanismo.

- A **autorregulação** é a manutenção de um fluxo sanguíneo constante para um órgão em face da alteração da pressão arterial. Vários órgãos apresentam autorregulação do fluxo sanguíneo, inclusive os rins, o cérebro, o coração e o músculo esquelético. A diminuição repentina da pressão arterial em uma artéria coronária, por exemplo, gera uma tentativa de manutenção do fluxo sanguíneo constante por essa artéria coronária. Tal autorregulação pode ser alcançada por uma vasodilatação compensatória imediata das arteríolas coronárias, diminuindo a resistência da vasculatura coronária e mantendo o fluxo constante diante da diminuição da pressão
- A **hiperemia ativa** ilustra o conceito de que o fluxo sanguíneo para um órgão é proporcional à sua atividade metabólica. Como já observado, se a atividade metabólica no músculo esquelético aumentar devido a exercícios extenuantes, o fluxo sanguíneo para o músculo aumenta de maneira proporcional para atender à maior demanda metabólica
- A **hiperemia reativa** é um aumento no fluxo sanguíneo *em resposta* ou *reação* a um período anterior de diminuição do fluxo sanguíneo. É, por exemplo, o aumento do fluxo sanguíneo para um órgão depois de um período de oclusão arterial. A oclusão gera uma dívida de O_2. Quanto maior o tempo de oclusão, maior o débito de O_2 e o aumento subsequente do fluxo sanguíneo acima dos níveis anteriores ao evento. O aumento do fluxo sanguíneo continua até que a dívida de O_2 seja "paga".

Dois mecanismos básicos podem explicar os fenômenos de autorregulação e hiperemia ativa e reativa: a hipótese miogênica e a hipótese metabólica.

- **Hipótese miogênica.** A hipótese miogênica explica a **autorregulação**, mas não a hiperemia ativa ou reativa. A hipótese miogênica afirma que o estiramento do músculo liso vascular provoca sua contração. Assim, se a pressão arterial aumentar de maneira repentina, há distensão das arteríolas e contração do músculo liso vascular em suas paredes em resposta a esse estiramento. A contração do músculo liso vascular arteriolar provoca constrição (ou seja, aumento da resistência), mantendo o fluxo constante em face do aumento da pressão (lembre-se de que $Q = \Delta P/R$). Por outro lado, a diminuição repentina da pressão arterial reduz o estiramento das arteríolas, fazendo com que elas relaxem e a resistência arteriolar diminua. Assim, o fluxo constante pode ser mantido em face do aumento ou diminuição da pressão arterial por meio da alteração da resistência arteriolar.

  Pode-se também pensar no mecanismo miogênico em termos de manutenção da **tensão da parede** arteriolar. Os vasos sanguíneos, como as arteríolas, são construídos para suportar as tensões das paredes que normalmente "veem". No exemplo de um aumento súbito da pressão arterial, a ausência de oposição, há um aumento na tensão da parede arteriolar. Tal aumento na tensão da parede da arteríola é indesejável. Assim, em resposta ao estiramento, o músculo liso vascular arteriolar se contrai, diminuindo o raio da arteríola e normalizando a tensão da parede. Essa relação é explicada pela **lei de Laplace para um cilindro**, que afirma que $T = P \times r$. Se a pressão (P) aumenta e o raio (r) diminui, a tensão da parede (T) pode ser constante. (É claro que a outra consequência da diminuição do raio, já discutida, é o aumento da resistência arteriolar; em face do aumento da pressão, a maior resistência permite que o fluxo sanguíneo continue constante, ou seja, há autorregulação.)
- **Hipótese metabólica.** A hipótese metabólica pode explicar todos os fenômenos de controle local do fluxo sanguíneo. A premissa básica dessa hipótese é que o fornecimento de O_2 para um tecido pode ser combinado ao consumo tissular do gás, alterando a resistência das arteríolas que, por sua vez, modifica o fluxo sanguíneo. Em decorrência dessa atividade metabólica, os tecidos produzem vários **metabólitos vasodilatadores** (p. ex., $\mathbf{CO_2}$, $\mathbf{H^+}$, $\mathbf{K^+}$, **lactato** e **adenosina**). Quanto maior a atividade metabólica, maior a produção de metabólitos vasodilatadores. Esses metabólitos causam **vasodilatação das arteríolas**, o que diminui a resistência e, portanto, aumenta o fluxo para atender à maior demanda de O_2. O principal metabólito responsável pela vasodilatação é diferente em cada tecido; por exemplo, a circulação coronária é mais sensível à P_{O_2} e à adenosina, enquanto a circulação cerebral é mais sensível à P_{CO_2} (Tabela 4.8).

  Os dois exemplos a seguir ilustram como a hipótese metabólica explica a hiperemia ativa. (1) O primeiro exemplo considera o exercício extenuante. Durante o exercício extenuante, a atividade metabólica no músculo esquelético aumenta, assim como a produção de metabólitos vasodilatadores, como o lactato. Esses metabólitos causam vasodilatação local das arteríolas do músculo esquelético, o que aumenta o fluxo sanguíneo local e a oferta de O_2 para atender à maior demanda do músculo em exercício. (2) O segundo exemplo considera um cenário em que há um aumento espontâneo da pressão arterial de um órgão. A princípio, o aumento da pressão eleva o fluxo

Tabela 4.8 Controle das circulações especiais.

Circulação	Controle metabólico local	Metabólitos vasoativos	Controle simpático	Efeitos mecânicos
Coronária	Mecanismo mais importante	Hipoxia Adenosina	Mecanismo menos importante	Compressão mecânica durante a sístole
Cerebral	Mecanismo mais importante	CO_2 H^+	Mecanismo menos importante	O aumento da pressão intracraniana diminui o fluxo sanguíneo cerebral
Musculatura esquelética	Mecanismo mais importante durante o exercício	Lactato CO_2 K^+ Adenosina	Mecanismo mais importante em repouso (receptores α_1 vasoconstrição; receptores β_2 vasodilatação)	A atividade muscular comprime os vasos sanguíneos
Cutânea	Mecanismo menos importante	—	Mecanismo mais importante para a regulação da temperatura (receptores α_1, vasoconstrição)	—
Pulmonar	Mecanismo mais importante	Hipoxia causa vasoconstrição	Mecanismo menos importante	Insuflação pulmonar
Renal	Mecanismo mais importante (miogênico; *feedback* tubuloglomerular)	—	Mecanismo menos importante	—

sanguíneo, o que fornece *mais* O_2 para a atividade metabólica e remove os metabólitos vasodilatadores. Isso provoca uma diluição local dos metabólitos vasodilatadores, causando vasoconstrição arteriolar, aumento da resistência e diminuição compensatória do fluxo sanguíneo de volta à normalidade.

Controle nervoso e hormonal do fluxo sanguíneo

O exemplo mais importante de controle nervoso (extrínseco) do fluxo sanguíneo regional requer a **inervação simpática** do músculo liso vascular em alguns tecidos. A densidade dessa inervação simpática é bastante variável de tecido para tecido. Por exemplo, os vasos sanguíneos da **pele e do músculo esquelético** têm alta densidade de fibras nervosas simpáticas, enquanto os vasos coronários, pulmonares e cerebrais têm pouca inervação simpática. É importante observar se há ou não inervação simpática e, em caso positivo, se produz vasoconstrição ou vasodilatação (ver Tabela 2.2). Na pele, a inervação simpática gera vasoconstrição via receptores α_1. No músculo esquelético, a ativação do SNS pode causar vasoconstrição (fibras nervosas simpáticas, receptores α_1) ou vasodilatação (epinefrina da medula suprarrenal, receptores β_2).

Outras substâncias vasoativas são histamina, bradicinina, serotonina e prostaglandinas. A **histamina** é liberada em resposta a traumatismo e tem poderosos efeitos vasculares. Simultaneamente, causa dilatação das arteríolas e constrição das vênulas; seu efeito final é uma elevação importante da P_c, o que eleva a filtração para fora dos capilares e causa edema local. A **bradicinina**, como a histamina, causa dilatação das arteríolas e constrição das vênulas, com aumento da filtração dos capilares e formação de edema local. A **serotonina** é liberada em resposta a danos nos vasos sanguíneos e causa vasoconstrição local (na tentativa de reduzir o fluxo sanguíneo e a perda de sangue). A serotonina tem sido implicada na fisiopatologia dos espasmos vasculares associados à enxaqueca. As **prostaglandinas** exercem diversos efeitos no músculo liso vascular. A prostaciclina e a série E da prostaglandina são vasodilatadores em muitos leitos vasculares. O tromboxano A_2 e as prostaglandinas F são vasoconstritores. A **angiotensina II** (via receptores AT_1) e a **vasopressina** (via receptores V_1) são potentes vasoconstritores que aumentam a RPT. O **ANP** é um hormônio vasodilatador que é secretado pelos átrios em resposta ao aumento da pressão dessas câmaras cardíacas.

Circulação coronária

O fluxo sanguíneo pela circulação coronária é controlado quase inteiramente por **metabólitos locais**; a inervação simpática tem um papel menor. Os fatores metabólicos locais mais importantes são a **hipoxia** e a **adenosina.** O aumento da contratilidade miocárdica, por exemplo, aumenta a demanda de O_2 pelo músculo cardíaco e o consumo de O_2, o que causa hipoxia local. Essa hipoxia local provoca vasodilatação das arteríolas coronárias, o que gera um aumento compensatório do fluxo sanguíneo coronário e do fornecimento de O_2 para atender às demandas do músculo cardíaco (hiperemia ativa).

Uma característica incomum da circulação coronária é o efeito da **compressão mecânica** dos vasos sanguíneos durante a sístole no ciclo cardíaco. Essa compressão causa um breve período de oclusão e redução do fluxo sanguíneo. Quando o período de oclusão (sístole) termina, ocorre hiperemia reativa para aumentar o fluxo sanguíneo e a liberação de O_2 e para pagar a dívida de O_2 que foi incorrida durante a compressão.

Circulação cerebral

A circulação cerebral é controlada quase inteiramente por **metabólitos locais** e apresenta autorregulação e hiperemia ativa e reativa. O vasodilatador local mais importante na circulação cerebral é o **CO_2** (ou H^+). Um aumento na P_{CO_2} cerebral (que aumenta a concentração de H^+ e diminui o pH) causa vasodilatação das arteríolas cerebrais, o que aumenta o fluxo sanguíneo para auxiliar a remoção do excesso de CO_2.

É interessante que muitas substâncias vasoativas circulantes *não afetam* a circulação cerebral porque seu grande tamanho molecular as impede de atravessar a barreira hematencefálica.

Circulação pulmonar

A regulação da circulação pulmonar é discutida em detalhes no Capítulo 5. Resumidamente, a circulação pulmonar é controlada pelo **O_2**. O efeito do O_2 na resistência arteriolar pulmonar é *exatamente o oposto* de seu efeito em outros leitos vasculares: na circulação pulmonar, **a hipoxia causa vasoconstrição**. Esse efeito aparentemente contraintuitivo do O_2 também é explicado no Capítulo 5. As regiões de hipoxia no pulmão causam vasoconstrição local, o que desvia o sangue de áreas mal ventiladas, onde o fluxo sanguíneo seria "desperdiçado", para áreas bem ventiladas, onde as trocas gasosas podem ocorrer.

Circulação renal

A regulação do fluxo sanguíneo renal é discutida em detalhes no Capítulo 6. Em resumo, o fluxo sanguíneo renal é fortemente **autorregulado**, de modo que continua constante mesmo em caso de mudança da perfusão renal. A autorregulação renal é independente da inervação simpática e é mantida mesmo após a desnervação do rim (p. ex., em um rim transplantado). Presume-se que a autorregulação seja decorrente de uma combinação das propriedades miogênicas das arteríolas renais e do *feedback* tubuloglomerular (ver Capítulo 6).

Circulação no músculo esquelético

O fluxo sanguíneo para o músculo esquelético é controlado por **metabólitos locais** *e* pela **inervação simpática** de sua musculatura lisa vascular. Incidentalmente, o grau de vasoconstrição das arteríolas do músculo esquelético é um dos principais determinantes da **RPT** porque essa massa muscular é muito grande em comparação a de outros órgãos.

- Em **repouso**, o fluxo sanguíneo para o músculo esquelético é regulado principalmente por sua **inervação simpática**. O músculo liso vascular nas arteríolas do músculo esquelético é densamente inervado por fibras nervosas simpáticas que são vasoconstritoras (receptores α_1). Existem também receptores β_2 na musculatura lisa vascular do músculo esquelético que são ativados pela epinefrina e causam vasodilatação. Assim, a ativação dos receptores α_1 causa vasoconstrição, aumento da resistência e diminuição do fluxo sanguíneo. A ativação dos receptores β_2 provoca vasodilatação, diminuição da resistência e aumento do fluxo sanguíneo. De modo geral, a vasoconstrição predomina porque a norepinefrina, liberada pelos neurônios adrenérgicos simpáticos, estimula principalmente os receptores α_1. Por outro lado, a epinefrina liberada pelas glândulas suprarrenais durante a resposta de luta ou fuga ou a prática de exercícios físicos ativa os receptores β_2 e causa vasodilatação
- Durante o **exercício físico**, o fluxo sanguíneo para o músculo esquelético é controlado principalmente por **metabólitos locais**. Todos os fenômenos de controle local são observados: autorregulação e hiperemia ativa e reativa. Durante o exercício, a demanda por O_2 do músculo esquelético varia com o nível de atividade e, consequentemente, o fluxo sanguíneo aumenta ou diminui para fornecer O_2 suficiente a fim de atender a demanda. As substâncias vasodilatadoras locais no músculo esquelético são **lactato**, **adenosina** e **K^+**.

A compressão mecânica dos vasos sanguíneos no músculo esquelético também pode ocorrer durante o exercício e causar breves períodos de oclusão. Ao término da oclusão, há um período de hiperemia reativa, o que aumenta o fluxo sanguíneo e a liberação de O_2 para quitar a dívida de O_2.

Circulação cutânea

A pele tem vasos sanguíneos com densa **inervação simpática** para controle de seu fluxo sanguíneo. A principal função da inervação simpática é alterar o fluxo sanguíneo cutâneo para a regulação da **temperatura corporal**. Durante o exercício, por exemplo, o aumento da temperatura corporal *inibe* os centros simpáticos que controlam o fluxo sanguíneo cutâneo. Essa inibição seletiva provoca dilatação das arteríolas cutâneas, de modo que o sangue quente do centro do corpo pode ser desviado para a superfície da pele para dissipação do calor. Os metabólitos vasodilatadores locais têm pouco efeito sobre o fluxo sanguíneo cutâneo.

Os efeitos de substâncias vasoativas, como a histamina, já foram discutidos. Na pele, os efeitos da histamina nos vasos sanguíneos são visíveis. O **traumatismo** cutâneo libera **histamina**, que provoca uma **resposta tripla** na pele: uma linha vermelha, uma erupção também vermelha e uma pápula. A **pápula** é uma elevação sólida e circunscrita, formada pelas ações histamínicas que causam dilatação das arteríolas e constrição das veias. Juntos, esses dois efeitos aumentam a P_c e a filtração, e provocam edema local.

REGULAÇÃO DA TEMPERATURA

Os seres humanos mantêm uma temperatura corporal normal em um ponto definido de 37°C. Como as temperaturas ambientais são muito variáveis, o corpo tem mecanismos, coordenados no hipotálamo anterior, orientados à geração e perda de calor para manutenção da temperatura corporal constante. Em caso de diminuição da temperatura ambiente, o corpo gera e conserva calor. O aumento da temperatura ambiente faz com que o corpo reduza a produção de calor e o dissipe.

Mecanismos de geração de calor

A temperatura ambiente menor que a temperatura corporal ativa mecanismos que **aumentam a produção de calor** e **reduzem a perda de calor**. Dentre esses mecanismos, estão a estimulação da produção de hormônios tireoidianos, a ativação do SNS e os tremores. Componentes comportamentais também podem contribuir ao reduzir a exposição da pele ao frio (p. ex., envolver-se com os braços, enrolar-se em uma bola, colocar mais roupas).

Hormônios da tireoide

Os hormônios da tireoide são **termogênicos**: suas ações nos tecidos-alvo geram calor. As principais ações do hormônio tireoidiano são a **estimulação da Na^+-K^+ ATPase** e o aumento do consumo de O_2, da taxa metabólica e da produção de calor. Portanto, é lógico que a exposição a temperaturas frias ative os hormônios da tireoide. O mecanismo para essa ativação não é totalmente claro, mas inclui o aumento da conversão da tiroxina (T_4) para a forma ativa, tri-iodotironina (T_3), nos tecidos-alvo.

Como os hormônios tireoidianos são termogênicos, o excesso ou deficiência dessas moléculas causa distúrbios na regulação da temperatura corporal. O **hipertireoidismo** (p. ex., doença de Graves, tumor da tireoide) provoca aumento da taxa metabólica, do consumo de O_2 e da produção de calor. O **hipotireoidismo** (p. ex., tireoidite, remoção cirúrgica da tireoide, deficiência de iodo) diminui a taxa metabólica, o consumo de O_2 e a produção de calor, além de causar extrema sensibilidade ao frio. (Ver discussão completa sobre esse tópico no Capítulo 9.)

Sistema nervoso simpático

Temperaturas ambientais frias **ativam o sistema nervoso simpático (SNS)**. Uma consequência dessa ativação é a estimulação dos receptores β na **gordura marrom**, o que aumenta a taxa metabólica e a produção de calor. Essa ação do SNS é sinérgica às ações dos hormônios tireoidianos: para que os hormônios tireoidianos produzam termogênese máxima, o SNS deve ser ativado de maneira simultânea por temperaturas frias.

Uma segunda consequência da ativação do SNS é a estimulação dos receptores α_1 no músculo liso vascular dos vasos sanguíneos cutâneos, o que causa vasoconstrição. A vasoconstrição reduz o fluxo sanguíneo para a superfície da pele e, consequentemente, **diminui a perda de calor**.

Tremores

O tremor, a contração rítmica do músculo esquelético, é o principal mecanismo para aumentar a produção de calor no corpo. Temperaturas ambientais frias ativam centros no **hipotálamo posterior** que, então, ativam os **motoneurônios α e γ**, que inervam o músculo esquelético. O músculo esquelético se contrai de maneira rítmica, gerando calor e elevando a temperatura corporal.

Mecanismos de dissipação de calor

O aumento da temperatura ambiente ativa mecanismos que **aumentam a perda de calor** por radiação e convecção. Como o calor é um subproduto normal do metabolismo, o corpo deve dissipá-lo apenas para manter a temperatura corporal no valor preestabelecido. Em alta temperatura ambiente, a quantidade de calor a ser dissipada é maior do que o normal.

Os mecanismos de dissipação de calor são coordenados no **hipotálamo anterior**. O aumento da temperatura corporal **diminui a atividade simpática nos vasos sanguíneos cutâneos**. Essa diminuição do tônus simpático aumenta o fluxo sanguíneo pelas arteríolas da pele e o **desvio arteriovenoso do sangue para os plexos venosos** próximos à superfície cutânea. Assim, o sangue quente do centro do corpo é desviado para a superfície e há perda de calor por radiação e convecção. O desvio do sangue para a superfície é evidenciado pelo rubor e calor da pele. Há também aumento da atividade das fibras colinérgicas simpáticas que inervam as glândulas sudoríparas termorreguladoras, o que aumenta a sudorese (resfriamento). Os componentes comportamentais para dissipação do calor incluem aumentar a exposição da pele ao ar (p. ex., remover roupas, abanar).

Regulação da temperatura corporal

O centro regulador de temperatura está no **hipotálamo anterior**. Esse centro recebe informações sobre a temperatura ambiental dos termorreceptores na pele e a temperatura central dos termorreceptores no próprio hipotálamo anterior. O hipotálamo anterior, então, orquestra as respostas apropriadas, que podem envolver mecanismos geradores ou dissipadores de calor.

A **temperatura central abaixo do valor preestabelecido (*set point*)** ativa os mecanismos de geração e retenção de calor. Como já discutido, esses mecanismos incluem aumento da taxa metabólica (hormônios tireoidianos, divisão simpática do sistema nervoso), tremores e vasoconstrição cutânea (aumento do tônus simpático).

A **temperatura central acima do valor preestabelecido (*set point*)** ativa os mecanismos de dissipação de calor. Esses mecanismos incluem vasodilatação cutânea (diminuição do tônus simpático) e aumento da atividade das fibras colinérgicas simpáticas para as glândulas sudoríparas.

Febre

A febre é uma elevação anormal da temperatura corporal. Os **pirógenos** causam febre por elevação do valor preestabelecido (*set point*) da temperatura no hipotálamo. O resultado dessa alteração do valor preestabelecido é que uma temperatura central normal é "vista" pelo centro hipotalâmico como *muito baixa* em relação ao novo *set point*. A região anterior do hipotálamo, então, ativa mecanismos geradores de calor (p. ex., tremores) para elevar a temperatura corporal para o novo *set point*.

Nas células, o mecanismo de ação dos pirógenos é o aumento da produção de **interleucina 1** (IL-1) pelas células fagocíticas. A IL-1 atua na região anterior do hipotálamo para aumentar a produção local de prostaglandinas que, por sua vez, aumentam a temperatura do ponto de ajuste.

A febre pode ser reduzida pelo **ácido acetilsalicílico (AAS)**, que inibe a enzima **ciclo-oxigenase (COX)**, necessária para a síntese de prostaglandinas. Ao inibir a produção de prostaglandinas, o AAS (e outros inibidores da COX) interrompe a via utilizada pelos pirógenos para elevar a temperatura preestabelecida. A administração de AAS para tratamento da febre faz com que os sensores de temperatura na região anterior do hipotálamo "vejam" a temperatura corporal como *muito alta* em relação ao valor preestabelecido e acionem os mecanismos de dissipação de calor, inclusive vasodilatação e sudorese.

Distúrbios da regulação de temperatura

O **choque térmico** pode ser uma consequência das respostas do corpo à temperatura ambiente elevada. Normalmente, a resposta à elevação da temperatura inclui vasodilatação e sudorese para dissipação do calor. No entanto, a sudorese excessiva pode diminuir o volume do LEC, o volume sanguíneo e a pressão arterial, causando desmaio.

A **insolação** é caracterizada pela elevação da temperatura do corpo a ponto de danificar os tecidos. A ausência da resposta normal à temperatura ambiente elevada (p. ex., a falta de transpiração) impede a dissipação do calor e a temperatura central aumenta para níveis perigosos.

A **hipertermia maligna** é caracterizada por aumento maciço da taxa metabólica, do consumo de O_2 e da produção de calor no músculo esquelético. Os mecanismos de dissipação de calor não conseguem acompanhar a produção excessiva de calor e, se a hipertermia não for tratada, a temperatura corporal pode atingir níveis perigosos ou até fatais. Em indivíduos suscetíveis, a hipertermia maligna pode ser causada por **anestésicos inalatórios**.

FUNÇÕES INTEGRATIVAS DO SISTEMA CARDIOVASCULAR

O sistema cardiovascular *sempre* funciona de maneira integrada. Assim, é impossível discutir uma alteração *apenas* na função cardíaca (p. ex., uma mudança na contratilidade) sem considerar o efeito de tal alteração na pressão arterial; na hemodinâmica; nos reflexos das divisões simpática e parassimpática do sistema nervoso; no sistema renina-angiotensina II-aldosterona; na filtração dos capilares e do fluxo linfático; e na distribuição do fluxo sanguíneo entre os sistemas orgânicos.

A melhor maneira de entender as funções integrativas do sistema cardiovascular é descrever suas respostas ao exercício, à hemorragia e às mudanças na postura.

Respostas ao exercício

As respostas cardiovasculares ao exercício envolvem uma combinação do sistema nervoso central (SNC) e de mecanismos locais. Dentre as respostas do SNC está o **comando central** do córtex motor cerebral, que determina as mudanças no SNA. As **respostas locais** incluem efeitos de metabólitos para aumento do fluxo sanguíneo e do transporte de O_2 para o músculo esquelético em exercício. Mudanças na P_{O_2} arterial, na P_{CO_2} e no pH aparentemente *influenciam pouco* essas respostas, já que não se alteram de maneira significativa durante o exercício moderado.

Comando central

O comando central refere-se a uma série de respostas, determinadas pelo córtex motor cerebral, iniciadas em **antecipação ao exercício**. Esses reflexos são desencadeados por mecanorreceptores musculares e, talvez, quimiorreceptores musculares, ao antecipar ou começar o exercício. Não há detalhes sobre o ramo aferente desse reflexo (ou seja, informações que vão dos músculos para o SNC). Está claro, entretanto, que o ramo eferente do reflexo **aumenta o fluxo simpático para o coração e os vasos sanguíneos** e **diminui o fluxo parassimpático para o coração.**

Uma consequência do comando central é o aumento do débito cardíaco. Esse aumento é o resultado de dois efeitos simultâneos no coração. (1) O aumento da atividade simpática (receptores β_1) e a diminuição da atividade parassimpática cooperam para produzir um **aumento da frequência cardíaca**. (2) O aumento da atividade simpática (receptores β_1) **aumenta a contratilidade e, assim, o volume sistólico**.

Juntos, os aumentos na frequência cardíaca e no volume sistólico causam um **aumento no débito cardíaco.** O aumento do débito cardíaco é *essencial* na resposta cardiovascular ao exercício. Esse aumento assegura o transporte de mais O_2 e nutrientes para o músculo esquelético em exercício. (Se o débito cardíaco não aumentasse, por exemplo, a única maneira de aumentar o fluxo sanguíneo para o músculo esquelético seria sua redistribuição de outros órgãos.)

Lembre-se de que o débito cardíaco não pode aumentar sem uma elevação concomitante do retorno venoso (relação de Frank-Starling). No exercício, esse **aumento concomitante do retorno venoso** se deve a dois efeitos nas veias: a contração do músculo esquelético ao redor das veias tem uma ação mecânica (compressão) e a ativação do SNS produz venoconstrição. Juntos, esses efeitos nas veias diminuem o volume sem estresse e aumentam o retorno venoso para o coração. Novamente, o aumento do retorno venoso possibilita o aumento do débito cardíaco.

Outra consequência do aumento do fluxo simpático no comando central é a **vasoconstrição arteriolar *seletiva***. (1) A circulação da pele, as regiões esplâncnicas, os rins e os músculos inativos sofrem vasoconstrição via receptores α_1, o que aumenta a resistência e diminui o fluxo sanguíneo para esses órgãos. (2) No músculo esquelético em exercício, entretanto, os efeitos metabólicos locais anulam quaisquer efeitos vasoconstritores simpáticos e há **vasodilatação arteriolar**. (3) Outros locais que *não* sofrem vasoconstrição são a circulação coronária (onde o fluxo sanguíneo aumenta para atender ao maior consumo de O_2 pelo miocárdio) e a circulação cerebral. (4) Na circulação cutânea, a resposta é bifásica. A princípio, ocorre vasoconstrição (devido ao aumento do fluxo simpático); mais tarde, porém, à medida que a temperatura corporal aumenta, há inibição seletiva da vasoconstrição cutânea simpática (ver a seção "Regulação da temperatura corporal", anteriormente), o que causa vasodilatação e dissipação de calor pela pele.

Em resumo, há vasoconstrição em alguns leitos vasculares para que o fluxo sanguíneo possa ser redistribuído para o músculo esquelético em exercício e para o coração, mantendo o fluxo sanguíneo em órgãos essenciais, como o cérebro.

Respostas locais no músculo

O controle local do fluxo sanguíneo no músculo esquelético em exercício é orquestrado pela **hiperemia ativa**. O aumento da taxa metabólica do músculo esquelético aumenta a produção de **metabólitos vasodilatadores**, como lactato, K^+ e adenosina. Esses metabólitos agem diretamente nas arteríolas do músculo em exercício e causam vasodilatação local. A vasodilatação das arteríolas aumenta o fluxo sanguíneo para atender à maior demanda metabólica do músculo. Essa vasodilatação no músculo em exercício também produz uma **diminuição geral da RPT**. (Se esses efeitos metabólicos locais no músculo em exercício não existissem, a RPT aumentaria porque o comando central determinaria um aumento no fluxo simpático para os vasos sanguíneos, o que produz vasoconstrição.)

Respostas gerais ao exercício

Os dois componentes da resposta cardiovascular ao exercício, o comando central e os efeitos dos metabólitos locais, agora podem ser vistos juntos (Tabela 4.9 e Figura 4.35). O comando central determina um aumento no fluxo simpático e uma diminuição no fluxo parassimpático. Isso **eleva o débito cardíaco** e **causa vasoconstrição em vários leitos vasculares** (exceto no músculo esquelético em exercício, na circulação coronária e na circulação cerebral). O aumento do débito cardíaco tem dois componentes: o aumento da frequência cardíaca e o aumento da contratilidade. O aumento da contratilidade eleva o volume sistólico e é representado por um aumento da pressão de pulso (o maior volume é bombeado para as artérias de baixa complacência). O aumento do débito cardíaco se deve ao **aumento do retorno venoso** (relação de Frank-Starling). O retorno venoso aumenta devido à constrição simpática das veias (o que reduz o volume sem estresse) e a ação de compressão do músculo esquelético em exercício sobre as veias.

Tabela 4.9 Resumo das respostas cardiovasculares ao exercício.

Parâmetro	Resposta ao exercício
Frequência cardíaca	↑↑
Volume sistólico	↑
Pressão de pulso	↑ (maior volume sistólico)
Débito cardíaco	↑↑
Retorno venoso	↑
Pressão arterial média	↑ (branda)
Resistência periférica total (RPT)	↓↓ (vasodilatação no músculo esquelético)
Diferença arteriovenosa de O_2	↑↑ (aumento do consumo de O_2 pelos tecidos)

Uma porcentagem maior do que o normal desse maior débito cardíaco perfunde o músculo esquelético em exercício devido às respostas metabólicas locais: os metabólitos locais produzem **vasodilatação**. De modo geral, a **RPT diminui** por causa dessa vasodilatação no músculo esquelético, embora outros leitos vasculares sofram vasoconstrição. Há um aumento da pressão arterial sistólica e da pressão de pulso devido ao aumento do volume sistólico. No entanto, a pressão arterial diastólica continua a mesma ou pode até diminuir secundariamente à redução da RPT.

Respostas à hemorragia

A perda de uma grande quantidade de sangue provoca uma rápida diminuição da pressão arterial e, depois, uma série de respostas cardiovasculares compensatórias que tentam normalizar a pressão arterial e sustentar a vida (Figura 4.36 e Boxe 4.3).

Diminuição da pressão arterial – evento desencadeante

O evento desencadeante da **hemorragia** é a perda de sangue e a diminuição do volume sanguíneo. Lembre-se, referindo-se à Figura 4.29B, de como uma diminuição no volume sanguíneo **reduz a pressão arterial**. A diminuição

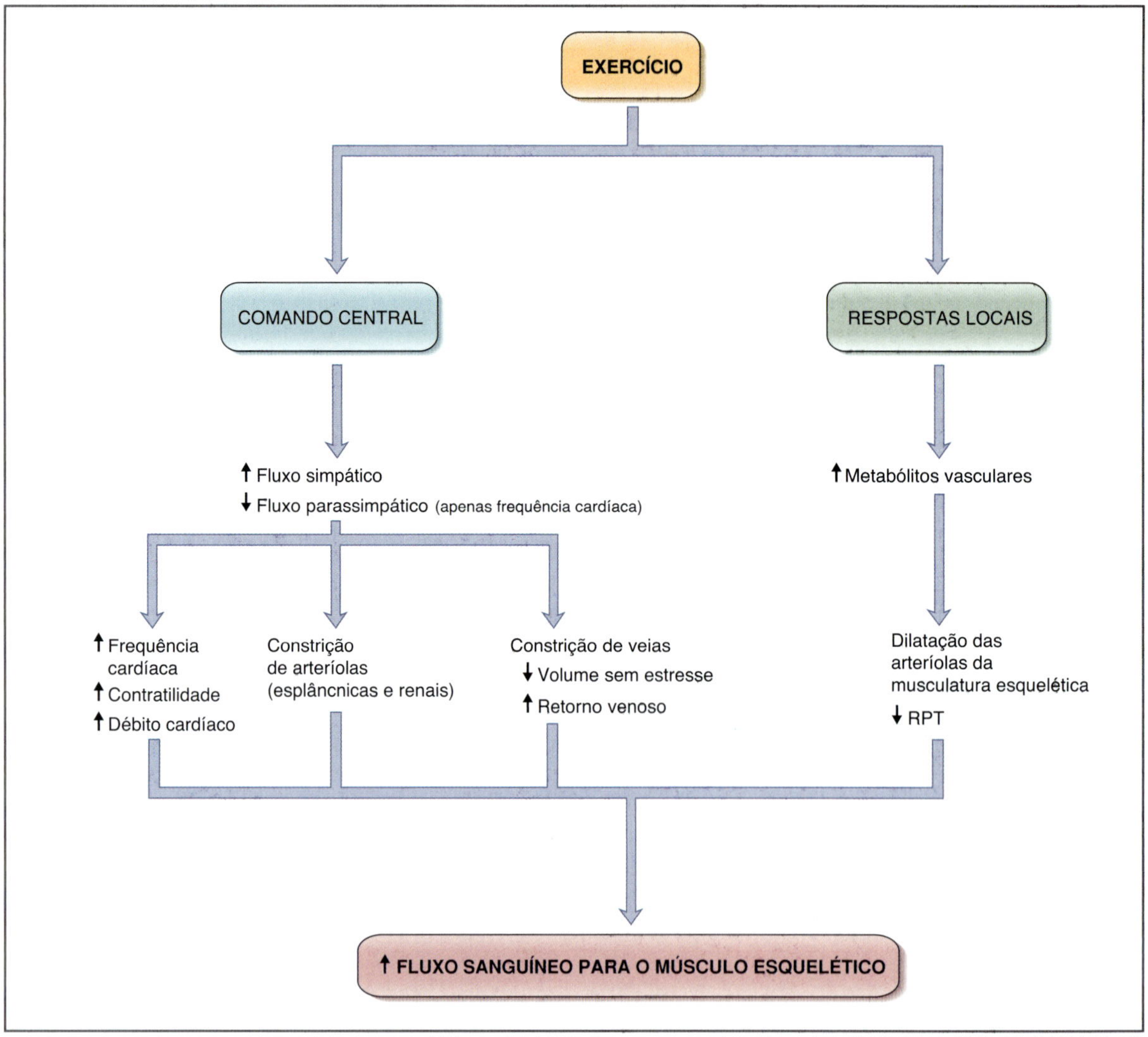

Figura 4.35 Respostas cardiovasculares ao exercício. *RPT*, resistência periférica total.

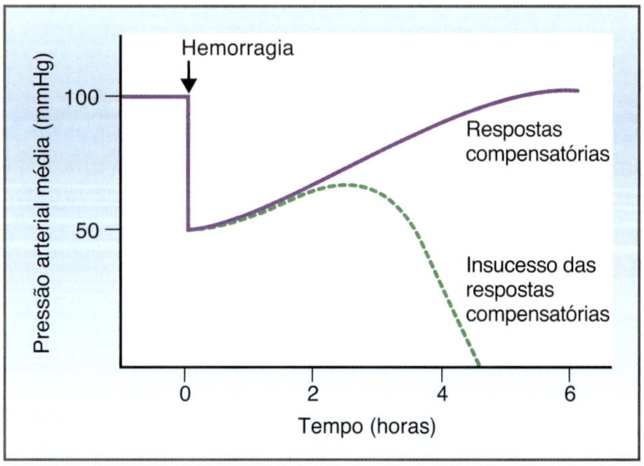

Figura 4.36 Efeito da hemorragia na pressão arterial média (P_a). Em alguns indivíduos, as respostas compensatórias à perda de sangue normalizam a P_a em poucas horas; em outros, a resposta compensatória é ineficaz e há choque irreversível e morte.

do volume sanguíneo reduz a pressão sistêmica média e desloca a curva de função vascular para a esquerda. No novo estado de equilíbrio dinâmico, as curvas de função cardíaca e vascular se cruzam em um novo ponto de equilíbrio, onde tanto o débito cardíaco quanto a pressão atrial direita diminuem.

Esses eventos também podem ser entendidos sem consultar os gráficos. Considere que a hemorragia reduz o volume total de sangue. A diminuição do volume sanguíneo reduz o retorno venoso para o coração e a pressão atrial direita. A redução do retorno venoso provoca uma diminuição correspondente no débito cardíaco (mecanismo de Frank-Starling). A diminuição do débito cardíaco, então, reduz a P_a, que é o produto do débito cardíaco e da RPT (P_a = débito cardíaco × RPT). Assim, o débito cardíaco e a P_a caem quase imediatamente, mas, *até agora, não houve alteração na RPT* (embora a RTP mude como uma resposta compensatória posterior).

Poucas horas após a hemorragia, a pressão arterial gradualmente começa a se normalizar (valor pré-hemorrágico). Esse aumento da pressão arterial é resultado de **respostas compensatórias** no sistema cardiovascular (Figura 4.37 e Tabela 4.10; ver Figura 4.36).

Em alguns indivíduos, as respostas compensatórias falham e, após uma breve elevação, a pressão arterial

Boxe 4.3 Fisiologia clínica: choque hipovolêmico.

DESCRIÇÃO DO CASO. Dois adolescentes, Adam e Ben, sofrem um acidente automobilístico e têm perda significativa de sangue. São levados para o pronto-socorro mais próximo. Adam apresenta P_a de 55 mmHg, pressão de pulso de 20 mmHg e frequência cardíaca de 120 bpm. Está ansioso, mas alerta, seu débito urinário está ligeiramente diminuído e sua pele é fria e pálida. Ben tem P_a de 40 mmHg, pressão de pulso praticamente não mensurável e frequência cardíaca de 160 bpm. Está em coma, sem débito urinário, frio e cianótico.

O tratamento de Adam consiste em interrupção do sangramento e administração de solução de Ringer com lactato IV, e de uma transfusão de sangue. Os médicos estão preparados para dar um agente inotrópico positivo, mas acham desnecessário porque Adam mostra sinais de melhora. Durante as próximas 5 horas, a P_a de Adam volta ao normal e sua frequência cardíaca diminui para cerca de 75 bpm. Sua pele gradualmente se aquece e retoma a cor rosada normal.

Ben é tratado da mesma maneira que Adam, mas apesar dos esforços da equipe médica, vem a óbito.

EXPLICAÇÃO DO CASO. Esses adolescentes ilustram duas respostas diferentes à perda significativa de sangue. No primeiro paciente, Adam, a perda de sangue reduziu a P_a (diminuição do volume sanguíneo → diminuição da pressão sistêmica média de enchimento → diminuição do retorno venoso → diminuição do débito cardíaco → diminuição da P_a). A redução da P_a desencadeou o reflexo barorreceptor, o que aumentou o fluxo simpático para o coração e os vasos sanguíneos. Devido ao reflexo, a frequência cardíaca do paciente aumentou na tentativa de elevar o débito cardíaco. Houve vasoconstrição de vários leitos vasculares (à exceção do coração e do cérebro) e aumento da RPT. A vasoconstrição dos vasos sanguíneos cutâneos fez com que a pele ficasse fria e pálida. A terapia de suporte foi composta de infusão intravenosa de solução salina tamponada e transfusão, permitindo a recuperação total do paciente. Um agente inotrópico positivo poderia ter sido usado para aumentar o débito cardíaco; como os próprios mecanismos reflexos do paciente aumentavam a contratilidade miocárdica, foi desnecessário.

No segundo paciente, Ben, os mecanismos compensatórios não tiveram sucesso. Em comparação a Adam, a P_a de Ben era menor, seu volume sistólico era *muito* menor (não tinha pressão de pulso), sua frequência cardíaca era muito maior e a vasoconstrição, mais pronunciada (a pele estava fria). Os rins não estavam produzindo urina, o que pode explicar sua deterioração. Claramente, o reflexo barorreceptor estava fortemente ativado porque sua frequência cardíaca era alta e havia intensa vasoconstrição periférica. A vasoconstrição reduz o fluxo sanguíneo para órgãos *não vitais*, como a pele, a fim de preservar o fluxo sanguíneo para órgãos *vitais*, como cérebro, coração e rins. Nesse paciente, a vasoconstrição infelizmente se estendeu aos órgãos vitais e causou dano isquêmico fatal. A isquemia miocárdica e a isquemia renal foram bastante devastadoras: sem oxigênio, o coração não bombeia bem; sem fluxo sanguíneo, o rim não produz urina.

TRATAMENTO. Apesar do tratamento, um paciente morreu. O outro paciente respondeu bem, com interrupção do sangramento, administração de solução de Ringer com lactato e transfusão de sangue.

média cai de maneira irreversível e o paciente morre (choque irreversível). Existem muitos motivos para esse processo irreversível, inclusive constrição intensa de leitos vasculares essenciais e insuficiência cardíaca.

Respostas do reflexo barorreceptor

Entre as respostas compensatórias à diminuição da PAM estão aquelas do reflexo barorreceptor. Barorreceptores no seio carótico detectam a queda da P_a e transmitem a informação para o bulbo por meio do nervo carótico. O bulbo coordena uma resposta para normalização da P_a: o efluxo simpático para o coração e aos vasos sanguíneos aumenta, e o efluxo parassimpático para o coração diminui. As quatro consequências desses reflexos autônomos são: (1) **aumento da frequência cardíaca**, (2) **aumento da contratilidade**, (3) **aumento da RPT** (devido à vasoconstrição arteriolar em muitos leitos vasculares, à exceção dos coronários e cerebrais) e (4) **constrição das veias**, o que reduz o volume sem estresse, aumenta o retorno venoso e aumenta o volume em estresse.

Note que cada uma dessas quatro respostas cardiovasculares tenta elevar a P_a. A constrição das veias (que diminui sua complacência ou capacitância) devolve mais sangue ao coração, aumenta o retorno venoso e o débito cardíaco e desvia o sangue do lado venoso para o lado arterial da circulação. O aumento da frequência cardíaca e da contratilidade elevam o débito cardíaco devido ao aumento do retorno venoso. Por fim, a constrição das arteríolas e o aumento da RPT aumentam a "retenção" de sangue no lado arterial (aumento do volume em estresse e aumento da P_a).

Respostas do sistema renina-angiotensina II-aldosterona

Outro conjunto de respostas compensatórias à diminuição da pressão arterial média inclui as do sistema renina-angiotensina II-aldosterona. A redução de P_a diminui a pressão de perfusão renal, o que estimula a secreção de renina pelas células justaglomerulares renais. A **renina**, por sua vez, aumenta a produção de angiotensina I, que é então convertida em angiotensina II. A **angiotensina II** tem duas ações principais: (1) causa constrição arteriolar, reforçando e aumentando a RPT pelo aumento do fluxo simpático para os vasos sanguíneos; (2) estimula a secreção de **aldosterona**, que circula até o rim e aumenta a reabsorção de Na^+. Ao aumentar o teor corpóreo total de Na^+, a aldosterona aumenta o volume do LEC, elevando, assim, o volume sanguíneo e reforçando o aumento do volume em estresse que deslocou o sangue das veias para as artérias.

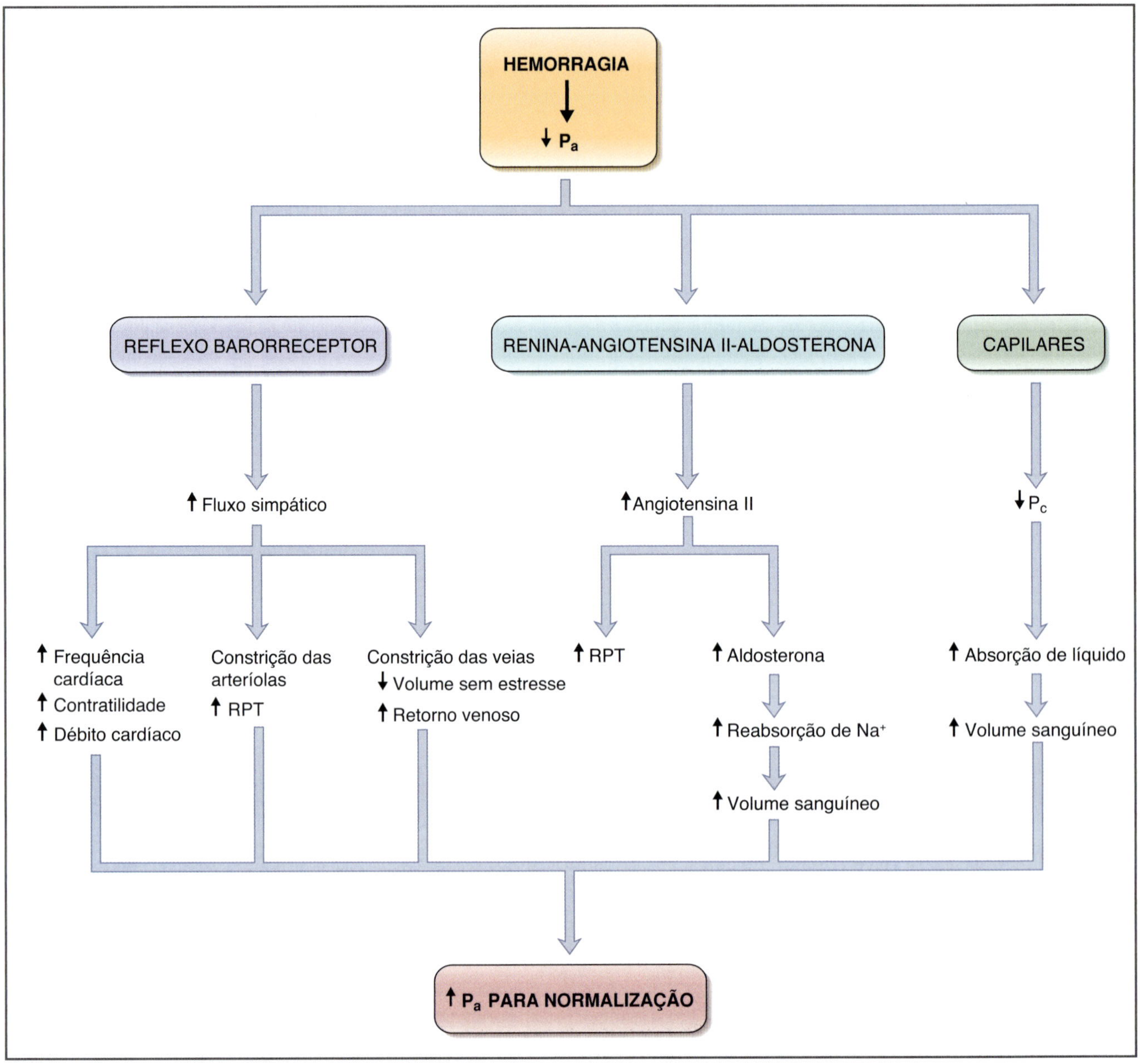

Figura 4.37 Respostas cardiovasculares à hemorragia. *Na^+*, sódio; *P_a*, pressão arterial média; *P_c*, pressão hidrostática capilar; *RPT*, resistência periférica total.

Respostas nos capilares

As respostas compensatórias à hemorragia incluem mudanças nas forças de Starling pelas paredes capilares. Essas alterações compensatórias favorecem a **absorção** de líquido pelos capilares da seguinte maneira: o aumento do fluxo simpático para os vasos sanguíneos e o aumento da angiotensina II produzem vasoconstrição arteriolar. Essa vasoconstrição **diminui a pressão hidrostática capilar (P_c)** que se opõe à filtração para fora do capilar e favorece a absorção.

Respostas do hormônio antidiurético

O HAD é secretado em resposta à diminuição do volume sanguíneo, mediada por receptores de volume nos átrios. O HAD tem duas ações: (1) aumenta a reabsorção de água pelos ductos coletores renais (receptores V_2), o que ajuda a restaurar o volume sanguíneo; (2) causa constrição arteriolar (receptores V_1), o que reforça os efeitos vasoconstritores da atividade simpática e da angiotensina II.

Outras respostas à hemorragia

Em caso de hipoxia (diminuição da P_{O_2} arterial) após uma hemorragia, os **quimiorreceptores** nos **glomos caróticos e glomos para-aórticos** detectam a redução da P_{O_2} e aumentam o fluxo simpático para os vasos sanguíneos. Assim, há vasoconstrição, aumento da RPT e aumento da P_a. Esse mecanismo aumenta o reflexo barorreceptor (que detecta a diminuição da P_a em vez da redução de P_{O_2}).

A **isquemia cerebral** após uma hemorragia provoca elevação local da P_{CO_2} e diminuição do pH. Essas alterações ativam quimiorreceptores no centro vasomotor bulbar

Tabela 4.10 Resumo das respostas cardiovasculares à hemorragia.

Parâmetro	Resposta compensatória à hemorragia[a]
Taxa de disparo do nervo do seio carótico	↓
Frequência cardíaca	↑
Contratilidade	↑
Débito cardíaco	↑
Volume sem estresse	↓ (provoca aumento no retorno venoso)
Resistência periférica total (RPT)	↑
Renina	↑
Angiotensina II	↑
Aldosterona	↑
Epinefrina circulante	↑ (secretada pela medula suprarrenal)
Hormônio antidiurético (HAD)	↑ (estimulado pela diminuição do volume sanguíneo)

[a]Essas respostas compensatórias devem ser comparadas aos valores imediatamente após a ocorrência da hemorragia, não aos valores pré-hemorrágicos. O aumento compensatório do débito cardíaco, por exemplo, não significa que o débito cardíaco seja maior do que em um indivíduo normal: significa que o débito cardíaco é maior do que logo após a hemorragia.

para aumentar o efluxo simpático aos vasos sanguíneos, o que causa vasoconstrição periférica, aumento da RPT e aumento da P_a.

Respostas a mudanças na postura

As respostas cardiovasculares a uma mudança na postura (ou gravidade) são ilustradas por alguém em decúbito dorsal que passa para a posição ortostática. O indivíduo que se levanta muito depressa pode apresentar breve **hipotensão ortostática** (ou seja, queda da pressão arterial ao ficar em pé), tontura e, talvez, desmaio. Normalmente, ocorrem algumas respostas cardiovasculares rápidas envolvendo o reflexo barorreceptor para compensar essa breve queda da P_a (Figura 4.38 e Tabela 4.11).

Acúmulo de sangue nos membros – evento desencadeante

Quando um indivíduo deitado fica em pé, o **sangue se acumula nas veias** dos membros inferiores. A capacitância das veias permite o acúmulo de grandes volumes de sangue. Esse acúmulo de sangue nas veias reduz o retorno venoso para o coração e o débito cardíaco (mecanismo de Frank-Starling), o que **diminui a pressão arterial média**.

O acúmulo venoso também aumenta a pressão hidrostática capilar nas veias das pernas, o que **aumenta a filtração** do líquido para o líquido intersticial com perda de volume intravascular. Em alguém que fica em pé por muito tempo, por exemplo, como um soldado em posição de sentido, a filtração dos capilares pode exceder a capacidade dos vasos linfáticos de devolver o líquido à circulação, o que leva à formação de **edema** nos membros inferiores. O aumento da filtração do líquido para fora dos capilares contribui ainda mais para a diminuição do retorno venoso e diminuição da P_a. A queda abrupta da P_a pode diminuir a pressão sanguínea cerebral e causar desmaios.

Resposta do reflexo barorreceptor

A resposta cardiovascular compensatória primária à diminuição da pressão arterial média envolve o reflexo barorreceptor. À medida que o sangue se acumula nas veias dos membros inferiores e não volta para o coração, tanto o débito cardíaco quanto a P_a diminuem. Os barorreceptores no seio carótico detectam essa queda da P_a e enviam essa informação para o centro vasomotor bulbar. O centro vasomotor determina um **aumento no efluxo simpático** para o coração e aos vasos sanguíneos e uma **diminuição no efluxo parassimpático** para o coração, tentando elevar e normalizar a P_a. Os resultados dessas mudanças autônomas agora são familiares: aumento da frequência cardíaca, aumento da contratilidade, constrição das arteríolas (aumento da RPT) e constrição das veias (diminuição do volume sem estresse e aumento do retorno venoso). Coletivamente, essas alterações aumentam o débito cardíaco e a RPT, tentando restaurar a P_a ao normal (Boxe 4.4).

O Boxe 4.5 descreve a insuficiência cardíaca e ilustra ainda a natureza integrativa do sistema cardiovascular.

Respostas ao estresse agudo

A resposta ao estresse emocional agudo pode se assemelhar à resposta de luta ou fuga ou se apresentar como síncope vasovagal (desmaio). Cada resposta integra vários componentes da fisiologia cardiovascular.

Resposta de luta ou fuga

Ao perceber uma ameaça iminente, o SNC mobiliza uma resposta de luta ou fuga (Figura 4.39). O córtex cerebral coordena a resposta, que é comunicada ao hipotálamo e, por fim, ao tronco encefálico. Especificamente, os centros cardiovasculares bulbares são ativados e determinam um aumento na atividade simpática da medula suprarrenal e

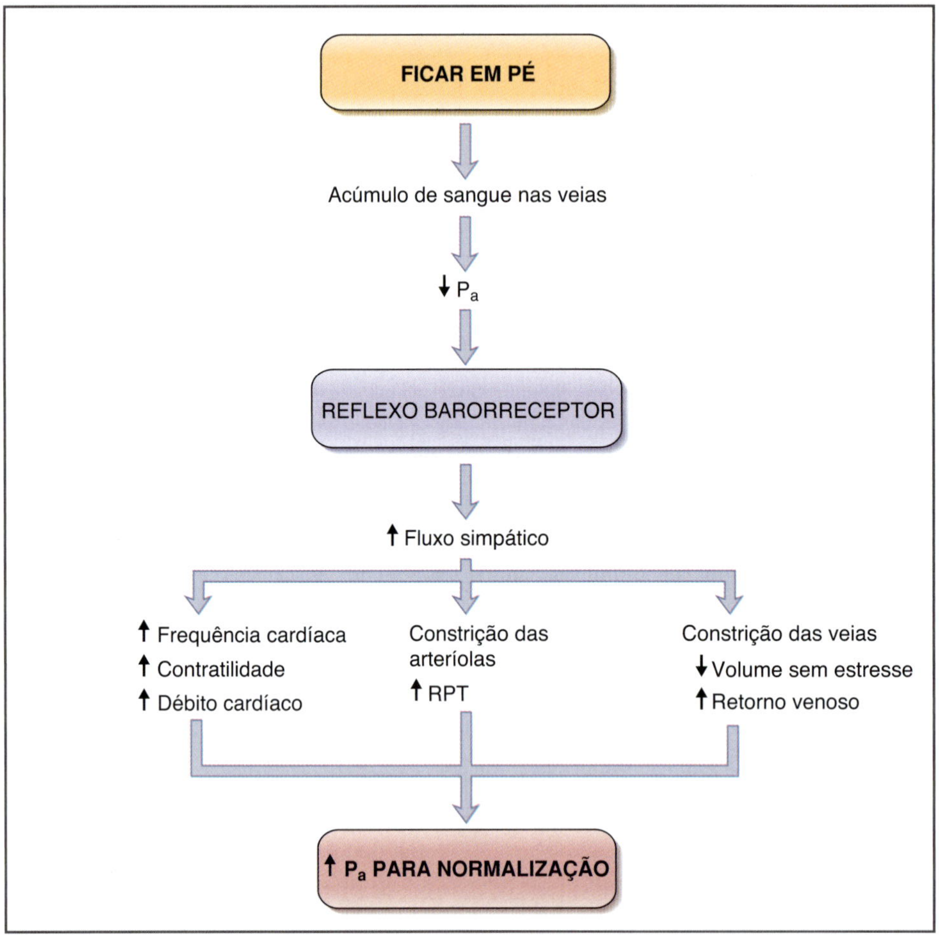

Figura 4.38 Respostas cardiovasculares em um indivíduo que fica em pé depois de um período em decúbito. *P_a*, pressão arterial média; *RPT*, resistência periférica total.

Tabela 4.11 Resumo das respostas cardiovasculares à adoção da posição ortostática.

Parâmetro	Primeira resposta à adoção da posição ortostática	Resposta compensatória
Pressão arterial média	↓	↑ (em direção ao normal)
Frequência cardíaca	—	↑
Volume sistólico	↓ (menor retorno venoso)	↑ (em direção ao normal)
Débito cardíaco	↓ (menor volume sistólico)	↑ (em direção ao normal)
Resistência periférica total (RPT)	—	↑
Pressão venosa central	↓ (acúmulo de sangue nos membros inferiores)	↑ (em direção ao normal)

Boxe 4.4 Fisiologia clínica: hipotensão ortostática.

DESCRIÇÃO DO CASO. Uma mulher de 32 anos está se recuperando de um surto de "gastrenterite viral". A paciente não comeu ou bebeu nas últimas 36 horas. Sentindo-se um pouco melhor depois de uma boa noite de sono, decide voltar ao trabalho. Percebendo que acordou atrasada, pula da cama, sente-se tonta e teme desmaiar. Tem a sensação de que seu coração está acelerado. Sabiamente, ela volta para a cama e decide ficar mais um dia em repouso.

EXPLICAÇÃO DO CASO. A mulher apresenta os sinais clássicos de hipotensão ortostática, em que os níveis tensionais caem ao ficar em pé. Quando um indivíduo passa do decúbito dorsal para a posição ortostática, o sangue se acumula nas veias dos membros inferiores. Esse acúmulo diminui o retorno venoso, o que reduz o débito cardíaco pelo mecanismo de Frank-Starling. A diminuição do débito cardíaco, então, reduz a P_a. Nessa mulher, a diminuição do retorno venoso, do débito cardíaco e da P_a é exagerada devido à redução do volume do LEC (depleção de volume) secundária às perdas gastrintestinais. A mulher sente-se tonta porque a queda da P_a reduz o fluxo sanguíneo cerebral.

(*Continua*)

Boxe 4.4 Fisiologia clínica: hipotensão ortostática (*continuação*).

A sensação de coração acelerado é um componente do reflexo barorreceptor. Barorreceptores localizados no seio carótico e no arco da aorta detectam a queda da P_a. O reflexo barorreceptor desencadeia, então, várias respostas compensatórias, inclusive aumento do efluxo simpático para o coração e os vasos sanguíneos. As quatro consequências do aumento do efluxo simpático são aumento da frequência cardíaca ("coração acelerado"), mediada por receptores β_1-adrenérgicos no nó sinoatrial; aumento da contratilidade, mediada por receptores β_1-adrenérgicos no músculo ventricular; aumento da RTP (constrição arteriolar), mediada por receptores α_1-adrenérgicos nas arteríolas; e aumento do retorno venoso (venoconstrição) mediado por receptores α_1-adrenérgicos nas veias.

TRATAMENTO. A mulher precisa de reposição de volume para restaurar o volume do LEC. A normalização do volume do LEC fará com que ela não sofra mais uma queda exagerada da P_a ao levantar-se.

Boxe 4.5 Fisiologia clínica: insuficiência cardíaca.

DESCRIÇÃO DO CASO. Uma mulher de 60 anos é internada após queixar-se de fadiga e fraqueza extremas, falta de ar (dispneia) e edema maleolar. Suas roupas não cabem mais na cintura e ela ganhou 3 kg no mês anterior. A paciente relata que é difícil respirar quando está deitada (ortopneia). Dormir apoiada em vários travesseiros não lhe traz mais alívio. Há história pregressa de dor torácica e dispneia aos esforços.

Seu exame físico revela cianose (coloração azul-violácea da pele e das mucosas), taquipneia (aumento da frequência respiratória), aumento da frequência cardíaca, distensão das veias do pescoço, ascite (acúmulo de líquido no abdome), edema nos tornozelos e pele fria e úmida. Sua fração de ejeção ventricular é 0,30. Sua pressão arterial sistólica (PAS) é de 100 mmHg com pressão diferencial reduzida. Ela é tratada com digoxina e um diurético, e submetida a uma dieta hipossódica.

EXPLICAÇÃO DO CASO. Os sinais e sintomas da paciente são um caso clássico de insuficiência cardíaca. A história pregressa de angina (dor torácica) sugere que o bloqueio das artérias coronárias fez com que o fluxo sanguíneo para o coração fosse insuficiente. Com fluxo sanguíneo coronário insuficiente, o fornecimento de oxigênio para as células miocárdicas funcionais é inadequado e os ventrículos não conseguem desenvolver pressões normais para ejeção de sangue durante a sístole. Os ventrículos desenvolvem um estado inotrópico negativo, o que diminui a contratilidade e o volume sistólico para determinado volume diastólico final (desvio para baixo da relação de Frank-Starling; ver Figura 4.21). O menor volume sistólico se reflete tanto na menor pressão de pulso quanto na menor fração de ejeção de 0,30 (o valor normal é 0,55): há ejeção de uma fração menor do que o volume diastólico final normal durante a sístole. Embora não declarado explicitamente, o débito cardíaco também é reduzido. A cianose e a fadiga fácil são sinais de fluxo sanguíneo inadequado para os tecidos e má oxigenação do sangue.

A paciente apresenta edema (acúmulo de líquido intersticial) nos pulmões, evidenciado por dispneia, e nos tecidos periféricos. O edema se deve ao acúmulo de líquido, que ocorre quando a filtração dos capilares excede a capacidade dos vasos linfáticos. Nesse caso, há um aumento da filtração dos capilares devido ao aumento da pressão venosa (observe a distensão das veias do pescoço). A pressão venosa aumenta porque o sangue "retorna" no lado venoso da circulação, pois os ventrículos não conseguem ejetar sangue com eficiência durante a sístole. Aparentemente, os dois ventrículos, esquerdo e direito, estão comprometidos, visto que houve formação de edema nos pulmões (insuficiência cardíaca esquerda) e na periferia (insuficiência cardíaca direita).

O reflexo barorreceptor é ativado em resposta à diminuição da P_a. (A P_a é menor porque o sangue se deslocou do lado arterial para o venoso da circulação, pois os ventrículos não conseguem bombear de maneira adequada.) O maior pulso e a pele fria e úmida da paciente são decorrentes do reflexo barorreceptor: a diminuição da P_a ativa os barorreceptores, o que aumenta o fluxo simpático para o coração e os vasos sanguíneos (aumenta a frequência cardíaca e provoca vasoconstrição cutânea) e diminui o fluxo parassimpático para o coração (também aumenta a frequência cardíaca). A RPT, se medida, estaria mais alta devido à vasoconstrição simpática de muitos leitos vasculares além dos cutâneos.

O sistema renina-angiotensina II-aldosterona também é ativado pela baixa P_a e os maiores níveis de angiotensina II contribuem para a vasoconstrição periférica. Os maiores níveis de aldosterona aumentam a reabsorção de Na^+, o teor corpóreo total de Na^+ e o volume do LEC, perpetuando o ciclo de formação de edema.

TRATAMENTO. O tratamento é composto de duas estratégias: (1) aumentar a contratilidade das células miocárdicas pela administração de um agente inotrópico positivo, como a digoxina, e (2) reduzir o teor corporal total de Na^+ e o ciclo de formação de edema com a administração de um diurético e a restrição da ingestão de sódio.

dos neurônios pós-ganglionares simpáticos. A **epinefrina**, a secreção primária da medula suprarrenal, ativa os receptores β_1 para aumentar a frequência cardíaca e a contratilidade, e os receptores β_2 para dilatar as arteríolas do músculo esquelético. A **norepinefrina**, o neurotransmissor secretado pelos neurônios pós-ganglionares simpáticos, ativa os receptores β_1 para aumentar a frequência cardíaca e a contratilidade, e os receptores α_1 para

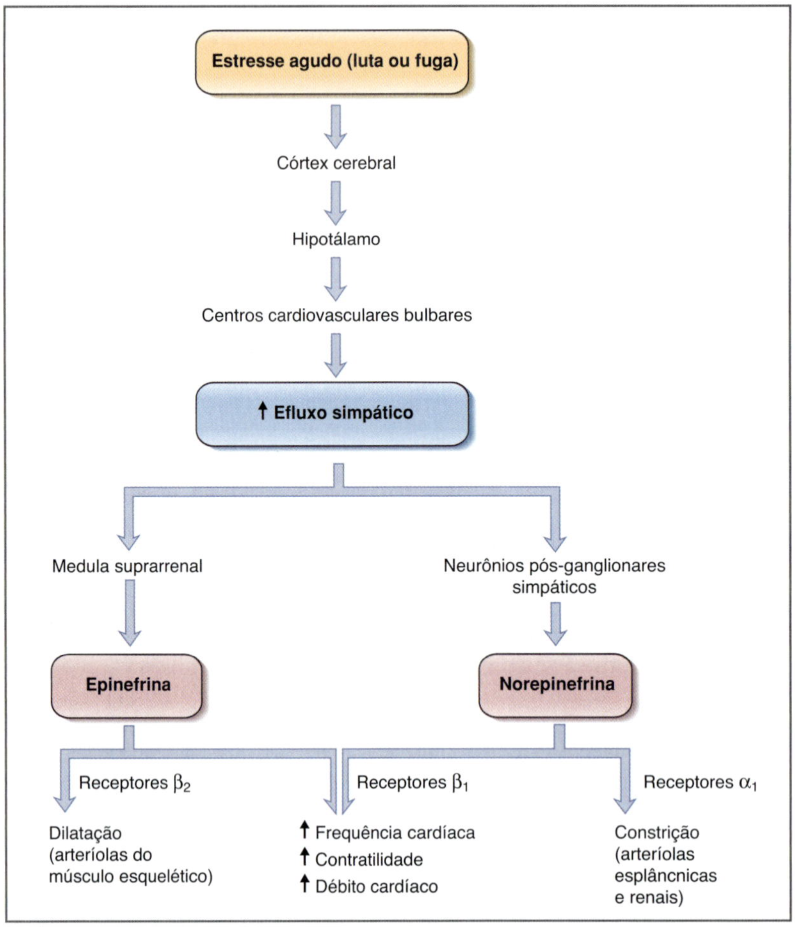

Figura 4.39 Respostas cardiovasculares ao estresse agudo (luta ou fuga).

contrair as arteríolas esplâncnicas e renais. A resposta cardiovascular global e coordenada otimiza a capacidade de "lutar ou fugir": o débito cardíaco aumenta (devido à elevação da frequência cardíaca e da contratilidade) e o fluxo sanguíneo é redirecionado *dos* leitos vasculares esplâncnicos e renais *para* o músculo esquelético.

Na resposta de luta ou fuga, a P_a aumenta ou diminui? O aumento do débito cardíaco claramente tenderia a aumentar a P_a. No entanto, o outro determinante da P_a, a RPT, pode estar maior, menor ou inalterada, dependendo do equilíbrio relativo da vasodilatação do músculo esquelético em relação à vasoconstrição dos leitos vasculares esplâncnicos e renais (P_a = débito cardíaco × RPT). Se a vasoconstrição for maior que a vasodilatação, então há aumento de RPT e P_a. Se a vasodilatação for maior que a vasoconstrição, a RPT diminui e o efeito na P_a é difícil de prever.

Síncope vasovagal

Aproximadamente 25% das pessoas desmaiam ao ver sangue, tomar uma injeção ou em extrema angústia emocional. Um desmaio benigno, ou síncope vasovagal, é mais comum no calor, ao ficar em pé por muito tempo, durante a defecação ou em caso de depleção de volume. É uma resposta **parassimpática** que diminui a P_a e o fluxo sanguíneo cerebral (Figura 4.40).

A síncope vasovagal é causada pelo **reflexo de Bezold-Jarish**, que começa no córtex cerebral. Há ativação de centros bulbares, levando a aumento maciço do efluxo parassimpático para o coração e diminuição do efluxo simpático para o coração e aos vasos sanguíneos. Assim, há diminuição da frequência cardíaca e do débito cardíaco (aumento da atividade parassimpática e diminuição da atividade simpática); além disso, há diminuição da RPT (diminuição da atividade simpática). A redução do débito cardíaco e da RPT provoca queda súbita da P_a, com consequente diminuição do fluxo sanguíneo cerebral e desmaio.

RESUMO

- O sistema cardiovascular (sistema circulatório) é composto pelo coração e pelos vasos sanguíneos. O coração, ao se contrair, bombeia o sangue pelas vasculaturas sistêmica e pulmonar. Os vasos sanguíneos atuam como condutos que levam sangue aos tecidos. Os capilares de paredes finas são locais de troca de nutrientes e metabólitos
- A hemodinâmica compreende os princípios que regem o fluxo sanguíneo: velocidade do fluxo, relações de fluxo, pressão e resistência e complacência dos vasos sanguíneos

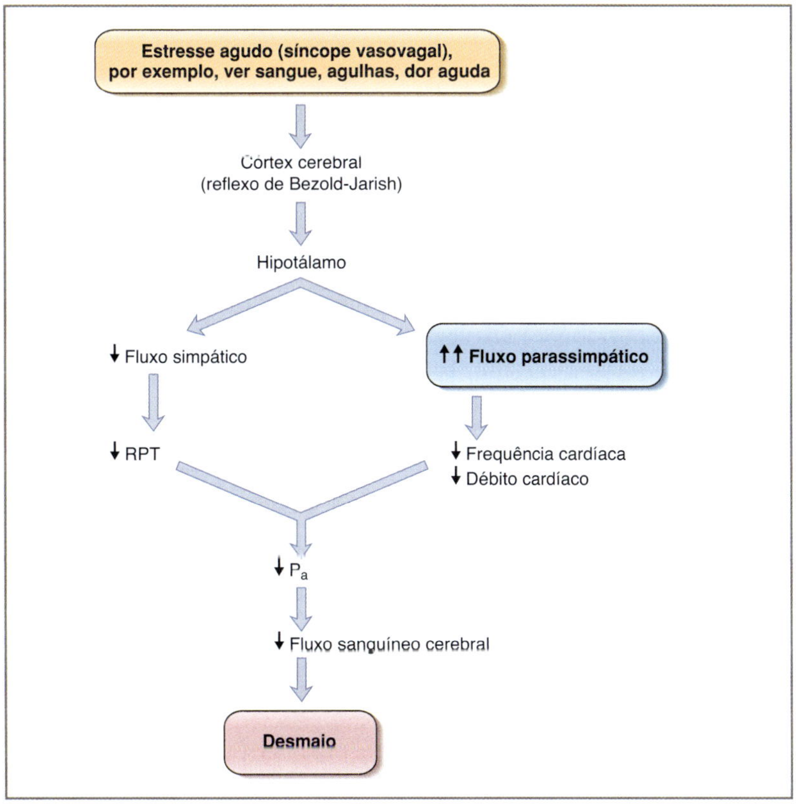

Figura 4.40 Síncope vasovagal. Respostas cardiovasculares na síncope vasovagal que causam desmaio. P_a, pressão arterial média; *RPT*, resistência periférica total.

- A velocidade do fluxo sanguíneo é proporcional à taxa de fluxo de volume e inversamente proporcional à área transversal. A velocidade é menor nos capilares, que têm a maior área transversal
- O fluxo sanguíneo é proporcional ao tamanho do gradiente de pressão e inversamente proporcional à resistência dos vasos sanguíneos
- A resistência ao fluxo sanguíneo é proporcional à viscosidade do sangue e ao comprimento do vaso, e inversamente proporcional ao raio do vaso elevado à quarta potência. As arteríolas são o local de maior resistência na vasculatura. As resistências podem ser dispostas em série ou em paralelo
- Complacência é a relação entre volume e pressão: quanto maior a complacência de um vaso sanguíneo, maior o volume contido em determinada pressão. As veias têm alta complacência e retêm grandes volumes de sangue (o volume sem estresse) em baixa pressão. As artérias têm baixa complacência e retêm pequenos volumes de sangue (o volume em estresse) em alta pressão
- O potencial de ação cardíaco começa no nó SA, que se despolariza de maneira espontânea. O potencial de ação se espalha em uma sequência específica por todo o miocárdio por meio de um sistema de condução especializado. A condução é rápida, exceto no nó AV, em que a condução lenta dá tempo suficiente para o enchimento ventricular antes da contração
- Nos átrios e ventrículos, a elevação do potencial de ação é o resultado de uma corrente de influxo de Na^+. O potencial de ação nos átrios e ventrículos apresenta um platô causado por uma corrente de influxo de Ca^{2+}. Esse platô explica a longa duração e o longo período refratário do potencial de ação
- No nó SA, a fase ascendente do potencial de ação é o resultado de uma corrente de influxo de Ca^{2+}. O nó SA apresenta despolarização lenta e espontânea durante a fase 4, o que leva as células ao limiar para disparar potenciais de ação. A despolarização lenta é causada por uma corrente de influxo de Na^+ (I_f)
- O acoplamento excitação-contração nas células miocárdicas é semelhante ao observado no músculo esquelético. Nas células miocárdicas, entretanto, o Ca^{2+} que entra na célula durante o platô do potencial de ação desencadeia a liberação de mais Ca^{2+} do retículo sarcoplasmático. O Ca^{2+} se liga à troponina C e permite a interação actina miosina e a formação de pontes cruzadas
- O inotropismo ou contratilidade é a capacidade da célula miocárdica de desenvolver tensão em determinado comprimento celular: $[Ca^{2+}]$ intracelular determina o grau de inotropismo e agentes inotrópicos positivos aumentam a $[Ca^{2+}]$ intracelular e a contratilidade
- As células miocárdicas e o miocárdio apresentam uma relação comprimento-tensão baseada no grau de sobreposição dos elementos contráteis. A lei de Frank-Starling do coração descreve essa relação entre o débito cardíaco e o volume diastólico final. O volume diastólico final reflete o retorno venoso. Portanto,

o débito cardíaco é determinado pelo retorno venoso e, no estado de equilíbrio dinâmico, o débito cardíaco e o retorno venoso são iguais

- P_a é o produto do débito cardíaco e da RPT. A P_a é cuidadosamente monitorada e mantida em um valor normal de 100 mmHg. O reflexo barorreceptor é um mecanismo nervoso rápido que detecta alterações na P_a e orquestra as alterações no fluxo simpático e parassimpático para o coração e os vasos sanguíneos para normalização da P_a. O sistema renina-angiotensina II-aldosterona é um mecanismo hormonal mais lento que detecta alterações na P_a e, via aldosterona, normaliza a P_a ao modificar o volume sanguíneo
- A troca de líquido através de paredes capilares é determinada pelo equilíbrio das forças de Starling. A pressão efetiva de Starling determina a ocorrência de filtração para fora do capilar ou absorção pelo capilar. Se a filtração do líquido exceder a capacidade dos vasos linfáticos de devolvê-lo à circulação, há o desenvolvimento de edema
- O fluxo sanguíneo para os sistemas orgânicos é uma porcentagem variável do débito cardíaco. O fluxo sanguíneo é determinado pela resistência arteriolar, que pode ser alterada por metabólitos vasodilatadores ou por inervação simpática.

Desafie-se!

Responda a cada pergunta com uma palavra, frase, sentença ou solução numérica. Quando uma lista de respostas possíveis é fornecida com a pergunta, uma, mais de uma ou nenhuma das opções pode estar correta. As respostas corretas são fornecidas no final do livro.

1 *Quais são as unidades de resistência hemodinâmica?*

2 *Se a frequência cardíaca for 75 bpm, qual é o intervalo R-R em milissegundos?*

3 *Qual é a ordem correta dos seguintes eventos: ligação de Ca^{2+} à troponina C, tensão, liberação de Ca^{2+} do retículo sarcoplasmático, potencial de ação ventricular, acúmulo de Ca^{2+} pelo retículo sarcoplasmático?*

4 *Se a frequência cardíaca for 85 bpm, o volume diastólico final for 150 mℓ e o volume sistólico for 75 mℓ, qual será a fração de ejeção?*

5 *Qual parte do ciclo cardíaco tem o menor volume ventricular: sístole atrial ou relaxamento ventricular isovolumétrico?*

6 *De acordo com as curvas de função cardíaca e vascular, um aumento do volume sanguíneo leva a _______ da pressão atrial direita e _______ do débito cardíaco.*

7 *Se o débito cardíaco for 5,2 ℓ/min, a frequência cardíaca for 76 bpm e o volume diastólico final for 145 mℓ, qual será o volume sistólico final?*

8 *Em um capilar, se P_c for 35 mmHg, π_c for 25 mmHg, P_i for 2 mmHg e π_i for 1 mmHg, há absorção ou filtração efetiva? Qual é a magnitude da força motriz?*

9 *Quando uma pessoa deitada rapidamente fica em pé, qual(is) dos seguintes diminui(em): retorno venoso, débito cardíaco, pressão arterial (P_a)?*

10 *Qual é o nome do volume contido no VE imediatamente antes de se contrair?*

11 *Qual dos seguintes eleva a contratilidade: diminuição da frequência cardíaca, aumento da fosforilação do fosfolambam, aumento da duração do potencial de ação?*

12 *Durante qual fase do potencial de ação ventricular, fase 0 ou fase 4, a corrente de influxo é maior que a corrente de efluxo?*

13 *Qual termo melhor se aplica ao ARP do potencial de ação ventricular: automaticidade, excitabilidade, velocidade de condução, potencial diastólico máximo?*

14 *Se, simultaneamente, houver aumento da taxa de despolarização da fase 4 e hiperpolarização do potencial limiar, haverá aumento, diminuição ou nenhuma alteração da frequência cardíaca?*

15 *Entre as respostas que ocorrem após a hemorragia, qual(is) das seguintes aumenta(m): volume sem estresse, frequência cardíaca, resistência de leitos vasculares cutâneos, taxa de disparo dos nervos do seio carótico, níveis de angiotensina II?*

16 *No mecanismo miogênico de autorregulação, de acordo com a lei de Laplace, a elevação da pressão aumenta, diminui ou não altera o raio do vaso sanguíneo?*

17 *Das seguintes, qual circulação recebe a maior porcentagem do débito cardíaco: renal, pulmonar, coronária, do músculo esquelético durante o exercício intenso, cutânea durante o exercício intenso?*

18 *Qual das seguintes aumenta o volume sistólico do VE: aumento da contratilidade, diminuição do volume diastólico final, aumento da pressão aórtica?*

19 *Durante qual(is) parte(s) do ciclo cardíaco a valva aórtica está aberta: sístole atrial, ejeção ventricular rápida, diástase?*

20 *De acordo com as curvas de função cardíaca e vascular, um aumento da RPT leva a _______ do retorno venoso e _______ do débito cardíaco.*

21 *Qual situação está associada à maior taxa de consumo de oxigênio miocárdico: aumento do débito cardíaco secundário ao aumento da frequência cardíaca ou diminuição do débito cardíaco secundário ao aumento da pressão aórtica?*

22 *Três resistores, cada um com um valor de 10, estão dispostos em paralelo. Qual é a variação da resistência total se um quarto resistor de valor 10 for adicionado em paralelo?*

23 *O vaso sanguíneo "A" tem área transversal de 1 cm² e o vaso sanguíneo "B" tem área transversal de 10 cm². Se o fluxo sanguíneo pelos dois vasos é o mesmo, em qual vaso a velocidade do fluxo sanguíneo é maior?*

24 *Onde estou? Dê a localização correta de cada item a seguir no sistema CV. A localização pode ser anatômica, um gráfico ou parte de um gráfico, uma equação ou um conceito.*

Incisura dicrótica
Receptores β_1
L_{max}
Raio elevado à quarta potência
Fosfolambam
Efeito dromotrópico negativo
Pressão diferencial (pressão de pulso)
Automaticidade normal
Fração de ejeção

25 *Durante que porções do ciclo cardíaco a valva mitral está fechada: sístole atrial, ejeção ventricular rápida, relaxamento ventricular isovolumétrico, diástase?*

26 *Durante o exercício, qual(is) dos seguintes diminui(em): frequência cardíaca, retorno venoso, volume sistólico, diâmetro das arteríolas esplâncnicas, RPT?*

27 *De acordo com a alça de pressão-volume ventricular, um aumento na pós-carga eleva qual dos seguintes: volume diastólico final, pressão diastólica final, volume sistólico final, volume sistólico?*

28 *Qual(is) dos seguintes é/são mediado(s) por aumento de* I_{Ca}*: efeito simpático para aumento da frequência cardíaca, efeito parassimpático para diminuição da frequência cardíaca, efeito simpático para aumento da contratilidade, efeito parassimpático para diminuição da velocidade de condução no nó AV?*

29 *Uma diminuição súbita da contratilidade ventricular reduz o volume sistólico de 70 mℓ para 60 mℓ. Após a compensação de Frank-Starling pela diminuição da contratilidade, qual é o volume sistólico? 75 mℓ, 70 mℓ, 65 mℓ, 60 mℓ ou 55 mℓ?*

30 *Um estudante de medicina do terceiro ano está em seu primeiro dia na sala de cirurgia. Ele está parado perto do campo cirúrgico e começa a se sentir tonto. Em seguida, está deitado no chão e recuperando a consciência. Qual dos seguintes eventos o fez desmaiar: aumento da atividade simpática do nó SA, aumento da atividade simpática dos receptores* α_1 *nas arteríolas esplâncnicas, diminuição da atividade parassimpática do nó SA, diminuição do débito cardíaco?*

CAPÍTULO **5**

Fisiologia Respiratória

A função do sistema respiratório é a troca de oxigênio e dióxido de carbono entre o ambiente e as células do corpo. O ar fresco chega aos pulmões durante a fase inspiratória do ciclo respiratório; a seguir, há troca de oxigênio por dióxido de carbono entre o ar inspirado e o sangue capilar pulmonar, e o ar é expirado.

ESTRUTURA DO SISTEMA RESPIRATÓRIO

Vias respiratórias

O sistema respiratório é formado pelos pulmões e por inúmeras vias respiratórias que conectam esses órgãos ao ambiente externo. As estruturas do sistema respiratório são subdivididas em uma **zona condutora** (ou vias respiratórias de condução), que transporta o ar para dentro e para fora dos pulmões, e uma **zona respiratória** revestida por alvéolos, onde ocorrem as trocas gasosas. As funções das zonas condutora e respiratória são diferentes, assim como as estruturas que as revestem (Figura 5.1).

Zona condutora

A zona condutora é formada por nariz, nasofaringe, laringe, traqueia, brônquios, bronquíolos e bronquíolos terminais. Essas estruturas transportam o ar para dentro e para fora da zona respiratória não apenas para a troca gasosa, mas também para aquecê-lo, umidificá-lo e filtrá-lo antes que chegue à região crítica de troca gasosa.

As vias respiratórias se bifurcam de maneira progressiva e são identificadas pelo número de sua geração. A traqueia, a geração zero, é a principal via respiratória de condução. A traqueia se divide nos brônquios principais direito e esquerdo (a primeira geração), que se dividem em dois brônquios menores, que se dividem outra vez. Em última análise, existem 23 dessas divisões em vias respiratórias cada vez menores, culminando naquelas da 23ª geração.

As paredes das vias respiratórias de condução até a 10ª geração apresentam **cartilagem**; sua função é estrutural, mantendo essas vias respiratórias abertas. A partir da 11ª geração, a cartilagem desaparece; para permanecerem abertas, as vias respiratórias sem cartilagem dependem de uma pressão transmural favorável (discutida a seguir).

As vias respiratórias de condução são revestidas por células secretoras de muco e células ciliadas que removem partículas inaladas. Embora as partículas grandes geralmente sejam filtradas no nariz, as partículas pequenas podem entrar nas vias respiratórias, onde são capturadas pelo muco, que então ascende graças ao movimento rítmico dos cílios.

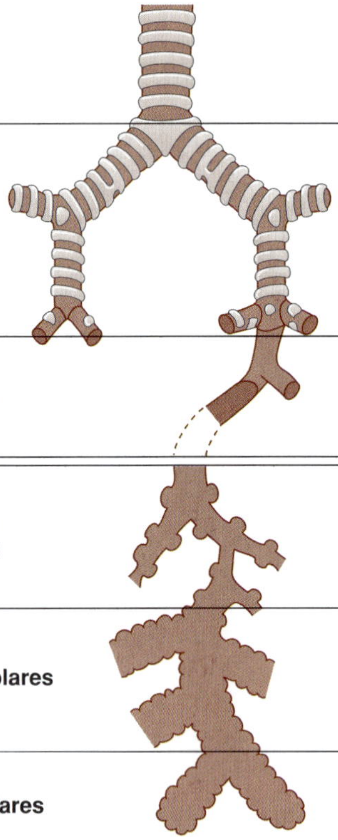

Zona	Estrutura	Número	Cílios	Musculatura lisa	Cartilagem
ZONA CONDUTORA	Traqueia	1	Sim	Sim	Sim
	Brônquios	2 4 8	Sim	Sim	Irregular
	Bronquíolos	–	Sim	Sim	Não
ZONA RESPIRATÓRIA	Bronquíolos respiratórios	–	Alguns	Alguns	Não
	Ductos alveolares	–	Não	Alguns	Não
	Sacos alveolares	6×10^8	Não	Não	Não

Figura 5.1 Estrutura das vias respiratórias. O número das diversas estruturas se refere aos dois pulmões.

As paredes das vias respiratórias de condução contêm **músculo liso**. Esse músculo liso tem inervações simpáticas e parassimpáticas com efeitos opostos no diâmetro das vias respiratórias. (1) Os neurônios adrenérgicos simpáticos ativam os **receptores β_2** no músculo liso brônquico, promovendo relaxamento e **dilatação** das vias respiratórias. Além disso, e mais importante, esses receptores β_2 são ativados pela epinefrina circulante liberada pela medula suprarrenal e por agonistas β_2-adrenérgicos, como o isoproterenol. (2) Os neurônios colinérgicos parassimpáticos ativam **receptores muscarínicos**, o que leva à contração e **constrição** das vias respiratórias.

Alterações no diâmetro das vias respiratórias de condução impactam sua resistência, o que modifica o fluxo de ar. Assim, os efeitos do sistema nervoso autônomo (SNA) no diâmetro e na resistência das vias respiratórias, e no fluxo de ar, são previsíveis. Os efeitos mais notáveis são os dos agonistas β_2-adrenérgicos (p. ex., epinefrina, isoproterenol, salbutamol), que dilatam as vias respiratórias no tratamento da **asma**.

Zona respiratória

A zona respiratória é composta por estruturas revestidas com alvéolos e, portanto, participam das **trocas gasosas**: bronquíolos respiratórios, ductos alveolares e sacos alveolares. Os **bronquíolos respiratórios** são estruturas de transição. Como as vias respiratórias de condução, têm cílios e músculo liso, mas também são considerados parte da região de troca gasosa porque, às vezes, alvéolos brotam de suas paredes. Os **ductos alveolares** são completamente revestidos por alvéolos, mas não contêm cílios e apresentam pouco músculo liso. Os ductos alveolares terminam em **sacos alveolares**, que também são revestidos por alvéolos.

Os **alvéolos** são evaginações saculiformes das paredes dos bronquíolos respiratórios, dos ductos alveolares e dos sacos alveolares. Cada pulmão tem cerca de 300 milhões de alvéolos. O diâmetro de cada alvéolo é de aproximadamente 200 micrômetros (μm). A troca de oxigênio (O_2) e dióxido de carbono (CO_2) entre o gás alveolar e o sangue capilar pulmonar é rápida e eficiente nos alvéolos porque as paredes alveolares são finas e têm uma grande **área de superfície** para difusão.

As paredes alveolares são cercadas por fibras elásticas e revestidas por células epiteliais chamadas de pneumócitos de tipo I e tipo II (ou células alveolares). Os **pneumócitos de tipo II sintetizam surfactante pulmonar** (necessário para redução da tensão superficial dos alvéolos) e têm capacidade de regeneração em pneumócitos de tipo I e tipo II.

Os alvéolos contêm células fagocitárias chamadas de **macrófagos alveolares**. Os macrófagos alveolares removem poeira e detritos dos alvéolos, que não têm cílios para realizar essa função. Os macrófagos se enchem de detritos e migram para os bronquíolos; os cílios dos bronquíolos arrastam os detritos para as vias respiratórias superiores e a faringe, onde podem ser deglutidos ou expectorados.

Fluxo sanguíneo pulmonar

O fluxo sanguíneo pulmonar é o débito cardíaco do coração direito. É ejetado do ventrículo direito (VD) e chega aos pulmões pela artéria pulmonar (ver Capítulo 4, Figura 4.1). As artérias pulmonares se ramificam em outras cada vez menores e trafegam com os brônquios em direção às zonas respiratórias. As artérias menores se dividem em arteríolas e, depois, em capilares pulmonares, que formam redes densas ao redor dos alvéolos.

Devido aos **efeitos gravitacionais**, o fluxo sanguíneo pulmonar não se distribui de maneira uniforme nos pulmões. No indivíduo em posição ortostática, o fluxo sanguíneo é menor no ápice (parte superior) e maior na base (parte inferior) dos pulmões. Em uma pessoa em decúbito dorsal, esses efeitos gravitacionais desaparecem. A importância fisiológica das variações regionais no fluxo sanguíneo é discutida mais adiante neste capítulo.

Como em outros órgãos, a **regulação do fluxo sanguíneo pulmonar** é realizada pela alteração da resistência das arteríolas pulmonares. Essas alterações na resistência arteriolar pulmonar são controladas por fatores locais, principalmente O_2.

A **circulação brônquica** corresponde ao suprimento sanguíneo para as vias respiratórias de condução (que não participam das trocas gasosas) e é uma fração muito pequena do fluxo sanguíneo pulmonar total.

VOLUMES E CAPACIDADES DOS PULMÕES

Volumes pulmonares

Os volumes estáticos do pulmão são medidos por **espirometria** (Tabela 5.1). Normalmente, o indivíduo permanece sentado e inspira e expira no espirômetro, deslocando um sino. O volume deslocado é registrado em papel calibrado (Figura 5.2).

Tabela 5.1 Abreviaturas e valores normais associados à fisiologia respiratória.

Abreviatura	Significado	Valor normal
P	Pressão ou pressão parcial do gás	
$\dot{Q}$	Fluxo sanguíneo	
V	Volume de gás	
$\dot{V}$	Taxa de fluxo de gás	
F	Concentração fracionada de gás	
A	Gás alveolar	
a	Sangue arterial	
V	Sangue venoso	
E	Gás expirado	
I	Gás inspirado	
L	Transpulmonar	
TM	Transmural	
Sangue arterial		
Pa_{O_2}	Pressão parcial de O_2 no sangue arterial	100 mmHg
Pa_{CO_2}	Pressão parcial de CO_2 no sangue arterial	40 mmHg
Sangue venoso misto		
$P\bar{V}_{O_2}$	Pressão parcial de O_2 no sangue venoso misto	40 mmHg
$P\bar{V}_{CO_2}$	Pressão parcial de CO_2 no sangue venoso misto	46 mmHg
Ar inspirado		
PI_{O_2}	Pressão parcial de O_2 no ar inspirado seco	160 mmHg (nível do mar)
PI_{CO_2}	Pressão parcial de CO_2 no ar inspirado seco	0 mmHg
Ar alveolar		
PA_{O_2}	Pressão parcial de O_2 no ar alveolar	100 mmHg
PA_{CO_2}	Pressão parcial de CO_2 no ar alveolar	40 mmHg

(Continua)

Tabela 5.1 Abreviaturas e valores normais associados à fisiologia respiratória (*continuação*).

Abreviatura	Significado	Valor normal
Volumes respiratórios e frequência respiratória		
CPT	Capacidade pulmonar total	6,0 ℓ
CRF	Capacidade residual funcional	2,4 ℓ
CV	Capacidade vital	4,7 ℓ
V_C	Volume corrente	0,5 ℓ
$\dot{V}_A$	Ventilação alveolar	—
FR	Frequência respiratória	15 ipm
V_D	Espaço morto fisiológico	0,15 ℓ
CVF	Capacidade vital forçada	4,7 ℓ
VEF_1	Volume expiratório final em 1 s	—
Constantes		
PB	Pressão atmosférica (barométrica)	760 mmHg (nível do mar)
P_{H_2O}	Pressão de vapor de água	47 mmHg (37°C)
STPD	Temperatura e pressão padrão, sem umidade	273 K, 760 mmHg
TCPS	Temperatura corpórea e pressão em saturação	310 K, 760 mmHg, 47 mmHg
—	Solubilidade do O_2 no sangue	0,003 mℓ O_2/100 mℓ de sangue por mmHg
—	Solubilidade do CO_2 no sangue	0,07 mℓ CO_2/100 mℓ de sangue por mmHg
Outros valores		
—	Concentração de hemoglobina	15 g/100 mℓ de sangue
—	Capacidade de ligação de O_2 à hemoglobina	1,34 mℓ O_2/g hemoglobina
$\dot{V}O_2$	Consumo de O_2	250 mℓ/min
$\dot{V}CO_2$	Produção de CO_2	200 mℓ/min
R	Quociente de troca respiratória (produção de CO_2/ consumo de O_2)	0,8

ipm, incursões por minuto.

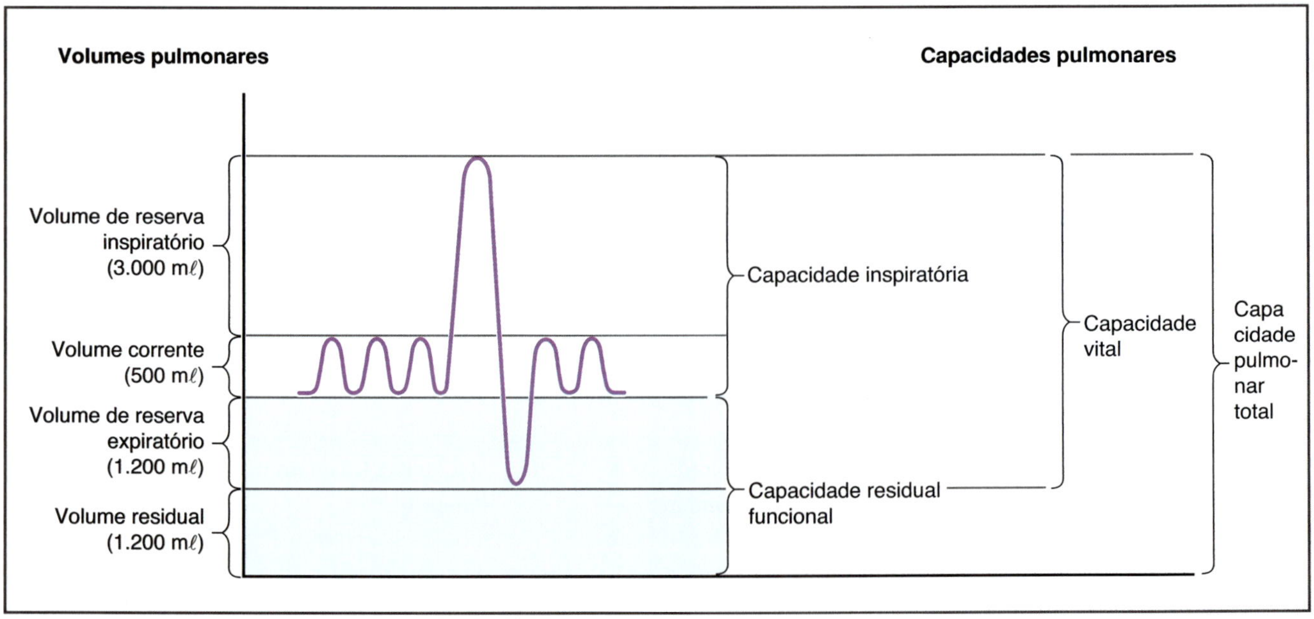

Figura 5.2 Volumes e capacidades pulmonares. Volumes e capacidades pulmonares são medidos por espirometria. A espirometria não mensura o volume residual.

Primeiro, pede-se ao indivíduo que respire calmamente. A respiração normal e tranquila envolve a inspiração e expiração de um **volume corrente (V_C)**. O V_C normal é de cerca de 500 mℓ e inclui o volume de ar que enche os alvéolos *mais* o volume de ar que enche as vias respiratórias.

Em seguida, o indivíduo deve fazer uma inspiração máxima, seguida por uma expiração máxima. Essa manobra revela outros volumes pulmonares. O volume que pode ser inspirado *acima* do V_C é chamado de **volume de reserva inspiratório** e é de cerca de 3.000 mℓ. O volume que pode ser expirado *abaixo* do V_C é chamado de **volume de reserva expiratório** e é de aproximadamente 1.200 mℓ.

O volume de gás que continua nos pulmões após uma expiração forçada máxima é o **volume residual (VR)**, que é de cerca 1.200 mℓ e não pode ser medido por espirometria.

Capacidades pulmonares

Além desses volumes pulmonares, existem várias **capacidades pulmonares**; cada capacidade pulmonar inclui dois ou mais volumes pulmonares. A **capacidade inspiratória (IC)** é composta do V_C mais o volume de reserva inspiratório e é de aproximadamente 3.500 mℓ (500 mℓ + 3.000 mℓ). A **capacidade residual funcional (CRF)** é formada pelo volume de reserva expiratório (VRE) mais o VR, ou aproximadamente 2.400 mℓ (1.200 mℓ + 1.200 mℓ). A CRF é o volume remanescente nos pulmões após a expiração de um V_C normal e pode ser considerada o **volume de equilíbrio** dos pulmões. A **capacidade vital (CV)** é composta de IC mais o volume de reserva expiratório, ou aproximadamente 4.700 mℓ (3.500 mℓ + 1.200 mℓ). A CV é o volume que pode ser expirado após a inspiração máxima. Seu valor é maior em homens, aumenta de acordo com o tamanho corpóreo e o condicionamento físico e diminui com a idade. Finalmente, como o nome sugere, a **capacidade pulmonar total (CPT)** inclui todos os volumes pulmonares: é a CV mais o VR, ou 5.900 mℓ (4.700 mℓ + 1.200 mℓ).

Como o VR não pode ser medido por espirometria, as capacidades pulmonares que *incluem* o VR também não podem ser medidas por espirometria (ou seja, CRF e CPT). Das capacidades pulmonares não mensuráveis pela espirometria, a CRF (o volume que permanece nos pulmões após uma expiração normal) é de maior interesse por ser o volume de repouso ou equilíbrio dos pulmões.

Dois métodos são usados para **medida da CRF**: diluição de hélio e pletismografia corpórea.

- No método de **diluição de hélio**, o indivíduo respira uma quantidade conhecida de hélio que foi adicionado ao espirômetro. Como o hélio é insolúvel no sangue, após algumas respirações, sua concentração nos pulmões torna-se igual à do espirômetro, que pode ser medida. A quantidade de hélio que foi adicionada ao espirômetro e sua concentração nos pulmões são usadas para "recalcular" o volume pulmonar de distribuição do hélio. Caso a medida seja feita após a expiração de um V_C normal, o volume pulmonar calculado é a CRF
- A **pletismografia corpórea** emprega uma variante da lei de Boyle, que afirma que, para os gases, se o número de mols de gás e a temperatura forem constantes, a pressão do gás multiplicada pelo volume do gás é constante ($P \times V =$ constante). Portanto, o aumento do volume deve diminuir a pressão e a redução do volume deve aumentar a pressão. Para medida da CRF, o indivíduo senta-se em uma grande caixa hermética chamada de pletismógrafo. Depois de expirar um V_C normal, o bocal para as vias respiratórias do indivíduo é fechado. O indivíduo, então, tenta respirar. À medida que tenta inspirar, o volume aumenta e a pressão diminui em seus pulmões. Simultaneamente, o volume diminui e a pressão aumenta na caixa. O aumento da pressão na caixa pode ser medido e, a partir dele, o volume pré-inspiratório dos pulmões, a CRF, é calculado.

Espaço morto

Espaço morto é o volume das vias respiratórias e dos pulmões que **não participa das trocas gasosas.** Espaço morto é um termo geral que se refere tanto ao espaço morto *anatômico* das vias respiratórias de condução quanto a um espaço morto funcional ou *fisiológico*.

Espaço morto anatômico

O espaço morto anatômico é o **volume das vias respiratórias de condução**, inclusive nariz (e/ou boca), traqueia, brônquios e bronquíolos. Não inclui os bronquíolos respiratórios e alvéolos. O volume das vias respiratórias de condução é de aproximadamente 150 mℓ. Assim, por exemplo, ao inspirar um V_C de 500 mℓ, nem todo o volume atinge os alvéolos para as trocas gasosas; 150 mℓ preenchem as vias respiratórias de condução (o espaço morto anatômico, em que não há troca gasosa) e 350 mℓ enchem os alvéolos. A Figura 5.3 mostra que, ao final da expiração, as vias respiratórias de condução são preenchidas por ar alveolar, ou seja, estão cheias de ar que já esteve nos alvéolos e trocou gases com o sangue capilar pulmonar. Com a inspiração do próximo V_C, esse ar alveolar é o primeiro a entrar nos alvéolos, embora não sofra mais trocas gasosas. O próximo ar a entrar nos alvéolos é o ar fresco do V_C inspirado (350 mℓ), que passará pelas trocas gasosas. O restante do V_C (150 mℓ) não chega aos alvéolos, mas continua nas vias respiratórias de condução; esse ar não participa da troca gasosa e é o primeiro a ser expirado. (Isso revela outra coisa: o primeiro ar expirado é o ar do espaço morto que não sofreu troca gasosa. Logo, as amostras de ar alveolar devem ser coletadas ao *final* da expiração.)

Espaço morto fisiológico

O conceito de espaço morto fisiológico é mais abstrato do que o conceito de espaço morto anatômico. Por definição,

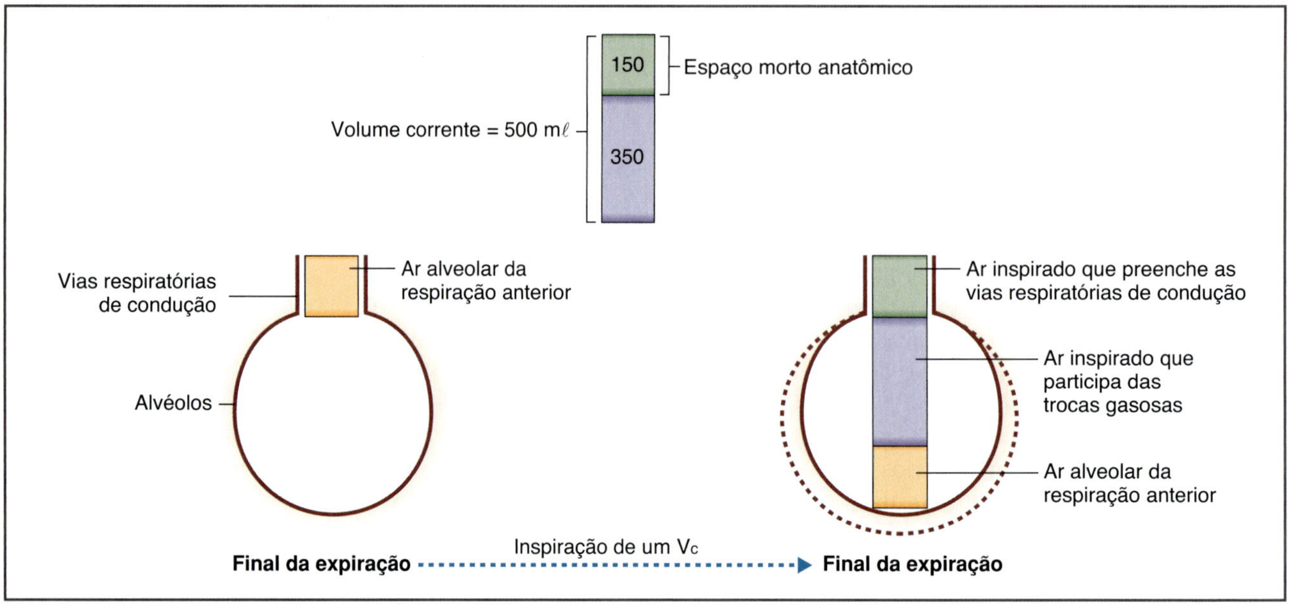

Figura 5.3 Espaço morto anatômico. Um terço de cada volume corrente (V_C) preenche o espaço morto anatômico.

o espaço morto fisiológico é o *volume total dos pulmões que não participa das trocas gasosas*. O espaço morto fisiológico inclui o espaço morto *anatômico* das vias respiratórias de condução mais um espaço morto *funcional* nos alvéolos.

Imagine o espaço morto funcional como alvéolos ventilados que não participam das trocas gasosas. O principal motivo para os alvéolos não participarem das trocas gasosas é uma incompatibilidade de ventilação e perfusão (também chamado de defeito de ventilação/perfusão), em que os alvéolos ventilados não são perfundidos pelo sangue capilar pulmonar.

Em indivíduos normais, o espaço morto fisiológico é quase igual ao espaço morto anatômico. Em outras palavras, a ventilação e a perfusão alveolar (fluxo sanguíneo) são bem compatíveis e o espaço morto funcional é pequeno. Em certas situações patológicas, entretanto, o espaço morto fisiológico pode se tornar maior que o espaço morto anatômico, sugerindo um defeito de ventilação/perfusão. A razão entre o espaço morto fisiológico e o V_C estima o "desperdício" de ventilação (nas vias respiratórias de condução ou nos alvéolos não perfundidos).

O **volume do espaço morto fisiológico** é estimado pelo seguinte método, que se baseia na medição da pressão parcial de CO_2 (P_{CO_2}) do ar expirado misto (PE_{CO_2}) e nas três seguintes hipóteses: (1) *todo* o CO_2 no ar expirado é proveniente da troca de CO_2 em alvéolos funcionais (ventilados e perfundidos); (2) praticamente não há CO_2 no ar inspirado; e (3) o espaço morto fisiológico (alvéolos e vias respiratórias não funcionantes) não troca nem contribui com CO_2. Se o espaço morto fisiológico for zero, então PE_{CO_2} será igual a P_{CO_2} alveolar (PA_{CO_2}). No entanto, na presença de um espaço morto fisiológico, PE_{CO_2} será "diluída" pelo ar do espaço morto e menor que PA_{CO_2} por um fator de diluição. Portanto, a comparação entre PE_{CO_2} e PA_{CO_2} permite a medida do fator de diluição (ou seja, volume do espaço morto fisiológico). Um possível problema na medida do espaço morto fisiológico é a impossibilidade de amostragem direta do ar alveolar. Esse problema, porém, pode ser resolvido, já que o ar alveolar normalmente se equilibra com o sangue capilar pulmonar (que se torna sangue arterial sistêmico). Assim, a P_{CO_2} do sangue arterial sistêmico (Pa_{CO_2}) é igual à P_{CO_2} do ar alveolar (PA_{CO_2}). Usando essa suposição, o volume do espaço morto fisiológico é calculado pela seguinte equação:

$$V_D = V_C \times \frac{Pa_{CO_2} - PE_{CO_2}}{Pa_{CO_2}}$$

em que

V_D = Espaço morto fisiológico (mℓ)

V_C = Volume corrente (mℓ)

Pa_{CO_2} = P_{CO_2} do sangue arterial (mmHg)

PE_{CO_2} = P_{CO_2} do ar expirado misto (mmHg)

Segundo a equação, o volume do espaço morto fisiológico é o V_C (volume inspirado em uma única respiração) multiplicado por uma fração. A fração representa a diluição da P_{CO_2} alveolar pelo ar do espaço morto (que não contribui com CO_2).

Para entender melhor a equação e sua aplicação, considere dois exemplos extremos. No primeiro exemplo, suponha que o espaço morto fisiológico seja *zero*; no segundo exemplo, suponha que o espaço morto fisiológico seja igual a *todo* o V_C. No primeiro exemplo, em que o espaço morto é zero, a P_{CO_2} do ar expirado (PE_{CO_2}) é igual à P_{CO_2} do gás alveolar (PA_{CO_2}) e do sangue arterial (Pa_{CO_2}) porque não há "desperdício" de ventilação: a fração na equação é igual a zero e, portanto, o valor calculado de V_D é zero. No segundo exemplo, em que o espaço morto é igual a *todo* o V_C, não há troca gasosa: portanto, $P_{E_{CO_2}}$ é zero, a fração é 1,0 e V_D é igual ao V_C.

Frequências ventilatórias

A frequência ventilatória é o volume de ar que entra e sai dos pulmões por unidade de tempo. A frequência ventilatória pode ser expressa como ventilação *minuto*, que é a frequência total de movimento do ar para dentro e para fora dos pulmões; ou como ventilação *alveolar*, em que o espaço morto fisiológico é corrigido. Para calcular a ventilação alveolar, primeiro deve-se determinar o espaço morto fisiológico, o que requer a amostragem de sangue arterial sistêmico, como descrito na seção anterior.

A **ventilação minuto** é dada pela seguinte equação:

$$\text{Ventilação minuto} = V_C \times \text{Frequência respiratória (incursões por minuto)}$$

A **ventilação alveolar** é a ventilação minuto corrigida de acordo com o espaço morto fisiológico e é dada pela seguinte equação:

$$\dot{V}_A = (V_C - V_D) \times \text{Frequência respiratória (incursões por minuto)}$$

em que

$\dot{V}_A$ = Ventilação alveolar (mℓ/min)
V_C = Volume corrente (mℓ)
V_D = Espaço morto fisiológico (mℓ)

EXEMPLO DE PROBLEMA. Um homem com volume corrente de 550 mℓ apresenta frequência respiratória de 14 incursões por minuto (ipm). A P_{CO_2} em seu sangue arterial é de 40 mmHg e a P_{CO_2} em seu ar expirado é de 30 mmHg. *Qual é sua ventilação minuto? Qual é sua ventilação alveolar? Que porcentagem de cada volume corrente chega aos alvéolos funcionais? Que porcentagem de cada volume corrente é espaço morto?*

SOLUÇÃO. Ventilação minuto é o volume corrente vezes a frequência respiratória ou:

$$\begin{aligned}\text{Ventilação minuto} &= 550\ \text{m}\ell \times 14\ \text{ipm}\\ &= 7.700\ \text{m}\ell/\text{min}\end{aligned}$$

A ventilação alveolar é a ventilação minuto corrigida de acordo com o espaço morto fisiológico, que deve ser calculado. Esse problema ilustra o método usual de avaliação do espaço morto fisiológico, que representa as estruturas que são ventiladas, mas não participam da troca de CO_2.

$$\begin{aligned}V_D &= V_C \times \frac{Pa_{CO_2} - P_{E_{CO_2}}}{Pa_{CO_2}}\\ &= 550\ \text{m}\ell \times \frac{40\ \text{mmHg} - 30\ \text{mmHg}}{40\ \text{mmHg}}\\ &= 550\ \text{m}\ell \times 0{,}25\\ &= 138\ \text{m}\ell\end{aligned}$$

Assim, a ventilação alveolar ($\dot{V}_A$) é

$$\begin{aligned}\dot{V}_A &= (V_C - V_D) \times \text{Frequência respiratória}\\ &= (550\ \text{m}\ell - 138\ \text{m}\ell) \times 14\ \text{ipm}\\ &= 412\ \text{m}\ell \times 14\ \text{ipm}\\ &= 5.768\ \text{m}\ell/\text{min}\end{aligned}$$

Se o volume corrente for 550 mℓ e o espaço morto fisiológico for 138 mℓ, então o volume de ar fresco que atinge os alvéolos funcionais em cada respiração é de 412 mℓ ou 75% de cada volume corrente. O espaço morto é, portanto, 25% de cada volume corrente.

Equação da ventilação alveolar

A equação da ventilação alveolar é a *relação fundamental da fisiologia respiratória* e descreve a relação inversa entre ventilação alveolar e P_{CO_2} alveolar ($P_{A_{CO_2}}$). A equação da ventilação alveolar é expressa da seguinte maneira:

$$\dot{V}_A = \frac{\dot{V}_{CO_2} \times K}{P_{A_{CO_2}}}$$

ou, reorganizando,

$$P_{A_{CO_2}} = \frac{\dot{V}_{CO_2} \times K}{\dot{V}_A}$$

em que

$\dot{V}_A$ = Ventilação alveolar (mℓ/min)
$\dot{V}_{CO_2}$ = Taxa de produção de CO_2 (mℓ/min)
K = Constante (863 mmHg)

A **constante, K**, é igual a 863 mmHg para condições de TCPS e quando $\dot{V}_A$ e $\dot{V}_{CO_2}$ são expressos nas mesmas unidades (p. ex., mℓ/min). **TCPS** significa temperatura corpórea (310 K), pressão ambiente (760 mmHg) e gás saturado com vapor d'água.

A forma rearranjada da equação permite prever a P_{CO_2} alveolar se duas variáveis forem conhecidas: (1) a taxa de **produção de CO_2** a partir do metabolismo aeróbio dos tecidos e (2) a **ventilação alveolar**, que excreta esse CO_2 no ar expirado.

Um ponto importantíssimo da equação da ventilação alveolar é que *se a produção de CO_2 for constante, a $P_{A_{CO_2}}$ será determinada pela ventilação alveolar*. Para um nível constante de produção de CO_2, existe uma relação hiperbólica entre PA_{CO_2} e $\dot{V}_A$ (Figura 5.4). O aumento na ventilação alveolar diminui a PA_{CO_2}; inversamente, a redução da ventilação alveolar aumenta a PA_{CO_2}.

Outro ponto importantíssimo da equação, mas não tão evidente, é que o equilíbrio de CO_2 entre o sangue capilar pulmonar e o gás alveolar faz que a P_{CO_2} arterial (Pa_{CO_2}) seja sempre igual à P_{CO_2} alveolar (PA_{CO_2}). Consequentemente, a Pa_{CO_2}, que pode ser medida, pode ser substituída por PA_{CO_2} na discussão anterior.

Então, *por que a* P_{CO_2} *arterial (e alveolar) varia de forma inversa à ventilação alveolar?* Para entender a relação inversa, primeiro observe que a ventilação alveolar *extrai* CO_2 do sangue capilar pulmonar. A cada respiração, o ar livre de CO_2 entra nos pulmões, o que cria uma força motriz para a difusão de CO_2 do sangue capilar pulmonar para o gás alveolar; o CO_2 retirado do sangue capilar pulmonar é, então, expirado. Quanto maior a ventilação alveolar, mais CO_2 é retirado do sangue e menor a Pa_{CO_2} e a PA_{CO_2} (porque a P_{CO_2} alveolar sempre se equilibra com a P_{CO_2} arterial). Quanto menor a ventilação alveolar, menos CO_2 sai do sangue e maiores a Pa_{CO_2} e a PA_{CO_2}.

Outra maneira de pensar a equação da ventilação alveolar é considerar como a relação entre PA_{CO_2} e $\dot{V}_A$ seria alterada de acordo com a produção de CO_2. Por exemplo, se a produção de CO_2, ou $\dot{V}_{CO2}$, dobrar (p. ex., durante exercícios extenuantes), a relação hiperbólica entre PA_{CO_2} e $\dot{V}_A$ se deslocará para a direita (ver Figura 5.4). Nessas condições, a única maneira de manter a PA_{CO_2} em seu valor normal (ou seja, 40 mmHg) é dobrar a ventilação alveolar. O gráfico confirma que se a produção de CO_2 aumentar de 200 mℓ/min para 400 mℓ/min, PA_{CO_2} continua a ser 40 mmHg se, simultaneamente, $\dot{V}_A$ aumentar de 5 ℓ/min para 10 ℓ/min.

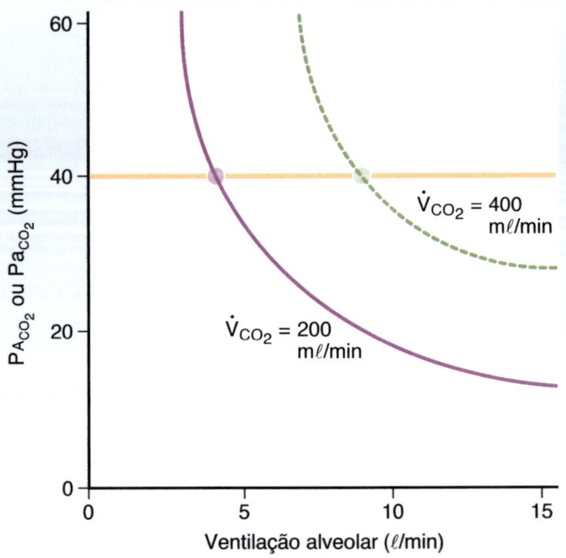

Figura 5.4 P_{CO_2} alveolar ou arterial em função da ventilação alveolar. A relação é descrita pela equação da ventilação alveolar. Quando a produção de CO_2 dobra de 200 mℓ/minuto para 400 mℓ/min, a ventilação alveolar também deve dobrar para manter a PA_{CO_2} e a Pa_{CO_2} em 40 mmHg.

Equação do gás alveolar

A equação da ventilação alveolar descreve a dependência da P_{CO_2} alveolar e arterial da ventilação alveolar. Uma segunda equação, a **equação do gás alveolar**, é usada para prever a P_{O_2} alveolar com base na P_{CO_2} alveolar e é ilustrada pelo diagrama O_2-CO_2 na Figura 5.5. A equação do gás alveolar é expressa como:

$$PA_{O_2} = PI_{O_2} - \frac{PA_{CO_2}}{R} + \text{Fator de correção}$$

em que

PA_{O_2} = P_{O_2} alveolar (mmHg)
PI_{O_2} = P_{O_2} no ar inspirado (mmHg)
PA_{CO_2} = P_{CO_2} alveolar (mmHg)
R = Razão de troca respiratória ou quociente respiratório (produção de CO_2/consumo de O_2)

O fator de correção é pequeno e, de modo geral, ignorado. No estado estacionário, R, a razão de troca respiratória, é igual ao quociente respiratório. De acordo com a equação de ventilação alveolar anterior, a redução da ventilação alveolar à metade dobra a PA_{CO_2} (porque a remoção de CO_2 dos alvéolos é menor). Uma segunda consequência da redução da ventilação alveolar à metade é a diminuição de PA_{O_2} (uma diminuição na ventilação alveolar significa que menos O_2 chega aos alvéolos). A equação do gás alveolar prevê a mudança na PA_{O_2} para dada alteração na PA_{CO_2}. Como o valor normal da razão de troca respiratória é 0,8, a redução da ventilação alveolar à metade faz que a *diminuição* da PA_{O_2} seja ligeiramente maior que o *aumento* da PA_{CO_2}. Em resumo, a redução de $\dot{V}_A$ à metade dobra PA_{CO_2} e PA_{O_2} é um pouco mais da metade.

Uma análise mais aprofundada da equação do gás alveolar revela que a mudança da razão de troca respiratória por algum motivo também modifica a relação entre PA_{CO_2} e PA_{O_2}. O valor normal da razão de troca respiratória é de 0,8. No entanto, se a taxa de produção de CO_2 diminuir em relação à taxa de consumo de O_2 (p. ex., se o quociente respiratório e a razão de troca forem 0,6 em vez de 0,8), então PA_{O_2} será menor em relação a PA_{CO_2}.

EXEMPLO DE PROBLEMA. Um homem apresenta taxa de produção de CO_2 equivalente a 80% da taxa de consumo de O_2. *Se sua* P_{CO_2} *arterial for 40 mmHg e a* P_{O_2} *no ar traqueal umidificado for 150 mmHg, qual é sua* P_{O_2} *alveolar?*

SOLUÇÃO. Para resolver esse problema, uma suposição básica é o equilíbrio de CO_2 entre o sangue arterial e o ar alveolar. Assim, a PA_{CO_2} (necessária para a equação do gás alveolar) é igual à Pa_{CO_2} (dada no problema). Usando a equação do gás alveolar, PA_{O_2} pode ser calculada a partir de PA_{CO_2} se o quociente respiratório e a P_{O_2} do ar inspirado forem conhecidos.

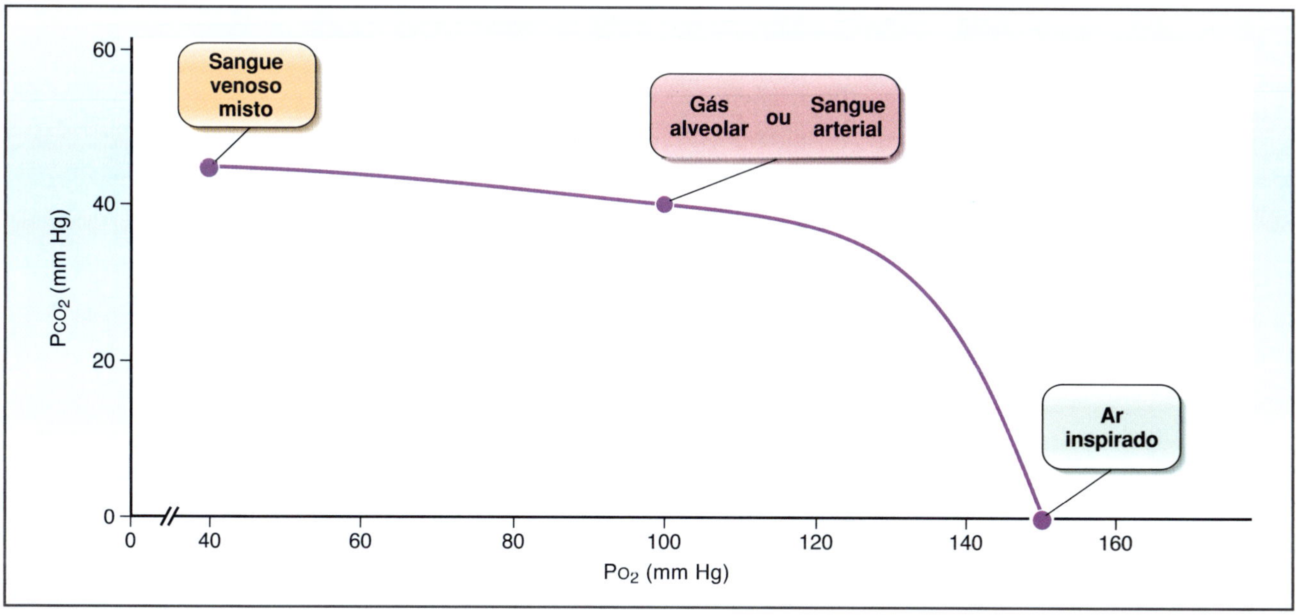

Figura 5.5 **P_{CO_2} em função de P_{O_2}.** A relação é descrita pela equação do gás alveolar. As variações da P_{O_2} entre o ar inspirado e o sangue venoso misto são muito maiores do que as variações da P_{CO_2}.

Afirma-se que a produção de CO_2 é 80% do consumo de O_2; assim, o quociente respiratório é 0,8, um valor normal. A PA_{O_2} é calculada da seguinte maneira:

$$\begin{aligned} PA_{O_2} &= PI_{O_2} - PA_{CO_2}/R \\ &= 150 \text{ mmHg} - 40 \text{ mmHg}/0{,}8 \\ &= 150 \text{ mmHg} - 50 \text{ mmHg} \\ &= 100 \text{ mmHg} \end{aligned}$$

Esse valor calculado de Pa_{O_2} pode ser confirmado no diagrama O_2-CO_2 mostrado na Figura 5.4. O gráfico indica que o gás alveolar ou sangue arterial com P_{CO_2} de 40 mmHg terá P_{O_2} de 100 mmHg quando o quociente respiratório for 0,8 – exatamente o valor calculado pela equação do gás alveolar!

Volumes expiratórios forçados

A CV é o volume que pode ser expirado após uma inspiração máxima. A **capacidade vital forçada (CVF)** é o volume total de ar que pode ser expirado *vigorosamente* após uma inspiração máxima, como mostra a Figura 5.6. O volume de ar que pode ser expirado vigorosamente no primeiro segundo é chamado de **VEF_1**. Do mesmo modo, o volume cumulativo expirado em 2 segundos é chamado de **VEF_2** e o volume cumulativo expirado em 3 segundos é chamado de **VEF_3**. Normalmente, como toda a CV pode ser expirada à força em 3 segundos, não há necessidade de "VEF_4".

A CVF e o VEF_1 são bons índices de doença pulmonar. A fração da capacidade vital que pode ser expirada no primeiro segundo, VEF_1/CVF, pode ser especificamente usada para diferenciar doenças. Por exemplo, em um indivíduo **normal**, VEF_1/CVF é de aproximadamente 0,8, o que significa que 80% da capacidade vital pode ser expirada no primeiro segundo da expiração forçada (ver Figura 5.6A). Em pacientes com doenças pulmonares obstrutivas, como **asma** e **doença pulmonar obstrutiva crônica (DPOC)**, tanto a CVF quanto o VEF_1 são menores, mas a redução de VEF_1 é *mais* expressiva em comparação à CVF. Assim, a razão VEF_1/CVF também é menor, o que é típico da obstrução das vias respiratórias por sua maior resistência ao fluxo de ar expiratório (ver Figura 5.6B). Em um paciente com doença pulmonar restritiva, como **fibrose**, tanto a CVF quanto o VEF_1 são menores, mas o VEF_1 diminui *menos* que a CVF. Assim, na fibrose, VEF_1/CVF é de fato maior (ver Figura 5.6C).

MECÂNICA DA RESPIRAÇÃO

Músculos usados na respiração

Músculos da inspiração

O **diafragma** é o músculo mais importante para a inspiração. A contração do diafragma empurra o conteúdo abdominal para baixo e desloca as costelas para cima e para fora. Essas alterações aumentam o volume intratorácico, o que diminui a pressão intratorácica e inicia o fluxo de ar para os pulmões. Durante o **exercício**, quando a frequência respiratória e o V_C aumentam, os **músculos intercostais externos** e os **músculos acessórios** também podem ser usados para uma inspiração mais vigorosa.

Músculos da expiração

De modo geral, a expiração é um processo passivo. O ar é expulso dos pulmões pelo gradiente de pressão reverso entre esses órgãos e a atmosfera até que o sistema volte ao seu ponto de equilíbrio. Durante o **exercício** ou doenças que aumentam a resistência das vias respiratórias (p. ex., **asma**), os músculos expiratórios podem auxiliar

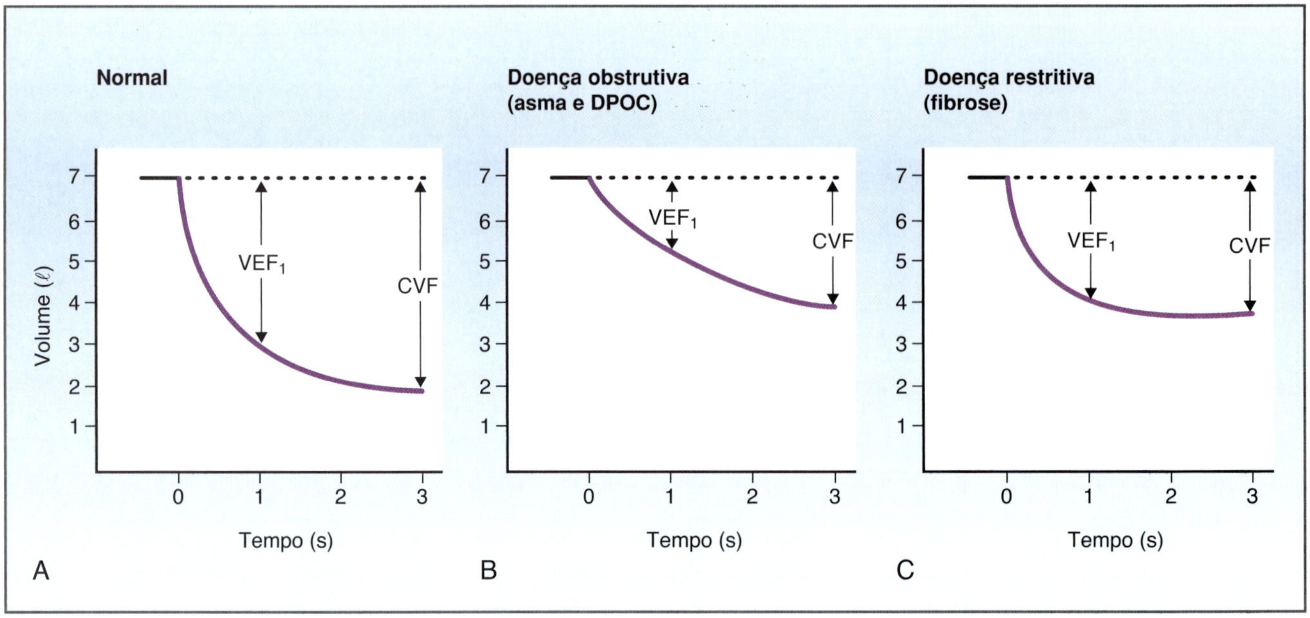

Figura 5.6 CVF e VEF_1 em indivíduos normais e em pacientes com doença pulmonar. Os indivíduos inspiraram ao máximo e depois expiraram vigorosamente. **A-C.** Os gráficos mostram a fase de expiração forçada. O volume total expirado vigorosamente é chamado de capacidade vital forçada (CVF). O volume expirado no primeiro segundo é denominado VEF_1. *DPOC,* doença pulmonar obstrutiva crônica.

a expiração. Dentre os músculos da expiração, estão os **músculos abdominais**, que comprimem a cavidade abdominal e empurram o diafragma para cima; e os **músculos intercostais internos**, que puxam as costelas para baixo e para dentro.

Complacência

O conceito de complacência tem o mesmo significado no sistema respiratório e no sistema cardiovascular (sistema circulatório segundo a Terminologia Anatômica): a complacência descreve a **distensibilidade** do sistema. No sistema respiratório, a complacência dos pulmões e da parede torácica é de interesse primário. Lembre-se de que a complacência é uma medida da alteração do volume em decorrência de uma mudança de pressão. Assim, a complacência pulmonar descreve a mudança no volume pulmonar para dada alteração na pressão.

A complacência dos pulmões e da parede torácica é *inversamente* correlacionada às suas propriedades elásticas ou **elastância.** Para entender a correlação inversa entre complacência e elastância, imagine dois elásticos, um fino e outro grosso. O elástico fino tem menos "tecido" elástico – é facilmente esticado e é distensível e flexível. O elástico grosso tem mais "tecido" elástico – é difícil de esticar e é menos distensível e complacente. Além disso, quando esticado, o elástico grosso, de maior elastância, "retrai" com mais vigor do que o elástico fino. O mesmo acontece com as estruturas pulmonares: quanto maior a quantidade de tecido elástico, maior a tendência de "retrair" e maior a força de retração elástica, mas menor a complacência.

A determinação da complacência pulmonar exige a medida simultânea da pressão e do volume pulmonar. O termo "pressão", porém, pode ser ambíguo, porque pode indicar a pressão *dentro* dos alvéolos, *fora* dos alvéolos ou mesmo *transmural* pelas paredes alveolares. A **pressão transmural** é a pressão através de uma estrutura. Nesse caso, a pressão transpulmonar é a diferença entre a pressão intra-alveolar e a pressão intrapleural. (O espaço intrapleural fica entre os pulmões e a parede torácica.) Por fim, as pressões pulmonares são sempre *em referência à pressão atmosférica*, que é chamada de "zero". As pressões iguais à pressão atmosférica são zero, as pressões superiores à pressão atmosférica são positivas e as pressões inferiores à pressão atmosférica são negativas.

Complacência pulmonar

A Figura 5.7 mostra a relação de pressão-volume em um pulmão isolado. Para essa demonstração, um pulmão é removido e colocado em um recipiente. O espaço fora do pulmão é análogo à pressão intrapleural. A pressão fora do pulmão é modificada com uma bomba a vácuo para simular mudanças nas pressões intrapleurais. O volume pulmonar é medido com um espirômetro durante essas variações da pressão fora do órgão. O pulmão é inflado com pressão externa negativa e depois esvaziado, reduzindo a pressão externa negativa. A sequência de insuflação seguida de deflação produz uma **alça de pressão-volume**. A inclinação de cada ramo da alça de pressão-volume é a **complacência** do pulmão isolado.

No experimento do pulmão **cheio de ar**, as vias respiratórias e os alvéolos estão abertos para a atmosfera e a pressão alveolar é igual à pressão atmosférica. À medida que a pressão fora do pulmão se torna mais negativa com a bomba a vácuo, o pulmão infla e seu volume aumenta. Essa pressão externa negativa que expande os pulmões é,

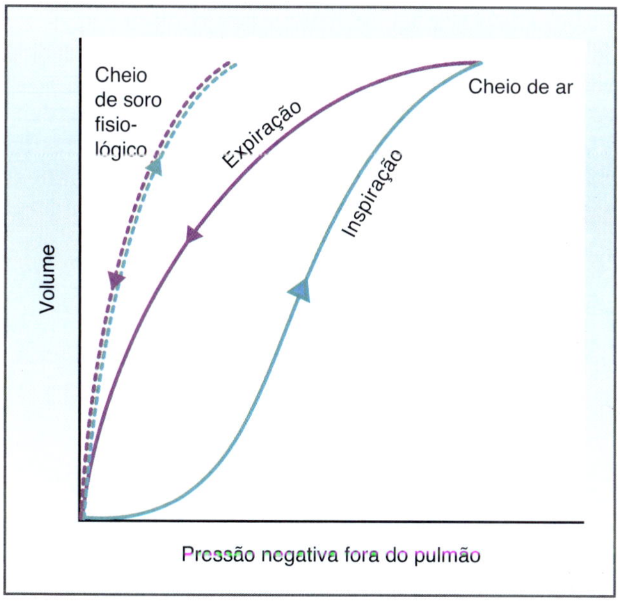

Figura 5.7 Complacência do pulmão. A relação entre o volume pulmonar e a pressão pulmonar é obtida com a insuflação e deflação de um pulmão isolado. A inclinação de cada curva é a complacência. No pulmão cheio de ar, inspiração (insuflação) e expiração (esvaziamento) seguem curvas diferentes, o que é conhecido como histerese.

portanto, uma **pressão em expansão.** Os pulmões se enchem de ar ao longo do ramo de **inspiração** da alça de pressão-volume. Nas pressões de expansão mais altas, quando os alvéolos estão cheios até o limite, eles se tornam mais rígidos e menos complacentes, e a curva se achata. Com os pulmões expandidos ao máximo, a pressão exterior fica gradualmente menos negativa, diminuindo o volume pulmonar ao longo do ramo de **expiração** da alça de pressão-volume.

Uma característica incomum da alça de pressão-volume no pulmão cheio de ar é que as inclinações das relações à inspiração e à expiração são diferentes, um fenômeno chamado de **histerese**. Como a inclinação da relação de pressão-volume é a complacência pulmonar, essa também difere à inspiração e à expiração. Em determinada pressão externa, o volume do pulmão é maior durante a expiração em comparação à inspiração (ou seja, a complacência é maior à expiração do que à inspiração). Normalmente, **a complacência é medida no ramo de expiração** da alça de pressão volume porque o ramo de inspiração é complicado pela diminuição da complacência em pressões de expansão máximas.

Por que os ramos de inspiração e expiração da curva de complacência pulmonar são diferentes? Como a complacência é uma propriedade intrínseca do pulmão que depende da quantidade de tecido elástico, a princípio, as duas curvas seriam iguais. A explicação para as diferentes curvas (ou seja, a histerese) está na **tensão superficial** na interface fluido-ar do pulmão cheio: as forças de atração intermoleculares entre as moléculas de fluido que revestem o pulmão são muito maiores do que aquelas entre as moléculas de fluido e ar. Isso gera diferentes curvas à inspiração e expiração no pulmão cheio de ar:

- O **ramo de inspiração** começa com o volume pulmonar baixo, as moléculas de fluido mais próximas e as forças intermoleculares mais altas; encher o pulmão requer, antes de mais nada, quebrar essas forças intermoleculares. O surfactante, que é discutido em seção posterior, atua na histerese. Em resumo, o surfactante é um fosfolipídio produzido pelas células alveolares do tipo II, o qual age como um detergente para reduzir a tensão superficial e aumentar a complacência pulmonar. Durante a insuflação do pulmão (ramo de inspiração), o surfactante, recém-produzido pelas células alveolares do tipo II, entra na camada de fluido que reveste os alvéolos e rompe essas forças intermoleculares, reduzindo a tensão superficial. No começo da curva de inspiração, em volumes pulmonares menores, a área de superfície pulmonar aumenta com maior rapidez do que a adição de surfactante à camada de fluido; assim, a densidade de surfactante é baixa, a tensão superficial é alta, a complacência é baixa e a curva é plana. À medida que a insuflação prossegue, a densidade do surfactante aumenta, o que diminui a tensão superficial e aumenta a complacência e a inclinação da curva
- O **ramo de expiração** começa com alto volume pulmonar, em que as forças intermoleculares no fluido são baixas; não é preciso quebrá-las para desinflar o pulmão. Durante o esvaziamento do pulmão (ramo de expiração), a área da superfície pulmonar diminui com mais rapidez do que a remoção do surfactante do revestimento fluido; assim, a densidade das moléculas de surfactante aumenta rapidamente, o que diminui a tensão superficial e aumenta a complacência. Logo, a primeira parte do ramo de expiração é plana. À medida que a expiração prossegue, o surfactante é removido do revestimento fluido e sua densidade fica relativamente constante, assim como a complacência do pulmão.

Em resumo, no pulmão cheio de ar, as curvas de complacência são determinadas em parte pela complacência intrínseca do pulmão e em parte pela tensão superficial na interface fluido-ar. O papel da tensão superficial é demonstrado pela repetição do experimento em um **pulmão cheio de soro fisiológico**. Os ramos de inspiração e expiração são os mesmos observados com a interface fluido-ar e, portanto, a tensão superficial é eliminada.

Complacência da parede torácica

A Figura 5.8 mostra a relação entre os pulmões e a parede torácica. As vias respiratórias de condução são representadas por um único tubo e a região de troca gasosa é representada por um único alvéolo. O espaço intrapleural, entre os pulmões e a parede torácica, é muito maior do que seu tamanho real. Como os pulmões, a parede torácica é complacente. Sua complacência pode ser demonstrada pela introdução de ar no espaço intrapleural, o que cria um pneumotórax.

Para entender as consequências de um pneumotórax, deve-se primeiro reconhecer que, em condições normais,

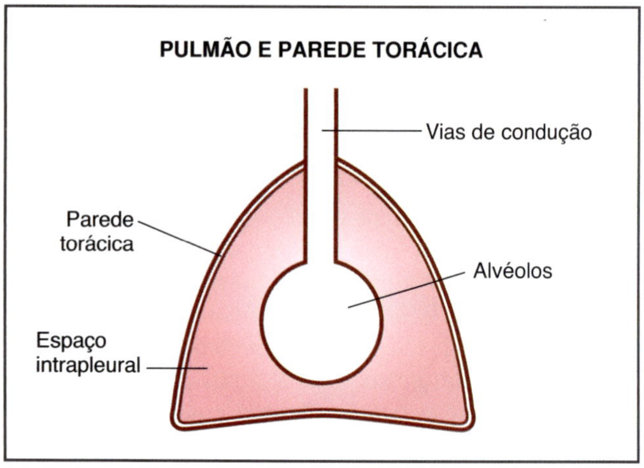

Figura 5.8 Diagrama esquemático do sistema pulmão e parede torácica. O espaço intrapleural é exagerado e situa-se entre os pulmões e a parede torácica.

o espaço intrapleural tem pressão negativa (menor que a atmosférica). Essa **pressão intrapleural negativa** é criada por duas forças elásticas opostas que puxam o espaço intrapleural: os pulmões, com suas propriedades elásticas, tendem a colapsar; e a parede torácica, também com suas propriedades elásticas, tende a se expandir (Figura 5.9). Essas duas forças opostas puxam o espaço intrapleural e criam uma pressão negativa ou vácuo. Essa pressão intrapleural negativa, por sua vez, se opõe à tendência natural de colapso dos pulmões e à expansão da parede torácica (ou seja, impede que os pulmões entrem em colapso e que a parede torácica se distenda para fora).

A perfuração do espaço intrapleural por um objeto pontiagudo introduz ar no local (**pneumotórax**) e a pressão intrapleural subitamente fica igual à pressão atmosférica; assim, em vez de seu valor normal negativo, a pressão intrapleural torna-se zero. O pneumotórax tem duas consequências importantes (ver Figura 5.9). Primeiro, sem a pressão intrapleural negativa para manter os pulmões abertos, esses órgãos colapsam. Em segundo lugar, sem a pressão intrapleural negativa para impedir a expansão da parede torácica, a parede torácica se distende. (Se você tiver dificuldade em imaginar por que a parede torácica se distenderia, imagine-a como uma mola contida pela compressão de seus dedos. É claro que a parede torácica real é "contida" pela pressão intrapleural negativa, e não pela força dos dedos. Se você soltar os dedos ou eliminar a pressão intrapleural negativa, a mola ou a parede torácica se distendem.)

Curvas de pressão-volume para os pulmões, à parede torácica e a combinação de pulmão e parede torácica

As curvas de pressão-volume podem ser obtidas para o pulmão sozinho (ou seja, isolado em um recipiente), à parede torácica sozinha e ao sistema combinado de pulmão e parede torácica, como mostra a Figura 5.10. A curva da parede torácica isolada é obtida pela subtração da curva pulmonar da curva combinada de pulmão e parede torácica, descritas a seguir. A curva do pulmão sozinho é semelhante à mostrada na Figura 5.7; a histerese foi eliminada por uma questão de simplicidade. A curva do sistema combinado de pulmão e parede torácica é obtida fazendo que um indivíduo treinado respire em um espirômetro inspirando ou expirando até determinado volume. A válvula do espirômetro é fechada e, à medida que o indivíduo relaxa os músculos respiratórios, a pressão das vias respiratórias é medida (chamada de pressão de relaxamento). Isso permite a determinação dos valores de pressão das vias respiratórias em uma série de volumes estáticos do sistema combinado de pulmão e parede torácica. Quando o volume é a CRF, a pressão das vias respiratórias é zero e igual à pressão atmosférica. Em volumes inferiores à CRF, as pressões das vias respiratórias são negativas (menos volume, menos pressão). Em volumes superiores à CRF, as pressões das vias respiratórias são positivas (mais volume, mais pressão).

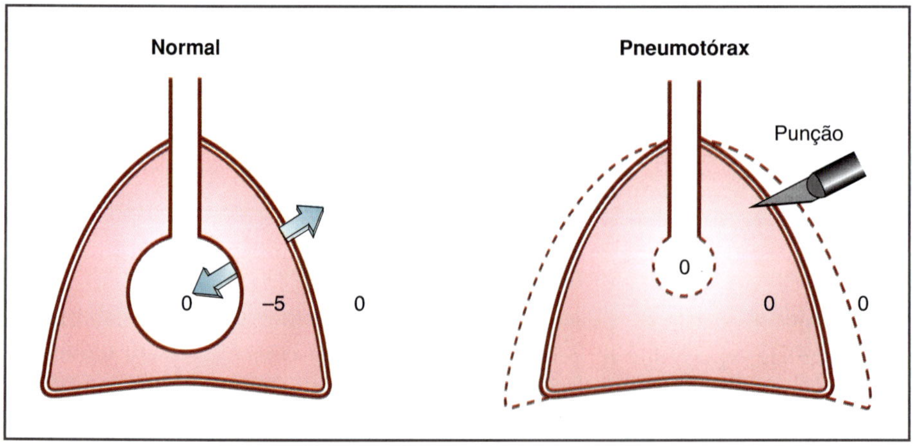

Figura 5.9 Pressão intrapleural em um indivíduo normal e em um paciente com pneumotórax. Os números são pressões em centímetros de água. As pressões se referem à pressão atmosférica; assim, pressão zero significa igual à pressão atmosférica. As *setas* mostram as forças elásticas em expansão ou colapso. Normalmente, em repouso, a pressão intrapleural é de –5 cm H_2O devido às forças iguais e opostas que tentam colapsar os pulmões e expandir a parede torácica. No pneumotórax, a pressão intrapleural fica igual à pressão atmosférica, o que causa o colapso dos pulmões e a expansão da parede torácica.

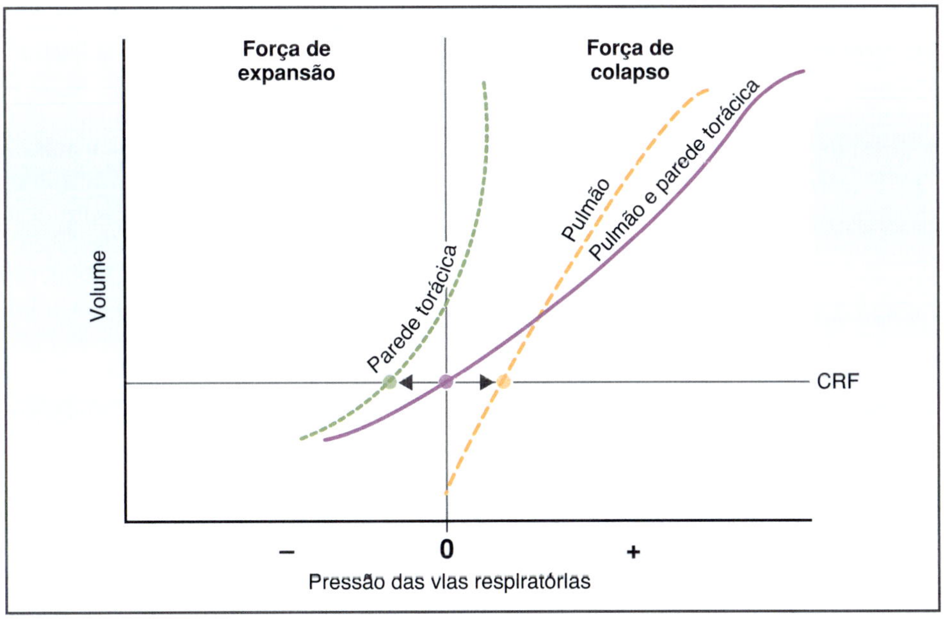

Figura 5.10 Complacência dos pulmões, da parede torácica e do sistema combinado de pulmão e parede torácica. A posição de equilíbrio é a capacidade residual funcional (CRF), em que a força de expansão da parede torácica é exatamente igual à força de colapso nos pulmões.

A inclinação de cada uma das curvas na Figura 5.10 é a **complacência**. A complacência da parede torácica sozinha é aproximadamente igual à complacência dos pulmões sozinhos. (Observe que, no gráfico, as inclinações são semelhantes.) No entanto, a complacência do sistema combinado de pulmão e parede torácica é menor do que a de qualquer estrutura isolada (ou seja, a curva combinada do pulmão e da parede torácica é "mais plana"). Imagine um balão (os pulmões) dentro de outro balão (a parede torácica). Cada balão é complacente por si só, mas o sistema combinado (o balão dentro do balão) é menos complacente, o que dificulta sua expansão.

A maneira mais fácil de interpretar as curvas na Figura 5.10 é começar no volume chamado de **CRF**, que é o volume de repouso, ou equilíbrio, do sistema combinado de pulmão e parede torácica. A CRF é o volume presente nos pulmões depois da expiração de uma respiração corrente normal. Depois de entender os gráficos em CRF, compare-os aos gráficos em volumes menores e maiores que a CRF.

- **O volume é igual à CRF.** O sistema combinado de pulmão e parede torácica está em equilíbrio caso o volume seja igual à CRF. A pressão das vias respiratórias é igual à pressão atmosférica, que é chamada de zero. (Observe que quando o volume é a CRF, a curva combinada do pulmão e da parede torácica intercepta o eixo X a uma pressão das vias respiratórias igual a zero.) Na CRF, por serem estruturas elásticas, os pulmões "querem" colapsar e a parede torácica "quer" se expandir. Se não existissem essas forças elásticas, as estruturas fariam exatamente isso! No entanto, na CRF, na posição de equilíbrio, a força de colapso nos pulmões é exatamente igual à força de expansão na parede torácica, como mostram as setas equidistantes; o sistema *combinado* de pulmão e parede torácica não tende a sofrer colapso nem expansão
- **O volume é menor que a CRF.** Quando o volume no sistema é menor que a CRF (ou seja, o indivíduo faz uma expiração forçada no espirômetro), há menos volume nos pulmões e a força de colapso desses órgãos é menor. A força de expansão na parede torácica, porém, é maior e o sistema *combinado* de pulmão e parede torácica "quer" se expandir (ver, no gráfico, que em volumes menores que a CRF, a força de colapso nos pulmões é menor que a força de expansão na parede torácica e que a pressão das vias respiratórias do sistema combinado é negativa; assim, o sistema combinado tende a se expandir à medida que o ar flui para os pulmões a favor do gradiente de pressão)
- **O volume é maior que a CRF.** Quando o volume no sistema é maior que a CRF (ou seja, o indivíduo inspira a partir do espirômetro), há mais volume nos pulmões e a força de colapso (elástica) dos pulmões é maior. A força de expansão na parede torácica, porém, é menor e o sistema *combinado* de pulmão e parede torácica "quer" entrar em colapso. (Observe no gráfico que, em volumes maiores que a CRF, a força de colapso nos pulmões é maior que a força de expansão na parede torácica e que a pressão das vias respiratórias do sistema combinado é positiva; assim, o sistema geral tende a entrar em colapso à medida que o ar sai dos pulmões devido ao gradiente de pressão.) Em volumes pulmonares maiores, os pulmões *e* a parede torácica "querem" entrar em colapso (ver que a curva da parede torácica cruzou o eixo vertical em volumes altos) e há uma grande força de colapso no sistema combinado.

Distúrbios da complacência pulmonar

A alteração da complacência dos pulmões devido a uma doença muda as inclinações das relações e, assim, o volume do sistema combinado de pulmão e parede torácica também é modificado, como mostra a Figura 5.11. Como referência, as relações normais da Figura 5.10 são mostradas na parte superior da Figura 5.11. Por conveniência, cada componente do sistema é mostrado em um gráfico separado (ou seja, parede torácica sozinha, pulmão sozinho, e pulmão e parede torácica combinados). A parede torácica isolada é incluída apenas para completude, pois sua complacência não é alterada por essas doenças. As linhas sólidas em cada um dos três gráficos mostram as relações normais da Figura 5.10. As linhas tracejadas mostram os efeitos da doença.

- **Enfisema (aumento da complacência pulmonar).** O enfisema, um componente da doença pulmonar obstrutiva crônica (DPOC), está associado à perda de fibras elásticas nos pulmões. Isso aumenta a complacência dos pulmões (lembre-se da relação inversa entre elastância e complacência). O aumento na complacência está associado a uma inclinação maior (mais acentuada) da curva de volume-pressão do pulmão (ver Figura 5.11B). Assim, em determinado volume, a força de colapso (retração elástica) nos pulmões é menor. Na CRF original, a tendência pulmonar de colapso é menor do que a tendência de expansão da parede torácica e essas forças opostas não se equilibram mais. O equilíbrio das forças opostas requer a adição de volume aos pulmões para aumentar sua força de colapso. Desse modo, o sistema combinado de pulmão e parede torácica busca uma nova **CRF maior**, em que as duas forças opostas possam se equilibrar (ver Figura 5.11C); o novo ponto de interseção, em que a pressão das vias respiratórias é zero, é

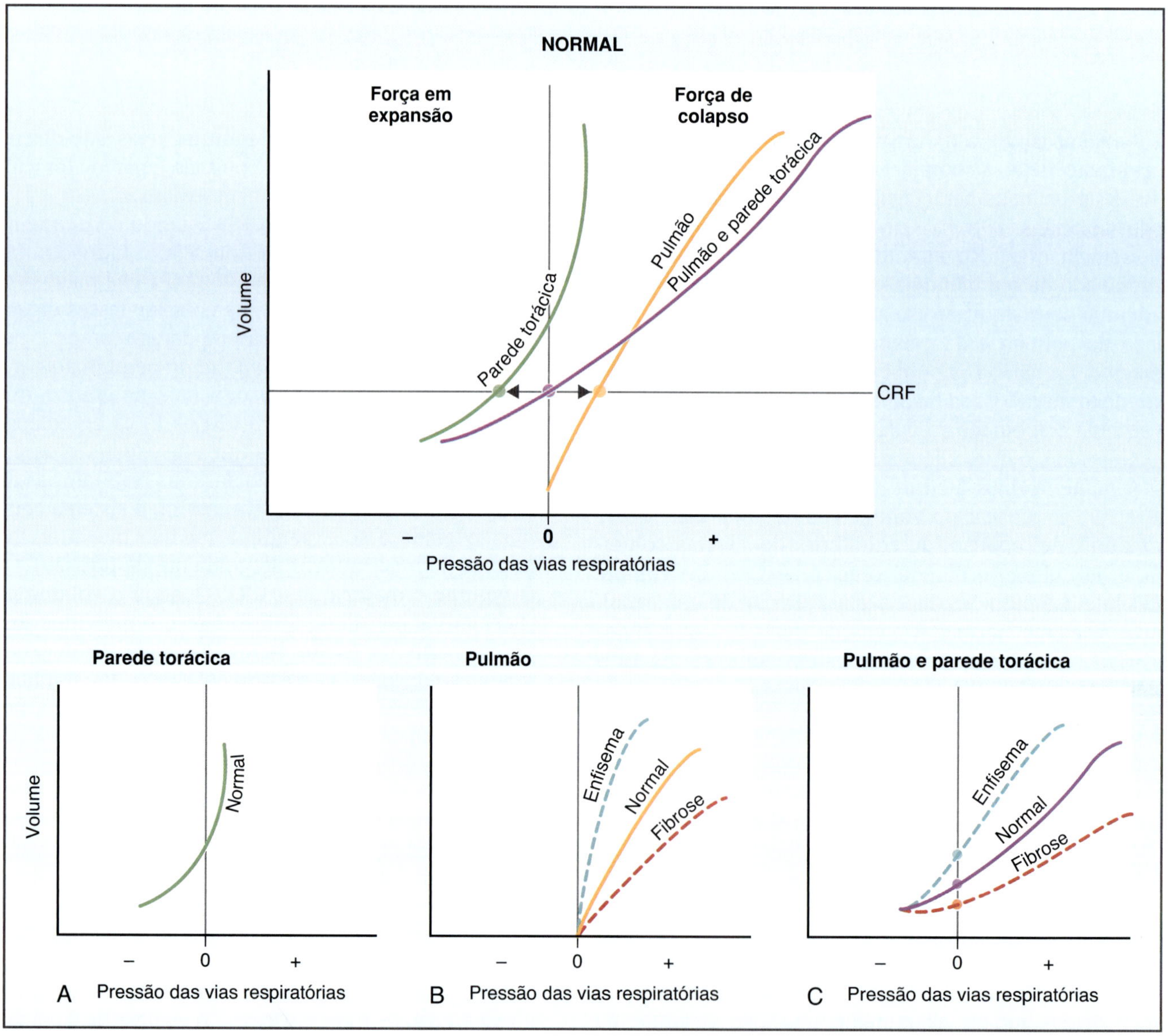

Figura 5.11 Alterações na complacência da parede torácica (A), pulmões (B) e sistema combinado de pulmão e parede torácica (C) no enfisema e na fibrose. O ponto de equilíbrio, a capacidade residual funcional (CRF), é maior no enfisema e menor na fibrose.

maior. Diz-se que um paciente com enfisema respira com volumes pulmonares maiores (em reconhecimento à CRF maior) e apresenta **tórax em forma de barril**

- **Fibrose (redução da complacência pulmonar).** A fibrose, uma doença restritiva, está associada ao enrijecimento dos tecidos pulmonares e à diminuição da complacência. A redução da complacência pulmonar está associada a uma menor inclinação da curva de volume-pressão do pulmão (ver Figura 5.11B). Na CRF original, a tendência pulmonar de colapso é maior do que a tendência de expansão da parede torácica e as forças opostas não são mais equilibradas. Para restabelecer o equilíbrio, o sistema formado pelo pulmão e pela parede torácica busca uma nova **CRF menor** (ver Figura 5.11C); o novo ponto de interseção, em que a pressão das vias respiratórias é zero, é menor.

Tensão superficial dos alvéolos

O pequeno tamanho dos alvéolos faz que os manter abertos seja difícil. Isso pode ser explicado da seguinte maneira: os alvéolos são revestidos por uma película de fluido. As forças de atração entre as moléculas adjacentes no fluido são maiores do que as forças entre moléculas no fluido e no gás dos alvéolos, o que cria uma **tensão superficial**. A atração das moléculas de fluido diminui a área da superfície à menor possível, formando uma esfera (como bolhas de sabão sopradas da extremidade de um canudo). A tensão superficial gera uma pressão que tende a colapsar a esfera. A pressão gerada por tal esfera é dada pela **lei de Laplace**:

$$P = \frac{2T}{r}$$

em que

P = Pressão de colapso do alvéolo (dinas/cm^2)
ou
Pressão necessária para manter o alvéolo aberto (dinas/cm^2)
T = Tensão superficial (dinas/cm)
r = Raio do alvéolo (cm)

A lei de Laplace afirma que a pressão que tende a colapsar um alvéolo é diretamente proporcional à tensão superficial gerada pelas moléculas de fluido que o revestem e inversamente proporcional ao raio alveolar (Figura 5.12). Por causa da relação inversa com o raio, um **alvéolo grande** (com raio grande) apresenta baixa pressão de colapso e, portanto, precisa de pouca pressão para se manter aberto. Por outro lado, um **alvéolo pequeno** (com raio pequeno) apresenta alta pressão de colapso e precisa de mais pressão para se manter aberto. Assim, os alvéolos pequenos não são ideais devido à sua tendência ao colapso. No entanto, do ponto de vista das trocas gasosas, é preciso que os alvéolos sejam o menor possível para aumentar sua área de superfície total em relação ao volume. Esse conflito fundamental é resolvido pelo surfactante.

Surfactante

A discussão do efeito do raio sobre a pressão de colapso leva à seguinte pergunta: *como os alvéolos pequenos continuam abertos sob altas pressões de colapso?* A resposta está no **surfactante**, uma mistura de fosfolipídios que revestem os alvéolos e reduzem sua tensão superficial. Ao diminuir a tensão superficial, o surfactante reduz a pressão de colapso para determinado raio.

A Figura 5.12 mostra dois alvéolos pequenos, um com surfactante e outro sem. Sem surfactante, a lei de Laplace prevê o colapso (**atelectasia**) do alvéolo pequeno. Na presença de surfactante, o mesmo alvéolo pequeno continua aberto (inflado com ar) devido à menor pressão de colapso.

O surfactante é sintetizado a partir de ácidos graxos pelas **células alveolares do tipo II**. A composição exata do surfactante não foi determinada, mas seu principal constituinte é a **dipalmitoil fosfatidilcolina (DPPC)**. O mecanismo de redução da tensão superficial pela DPPC se baseia na natureza **antipática** das moléculas fosfolipídicas (ou seja, hidrofóbicas em uma extremidade e hidrofílicas na outra). As moléculas de DPPC se alinham na superfície alveolar, com suas porções hidrofóbicas atraídas umas pelas outras e suas porções hidrofílicas repelidas.

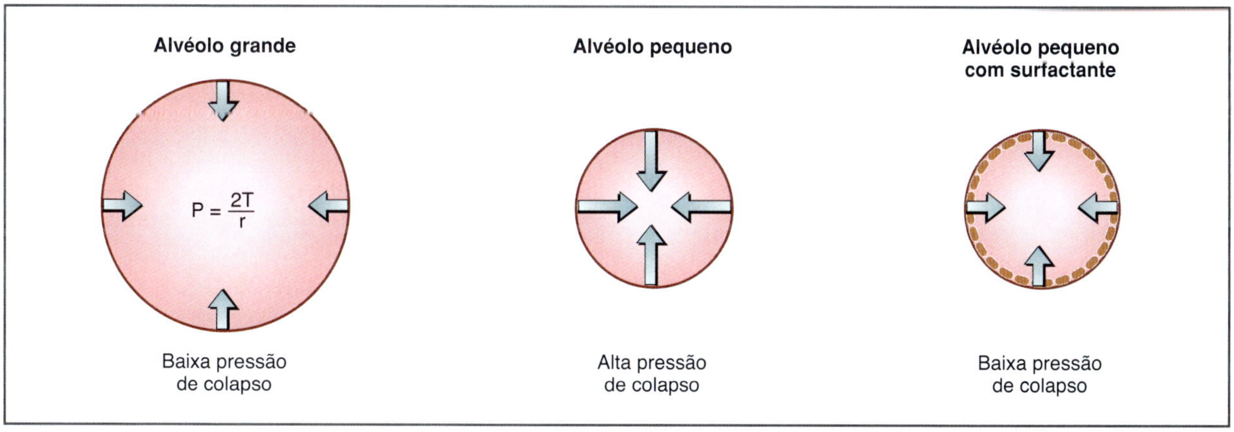

Figura 5.12 Efeito do tamanho alveolar e surfactante na pressão de colapso. O comprimento das setas mostra a magnitude relativa da pressão de colapso.

As forças entre as moléculas de DPPC quebram as forças de atração entre as moléculas dos fluidos que revestem os alvéolos (antes responsáveis pela alta tensão superficial). Assim, na presença de surfactante, **a tensão superficial e a pressão de colapso são menores**, e os alvéolos pequenos ficam abertos.

O surfactante tem uma segunda vantagem para a função pulmonar: **aumenta a complacência pulmonar,** o que reduz o trabalho de expansão dos pulmões durante a inspiração. (Lembre-se da Figura 5.11 em que o aumento da complacência dos pulmões reduz a força de colapso em qualquer volume, facilitando a expansão pulmonar.)

Por fim, uma terceira vantagem do surfactante: ele **mantém o tamanho alveolar relativamente uniforme**. Durante a inspiração, alguns alvéolos inflam com maior rapidez do que outros. Essa irregularidade da ventilação prejudicaria as trocas gasosas (como explicado na discussão dos defeitos V/Q). O surfactante, convenientemente, ajuda os alvéolos a ajustar suas taxas de insuflação para que fiquem mais uniformes. À insuflação rápida, por exemplo, o tamanho alveolar aumenta com mais velocidade em comparação à atração do surfactante para a superfície alveolar, causando um aumento na tensão superficial que freia a expansão. Por outro lado, em um alvéolo de insuflação lenta, há tempo suficiente para que o surfactante seja puxado para a superfície alveolar e não há necessidade de freio. Assim, as taxas de insuflação dos alvéolos ficam mais uniformes, o que é ideal para as trocas gasosas.

A ausência de surfactante caracteriza a **síndrome do desconforto respiratório neonatal**. No feto em desenvolvimento, a síntese de surfactante começa na 24ª semana de gestação e é quase sempre observada na 35ª semana. Quanto mais prematuro ao nascimento, menor a probabilidade de presença de surfactante. Bebês nascidos antes da 24ª semana de gestação *nunca* têm surfactante, e a presença de surfactante naqueles que nascem entre 24ª e 35ª semanas é *incerta*. As consequências da falta de surfactante no recém-nascido são óbvias: a tensão superficial e as pressões dos alvéolos pequenos aumentam, levando ao colapso (**atelectasia**). Os alvéolos colapsados não são ventilados e, portanto, não participam das trocas gasosas (isso é chamado de *shunt*, que será discutido adiante neste capítulo); consequentemente, há o desenvolvimento de hipoxemia. Sem surfactante, **a complacência pulmonar é menor** e o trabalho para inflar os pulmões durante a respiração aumenta.

Relações entre fluxo de ar, pressão e resistência

A relação entre fluxo de ar, pressão e resistência nos pulmões é análoga à observada no sistema cardiovascular (CV). O fluxo de ar corresponde ao fluxo sanguíneo; as pressões dos gases, às pressões sanguíneas; e a resistência das vias respiratórias é análoga à resistência dos vasos sanguíneos. Essa relação é familiar:

$$Q = \frac{\Delta P}{R}$$

em que

Q = Fluxo de ar (ℓ/min)
ΔP = Gradiente de pressão (mmHg ou cm H_2O)
R = Resistência das vias respiratórias (cm H_2O/ℓ por segundo)

Ou seja, o fluxo de ar (Q) é diretamente proporcional à diferença de pressão (ΔP) entre a boca ou o nariz e os alvéolos, e é inversamente proporcional à resistência das vias respiratórias (R). É importante entender que *a diferença de pressão é a força motriz* – sem diferença de pressão, não há fluxo de ar. Para ilustrar esse ponto, compare as pressões nas diferentes fases do ciclo respiratório, em repouso (entre as respirações) e durante a inspiração. Entre as respirações, a pressão alveolar é igual à pressão atmosférica; não há gradiente de pressão, força motriz ou fluxo de ar. Por outro lado, durante a inspiração, o diafragma se contrai para aumentar o volume pulmonar, o que diminui a pressão alveolar e estabelece um gradiente de pressão que impulsiona o fluxo de ar para os pulmões.

Resistência das vias respiratórias

No sistema respiratório, como no sistema CV, o fluxo é inversamente proporcional à resistência (Q = ΔP/R). A resistência é determinada pela **lei de Poiseuille**. Assim,

$$R = \frac{8\eta l}{\pi r^4}$$

em que

R = Resistência
η = Viscosidade do ar inspirado
l = Comprimento das vias respiratórias
r^4 = Raio das vias respiratórias

Observe a poderosa relação entre a resistência (R) e o raio (r) das vias respiratórias por causa da dependência da quarta potência. Se o raio de uma via respiratória cair à metade, por exemplo, a resistência não apenas dobra, mas aumenta em 2^4 ou 16 vezes. Quando a resistência *aumenta* 16 vezes, o fluxo de ar *diminui* 16 vezes, um efeito dramático.

Os **brônquios de tamanho médio** são os locais de maior resistência das vias respiratórias. *Aparentemente*, as vias respiratórias menores teriam a maior resistência ao fluxo de ar, com base na relação inversa de quarta potência entre resistência e raio. No entanto, devido à sua disposição paralela, as vias respiratórias menores *não* apresentam a maior resistência coletiva. Lembre-se de que os vasos sanguíneos dispostos em paralelo apresentam resistência total menor do que suas resistências individuais e que a adição de um vaso sanguíneo em paralelo diminui a resistência total (ver Capítulo 4). Esses mesmos princípios de resistências paralelas se aplicam às vias respiratórias.

Alterações na resistência das vias respiratórias

A relação entre a resistência e o diâmetro (raio) das vias respiratórias é poderosa devido à quarta potência. É lógico, portanto, que as **mudanças no diâmetro das vias respiratórias** sejam o principal mecanismo para modificar a resistência e o fluxo de ar. O músculo liso nas paredes das vias respiratórias de condução é inervado por fibras nervosas autônomas; ativadas, essas fibras produzem constrição ou dilatação das vias respiratórias. Alterações no volume pulmonar e na viscosidade do ar inspirado também podem mudar a resistência ao fluxo de ar.

- **Sistema nervoso autônomo.** O músculo liso brônquico é inervado por fibras nervosas colinérgicas parassimpáticas e adrenérgicas simpáticas. A ativação dessas fibras produz constrição ou dilatação da musculatura lisa brônquica, que diminui ou aumenta o diâmetro das vias respiratórias da seguinte maneira: (1) a **estimulação parassimpática** produz **constrição** da musculatura lisa brônquica ao diminuir o diâmetro das vias respiratórias e aumentar a resistência ao fluxo de ar. Esses efeitos podem ser simulados por agonistas muscarínicos (p. ex., muscarina e carbacol) e ser bloqueados por antagonistas muscarínicos (p. ex., atropina). A constrição do músculo liso brônquico também ocorre na asma e em resposta a substâncias irritantes. (2) A **estimulação simpática** produz **relaxamento** do músculo liso brônquico por meio da estimulação dos receptores β_2. O relaxamento do músculo liso brônquico aumenta o diâmetro das vias respiratórias e diminui a resistência ao fluxo de ar. Portanto, agonistas β_2 como a epinefrina (liberada pela medula suprarrenal), o isoproterenol e o salbutamol relaxam a musculatura lisa brônquica, o que fundamenta seu uso no **tratamento da asma**
- **Histamina** e vários **leucotrienos** são potentes broncoconstritores que aumentam a resistência das vias respiratórias
- **Volume pulmonar.** Alterações no volume pulmonar modificam a resistência das vias respiratórias: a diminuição do volume pulmonar aumenta a resistência das vias respiratórias (até mesmo ao ponto de colapso) e o aumento do volume pulmonar reduz a resistência das vias respiratórias. Um dos mecanismos responsáveis pelos efeitos do volume pulmonar envolve o princípio da **interdependência dos alvéolos** – isto é, os alvéolos tendem a manter seus vizinhos abertos por tração radial ou interações mecânicas. Os alvéolos mais inflados (maior volume pulmonar) puxam tanto os alvéolos adjacentes quanto os bronquíolos próximos, abrindo esses últimos e diminuindo sua resistência. Indivíduos com asma respiram com volumes pulmonares maiores e, em parte, compensam a alta resistência das vias respiratórias de sua doença (ou seja, o mecanismo de volume ajuda a reduzir a resistência das vias respiratórias de maneira compensatória)
- **Viscosidade do ar inspirado (η).** O efeito da viscosidade do ar inspirado na resistência é dado pela relação de Poiseuille. Embora não seja comum, aumentos na viscosidade do gás (p. ex., durante mergulhos em alto mar) elevam a resistência e diminuições na viscosidade (p. ex., a respiração de um gás de baixa densidade, como o hélio) reduzem a resistência
- **Broncoconstrição compensatória.** Um mecanismo adaptativo relacionado com a resistência das vias respiratórias é acionado quando os alvéolos ventilados não são perfundidos por sangue capilar pulmonar. Lembre-se de que esses alvéolos compreendem o **espaço morto** – sem fluxo sanguíneo pulmonar, a ventilação é "desperdiçada" e não há troca gasosa. Assim, a $P_{A_{O_2}}$ e a $P_{A_{CO_2}}$ desses alvéolos se aproximam de seus valores no ar inspirado (ou seja, a $P_{A_{O_2}}$ aumenta e a $P_{A_{CO_2}}$ diminui). A diminuição local da P_{CO_2} (e o aumento do pH concomitante) causa broncoconstrição das vias respiratórias próximas, que *afasta* o fluxo de ar das regiões do espaço morto (onde não há troca gasosa) e o *leva* para as regiões bem perfundidas, em que as trocas gasosas podem ocorrer.

Ciclo respiratório

As Figuras 5.13 e 5.14 mostram o ciclo respiratório normal. Nessa discussão, o ciclo respiratório é dividido em fases: **repouso** (o período entre as respirações), **inspiração** e **expiração.** Na Figura 5.13, três parâmetros são mostrados graficamente para descrever o ciclo respiratório: volume de ar que entra e sai dos pulmões, pressão intrapleural e pressão alveolar.

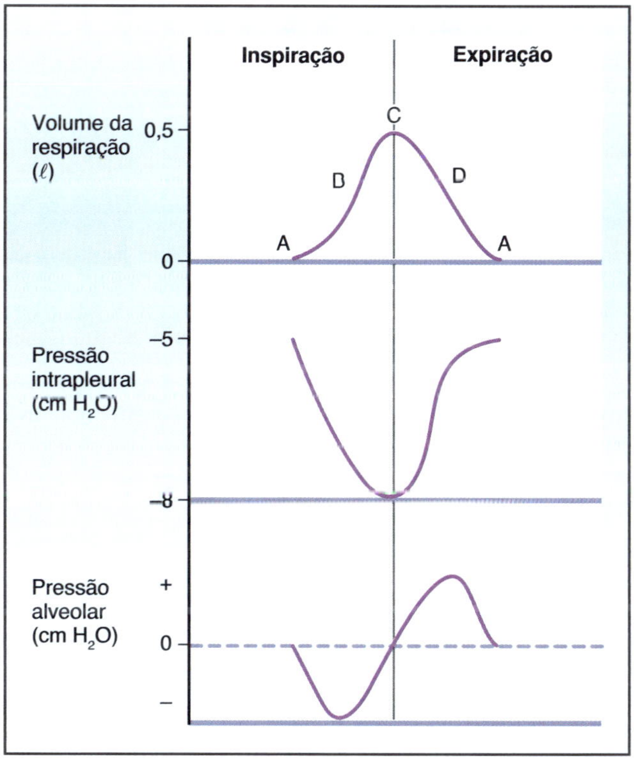

Figura 5.13 Volumes e pressões durante o ciclo respiratório normal. A pressão intrapleural e a pressão alveolar se referem à pressão atmosférica. As letras *A* a *D* correspondem às fases do ciclo respiratório da Figura 5.14.

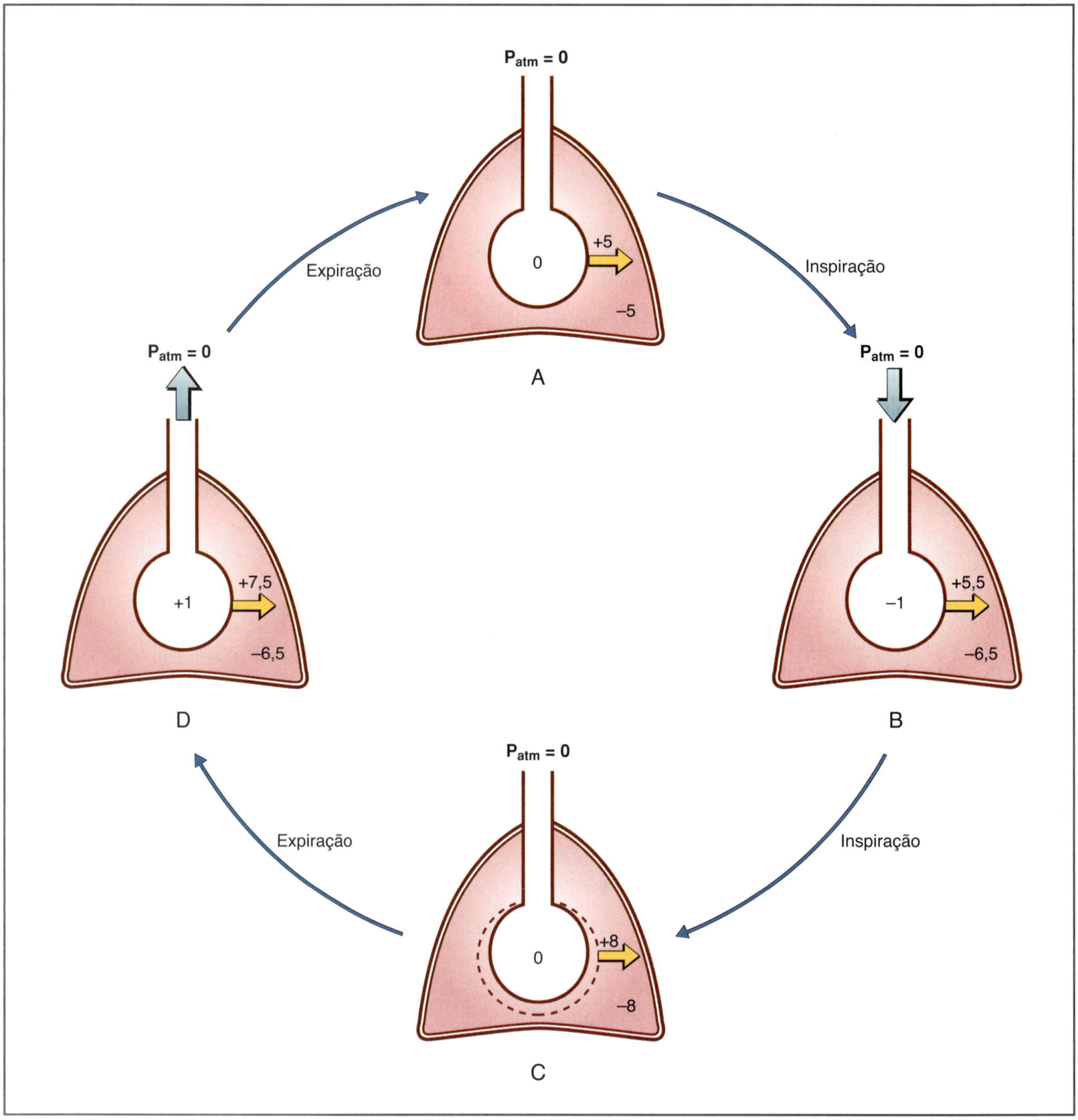

Figura 5.14 Pressões durante o ciclo respiratório normal. Os números correspondem às pressões em cm H_2O em relação à pressão atmosférica (P_{atm}). Os números sobre as *setas amarelas* dão a magnitude das pressões transmurais. As *setas azuis largas* mostram o fluxo de ar para dentro e para fora dos pulmões. **A.** Repouso. **B.** Meio da inspiração. **C.** Fim da inspiração. **D.** Metade da expiração.

A Figura 5.14 mostra a imagem familiar dos pulmões (representado por um alvéolo), da parede torácica e do espaço intrapleural entre o pulmão e a parede torácica. As pressões, em centímetros de água, são mostradas em diferentes pontos do ciclo respiratório. A pressão atmosférica é zero e os valores da pressão alveolar e intrapleural são apresentados. As *setas amarelas* indicam a direção e a magnitude da **pressão transmural** através dos pulmões. Por convenção, *a pressão transmural é calculada como a pressão alveolar* ***menos*** *a pressão intrapleural.* Se a pressão transmural for positiva, há uma pressão em expansão no pulmão e a *seta amarela* aponta para fora. Se a pressão alveolar for zero e a pressão intrapleural for −5 cm H_2O, por exemplo, há uma pressão de expansão nos pulmões de +5 cm H_2O (0 − [−5 cm H_2O] = +5 cm H_2O). Se a pressão transmural for negativa, há uma pressão de colapso no pulmão e a *seta amarela* aponta para dentro (não ilustrada na figura). Observe que, em todas as fases do ciclo respiratório normal, apesar das mudanças nas pressões alveolar e intrapleural, as pressões transmurais nos pulmões são tais que esses órgãos ficam sempre abertos. As *setas azuis largas* indicam a direção do fluxo de ar para dentro ou para fora dos pulmões.

Repouso

O repouso é o período entre os ciclos respiratórios em que o diafragma está em sua posição de equilíbrio (ver Figuras 5.13 e 5.14A). Em repouso, não há entrada ou saída de ar nos pulmões. **A pressão alveolar é igual à pressão atmosférica** e, como as pressões pulmonares sempre se referem à pressão atmosférica, diz-se que a pressão alveolar é zero. Não há fluxo de ar em repouso porque não há diferença de pressão entre a atmosfera (boca ou nariz) e os alvéolos.

Em repouso, **a pressão intrapleural é negativa**, ou aproximadamente −5 cm H_2O. O motivo da pressão intrapleural ser negativa já foi explicado: as forças opostas dos pulmões tentando entrar em colapso e a parede torácica tentando se expandir criam uma pressão negativa no espaço intrapleural. Lembre-se do experimento no pulmão isolado em um recipiente em que uma pressão negativa externa (ou seja, a pressão intrapleural negativa) mantém os pulmões inflados ou expandidos. A pressão transmural através dos pulmões em repouso é de +5 cm H_2O (pressão alveolar menos pressão intrapleural), o que significa que essas estruturas ficam abertas.

O volume nos pulmões em repouso é o volume de equilíbrio ou **CRF**, que, por definição, é o volume que continua nos pulmões após uma expiração normal.

Inspiração

Durante a inspiração, há **contração do diafragma**, o que aumenta o volume do tórax. O aumento do volume pulmonar diminui a pressão nesses órgãos (segundo a lei de Boyle, P × V é constante em dada temperatura). No meio da inspiração (ver Figuras 5.13 e 5.14B), a pressão alveolar fica menor que a pressão atmosférica (−1 cm H_2O). O gradiente de pressão entre a atmosfera e os alvéolos direciona o fluxo de ar para o pulmão. O ar flui para os pulmões até que, ao final da inspiração (ver Figura 5.14C), a pressão alveolar volte a ser igual à pressão atmosférica; o gradiente de pressão entre a atmosfera e os alvéolos se dissipa e o fluxo de ar para os pulmões cessa. O volume de ar inspirado em uma respiração é o **volume corrente (V_C)**, de aproximadamente 0,5 ℓ. Assim, o volume presente nos pulmões ao final da inspiração normal é a CRF *mais* um V_C (CRF + V_C).

Durante a inspiração, **a pressão intrapleural torna-se *ainda mais negativa*** do que em repouso. Existem duas explicações para isso: (1) o aumento do volume pulmonar também eleva a retração elástica dos pulmões, aumentando a tração contra o espaço intrapleural e (2) as pressões das vias respiratórias e alveolar ficam negativas.

Juntos, esses dois efeitos fazem que a pressão intrapleural se torne mais negativa, cerca de −8 cm H_2O, no final da inspiração. A magnitude da mudança da pressão intrapleural durante a inspiração pode ser usada para estimar a **complacência dinâmica** dos pulmões.

Expiração

Normalmente, a expiração é um processo passivo. **A pressão alveolar fica positiva** (maior que a pressão atmosférica) porque as forças elásticas dos pulmões comprimem o maior volume de ar nos alvéolos. Quando a pressão alveolar fica maior que a pressão atmosférica (Figuras 5.13 e 5.14D), o ar sai dos pulmões e o volume nos pulmões retorna à CRF. O volume expirado é o V_C. Ao final da expiração (ver Figuras 5.13 e 5.14A), todos os volumes e pressões voltam para seus valores em repouso e o sistema está pronto para iniciar o próximo ciclo respiratório.

Expiração forçada

Na expiração forçada, o indivíduo expira de maneira deliberada. Os músculos expiratórios tornam as pressões pulmonares e das vias respiratórias ainda mais positivas do que em uma expiração passiva comum. A Figura 5.15 exemplifica as pressões geradas durante uma expiração forçada; um indivíduo com pulmões normais é comparado a alguém com DPOC.

Em um indivíduo com **pulmões normais**, a expiração forçada torna as pressões nos pulmões e nas vias respiratórias muito positivas. As pressões das vias respiratórias e alveolares ficam muito mais altas do que na expiração passiva. Durante uma expiração passiva comum, a pressão alveolar é de +1 cm H_2O (Figura 5.14D); nesse exemplo de expiração forçada, a pressão das vias respiratórias é de +25 cm H_2O e a pressão alveolar é de +35 cm H_2O (ver Figura 5.15).

Durante a expiração forçada, a contração dos músculos expiratórios também aumenta a pressão intrapleural, agora para um valor positivo de, por exemplo, + 20 cm H_2O. Uma questão importante é: *os pulmões e as vias respiratórias colapsam sob essas condições de pressão intrapleural positiva?* Não, enquanto a pressão transmural for positiva, as vias respiratórias e os pulmões continuam abertos. Na expiração forçada normal, a pressão transmural através das vias respiratórias é a pressão das vias respiratórias menos a pressão intrapleural, ou +5 cm H_2O (+25 − [+20] = +5 cm H_2O); a pressão transmural através dos pulmões é a pressão alveolar menos a pressão intrapleural, ou +15 cm H_2O (+35 − [+20] = +15 cm H_2O). Portanto, tanto as vias respiratórias quanto os alvéolos continuam abertos porque as pressões transmurais são positivas. A expiração será rápida e vigorosa porque o gradiente de pressão entre os alvéolos (+35 cm H_2O) e a atmosfera (0) é muito maior que o normal.

Em alguém com **enfisema**, porém, a expiração forçada pode causar o colapso das vias respiratórias. No enfisema, a complacência pulmonar aumenta devido à perda de fibras elásticas. Durante a expiração forçada, a pressão intrapleural é elevada e fica igual à observada no indivíduo normal, +20 cm H_2O. Entretanto, como a retração elástica das estruturas é menor, a pressão alveolar e a pressão das vias respiratórias são menores do que em uma pessoa saudável. O gradiente de pressão transmural através dos pulmões permanece uma pressão de expansão positiva, +5 cm H_2O,

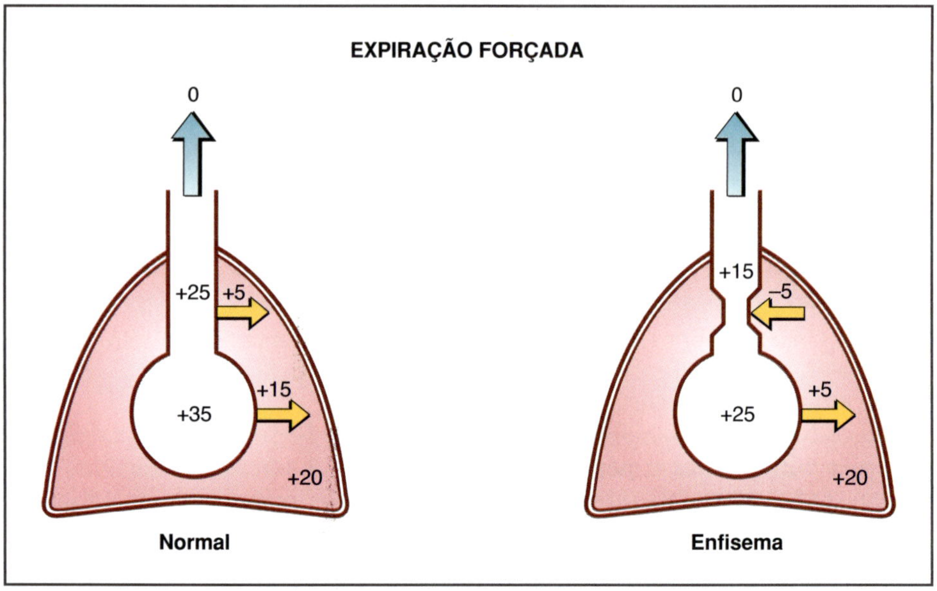

Figura 5.15 Pressões nos alvéolos e vias respiratórias de condução durante a expiração forçada em um indivíduo normal e um paciente com enfisema. Os números dão a pressão em cm H_2O e são expressos em relação à pressão atmosférica. Os números sobre as *setas amarelas* dão a magnitude da pressão transmural. A direção das *setas amarelas* indica se a pressão transmural está em expansão (*seta para fora*) ou em colapso (*seta para dentro*). As *setas azuis* mostram o fluxo de ar para dentro e para fora dos pulmões.

e os alvéolos continuam abertos. No entanto, as grandes vias respiratórias colapsam porque o gradiente de pressão transmural através delas se inverte, tornando-se uma pressão transmural negativa (colapso) de −5 cm H_2O. Obviamente, o colapso dessas grandes vias respiratórias aumenta o fluxo de ar e dificulta a expiração. As pessoas com enfisema aprendem a **expirar de forma lenta** com os **lábios franzidos**, o que cria uma alta resistência na boca e aumenta a pressão das vias respiratórias, evitando assim a reversão do gradiente de pressão transmural nas grandes vias respiratórias e seu colapso.

TROCA GASOSA

As trocas gasosas no sistema respiratório referem-se à difusão de O_2 e CO_2 nos pulmões e nos tecidos periféricos. O O_2 é transferido do gás alveolar para o sangue capilar pulmonar e, por fim, entregue aos tecidos, onde se difunde do sangue capilar sistêmico para as células. O CO_2 é liberado dos tecidos para o sangue venoso, daí para o sangue capilar pulmonar, e é transferido para o gás alveolar a ser expirado.

Leis do gás

Os mecanismos de troca gasosa são embasados nas propriedades fundamentais dos gases e incluem seu comportamento em solução. Esta seção revisa esses princípios.

Lei geral dos gases

A lei geral dos gases (discutida nos cursos de química) afirma que o produto da pressão pelo volume de um gás é igual ao número de moles do gás multiplicado pela constante do gás e pela temperatura. Assim,

$$PV = nRT$$

em que

P = Pressão (mmHg)
V = Volume (ℓ)
n = Moles (mol)
R = Constante do gás
T = Temperatura (K)

O único "truque" na aplicação da lei geral dos gases à fisiologia respiratória é saber que usamos TCPS na fase gasosa e STPD na fase fluida. TCPS significa temperatura corpórea (37°C ou 310 K), pressão ambiente e gás saturado com vapor d'água. Nos gases dissolvidos no sangue, usamos STPD, que significa temperatura padrão (0°C ou 273 K), pressão padrão (760 mmHg) e gás seco. O volume de gás em TCPS pode ser convertido em volume em STPD pela multiplicação do volume (em TCPS) por $273/310 \times P_B - 47/760$ (em que P_B é a pressão barométrica e 47 mmHg é a pressão de vapor d'água a 37°C).

Lei de Boyle

A lei de Boyle é um caso especial da lei geral dos gases. Segundo ela, em dada temperatura, o produto da pressão pelo volume de um gás é constante. Assim,

$$P_1V_1 = P_2V_2$$

A aplicação da lei de Boyle ao sistema respiratório foi discutida em um exemplo anterior. Lembre-se dos eventos que ocorrem durante a inspiração quando há contração do diafragma para aumentar o volume pulmonar: para manter constante o produto da pressão pelo volume, a pressão do gás nos pulmões deve diminuir à medida que o volume pulmonar aumenta. (Essa diminuição na pressão do gás é a força motriz para o fluxo de ar para os pulmões.)

Lei das pressões parciais de Dalton

A lei das pressões parciais de Dalton é aplicada com frequência na fisiologia respiratória. Segundo ela, a pressão parcial de um gás em uma mistura de gases é a pressão que o gás exerceria se ocupasse o volume total da mistura. Assim, a pressão parcial é a pressão total multiplicada pela concentração fracionada de *gás seco* ou

$$P_X = P_B \times F$$

A relação para o *gás umidificado* é determinada por meio da correção da pressão barométrica pela pressão do vapor d'água. Assim,

$$P_X = (P_B - P_{H_2O}) \times F$$

em que

P_X = Pressão parcial do gás (mmHg)
P_B = Pressão barométrica (mmHg)
P_{H_2O} = Pressão do vapor d'água a 37°C (47 mmHg)
F = Concentração fracionada de gás (sem unidades)

Assim, a lei das pressões parciais de Dalton faz que a soma das pressões parciais de todos os gases em uma mistura seja igual à pressão total da mistura. A pressão barométrica (P_B) é a soma das pressões parciais de O_2, CO_2, N_2 e H_2O. As porcentagens de gases no ar seco em uma pressão barométrica de 760 mmHg (com os valores correspondentes a F entre parênteses) são os seguintes: O_2, 21% (0,21); N_2, 79% (0,79); e CO_2, 0% (0). Como o ar é umidificado nas vias respiratórias, a pressão do vapor d'água é obrigatória e igual a 47 mmHg a 37°C.

EXEMPLO DE PROBLEMA. *Calcule a pressão parcial de O_2 (P_{O_2}) no ar inspirado seco e compare esse valor à P_{O_2} no ar traqueal umidificado a 37°C.* A concentração fracionada de O_2 no ar inspirado é 0,21.

SOLUÇÃO. A P_{O_2} do ar seco inspirado é calculada multiplicando a pressão da mistura de gases (ou seja, a pressão barométrica) pela concentração fracionada de O_2, que é 0,21. Assim, *no ar seco inspirado,*

$$\begin{aligned} PI_{O_2} &= 760 \text{ mmHg} \times 0{,}21 \\ &= 160 \text{ mmHg} \end{aligned}$$

A P_{O_2} do ar traqueal umidificado é menor do que a P_{O_2} do ar seco inspirado porque a pressão total deve ser corrigida pela pressão do vapor d'água (ou 47 mmHg a 37°C). Assim, *no ar traqueal umidificado,*

$$\begin{aligned} PI_{O_2} &= (760 \text{ mmHg} - 47 \text{ mmHg}) \times 0{,}21 \\ &= 713 \text{ mmHg} \times 0{,}21 \\ &= 50 \text{ mmHg} \end{aligned}$$

Lei de Henry das concentrações de gases dissolvidos

A lei de Henry trata dos **gases dissolvidos em solução** (p. ex., no sangue). Tanto o O_2 quanto o CO_2 são dissolvidos no sangue (uma solução) indo e vindo dos pulmões. Para calcular uma concentração de gás na fase fluida, a pressão parcial na fase gasosa é convertida primeiro em pressão parcial na fase fluida; depois, a pressão parcial no fluido é convertida em concentração no fluido.

Um ponto importante, mas não necessariamente óbvio, é que, em equilíbrio, *a pressão parcial de um gás na fase fluida é igual à pressão parcial na fase gasosa*. Assim, se o ar alveolar tem uma P_{O_2} de 100 mmHg, o sangue capilar que se equilibra com o ar alveolar também apresenta P_{O_2} de 100 mmHg. A lei de Henry é usada para converter a pressão parcial do gás na fase fluida em concentração de gás na fase fluida (p. ex., no sangue). A concentração de um gás em solução é expressa como volume percentual (%) ou volume de gás por 100 mℓ de sangue (mℓ de gás/100 mℓ de sangue).

Assim, no sangue,

$$C_X = P_X \times \text{Solubilidade}$$

em que

C_X = Concentração do gás dissolvido (mℓ gás/100 mℓ sangue)
P_X = Pressão parcial do gás (mmHg)
Solubilidade = Solubilidade do gás no sangue (mℓ gás/100 mℓ sangue por mmHg)

Por fim, é importante entender que a concentração de um gás em solução se aplica *apenas ao gás dissolvido* livre em solução (calculado com o método da lei de Henry) e não inclui o gás em forma ligada (p. ex., gás ligado à hemoglobina ou às proteínas plasmáticas).

EXEMPLO DE PROBLEMA. *Se a P_{O_2} do sangue arterial é 100 mmHg, qual é a concentração de O_2 dissolvido no sangue dado que a solubilidade do O_2 é 0,003 mℓ O_2/100 mℓ de sangue por mmHg?*

SOLUÇÃO. Para calcular a concentração de O_2 dissolvido no sangue arterial, basta multiplicar a P_{O_2} pela solubilidade:

$$\begin{aligned} [O_2] &= P_{O_2} \times \text{Solubilidade} \\ &= 100 \text{ mmHg} \times 0{,}003 \text{ m}\ell\ O_2/100 \text{ m}\ell \text{ sangue por mmHg} \\ &= 0{,}3 \text{ m}\ell/100 \text{ m}\ell \text{ sangue} \end{aligned}$$

Difusão dos gases – lei de Fick

A transferência de gases através das membranas celulares ou paredes capilares ocorre por **difusão simples**, discutida no Capítulo 1. Em relação aos gases, a taxa de transferência por difusão ($\dot{V}_X$) é diretamente proporcional à força motriz, ao coeficiente de difusão e à área de superfície disponível para difusão; e é inversamente proporcional à espessura da barreira de membrana. Assim,

$$\dot{V}_X = \frac{DA\Delta P}{\Delta x}$$

em que

$\dot{V}_X$ = Volume de gás transferido por unidade de tempo
D = Coeficiente de difusão do gás
A = Área da superfície
ΔP = Diferença de pressão parcial do gás
Δx = Espessura da membrana

Existem dois pontos especiais em relação à difusão de gases. (1) A força motriz para a difusão de um gás é a **diferença de pressão parcial do gás (ΔP)** através da membrana, e *não* a diferença de concentração. Assim, se a P_{O_2} do ar alveolar for de 100 mmHg e a P_{O_2} do sangue venoso misto que entra no capilar pulmonar for de 40 mmHg, a diferença de pressão parcial, ou força motriz, para O_2 através da barreira capilar é de 60 mmHg (100 mmHg – 40 mmHg). (2) O **coeficiente de difusão de um gás (D)** é uma combinação do coeficiente de difusão usual, que depende do peso molecular (ver Capítulo 1), e da solubilidade do gás. O coeficiente de difusão do gás tem enormes implicações em sua taxa de difusão, como ilustrado pelas diferenças nas taxas de difusão de CO_2 e O_2. O coeficiente de difusão de CO_2 é cerca de 20 vezes maior que o coeficiente de difusão de O_2; assim, em dada diferença de pressão parcial, o CO_2 se difunde aproximadamente 20 vezes mais rápido que o O_2.

Vários componentes da equação anterior de difusão podem ser combinados em um único termo chamado de **capacidade de difusão pulmonar (D_L)**. D_L combina o coeficiente de difusão do gás, a área de superfície da membrana (A) e a espessura da membrana (Δx). D_L também considera o tempo necessário para que o gás se combine às proteínas no sangue capilar pulmonar (p. ex., ligação de O_2 à hemoglobina nas hemácias). A D_L pode ser medida com monóxido de carbono (**CO**) porque a transferência de CO através da barreira alveolocapilar pulmonar é limitada exclusivamente pelo processo de difusão. DL_{CO} é determinada pelo método de respiração única, em que o indivíduo respira uma mistura de gases contendo uma baixa concentração de CO; a taxa de desaparecimento de CO da mistura gasosa é proporcional à D_L. A D_L muda de maneira previsível em várias doenças. No **enfisema**, por exemplo, D_L diminui porque a destruição dos alvéolos reduz a área de superfície para as trocas gasosas. Na **fibrose** ou no **edema pulmonar**, D_L diminui porque a distância de difusão (espessura da membrana ou volume intersticial) aumenta. Na **anemia**, D_L diminui porque a quantidade de hemoglobina nas hemácias é menor (lembre-se de que D_L inclui o componente de ligação a proteínas da troca de O_2). Durante o **exercício**, D_L aumenta porque mais capilares são perfundidos por sangue, o que aumenta a área de superfície para trocas gasosas.

Formas dos gases em solução

No ar alveolar, existe uma forma de gás que é expressa como pressão parcial. No entanto, em soluções como o sangue, os gases são transportados em outras formas. Em solução, o gás pode ser dissolvido, ligado a proteínas ou ser quimicamente modificado. É importante entender que *a concentração total do gás em solução é a soma do gás dissolvido mais o gás ligado mais o gás quimicamente modificado.*

- **Gás dissolvido.** Todos os gases em solução são transportados, até certo ponto, na forma dissolvida. A **lei de Henry** dá a relação entre a pressão parcial de um gás e sua concentração em solução: em dada pressão parcial, quanto maior a solubilidade do gás, maior sua concentração na solução. Em solução, apenas as moléculas de gás *dissolvidas* contribuem para a pressão parcial. Em outras palavras, o gás ligado e o gás quimicamente modificado não contribuem para a pressão parcial.

  Dos gases encontrados no ar inspirado, o nitrogênio (N_2) é o único transportado *apenas* na forma dissolvida e nunca é ligado ou modificado quimicamente. Devido a essa característica, o N_2 é utilizado para certas determinações em fisiologia respiratória
- **Gás ligado.** O_2, CO_2 e CO estão ligados a proteínas no sangue. O_2 e o CO ligam-se à hemoglobina dentro das hemácias e são transportados nessa forma. O CO_2 liga-se à hemoglobina nas hemácias e às proteínas plasmáticas
- **Gás quimicamente modificado.** O exemplo mais significativo de um gás quimicamente modificado é a conversão de CO_2 em bicarbonato (HCO_3^-) nas hemácias pela ação da anidrase carbônica. Na verdade, a maior parte do CO_2 é transportada no sangue como HCO_3^- e não como CO_2 dissolvido ou ligado.

Resumo – transporte de gás nos pulmões

A Figura 5.16 ilustra um alvéolo e um capilar pulmonar adjacente. O diagrama mostra que os capilares pulmonares são perfundidos pelo sangue do coração direito (o equivalente ao sangue venoso misto). Então, há troca gasosa entre o gás alveolar e o capilar pulmonar: O_2 difunde-se do gás alveolar para o sangue capilar pulmonar e o CO_2 difunde-se do sangue capilar pulmonar para o gás alveolar. O sangue que sai do capilar pulmonar chega ao coração esquerdo e se torna sangue arterial sistêmico.

A Figura 5.17 detalha ainda mais esse esquema com a inclusão dos valores de P_{O_2} e P_{CO_2} em vários locais: no ar inspirado seco, no ar traqueal umidificado, no ar alveolar, no sangue venoso misto que entra no capilar pulmonar e no sangue arterial sistêmico que sai do capilar pulmonar.

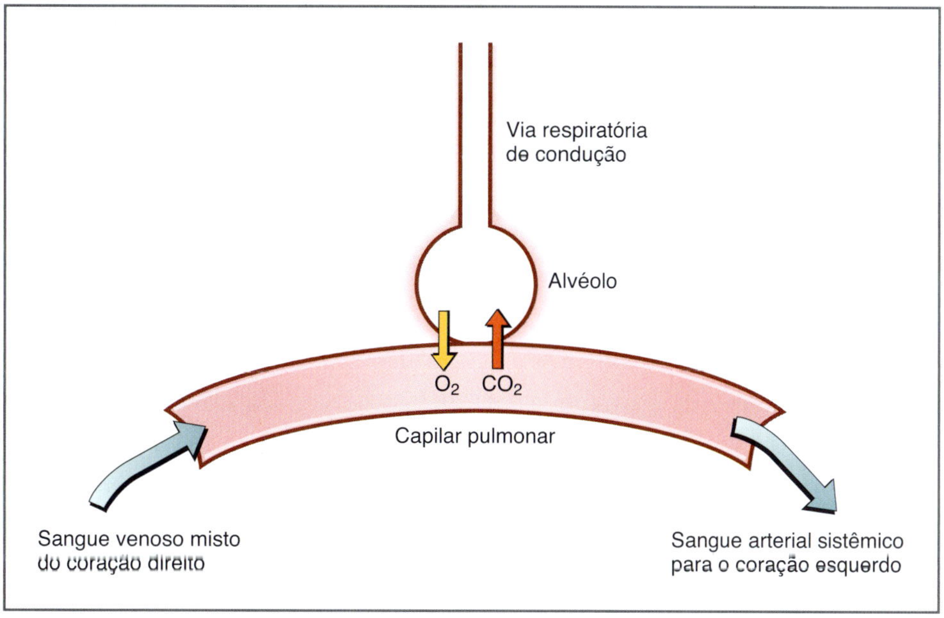

Figura 5.16 Diagrama esquemático de um alvéolo e um capilar pulmonar próximo. O sangue venoso misto entra no capilar pulmonar; o O_2 é adicionado ao sangue capilar pulmonar e o CO_2 é removido por transferência pela barreira alveolocapilar. O sangue arterial sistêmico sai pelo capilar pulmonar.

- No **ar inspirado seco**, a P_{O_2} é de aproximadamente 160 mmHg. Esse valor é calculado multiplicando a pressão barométrica pela concentração fracionada de O_2, 21% (760 mmHg × 0,21 = 160 mmHg). Para fins práticos, não há CO_2 no ar inspirado seco e a P_{CO_2} é zero
- No **ar traqueal umidificado,** assume-se que o ar fica totalmente saturado com vapor d'água. A 37°C, P_{H_2O} é 47 mmHg. Assim, em comparação ao ar seco inspirado, a P_{O_2} é menor porque o O_2 é "diluído" pelo vapor d'água. Novamente, lembre-se de que as pressões parciais no ar umidificado são calculadas corrigindo a pressão barométrica pela pressão do vapor d'água e multiplicando pela concentração fracionada do gás. Assim, a P_{O_2} do ar traqueal umidificado é de 150 mmHg ([760 mmHg − 47 mmHg] × 0,21 = 150 mmHg). Como não há CO_2 no ar inspirado, a P_{CO_2} do ar traqueal umidificado também é zero. O ar umidificado entra nos alvéolos para as trocas gasosas
- No **ar alveolar**, os valores de P_{O_2} e P_{CO_2} são bem diferentes em comparação ao ar inspirado. (As notações das pressões parciais no ar alveolar usam o modificador "A"; ver Tabela 5.1.) $P_{A_{O_2}}$ é 100 mmHg, que é menor que no ar inspirado, e $P_{A_{CO_2}}$ é 40 mmHg, que é maior que no ar inspirado. Essas mudanças ocorrem porque o O_2 deixa o ar alveolar e é adicionado ao sangue capilar pulmonar, enquanto o CO_2 deixa o sangue capilar pulmonar e entra no ar alveolar. Normalmente, as quantidades de O_2 e CO_2 transferidas entre os alvéolos e o sangue capilar pulmonar correspondem às necessidades do organismo. Assim, diariamente, a transferência de O_2 *do* ar alveolar é igual ao consumo de O_2 pelo corpo e a transferência de CO_2 *para* o ar alveolar é igual à produção de CO_2
- O sangue que entra nos capilares pulmonares é **sangue venoso misto**. Esse sangue é proveniente dos tecidos e, por meio das veias, chega ao coração direito. Em seguida, é bombeado do ventrículo direito para a artéria pulmonar, que o leva aos capilares pulmonares. A composição desse sangue venoso misto reflete a atividade metabólica dos tecidos: a P_{O_2} é relativamente baixa, de 40 mmHg, porque os tecidos absorveram e consumiram O_2; a P_{CO_2} é relativamente alta, de 46 mmHg, porque os tecidos produziram CO_2 e o adicionaram ao sangue venoso
- O sangue que sai dos capilares pulmonares foi *arterializado* (oxigenado) e se tornou **sangue arterial sistêmico**. (As notações do sangue arterial sistêmico usam o modificador "a"; ver Tabela 5.1.) A arterialização é causada pela troca de O_2 e CO_2 entre o ar alveolar e o sangue capilar pulmonar. Como a difusão de gases através da barreira alveolocapilar é rápida, o sangue que sai dos capilares pulmonares normalmente tem a mesma P_{O_2} e P_{CO_2} que o ar alveolar (ou seja, o equilíbrio é completo). Portanto, Pa_{O_2} é 100 mmHg e Pa_{CO_2} é 40 mmHg, assim como $P_{A_{O_2}}$ é 100 mmHg e $P_{A_{CO_2}}$ é 40 mmHg. Esse sangue arterializado volta para o coração esquerdo, é bombeado do ventrículo esquerdo para a aorta e recomeça o ciclo.

Há uma pequena discrepância entre o ar alveolar e o sangue arterial sistêmico: a P_{O_2} do sangue arterial sistêmico é ligeiramente menor do que o ar alveolar. Essa discrepância é resultado de um ***shunt* fisiológico**, que descreve a pequena fração do fluxo sanguíneo pulmonar que não passa pelos alvéolos e, portanto, não é arterializada.

O *shunt* fisiológico tem duas fontes: o fluxo sanguíneo brônquico e uma pequena parte do sangue venoso coronariano que vai diretamente para o ventrículo esquerdo em vez de ir para os pulmões para ser oxigenado. O *shunt* fisiológico é maior em várias

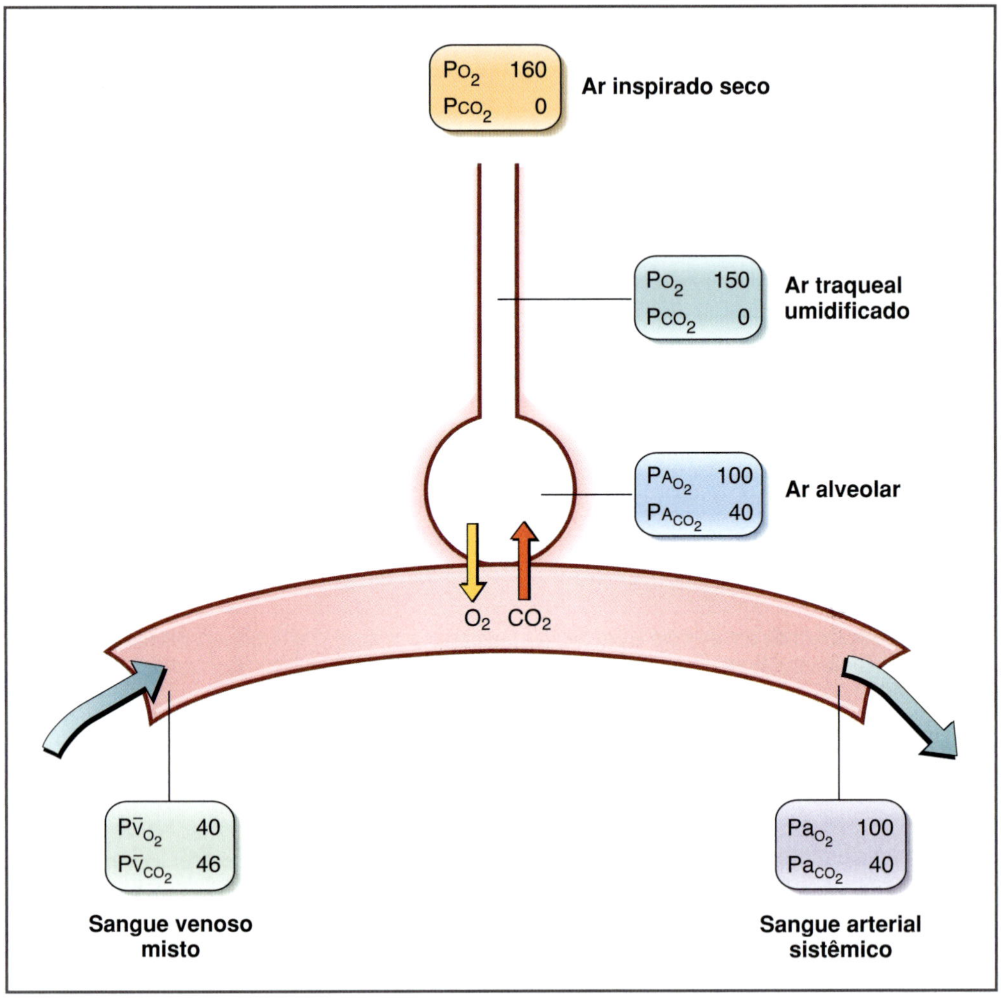

Figura 5.17 Valores de P_{O_2} e P_{CO_2} no ar inspirado seco, ar traqueal umidificado, ar alveolar e sangue capilar pulmonar. Os números correspondem às pressões parciais em mmHg. Na verdade, Pa_{O_2} é discretamente inferior a 100 mmHg por causa do *shunt* fisiológico.

doenças (chamado de **defeito de ventilação/perfusão**). O aumento do tamanho do *shunt* impede o equilíbrio adequado entre o gás alveolar e o sangue capilar pulmonar, assim o sangue capilar pulmonar não é totalmente arterializado. O **gradiente A – a,** que será discutido mais adiante neste capítulo, expressa a diferença na P_{O_2} entre o gás alveolar ("A") e o sangue arterial sistêmico ("a"). Se o *shunt* for pequeno (ou seja, fisiológico), o gradiente A – a é pequeno ou insignificante; se o *shunt* for maior que o normal, o gradiente A – a aumenta devido à perda do equilíbrio de O_2.

O diagrama na Figura 5.17 enfatiza as alterações de P_{O_2} e P_{CO_2} nos pulmões. Não mostrados na figura, mas implícitos nas diferenças entre sangue arterial sistêmico e sangue venoso misto, estão os processos de troca que ocorrem nos **tecidos sistêmicos**. O sangue arterial sistêmico chega aos tecidos, onde o O_2 se difunde dos capilares sistêmicos e é consumido, o que produz CO_2, que se difunde dos tecidos para os capilares. Essa troca gasosa nos tecidos converte o sangue arterial sistêmico em sangue venoso misto, que então deixa os capilares, volta para o coração direito e chega aos pulmões.

Troca gasosa limitada por difusão e limitada por perfusão

A troca gasosa através da barreira alveolocapilar pulmonar é descrita como limitada por difusão ou limitada por perfusão.

- A troca gasosa **limitada por difusão** significa que a quantidade total de gás transportada através da barreira alveolocapilar é limitada pelo *processo de difusão.* Nesses casos, a difusão continua por todo o capilar enquanto o gradiente de pressão parcial do gás for mantido
- A troca gasosa **limitada por perfusão** significa que a quantidade total de gás transportada através da barreira alveolocapilar é limitada pelo *fluxo sanguíneo* (ou seja, perfusão) pelos capilares pulmonares. Na troca limitada por perfusão, *não há manutenção do gradiente de pressão parcial* e, nesse caso, a única maneira de aumentar a quantidade de gás transportado é com o aumento do fluxo sanguíneo.

A Figura 5.18 dá exemplos de gases transferidos por troca limitada por difusão e limitada por perfusão. A linha vermelha sólida mostra a pressão parcial de um gás no sangue capilar pulmonar (Pa) em função do comprimento do capilar. A linha verde tracejada no topo de

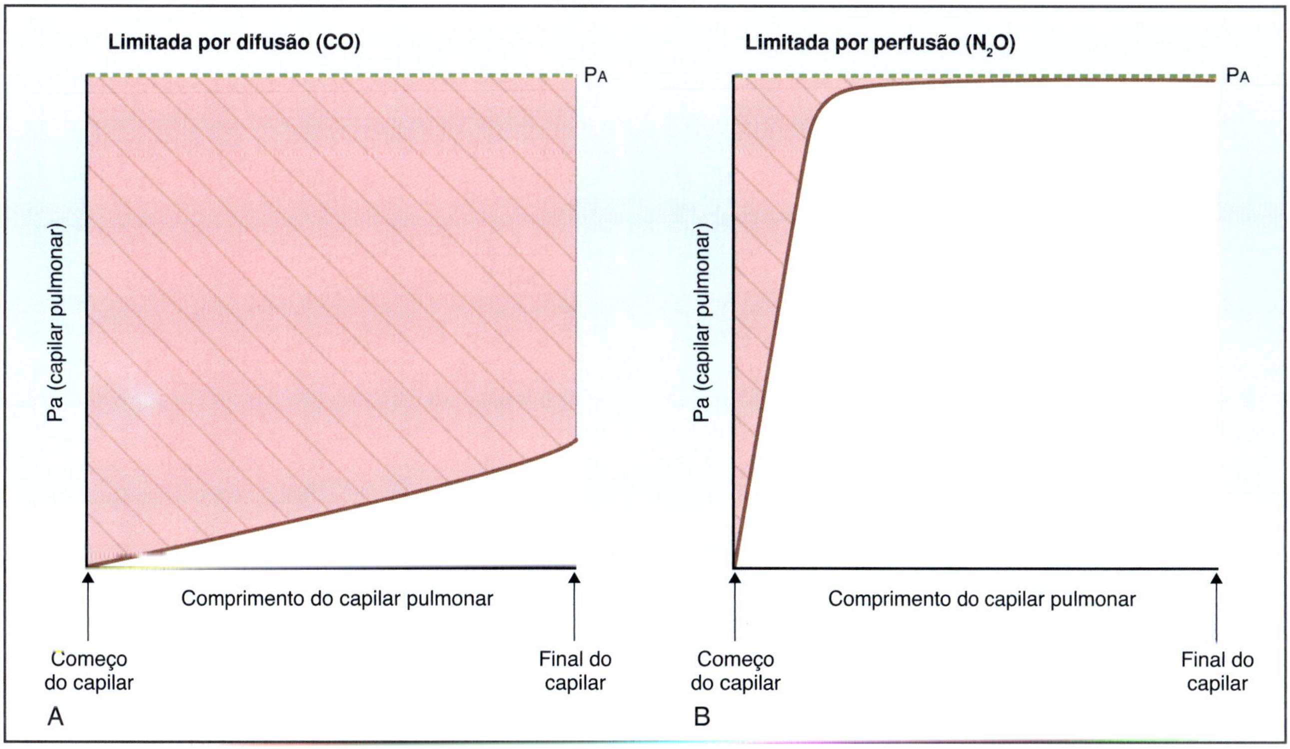

Figura. 5.18 Troca gasosa limitada por difusão (A) e limitada por perfusão (B) entre o ar alveolar e o sangue capilar pulmonar. A pressão parcial do gás no sangue capilar pulmonar é mostrada em função do comprimento do capilar pela *linha vermelha contínua*. A *linha verde tracejada* no topo da figura mostra a pressão parcial do gás no ar alveolar (P_A). A *área sombreada em rosa* dá a magnitude da diferença de pressão parcial entre o ar alveolar e o sangue capilar pulmonar, que é a força motriz para a difusão do gás.

cada painel dá a pressão parcial do gás no ar alveolar (P_A), que é constante. A área sombreada em rosa mostra o **gradiente de pressão parcial** entre o gás alveolar e o sangue capilar pulmonar ao longo do capilar. Como o gradiente de pressão parcial é a força motriz para a difusão do gás, quanto maior a área sombreada, maior o gradiente e maior a transferência líquida de gás.

A figura mostra dois exemplos: CO é um gás de difusão limitada (ver Figura 5.18A), e óxido nitroso (N_2O) é um gás de perfusão limitada (ver Figura 5.18B). CO ou N_2O difunde-se do gás alveolar para o capilar pulmonar e, assim, a P_a do gás aumenta ao longo do capilar e se aproxima ou atinge o valor de P_A. O equilíbrio completo é caracterizado pela igualdade entre P_a e P_A. Com o equilíbrio, não há mais uma força motriz para a difusão (ou seja, não há mais um gradiente de pressão parcial) e, a menos que o fluxo sanguíneo aumente (ou seja, mais sangue entre no capilar pulmonar), as trocas gasosas cessam.

Troca gasosa limitada por difusão

A troca gasosa limitada por difusão é ilustrada pelo transporte de **CO** através da barreira alveolocapilar pulmonar (ver Figura 5.18A). Também é ilustrado pelo **transporte de O_2 durante exercícios extenuantes** e em doenças como **enfisema** e **fibrose.**

A pressão parcial de CO no ar alveolar (PA_{CO}), mostrada como a linha tracejada, é constante ao longo do capilar. No início do capilar pulmonar, não há CO no sangue porque não houve transferência do ar alveolar e a pressão parcial de CO no sangue capilar (Pa_{CO}) é zero. Assim, no começo do capilar, há o maior gradiente de pressão parcial de CO e a maior força motriz para a difusão do CO do ar alveolar para o sangue. Ao longo do capilar pulmonar, à medida que o CO se difunde no sangue capilar pulmonar, a Pa_{CO} começa a aumentar. Isso diminui o gradiente de pressão parcial para difusão. No entanto, a Pa_{CO} aumenta pouco ao longo do capilar porque, no sangue capilar, o CO está avidamente ligado à hemoglobina das hemácias. O CO ligado à hemoglobina não está livre em solução e, portanto, não produz uma pressão parcial. (Lembre-se de que apenas o gás livre dissolvido gera uma pressão parcial.) Assim, a ligação do CO à hemoglobina mantém a concentração de CO livre e a pressão parcial em níveis baixos, sem alterar o gradiente de difusão ao longo de *todo* o capilar.

Em resumo, a difusão líquida de CO no capilar pulmonar depende ou é "limitada" pela magnitude do gradiente de pressão parcial, que é mantido porque o CO no sangue capilar está ligado à hemoglobina. Assim, **não há equilíbrio de CO** até o final do capilar. De fato, se o capilar fosse mais longo, a difusão líquida continuaria indefinidamente ou até o equilíbrio.

Troca gasosa limitada por perfusão

A troca gasosa limitada por perfusão é ilustrada pelo **N_2O** (ver Figura 5.18B), mas também por **O_2 (sob condições normais)** e **CO_2**. O N_2O é usado como o exemplo clássico de troca limitada por perfusão porque *não está em forma* *ligada* no sangue, sendo totalmente livre em solução. Tal como no exemplo do CO, a PA_{N_2O} é constante e Pa_{N_2O} assume-se que seja zero no início do capilar pulmonar. Assim, a princípio, há um grande gradiente de pressão parcial de N_2O entre o gás alveolar e o sangue capilar, então o N_2O se difunde rapidamente para o capilar pulmonar. *Todo* o N_2O fica livre no sangue, o que cria uma pressão parcial. Assim, a pressão parcial de N_2O no sangue capilar pulmonar aumenta com rapidez e é totalmente equilibrada com o gás alveolar no primeiro quinto do capilar. Após o equilíbrio, não há mais gradiente de pressão parcial e, portanto, não há mais força motriz para a difusão. A difusão líquida de N_2O então cessa, embora ainda haja quatro quintos do capilar.

Compare a área sombreada do gráfico de N_2O (ver Figura 5.18B) àquela de CO (ver Figura 5.18A). A área sombreada de N_2O é muito menor, o que ilustra as diferenças entre os dois gases. Devido ao equilíbrio do N_2O, o único meio de aumentar sua difusão líquida é com o aumento do fluxo sanguíneo. Se mais sangue "novo" entrar no capilar pulmonar, *mais* N_2O *total* pode ser adicionado. Assim, o fluxo sanguíneo ou perfusão determina, ou "limita", a transferência líquida de N_2O, que é descrita como limitada por perfusão.

Transporte de O_2 limitado por perfusão e limitado por difusão

Em condições normais, o transporte de O_2 até os capilares pulmonares é limitado pela perfusão. Em outras condições (p. ex., fibrose ou exercício extenuante), porém, o transporte é limitado pela difusão. A Figura 5.19 ilustra as duas condições.

- **Transporte de O_2 limitado por perfusão.** Nos pulmões de um indivíduo normal em repouso, a transferência de O_2 do ar alveolar para o sangue capilar pulmonar é limitada pela *perfusão* (embora não ao extremo, como o N_2O) (Figura 5.19A). PA_{O_2} é constante em 100 mmHg. No início do capilar, Pa_{O_2} é de 40 mmHg, refletindo a composição do sangue venoso misto. Há um grande gradiente de pressão parcial de O_2 entre o ar alveolar e o sangue capilar, que impulsiona a difusão de O_2 no capilar. A adição de O_2 no sangue capilar pulmonar aumenta a Pa_{O_2}. A princípio, o gradiente de difusão se mantém porque o O_2 se liga à hemoglobina, deixando a concentração de O_2 livre e a pressão parcial em valores baixos. O equilíbrio de O_2 ocorre a cerca de um terço da distância ao longo do capilar, no ponto em que Pa_{O_2} se torna igual a PA_{O_2} e, a menos que o fluxo sanguíneo aumente, não há mais difusão líquida de O_2. Assim, em condições normais, o transporte de O_2 é limitado pela perfusão. Outra maneira de descrever a troca de O_2 limitada por perfusão é dizer que o fluxo sanguíneo pulmonar determina a transferência líquida de O_2. Assim, aumentos no fluxo sanguíneo pulmonar (p. ex., durante o exercício) elevam a quantidade total de O_2 transportada e diminuições no fluxo sanguíneo pulmonar reduzem a quantidade total transportada
- **Transporte de O_2 limitado por difusão.** Em certas doenças (p. ex., **fibrose**) e durante **exercícios extenuantes**, a transferência de O_2 torna-se limitada pela *difusão*. Na fibrose, por exemplo, a parede alveolar engrossa, o que aumenta a distância para difusão dos gases e diminui D_L (Figura 5.19A). Essa maior distância de difusão diminui a taxa de difusão de O_2 e evita seu equilíbrio entre o ar

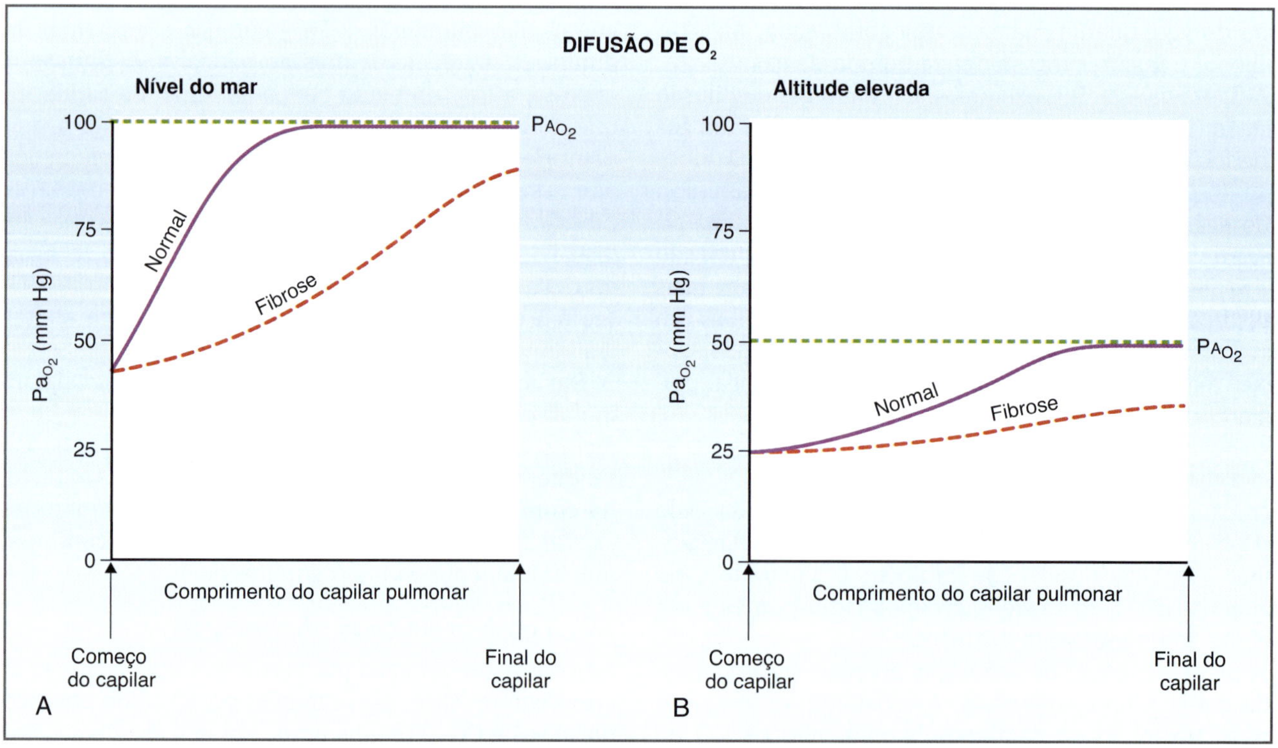

Figura 5.19 Difusão de O_2 ao longo do capilar pulmonar em indivíduos normais e com fibrose. A. Ao nível do mar. **B.** Em grandes altitudes.

alveolar e o sangue capilar pulmonar. Nesses casos, o gradiente de pressão parcial de O_2 é mantido ao longo de todo o capilar, convertendo-o em um processo limitado por difusão (embora não tão extremo quanto no exemplo do CO; ver Figura 5.18A). Como há um gradiente de pressão parcial ao longo de todo o comprimento do capilar, pode *parecer* que a quantidade total de O_2 transferida seja maior em alguém com fibrose em comparação a um indivíduo com pulmões saudáveis. Embora o gradiente de pressão parcial de O_2 de fato seja mantido por um comprimento maior do capilar (porque D_L é muito menor na fibrose), a transferência total de O_2 ainda é muito baixa. No final do capilar pulmonar, não houve equilíbrio entre o ar alveolar e o sangue capilar pulmonar (Pa_{O_2} < PA_{O_2}), o que se reflete em diminuição da Pa_{O_2} no sangue arterial sistêmico e diminuição de $P\bar{V}_{O_2}$ no sangue venoso misto

- **Transporte de O_2 em grandes altitudes.** As grandes altitudes alteram alguns aspectos do processo de equilíbrio do O_2. Nesses locais, a pressão barométrica é menor e, com a mesma fração de O_2 no ar inspirado, a pressão parcial de O_2 no gás alveolar também é menor. No exemplo mostrado na Figura 5.19B, PA_{O_2} cai para 50 mmHg em comparação ao valor normal de 100 mmHg. A P_{O_2} venosa mista é de 25 mmHg (em oposição ao valor normal de 40 mmHg). Portanto, em altitudes elevadas, o gradiente de pressão parcial de O_2 é bem menor em comparação ao nível do mar (ver Figura 5.19A). Mesmo no início do capilar pulmonar, o gradiente é de apenas 25 mmHg (50 mmHg – 25 mmHg), em vez do gradiente normal ao nível do mar de 60 mmHg (100 mmHg – 40 mmHg). Essa redução do gradiente de pressão parcial significa que a difusão de O_2 é menor, o equilíbrio ocorre de maneira mais lenta ao longo do capilar e o equilíbrio completo é alcançado em um ponto posterior do capilar (dois terços de seu comprimento em altitudes elevadas em comparação a um terço ao nível do mar). O valor final equilibrado de Pa_{O_2} é de apenas 50 mmHg porque PA_{O_2} é apenas 50 mmHg (é impossível que o valor equilibrado seja superior a 50 mmHg). O equilíbrio mais lento do O_2 em grandes altitudes é exagerado em uma pessoa com **fibrose**. O sangue capilar pulmonar não se equilibra no final do capilar e a Pa_{O_2} é muito baixa, de 30 mmHg, o que prejudica muito a oxigenação dos tecidos.

TRANSPORTE DE OXIGÊNIO NO SANGUE

Formas de O_2 no sangue

O O_2 é transportado em duas formas no sangue: dissolvido e ligado à hemoglobina. O O_2 dissolvido sozinho é inadequado para atender às demandas metabólicas dos tecidos; assim, é necessária uma segunda forma de O_2, combinada à hemoglobina.

O_2 dissolvido

O O_2 dissolvido está livre em solução e representa aproximadamente **2% do teor total de O_2 do sangue.** Lembre-se de que o O_2 dissolvido é a *única forma* de O_2 que produz uma pressão parcial, que, por sua vez, impulsiona a difusão do O_2. (Por outro lado, o O_2 ligado à hemoglobina *não* contribui para sua pressão parcial no sangue.) Como descrito pela **lei de Henry**, a concentração de O_2 dissolvido é proporcional à pressão parcial de O_2; a constante de proporcionalidade é simplesmente a solubilidade do O_2 no sangue, 0,003 mℓ O_2/100 mℓ de sangue por mmHg. Assim, em uma Pa_{O_2} normal de 100 mmHg, a concentração de O_2 dissolvido é de 0,3 mℓ O_2/100 mℓ (100 mmHg × 0,003 mℓ O_2/100 mℓ de sangue por mmHg).

Nessa concentração, o O_2 dissolvido é insuficiente para atender às demandas dos tecidos. Em um indivíduo em repouso, por exemplo, o consumo de O_2 é de cerca de 250 mℓ O_2/min. Se o suprimento de O_2 aos tecidos fosse baseado estritamente no componente dissolvido, então 15 mℓ de O_2/min chegariam aos tecidos (fornecimento de O_2 = débito cardíaco × concentração de O_2 dissolvido ou 5 ℓ/min × 0,3 mℓ O_2/100 mℓ = 15 mℓ O_2/min). Essa quantidade é insuficiente para atender a demanda de 250 mℓ O_2/min. Há necessidade de outro mecanismo para transportar grandes quantidades de O_2 no sangue – esse mecanismo é a ligação do O_2 à hemoglobina.

O_2 ligado à hemoglobina

Os **98% restantes do teor total de O_2 do sangue** são ligados de maneira reversível à hemoglobina das hemácias. A **hemoglobina** é uma proteína globular composta de quatro subunidades. Cada subunidade contém uma porção heme, que é uma porfirina ligante de ferro, e uma cadeia polipeptídica, que é designada por α ou β. A hemoglobina adulta (hemoglobina A) é chamada de $\alpha_2\beta_2$; duas das subunidades têm cadeias α e duas têm cadeias β. Cada subunidade pode se ligar a uma molécula de O_2, com um total de quatro moléculas de O_2 por molécula de hemoglobina. A porcentagem de grupos heme ligados ao O_2 é chamada de porcentagem (%) de saturação; assim, 100% de saturação significa que todos os quatro grupos heme estão ligados ao O_2. A hemoglobina oxigenada é chamada de oxiemoglobina, enquanto a hemoglobina desoxigenada é chamada de desoxiemoglobina. A ligação das subunidades ao O_2 exige que o ferro das porções heme esteja em estado ferroso (ou seja, $\mathbf{Fe^{2+}}$).

Existem diversas variantes da molécula de hemoglobina:

- **Metemoglobina.** A hemoglobina com ferro das porções heme no estado férrico, ou $\mathbf{Fe^{3+}}$ (em vez do estado Fe^{2+} normal), é chamada de metemoglobina. A metemoglobina *não* se liga ao O_2. Há várias causas para formação de metemoglobinemia, inclusive a oxidação de Fe^{2+} a Fe^{3+} por nitritos e sulfonamidas. Há também uma variante congênita de deficiência da metemoglobina redutase, uma enzima das hemácias que mantém o ferro em seu estado reduzido
- **Hemoglobina fetal (hemoglobina F, HbF).** Na hemoglobina fetal, as duas cadeias β são substituídas por cadeias γ, dando-lhe a designação de $\alpha_2\gamma_2$. A consequência

fisiológica dessa modificação é que a HbF tem **maior afinidade pelo O_2** do que a hemoglobina A, facilitando o movimento de O_2 da mãe para o feto. A HbF é a variante normal encontrada no feto e é gradualmente substituída pela hemoglobina A no primeiro ano de vida

- **Hemoglobina S.** A hemoglobina S é uma variante anormal da hemoglobina e causa anemia falciforme. Na hemoglobina S, as subunidades α são normais, mas as subunidades β são anormais devido à substituição de um único aminoácido (um glutamato por uma valina). A subunidade β anormal dá-lhe a designação $\alpha^A{}_2\beta^S{}_2$. Em sua forma desoxigenada, a hemoglobina S é muito menos solúvel que a hemoglobina A e cristaliza em longas fibras que formam bastonetes em forma de foice nas hemácias. Os bastonetes distorcem o formato das hemácias (ou seja, causam sua falcização). Essa deformação pode provocar a oclusão de pequenos vasos sanguíneos, responsável por muitos dos sinais/sintomas da crise falciforme (p. ex., dor intensa, insuficiência renal, hemorragia de retina e necrose óssea). Além disso, como as hemácias falciformes são propensas à lise, os pacientes apresentam anemia hemolítica crônica. A afinidade O_2 da hemoglobina S é menor que a afinidade O_2 da hemoglobina A.

Capacidade de ligação ao O_2 e teor de O_2

Como a maior parte do O_2 transportado no sangue é ligado de maneira reversível à hemoglobina, o teor de O_2 no sangue é determinado principalmente pela concentração de hemoglobina e pela capacidade de ligação dessa molécula ao O_2.

A **capacidade de ligação ao O_2** é a **quantidade máxima de O_2** que pode se ligar à hemoglobina por volume de sangue, assumindo que 100% de saturação (ou seja, todos os quatro grupos heme em cada molécula de hemoglobina estão ligados ao O_2). A capacidade de ligação ao O_2 é medida pela exposição do sangue ao ar com alta P_{O_2} (de modo que a hemoglobina fique 100% saturada) e pela correção da pequena quantidade de O_2 presente na forma dissolvida. (Para correção do O_2 dissolvido, lembre-se de que a solubilidade do O_2 no sangue é de 0,003 mℓ O_2/100 mℓ de sangue por mmHg.) Outras informações necessárias para calcular a capacidade de ligação do O_2 são que 1 g de hemoglobina A pode se ligar a 1,34 mℓ de O_2 e que a concentração normal de hemoglobina A no sangue é de 15 g/100 mℓ. A capacidade de ligação de O_2 do sangue é, portanto, 20,1 mℓ O_2/100 mℓ de sangue (15 g/100 mℓ = 1,34 mℓ O_2/g hemoglobina = 20,1 mℓ O_2/100 mℓ de sangue).

O **teor de O_2** é a quantidade real de O_2 por volume de sangue. O teor de O_2 pode ser calculado a partir da capacidade de ligação da hemoglobina ao O_2 e a porcentagem de saturação da hemoglobina mais qualquer O_2 dissolvido. (Lembre-se de que a capacidade de ligação ao O_2 é determinada com 100% de saturação, ou seja, todos os grupos heme ligados ao O_2 em todas as moléculas de hemoglobina.)

$$\text{Teor de } O_2 = (\text{capacidade de ligação ao } O_2 \times \text{Saturação [\%]}) + O_2 \text{ dissolvido}$$

em que

Teor de O_2 = Quantidade de O_2 no sangue (mℓ O_2/100 mℓ de sangue)

Capacidade de ligação ao O_2 = Quantidade de O_2 ligado à hemoglobina (mℓ O_2/100 mℓ de sangue) medido a 100% de saturação

Saturação (%) = Porcentagem dos grupos heme ligados ao O_2

O_2 dissolvido = O_2 não ligado no sangue (mℓ O_2/100 mℓ de sangue)

EXEMPLO DE PROBLEMA. Um homem anêmico apresenta grave redução da concentração de hemoglobina, de 10 g/100 mℓ de sangue. Assumindo que o paciente tem pulmões normais e que os valores de $P_{A_{O_2}}$ e Pa_{O_2} são normais a 100 mmHg, *qual é o teor de O_2 em seu sangue e como esse valor se compara ao valor normal?* Suponha que, em uma concentração de hemoglobina normal de 15 g/100 mℓ, a capacidade de ligação ao O_2 é de 20,1 mℓ O_2/100 mℓ de sangue e que a hemoglobina está 98% saturada a uma Pa_{O_2} de 100 mmHg.

SOLUÇÃO. (1) Primeiro, calcule a *capacidade de ligação de O_2* (a quantidade máxima de O_2 que pode ser ligada à hemoglobina) em uma concentração de hemoglobina de 10 g/100 mℓ de sangue. Sabe-se que em uma concentração normal de hemoglobina de 15 g/100 mℓ, a capacidade de ligação de O_2 é de 20,1 mℓ O_2/100 mℓ de sangue. Logo, em uma concentração de hemoglobina de 10 g/100 mℓ, O_2 é 10/15 do normal. Assim,

$$\begin{aligned}\text{Capacidade de ligação de } O_2 &= 20{,}1 \text{ m}\ell\ O_2/100 \text{ m}\ell \text{ de sangue} \times \frac{10}{15}\\ &= 13{,}4 \text{ m}\ell\ O_2/100 \text{ m}\ell \text{ de sangue}\end{aligned}$$

(2) Em seguida, calcule a *quantidade real de O_2 combinado à hemoglobina* multiplicando a capacidade de ligação ao O_2 pela porcentagem de saturação. Assim,

$$\begin{aligned}O_2 \text{ ligado à hemoglobina} &= 13{,}4 \text{ m}\ell\ O_2/100 \text{ m}\ell \text{ de sangue} \times 98\%\\ &= 13{,}1 \text{ m}\ell\ O_2/100 \text{ m}\ell \text{ de sangue}\end{aligned}$$

(3) Por fim, determine o *teor total de O_2* calculando o O_2 dissolvido na Pa_{O_2} de 100 mmHg e adicionando essa quantidade ao O_2 ligado à hemoglobina. A solubilidade do O_2 no sangue é 0,003 mℓ O_2/100 mℓ por mmHg. Assim,

$$O_2 \text{ dissolvido} = 100 \text{ mmHg} \times 0{,}003 \text{ m}\ell\ O_2/100 \text{ m}\ell/\text{mmHg} = 0{,}3 \text{ m}\ell\ O_2/100 \text{ m}\ell \text{ de sangue}$$

$$\text{Teor total de } O_2 = O_2 \text{ ligado à hemoglobina} + O_2 \text{ dissolvido} = 13{,}1 \text{ m}\ell\ O_2/100 \text{ m}\ell \text{ de sangue} + 0{,}3 \text{ m}\ell\ O_2/100 \text{ m}\ell \text{ de sangue} = 13{,}4 \text{ m}\ell\ O_2/100 \text{ m}\ell \text{ de sangue}$$

O teor de O_2 de 13,4 mℓ O_2/100 mℓ de sangue é *muito* baixo. Compare esse valor ao teor de O_2 de 20,0 mℓ O_2/100 mℓ de sangue calculado na concentração normal de hemoglobina de 15 g/100 mℓ e saturação de 98%. (O_2 ligado é 20,1 mℓ O_2/100 mℓ × 98% = 19,7 mℓ O_2/100 mℓ e O_2 dissolvido é 0,3 mℓ O_2/100 mℓ. Assim, o teor de O_2 total normal é a soma, ou 20,0 mℓ O_2/100 mℓ de sangue.)

Suprimento de O_2 para os tecidos

A quantidade de O_2 que chega aos tecidos é determinada pelo fluxo sanguíneo e pelo teor de O_2 no sangue. Em termos de todo o organismo, o fluxo sanguíneo é considerado o débito cardíaco. O teor de O_2 no sangue, como já descrito, é a soma do O_2 dissolvido (2%) e oxiemoglobina (98%). Assim, o suprimento de O_2 é descrito da seguinte maneira:

$$\text{Suprimento de } O_2 = \text{Débito cardíaco} \times \text{Teor de } O_2 \text{ no sangue} = \text{Débito cardíaco} \times (O_2 \text{ dissolvido} + \text{oxiemoglobina})$$

Curva de dissociação de oxiemoglobina

Como revisão, lembre-se de que o O_2 se combina de maneira reversível e rápida com a hemoglobina, ligando-se aos grupos heme em cada uma das quatro subunidades da molécula de hemoglobina. Cada molécula de hemoglobina tem, portanto, a capacidade de se ligar a **quatro moléculas de O_2**. Nessa configuração, a saturação é de **100%**. Se menos de quatro moléculas de O_2 estiverem ligadas a grupos heme, a saturação é inferior a 100%. Por exemplo, se, em média, cada molécula de hemoglobina tem três moléculas de O_2 ligadas, a saturação é de **75%**; se, em média, cada hemoglobina tem duas moléculas de O_2 ligadas, então a saturação é de **50%**; e se apenas uma molécula de O_2 estiver ligada, a saturação é de **25%**.

A saturação percentual da hemoglobina é uma função da P_{O_2} do sangue, como descrita pela **curva de dissociação da oxiemoglobina** (Figura 5.20). A característica mais marcante dessa curva é sua forma sigmoide. Em outras palavras, a porcentagem de saturação dos locais heme não aumenta de maneira linear ao aumento da P_{O_2}. Em vez disso, a saturação percentual aumenta acentuadamente à medida que a P_{O_2} passa de zero para cerca de 40 mmHg e, então, se estabiliza entre 50 mmHg e 100 mmHg. Por conveniência, a Tabela 5.2 mostra os valores de saturação correspondentes a vários valores de P_{O_2}.

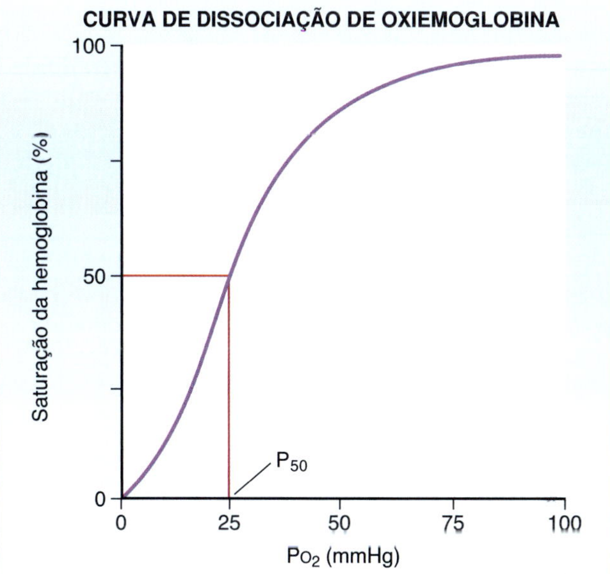

Figura. 5.20 Curva de dissociação da oxiemoglobina. P_{50} é a pressão parcial de O_2 com 50% de saturação de hemoglobina.

Tabela 5.2 Valores de P_{O_2} e saturação percentual correspondente da hemoglobina.

P_{O_2} (mmHg)	Saturação (%)
10	25
20	35
25	50
30	60
40	75
50	85
60	90
80	96
100	98

A P_{O_2} que corresponde a 50% de saturação da hemoglobina é chamada de P_{50}.

Forma sigmoide

A forma da porção mais inclinada da curva é o resultado de uma **mudança na afinidade** dos grupos heme pelo O_2 a cada ligação sucessiva: a ligação da primeira molécula de O_2 a um grupo heme aumenta a afinidade pela segunda molécula de O_2, a ligação da segunda molécula de O_2 aumenta a afinidade pela terceira molécula de O_2, e assim por diante. Afinidade pela quarta e última molécula de O_2 é mais alta e ocorre em valores de P_{O_2} entre 60 e 100 mmHg (em que a saturação é próxima de 100%, correspondendo a quatro moléculas de O_2 por uma molécula de hemoglobina). Esse fenômeno é descrito como **cooperatividade positiva**.

P_{50}

Um ponto significativo na curva de dissociação da oxiemoglobina é P_{50}. Por definição, **P_{50} é a P_{O_2} em que há**

50% de saturação da hemoglobina (ou seja, em que dois dos quatro grupos heme estão ligados ao O_2). Uma mudança no valor de P_{50} indica a alteração na afinidade da hemoglobina pelo O_2. O aumento de P_{50} reflete a diminuição da afinidade e a redução de P_{50} reflete um aumento da afinidade.

Captação e liberação de O_2

A forma sigmoide da curva de dissociação de oxiemoglobina ajuda a explicar por que o O_2 é *captado* pelo sangue capilar pulmonar a partir do gás alveolar e é *liberado* dos capilares sistêmicos nos tecidos (Figura 5.21). Em P_{O_2} elevada (ou seja, no sangue arterial sistêmico), a afinidade da hemoglobina pelo O_2 é maior; na de P_{O_2} menor (ou seja, no sangue venoso misto), a afinidade pelo O_2 é menor.

A P_{O_2} do ar alveolar, do sangue capilar pulmonar e do **sangue arterial sistêmico** é de **100 mmHg**. No gráfico, a P_{O_2} de 100 mmHg corresponde a quase 100% de saturação, com todos os grupos heme ligados ao O_2 e afinidade máxima pelo O_2 devido à cooperatividade positiva. Por outro lado, a P_{O_2} do **sangue venoso misto** é de **40 mmHg** (porque houve difusão do O_2 dos capilares sistêmicos para os tecidos). No gráfico, a P_{O_2} de 40 mmHg corresponde a aproximadamente 75% de saturação e uma menor afinidade da hemoglobina pelo O_2. Assim, a forma sigmoide da curva reflete alterações na afinidade da hemoglobina pelo O_2 e tais mudanças de afinidade facilitam a captação de O_2 nos pulmões (onde a P_{O_2} e a afinidade são maiores) e a liberação de O_2 nos tecidos (onde a P_{O_2} e a afinidade são menores).

- Nos **pulmões**, Pa_{O_2} é 100 mmHg. A **saturação de hemoglobina é de quase 100%** (todos os grupos heme estão ligados ao O_2). Devido à cooperatividade positiva, **a afinidade é maior** e a ligação ao O_2 é mais forte (a porção plana da curva). A alta afinidade faz sentido porque é importante ter o máximo possível de O_2 no sangue arterial dos pulmões. Além disso, devido à forte ligação entre O_2 e hemoglobina nessa faixa, há relativamente menos O_2 na forma dissolvida para produção de uma pressão parcial; a manutenção da P_{O_2} do sangue capilar pulmonar abaixo da P_{O_2} do gás alveolar continua a difusão de O_2 no capilar. A porção plana da curva se estende de 100 mmHg a 60 mmHg, o que significa que os humanos podem tolerar reduções substanciais na P_{O_2} alveolar até 60 mmHg (p. ex., por diminuições na pressão atmosférica) sem comprometimento significativo da quantidade de O_2 transportada pela hemoglobina
- Nos **tecidos**, o $P\bar{V}_{O2}$ é de cerca de 40 mmHg, muito menor do que nos pulmões. Em uma P_{O_2} de 40 mmHg, **a saturação de hemoglobina é de apenas 75%** e a **afinidade por O_2 é menor**. A ligação ao O_2 não é tão forte nessa parte da curva, o que facilita a liberação de O_2 nos tecidos.

O gradiente de pressão parcial para difusão de O_2 nos tecidos é mantido de duas maneiras: primeiro, os tecidos consomem O_2, mantendo sua P_{O_2} baixa. Em segundo lugar, a menor afinidade pelo O_2 assegura a sua liberação mais da hemoglobina; o O_2 não ligado está livre no sangue, cria uma pressão parcial e a P_{O_2} do sangue é relativamente alta. Como a P_{O_2} do tecido é relativamente baixa, o gradiente de pressão parcial que impulsiona a difusão de O_2 do sangue para os tecidos é mantido.

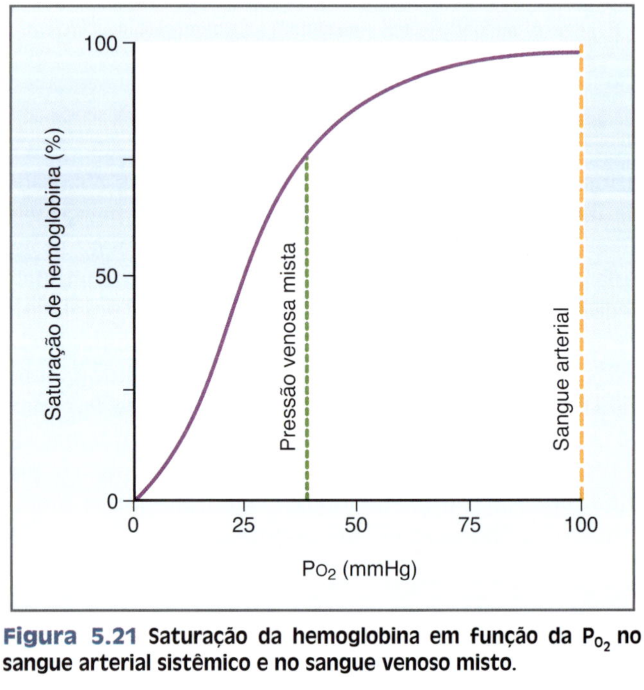

Figura 5.21 Saturação da hemoglobina em função da P_{O_2} no sangue arterial sistêmico e no sangue venoso misto.

Oximetria de pulso

A **oximetria de pulso** mede a saturação percentual do sangue arterial (p. ex., do dedo) usando espectrofotometria de comprimento de onda duplo. Como a oxiemoglobina e a desoxiemoglobina têm características de absorbância diferentes, o equipamento calcula a porcentagem de saturação da absorbância em dois comprimentos de onda diferentes. A oximetria de pulso mede a saturação percentual *arterial* porque o sangue arterial "pulsa", mas não o sangue venoso ou capilar; a absorbância de fundo do sangue venoso e capilar é subtraída. A oximetria de pulso *não* mede diretamente a Pa_{O_2}. No entanto, conhecendo a saturação percentual, pode-se estimar a Pa_{O_2} a partir da curva de dissociação da oxiemoglobina.

Alterações na curva de dissociação da oxiemoglobina

Como mostra a Figura 5.22, a curva de dissociação da oxiemoglobina pode se deslocar para a direita ou para a esquerda. Isso reflete **alterações na afinidade da hemoglobina** pelo O_2 e **modificações em P_{50}**. Os deslocamentos podem ocorrer sem alteração na capacidade de ligação do O_2, caso em que a curva se move para a direita ou para a esquerda, mas sua forma não é alterada. Além disso, pode haver um deslocamento para a direita ou para a esquerda com alteração da capacidade de ligação da hemoglobina ao O_2 e, nesse caso, a forma da curva muda.

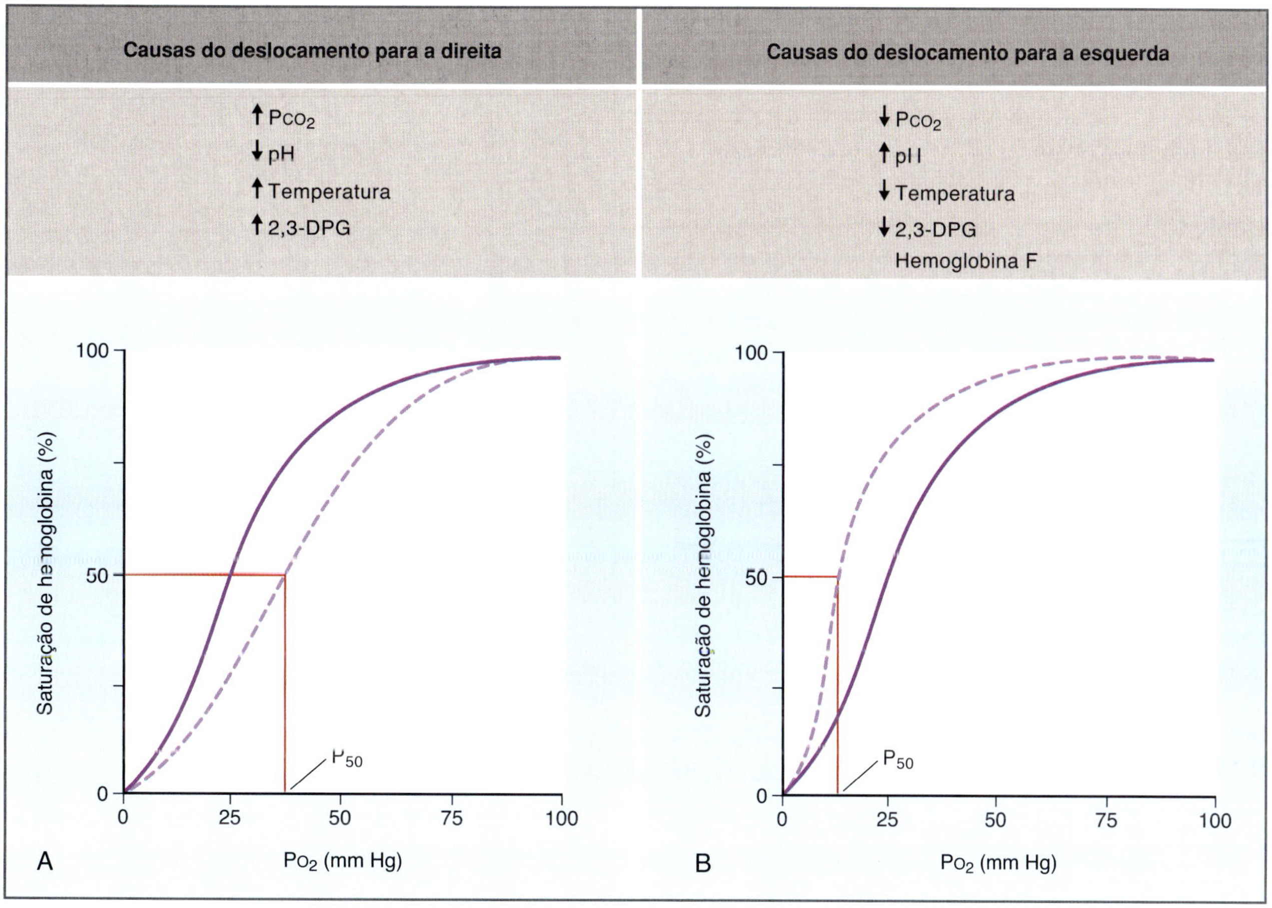

Figura 5.22 Deslocamentos da curva de dissociação da oxiemoglobina. A. Os deslocamentos para a direita estão associados ao aumento de P_{50} e à diminuição da afinidade. **B.** Os deslocamentos para a esquerda estão associados à diminuição de P_{50} e ao aumento da afinidade. *2,3-DPG*, 2,3-difosfoglicerato.

Deslocamentos para a direita

Os deslocamentos da curva de dissociação da oxiemoglobina para a direita se devem à **diminuição da afinidade** da hemoglobina pelo O_2 (Figura 5.22A). A menor afinidade se reflete em um **aumento de P_{50}**, o que significa que a saturação de 50% é alcançada em P_{O_2} *acima do normal*. Quando a afinidade é diminuída, a **liberação de O_2** nos tecidos é mais fácil. Fisiologicamente, os fatores que causam diminuição da afinidade e deslocamento da curva de dissociação da oxiemoglobina para a direita fazem sentido: em cada caso, é vantajoso facilitar a liberação de O_2 nos tecidos.

- **Aumento da P_{CO_2} e diminuição do pH.** O aumento da atividade metabólica dos tecidos eleva a produção de CO_2; o aumento na P_{CO_2} tecidual eleva a concentração de H^+ e diminui o pH. Juntos, esses efeitos reduzem a afinidade da hemoglobina pelo O_2, deslocam a curva de dissociação da oxiemoglobina para a direita e aumentam P_{50}, o que facilita a liberação do O_2 da hemoglobina nos tecidos. Esse mecanismo ajuda a assegurar que a oferta de O_2 atenda à demanda (p. ex., durante o exercício do músculo esquelético). O efeito da P_{CO_2} e do pH na curva de dissociação da oxiemoglobina é chamado de **efeito de Bohr**
- **Aumento da temperatura.** Os aumentos de temperatura também provocam deslocamento da curva de dissociação da oxiemoglobina para a direita e aumento de P_{50}, facilitando a liberação de O_2 nos tecidos. Considerando o exemplo do exercício do músculo esquelético, esse efeito também é lógico. A produção de calor pelo músculo em atividade desloca a curva de dissociação da oxiemoglobina para a direita, dando mais O_2 para o tecido
- **Aumento da concentração de 2,3-difosfoglicerato (2,3-DPG).** O 2,3-DPG é um subproduto da glicólise nas hemácias. Ele se liga às cadeias β da desoxiemoglobina e reduz sua afinidade pelo O_2. Essa diminuição na afinidade faz que a curva de dissociação da oxiemoglobina se desloque para a direita e facilita a liberação de O_2 nos tecidos. A produção de 2,3-DPG aumenta em condições hipóxicas. A vida em **grandes altitudes**, por exemplo, causa hipoxemia, que estimula a produção de 2,3-DPG nas hemácias. Por sua vez, os maiores níveis de 2,3-DPG facilitam a oxigenação dos tecidos como um mecanismo adaptativo.

Deslocamentos para a esquerda

Deslocamentos da curva de dissociação da oxiemoglobina para a esquerda são causados por **aumento da**

afinidade da hemoglobina pelo O_2 (Figura 5.22B). Um aumento na afinidade é refletido em **diminuição de P_{50}**, o que significa que a saturação de 50% ocorre em um valor de P_{O_2} *abaixo do normal.* O aumento da afinidade dificulta a **liberação de O_2** nos tecidos (ou seja, a ligação ao O_2 é mais forte).

- **Diminuição de P_{CO_2} e aumento de pH.** Diminuições em P_{CO_2} e aumentos de pH causam o efeito de Bohr. A redução do metabolismo tecidual diminui a produção de CO_2 e a concentração de H^+ e aumenta o pH, o que desloca a curva de dissociação da oxiemoglobina para a esquerda. Assim, quando a demanda por O_2 diminui, o O_2 se liga com mais força à hemoglobina e a liberação de O_2 nos tecidos é menor
- **Diminuição da temperatura.** A diminuição da temperatura causa o efeito oposto do aumento da temperatura – a curva se desloca para a esquerda. A diminuição do metabolismo tecidual reduz a produção de calor e a liberação de O_2 nos tecidos
- **Diminuição da concentração de 2,3-DPG.** A diminuição da concentração de 2,3-DPG também reflete a diminuição do metabolismo tecidual, deslocando a curva para a esquerda e reduzindo a liberação de O_2 nos tecidos
- **Hemoglobina F.** Como já descrito, HbF é a variante fetal da hemoglobina. A HbF apresenta cadeias γ em vez das cadeias β da hemoglobina adulta (hemoglobina A). Essa modificação aumenta a afinidade da hemoglobina pelo O_2, desloca a curva de dissociação da oxiemoglobina para a esquerda e diminui P_{50}.

  O mecanismo do deslocamento à esquerda se baseia na ligação de **2,3-DPG**. O 2,3-DPG não se liga às cadeias γ da HbF com a mesma avidez que se liga às cadeias β da hemoglobina A. A menor ligação a 2,3-DPG aumenta a afinidade pelo O_2. Essa maior afinidade é benéfica para o feto, cuja Pa_{O_2} é baixa (aproximadamente 40 mmHg).

Monóxido de carbono

Todos os efeitos sobre a curva de dissociação da oxiemoglobina discutidos até agora foram deslocamentos para a direita ou para a esquerda. O efeito do CO é diferente: ele **diminui a quantidade de O_2 ligado à hemoglobina** e também causa um **deslocamento para a esquerda** da curva de dissociação da oxiemoglobina (Figura 5.23).

O CO liga-se à hemoglobina com uma afinidade 250 vezes superior à do O_2 para formar a **carboxi-hemoglobina**. Em outras palavras, quando a pressão parcial do CO é apenas 1/250 da pressão do O_2, quantidades iguais de CO e O_2 se ligam à hemoglobina! Como o O_2 não pode se ligar aos grupos heme ocupados pelo CO, a presença de CO diminui o número de locais de ligação ao O_2 disponíveis na hemoglobina. No exemplo da Figura 5.23, a hemoglobina ligada ao O_2 é reduzida em 50%, o que significa que metade dos locais de ligação estariam ligados ao CO e metade dos locais de ligação estariam disponíveis para o O_2. As implicações para o transporte de O_2 são óbvias: esse efeito *sozinho* reduziria o teor de O_2 no sangue e a liberação do O_2 aos tecidos em 50%.

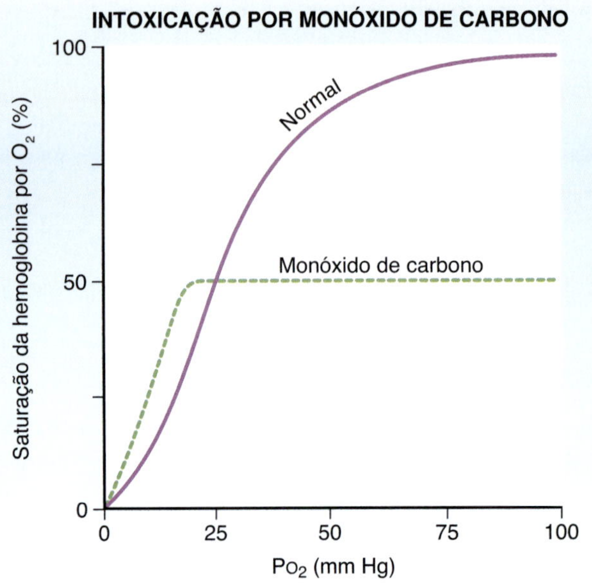

Figura 5.23 Efeito do monóxido de carbono (CO) na curva de dissociação da oxiemoglobina. O CO reduz o número de locais disponíveis para a ligação do O_2 à hemoglobina e causa um deslocamento da curva de dissociação da oxiemoglobina para a esquerda.

O CO também causa um deslocamento para a esquerda da curva de dissociação da oxiemoglobina: aqueles grupos heme *não* ligados ao CO têm **maior afinidade pelo O_2**. Assim, P_{50} é menor, o que dificulta a liberação de O_2 nos tecidos.

Juntos, esses dois efeitos do CO na ligação do O_2 à hemoglobina são catastróficos para a liberação de O_2 nos tecidos. Não só há redução da capacidade de ligação da hemoglobina ao O_2, mas os locais heme restantes ligam-se ao O_2 com mais força (Boxe 5.1).

Eritropoetina

A eritropoetina (EPO) é um fator de crescimento glicoproteico sintetizado nos rins (e, em menor grau, no fígado) e é o principal estímulo para a eritropoese, promovendo a diferenciação dos pró-eritroblastos em eritrócitos (hemácias).

A síntese de EPO é induzida no rim em resposta à **hipoxia** nas seguintes etapas (Figura 5.24).

1. A diminuição da oxigenação dos rins (hipoxia), seja por redução da concentração de hemoglobina ou da Pa_{O_2}, aumenta a produção da subunidade alfa do fator 1 induzido por hipoxia (**fator 1α induzido por hipoxia**).
2. O fator 1α induzido por hipoxia age nos fibroblastos no córtex e na medula renal e causa a síntese do ácido ribonucleico mensageiro (mRNA) de EPO.
3. O mRNA aumenta a síntese de **EPO**.
4. A EPO, então, provoca a **diferenciação dos pró-eritroblastos**.

Boxe 5.1 Fisiologia clínica: intoxicação por monóxido de carbono.

DESCRIÇÃO DO CASO. Em uma fria manhã de fevereiro em Boston, EUA, um homem de 55 anos decide aquecer seu carro na garagem. Enquanto o carro esquenta, ele espera em uma oficina ao lado da garagem. Cerca de 30 min depois, sua esposa o encontra mexendo em sua bancada, confuso e respirando com rapidez. Ele é levado a um pronto-socorro próximo e recebe O_2 a 100% para respirar. Os seguintes valores são determinados no sangue arterial do paciente:

Pa_{O_2}, 660 mmHg
Pa_{CO_2}, 36 mmHg CO_2
pH, 7,43
Porcentagem de saturação da hemoglobina com O_2, 60%

EXPLICAÇÃO DO CASO. O homem inalou a fumaça do escapamento de seu carro e está com intoxicação aguda por CO. Os valores obtidos no sangue arterial podem ser explicados pelos efeitos da ligação do CO à hemoglobina.

CO liga-se avidamente à hemoglobina com uma afinidade 250 vezes maior em comparação à ligação entre O_2 e hemoglobina. Assim, os grupos heme normalmente ligados ao O_2 agora estão ligados ao CO. Como a porcentagem de saturação da hemoglobina por O_2 é de 60%, 40% dos locais devem estar ocupados por CO. Como a oxiemoglobina é o principal modo de transporte do O_2 para os tecidos, o primeiro efeito prejudicial da intoxicação por CO é a diminuição da capacidade de transporte de O_2 do sangue. O segundo efeito prejudicial da intoxicação por CO é um deslocamento da curva de dissociação da oxiemoglobina para a esquerda, o que reduz P_{50} e aumenta a afinidade da hemoglobina pelo pouco O_2 ligado. Isso dificulta a liberação de O_2 nos tecidos. Juntos, esses dois efeitos da intoxicação por CO podem causar morte por oxigenação insuficiente de tecidos essenciais, como o cérebro.

TRATAMENTO. O tratamento desse paciente consiste em fazê-lo respirar O_2 a 100% na tentativa de rapidamente deslocar o máximo possível de CO da hemoglobina.

Observe o valor surpreendentemente alto de Pa_{O_2} em 660 mmHg. *Esse valor é plausível?* Assumindo que não há defeito de $\dot{V}/\dot{Q}$, Pa_{O_2} deve ser igual a PA_{O_2} porque há equilíbrio do sangue capilar pulmonar com o gás alveolar. Portanto, uma pergunta melhor é *por que PA_{O_2} é 660 mmHg?* O valor esperado de PA_{O_2} pode ser calculado a partir da equação do gás alveolar se a P_{O_2} do ar inspirado, a PA_{CO_2} e o quociente respiratório forem conhecidos. A PI_{O_2} pode ser calculada a partir da pressão barométrica (corrigida para o vapor d'água) e da porcentagem de O_2 no ar inspirado (100%). PA_{CO_2} é igual a Pa_{CO_2}, que é dada. O quociente respiratório é assumido como 0,8. Assim,

$$\begin{aligned} PI_{O_2} &= (P_B - P_{H_2O}) \times F_{O_2} \\ &= (760 \text{ mmHg} - 47 \text{ mmHg}) \times 1{,}0 \\ &= 713 \text{ mmHg} \end{aligned}$$

$$\begin{aligned} PA_{O_2} &= PI_{O_2} - \frac{PA_{CO_2}}{R} \\ &= 713 \text{ mmHg} - \frac{36 \text{ mmHg}}{0{,}8} \\ &= 668 \text{ mmHg} \end{aligned}$$

Novamente, supondo que o sangue arterial sistêmico tenha a mesma P_{O_2} que o gás alveolar e que as relações $\dot{V}/\dot{Q}$ sejam normais, a Pa_{O_2} *medida* de 660 mmHg é consistente com a PA_{O_2} *esperada* de 668 mmHg calculada com a equação do gás alveolar. Essa Pa_{O_2} extremamente alta faz pouco para melhorar a oxigenação dos tecidos porque a solubilidade do O_2 no sangue é muito baixa (0,003 mℓ O_2/100 mℓ de sangue por mmHg). Assim, em uma Pa_{O_2} de 660 mmHg, o teor de O_2 dissolvido é de apenas 1,98 mℓ O_2/100 mℓ de sangue.

5. Os pró-eritroblastos passam por mais etapas de desenvolvimento até a formação de eritrócitos maduros (hemácias). Essas outras etapas de maturação não requerem EPO.

Curiosamente, os rins são o local ideal de síntese de EPO porque podem distinguir a causa da redução da oxigenação como diminuição do fluxo sanguíneo ou do teor de O_2 no sangue arterial (p. ex., devido à diminuição da concentração de hemoglobina ou diminuição da Pa_{O_2}). Essa capacidade de distinção é baseada no fato de que a diminuição do fluxo sanguíneo renal reduz a filtração glomerular, o que reduz a filtração e reabsorção de Na^+. Como o consumo de O_2 nos rins está fortemente ligado à reabsorção de Na^+, a redução do fluxo sanguíneo renal provoca diminuição da liberação *e* do consumo de O_2; assim, a oxigenação e o consumo renal de O_2 continuam compatíveis nesse cenário e o rim *não é* alertado sobre a necessidade de mais hemácias. No entanto, se o teor de O_2 no sangue arterial diminuir, o rim é alertado para a necessidade de mais hemácias.

A anemia é um achado comum na **insuficiência renal crônica** porque a diminuição da massa renal funcionante reduz a síntese de EPO, a produção de eritrócitos e, assim, a concentração de hemoglobina. A anemia da insuficiência renal crônica pode ser tratada com EPO humana recombinante.

TRANSPORTE DE DIÓXIDO DE CARBONO NO SANGUE

Formas de CO_2 no sangue

O CO_2 é transportado no sangue em três formas: como CO_2 dissolvido, carbaminoemoglobina (CO_2 ligado à hemoglobina) e bicarbonato (HCO_3^-), que é uma forma de CO_2 quimicamente modificada. *Quantitativamente, HCO_3^- é de longe a mais importante dessas formas.*

CO_2 dissolvido

Como o O_2, uma parte do CO_2 no sangue está em forma dissolvida. A concentração de CO_2 em solução é dada pela **lei de Henry**, que afirma que a concentração de

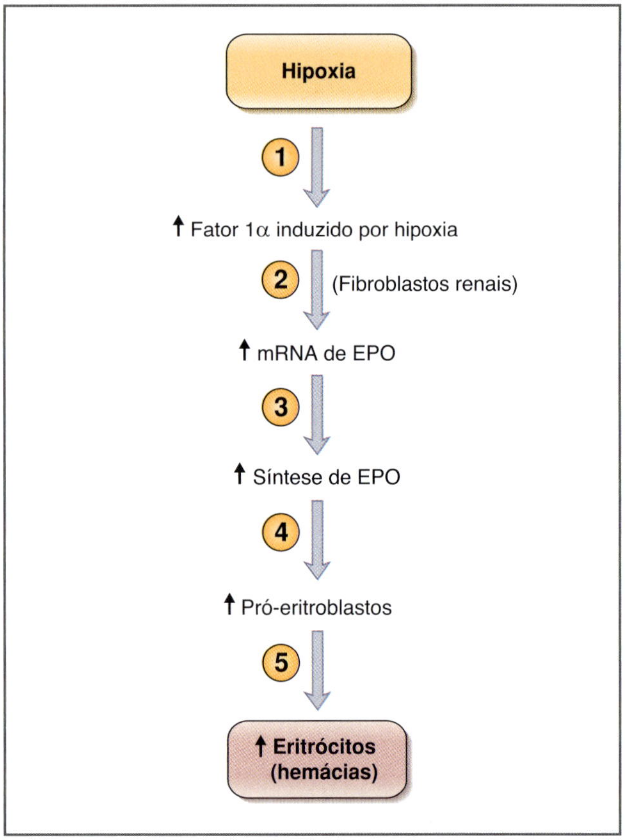

Figura 5.24 A hipoxia induz a síntese de eritropoetina (EPO). Os números circundados correspondem às etapas enumeradas no texto. *mRNA*, RNA mensageiro.

CO_2 no sangue é a pressão parcial multiplicada pela solubilidade do CO_2. A solubilidade do CO_2 é 0,07 mℓ CO_2/100 mℓ de sangue por mmHg; assim, a concentração de CO_2 dissolvido no sangue arterial, calculada pela lei de Henry, é de 2,8 mℓ CO_2/100 mℓ de sangue (40 mmHg × 0,07 mℓ de CO_2/100 mℓ de sangue por mmHg), que é aproximadamente **5% do teor total de CO_2 do sangue**. (Lembre-se de que, devido à menor solubilidade do O_2 em comparação ao CO_2, o O_2 dissolvido é apenas 2% do teor total de O_2 do sangue.)

Carbaminoemoglobina

O CO_2 liga-se a grupos aminoterminais em proteínas (p. ex., hemoglobina e proteínas plasmáticas, como a albumina). A ligação de CO_2 à hemoglobina forma carbaminoemoglobina, que representa cerca de **3% do CO_2 total**.

O CO_2 se liga à hemoglobina em um local diferente do O_2. Como já discutido, a ligação do CO_2 à hemoglobina reduz sua afinidade pelo O_2 e causa um deslocamento da curva de dissociação da oxiemoglobina para a direita (efeito de Bohr). O O_2 ligado à hemoglobina, por sua vez, altera sua afinidade pelo CO_2; assim, quanto menor a ligação a O_2, maior a afinidade da hemoglobina pelo CO_2 (**efeito de Haldane**). Esses efeitos mútuos de O_2 e CO_2 na ligação um do outro à hemoglobina fazem sentido – nos tecidos, à medida que o CO_2 é produzido e se liga à hemoglobina, a afinidade da hemoglobina pelo O_2 diminui e a liberação do O_2 para os tecidos é mais fácil; já a liberação de O_2 pela hemoglobina aumenta sua afinidade pelo CO_2 sendo produzido nos tecidos.

HCO_3^-

Quase todo o CO_2 transportado no sangue está em uma forma quimicamente modificada, HCO_3^-, que responde por mais de **90% do CO_2 total**. As reações que produzem HCO_3^- a partir de CO_2 são a combinação de CO_2 e H_2O para formação de um ácido fraco, H_2CO_3. Essa reação é catalisada pela enzima **anidrase carbônica**, presente na maioria das células. Por sua vez, H_2CO_3 dissocia-se em H^+ e HCO_3^-. As duas reações são reversíveis e a anidrase carbônica catalisa tanto a hidratação do CO_2 quanto a desidratação do H_2CO_3. Assim,

$$CO_2 + H_2O \leftarrow \text{Anidrase carbônica} \rightarrow H_2CO_3 \leftrightarrow H^+ + HCO_3^-$$

Nos tecidos, o CO_2 gerado a partir do metabolismo aeróbio é adicionado ao sangue capilar sistêmico, convertido em HCO_3^- pelas reações já descritas e transportado para os pulmões. Nos pulmões, o HCO_3^- é reconvertido em CO_2 e expirado. A Figura 5.25 mostra as etapas que ocorrem nos capilares sistêmicos. Os números circundados mostrados na figura correspondem às seguintes etapas:

1. Nos tecidos, o **CO_2** é produzido a partir do metabolismo aeróbico. O CO_2 difunde-se pelas membranas celulares e através da parede capilar até as hemácias. O transporte de CO_2 pelas membranas ocorre por difusão simples impulsionada pelo gradiente de pressão parcial de CO_2.
2. A concentração de **anidrase carbônica** nas hemácias é alta. Essa enzima catalisa a hidratação do CO_2 para formar **H_2CO_3**. Nas hemácias, as reações são direcionadas para a direita pela ação de massa porque o tecido fornece o CO_2.
3. Nas hemácias, H_2CO_3 dissocia-se em **H^+** e **HCO_3^-**. O H^+ continua nas hemácias, onde é tamponado pela desoxiemoglobina, e o HCO_3^- é transportado para o plasma em troca de cloreto (Cl^-).
4. Se o H^+ produzido por essas reações continuasse livre em solução, acidificaria as hemácias e o sangue venoso. Portanto, o H^+ tem de ser tamponado para que o pH das hemácias (e do sangue) permaneça dentro da faixa fisiológica. O **H^+ é tamponado** nas hemácias pela **desoxiemoglobina** e é transportado no sangue venoso nessa forma. Curiosamente, a desoxiemoglobina é um tampão melhor de H^+ do que a oxiemoglobina: quando o sangue atinge a extremidade venosa dos capilares, a hemoglobina está convenientemente em sua forma desoxigenada (ou seja, liberou seu O_2 para os tecidos).

Há uma importante relação recíproca entre o tamponamento de H^+ pela desoxiemoglobina e o efeito de Bohr. O efeito de Bohr afirma que um aumento da concentração de H^+ causa um deslocamento da curva de dissociação da oxiemoglobina para a direita, facilitando a liberação de O_2 pela hemoglobina nos

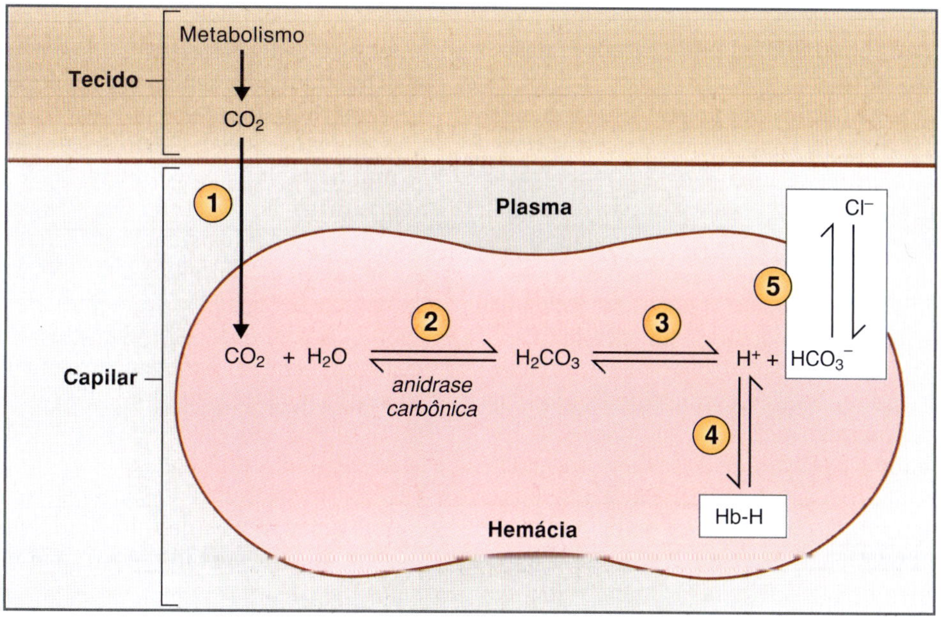

Figura 5.25 **Transporte de dióxido de carbono (CO_2) no sangue.** CO_2 e H_2O são convertidos em H^+ e HCO_3^- nas hemácias. H^+ é tamponado pela hemoglobina (Hb-H) das hemácias. HCO_3^- é trocado por Cl^- e transportado para o plasma. Os números circundados correspondem às etapas enumeradas discutidas no texto.

tecidos; assim, o H^+ gerado a partir do CO_2 tecidual faz que a hemoglobina libere O_2 nos tecidos com maior rapidez. Por sua vez, a desoxigenação da hemoglobina a torna um tampão de H^+ mais efetivo.

5. O HCO_3^- produzido a partir dessas reações é trocado por Cl^- através da membrana das hemácias (para manter o equilíbrio de carga elétrica) e é transportado para os pulmões pelo plasma do sangue venoso. A **troca de Cl^--HCO_3^-**, ou deslocamento de Cl^-, é realizada por uma proteína de troca aniônica chamada **proteína da banda três** (assim chamada devido à sua proeminência no perfil eletroforético do sangue).

Todas as reações antes descritas ocorrem ao contrário nos **pulmões** (não mostradas na Figura 5.25). O H^+ é liberado de seus locais de tamponamento na desoxiemoglobina, o HCO_3^- entra nas hemácias em troca de Cl^-; H^+ e HCO_3^- se combinam para formar H_2CO^3 e essa molécula se dissocia em CO_2 e H_2O. CO_2 e H_2O regenerados são expirados pelos pulmões.

RELAÇÕES VENTILAÇÃO/PERFUSÃO

Fluxo sanguíneo pulmonar

Relações entre fluxo sanguíneo pulmonar, pressão e resistência

O fluxo sanguíneo pulmonar é o débito cardíaco do coração direito, que é igual ao débito cardíaco do coração esquerdo. A diferença é resultado de uma pequena quantidade de sangue venoso coronariano que vai diretamente para o ventrículo esquerdo pelas veias cardíacas mínimas (veias de Tebésio), em vez de ir para os pulmões pela artéria pulmonar.

O fluxo sanguíneo pulmonar é diretamente proporcional ao gradiente de pressão entre a artéria pulmonar e o átrio esquerdo e é inversamente proporcional à resistência da vasculatura pulmonar ($Q = \Delta P/R$). Em comparação à circulação sistêmica, porém, a circulação pulmonar é caracterizada por pressões e resistências *muito menores*, embora o fluxo sanguíneo seja o mesmo. O fluxo sanguíneo pulmonar pode ser igual ao fluxo sanguíneo sistêmico porque as pressões e resistências pulmonares são *proporcionalmente* menores do que as pressões e resistências sistêmicas (ver Capítulo 4, Tabela 4.1).

Regulação do fluxo sanguíneo pulmonar

Como em outros leitos vasculares, o fluxo sanguíneo pulmonar é regulado principalmente pela alteração da resistência das arteríolas. Tais alterações na resistência são decorrentes de mudanças no tônus do músculo liso arteriolar; na circulação pulmonar, essas alterações são mediadas por substâncias vasoativas locais, principalmente O_2.

- **Vasoconstrição hipóxica.** O principal fator que regula o fluxo sanguíneo pulmonar é, sem dúvida, a pressão parcial de O_2 no gás alveolar, $\mathbf{PA_{O_2}}$. A diminuição da PA_{O_2} provoca vasoconstrição pulmonar (ou seja, vasoconstrição hipóxica). A princípio, esse efeito pode parecer contraintuitivo porque, em vários leitos vasculares, a diminuição da P_{O_2} provoca o efeito exatamente oposto, a vasodilatação (para aumentar a oferta de O_2 para os tecidos). Nos pulmões, porém, a *vasoconstrição* hipóxica é um mecanismo adaptativo, reduzindo o fluxo sanguíneo pulmonar para áreas mal ventiladas, onde o fluxo sanguíneo seria "desperdiçado". Assim, o fluxo sanguíneo pulmonar é *afastado* de regiões mal ventiladas do pulmão, onde as trocas gasosas seriam inadequadas, e *direcionado* para regiões bem ventiladas do pulmão, onde as trocas gasosas são melhores.

Em alguns tipos de doença pulmonar, a vasoconstrição hipóxica é protetora porque, dentro de certos limites, o sangue pode ser redirecionado para alvéolos bem oxigenados sem alteração da resistência vascular pulmonar geral. No entanto, o mecanismo compensatório falha em caso de doença pulmonar disseminada (p. ex., pneumonia multilobar); se não houver áreas suficientes com alvéolos bem ventilados ocorrerá hipoxemia.

O mecanismo de **vasoconstrição hipóxica** envolve uma *ação direta da P_{O_2} alveolar* no músculo liso vascular das arteríolas pulmonares. Essa ação pode ser compreendida lembrando a proximidade dos alvéolos com a microcirculação pulmonar. A densidade de arteríolas e seus leitos capilares ao redor dos alvéolos é alta. O O_2 é altamente lipossolúvel e, portanto, bastante permeável pelas membranas celulares. Quando $P_{A_{O_2}}$ é normal (a 100 mmHg), o O_2 difunde-se dos alvéolos para as células musculares lisas arteriolares próximas, mantendo as arteríolas relativamente relaxadas e dilatadas. A redução da $P_{A_{O_2}}$ para valores entre 100 mmHg e 70 mmHg influencia muito pouco o tônus vascular. No entanto, se a $P_{A_{O_2}}$ ficar abaixo de 70 mmHg, as células do músculo liso vascular percebem essa hipoxia, sofrem vasoconstrição e reduzem o fluxo sanguíneo pulmonar nessa região. O mecanismo pelo qual a hipoxia alveolar causa a contração do músculo liso vascular não é compreendido por completo. Acredita-se que a hipoxia cause a despolarização das células do músculo liso vascular; a despolarização abre canais de Ca^{2+} dependentes de voltagem, levando à entrada do íon na célula e à contração.

Há também evidências de uma relação entre a vasoconstrição hipóxica e a síntese de **óxido nítrico (NO)** pelas células endoteliais da vasculatura pulmonar. Lembre-se de que o NO é um fator relaxante derivado do endotélio que é sintetizado a partir da L-arginina pela ação da enzima óxido nítrico sintase. O NO ativa a guanilil ciclase, levando à produção de monofosfato de guanosina cíclico (cGMP) e ao relaxamento do músculo liso vascular. A inibição da enzima óxido nítrico sintase aumenta a vasoconstrição hipóxica e o NO inalado reduz ou compensa a vasoconstrição hipóxica.

Como já descrito, a vasoconstrição hipóxica pode atuar de modo local para redirecionar o fluxo sanguíneo a regiões bem ventiladas do pulmão. Também pode agir de maneira global em um pulmão inteiro e, nesse caso, a vasoconstrição aumenta a resistência vascular pulmonar. Em **grandes altitudes** ou indivíduos que respiram uma mistura com baixo teor de O_2, por exemplo, a $P_{A_{O_2}}$ é menor em todo o pulmão, não em apenas uma região. A baixa $P_{A_{O_2}}$ provoca constrição global das arteríolas pulmonares e aumento da resistência vascular pulmonar. A pressão arterial pulmonar aumenta em resposta à maior resistência. Na hipoxia crônica, o aumento da pressão arterial pulmonar causa hipertrofia do ventrículo direito, que precisa bombear contra uma pós-carga maior.

A **circulação fetal** é outro exemplo de vasoconstrição hipóxica global. Como o feto não respira, sua $P_{A_{O_2}}$ é muito menor em comparação à mãe, provocando vasoconstrição nos pulmões fetais. Essa vasoconstrição aumenta a resistência vascular pulmonar e, consequentemente, diminui o fluxo sanguíneo pulmonar para cerca de 15% do débito cardíaco. Ao nascimento, a primeira respiração do neonato eleva a $P_{A_{O_2}}$ para 100 mmHg, reduz a vasoconstrição hipóxica e a resistência vascular pulmonar e aumenta o fluxo sanguíneo pulmonar até igualar o débito cardíaco do lado esquerdo do coração (como em adultos)

- **Outras substâncias vasoativas.** Além do O_2, várias outras substâncias alteram a resistência vascular pulmonar. O **tromboxano A_2**, um produto do metabolismo do ácido araquidônico (via ciclo-oxigenase) de macrófagos, leucócitos e células endoteliais, é produzido em resposta a determinados tipos de lesão pulmonar. O tromboxano A_2 é um potente constritor local de arteríolas e veias. A **prostaciclina (prostaglandina I_2)**, também um produto do metabolismo do ácido araquidônico pela via da ciclo-oxigenase, é um potente vasodilatador local produzido pelas células endoteliais pulmonares. Os **leucotrienos**, outro produto do metabolismo do ácido araquidônico (via lipo-oxigenase), causam *constrição* das vias respiratórias
- **Volume pulmonar.** Os vasos sanguíneos pulmonares são vasos alveolares (ou seja, capilares), circundados por alvéolos, e vasos extra-alveolares (p. ex., artérias e veias), que não são circundados por alvéolos. O aumento do volume pulmonar afeta os dois tipos de vasos de maneira diferente: esmaga os vasos alveolares, aumentando sua resistência, mas abre os vasos extra-alveolares, diminuindo sua resistência. Como a resistência vascular pulmonar total é a soma das resistências alveolar e extra-alveolar, o efeito do aumento do volume pulmonar depende de qual efeito é maior. Em volumes pulmonares baixos, o efeito nos vasos extra-alveolares é dominante; à medida que o volume pulmonar aumenta, os vasos extra-alveolares são tracionados (à medida que a pressão intrapleural se torna mais negativa) e sua resistência diminui. Em volumes pulmonares elevados, o efeito sobre os vasos alveolares domina; o aumento ainda maior do volume pulmonar faz que os vasos alveolares sejam esmagados pelos alvéolos inflados e sua resistência aumenta de maneira acentuada.

Distribuição do fluxo sanguíneo pulmonar

A distribuição do fluxo sanguíneo pulmonar é *desigual* e pode ser explicada pelos efeitos da **gravidade**. Em um indivíduo em decúbito dorsal, o fluxo sanguíneo é quase uniforme porque todo o pulmão está no mesmo nível gravitacional. No entanto, em um indivíduo em pé, os efeitos gravitacionais não são uniformes e o fluxo sanguíneo é menor no ápice do pulmão (zona 1) e maior na base do pulmão (zona 3). (Os efeitos gravitacionais aumentam a pressão hidrostática da artéria pulmonar mais na base do que no ápice do pulmão.) O que acontece com alguém de cabeça para baixo? Obviamente, os efeitos da gravidade são revertidos e o fluxo sanguíneo é mais baixo na base e mais alto no ápice. (Do mesmo modo, de cabeça para baixo, o efeito gravitacional sobre a ventilação também é revertido – veja a seguir.)

A Figura 5.26 ilustra o padrão do fluxo sanguíneo nas três zonas dos pulmões em um indivíduo de pé. A figura também mostra as pressões responsáveis por conduzir o fluxo sanguíneo em cada zona. Na discussão a seguir, lembre-se de que as pressões na vasculatura pulmonar são muito menores do que na vasculatura sistêmica.

- **Zona 1.** Devido ao efeito gravitacional, a pressão arterial (P_a) no ápice do pulmão pode ser menor que a pressão alveolar (P_A), que é aproximadamente igual à pressão atmosférica. Se P_a for menor que P_A, os capilares pulmonares serão comprimidos pela maior pressão alveolar externa. Essa compressão fará que os capilares se fechem, reduzindo o fluxo sanguíneo regional. Normalmente, na zona 1, a pressão arterial é *alta o suficiente* para evitar esse fechamento e a zona 1 é perfundida, embora com baixo fluxo.

  No entanto, em caso de diminuição da pressão arterial (p. ex., devido à **hemorragia**) ou aumento da pressão alveolar (p. ex., por **respiração com pressão positiva**), a P_A será maior que P_a e os vasos sanguíneos serão comprimidos e até se fecharem. Nessas condições, a zona 1 será ventilada, mas não perfundida. Não há troca gasosa na ausência de perfusão e a zona 1 se torna parte do espaço morto fisiológico
- **Zona 2.** Devido ao efeito gravitacional na pressão hidrostática, P_a é maior na zona 2 do que na zona 1, e maior do que P_A. A pressão alveolar, porém, ainda é maior que a pressão venosa (P_v) pulmonar. Embora a compressão dos capilares não seja problema na zona 2, o fluxo sanguíneo é impulsionado pela diferença entre a pressão arterial e alveolar, não pela diferença entre a pressão arterial e venosa (como nos leitos vasculares sistêmicos)
- **Zona 3.** Na zona 3, o padrão é mais familiar. O efeito gravitacional aumentou as pressões arterial e venosa, e ambas agora são maiores do que a pressão alveolar. O fluxo sanguíneo na zona 3 é impulsionado pela diferença entre a pressão arterial e a pressão venosa, assim como em outros leitos vasculares. A zona 3 apresenta o maior número de capilares abertos e o maior fluxo sanguíneo.

DISTRIBUIÇÃO DO FLUXO SANGUÍNEO NO PULMÃO

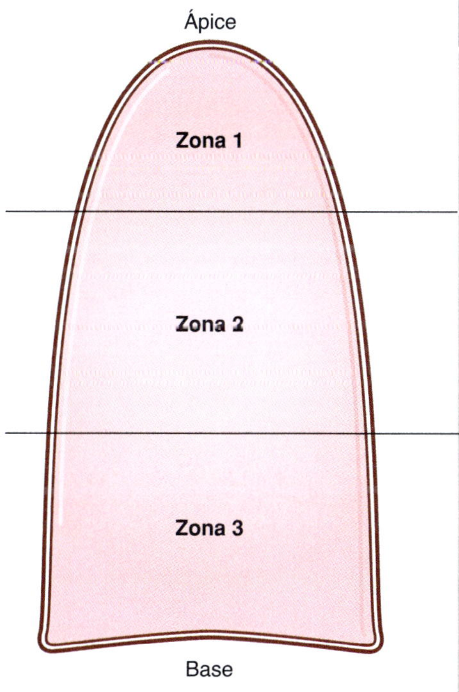

	Fluxo sanguíneo	Pressões responsáveis pelo fluxo sanguíneo
Zona 1	O menor	$P_A \geq P_a > P_v$
Zona 2	Médio	$P_a > P_A > P_v$
Zona 3	O maior	$P_a > P_v > P_A$

Figura 5.26 Variação do fluxo sanguíneo (perfusão) nas três zonas do pulmão. P_A, pressão alveolar; *Pa*, pressão arterial; P_v, pressão venosa.

Shunts

Um *shunt* se refere ao desvio ou reencaminhamento de uma parte do débito cardíaco. Por exemplo, em condições normais, uma pequena fração do fluxo sanguíneo pulmonar é desviada dos alvéolos (p. ex., fluxo sanguíneo brônquico), o que é chamado de *shunt* fisiológico. Várias situações anormais também podem desviar sangue entre os corações direito e esquerdo por meio de defeitos septais. Desses defeitos, os *shunts* da esquerda para a direita são mais comuns.

- ***Shunt* fisiológico.** Cerca de 2% do débito cardíaco é normalmente desviado dos alvéolos – há um *shunt* fisiológico da direita para a esquerda. Parte do *shunt* fisiológico é o fluxo sanguíneo brônquico, que atende às funções metabólicas dos brônquios. O outro componente do *shunt* é a pequena quantidade de fluxo sanguíneo coronariano que vai diretamente para o ventrículo esquerdo por meio das veias cardíacas mínimas e nunca perfunde os pulmões. Sempre há pequenos *shunts* fisiológicos e a Pa_{O_2} é sempre um pouco menor que a PA_{O_2}
- ***Shunts* da direita para a esquerda.** O desvio de sangue do coração direito para o esquerdo é causado por um defeito na parede entre os ventrículos direito e esquerdo. Até 50% do débito cardíaco pode passar do ventrículo direito diretamente para o ventrículo esquerdo e nunca ser bombeado para os pulmões para arterialização. Um *shunt* da direita para a esquerda é ***sempre* associado à hipoxemia** porque uma fração significativa do débito cardíaco não chega aos pulmões para oxigenação. A parte do débito cardíaco que chega aos pulmões para oxigenação é "diluída" pelo baixo fluxo de O_2 no sangue (Figura 5.27)

Uma característica definidora da hipoxemia causada por um *shunt* da direita para a esquerda é a *impossibilidade de correção pela respiração de um alto teor de* O_2 (p. ex., O_2 a 100%) porque o sangue desviado nunca vai para os pulmões para oxigenação. O sangue desviado continua a diluir o sangue normalmente oxigenado; a P_{O_2} alveolar não pode compensar esse efeito de diluição, não importa quão alta. (Além disso, como a saturação de hemoglobina é quase 100% nessa faixa, a respiração de O_2 a 100% adiciona principalmente O_2 dissolvido ao sangue capilar pulmonar e pouco modifica o teor total de O_2 do sangue.) No entanto, a administração de O_2 a 100% a um indivíduo com *shunt* da direita para a esquerda é uma boa ferramenta diagnóstica, pois permite a estimativa da magnitude do *shunt* a partir da extensão da diluição do sangue oxigenado.

De modo geral, um *shunt* da direita para a esquerda não causa um aumento apreciável na Pa_{CO_2} (embora possa parecer que deveria devido ao alto teor de CO_2 no sangue desviado). A Pa_{CO_2} muda muito pouco porque os quimiorreceptores centrais são sensíveis às suas mudanças. Assim, um pequeno aumento na Pa_{CO_2} eleva a frequência respiratória e CO_2 extra é expirado. Os quimiorreceptores de O_2 não são tão sensíveis quanto os de CO_2 e não são ativados até que o Pa_{O_2} seja menor que 60 mmHg.

O fluxo sanguíneo por um *shunt* da direita para a esquerda pode ser calculado com a **equação da fração do *shunt***, em que o fluxo pelo *shunt* é expresso como uma fração do fluxo sanguíneo pulmonar, ou débito cardíaco, da seguinte maneira:

$$\frac{Q_S}{Q_T} = \frac{\text{Teor de } O_2 \text{ (sangue "normal")} - \text{teor de } O_2 \text{ (sangue arterial)}}{\text{Teor de } O_2 \text{ (sangue "normal")} - \text{teor de } O_2 \text{ (sangue venoso misto)}}$$

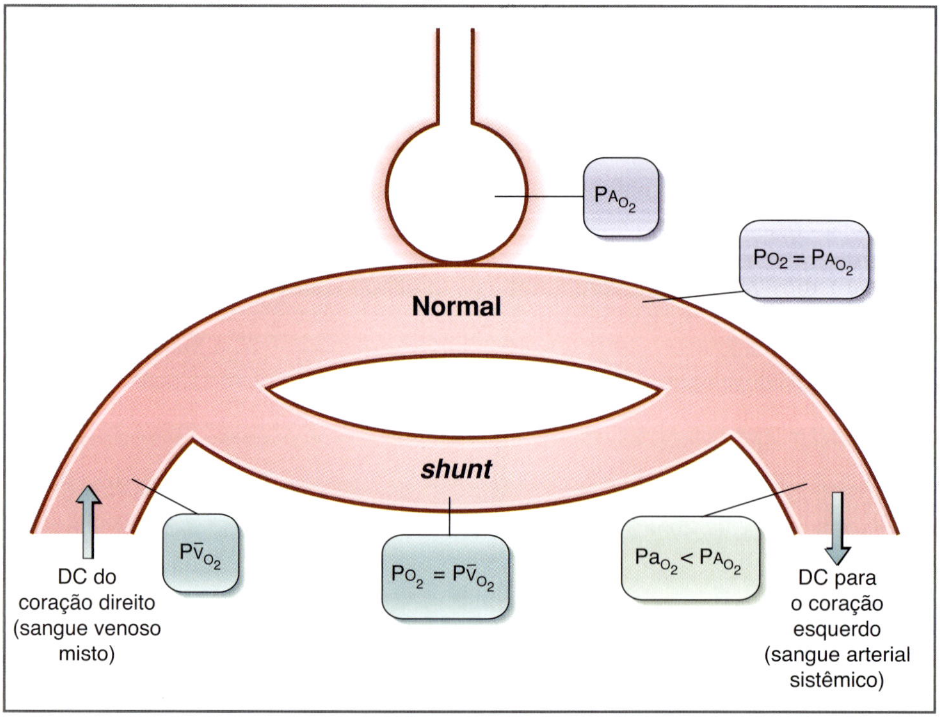

Figura 5.27 ***Shunt* da direita para a esquerda.** *DC*, débito cardíaco.

em que

Q_S = Fluxo sanguíneo pelo *shunt* da direita para a esquerda (ℓ/min)

Q_T = Débito cardíaco (ℓ/min)

Teor de O_2 (sangue "normal") = Teor de O_2 no sangue não desviado

Teor de O_2 (sangue arterial) = Teor de O_2 no sangue arterial sistêmico

Teor de O_2 (sangue venoso misto) = Teor de O_2 no sangue venoso misto

- ***Shunts* da esquerda para a direita.** Os *shunts* da esquerda para a direita são mais comuns e ***não* causam hipoxemia.** Entre suas causas, estão a **persistência do canal arterial** e a **lesão traumática.** O desvio do sangue do lado esquerdo para o lado direito do coração faz que o fluxo sanguíneo pulmonar (débito cardíaco do coração direito) seja maior do que o fluxo sanguíneo sistêmico (débito cardíaco do coração esquerdo). Assim, o sangue oxigenado que acaba de retornar dos pulmões vai diretamente para o coração direito sem passar pelos tecidos sistêmicos. Como o lado direito do coração normalmente recebe sangue venoso misto, a P_{O_2} no sangue dessa câmara cardíaca será elevada.

Razões de ventilação/perfusão

A razão de ventilação/perfusão ($\dot{V}/\dot{Q}$) é a razão entre a ventilação alveolar ($\dot{V}_A$) e o fluxo sanguíneo pulmonar ($\dot{Q}$). É essencial que a ventilação seja compatível à perfusão para que as trocas gasosas sejam ideais: é inútil que os alvéolos sejam ventilados, mas não perfundidos, ou que os alvéolos sejam perfundidos, mas não ventilados.

Compatibilidade $\dot{V}/\dot{Q}$

As trocas gasosas são ideais quando os alvéolos ventilados estão perto dos capilares pulmonares perfundidos. "Perto" significa anatomicamente próximo o suficiente para que a difusão de O_2 e CO_2 ocorra com facilidade. Essa disposição ideal, denominada compatibilidade $\dot{V}/\dot{Q}$, é mantida por dois mecanismos fisiológicos compensatórios já apresentados: broncoconstrição compensatória e vasoconstrição hipóxica compensatória.

Pequenas regiões de alvéolos ventilados que não são perfundidas (p. ex., devido a pequenas embolias pulmonares) se tornam espaço morto, o que causa a diminuição local da $P_{A_{CO_2}}$. (Lembre-se de que, no espaço morto, a composição do ar alveolar é similar à do ar inspirado.) A diminuição local da P_{CO_2} provoca **constrição compensatória** das vias respiratórias adjacentes, de modo que a ventilação é redirecionada para regiões com capilares bem perfundidos. As regiões de espaço morto são tão pequenas que a compatibilidade $\dot{V}/\dot{Q}$ pode ser preservada.

Por outro lado, pequenas regiões dos alvéolos que não são ventiladas (p. ex., por colapso ou obstruções das vias respiratórias) constituem um *shunt* da direita para a esquerda e há redução local da $P_{A_{O_2}}$ (ou seja, hipoxia alveolar local). A hipoxia alveolar local causa **vasoconstrição hipóxica compensatória** das arteríolas próximas, fazendo que o fluxo sanguíneo seja redirecionado para regiões com alvéolos bem ventilados. As regiões de *shunt* da direita para a esquerda são tão pequenas que a compatibilidade $\dot{V}/\dot{Q}$ pode ser preservada.

Valor normal de $\dot{V}/\dot{Q}$

O **valor normal** de $\dot{V}/\dot{Q}$ é **0,8**. Esse valor significa que a ventilação alveolar (ℓ/min) é 80% do valor do fluxo sanguíneo pulmonar (ℓ/min). O termo "normal" significa que se a frequência respiratória, o V_C e o débito cardíaco estiverem normais, $\dot{V}/\dot{Q}$ será 0,8. Por sua vez, se $\dot{V}/\dot{Q}$ for normal, o valor de Pa_{O_2} será normal, de 100 mmHg, e a Pa_{CO_2} também será normal, de 40 mmHg. A mudança de $\dot{V}/\dot{Q}$ por uma alteração da ventilação alveolar e/ou do fluxo sanguíneo diminui a troca gasosa e modifica os valores de Pa_{O_2} e Pa_{CO_2}.

Distribuição de $\dot{V}/\dot{Q}$ no pulmão

A $\dot{V}/\dot{Q}$ de 0,8 é uma *média* para todo o pulmão. Na verdade, a **$\dot{V}/\dot{Q}$ é desigual** nas três zonas do pulmão, assim como o fluxo sanguíneo é desigual. Essas variações em $\dot{V}/\dot{Q}$ influenciam a Pa_{O_2} e a Pa_{CO_2} no sangue que sai dessas zonas, como mostra a Figura 5.28. Como já descrito, as variações regionais no fluxo sanguíneo pulmonar, ou perfusão, são causadas por efeitos gravitacionais: a zona 1 tem a menor perfusão e a zona 3, a maior. A ventilação alveolar também varia na mesma direção entre as zonas do pulmão. A ventilação é menor na zona 1 e maior na zona 3, novamente devido aos efeitos gravitacionais no pulmão vertical. Para visualizar como a gravidade produz diferenças na ventilação regional, imagine o pulmão como um acordeão pendurado na vertical. Entre as respirações (ou seja, na CRF), o peso do acordeão (pulmão) espreme o ar do fole na base e a maior parte da CRF preenche o fole no ápice. Na inspiração seguinte, a maior parte do espaço que *pode* ser ventilado está na base do pulmão, enquanto o ápice já está cheio. Enquanto as variações regionais na ventilação e perfusão no pulmão ereto estão na mesma direção, *as variações regionais na ventilação não são tão grandes quanto as variações regionais na perfusão.* Portanto, **a razão $\dot{V}/\dot{Q}$ é mais alta na zona 1 e mais baixa na zona 3** e, em média, de 0,8 em todo o pulmão.

Essas diferenças regionais em $\dot{V}/\dot{Q}$ produzem diferenças regionais em Pa_{O_2} e Pa_{CO_2}. O diagrama O_2-CO_2 derivado da equação do gás alveolar (ver Figura 5.5) é repetido na Figura 5.29. Observe que as diferenças regionais em Pa_{O_2} são *muito maiores* do que as diferenças regionais na Pa_{CO_2}. Na zona 1, em que $\dot{V}/\dot{Q}$ é maior, Pa_{O_2} é maior e Pa_{CO_2} é menor. Na zona 3, em que $\dot{V}/\dot{Q}$ é menor, Pa_{O_2} é menor e Pa_{CO_2} é maior. Essas diferenças regionais são observadas em pulmões saudáveis e o sangue que sai desses órgãos pela veia pulmonar (representando a soma do sangue de todas as zonas) tem Pa_{O_2} média de 100 mmHg e Pa_{CO_2} média de 40 mmHg.

DISTRIBUIÇÃO $\dot{V}/\dot{Q}$ NO PULMÃO

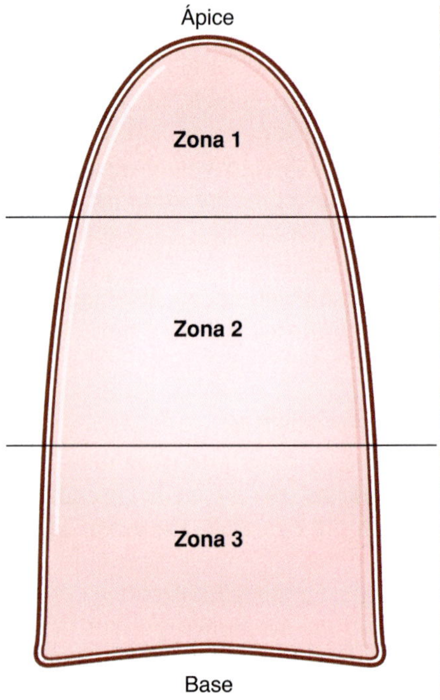

	Fluxo sanguíneo ($\dot{Q}$)	Ventilação alveolar ($\dot{V}$)	$\frac{\dot{V}}{\dot{Q}}$	Pa_{O_2}	Pa_{CO_2}
Zona 1	O menor	Menor	A maior (3,0)	A maior (130 mmHg)	Menor (28 mmHg)
Zona 2	–	–	–	–	–
Zona 3	O maior	Maior	A menor (0,6)	A menor (89 mmHg)	Maior (42 mmHg)

Figura 5.28 Variação da ventilação/perfusão ($\dot{V}/\dot{Q}$) nas três zonas do pulmão. A figura também mostra os efeitos das diferenças regionais em $\dot{V}/\dot{Q}$ na Pa_{O_2} e Pa_{CO_2}.

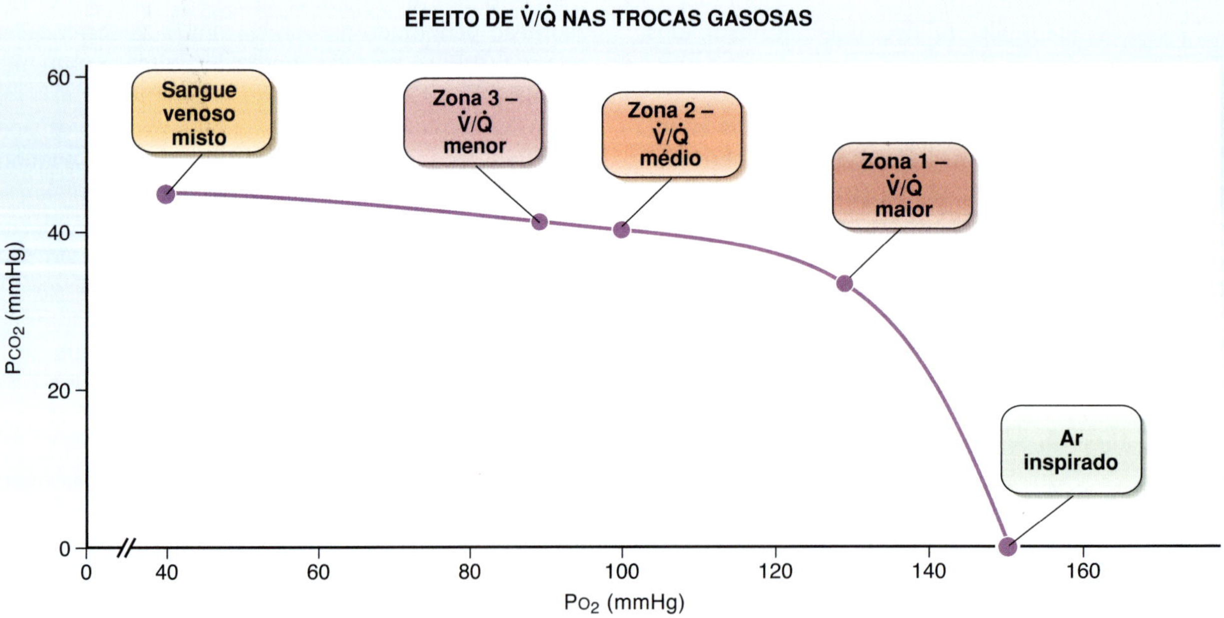

Figura 5.29 Efeito das diferenças regionais na ventilação/perfusão ($\dot{V}/\dot{Q}$) na P_{CO_2} e P_{O_2}. As diferenças regionais na P_{O_2} são muito maiores do que as diferenças regionais na P_{CO_2}.

Defeitos de ventilação/perfusão

Normalmente, como já descrito, há compatibilidade $\dot{V}/\dot{Q}$: os alvéolos ventilados estão perto dos capilares perfundidos e esse arranjo proporciona uma troca gasosa ideal. Embora existam variações regionais na razão $\dot{V}/\dot{Q}$, o valor médio no pulmão é de cerca de 0,8.

Uma incompatibilidade de ventilação e perfusão, chamada **incompatibilidade $\dot{V}/\dot{Q}$** ou **defeito $\dot{V}/\dot{Q}$**, provoca anomalias nas trocas gasosas. O defeito $\dot{V}/\dot{Q}$ pode ser causado pela ventilação de regiões pulmonares não perfundidas (espaço morto), perfusão de regiões pulmonares não ventiladas (*shunt*) e todas as possibilidades intermediárias (Figuras 5.30 e 5.31). Algumas doenças pulmonares apresentam toda a gama de possíveis defeitos $\dot{V}/\dot{Q}$.

- **Espaço morto ($\dot{V}/\dot{Q}$ = ∞).** O espaço morto é a ventilação de regiões pulmonares que não são perfundidas. Essa ventilação é desperdiçada ou "morta". Não há troca gasosa no espaço morto porque não há fluxo sanguíneo para receber O_2 do gás alveolar ou adicionar CO_2 ao gás alveolar. O espaço morto é ilustrado pela **embolia pulmonar**, em que o fluxo sanguíneo para uma parte do pulmão (ou mesmo para todo o pulmão) é ocluído. Em regiões de espaço morto, como não ocorre troca gasosa, o gás alveolar tem a mesma composição do ar inspirado umidificado: PA_{O_2} é 150 mmHg e PA_{CO_2} é 0
- **$\dot{V}/\dot{Q}$ alta.** Regiões de $\dot{V}/\dot{Q}$ alta têm ventilação elevada em relação à perfusão, geralmente devido ao menor fluxo sanguíneo. Ao contrário do espaço morto, em que *não* existe perfusão, as regiões de $\dot{V}/\dot{Q}$ alta têm *algum* fluxo sanguíneo. Como a ventilação é alta em relação à perfusão, o sangue capilar pulmonar dessas regiões tem alta P_{O_2} e baixa P_{CO_2}
- **$\dot{V}/\dot{Q}$ baixa.** Regiões de $\dot{V}/\dot{Q}$ baixa têm baixa ventilação em relação à perfusão, geralmente por diminuição da ventilação. Ao contrário do *shunt*, que *não* tem ventilação, as regiões com $\dot{V}/\dot{Q}$ baixa têm *alguma* ventilação. Como a ventilação é baixa em relação à perfusão, o sangue capilar pulmonar dessas regiões tem baixa P_{O_2} e alta P_{CO_2}
- ***Shunt* da direita para a esquerda ($\dot{V}/\dot{Q}$ = zero).** O *shunt* da direita para a esquerda é a perfusão de regiões pulmonares não ventiladas. Não há troca gasosa em regiões de *shunt* porque nao há ventilação para fornecer O_2 ao sangue ou transportar CO_2 do sangue. O *shunt* é ilustrado pela **obstrução das vias respiratórias** e pelos ***shunts* cardíacos da direita para a esquerda.** Como não há troca gasosa na presença de

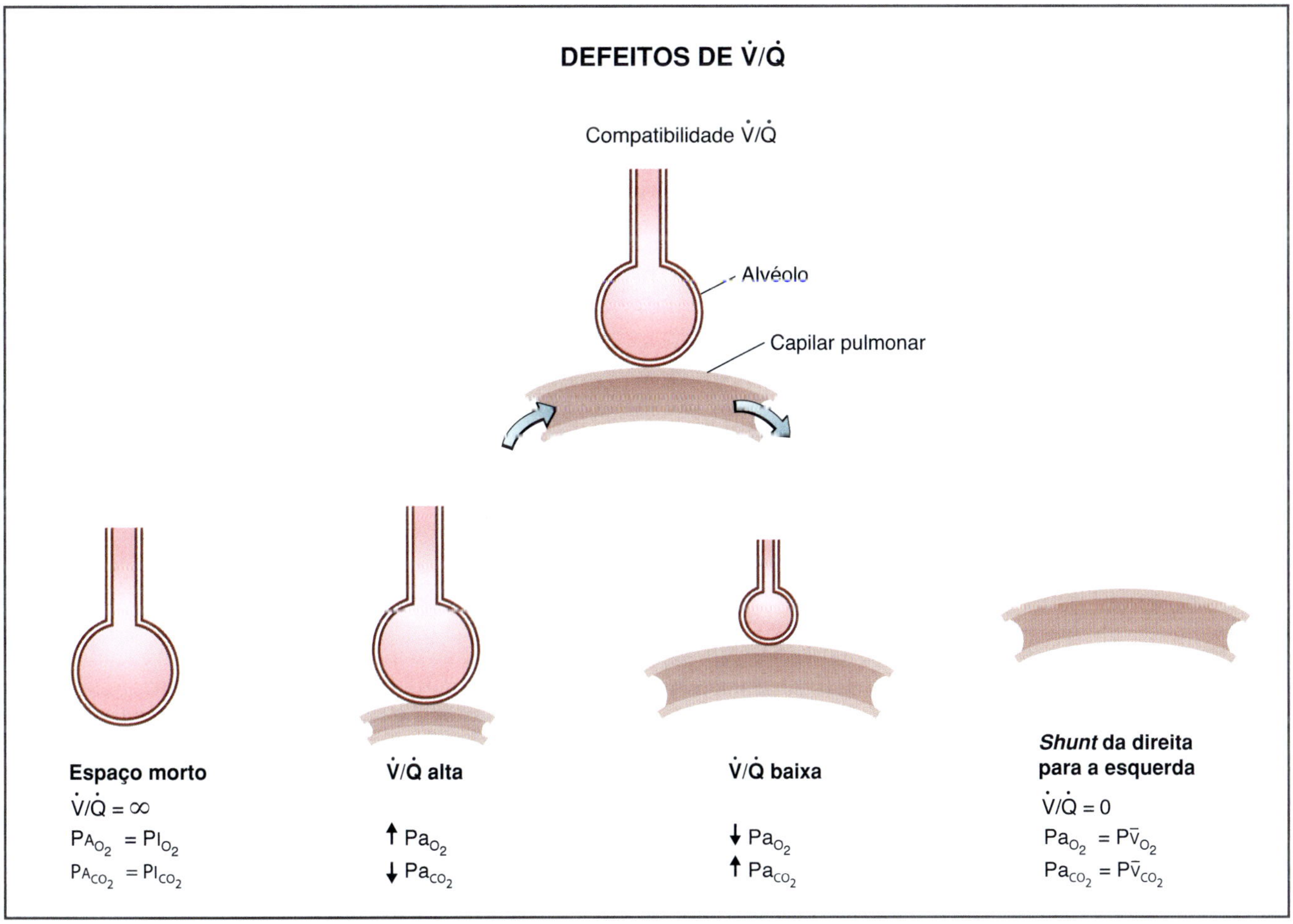

Figura 5.30 Defeitos de ventilação-perfusão ($\dot{V}/\dot{Q}$). Os defeitos de $\dot{V}/\dot{Q}$ incluem espaço morto, $\dot{V}/\dot{Q}$ alta, $\dot{V}/\dot{Q}$ baixa e *shunt* da direita para a esquerda.

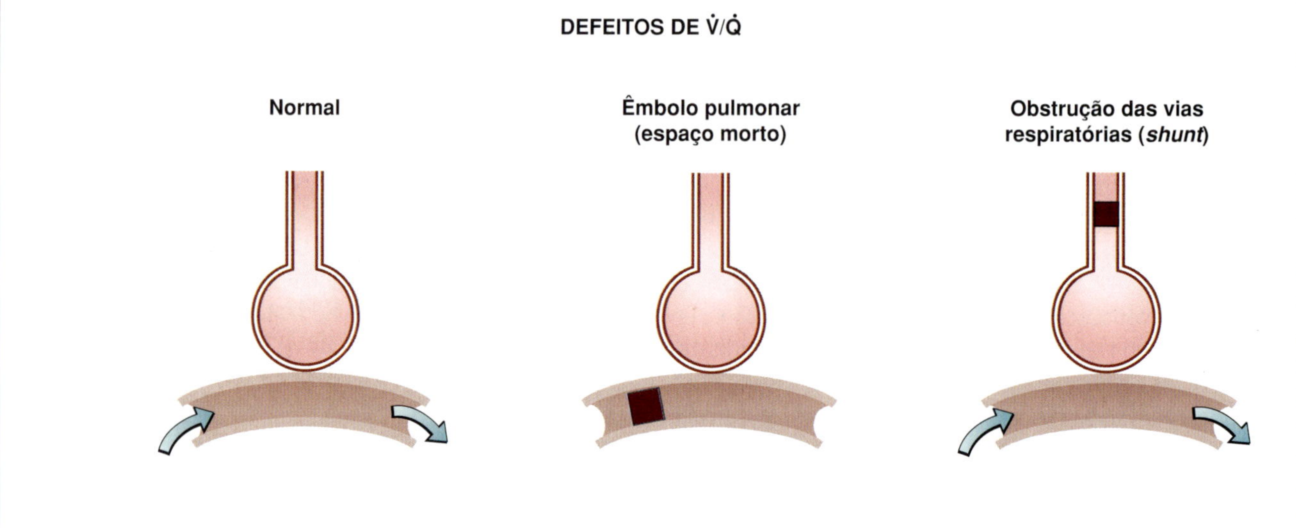

	Normal	Êmbolo pulmonar (espaço morto)	Obstrução das vias respiratórias (*shunt*)
$\dot{V}/\dot{Q}$	0,8	∞	0
$P_{A_{O_2}}$	100	150	–
$P_{A_{CO_2}}$	40	0	–
Pa_{O_2}	100	–	40
Pa_{CO_2}	40	–	46

Figura 5.31 Efeito dos defeitos de ventilação/perfusão ($\dot{V}/\dot{Q}$) nas trocas gasosas nos pulmões. Na embolia pulmonar (espaço morto), a composição do ar alveolar aproxima-se da composição do ar inspirado. Na obstrução das vias respiratórias (*shunt* da direita para a esquerda), a composição do sangue arterial sistêmico aproxima-se do sangue venoso misto.

shunt, o sangue capilar pulmonar dessas regiões tem a mesma composição que o sangue venoso misto: a Pa_{O_2} é 40 mmHg e a Pa_{CO_2} é 46 mmHg

- **Defeitos mistos de $\dot{V}/\dot{Q}$ ($\dot{V}/\dot{Q}$ varia de ∞ a zero).** As doenças pulmonares com defeitos de $\dot{V}/\dot{Q}$ *sempre* têm uma mistura de defeitos. Se uma região se tornar espaço morto (devido ao bloqueio do fluxo sanguíneo), por exemplo, outras regiões apresentarão $\dot{V}/\dot{Q}$ baixa e/ou *shunt* da direita para a esquerda – o fluxo sanguíneo desviado do espaço morto precisa ir para algum lugar. Toda a gama de anomalias de $\dot{V}/\dot{Q}$ pode ser observada ao mesmo tempo: regiões de espaço morto ($\dot{V}/\dot{Q}$ = ∞), $\dot{V}/\dot{Q}$ baixa, $\dot{V}/\dot{Q}$ alta e *shunt* da direita para a esquerda ($\dot{V}/\dot{Q}$ = zero). (Nesse cenário, imagine a maior parte da ventilação indo para regiões de espaço morto e $\dot{V}/\dot{Q}$ alta, e a maior parte do fluxo sanguíneo indo para regiões de $\dot{V}/\dot{Q}$ baixa e *shunt* da direita para a esquerda). Nesse quadro misto de defeito de $\dot{V}/\dot{Q}$, pode não haver regiões pulmonares com compatibilidade $\dot{V}/\dot{Q}$ normal! Isso parece terrível para as trocas gasosas, e é! Defeitos $\dot{V}/\dot{Q}$ *sempre* causam **hipoxemia** (diminuição de Pa_{O_2}) e **hipercapnia** (aumento de Pa_{CO_2}). Por quê? Porque os defeitos de $\dot{V}/\dot{Q}$ são *sempre* um quadro misto em que a maior parte do fluxo sanguíneo vai para regiões de $\dot{V}/\dot{Q}$ baixa e *shunt* da direita para a esquerda. O sangue proveniente dessas regiões tem baixa P_{O_2} e alta P_{CO_2}.

CONTROLE DA RESPIRAÇÃO

O volume de ar inspirado e expirado por unidade de tempo é rigidamente controlado, tanto em relação à frequência respiratória quanto ao V_C. A respiração é regulada para que os pulmões possam manter a Pa_{O_2} e a Pa_{CO_2} dentro da faixa normal, mesmo sob condições muito variadas, como em exercício.

A respiração é controlada por centros no tronco cerebral. Há quatro componentes para esse sistema de controle: (1) quimiorreceptores para O_2, CO_2 e H^+; (2) mecanorreceptores nos pulmões e nas articulações; (3) centros de controle da respiração no tronco cerebral (medula e ponte); e (4) músculos respiratórios, cuja atividade é determinada pelos centros do tronco cerebral (Figura 5.32). O controle voluntário também pode ser exercido por comandos do córtex cerebral (p. ex., prender a respiração ou hiperventilação voluntária), que podem sobrepor-se temporariamente ao tronco cerebral.

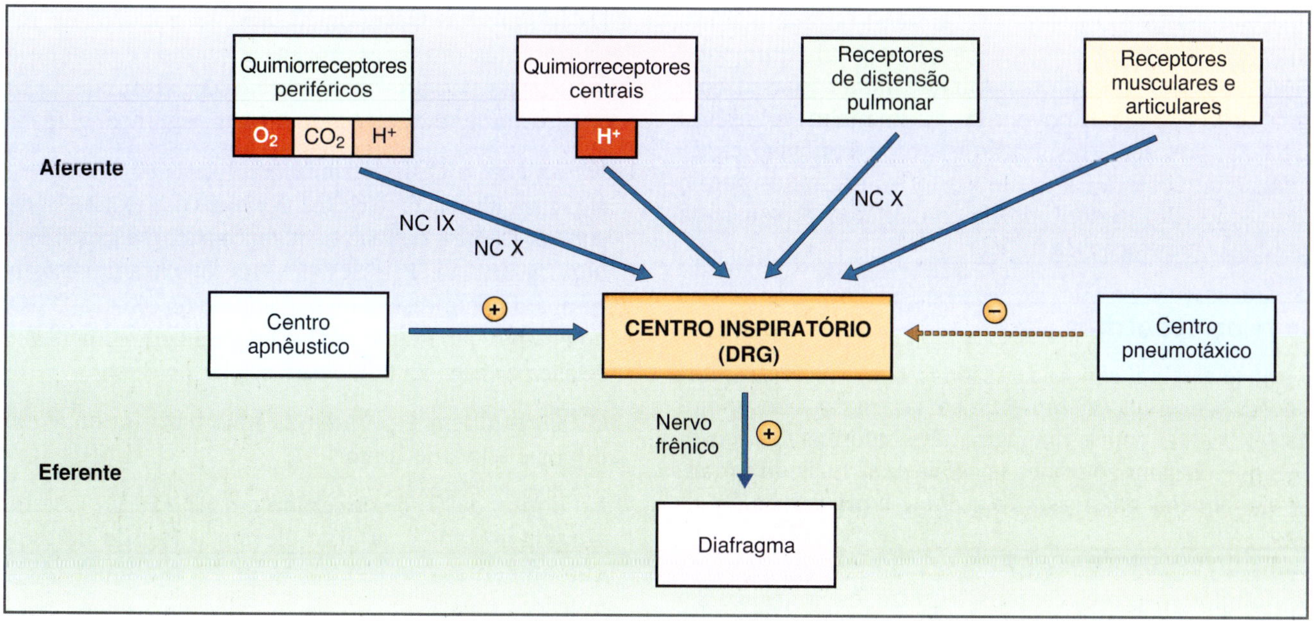

Figura. 5.32 Controle da respiração pelo tronco cerebral. As informações aferentes (sensoriais) chegam ao centro inspiratório medular por meio de quimiorreceptores e mecanorreceptores centrais e periféricos. A informação eferente (motora) é enviada do centro inspiratório para o nervo frênico, que inerva o diafragma. *NC*, nervo craniano; *DRG*, grupo respiratório dorsal.

Controle do tronco cerebral da respiração

A respiração é um processo involuntário controlado pela medula e pela ponte do tronco cerebral. A frequência da respiração normal e involuntária é controlada por três grupos de neurônios ou **centros do tronco cerebral**: o centro respiratório medular, o centro apnêustico e o centro pneumotáxico.

Centro respiratório medular

O centro respiratório medular está localizado na formação reticular e é composto de dois grupos de neurônios que se distinguem por sua localização anatômica: o **centro inspiratório** (grupo respiratório dorsal – DRG) e o **centro expiratório** (grupo respiratório ventral).

- **Centro inspiratório.** O centro inspiratório está localizado no **grupo respiratório dorsal (DRG)** de neurônios e controla o **ritmo básico** da respiração ao definir a frequência da inspiração. Esse grupo de neurônios recebe informações sensoriais de quimiorreceptores periféricos por meio dos nervos glossofaríngeo (nervo craniano IX) e vago (nervo craniano X), e de mecanorreceptores no pulmão por meio do nervo vago. O centro inspiratório envia informações motoras para o diafragma por meio do **nervo frênico**. O padrão de atividade do nervo frênico inclui um período de quiescência, seguido por uma explosão de potenciais de ação que aumentam em frequência por alguns segundos e, em seguida, um retorno à quiescência. A atividade no diafragma segue o mesmo padrão: quiescência, potenciais de ação subindo a um pico de frequência (levando à contração do diafragma) e quiescência. A inspiração pode ser encurtada pela inibição do centro inspiratório pelo centro pneumotáxico (ver discussão subsequente)
- **Centro expiratório.** O centro expiratório (não mostrado na Figura 5.32) está localizado nos neurônios respiratórios **ventrais** e é responsável principalmente pela expiração. Como a expiração é normalmente um processo passivo, esses neurônios ficam inativos durante a respiração tranquila. No entanto, ao exercício, quando a expiração se torna ativa, esse centro é ativado.

Centro apnêustico

A apneia é um padrão respiratório anormal com **suspiros inspiratórios** prolongados seguidos de movimentos expiratórios breves. A estimulação do centro apnêustico na **ponte inferior** produz esse padrão respiratório em experimentos. A estimulação desses neurônios aparentemente excita o centro inspiratório na medula, prolongando o período dos potenciais de ação no nervo frênico e, assim, prolongando a contração do diafragma.

Centro pneumotáxico

O centro pneumotáxico **desliga a inspiração**, limitando a explosão de potenciais de ação no nervo frênico. Desse modo, o centro pneumotáxico, localizado na **parte superior da ponte**, limita o tamanho do V_C e, depois, regula a frequência respiratória. O ritmo respiratório continua normal na ausência desse centro.

Córtex cerebral

Comandos do córtex cerebral podem substituir temporariamente os centros automáticos do tronco cerebral. Um indivíduo pode **hiperventilar** de maneira voluntária (ou seja, aumentar a frequência e o volume da respiração), por exemplo. A consequência da hiperventilação é a diminuição da Pa_{CO_2}, o que aumenta o pH arterial. A hiperventilação é autolimitada, porém, porque a diminuição da Pa_{CO_2} produz inconsciência e o indivíduo volta a um padrão respiratório normal. Embora mais difícil, uma pessoa pode **hipoventilar** de maneira voluntária (ou seja, prender a respiração). A hipoventilação reduz a Pa_{O_2} e aumenta a Pa_{CO_2}, ambos fortes estímulos para a ventilação. Um período de hiperventilação prévia pode prolongar a duração da apneia.

Quimiorreceptores

O tronco cerebral controla a respiração ao processar informações sensoriais (aferentes) e enviar informações motoras (eferentes) para o diafragma. Das informações sensoriais que chegam ao tronco encefálico, as mais importantes são aquelas relativas a $\mathbf{Pa_{O_2}}$, $\mathbf{Pa_{CO_2}}$ e **pH arterial**.

Quimiorreceptores centrais

Os quimiorreceptores centrais, localizados no tronco cerebral, são os mais importantes para o controle minuto a minuto da respiração. Esses quimiorreceptores estão na superfície ventral da medula, perto do ponto de saída dos nervos glossofaríngeo (NC IX) e vago (NC X), e apenas a uma curta distância do DRG na medula. Assim, os quimiorreceptores centrais se *comunicam diretamente* com o centro inspiratório.

Os quimiorreceptores do tronco cerebral são extremamente sensíveis a mudanças no **pH do liquor**. Diminuições no pH do liquor aumentam a frequência respiratória (hiperventilação) e aumentos no pH do liquor reduzem a frequência respiratória (hipoventilação). Os quimiorreceptores que detectam a diminuição do pH (ou seja, são estimulados por H^+) utilizam o neurotransmissor serotonina; os quimiorreceptores que detectam o aumento do pH (ou seja, são inibidos por H^+) usam o neurotransmissor ácido γ-aminobutírico (GABA).

Os quimiorreceptores medulares respondem de maneira direta às mudanças no pH do liquor e indireta às mudanças na P_{CO_2} arterial (Figura 5.33). Os números circundados na figura correspondem às seguintes etapas:

1. No sangue, o CO_2 se combina de maneira reversível a H_2O para formar H^+ e HCO_3^- por meio das reações já discutidas. Como a barreira hematencefálica é relativamente *impermeável* ao H^+ e HCO_3^-, esses íons ficam presos no compartimento vascular e não entram no cérebro. O CO_2, no entanto, é bastante *permeável* pela barreira hematencefálica e chega ao fluido extracelular do cérebro.
2. O CO_2 também é permeável pela barreira encéfalo-liquor e entra no liquor.
3. No liquor, o CO_2 é convertido em H^+ e HCO_3^-. Assim, aumentos na P_{CO_2} arterial elevam a P_{CO_2} do liquor, o que aumenta a concentração de H^+ no liquor (diminuição do pH).

4 e 5. Os quimiorreceptores centrais estão perto do liquor e detectam a diminuição do pH. A redução do pH faz que o centro inspiratório aumente a frequência respiratória (hiperventilação). Lembre-se de que esses quimiorreceptores utilizam o neurotransmissor serotonina. Na **síndrome da morte súbita infantil (SMSI)**, há déficit de neurônios serotoninérgicos.

Em resumo, o objetivo dos quimiorreceptores centrais é manter a P_{CO_2} arterial dentro da faixa normal. Assim, aumentos na P_{CO_2} arterial elevam a P_{CO_2} no cérebro e no liquor, o que diminui o pH deste último. Uma diminuição no pH do liquor é detectada por quimiorreceptores centrais de H^+, que instruem o DRG a aumentar a frequência respiratória. O aumento da frequência respiratória eleva a expiração de CO_2 e diminui a P_{CO_2} até sua normalização.

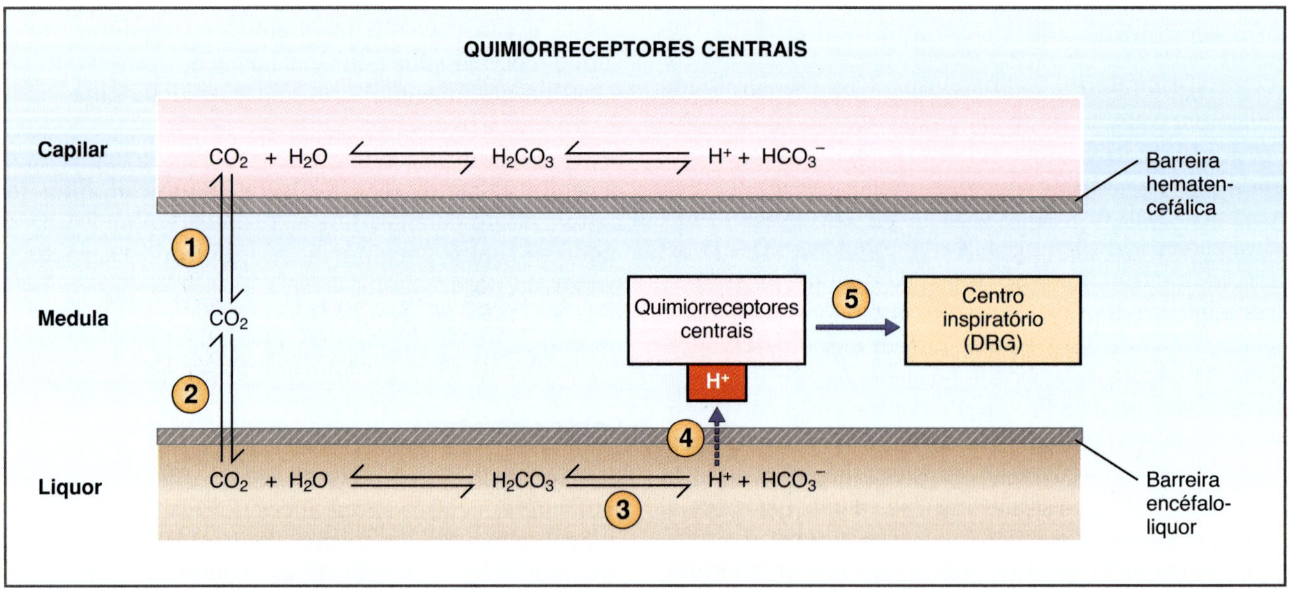

Figura 5.33 Resposta dos quimiorreceptores centrais ao pH. Os números circundados correspondem às etapas enumeradas discutidas no texto. *DRG*, grupo respiratório dorsal.

Quimiorreceptores periféricos

Existem quimiorreceptores periféricos para O_2, CO_2 e H^+ nos corpos carotídeos localizados na bifurcação das artérias carótidas comuns e nos corpos aórticos acima e abaixo do arco aórtico (Figura 5.32). As informações sobre P_{O_2}, P_{CO_2} e pH arteriais são transmitidas ao DRG via NC IX e NC X, que orquestram a mudança apropriada na frequência respiratória.

Cada uma das seguintes alterações na composição do sangue arterial é detectada por quimiorreceptores periféricos e **produz um aumento na frequência respiratória**:

- **Diminuição da P_{O_2} arterial.** A maior responsabilidade dos quimiorreceptores periféricos é detectar alterações na P_{O_2} arterial. Surpreendentemente, porém, os quimiorreceptores periféricos são relativamente insensíveis a mudanças na P_{O_2}: respondem de maneira dramática à diminuição da P_{O_2} para menos de 60 mmHg. Assim, se a P_{O_2} arterial estiver entre 100 mmHg e 60 mmHg, a frequência respiratória é praticamente constante. No entanto, se a P_{O_2} arterial for **inferior a 60 mmHg**, a frequência respiratória aumenta de maneira abrupta e linear. Nessa faixa de P_{O_2}, os quimiorreceptores são extremamente sensíveis ao O_2; na verdade, respondem tão rapidamente que a taxa de disparo dos neurônios sensoriais pode mudar durante um único ciclo respiratório
- **Aumento da P_{CO_2} arterial.** Os quimiorreceptores periféricos também detectam aumentos na P_{CO_2}, mas o efeito é menos importante do que sua resposta à diminuição da P_{O_2}. A detecção de alterações na P_{CO_2} pelos quimiorreceptores periféricos também é menos importante do que a detecção de mudanças da P_{CO_2} pelos quimiorreceptores centrais
- **Diminuição do pH arterial.** A diminuição do pH arterial aumenta a ventilação por meio de um mecanismo mediado por quimiorreceptores periféricos de H^+. Esse efeito é independente de alterações na P_{CO_2} arterial e é mediado apenas por quimiorreceptores nos corpos carotídeos (não por aqueles nos corpos aórticos). Assim, na acidose metabólica, em que há diminuição do pH arterial, os quimiorreceptores periféricos são estimulados de maneira direta para aumentar a frequência respiratória (a compensação respiratória da acidose metabólica; ver Capítulo 7).

Outros receptores

Além dos quimiorreceptores, vários outros tipos de receptores participam do controle da respiração, inclusive receptores de estiramento pulmonar, receptores articulares e musculares, receptores irritativos e receptores justacapilares (J).

- **Receptores de estiramento pulmonar.** Os mecanorreceptores no músculo liso das vias respiratórias detectam alterações no volume pulmonar. Aumentos no volume pulmonar, por exemplo, são detectados pela adaptação lenta dos receptores de estiramento que mandam um sinal para o DRG encurtar a inspiração. O efeito é prolongar a expiração e proteger os pulmões da hiperinsuflação. O **reflexo de Hering-Breuer** é um dos primeiros exemplos reconhecidos de *feedback* negativo em que a distensão dos pulmões e das vias respiratórias causa uma diminuição reflexa na frequência respiratória (devido ao maior tempo expiratório)
- **Receptores articulares e musculares.** Os mecanorreceptores localizados nas articulações e nos músculos detectam o movimento dos membros e instruem o centro inspiratório a aumentar a frequência respiratória. As informações das articulações e dos músculos são importantes na resposta ventilatória inicial (antecipatória) ao exercício
- **Receptores irritativos.** Os receptores irritativos para detecção de substâncias químicas e partículas nocivas estão localizados entre as células epiteliais que revestem as vias respiratórias. As informações desses receptores vão para a medula via NC X e causam uma constrição reflexa do músculo liso brônquico e um aumento na frequência respiratória
- **Receptores J.** Os receptores justacapilares (J) estão nas paredes alveolares e, portanto, *perto dos capilares*. O ingurgitamento dos capilares pulmonares com sangue e o aumento do volume do fluido intersticial podem ativar esses receptores e aumentar a frequência respiratória. **Na insuficiência cardíaca esquerda**, por exemplo, o sangue "reflui" na circulação pulmonar e os receptores J medeiam uma mudança no padrão respiratório, inclusive a respiração rápida e superficial e a dispneia (desconforto respiratório).

Padrões respiratórios anormais

O padrão respiratório normal é chamado de **eupneia** e é caracterizado por respirações correntes regulares e frequência respiratória normal. A **taquipneia** é o aumento da frequência respiratória. A **hiperventilação** é o aumento da ventilação alveolar causada pelo aumento do V_C ou da frequência. A **hipoventilação** é a diminuição da ventilação alveolar causada pela diminuição do V_C ou da frequência. Os padrões de respiração anormais apresentam características descritas adiante.

A **apneia** é a interrupção da respiração. A **respiração de Kussmaul** é profunda, rápida e associada à compensação respiratória da acidose metabólica (p. ex., cetoacidose diabética). A **respiração de Cheynes-Stokes** tem ciclos de V_Cs gradualmente crescentes, seguidos por V_Cs que diminuem de maneira gradual e um período de apneia; é observada em indivíduos com tumores cerebrais, acidente vascular cerebral, insuficiência cardíaca congestiva e em grandes altitudes. A **respiração atáxica** apresenta inspirações irregulares seguidas por longos períodos de apneia; as inspirações irregulares em grupos são chamadas de ***cluster***.

FUNÇÕES INTEGRATIVAS

Assim como no sistema CV, é mais fácil entender as funções coordenadas do sistema respiratório por meio de exemplos. Dois exemplos que ilustram muitos dos princípios apresentados neste capítulo são as respostas ao exercício e a adaptação às grandes altitudes. Um terceiro exemplo, a DPOC, é discutido no Boxe 5.2.

Respostas ao exercício

A resposta do sistema respiratório ao exercício é notável. O aumento da demanda do corpo por O_2 aumenta o fornecimento do gás devido à elevação da frequência respiratória: a correspondência entre o consumo de O_2, a produção de CO_2 e a frequência respiratória é excelente.

Em um atleta treinado que está se exercitando, por exemplo, o consumo de O_2 pode aumentar do valor em repouso de 250 mℓ/min para 4.000 mℓ/min, e sua frequência respiratória pode aumentar de 7,5 ℓ/min para 120 ℓ/min. Tanto o consumo de O_2 quanto a frequência respiratória aumentam mais de 15 vezes o nível de repouso! Uma questão interessante é: *quais fatores asseguram que a frequência respiratória corresponda à necessidade de O_2?* Nesse momento, não há uma resposta completamente satisfatória para a pergunta. A Tabela 5.3 e a Figura 5.34 resumem as respostas do sistema respiratório ao exercício.

Boxe 5.2 Fisiologia clínica: doença pulmonar obstrutiva crônica.

DESCRIÇÃO DO CASO. Um homem de 65 anos fuma dois maços de cigarro por dia há mais de 40 anos. O paciente tem um longo histórico de expectoração matinal, tosse e dispneia progressiva aos esforços. Na última década, em todos os outonos e invernos, teve crises de bronquite com dispneia e sibilos, que pioraram gradualmente ao longo dos anos. Ao ser hospitalizado, apresenta dispneia e cianose. Seu tórax tem formato de barril. Sua frequência respiratória é de 25 incursões por minuto (ipm) e seu volume corrente é de 400 mℓ. Sua capacidade vital é 80% do valor normal para um homem de sua idade e tamanho, e VEF_1 é 60% do normal. Os seguintes valores foram determinados no sangue arterial (os valores normais estão entre parênteses):

pH = 7,47 (normal, 7,4)

Pa_{O_2} = 60 mmHg (normal, 100 mmHg)

Pa_{CO_2} = 30 mmHg (normal, 40 mmHg)

Saturação de hemoglobina, 90%

Concentração de hemoglobina, 14 g/ℓ (normal, 15 g/ℓ)

EXPLICAÇÃO DO CASO. O histórico de tabagismo e bronquite do paciente sugere doença pulmonar grave. Dos valores do sangue arterial, o mais anormal é a Pa_{O_2} de 60 mmHg. A concentração de hemoglobina (14 g/ℓ) é normal e o percentual de saturação de hemoglobina de 90% está na faixa esperada para uma Pa_{O_2} de 60 mmHg (ver Figura 5.20).

O baixo valor da Pa_{O_2} em 60 mmHg pode ser explicado por um defeito na troca gasosa nos pulmões. Para compreender melhor esse defeito, compare a Pa_{O_2} (medida como 60 mmHg) à PA_{O_2} (calculada com a equação do gás alveolar). Se as duas forem iguais, a troca gasosa é normal e não há defeito. A Pa_{O_2} menor que PA_{O_2} (ou seja, um gradiente A – a) indica um defeito de $\dot{V}/\dot{Q}$ com adição de quantidades insuficientes de O_2 ao sangue capilar pulmonar.

A equação do gás alveolar pode ser usada para calcular PA_{O_2} se PI_{O_2}, PA_{CO_2} e o quociente respiratório forem conhecidos. A PI_{O_2} é calculada a partir da pressão barométrica (corrigida pela pressão do vapor d'água) e da porcentagem de O_2 no ar inspirado (21%). PA_{CO_2} é igual a Pa_{CO_2}, que é dada. O quociente respiratório é assumido como 0,8. Assim,

$$\begin{aligned} PI_{O_2} &= (P_B - P_{H_2O}) \times FI_{O_2} \\ &= (760\ \text{mmHg} - 47\ \text{mmHg} \times 0{,}21) \\ &= 150\ \text{mmHg} \end{aligned}$$

$$\begin{aligned} PA_{O_2} &= PI_{O_2} - \frac{PA_{CO_2}}{R} \\ &= 150\ \text{mmHg} - \frac{30\ \text{mmHg}}{0{,}8} \\ &= 113\ \text{mmHg} \end{aligned}$$

Como a Pa_{O_2} medida (60 mmHg) é muito menor do que a PA_{O_2} calculada (113 mmHg), é provável que haja uma incompatibilidade de ventilação e perfusão. Algum sangue perfunde alvéolos não ventilados, o que dilui o sangue oxigenado e reduz a P_{O_2} arterial.

A Pa_{CO_2} do paciente é menor que o normal porque ele está hiperventilando e expelindo mais CO_2 do que seu corpo produz. A hiperventilação se deve à hipoxemia. Sua Pa_{O_2} é baixa o suficiente para estimular os quimiorreceptores periféricos que fazem o centro inspiratório medular aumentar a frequência respiratória. Seu pH arterial é ligeiramente alcalino porque sua hiperventilação produziu alcalose respiratória leve.

O VEF_1 sofreu uma redução maior que sua capacidade vital; assim, VEF_1/CVF é menor, o que condiz com uma doença pulmonar obstrutiva em que a resistência das vias respiratórias é maior. Seu tórax em formato de barril é um mecanismo compensatório para o aumento da resistência das vias respiratórias: altos volumes pulmonares exercem tração positiva nas vias respiratórias e diminuem sua resistência; ao respirar um volume pulmonar maior, o paciente pode compensar parcialmente o aumento da resistência das vias respiratórias.

TRATAMENTO. O homem é aconselhado a parar de fumar imediatamente. Também recebe um antibiótico para tratar uma possível infecção e uma inalação com salbutamol (um agonista β_2) para dilatação das vias respiratórias.

Tabela 5.3 Resumo das respostas respiratórias ao exercício.

Parâmetro	Resposta ao exercício
Consumo de O_2	↑
Produção de CO_2	↑
Frequência respiratória	↑
PO_2 e PCO_2 arteriais	Sem alteração
pH arterial	Sem alteração durante o exercício moderado ↓ Durante o exercício extenuante
PCO_2 venosa	↑
Fluxo sanguíneo pulmonar e débito cardíaco	↑
Razão $\dot{V}/\dot{Q}$	Distribuição mais uniforme pelos pulmões
Espaço morto fisiológico	↓
Curva de dissociação da oxiemoglobina	Deslocamento para a direita; ↑ P_{50}; diminuição da afinidade

P_{O_2} e P_{CO_2} arteriais

É interessante notar que **os valores médios de P_{O_2} e P_{CO_2} arteriais não mudam durante o exercício**. O aumento da frequência respiratória e da eficiência das trocas gasosas asseguram a ausência de diminuição da P_{O_2} arterial e de aumento da P_{CO_2} arterial. (O pH arterial pode diminuir, porém, durante o exercício extenuante porque o músculo em exercício produz ácido láctico.) Lembrando que os quimiorreceptores periféricos e centrais respondem, respectivamente, a mudanças na Pa_{O_2} e Pa_{CO_2}, não se sabe como a frequência respiratória pode ser alterada com tanta precisão para atender ao aumento da demanda quando esses parâmetros parecem constantes. Segundo uma hipótese, embora os valores *médios* de P_{O_2} e P_{CO_2} arteriais não mudem, sofrem oscilações durante o ciclo respiratório. Essas oscilações podem, por meio dos quimiorreceptores, produzir ajustes imediatos na ventilação, fazendo que os valores médios no sangue arterial permaneçam constantes.

P_{CO_2} venosa

A P_{CO_2} do sangue venoso misto *deve* aumentar durante o exercício porque o músculo esquelético está adicionando mais CO_2 do que o normal ao sangue venoso. Entretanto, como a P_{CO_2} arterial média não aumenta, a frequência respiratória deve subir o suficiente para remover esse excesso de CO_2 (ou seja, o CO_2 "extra" é expirado pelos pulmões e nunca chega ao sangue arterial sistêmico).

Receptores musculares e articulares

Os receptores musculares e articulares enviam informações para o centro inspiratório medular e participam da resposta coordenada ao exercício. Esses receptores são ativados no início do exercício e o centro inspiratório comanda o aumento da frequência ventilatória.

Débito cardíaco e fluxo sanguíneo pulmonar

O débito cardíaco aumenta durante o exercício para atender à demanda tecidual de O_2, como discutido no Capítulo 4. Como o fluxo sanguíneo pulmonar é o débito cardíaco do coração direito, **o fluxo sanguíneo pulmonar aumenta**. Há diminuição da resistência pulmonar associada à perfusão de mais leitos capilares pulmonares, o que também melhora as trocas gasosas. Assim, o fluxo sanguíneo pulmonar se distribui pelo pulmão de maneira mais uniforme e a razão $\dot{V}/\dot{Q}$ torna-se mais "igual", produzindo uma **diminuição do espaço morto fisiológico**.

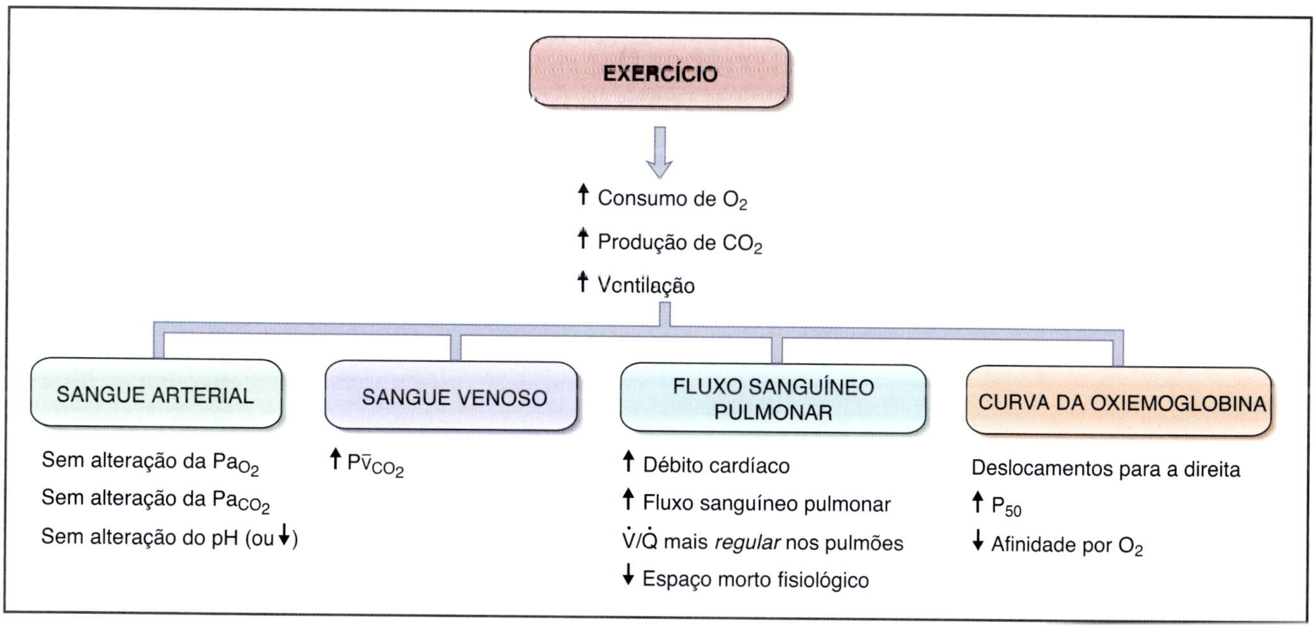

Figura 5.34 Respostas do sistema respiratório ao exercício.

Curva de dissociação da oxiemoglobina

Durante o exercício, a curva de dissociação da oxiemoglobina **se desloca para a direita** (ver Figura 5.22). Existem várias razões para essa mudança, inclusive o aumento da P_{CO_2} tecidual, a diminuição do pH tecidual e o aumento da temperatura. O deslocamento para a direita é vantajoso, é claro, por estar associado a um aumento de P_{50} e à **diminuição da afinidade** da hemoglobina pelo O_2, facilitando a liberação do gás no músculo esquelético em exercício.

Adaptação às grandes altitudes

A ascensão a grandes altitudes é uma das várias causas de **hipoxemia**. As respostas respiratórias a grandes altitudes são os ajustes adaptativos à diminuição da P_{O_2} no ar inspirado e alveolar.

A diminuição da P_{O_2} em grandes altitudes é explicada da seguinte maneira: ao nível do mar, a pressão barométrica é de 760 mmHg; a 5.500 metros acima do nível do mar, a pressão barométrica é metade desse valor, ou 380 mmHg. Para calcular a P_{O_2} do ar inspirado umidificado a 5.500 metros acima do nível do mar, corrija a pressão barométrica do ar seco pela pressão do vapor d'água de 47 mmHg, depois multiplique pela concentração fracionada de O_2, que é 21%. Assim, a 5.500 metros, P_{O_2} = 70 mmHg ([380 mmHg – 47 mmHg] × 0,21 = 70 mmHg). Um cálculo semelhante para pressões no pico do Monte Everest produz uma P_{O_2} de ar inspirado de apenas 47 mmHg!

Apesar das grandes reduções na P_{O_2} do ar inspirado e alveolar, é possível viver em grandes altitudes devido às respostas adaptativas (Tabela 5.4, Figura 5.35 e Boxe 5.3).

Tabela 5.4 Resumo das respostas respiratórias adaptativas às grandes altitudes.

Parâmetro	Resposta a grandes altitudes
PO_2 alveolar	↓ (devido à diminuição da pressão barométrica)
PO_2 arterial	↓ (hipoxemia)
Frequência respiratória	↑ (hiperventilação por hipoxemia)
pH arterial	↑ (alcalose respiratória por hiperventilação)
Concentração de hemoglobina	↑ (aumento da concentração de hemácias)
Concentração de 2,3-DPG	↑
Curva de dissociação da oxiemoglobina	Deslocamento para a direita; aumento de P_{50}; diminuição da afinidade
Resistência vascular pulmonar	↑ (devido à vasoconstrição hipóxica)
Pressão arterial pulmonar	↑ (secundário ao aumento da resistência pulmonar)

2,3-DPG, 2,3-difosfoglicerato.

Hiperventilação

A resposta mais significativa a grandes altitudes é a hiperventilação, um aumento na frequência respiratória. Por exemplo, se a P_{O_2} alveolar for de 70 mmHg, então o sangue arterial, em equilíbrio quase perfeito, tem P_{O_2} de 70 mmHg, que não estimula os quimiorreceptores periféricos. Entretanto, se a P_{O_2} alveolar for de 60 mmHg, a P_{O_2} do sangue arterial será de 60 mmHg e a **hipoxemia** será grave o suficiente para estimular os **quimiorreceptores periféricos** nos corpos carotídeos e aórticos. Os quimiorreceptores, por sua vez, instruem o centro inspiratório medular a aumentar a frequência respiratória.

Uma consequência da hiperventilação é a expiração do CO_2 "extra" pelos pulmões e a redução da P_{CO_2} arterial, produzindo **alcalose respiratória**. No entanto, a diminuição da P_{CO_2} e o consequente aumento do pH inibem os quimiorreceptores centrais e periféricos e compensam o aumento da frequência ventilatória. Esses efeitos compensatórios do CO_2 e do pH ocorrem por alguns dias, mas, depois, a excreção de HCO_3^- aumenta e o íon deixa o liquor, normalizando seu pH. Assim, em poucos dias, os efeitos compensatórios são reduzidos e a hiperventilação é retomada.

A alcalose respiratória decorrente da ascensão a grandes altitudes pode ser tratada com **inibidores da anidrase carbônica** (p. ex., acetazolamida). Esses fármacos aumentam a excreção de HCO_3^-, criando uma leve acidose metabólica compensatória.

Policitemia

A ascensão a grandes altitudes eleva a concentração de hemácias (policitemia) e, consequentemente, a concentração de hemoglobina. O aumento na concentração de hemoglobina significa o aumento da capacidade de transporte de O_2, o que eleva o teor total do gás no sangue apesar da diminuição da P_{O_2} arterial. A policitemia é vantajosa em termos de transporte de O_2 para os tecidos, mas não em termos de viscosidade sanguínea. A maior concentração de hemácias aumenta a viscosidade do sangue, com consequente aumento da resistência ao fluxo sanguíneo (ver Capítulo 4, equação de Poiseuille).

O estímulo para o desenvolvimento de policitemia é a hipoxia, que aumenta a síntese de **eritropoetina (EPO)** no rim. A EPO atua na medula óssea e estimula a produção de hemácias.

2,3-DPG e curva de dissociação da oxiemoglobina

Uma das características mais interessantes da adaptação do corpo às grandes altitudes é o **aumento da síntese de 2,3-DPG** pelas hemácias. O aumento da concentração de 2,3-DPG faz que a curva de dissociação da oxiemoglobina **se desloque para a direita**. Esse deslocamento para a direita é vantajoso para os tecidos porque está associado ao aumento de P_{50}, à diminuição da afinidade e ao aumento da liberação de O_2. No entanto, o desvio para a direita é desvantajoso nos pulmões, pois dificulta a entrada de O_2 no sangue capilar pulmonar.

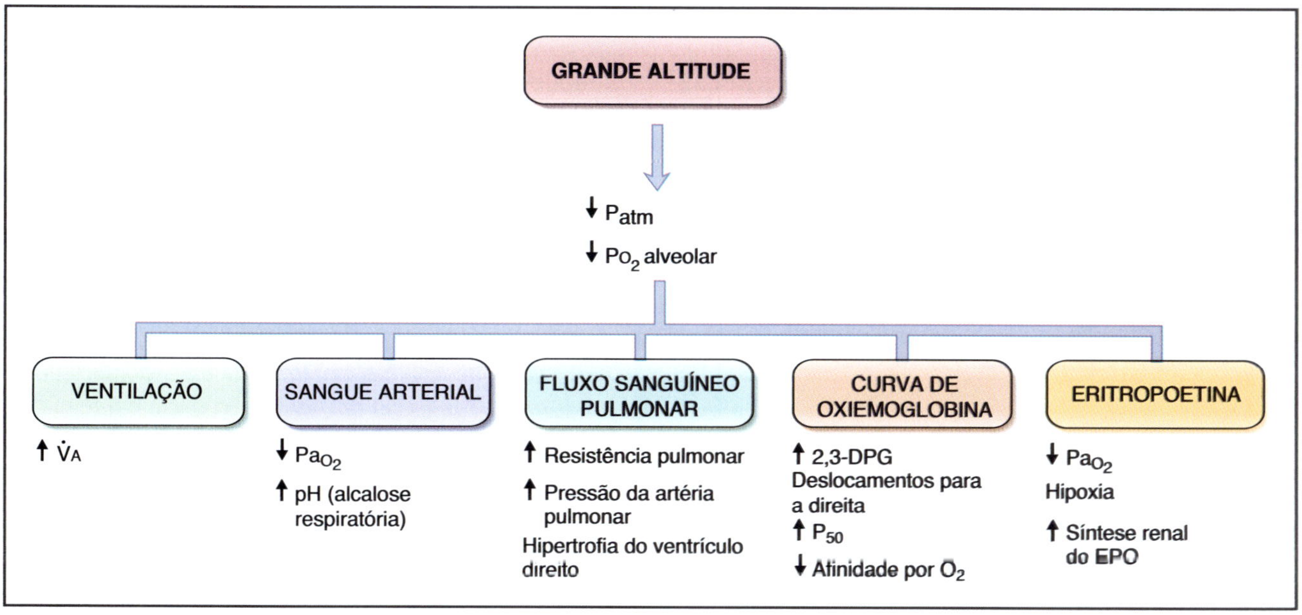

Figura 5.35 Respostas do sistema respiratório às grandes altitudes. *2,3-DPG*, 2,3-difosfoglicerato; *EPO*, eritropoetina; P_{atm}, pressão atmosférica.

Boxe 5.3 Fisiologia clínica: respostas a grandes altitudes.

DESCRIÇÃO DO CASO. Um homem de 28 anos se muda de sua residência ao nível do mar em Durham, Carolina do Norte (EUA), para trabalhar em um *resort* de esqui em Aspen, Colorado (EUA), onde a altitude é de 2.500 metros acima do nível do mar. O homem está em excelente condição física e passa por um exame físico completo com louvor antes da mudança. Ao chegar em Aspen, sente fadiga e náuseas, especialmente ao fazer esforços; ainda tem períodos de "pensamento confuso". Com o tempo, gradualmente começa a se sentir melhor.

EXPLICAÇÃO DO CASO. A pressão barométrica na base da estância de esqui de Aspen é de 564 mmHg, muito inferior à pressão barométrica em Durham. Enquanto a P_{O_2} do ar inspirado umidificado ao nível do mar em Durham é de 150 mmHg, a P_{O_2} do ar inspirado umidificado em Aspen é de 109 mmHg ([564 mmHg – 47 mmHg] × 0,21). Ao se mudar para Aspen, o homem de repente passa a inspirar ar com P_{O_2} baixa; assim, suas P_{O_2} alveolar e arterial também são abaixo do normal. Naqueles primeiros dias em Aspen, os sintomas do mal da montanha (hipobaropatia) à altitude podem ser atribuídos à sua baixa Pa_{O_2} e à hipoxia tecidual resultante. Com o tempo, *por que o homem começa a se sentir melhor?* Como continua a residir em Aspen, ele se adapta à baixa P_{O_2}. Um mecanismo adaptativo é o aumento da síntese de 2,3-difosfoglicerato (2,3-DPG) que se liga às cadeias β da hemoglobina e reduz a afinidade da hemoglobina pelo O_2 (aumento de P_{50}); a menor afinidade significa que o O_2 é liberado para os tecidos com maior facilidade, o que aumenta a oxigenação e compensa a hipoxia anterior. Outro mecanismo adaptativo é o aumento da síntese de eritropoetina (EPO), que aumenta a produção de hemácias e, consequentemente, a concentração de hemoglobina e o teor de O_2 em seu sangue; isso também compensa a hipoxia anterior.

TRATAMENTO. Não há necessidade de tratamento já que os mecanismos adaptativos desse jovem saudável parecem ser suficientes.

Vasoconstrição pulmonar

Em grandes altitudes, o gás alveolar tem P_{O_2} baixa, com consequente efeito vasoconstritor direto na vasculatura pulmonar (ou seja, **vasoconstrição hipóxica**). O aumento da resistência vascular pulmonar também aumenta a pressão arterial pulmonar para manter o fluxo sanguíneo constante. O ventrículo direito precisa bombear contra essa pressão arterial pulmonar maior e apresenta hipertrofia em resposta ao aumento da pós-carga.

Mal da montanha (hipobaropatia)

A fase inicial da ascensão para grandes altitudes está associada a diversas queixas, inclusive cefaleia, fadiga, tontura, náuseas, palpitações e insônia. Os sintomas são atribuíveis à hipoxia e à alcalose respiratória, que diminuem com o estabelecimento das respostas adaptativas.

HIPOXEMIA E HIPOXIA

A hipoxemia é definida como diminuição da P_{O_2} arterial. A hipoxia é definida como uma diminuição na liberação de O_2 ou sua utilização pelos tecidos. A hipoxemia é uma das causas de hipoxia tecidual, embora não seja a única.

Hipoxemia

A hipoxemia, uma **diminuição da P_{O_2} arterial**, tem múltiplas causas, que estão resumidas na Tabela 5.5.

Uma boa ferramenta para comparação das várias causas de hipoxemia é o gradiente A – a ou diferença A – a. O **gradiente A – a** é a diferença entre a P_{O_2} do gás alveolar ($P_{A_{O_2}}$) e a P_{O_2} do sangue arterial sistêmico (Pa_{O_2}). Como já explicado neste capítulo, nesse contexto, "A" indica a P_{O_2} alveolar; "a", a P_{O_2} arterial sistêmica.

$$\text{Gradiente A – a} = P_{A_{O_2}} - Pa_{O_2}$$

$P_{A_{O_2}}$ é calculada com a equação do gás alveolar, substituído da seguinte maneira:

$$\text{Gradiente A – a} = PI_{O_2} - \frac{P_{A_{CO_2}}}{R} - Pa_{O_2}$$

Resumidamente, o gradiente A – a descreve se houve equilíbrio de O_2 entre o gás alveolar e o sangue capilar pulmonar (que se torna sangue arterial sistêmico). Normalmente, o O_2 se equilibra na barreira alveolocapilar pulmonar e o gradiente A – a é quase zero. Em algumas, mas não em todas as causas de hipoxemia, o gradiente A – a é maior, indicando um defeito no equilíbrio de O_2.

- As **grandes altitudes** causam hipoxemia porque a pressão barométrica (P_B) é menor, o que diminui a P_{O_2} do ar inspirado (PI_{O_2}) e do ar alveolar ($P_{A_{O_2}}$). O equilíbrio de O_2 através da barreira alveolocapilar pulmonar é normal e o sangue arterial sistêmico atinge a mesma P_{O_2} (menor) que o ar alveolar. Como $P_{A_{O_2}}$ e Pa_{O_2} são quase iguais, o gradiente A – a é normal. Em grandes altitudes, a suplementação de O_2 eleva a P_{O_2} arterial ao aumentar a P_{O_2} inspirada e alveolar
- A **hipoventilação** causa hipoxemia pela diminuição da P_{O_2} alveolar (menos ar inspirado fresco chega aos alvéolos). O equilíbrio de O_2 é normal e o sangue arterial sistêmico atinge a mesma P_{O_2} (menor) que o ar alveolar. $P_{A_{O_2}}$ e Pa_{O_2} são quase iguais e o gradiente A – a é normal. Na hipoventilação, a suplementação de O_2 aumenta a P_{O_2} arterial ao elevar a P_{O_2} alveolar
- Os **defeitos de difusão** (p. ex., fibrose, edema pulmonar) causam hipoxemia por aumento da distância de difusão ou diminuição da área de superfície para difusão. O equilíbrio de O_2 é menor, a Pa_{O_2} é menor que a $P_{A_{O_2}}$ e o gradiente A – a é maior. Nos defeitos de difusão, a suplementação de O_2 aumenta a P_{O_2} arterial ao elevar a P_{O_2} alveolar e a força motriz para a difusão de O_2
- **Defeitos de** $\dot{V}/\dot{Q}$ sempre causam hipoxemia e aumento de gradiente A – a. Lembre-se de que os defeitos de $\dot{V}/\dot{Q}$ geralmente provocam diversas anomalias, como regiões de espaço morto, $\dot{V}/\dot{Q}$ alta, $\dot{V}/\dot{Q}$ baixa e *shunt*. Lembre-se também de que regiões de $\dot{V}/\dot{Q}$ alta têm P_{O_2} alta e regiões de $\dot{V}/\dot{Q}$ baixa têm P_{O_2} baixa. Nos defeitos de $\dot{V}/\dot{Q}$, *por que as regiões de $\dot{V}/\dot{Q}$ alta não compensam as regiões de $\dot{V}/\dot{Q}$ baixa para que a P_{O_2} do sangue que sai dos pulmões seja normal?* A resposta é que embora as regiões de $\dot{V}/\dot{Q}$ alta apresentem sangue com alta P_{O_2}, o fluxo sanguíneo para essas áreas é baixo (ou seja, razão $\dot{V}/\dot{Q}$ alta) e contribui pouco para o fluxo sanguíneo total. As regiões de $\dot{V}/\dot{Q}$ baixa (e aquelas de *shunt* da direita para a esquerda; ver a seguir), em que a P_{O_2} é baixa, têm o maior fluxo sanguíneo e o maior efeito geral na P_{O_2} do sangue que sai dos pulmões. Nos defeitos de $\dot{V}/\dot{Q}$, a suplementação de O_2 pode ser benéfica, principalmente porque aumenta a P_{O_2} das regiões de $\dot{V}/\dot{Q}$ baixa que apresentam alto fluxo sanguíneo
- ***Shunts* da direita para a esquerda** (*shunts* cardíacos da direita para a esquerda, *shunts* intrapulmonares) sempre causam hipoxemia e aumento do gradiente A – a. O sangue desviado não passa pelos alvéolos ventilados e não pode ser oxigenado (ver Figura 5.27). Como o sangue desviado se mistura e dilui o sangue de oxigenação normal (não desviado), a P_{O_2} do sangue que sai dos pulmões deve ser menor que o normal. A suplementação de O_2 tem efeito limitado no aumento da P_{O_2} do sangue arterial sistêmico porque só pode aumentá-la no sangue normal que não sofre *shunt*; o sangue desviado continua a ter um efeito de diluição. Portanto, a elevação da P_{O_2} do sangue arterial sistêmico pela suplementação de O_2 depende do tamanho do *shunt*: quanto maior o *shunt*, menor a eficácia da suplementação de O_2.

  Outra característica do tratamento de *shunts* da direita para a esquerda com suplementação de O_2 é a ausência de correção do maior gradiente A – a; na verdade, a administração de O_2 aumenta o gradiente A – a porque a $P_{A_{O_2}}$ sobe com maior rapidez do que a Pa_{O_2}.

Um exemplo dramático de hipoxemia com aumento do gradiente A – a ocorre na infecção por **Sars-CoV-2**

Tabela 5.5 Causas de hipoxemia.

Causa	Pa_{O_2}	Gradiente A – a	Suplementar O_2?
Altitude elevada (↓ P_B; ↓ PI_{O_2})	Menor	Normal	Sim
Hipoventilação (↓ $P_{A_{O_2}}$)	Menor	Normal	Sim
Defeito de difusão (p. ex., fibrose)	Menor	Maior	Sim
Defeito de $\dot{V}/\dot{Q}$	Menor	Maior	Sim
Shunt da direita para a esquerda	Menor	Maior	Eficácia limitada

(Covid-19). O vírus ataca os alvéolos, causa seu **alagamento** e **diminui a produção de surfactante**. Consequentemente, há regiões de menor ventilação alveolar ($\dot{V}/\dot{Q}$ baixa) e ausência de ventilação alveolar (*shunt* da direita para a esquerda) que reduzem a P_{O_2}. Uma vez que, nesse cenário, a maior parte do fluxo sanguíneo pulmonar vai para regiões de $\dot{V}/\dot{Q}$ baixa e *shunt* da direita para a esquerda, o sangue arterial sistêmico que sai dos pulmões tem Pa_{O_2} baixa (ou seja, **hipoxemia** com **aumento do gradiente A – a**).

Hipoxia

A hipoxia é a diminuição do fornecimento de O_2 aos tecidos. Como a liberação de O_2 é o produto do débito cardíaco e do teor de O_2 no sangue, a hipoxia é causada pela diminuição do débito cardíaco (fluxo sanguíneo) ou do teor de O_2 no sangue. Lembre-se de que o teor de O_2 no sangue é determinado principalmente pela quantidade de oxiemoglobina. A Tabela 5.6 resume as causas de hipoxia.

Diminuições do débito cardíaco e do fluxo sanguíneo regional (local) são causas evidentes de hipoxia. A **hipoxemia** (por qualquer causa; ver Tabela 5.5) é uma das principais causas de hipoxia. A hipoxemia causa hipoxia porque a diminuição da Pa_{O_2} reduz a saturação percentual da hemoglobina (ver Figura 5.20). O O_2 ligado à hemoglobina é a principal forma de O_2 no sangue; assim, a diminuição da oxiemoglobina significa diminuição no teor total de O_2. A **anemia**, ou menor concentração de hemoglobina, também diminui a quantidade de oxiemoglobina no sangue. A **intoxicação por monóxido de carbono (CO)** causa hipoxia porque o CO ocupa locais de ligação na hemoglobina que normalmente interagem com O_2; assim, o CO diminui o teor de O_2 no sangue. A **intoxicação por cianeto** interfere na utilização de O_2 do tecido; é uma causa de hipoxia que não requer diminuição do fluxo sanguíneo ou do teor de O_2 no sangue.

Tabela 5.6 Causas de hipoxia.

Causa	Mecanismo	Pa_{O_2}
↓ Débito cardíaco	↓ Fluxo sanguíneo	—
Hipoxemia	↓ PaO_2 ↓ Saturação da hemoglobina por O_2 ↓ Teor de O_2 no sangue	↓
Anemia	↓ Concentração de hemoglobina ↓ Teor de O_2 no sangue	—
Intoxicação por monóxido de carbono	↓ Teor de O_2 no sangue Deslocamento da curva da oxiemoglobina para a esquerda	—
Intoxicação por cianeto	↓ Utilização de O_2 pelos tecidos	—

RESUMO

- Volumes e capacidades pulmonares são medidos com um espirômetro (exceto aqueles volumes e capacidades que incluem o volume residual)
- Espaço morto é o volume das vias respiratórias e dos pulmões que não participa das trocas gasosas. Espaço morto anatômico é o volume das vias respiratórias de condução. Espaço morto fisiológico inclui o espaço morto anatômico mais as regiões da zona respiratória que não participam das trocas gasosas
- A equação da ventilação alveolar expressa a relação inversa entre PA_{CO_2} e a ventilação alveolar. A equação do gás alveolar estende essa relação para prever a PA_{O_2}
- Na respiração tranquila, os músculos respiratórios (diafragma) são usados apenas para inspiração; a expiração é passiva
- A complacência dos pulmões e da parede torácica é medida como a inclinação da relação de pressão-volume. Por causa de suas forças elásticas, a parede torácica tende a se expandir e os pulmões tendem a entrar em colapso. Na CRF, essas duas forças estão exatamente equilibradas e a pressão intrapleural é negativa. A complacência dos pulmões aumenta no enfisema e com o envelhecimento. A complacência diminui na fibrose e na ausência de surfactante pulmonar
- O surfactante, uma mistura de fosfolipídios produzidos pelas células alveolares do tipo II, reduz a tensão superficial para que os alvéolos possam continuar inflados apesar de seus raios pequenos. A síndrome do desconforto respiratório neonatal é provocada pela ausência de surfactante
- O fluxo de ar para dentro e para fora dos pulmões é impulsionado pelo gradiente de pressão entre a atmosfera e os alvéolos, e é inversamente proporcional à resistência das vias respiratórias. A estimulação de receptores β_2-adrenérgicos dilata as vias respiratórias e a estimulação de receptores muscarínicos colinérgicos contrai as vias respiratórias
- A difusão de O_2 e CO_2 através da barreira alveolocapilar pulmonar é governada pela lei de Fick e conduzida pela diferença de pressão parcial do gás. O sangue venoso misto entra nos capilares pulmonares e é "arterializado" pela adição de O_2 e remoção de CO_2. O sangue que sai dos capilares pulmonares se torna sangue arterial sistêmico
- A troca gasosa limitada por difusão é ilustrada pelo CO e pelo O_2 na fibrose ou no exercício extenuante. A troca gasosa limitada por perfusão é ilustrada por N_2O, CO_2 e O_2 em condições normais
- O O_2 é transportado no sangue em forma dissolvida e ligada à hemoglobina. Uma molécula de hemoglobina pode se ligar a quatro moléculas de O_2. A forma sigmoide da curva de dissociação da oxiemoglobina reflete o aumento da afinidade para cada molécula sucessiva de O_2. Deslocamentos da curva de dissociação da oxiemoglobina para a direita estão associados à diminuição da afinidade, ao aumento de P_{50} e ao

aumento da liberação de O_2 nos tecidos. Deslocamentos para a esquerda estão associados a aumento da afinidade, diminuição de P_{50} e diminuição da liberação de O_2 nos tecidos. O CO diminui a capacidade de ligação ao O_2 da hemoglobina e causa um desvio para a esquerda

- O CO_2 é transportado no sangue na forma dissolvida, como carbaminoemoglobina e como HCO_3^-. O HCO_3^- é produzido nas hemácias a partir de CO_2 e H_2O em uma reação catalisada pela anidrase carbônica. O HCO_3^- é transportado pelo plasma até os pulmões, onde ocorrem as reações inversas para regeneração do CO_2 que, então, é expirado
- O fluxo sanguíneo pulmonar é o débito cardíaco do coração direito e é igual ao débito cardíaco do coração esquerdo. O fluxo sanguíneo pulmonar é regulado principalmente por PA_{O_2} e a hipoxia alveolar provoca vasoconstrição
- O fluxo sanguíneo pulmonar é distribuído de maneira desigual nos pulmões de um indivíduo em pé: o fluxo sanguíneo é menor no ápice do pulmão e maior na base. A ventilação é distribuída de modo semelhante, embora as variações regionais nas frequências ventilatórias não sejam tão grandes quanto no fluxo sanguíneo. Assim, $\dot{V}/\dot{Q}$ é maior no ápice do pulmão e menor na base, com valor médio de 0,8. Nos locais em que $\dot{V}/\dot{Q}$ é mais alta, Pa_{O_2} é maior e Pa_{CO_2} é menor
- Defeitos de $\dot{V}/\dot{Q}$ prejudicam a troca gasosa. Se a ventilação for menor em relação à perfusão, Pa_{O_2} e Pa_{CO_2} se aproximam de seus valores no sangue venoso misto. Se a perfusão for menor em relação à ventilação, PA_{O_2} e PA_{CO_2} se aproximam de seus valores no ar inspirado
- A respiração é controlada pelo centro respiratório medular, que recebe informações sensoriais de quimiorreceptores centrais no tronco cerebral, de quimiorreceptores periféricos nos corpos carotídeos e aórticos, e de mecanorreceptores nos pulmões e nas articulações. Os quimiorreceptores centrais são sensíveis principalmente a mudanças no pH do liquor e sua redução causa hiperventilação. Os quimiorreceptores periféricos são sensíveis principalmente ao O_2 e a hipoxemia provoca hiperventilação
- Durante o exercício, a frequência ventilatória e o débito cardíaco aumentam para atender às necessidades de O_2 do corpo para que os valores médios de Pa_{O_2} e Pa_{CO_2} não se alterem. A curva de dissociação da oxiemoglobina se desloca para a direita devido ao aumento da P_{CO_2} tecidual, ao aumento da temperatura e à diminuição do pH tecidual
- Em grandes altitudes, a hipoxemia é causada pela diminuição da P_{O_2} do ar inspirado. As respostas adaptativas à hipoxemia são hiperventilação, alcalose respiratória, vasoconstrição pulmonar, policitemia, aumento da produção de 2,3-DPG e deslocamento da curva de dissociação de oxiemoglobina para a direita
- A hipoxemia, ou diminuição da Pa_{O_2}, é causada por grandes altitudes, hipoventilação, defeitos de difusão, defeitos de $\dot{V}/\dot{Q}$ e *shunts* da direita para a esquerda. A hipoxia, ou diminuição do fornecimento de O_2 para os tecidos, é causada pela diminuição do débito cardíaco ou diminuição do teor de O_2 no sangue.

Desafie-se!

Responda a cada pergunta com uma palavra, frase, sentença ou solução numérica. Quando uma lista de respostas possíveis é fornecida com a pergunta, uma, mais de uma ou nenhuma das opções pode estar correta. As respostas corretas são fornecidas no final do livro.

1 *Se o volume corrente é de 500 mℓ, o volume de reserva inspiratório é de 3 ℓ e a capacidade vital é de 5 ℓ, qual é o volume de reserva expiratório?*

2 *Quais são as unidades do volume expiratório forçado 1 (VEF_1)?*

3 *O ar ambiente é uma mistura de O_2 e N_2 saturada com vapor de H_2O. Se a pressão barométrica é 740 mmHg e a concentração fracionada de O_2 é 21%, qual é a pressão parcial de N_2?*

4 *Um indivíduo ao nível do mar respira uma mistura contendo 0,1% de monóxido de carbono (CO). A captação de CO foi medida com o método de respiração única como 28 mℓ/min. Qual é a capacidade de difusão de CO do pulmão (DL_{CO})?*

5 *Qual(is) do(s) seguinte(s) aumenta(m) P_{50} da hemoglobina: aumento da concentração de H^+, aumento do pH, aumento de P_{CO_2}, aumento da concentração de 2,3-difosfoglicerato (2,3-DPG)?*

6 *Qual(is) do(s) seguinte(s) diminui(em) a capacidade de ligação da hemoglobina ao O_2: diminuição da concentração de hemoglobina, diminuição da Pa_{O_2} para 60 mmHg, aumento da P_{O_2} arterial para 120 mmHg, deslocamento da curva de dissociação da oxiemoglobina para a esquerda?*

7 *Se a razão ventilação/perfusão ($\dot{V}/\dot{Q}$) de uma região pulmonar diminuir, como a P_{O_2} e a P_{CO_2} no sangue desse local serão alteradas?*

8 *Na troca de O_2 limitada por perfusão, a P_{O_2} no final do capilar pulmonar está mais perto de PA_{O_2} ou $P\bar{V}_{O_2}$?*

9 *Qual(is) do(s) seguinte(s) é(são) mais alto(s) na base do pulmão do que no ápice: fluxo sanguíneo, $\dot{V}/\dot{Q}$, ventilação, P_{O_2}, P_{CO_2}?*

10 *Qual(is) causa(s) de hipoxemia está(ão) associada(s) ao aumento do gradiente A – a: grandes altitudes, hipoventilação, respiração de O_2 a 10%, defeitos de $\dot{V}/\dot{Q}$ fibrose,* shunt *da direita para a esquerda?*

11 *Qual é o maior volume ou capacidade pulmonar que pode ser inspirado acima da capacidade residual funcional (CRF)?*

12 *Qual(is) do(s) seguinte(s) é(são) menor(es) nas doenças pulmonares restritivas e obstrutivas: capacidade vital, VEF_1, VEF_1/CVF?*

13 *Se volume corrente = 450 mℓ, frequência respiratória = 14 ipm, Pa_{CO_2} = 45 mmHg, Pa_{O_2} = 55 mmHg, PA_{O_2} = 100 mmHg, PE_{CO_2} = 25 mmHg e débito cardíaco = 5 ℓ /min, qual é a ventilação alveolar?*

14 *Em pacientes com enfisema, para equilibrar a força de colapso dos pulmões com a força de expansão da parede torácica, a CRF aumenta, diminui ou não se altera?*

15 *Qual dos seguintes pares de pressões causaria o colapso da estrutura: pressão alveolar = + 5 cm H_2O e pressão intrapleural = – 5 cm H_2O; pressão das vias respiratórias = 0 e pressão intrapleural = –5 cm H_2O; pressão das vias respiratórias = + 15 cm H_2O e pressão intrapleural = + 20 cm H_2O?*

16 *Qual causa de hipoxia é mais bem corrigida pela administração de O_2: anemia, diminuição do débito cardíaco, grandes altitudes,* shunt *da direita para a esquerda?*

17 *Durante a ascensão para grandes altitudes, qual é a sequência correta destes eventos: hiperventilação, diminuição de PA_{O_2}, diminuição de Pa_{CO_2}, diminuição de Pa_{O_2}, diminuição de PI_{O_2}, aumento do pH?*

18 *Onde estou? Para cada item da lista a seguir, dê sua localização correta no sistema respiratório. (A localização pode ser anatômica, um gráfico ou parte de um gráfico, uma equação ou um conceito.)*

VEF_1
$\dot{V}/\dot{Q} = 0$
$P_A > P_a$
Pós-carga do ventrículo direito
Cadeias γ
P_{50}
Inclinação da curva de pressão-volume
Normalmente, pressão inferior a P_B
D_L
$P_{O_2} < 60$ mmHg estimula a respiração

19 *Na troca gasosa limitada por perfusão, a P_{O_2} no final do capilar pulmonar é: igual à P_{O_2} venosa mista, maior que a P_{O_2} alveolar, menor que a P_{O_2} alveolar ou igual à P_{O_2} arterial sistêmica?*

20 *Em indivíduos com doença pulmonar restritiva, para equilibrar a força de colapso dos pulmões com a força de expansão da parede torácica, a CRF aumenta, diminui ou não é alterada?*

21 *Pessoas com defeito de $\dot{V}/\dot{Q}$ sempre têm hipoxemia. Qual das explicações a seguir está correta? A maior parte da ventilação vai para regiões de $\dot{V}/\dot{Q}$ baixa; a maior parte do fluxo sanguíneo vai para regiões de $\dot{V}/\dot{Q}$ alta; a maior parte do fluxo sanguíneo vai para regiões de $\dot{V}/\dot{Q}$ baixa e* shunt *da direita para a esquerda.*

22 *Uma região do pulmão apresenta um pequeno êmbolo e se torna um espaço morto. Qual das seguintes alterações medeia a broncoconstrição compensatória nessa região pulmonar? Aumento de PA_{O_2}, diminuição de PA_{O_2}, aumento de PA_{CO_2}, diminuição de PA_{CO_2}.*

CAPÍTULO 6

Fisiologia Renal

Os rins têm diversas funções. Como órgãos excretores, asseguram a eliminação adequada de substâncias nocivas ou em excesso na urina. Como órgãos reguladores, mantêm o volume e a composição constantes dos líquidos corporais ao alterar a excreção de solutos e água. Por fim, como órgãos endócrinos, sintetizam e secretam hormônios: renina, eritropoetina, 1,25-di-hidroxicolecalciferol e prostaglandinas.

ANATOMIA E SUPRIMENTO DE SANGUE

Características anatômicas macroscópicas do rim

Os rins são órgãos em forma de feijão na cavidade retroperitoneal do corpo. Em corte sagital, apresentam três regiões principais (Figura 6.1): (1) O **córtex** é a região externa, localizada logo abaixo da cápsula renal. (2) A **medula** é uma região central, dividida em medula externa e medula interna. A medula externa tem uma camada externa e uma camada interna. (3) A **papila** é a ponta mais interna da medula interna e desemboca nos chamados cálices menores e maiores, que são extensões do ureter. A urina de cada rim é drenada para um ureter e é transportada para a bexiga com fins de armazenamento e posterior eliminação.

Estrutura do néfron

As unidades funcionais do rim são os néfrons. Cada rim contém aproximadamente 1 milhão de néfrons (Figura 6.2). O néfron é composto de um glomérulo e um túbulo renal. O glomérulo é a **rede capilar glomerular** que emerge de uma arteríola aferente. Os capilares glomerulares são circundados pela **cápsula de Bowman** (ou **espaço de Bowman**), que é contínua à primeira porção do néfron. O sangue é ultrafiltrado pelos capilares glomerulares até o espaço de Bowman, que é o primeiro passo na formação da urina. O restante do néfron é uma estrutura tubular revestida por células epiteliais com funções de reabsorção e secreção.

O néfron ou túbulo renal é composto dos seguintes segmentos (começando pelo espaço de Bowman): túbulo contorcido proximal, túbulo reto proximal, alça de Henle (que contém um segmento descendente fino, um segmento ascendente fino e um segmento ascendente espesso), túbulo contorcido distal e ductos coletores. Cada segmento do néfron é funcionalmente distinto e as células epiteliais que o revestem apresentam ultraestrutura diferente (Figura 6.3). As células do túbulo contorcido proximal,

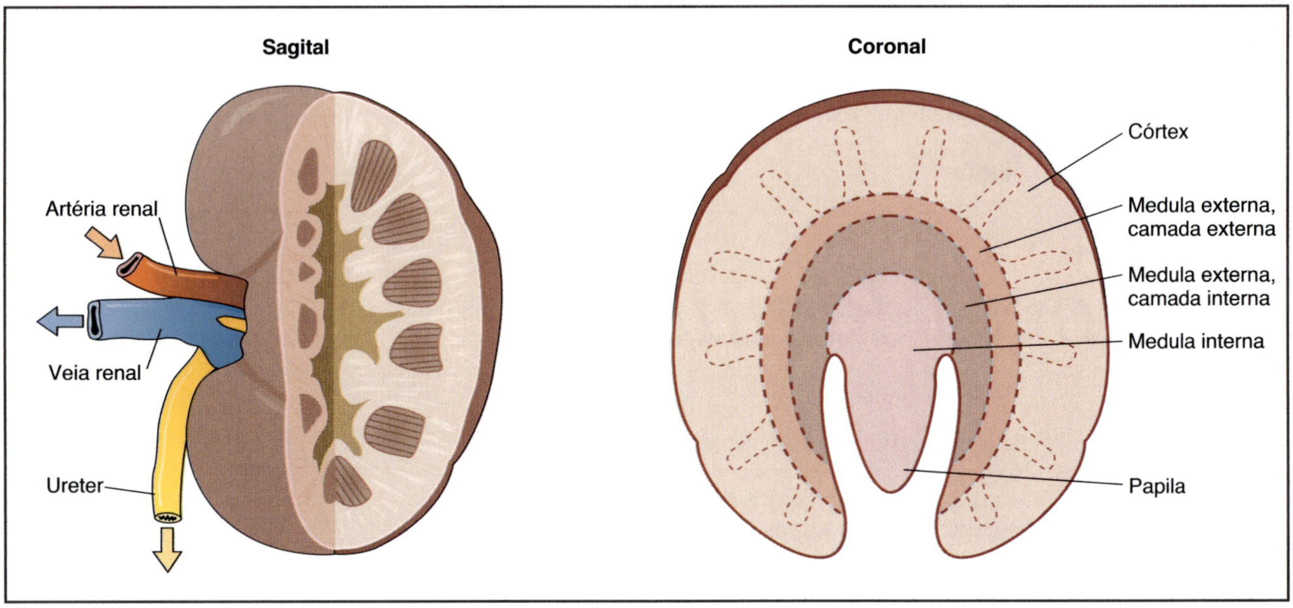

Figura 6.1 Cortes sagital e coronal do rim.

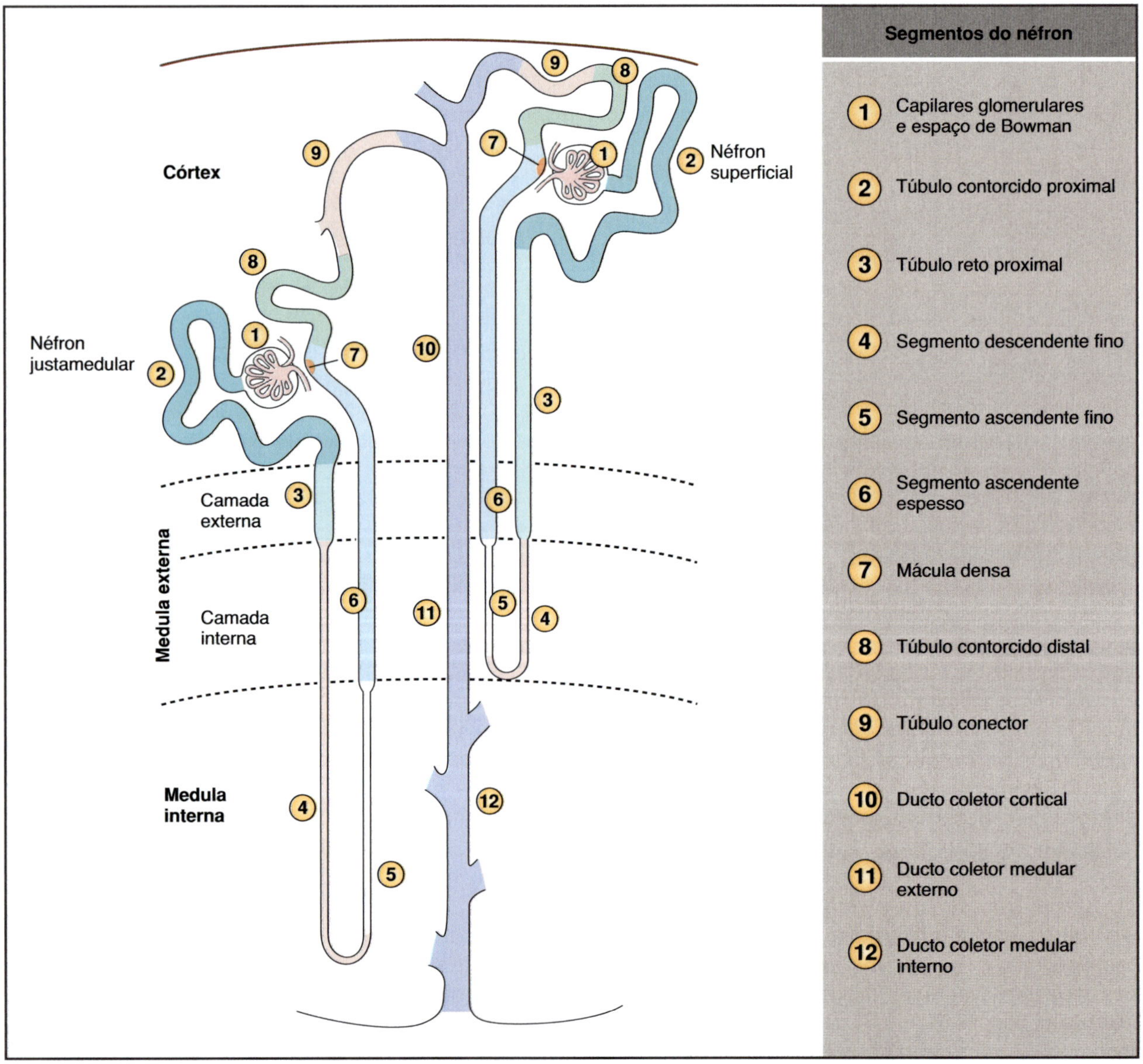

Figura 6.2 Segmentos de um néfron superficial e de um néfron justamedular.

por exemplo, exibem muitas microvilosidades na chamada borda em escova, em seu lado luminal. A borda em escova aumenta a área de superfície para a função principal do túbulo contorcido proximal, a reabsorção. Outras correlações entre ultraestrutura e função celular são enfatizadas ao longo do capítulo.

Existem dois tipos de néfrons, os corticais superficiais e os justamedulares, que se distinguem pela localização de seus glomérulos. Os **néfrons corticais superficiais** têm glomérulos no córtex externo. Esses néfrons têm alças de Henle relativamente curtas, que chegam apenas até a medula externa. Os **néfrons justamedulares** têm glomérulos próximos à borda corticomedular. Os glomérulos dos néfrons justamedulares são maiores que os dos néfrons corticais superficiais e, consequentemente, apresentam taxas de filtração glomerular (TFGs) maiores. Os néfrons justamedulares são caracterizados por longas alças de Henle que descem profundamente na medula interna e na papila, e são essenciais para a concentração da urina.

Vasculatura renal

O sangue entra em cada rim por meio de uma artéria renal, que se ramifica em artérias interlobares, artérias arqueadas e, em seguida, artérias radiais corticais. As artérias menores subdividem-se no *primeiro* conjunto de arteríolas, as **arteríolas aferentes**, as quais levam sangue para a *primeira* rede capilar, os **capilares glomerulares**, responsáveis pela ultrafiltração. O sangue deixa os capilares glomerulares por meio de um *segundo* conjunto de arteríolas, as **arteríolas eferentes**, que levam sangue para uma *segunda* rede capilar, os **capilares peritubulares**. Os capilares peritubulares circundam os néfrons e

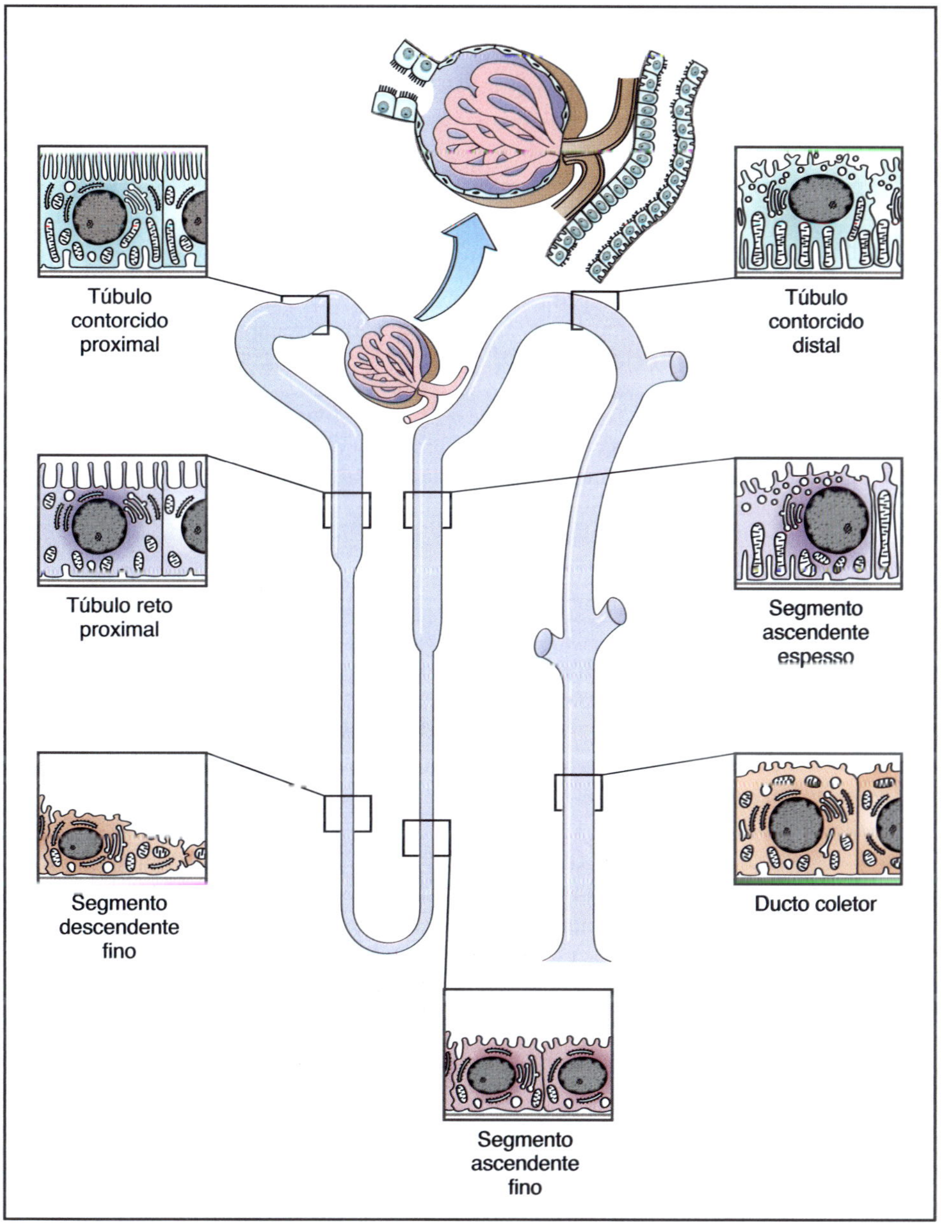

Figura 6.3 Diagrama esquemático de um néfron. A figura mostra as características ultraestruturais dos principais segmentos do néfron.

reabsorvem solutos e água, mas também secretam alguns solutos. O sangue dos capilares peritubulares flui para as pequenas veias e depois para a veia renal.

O suprimento sanguíneo dos néfrons corticais superficiais difere daquele dos néfrons justamedulares. Nos **néfrons superficiais**, os capilares peritubulares se ramificam das arteríolas eferentes e levam nutrientes para as células epiteliais. Esses capilares também são responsáveis pelo suprimento sanguíneo para a reabsorção e a secreção. Nos **néfrons justamedulares**, os capilares peritubulares têm uma especialização chamada de **vasos retos**, que são vasos sanguíneos longos em formato de grampo que seguem o mesmo trajeto da alça de Henle. Os vasos retos são responsáveis pela troca osmótica para a produção de urina concentrada.

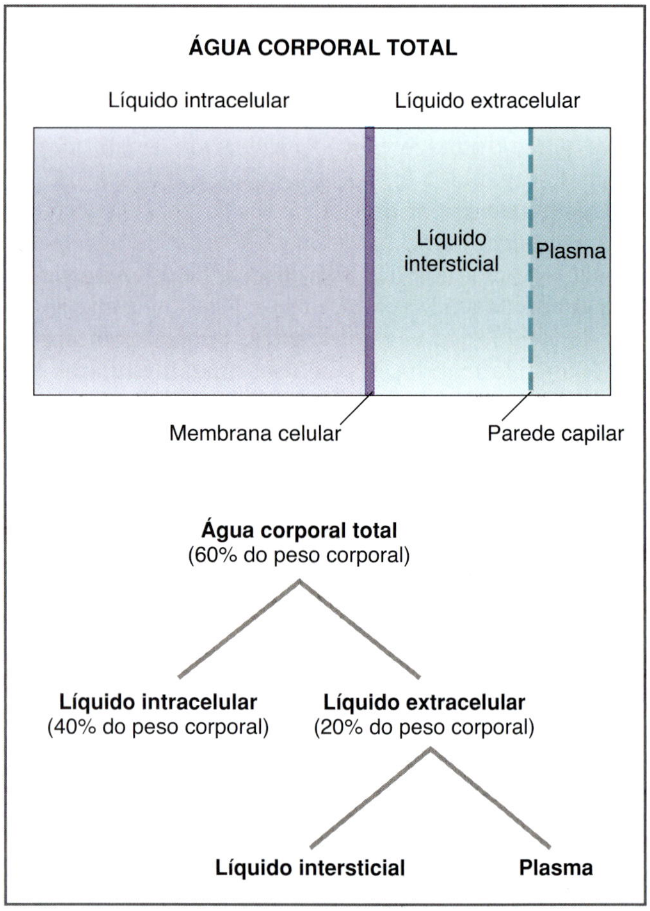

Figura 6.4 Compartimentos de líquido corporal. A água corporal total é distribuída entre o líquido intracelular e o líquido extracelular. A figura mostra a água como porcentagem do peso corporal em cada compartimento.

LÍQUIDOS CORPORAIS

A água é o meio do ambiente interno e constitui uma grande porcentagem do peso corporal. Esta seção discute a distribuição de água em vários compartimentos do corpo, os métodos de determinação dos volumes dos compartimentos de líquidos corporais, as diferenças nas concentrações dos principais cátions e ânions entre os compartimentos, e os deslocamentos de água entre os compartimentos de líquidos corporais em caso de um distúrbio fisiológico.

Distribuição da água entre os líquidos corporais

Água corporal total

A água representa **50 a 70% do peso corporal**, com um valor médio de 60% (Figura 6.4). A porcentagem de água corporal total (ACT) varia dependendo do sexo e da quantidade de tecido adiposo no corpo de um indivíduo. O teor de água no corpo é inversamente correlacionado ao teor de gordura. Mulheres têm porcentagens menores de água do que os homens (porque elas têm a maior porcentagem de tecido adiposo). Por esses motivos, homens magros têm o maior percentual de peso corporal na forma de água (≈ 70%) e mulheres obesas têm o menor percentual (≈ 50%).

A relação entre o teor de água e o peso corporal tem importância clínica porque as alterações de peso podem ser usadas para estimar as alterações no teor de água corporal. Na ausência de outras explicações, por exemplo, uma perda de peso repentina de 3 kg reflete uma perda de 3 kg (≈ 3 ℓ) de água corporal total.

A Figura 6.4 mostra a distribuição de água entre os compartimentos de líquidos corporais. A água corporal total se distribui entre dois compartimentos principais: o **líquido intracelular (LIC)** e o **líquido extracelular (LEC)**. Cerca de dois terços da água corporal total está no LIC e um terço está no LEC. Como porcentagem, 40% do peso corporal está no LIC (dois terços de 60%) e 20% do peso corporal está no LEC (um terço de 60%). (Lembre-se da **60-40-20**: 60% do peso corporal é água, 40% é LIC e 20% é LEC.) O LEC ainda se divide em dois compartimentos menores: o líquido intersticial e o plasma. Aproximadamente três quartos do LEC estão no compartimento intersticial e o quarto restante, no plasma. Um terceiro compartimento de líquido corporal, o **compartimento transcelular** (não mostrado na Figura 6.4), é quantitativamente pequeno e inclui os líquidos do liquor, pleural, peritoneal e digestivo.

Líquido intracelular

O LIC é a água dentro das células que dissolve todos os solutos intracelulares. Constitui **dois terços da água corporal total** ou 40% do peso corporal. A composição do LIC é discutida no Capítulo 1. Resumidamente, os principais cátions são potássio (**K^+**) e magnésio (**Mg^{2+}**), e os principais ânions são **proteínas** e fosfatos **orgânicos**, como trifosfato de adenosina (ATP), difosfato de adenosina (ADP) e monofosfato de adenosina (AMP).

Líquido extracelular

O LEC é a água fora das células. Constitui **um terço da água corporal total** ou 20% do peso corporal. O LEC é dividido em dois subcompartimentos: plasma e líquido intersticial. O plasma é o líquido que circula nos vasos sanguíneos, enquanto o líquido intersticial banha as células. A composição do LEC é muito diferente em comparação ao LIC: o principal cátion do LEC é o sódio (**Na^+**) e os principais ânions são o cloreto (**Cl^-**) e o bicarbonato (**HCO_3^-**).

O **plasma** é o componente aquoso do sangue. É o líquido em que as células do sangue estão suspensas. Com base no volume, o plasma constitui 55% do volume sanguíneo e as células sanguíneas (hemácias, leucócitos e plaquetas) constituem os 45% restantes. O percentual do volume sanguíneo ocupado pelas hemácias é chamado de **hematócrito**, que é, em média, 0,45 ou 45%, e é maior em homens (0,48) do que em mulheres (0,42). As **proteínas plasmáticas** constituem cerca de 7% do plasma em volume; assim, apenas 93% do volume do plasma é **água plasmática**, uma correção geralmente ignorada.

O **líquido intersticial** é um **ultrafiltrado** de plasma: tem quase a mesma composição do plasma, excluindo as proteínas plasmáticas e as células sanguíneas. Para entender por que o líquido intersticial contém pouca proteína e nenhuma célula sanguínea, basta lembrar sua formação por filtração através das paredes capilares (ver Capítulo 4). Os poros entre as células endoteliais que revestem a parede capilar permitem a passagem livre de água e pequenos solutos, mas esses poros não são grandes o suficiente para a passagem de grandes moléculas proteicas ou células. Existem também pequenas diferenças nas concentrações de cátions e ânions entre o líquido intersticial e o plasma, explicadas pelo **efeito de Gibbs-Donnan** das proteínas plasmáticas de carga elétricas negativa que redistribuem esses íons (ver Capítulo 1). O efeito de Gibbs-Donnan prevê que o plasma apresenta uma concentração ligeiramente maior de cátions (p. ex., Na^+) do que o líquido intersticial e uma concentração ligeiramente menor de ânions (p. ex., Cl^-).

Medida dos volumes dos compartimentos de líquidos corporais

Em seres humanos, os volumes dos compartimentos de líquidos corporais são determinados pelo **método de diluição**. O princípio básico desse método é a distribuição de uma substância marcadora nos compartimentos de líquido corporal de acordo com suas características físicas. Um açúcar de grande peso molecular, como o **manitol**, por exemplo, não consegue atravessar as membranas celulares e se distribui no LEC, mas não no LIC. Assim, o manitol é um marcador do volume do LEC. Por outro lado, a **água isotópica** (p. ex., óxido de deutério [D_2O]) se distribui em todos os lugares em que há água e é um marcador da água corporal total.

O método de diluição para determinação dos volumes de compartimentos de líquido corporal tem as seguintes etapas:

1. **Identificação de uma substância marcadora apropriada.** Os marcadores são escolhidos de acordo com suas características físicas (Tabela 6.1). Os marcadores de **água corporal total** são aqueles que se distribuem onde quer que haja água. Dentre eles, estão a água isotópica (p. ex., D_2O e água tritiada [THO]) e a antipirina, uma substância lipossolúvel com o mesmo volume de distribuição que a água. Os marcadores de **volume do LEC** são substâncias que se distribuem por todo esse compartimento, mas não atravessam as membranas celulares. Dentre eles, estão os açúcares de grande peso molecular, como manitol e inulina, e ânions de alto peso molecular, como o sulfato. Os marcadores de **volume plasmático** são substâncias que se distribuem no plasma, mas não no líquido intersticial, por serem grandes demais para atravessar as paredes capilares. Dentre eles, estão a albumina radioativa e o azul de Evans, um corante que se liga à albumina.

   Os volumes de LIC e de líquido intersticial não podem ser determinados de maneira direta porque não há marcadores exclusivos para esses compartimentos. Assim, o volume do LIC e o volume do líquido intersticial são determinados de maneira indireta. O **volume do LIC** é a diferença entre a água corporal total e o volume do LEC. O **volume do líquido intersticial** é a diferença entre o volume do LEC e o volume plasmático.

2. **Injeção de uma quantidade conhecida da substância marcadora.** A quantidade de substância marcadora injetada no sangue é medida em miligramas (mg), milimoles (mmol) ou unidades de radioatividade (p. ex., milicuries [mCi]).

Tabela 6.1 Resumo dos compartimentos de líquidos corporais.

Compartimento de líquido corporal	Porcentagem do peso corporal	Fração de ACT	Marcador
ACT	60%[a]	1,0	D_2O; THO; antipirina
LEC	20%	1/3	Sulfato; manitol; inulina
LIC	40%	2/3	TBW − ECF
Plasma	4%	1/12 (1/4 do LEC)	Albumina sérica marcada com iodo radioativo (RISA); azul de Evans
Líquido intersticial	16%	1/4 (3/4 do LEC)	LEC − plasma

[a]Os valores normais de água corporal total variam de 50 a 70% do peso corporal.
D_2O, óxido de deutério; *LEC*, líquido extracelular; *LIC*, líquido intracelular; *ACT*, água corporal total; *THO*, água tritiada.

3. **Equilíbrio e determinação da concentração plasmática.** Depois do equilíbrio do marcador nos líquidos corporais, faz-se a correção de quaisquer perdas urinárias durante esse período e, então, sua concentração plasmática é medida.

4. **Cálculo do volume do compartimento de líquido corporal.** Como a *quantidade* de marcador no corpo é conhecida (ou seja, a diferença entre a quantidade originalmente injetada e a quantidade excretada na urina) e a *concentração* é medida, o volume de distribuição da substância marcadora pode ser calculado da seguinte forma:

$$\text{Volume} = \frac{\text{Quantidade}}{\text{Concentração}}$$

em que

Volume = Volume de distribuição (ℓ) ou volume do compartimento de líquido corporal (ℓ)

Quantidade = Quantidade injetada de marcador − Quantidade excretada (mg)

Concentração = Concentração no plasma (mg/ℓ)

EXEMPLO DE PROBLEMA. Um homem de 65 kg participa de uma pesquisa para determinar os volumes de seus compartimentos de líquidos corporais. Para medir esses volumes, o homem recebe uma injeção de 100 mCi de D_2O e 500 mg de manitol. Durante um período de equilíbrio de 2 h, ele excreta 10% do D_2O e 10% do manitol na urina. Depois disso, a concentração de D_2O no plasma é de 0,213 mCi/100 mℓ e a concentração de manitol é de 3,2 mg/100 mℓ. *Quais são os valores de água corporal total, volume do LEC e volume do LIC? A água corporal total do homem é adequada ao seu peso?*

SOLUÇÃO. A água corporal total pode ser calculada com base no volume de distribuição de D_2O e o volume do LEC pode ser calculado com base no volume de distribuição de manitol. O volume do LIC não pode ser medido de maneira direta, mas é possível determiná-lo como a diferença entre a água corporal total e o volume do LEC.

$$\begin{aligned}\text{Água corporal total} &= \frac{\text{Quantidade de } D_2O \text{ injetada} - \text{Quantidade de } D_2O \text{ excretada}}{\text{Concentração de } D_2O}\\ &= \frac{100\ \text{mCi} - (10\%\ \text{de}\ 100\ \text{mCi})}{0{,}213\ \text{mCi}/100\ \text{m}\ell}\\ &= \frac{90\ \text{mCi}}{0{,}213\ \text{mCi}/100\ \text{m}\ell}\\ &= \frac{90\ \text{mCi}}{2{,}13\ \text{mCi}/\ell}\\ &= 42{,}3\ \ell\end{aligned}$$

$$\begin{aligned}\text{Volume do LEC} &= \frac{\text{Quantidade de manitol injetada} - \text{Quantidade de manitol excretada}}{\text{Concentração de manitol}}\\ &= \frac{500\ \text{mg} - (10\%\ \text{de}\ 500\ \text{mg})}{3{,}2\ \text{mg}/100\ \text{m}\ell}\\ &= \frac{450\ \text{mg}}{3{,}2\ \text{mg}/100\ \text{m}\ell}\\ &= \frac{450\ \text{mg}}{32\ \text{mg}/\ell}\\ &= 14{,}1\ \ell\end{aligned}$$

$$\begin{aligned}\text{Volume do LIC} &= \text{Água corporal total} - \text{Volume do LEC}\\ &= 42{,}3\ \ell - 14{,}1\ \ell\\ &= 28{,}2\ \ell\end{aligned}$$

A água corporal total do homem é 42,3 ℓ, que é 65,1% do seu peso corporal (42,3 ℓ é aproximadamente 42,3 kg; 42,3 kg/65 kg = 65,1%). Essa porcentagem está dentro da faixa normal de 50 a 70% do peso corporal.

Deslocamentos de água entre os compartimentos de líquidos corporais

A distribuição normal da água corporal total já foi descrita aqui e no Capítulo 1. Entretanto, existem vários distúrbios que, por alterar o equilíbrio de solutos ou água, provocam o deslocamento de água *entre* os compartimentos de líquidos corporais. Entre esses distúrbios, estão diarreia, desidratação grave, insuficiência suprarrenal, infusão de soro fisiológico (solução isotônica de cloreto de sódio [NaCl a 0,9%]), ingestão de alto teor de NaCl e síndrome de secreção inadequada de hormônio antidiurético (SIHAD). Esta seção explica os distúrbios comuns do equilíbrio hídrico com base em uma abordagem sistemática.

Os seguintes princípios são essenciais para entender as alterações entre os compartimentos de líquidos corporais.

1. O **volume** de um compartimento de líquido corporal depende do teor de soluto que contém. O volume do LEC, por exemplo, é determinado pelo seu teor total de soluto. Como o principal cátion do LEC é Na^+ (e os ânions que o acompanham, Cl^- e HCO_3^-), o volume desse compartimento é, portanto, determinado pela *quantidade* de NaCl e bicarbonato de sódio ($NaHCO_3$) em seu interior.

2. A **osmolaridade** é a concentração de partículas osmoticamente ativas, expressa em miliosmoles por litro (mOsm/ℓ). Na prática, osmola*r*idade é o mesmo que osmola*l*idade (mOsm/kg H_2O) porque 1 ℓ de água equivale a 1 kg de água. A osmolaridade normal dos líquidos corporais é **290 mOsm/ℓ**, ou, para simplificar, 300 mOsm/ℓ.

   A osmolaridade do plasma pode ser estimada a partir da concentração plasmática de Na^+, glicose e ureia, que são os principais solutos do LEC e do plasma.

$$\text{Osmolaridade do plasma} = 2 \times Na^+ + \frac{\text{Glicose}}{18} + \frac{\text{Ureia}}{2{,}8}$$

em que

Osmolaridade do plasma = Osmolaridade do plasma (concentração osmolar total) em mOsm/ℓ

Na^+ = Concentração plasmática de Na^+ em mEq/ℓ

Glicose = Concentração plasmática de glicose em mg/dℓ

Ureia = Concentração plasmática de ureia em mg/ℓ

A concentração de Na^+ é multiplicada por 2 porque o íon deve ser equilibrado por uma concentração igual de ânions. (No plasma, esses ânions são Cl^- e HCO_3^-.) A concentração de glicose em mg/dℓ é convertida em mOsm/ℓ ao ser dividida por 18. A ureia em mg/dℓ é convertida em mOsm/ℓ pela divisão por 2,8.

3. No estado de equilíbrio dinâmico, a **osmolaridade intracelular é igual à osmolaridade extracelular**. Em outras palavras, a osmolaridade é a mesma em todos os líquidos corporais. Para manter essa igualdade, **a água se desloca** livremente através das membranas celulares. Quando um distúrbio modifica a osmolaridade do LEC, a água atravessa as membranas celulares para igualar a osmolaridade do LIC à nova osmolaridade do LEC. Após um breve período de equilíbrio (durante o deslocamento da água), um novo estado de equilíbrio dinâmico é alcançado e as osmolaridades são novamente iguais.
4. Supõe-se que solutos como **NaCl** e **$NaHCO_3$**, e açúcares grandes, como o **manitol**, estejam confinados ao LEC porque não atravessam as membranas celulares com facilidade. Se um indivíduo ingerir muito NaCl, por exemplo, ele será adicionado apenas ao LEC, aumentando seu teor total de soluto.

Seis distúrbios dos líquidos corporais estão resumidos na Tabela 6.2 e ilustrados na Figura 6.5. Os distúrbios são agrupados e nomeados de acordo com sua associação à contração ou expansão volumétrica e aumento ou diminuição da osmolaridade do líquido corporal.

A **contração volumétrica** indica *diminuição* no volume do LEC; é sinônimo de depleção de volume. A **expansão volumétrica** indica um *aumento* no volume do LEC; é sinônimo de sobrecarga de volume. Os termos isosmótico, hiperosmótico e hiposmótico referem-se à osmolaridade do LEC. Assim, um distúrbio **isosmótico** significa que não há alteração na osmolaridade do LEC; um distúrbio **hiperosmótico** significa que a osmolaridade do LEC aumentou; e um distúrbio **hiposmótico** significa que houve diminuição da osmolaridade do LEC.

Aborde os eventos que ocorrem nesses distúrbios em três etapas para entendê-los. Primeiro, identifique qualquer alteração no LEC (p. ex., houve adição de soluto ao LEC? Houve perda de água do LEC?). Em segundo lugar, decida se essa alteração produz aumento, diminuição ou nenhuma alteração na osmolaridade do LEC. Terceiro, se a osmolaridade do LEC mudar, determine em que direção a água deve se deslocar (ou seja, para dentro ou para fora das células) a fim de restabelecer a igualdade entre a osmolaridade do LEC e a osmolaridade do LIC. Se a osmolaridade do LEC não for alterada, não há deslocamento da água. A mudança na osmolaridade do LEC determina o deslocamento da água.

Contração volumétrica isosmótica – diarreia

Um indivíduo com diarreia perde um grande volume de líquido do trato gastrintestinal. Como a osmolaridade do líquido perdido é quase igual à do LEC, é isosmótica. Assim, a diarreia é caracterizada pela **perda de**

Tabela 6.2 Distúrbios dos líquidos corporais.

Tipo	Exemplo	Volume de LEC	Volume de LIC	Osmolaridade	Hematócrito	[Proteína] no plasma
Contração volumétrica isosmótica	Diarreia; queimadura	↓	SA	SA	↑	↑
Contração volumétrica hiperosmótica	Sudorese; febre; diabetes insípido	↓	↓	↑	SA	↑
Contração volumétrica hiposmótica	Insuficiência suprarrenal	↓	↑	↓	↑	↑
Expansão volumétrica isosmótica	Infusão de NaCl a 0,9%	↑	SA	SA	↓	↓
Expansão volumétrica hiperosmótica	Alta ingestão de NaCl	↑	↓	↑	↓	↓
Expansão volumétrica hiposmótica	SIHAD	↑	↑	↓	SA	↓

LEC, líquido extracelular; *LIC*, líquido intracelular; *NaCl*, cloreto de sódio; *SA*, sem alteração; *SIHAD*, síndrome de secreção inadequada de hormônio antidiurético.

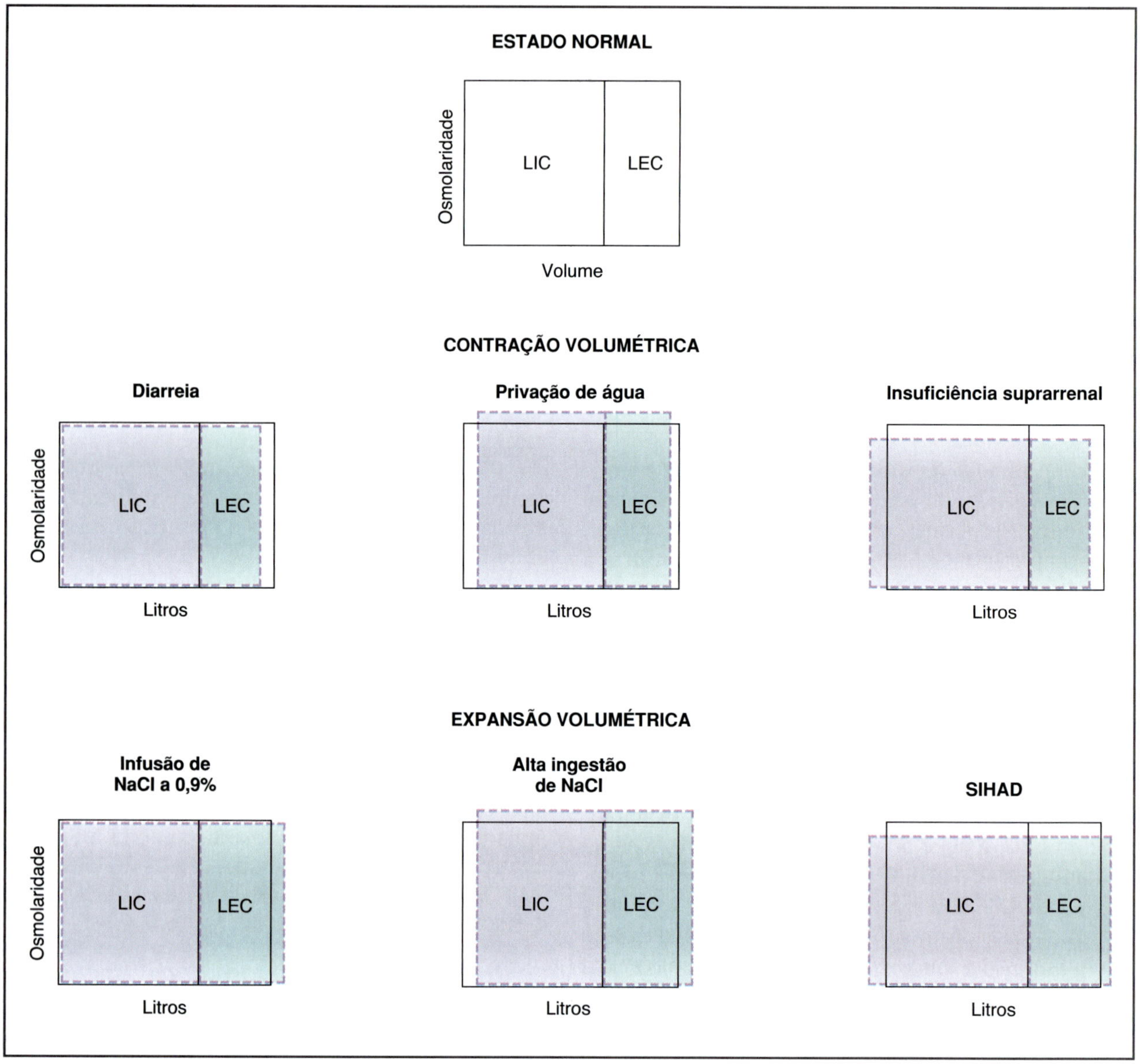

Figura 6.5 Deslocamentos de água entre os compartimentos de líquidos corporais. As *linhas sólidas* mostram as osmolaridades normais do líquido extracelular (*LEC*) e do líquido intracelular (*LIC*). As *linhas tracejadas* mostram as mudanças no volume e na osmolaridade em resposta a vários distúrbios. *SIHAD,* síndrome de secreção inadequada de hormônio antidiurético.

líquido isosmótico do LEC. Assim, o volume do LEC diminui, mas não há alteração concomitante na osmolaridade do LEC (porque o líquido perdido é isosmótico). Como não há alteração na osmolaridade do LEC, não há necessidade de deslocamento do líquido pelas membranas celulares e o volume do LEC não é alterado. No novo estado de equilíbrio, o volume do LEC diminui e as osmolaridades do LEC e do LIC continuam inalteradas. A diminuição do volume do LEC significa a redução do volume sanguíneo (um componente do LEC), o que diminui a pressão arterial.

Outras consequências da diarreia são aumento do hematócrito e aumento da concentração de proteínas plasmáticas, que são explicadas pela perda de líquido isosmótico do compartimento do LEC. As hemácias e proteínas que ficam no componente vascular do LEC são concentradas por causa dessa perda de líquido.

Contração volumétrica hiperosmótica – privação de água

Uma pessoa perdida no deserto sem água potável adequada perde NaCl e água pelo suor. Uma informação essencial, mas não totalmente óbvia, é que *o suor é hiposmótico* em relação ao LEC; isto é, em comparação aos líquidos corporais, o suor contém relativamente mais água do que soluto. Como há **perda de líquido hiposmótico** do LEC, o volume desse compartimento diminui e sua osmolaridade aumenta. A osmolaridade do LEC é transitoriamente maior que a osmolaridade do LIC e essa diferença faz com que a água se desloque do LEC para o LIC. A água flui até que a osmolaridade do LIC aumente e se torne igual à do LEC. Esse deslocamento de água para fora das células diminui o volume do LIC. No novo estado de equilíbrio, os volumes do LEC e do LIC serão menores e suas osmolaridades serão maiores e iguais entre si.

Na contração volumétrica hiperosmótica, a concentração plasmática de proteínas aumenta, mas o hematócrito não é alterado. A explicação para o aumento da concentração plasmática de proteínas é direta: o LEC perde líquido e as proteínas plasmáticas remanescentes são concentradas. A ausência de mudança do hematócrito, porém, é menos óbvia. A perda de líquido do LEC por si só aumentaria a "concentração" de hemácias e o hematócrito. No entanto, também há um deslocamento de líquido nesse distúrbio: a água se move do LIC para o LEC. Como as hemácias são *células*, perdem água, o que diminui seu volume. Assim, a concentração de hemácias aumenta, mas o volume de hemácias diminui. Os dois efeitos opostos se compensam e o hematócrito fica igual.

Qual é o estado final do volume do LEC? É menor (por causa da perda de volume do LEC no suor), maior (por causa do deslocamento da água do LIC para o LEC) ou inalterado (porque ambos ocorrem)? A Figura 6.5 mostra que o volume do LEC está abaixo do normal, mas por quê? É difícil determinar o volume do LEC no novo estado de equilíbrio porque, embora tenha perdido volume pelo suor, também houve deslocamento de água do LIC para o LEC. O exemplo de problema a seguir mostra como determinar o novo volume de LEC para responder a essas perguntas.

EXEMPLO DE PROBLEMA. Uma mulher corre uma maratona em um dia quente e não bebe líquido para repor o volume perdido no suor. Ela perdeu 3 ℓ de suor, que tinha uma osmolaridade de 150 mOsm/ℓ. Antes da maratona, sua água corporal total era de 36 ℓ, o volume do LEC era de 12 ℓ, o volume do LIC era de 24 ℓ e a osmolaridade do líquido corporal era de 300 mOsm/ℓ. Suponha que um novo equilíbrio dinâmico seja alcançado e que todo o soluto (ou seja, NaCl) perdido de seu corpo veio do LEC. *Quais são o volume e a osmolaridade do LEC após a maratona?*

SOLUÇÃO. Chamaremos os valores antes da maratona de *antigos* e os valores após a maratona de *novos*. Para resolver este problema, primeiro calcule a nova osmolaridade da água corporal total, que será a mesma em todos os líquidos corporais no novo estado de equilíbrio dinâmico. Em seguida, calcule o novo volume do LEC com base na nova osmolaridade calculada.

Para determinar a **nova osmolaridade**, calcule o número total de osmoles no corpo depois da perda de líquido pelo suor (Osmoles novos = Osmoles antigos − Osmoles perdidos no suor). Em seguida, divida os novos osmoles pela nova água corporal total para obter a nova osmolaridade. (Lembre-se de que a nova água corporal total é de 36 ℓ *menos* os 3 ℓ perdidos no suor.)

$$\begin{aligned}\text{Osmoles } \textit{antigos} &= \text{Osmolaridade} \times \text{Água corporal total}\\ &= 300\ \text{mOsm}/\ell \times 36\ \ell\\ &= 10.800\ \text{mOsm}\end{aligned}$$

$$\begin{aligned}\text{Osmoles perdidos no suor} &= 150\ \text{mOsm}/\ell \times 3\ \ell\\ &= 450\ \text{mOsm}\end{aligned}$$

$$\begin{aligned}\text{Osmoles } \textit{novos} &= 10.800\ \text{mOsm} - 450\ \text{mOsm}\\ &= 10.350\ \text{mOsm}\end{aligned}$$

$$\begin{aligned}\textit{Nova}\text{ osmolaridade} &= \frac{\text{Osmoles novos}}{\text{Nova água corporal total}}\\ &= \frac{10.350\ \text{mOsm}}{36\ \ell - 3\ \ell}\\ &= 313{,}6\ \text{mOsm}/\ell\end{aligned}$$

Para calcular o **novo volume do LEC**, suponha que todo o soluto (NaCl) perdido no suor venha desse compartimento. Calcule os osmoles do LEC novos após essa perda e, depois, divida o valor obtido pela nova osmolaridade (já calculada) para determinar o novo volume do LEC.

$$\begin{aligned}\text{Osmoles do LEC } \textit{antigo} &= 300\ \text{mOsm}/\ell \times 12\ \ell\\ &= 3.600\ \text{mOsm}\end{aligned}$$

$$\begin{aligned}\text{Osmoles do LEC } \textit{novo} &= \text{Osmoles do LEC antigo} - \text{Osmoles perdidos no suor}\\ &= 3.600\ \text{mOsm} - 450\ \text{mOsm}\\ &= 3.150\ \text{mOsm}\end{aligned}$$

$$\begin{aligned}\text{Volume do LEC } \textit{novo} &= \frac{\text{Osmoles do LEC novo}}{\text{Nova osmolaridade}}\\ &= \frac{3.150\ \text{mOsm}}{313{,}6\ \text{mOsm}/\ell}\\ &= 10{,}0\ \ell\end{aligned}$$

Para resumir os cálculos neste exemplo, depois da maratona, a osmolaridade do LEC aumenta para 313,6 mOsm/ℓ devido à perda de uma solução hiposmótica do corpo (ou seja, a perda de água foi relativamente maior do que a perda de soluto). Após a maratona, o volume do LEC diminui para 10 ℓ (dos 12 ℓ originais). Portanto, parte do volume do LEC perdido no suor, mas não todo, foi reposto pelo deslocamento de água do LIC para o LEC. Na ausência de deslocamento de água, o novo volume do LEC seria ainda menor (ou seja, 9 ℓ).

Contração volumétrica hiposmótica – insuficiência suprarrenal

Um indivíduo com insuficiência suprarrenal tem deficiência de vários hormônios, inclusive aldosterona, que promove a reabsorção de Na^+ no túbulo distal e nos ductos coletores (ver Capítulo 4). A **deficiência de aldosterona** leva à excreção do excesso de NaCl na urina. Como o NaCl é um soluto do LEC, a osmolaridade desse compartimento diminui. Por um tempo, a osmolaridade do LEC é menor que a do LIC, o que faz com que a água se desloque do LEC para o LIC até que a osmolaridade do LIC diminua e se iguale à osmolaridade do LEC. No novo estado de equilíbrio dinâmico, as osmolaridades do LEC e do LIC serão menores que o normal e iguais entre si. Devido ao deslocamento da água, o volume do LEC será menor e o volume do LIC será maior.

Na contração volumétrica hiposmótica, tanto a concentração plasmática de proteínas quanto o hematócrito são maiores devido à diminuição do volume do LEC. O hematócrito *também* aumenta devido ao deslocamento da água para as hemácias, aumentando o volume celular.

Expansão volumétrica isosmótica – infusão de NaCl

Um indivíduo que recebe uma infusão de uma solução isotônica de NaCl (soro fisiológico) apresenta o quadro clínico oposto ao do indivíduo que perdeu líquido isotônico por diarreia. Como o NaCl é um soluto extracelular, toda a **solução isotônica de NaCl é adicionada ao LEC**, aumentando seu volume, mas sem alterar sua osmolaridade. Não há deslocamento de água entre o LIC e o LEC porque não há diferença na osmolaridade entre os dois compartimentos. Tanto a concentração plasmática de proteínas quanto o hematócrito diminuem (ou seja, são diluídos) devido ao aumento do volume do LEC.

Expansão volumétrica hiperosmótica – ingestão de alto teor de NaCl

A **ingestão de NaCl seco** (p. ex., comer um pacote de batatas fritas) aumenta a quantidade total de soluto no LEC. Assim, a osmolaridade do LEC aumenta. Transitoriamente, a osmolaridade do LEC é maior que a osmolaridade do LIC, o que causa o deslocamento da água do LIC para o LEC, diminuindo o volume do primeiro e aumentando o volume do segundo. No novo estado de equilíbrio dinâmico, as osmolaridades do LEC e do LIC serão maiores que o normal e iguais entre si. Devido ao deslocamento da água para fora das células, o volume do LEC diminui e o volume do LEC aumenta.

Na expansão volumétrica hiperosmótica, tanto a concentração plasmática de proteínas quanto o hematócrito diminuem devido ao aumento do volume do LEC. O hematócrito *também* diminui por causa do deslocamento da água para fora das hemácias.

Expansão volumétrica hiposmótica – SIHAD

Um indivíduo com **SIHAD** secreta níveis altíssimos de hormônio antidiurético (HAD), o que promove a reabsorção de água nos ductos coletores. Os altos níveis de HAD levam à reabsorção de muita água e seu excesso é retido e distribuído por toda a água corporal total. O volume de água adicionado ao LEC e LIC é diretamente proporcional aos seus volumes originais. A reabsorção de um volume extra de 3 ℓ pelos ductos coletores, por exemplo, adiciona 1 ℓ ao LEC e 2 ℓ ao LIC (porque o LEC é um terço e o LIC dois terços da água corporal total). Em comparação ao estado normal, os volumes do LEC e do LIC aumentam e suas osmolaridades diminuem.

Na expansão volumétrica hiposmótica, a concentração plasmática de proteínas é diminuída pela diluição. No entanto, o hematócrito não é alterado devido a dois efeitos de compensação: a concentração de hemácias diminui por causa da diluição, mas o volume de hemácias aumenta porque a água se desloca para o interior das células.

DEPURAÇÃO (*CLEARANCE*) RENAL

Depuração (*clearance*) é um conceito geral que descreve a velocidade de remoção de substâncias do plasma. Assim, a depuração corporal total significa a velocidade de remoção de uma substância por todos os órgãos, a depuração hepática indica a velocidade de remoção pelo fígado e a depuração renal significa a velocidade de remoção pelos rins. O conceito de depuração renal está sendo apresentado por ser empregado em vários conceitos básicos da fisiologia renal discutidos ao longo do capítulo. Como referência, consulte as tabelas das abreviaturas (Tabela 6.3) e equações comumente usadas (Tabela 6.4).

Por definição, a **depuração (*clearance*) renal** é o volume de plasma submetido à depuração completa de uma substância pelos rins por unidade de tempo. Quanto maior a depuração (*clearance*) renal, mais plasma é totalmente depurado da substância. As substâncias com depuração renal maior podem ser removidas por completo em uma única passagem de sangue pelos rins; as substâncias com depuração renal menor não são removidas. A equação da depuração (*clearance*) renal é:

$$C = \frac{[U]_x \times \dot{V}}{[P]_x}$$

em que

C = depuração (*clearance*) (mℓ/min)
$[U]_x$ = Concentração urinária da substância x (mg/mℓ)
$\dot{V}$ = Taxa de fluxo de urina (mℓ/min)
$[P]_x$ = Concentração plasmática da substância x (mg/mℓ)

Assim, a depuração (*clearance*) renal é a razão entre a excreção urinária ($[U]_x \times \dot{V}$) e a concentração plasmática. Em determinada concentração plasmática, a depuração (*clearance*) renal de uma substância aumenta conforme o aumento da excreção urinária. Novamente, as unidades de depuração (*clearance*) são volume por unidade de tempo (p. ex., mℓ/min; ℓ/h; ℓ/dia), indicando o volume de plasma submetido à depuração da substância por unidade de tempo.

Depuração de diversas substâncias

A depuração renal de qualquer substância pode ser calculada. Dependendo das características da substância e de seu processamento renal, a depuração (*clearance*) renal pode variar de zero a mais de 600 mℓ/min. A depuração (*clearance*) renal da **albumina**, por exemplo, é quase zero porque, normalmente, essa molécula não é filtrada pelos capilares glomerulares. A depuração (*clearance*) renal da **glicose** também é zero, mas por um motivo diferente: a glicose é filtrada e depois completamente reabsorvida pela corrente sanguínea. Outras substâncias, como Na^+, ureia, fosfato e Cl^-, têm valores de depuração maiores que zero porque são filtradas e parcialmente reabsorvidas. A **inulina**, um polímero de frutose, é um caso especial. A inulina é filtrada livremente pelos capilares glomerulares, mas não é reabsorvida nem secretada, portanto sua depuração determina a TFG. Ácidos orgânicos, como o

Tabela 6.3 Abreviações comumente usadas em fisiologia renal.

Estrutura	Abreviação	Significado	Unidades e/ou valor normal
Rim inteiro	C	Depuração (*clearance*)	mℓ/min
	[U]	Concentração na urina	mg/mℓ
	[P]	Concentração no plasma	mg/mℓ
	$\dot{V}$	Taxa de fluxo de urina	mℓ/min
	TFG	Taxa de filtração glomerular	120 mℓ/min
	FPR	Fluxo plasmático renal	660 mℓ/min
	FSR	Fluxo sanguíneo renal	1.200 mℓ/min
Néfron	[TF]	Concentração no líquido tubular	mg/mℓ
	$[TF/P]_x$	Concentração de x no líquido tubular em relação à concentração de x no plasma	Não há
	$[TF/P]_{inulina}$	Concentração de inulina no líquido tubular em relação à concentração de inulina no plasma	Não há
	$[TF/P]_x/[TF/P]_{inulina}$	Fração da carga filtrada que continua no líquido tubular ou excreção fracionada	Não há

Tabela 6.4 Equações comumente usadas em fisiologia renal.

Nome	Equação	Unidades	Comentários
Depuração (*clearance*)	$C_x = \frac{[U]_x \dot{V}}{[P]_x}$	mℓ/min	x é qualquer substância
Razão de depuração (*clearance*)	$\text{Razão de depuração (}\textit{clearance}\text{)} = \frac{C_x}{C_{inulin}}$	Não há	Também significa a excreção fracionada de x
Fluxo plasmático renal	$FPR = \frac{[U]_{PAH} \dot{V}}{[AR]_{PAH} - [VR]_{PAH}}$	mℓ/min	
Fluxo plasmático renal efetivo	$FPR\ efetivo = \frac{[U]_{PAH} \dot{V}}{[P]_{PAH}}$	mℓ/min	Subestima o FPR em 10%; igual a C_{PAH}
Fluxo sanguíneo renal	$FSR = \frac{FSR}{1 - Ht}$	mℓ/min	1 menos Ht é a fração do volume de sangue que corresponde ao plasma
Taxa de filtração glomerular	$TFG = \frac{[U]_{inulina} \dot{V}}{[P]_{inulina}}$	mℓ/min	Igual a $C_{inulina}$
Fração de filtração	$FF = \frac{TFG}{FPR}$	Não há	
Carga filtrada	Carga filtrada = TFG × $[P]_x$	mg/min	
Taxa de excreção	Excreção = $\dot{V} \times [U]_x$	mg/min	
Taxa de reabsorção ou secreção	Reabsorção ou secreção = Carga filtrada − Excreção	mg/min	Se *positiva*, reabsorção efetiva Se *negativa*, secreção efetiva
Depuração (*clearance*) de água livre	$C_{H_2O} = \dot{V} \times C_{osm}$	mℓ/min	Se *positiva*, a água livre é excretada Se *negativa*, a água livre é reabsorvida

Ht, hematócrito; *PAH*, para-amino-hipurato.

ácido *para*-amino-hipúrico (PAH), e bases orgânicas, como a morfina, têm os maiores valores de depuração de todas as substâncias porque são filtrados e secretados.

Razões de depuração

A **inulina** tem propriedades que a tornam a única substância cuja depuração é exatamente igual à TFG. A inulina é filtrada livremente pelos capilares glomerulares, mas, uma vez filtrada, não é reabsorvida nem secretada. Assim, a quantidade de inulina filtrada será exatamente igual à quantidade de inulina excretada. Por isso, a inulina é uma substância de referência chamada de **marcador glomerular**.

A depuração de qualquer substância (x) pode ser comparada à depuração da inulina e expressada como a **razão de depuração**. Assim,

$$\text{Razão de depuração} = \frac{C_x}{C_{inulina}}$$

A seguir, estão os significados de vários valores da razão de depuração.

- **$C_x/C_{inulina}$ = 1,0.** A depuração (*clearance*) da substância x é igual a depuração (*clearance*) da inulina. A substância também deve ser um marcador glomerular (filtrado, mas não reabsorvido nem secretado)
- **$C_x/C_{inulina}$ < 1,0.** A depuração (*clearance*) da substância x é menor que a depuração (*clearance*) da inulina. A substância não é filtrada *ou* é filtrada e posteriormente reabsorvida. A albumina, por exemplo, não é filtrada e seu *clearance* é menor que o *clearance* da inulina. Os valores de depuração de Na^+, Cl^-, HCO_3^-, fosfato, ureia, glicose e aminoácidos também são menores que o valor da depuração (*clearance*) da inulina porque essas substâncias são filtradas e então reabsorvidas
- **$C_x/C_{inulina}$ > 1,0.** A depuração (*clearance*) da substância x é maior que a depuração (*clearance*) da inulina. A substância é filtrada e secretada. Exemplos de substâncias com depuração maior que a da inulina são ácidos e bases orgânicas e, em algumas condições, K^+.

EXEMPLO DE PROBLEMA. Em um período de 24 h, 1,44 ℓ de urina são coletados de um homem que recebeu infusão de inulina. Nessa urina, a [inulina] é de 150 mg/mℓ e a [Na^+] é de 200 mEq/ℓ. Em seu plasma, a [inulina] é de 1 mg/mℓ e a [Na^+] é de 140 mEq/ℓ. *Qual é a razão de depuração de Na^+ e qual é a importância de seu valor?*

SOLUÇÃO. A razão de depuração (*clearance*) de Na^+ é a depuração do íon em relação à depuração de inulina. A equação da depuração de qualquer substância é $C = [U] \times \dot{V}/[P]$. Todos os valores necessários são fornecidos no texto, embora a taxa de fluxo de urina ($\dot{V}$) deva ser calculada.

$$\begin{aligned}\dot{V} &= \text{Volume de urina/tempo}\\ &= 1{,}44\ \ell/24\ \text{h}\\ &= 1.440\ \text{m}\ell/1.440\ \text{min}\\ &= 1{,}0\ \text{m}\ell/\text{min}\end{aligned}$$

$$\begin{aligned}C_{Na^+} &= \frac{[U]_{Na^+}\dot{V}}{[P]_{Na^+}}\\ &= \frac{200\ \text{mEq}/\ell \times 1\ \text{m}\ell/\text{min}}{140\ \text{mEq}/\ell}\\ &= 1{,}43\ \text{m}\ell/\text{min}\end{aligned}$$

$$\begin{aligned}C_{inulina} &= \frac{[U]_{inulina} \times \dot{V}}{[P]_{inulina}}\\ &= \frac{150\ \text{mEq}/\ell \times 1\ \text{m}\ell/\text{min}}{1\ \text{mEq}/\ell}\\ &= 150\ \text{m}\ell/\text{min}\end{aligned}$$

$$\begin{aligned}\frac{C_{Na^+}}{C_{inulina}} &= \frac{1{,}43\ \text{m}\ell/\text{min}}{150\ \text{m}\ell/\text{min}}\\ &= 0{,}01\ \text{ou}\ 1\%\end{aligned}$$

A razão de depuração calculada de Na^+ de 0,01 (ou 1%) fornece muitas informações sobre o processamento renal do íon. Como o Na^+ é filtrado livremente pelos capilares glomerulares, também deve ser bem reabsorvido pelo túbulo renal, tornando sua depuração muito menor que a da inulina. A razão de depuração de 0,01 significa que apenas 1% do Na^+ filtrado é excretado. Em outras palavras, 99% do Na^+ filtrado foram necessariamente reabsorvidos.

FLUXO SANGUÍNEO RENAL

Os rins recebem cerca de 25% do débito cardíaco, que está entre os valores mais altos de todos os sistemas orgânicos. Assim, em um indivíduo cujo débito cardíaco é de 5 ℓ/min, o fluxo sanguíneo renal (FSR) é de 1,25 ℓ/min ou 1.800 ℓ/dia! Esse FSR alto não surpreende à luz do papel central dos rins na manutenção do volume e da composição dos líquidos corporais.

Regulação do fluxo sanguíneo renal

Assim como o fluxo sanguíneo em qualquer órgão, o FSR (Q) é diretamente proporcional ao **gradiente de pressão** (ΔP) entre a artéria renal e a veia renal, e inversamente proporcional à **resistência** (R) da vasculatura renal. (Lembre-se do Capítulo 4 que Q = ΔP/R. Lembre-se, também, de que a resistência é fornecida principalmente pelas arteríolas.) Os rins são incomuns, porém, por apresentarem *dois conjuntos de arteríolas*, o aferente e o eferente. O principal mecanismo de alteração do fluxo sanguíneo é a mudança da resistência arteriolar. No rim, isso pode ser feito modificando a resistência arteriolar aferente e/ou a resistência arteriolar eferente (Tabela 6.5).

Tabela 6.5 Vasoconstritores e vasodilatadores renais.

Vasoconstritores	Vasodilatadores
Nervos simpáticos (catecolaminas)	PGE_2
Angiotensina II	PGI_2
Endotelina	Óxido nítrico
	Bradicinina
	Dopamina
	Peptídeo natriurético atrial

PG, prostaglandina.

- **Sistema nervoso simpático e catecolaminas circulantes.** As arteríolas aferentes e eferentes são inervadas por fibras nervosas simpáticas que induzem **vasoconstrição** pela ativação de **receptores** α_1. No entanto, como há muito mais receptores α_1 nas arteríolas aferentes, o aumento da atividade nervosa simpática diminui o FSR e a TFG. Os efeitos do sistema nervoso simpático (SNS) sobre a resistência vascular renal podem ser avaliados considerando as respostas à hemorragia. Lembre-se do Capítulo 4: a perda de sangue e a consequente diminuição da pressão arterial causam, por meio do mecanismo mediado por barorreceptores, um aumento no efluxo simpático para o coração e os vasos sanguíneos. A ativação dos receptores α_1 renais por esse aumento da atividade simpática provoca constrição das arteríolas aferentes, o que reduz o FSR e a TFG. Assim, o sistema cardiovascular tenta aumentar a pressão arterial mesmo à custa do fluxo sanguíneo para os rins
- **Angiotensina II.** A angiotensina II é um potente constritor das arteríolas aferentes e eferentes. O efeito da angiotensina II no FSR é claro: contrai os dois conjuntos de arteríolas, aumenta a resistência e diminui o fluxo sanguíneo. No entanto, as **arteríolas eferentes** são mais sensíveis à angiotensina II do que as arteríolas aferentes, e essa diferença de sensibilidade influencia seu efeito na TFG (ver a discussão sobre a regulação da TFG). Resumidamente, níveis baixos de angiotensina II *aumentam* a TFG por constrição preferencial das arteríolas eferentes, enquanto níveis elevados de angiotensina II *reduzem* a TFG por constrição das arteríolas aferentes e eferentes. Na **hemorragia**, a perda de sangue diminui a pressão arterial, o que ativa o sistema renina-angiotensina-aldosterona. O alto nível de angiotensina II, juntamente com o aumento da atividade nervosa simpática, contrai as arteríolas aferentes e eferentes, e causa diminuição do FSR e da TFG
- **Peptídeo natriurético atrial (ANP).** O ANP e substâncias semelhantes, como o peptídeo natriurético cerebral (BNP), causam dilatação das arteríolas aferentes e constrição das arteríolas eferentes. Como o efeito dilatador do ANP nas arteríolas aferentes é maior do que o efeito constritor nas arteríolas eferentes, há diminuição geral da resistência vascular renal e consequente aumento do FSR. A dilatação das arteríolas aferentes e a constrição das arteríolas eferentes aumenta a TFG (ver discussão sobre a regulação da TFG)
- **Prostaglandinas.** Várias prostaglandinas (p. ex., prostaglandina E_2 e prostaglandina I_2) são produzidas localmente nos rins e causam **dilatação** das arteríolas aferentes e eferentes. Os mesmos estímulos que ativam o SNS e aumentam os níveis de angiotensina II na hemorragia também ativam a síntese local de prostaglandinas renais. Embora essas ações possam parecer contraditórias, os efeitos vasodilatadores das prostaglandinas claramente protegem o FSR. Assim, as prostaglandinas atenuam a vasoconstrição produzida pelo SNS e pela angiotensina II. Sem oposição, essa vasoconstrição pode causar uma redução profunda no FSR, o que leva ao desenvolvimento de insuficiência renal. Os **anti-inflamatórios não esteroides (AINEs)** inibem a síntese de prostaglandinas e, portanto, interferem nos efeitos protetores das prostaglandinas sobre a função renal após uma hemorragia e podem reduzir o FSR
- **Dopamina.** A dopamina, uma precursora da norepinefrina, tem ações seletivas nas arteríolas de diversos leitos vasculares. Em níveis baixos, a dopamina *dilata* as arteríolas cerebrais, cardíacas, esplâncnicas e renais e *contrai* as arteríolas do músculo esquelético e da pele. Assim, uma baixa dose de dopamina pode ser administrada no tratamento de **hemorragia** devido ao seu efeito protetor (vasodilatador) sobre o fluxo sanguíneo de vários órgãos essenciais, inclusive os rins
- **Óxido nítrico.** O óxido nítrico é sintetizado pelas células endoteliais renais a partir da L-arginina. Produzido localmente, causa dilatação das arteríolas renais e protege contra os efeitos vasoconstritores do SNS.

Autorregulação do fluxo sanguíneo renal

O FSR é autorregulado em uma ampla faixa de pressões arteriais (P_a) médias (Figura 6.6). A pressão arterial renal pode variar de 80 a 200 mmHg, mas o FSR é constante. O FSR somente diminui quando a pressão arterial renal fica abaixo de 80 mmHg. A única maneira de manter essa constância do fluxo sanguíneo diante da mudança da pressão arterial é a modificação da resistência

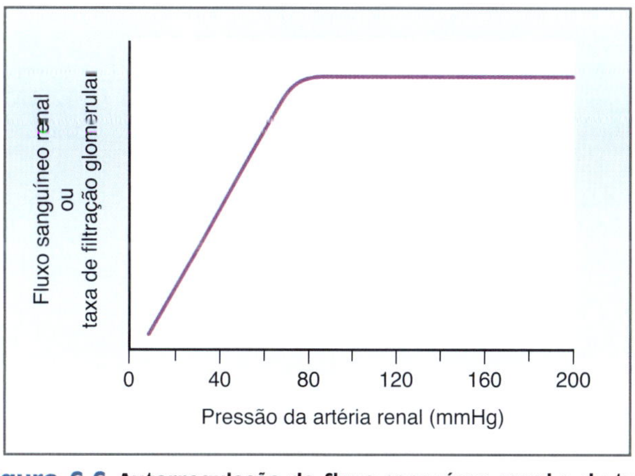

Figura 6.6 Autorregulação do fluxo sanguíneo renal e da taxa de filtração glomerular.

das arteríolas. Assim, à medida que a pressão arterial renal aumenta ou diminui, a resistência renal deve aumentar ou diminuir de maneira proporcional (lembre-se de que $Q = \Delta P/R$).

Na autorregulação renal, acredita-se que a resistência seja controlada principalmente à altura das arteríolas aferentes, e não eferentes. O **mecanismo de autorregulação** não foi esclarecido por completo. Sabemos que *não* há participação do sistema nervoso autônomo porque um rim desnervado (p. ex., transplantado) apresenta autorregulação tão boa quanto um rim intacto. As principais teorias que explicam autorregulação renal são um mecanismo miogênico e a retroalimentação (*feedback*) tubuloglomerular.

- **Hipótese miogênica.** Segundo a hipótese miogênica, o aumento da pressão arterial distende os vasos sanguíneos, o que causa contração reflexa do músculo liso nas paredes vasculares e, consequentemente, aumento da resistência ao fluxo sanguíneo (ver Capítulo 4). O mecanismo dessa contração requer a abertura de **canais de cálcio (Ca^{2+}) ativados por estiramento** nas membranas das células musculares lisas. A abertura desses canais aumenta a entrada de Ca^{2+} nas células do músculo liso vascular, aumentando a tensão na parede do vaso sanguíneo. A hipótese miogênica explica a autorregulação do FSR da seguinte forma: aumentos da pressão arterial renal estiram as paredes das arteríolas aferentes, que se contraem em resposta. A contração arteriolar aferente aumenta a resistência arteriolar aferente. O aumento da resistência, então, equilibra o aumento da pressão arterial e o FSR é mantido constante
- ***Feedback* tubuloglomerular.** O *feedback* tubuloglomerular também é um mecanismo de autorregulação (Figura 6.7). O aumento da pressão arterial renal aumenta tanto o FSR quanto a TFG. O aumento da TFG eleva o fornecimento de soluto e água para a região da **mácula densa** no início do túbulo distal, que detecta algum componente dessa carga. A mácula densa, que faz parte do **aparelho justaglomerular**, responde ao aumento da carga com a secreção de uma substância vasoativa que contrai as arteríolas aferentes por meio de um mecanismo parácrino. A vasoconstrição local das arteríolas aferentes reduz e normaliza o FSR e a TFG, ou seja, leva à autorregulação. A retroalimentação (*feedback*) tubuloglomerular é composta das seguintes etapas:

1. O aumento da TFG aumenta o fornecimento de líquido e solutos a jusante para a mácula densa. Dois dos solutos liberados em excesso, **Na^+ e Cl^-**, são transportados até as células da mácula densa pelo cotransportador de Na^+-2Cl-K^+.
2. O aumento na concentração intracelular de Cl^- despolariza a membrana basolateral das células da mácula densa; a despolarização abre os canais de Ca^{2+} e aumenta a concentração intracelular desse íon.

***FEEDBACK* TUBULOGLOMERULAR**

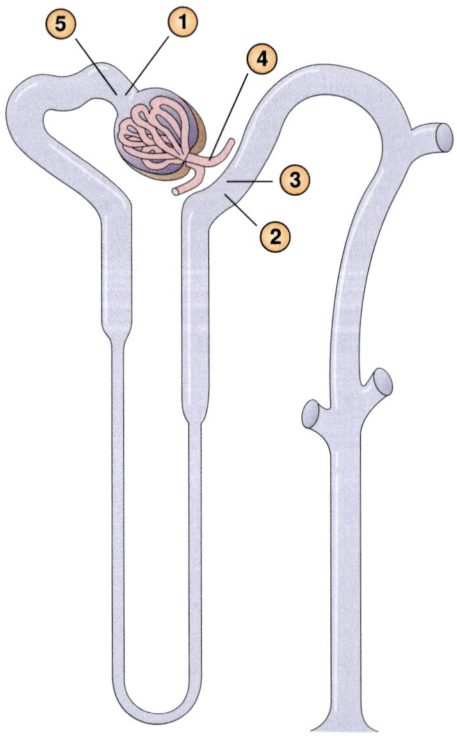

Etapa	Evento
1	↑ FSR, ↑ TFG
2	↑ Liberação de Na^+ e Cl^- no aparelho justaglomerular (percebida pela mácula densa)
3	Liberação de substâncias vasoativas (p. ex., adenosina) pela mácula densa
4	↑ Resistência da arteríola aferente
5	↓ FSR, ↓ TFG

Figura 6.7 Mecanismo de *feedback* tubuloglomerular. *TFG*, taxa de filtração glomerular; *FSR*, fluxo sanguíneo renal.

3. O **aumento da concentração intracelular de Ca^{2+}** libera **adenosina** das células da mácula densa.

4. A adenosina age localmente, por um mecanismo parácrino, e causa **vasoconstrição das arteríolas aferentes próximas**. Essa vasoconstrição diminui o FSR e a TFG, normalizando-os.

Vários fatores alteram a sensibilidade do *feedback* tubuloglomerular, inclusive a expansão volumétrica, o peptídeo natriurético atrial e a dieta rica em proteínas. De especial importância clínica é o efeito de uma **dieta rica em proteínas (hiperproteicas)** no aumento da TFG. Essa dieta aumenta a reabsorção de Na^+ e Cl^- proximal à mácula densa, diminuindo a chegada desses íons na mácula densa e, via *feedback* tubuloglomerular, aumenta a TFG.

Determinação do fluxo plasmático renal e do fluxo sanguíneo renal

O fluxo *plasmático* renal (FPR) pode ser estimado com base na depuração de um ácido orgânico, o **PAH**. O fluxo *sanguíneo* renal (FSR) é calculado com base no FPR e no hematócrito.

Determinação do fluxo plasmático renal verdadeiro – princípio de Fick

O **princípio de Fick** afirma que a quantidade de uma substância que entra em um órgão é igual à quantidade da substância que sai do órgão (assumindo que a substância não é sintetizada nem degradada pelo órgão). Aplicado ao rim, o princípio de Fick afirma que a quantidade de uma substância que entra no rim pela artéria renal é igual à quantidade da substância que sai do rim pela veia renal *mais* a quantidade excretada na urina (Figura 6.8).

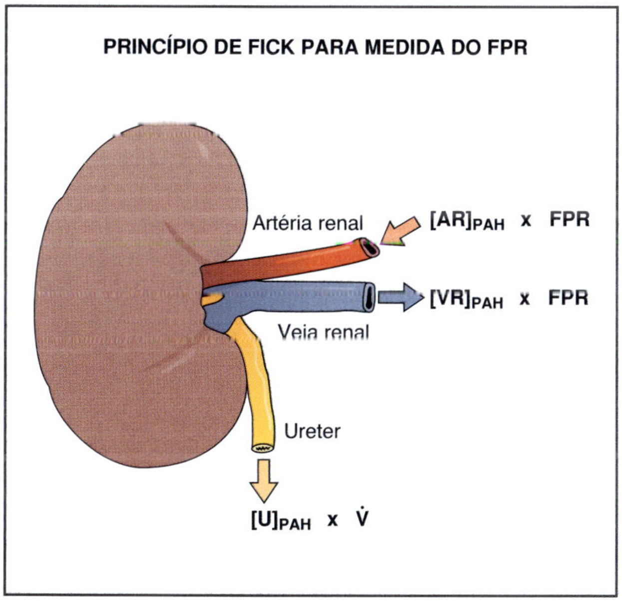

Figura 6.8 Determinação do fluxo plasmático renal pelo princípio de Fick. *PAH*, ácido *para*-amino-hipúrico; *[AR]*, concentração na artéria renal; *FPR*, fluxo plasmático renal; *[VR]*, concentração na veia renal; *[U]*, concentração na urina.

O PAH é a substância utilizada para determinação do FPR segundo o princípio de Fick:

$$\text{Quantidade de PAH que entra no rim} = \text{Quantidade de PAH que sai do rim}$$

$$\text{Quantidade de PAH que entra no rim} = [AR]_{PAH} \times FPR$$

$$\text{Quantidade de PAH que sai do rim} = [VR]_{PAH} \times FPR + [U]_{PAH} \times \dot{V}$$

Substituindo os termos da equação,

$$[AR]_{PAH} \times FPR = [VR]_{PAH} \times FPR + [U]_{PAH} \times \dot{V}$$

Resolvendo FPR,

$$FPR = \frac{[U]_{PAH} \times \dot{V}}{[AR]_{PAH} - [VR]_{PAH}}$$

em que

FPR = Fluxo plasmático renal
$[U]_{PAH}$ = [PAH] na urina
$\dot{V}$ = Taxa de fluxo de urina
$[AR]_{PAH}$ = [PAH] na artéria renal
$[VR]_{PAH}$ = [PAH] na veia renal

O PAH tem as características apresentadas a seguir que o tornam a substância ideal para determinação do FPR. (1) O PAH não é metabolizado nem sintetizado pelo rim. (2) O PAH não altera o FPR. (3) Os rins extraem (removem) a maior parte do PAH do sangue arterial renal por uma combinação de filtração e secreção. Assim, quase todo o PAH que entra no rim pela artéria renal é excretado na urina, deixando pouco na veia renal. Como a concentração de PAH na veia renal é quase zero, o denominador da equação anterior ($[AR]_{PAH} - [VR]_{PAH}$) é grande e, portanto, pode ser medido com precisão. Para elaborar esse ponto, compare uma substância como a glicose, que *não* é removida do sangue arterial renal. O sangue da veia renal terá a mesma concentração de glicose que o sangue da artéria renal e o denominador da equação será zero, o que não é matematicamente admissível. Obviamente, a glicose não pode ser usada para determinação do FPR. (4) Nenhum órgão, exceto o rim, extrai PAH e, assim, a concentração de PAH na artéria renal é igual à concentração de PAH em qualquer veia periférica. O sangue venoso periférico pode ser coletado com facilidade, mas não o sangue arterial renal.

Determinação do fluxo plasmático renal efetivo – depuração (clearance) de PAH

A seção anterior explica a determinação do FPR *verdadeiro*, com infusão de PAH e coleta de amostras de urina e sangue da artéria renal e da veia renal. Nos seres humanos, é difícil, se não impossível, obter amostras de sangue dos vasos sanguíneos renais. No entanto, com base nas propriedades do PAH, algumas simplificações podem ser aplicadas para medida do FPR *efetivo*, que se aproxima do FPR *verdadeiro* em 10%.

A primeira simplificação é **pressupor $[VR]_{PAH}$ como zero**. Essa é uma suposição razoável porque a maior parte do PAH que entra no rim pela artéria renal é excretada na urina pelos processos combinados de filtração e secreção. A segunda simplificação é que **$[AR]_{PAH}$ é igual à concentração de PAH em qualquer veia periférica**, de onde as amostras podem ser coletadas com facilidade. Com essas modificações, a equação de FPR se torna a seguinte:

$$\text{FPR efetivo} = \frac{[U]_{PAH} \times \dot{V}}{[P]_{PAH}} = C_{PAH}$$

em que

FPR efetivo = Fluxo plasmático renal efetivo (mℓ/min)
$[U]_{PAH}$ = Concentração urinária de PAH (mg/mℓ)
$\dot{V}$ = Taxa de fluxo de urina (mℓ/min)
$[P]_{PAH}$ = Concentração plasmática de PAH (mg/mℓ)
C_{PAH} = Depuração (*clearance*) de PAH (mℓ/min)

Assim, na forma simplificada, o FPR *efetivo* equivale à depuração de PAH. O FPR efetivo subestima o FPR *verdadeiro* em aproximadamente 10% porque $[VR]_{PAH}$ não é zero – é *quase zero*. A $[VR]_{PAH}$ não é zero porque uma pequena fração do FPR supre o tecido renal que não participa da filtração e secreção de PAH (p. ex., o tecido adiposo renal, a cápsula renal). O PAH não é extraído dessa parte do FPR e a substância contida nesse sangue é devolvida à veia renal.

Determinação do fluxo sanguíneo renal

O FSR é calculado com base no FPR e no hematócrito (Ht). A fórmula utilizada para o cálculo do FSR é:

$$\text{FSR} = \frac{\text{FPR}}{1 - \text{Ht}}$$

em que

FSR = Fluxo sanguíneo renal (mℓ/min)
FPR = Fluxo plasmático renal (mℓ/min)
Ht = Hematócrito

Assim, FSR é o FPR dividido por 1 menos o hematócrito, lembrando que o **hematócrito** é a fração do volume de sangue ocupada pelas hemácias e **1 – hematócrito** é a fração do volume de sangue ocupada pelo plasma.

EXEMPLO DE PROBLEMA. Um homem com taxa de fluxo de urina de 1 mℓ/min apresenta concentração plasmática de PAH de 1 mg%, concentração urinária de PAH de 600 mg% e hematócrito de 0,45. *Qual é o FSR dele?*

SOLUÇÃO. Como os valores das concentrações de PAH na artéria renal e na veia renal não são conhecidos, não é possível calcular o FPR *verdadeiro* (nem o FSR verdadeiro). No entanto, o FPR *efetivo* pode ser determinado com base na depuração do PAH. O FSR efetivo pode, então, ser calculado usando o hematócrito. Lembre-se de que *mg%* significa mg/100 mℓ.

$$\begin{aligned}\text{FPR efetivo} &= C_{PAH}\\ &= \frac{[U]_{PAH} \times \dot{V}}{[P]_{PAH}}\\ &= \frac{600 \text{ mg}/10 \text{ m}\ell \times 1 \text{ m}\ell/\text{min}}{1 \text{ mg}/100 \text{ m}\ell}\\ &= 600 \text{ m}\ell/\text{min}\end{aligned}$$

$$\begin{aligned}\text{FSR efetivo} &= \frac{\text{FPR efetivo}}{1 - \text{Ht}}\\ &= \frac{600 \text{ m}\ell/\text{min}}{1 - 0{,}45}\\ &= \frac{600 \text{ m}\ell/\text{min}}{0{,}55}\\ &= 1.091 \text{ m}\ell/\text{min}\end{aligned}$$

FILTRAÇÃO GLOMERULAR

A filtração glomerular é o primeiro passo na formação da urina. Parte do FSR que entra nos capilares glomerulares é filtrada no espaço de Bowman, a primeira parte do néfron. O líquido filtrado é semelhante ao líquido intersticial e é chamado de **ultrafiltrado**. O ultrafiltrado contém água e todos os pequenos solutos do sangue, mas não proteínas e células sanguíneas. As pressões responsáveis pela filtração glomerular são semelhantes àquelas que atuam nos capilares sistêmicos – as pressões de Starling (ver Capítulo 4). As diferenças entre as características e a área de superfície da barreira capilar glomerular tornam as TFGs muito maiores do que as taxas de filtração pelos capilares sistêmicos.

Características da barreira de filtração glomerular

As características físicas da parede capilar glomerular determinam tanto a TFG quanto as características do filtrado glomerular. Essas características determinam *o que* é filtrado e *quanto* é filtrado no espaço de Bowman.

Camadas do capilar glomerular

A Figura 6.9 mostra as principais características de um capilar glomerular com aumento de cerca de 30 mil vezes. Começando com o lúmen capilar e indo em direção ao espaço de Bowman, as três camadas, discutidas nas próximas seções, constituem a parede capilar glomerular.

ENDOTÉLIO

A camada de células endoteliais tem poros de 70 a 100 nanômetros (nm) de diâmetro. Esses poros são relativamente grandes, possibilitando a filtração de líquido,

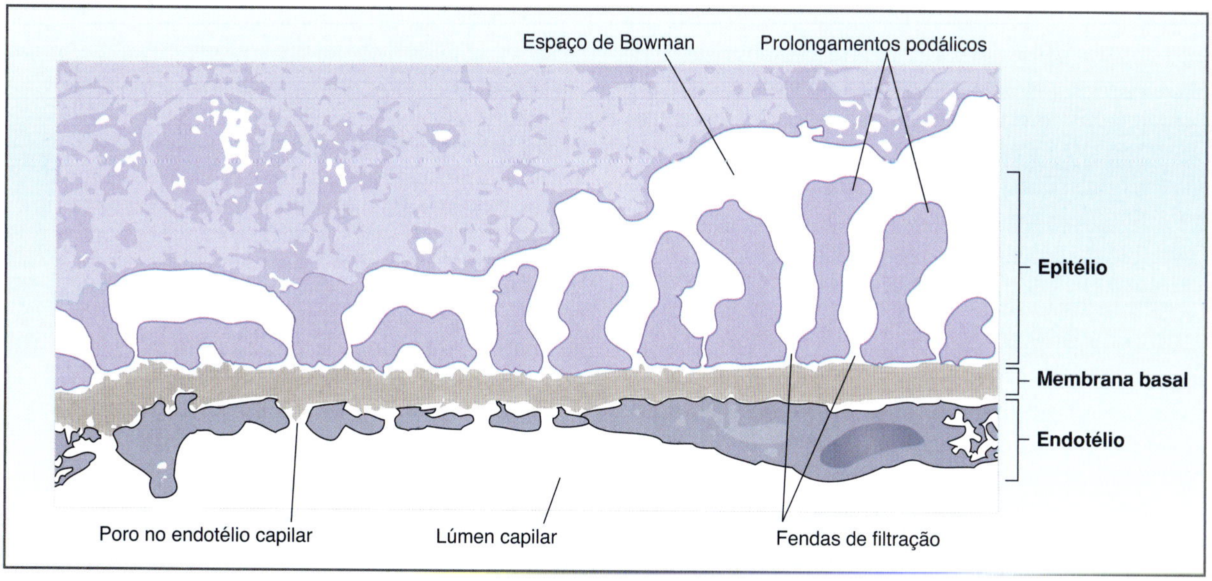

Figura 6.9 **Estrutura da parede capilar glomerular.**

solutos dissolvidos e proteínas plasmáticas por essa camada da barreira capilar glomerular. Por outro lado, os poros não são grandes a ponto de possibilitar a passagem de células do sangue.

MEMBRANA BASAL

A membrana basal tem três camadas. A **lâmina rara interna** é fundida ao endotélio, a **lâmina densa** está localizada no meio da membrana basal e a **lâmina rara externa** é fundida à camada de células epiteliais. As múltiplas camadas da membrana basal não permitem a filtração de proteínas plasmáticas e, portanto, são a barreira mais significativa do capilar glomerular.

EPITÉLIO

A camada de células epiteliais é formada por células especializadas chamadas **podócitos**, que são fixas à membrana basal pelos **prolongamentos podálicos**. As **fendas de filtração**, entre os prolongamentos podálicos, têm 25 a 60 nm de diâmetro e são unidas por diafragmas finos. Devido ao tamanho relativamente pequeno das fendas de filtração, a camada epitelial (além da membrana basal) também é considerada uma importante barreira de filtração.

Carga elétrica negativa na barreira capilar glomerular

Além das barreiras de tamanho impostas à filtração pelos vários poros e fendas, outra característica da barreira glomerular consiste nas **glicoproteínas de carga elétrica negativa**. Essas cargas elétricas negativas fixas são observadas no endotélio; na lâmina rara interna e na lâmina rara externa da membrana basal; nos podócitos e nos prolongamentos podálicos; e nas fendas de filtração do epitélio. Uma consequência dessas cargas elétricas negativas fixas é a adição de um componente eletrostático à filtração. Os solutos de carga elétrica positiva são atraídos pelas cargas elétricas negativas na barreira e filtrados com maior facilidade, enquanto os solutos de carga elétrica negativa são repelidos pelas cargas elétricas negativas na barreira e filtrados com maior dificuldade.

Para solutos pequenos, como Na^+, K^+, Cl^- ou HCO_3^-, o efeito da carga elétrica sobre a filtração não é importante. Independentemente de sua carga elétrica, os pequenos solutos são filtrados livremente pela barreira glomerular. No entanto, em solutos grandes, como as proteínas plasmáticas, a carga elétrica influencia a filtração porque os diâmetros moleculares dessas moléculas são semelhantes aos diâmetros dos poros e das fendas. Em pH fisiológico, por exemplo, as proteínas plasmáticas têm carga elétrica efetiva negativa e sua filtração é restrita por seu tamanho molecular *e* pelas cargas elétricas negativas que revestem a barreira glomerular. Algumas doenças glomerulares são associadas à remoção das cargas elétricas negativas da barreira, o que aumenta a filtração de proteínas plasmáticas e causa **proteinúria**.

Além disso, o efeito da carga elétrica na filtração de grandes solutos foi demonstrado em ratos por meio da determinação da taxa de filtração de várias moléculas de dextrana de tamanhos (raios moleculares) e cargas elétricas efetivas diferentes. Para determinado raio molecular, havia uma dextrana neutra, uma dextrana de carga elétrica negativa (aniônica) e uma dextrana de carga elétrica positiva (catiônica). Em qualquer raio molecular, a dextrana catiônica foi mais filtrável, a dextrana aniônica foi a menos filtrável e a dextrana neutra estava no meio. Os cátions foram atraídos pelas cargas elétricas negativas nos poros, os ânions foram repelidos e as moléculas neutras não foram afetadas.

Pressões de Starling pelos capilares glomerulares

Como nos capilares sistêmicos, as pressões que impulsionam o movimento do líquido pela parede capilar glomerular são as pressões de Starling ou forças de Starling. Teoricamente, existem quatro pressões de Starling: duas pressões hidrostáticas (uma no sangue capilar e outra no líquido intersticial) e duas pressões oncóticas (uma no sangue capilar e uma no líquido intersticial). Ao aplicar essas pressões aos capilares glomerulares, há uma pequena modificação: a pressão oncótica do espaço de Bowman, que é análoga ao líquido intersticial, é considerada zero porque a filtração de proteínas é insignificante.

Equação de Starling

A filtração glomerular é o movimento do líquido através da parede capilar glomerular. Esse movimento é impulsionado pelas pressões de Starling através da parede e, supondo que a pressão oncótica do espaço de Bowman é zero, é descrito pela **equação de Starling**:

$$TFG = K_f\,[(P_{GC} - P_{BS}) - \pi_{GC}]$$

em que

TFG = Taxa de filtração glomerular (mℓ/min)
K_f = Condutância hidráulica (mℓ/min por mmHg) ou Coeficiente de filtração (mℓ/min por mmHg)
P_{GC} = Pressão hidrostática no capilar glomerular (mmHg)
P_{BS} = Pressão hidrostática no espaço de Bowman (mmHg)
π_{GC} = Pressão oncótica no capilar glomerular (mmHg)

Cada um dos parâmetros da equação de Starling se aplica aos capilares glomerulares da seguinte maneira:

- **K_f, o coeficiente de filtração**, é a permeabilidade à água ou condutância hidráulica da parede capilar glomerular. Os dois fatores que contribuem para K_f são a permeabilidade à água por unidade de área de superfície e a área de superfície total. Nos capilares glomerulares, K_f é mais de 100 vezes maior que nos capilares sistêmicos (p. ex., capilares do músculo esquelético) devido à combinação de uma maior área de superfície total e uma maior permeabilidade intrínseca à água da barreira. A consequência desse K_f extremamente alto é a filtração de muito mais líquido dos capilares glomerulares em comparação a outros capilares (ou seja, a TFG é de 180 ℓ/dia)
- **P_{GC}, a pressão hidrostática nos capilares glomerulares**, é uma força que favorece a filtração. Em comparação aos capilares sistêmicos, P_{GC} é relativamente alta (45 mmHg). Nos capilares sistêmicos, a pressão hidrostática cai ao longo do comprimento do vaso; nos capilares glomerulares, é constante por todo o comprimento
- **P_{BS}, a pressão hidrostática no espaço de Bowman**, é uma força oposta à filtração. Essa pressão (10 mmHg) é gerada pelo líquido no lúmen do néfron
- **π_{GC}, a pressão oncótica nos capilares glomerulares**, é outra força oposta à filtração; π_{GC} é determinada pela concentração de proteína do sangue capilar glomerular. A π_{GC} *não é constante* ao longo do comprimento do capilar; em vez disso, aumenta progressivamente à medida que o líquido é filtrado e sai do capilar. Por fim, π_{GC} aumenta até o ponto em que a pressão efetiva de ultrafiltração se torna zero e a filtração glomerular é interrompida (no chamado equilíbrio de filtração).

Em palavras, a TFG é o produto de K_f e a pressão efetiva de ultrafiltração. A **pressão efetiva de ultrafiltração**, a força motriz, é a soma algébrica das três pressões de Starling (omitindo a pressão oncótica no espaço de Bowman). Nos capilares glomerulares, a pressão efetiva de ultrafiltração **sempre favorece a filtração**, de modo que a direção do líquido é sempre para *fora* dos capilares. Quanto maior a pressão efetiva, maior a TFG.

A Figura 6.10 é uma representação pictórica das três pressões de Starling, cada uma representada por uma seta. O *sentido* da seta indica se a pressão favorece a filtração para fora do capilar ou a absorção para o interior do capilar. O *tamanho* da seta indica a magnitude relativa da pressão. O valor numérico da pressão (em mmHg) tem *sinal positivo* se a pressão favorecer a filtração e *sinal negativo* se a pressão favorecer a absorção. A pressão efetiva de ultrafiltração, que é a força motriz, é a soma algébrica das três pressões.

A Figura 6.10A mostra o perfil das pressões de Starling no **começo do capilar glomerular**. Nesse ponto, o sangue acabou de chegar pela arteríola aferente e ainda não houve filtração. A soma das três pressões de Starling, ou pressão efetiva do ultrafiltrado, é +16 mmHg; assim, a pressão efetiva de ultrafiltração é bastante favorável à filtração.

A Figura 6.10B mostra as três pressões de Starling no **final do capilar glomerular**. Nesse ponto, o sangue foi filtrado extensivamente e está prestes a deixar o capilar glomerular para entrar na arteríola eferente. A soma das três pressões de Starling agora é zero. Como a ultrafiltração efetiva é zero, não há filtração, um ponto chamado de **equilíbrio de filtração**. Convenientemente, o equilíbrio de filtração normalmente ocorre no fim do capilar glomerular.

Uma pergunta importante é: *o que causa o equilíbrio de filtração?* Em outras palavras, *qual pressão Starling mudou para que a pressão efetiva de ultrafiltração ficasse igual a zero?* Para responder a essa pergunta, compare as pressões de Starling no começo e no fim do capilar glomerular. A única pressão que muda é a π_{GC}, a pressão oncótica do sangue capilar glomerular. A filtração do líquido para fora do capilar glomerular deixa as proteínas para trás, o que aumenta a concentração dessas moléculas e a π_{GC}. No final do capilar glomerular, a π_{GC} aumentou até o ponto em que a pressão efetiva de ultrafiltração ficou igual a zero. (Além disso, lembre-se de que esse sangue que deixa os capilares glomerulares se torna sangue capilar peritubular. O sangue capilar peritubular, portanto, tem alta pressão oncótica [π_c], que se torna uma força motriz para a reabsorção no túbulo

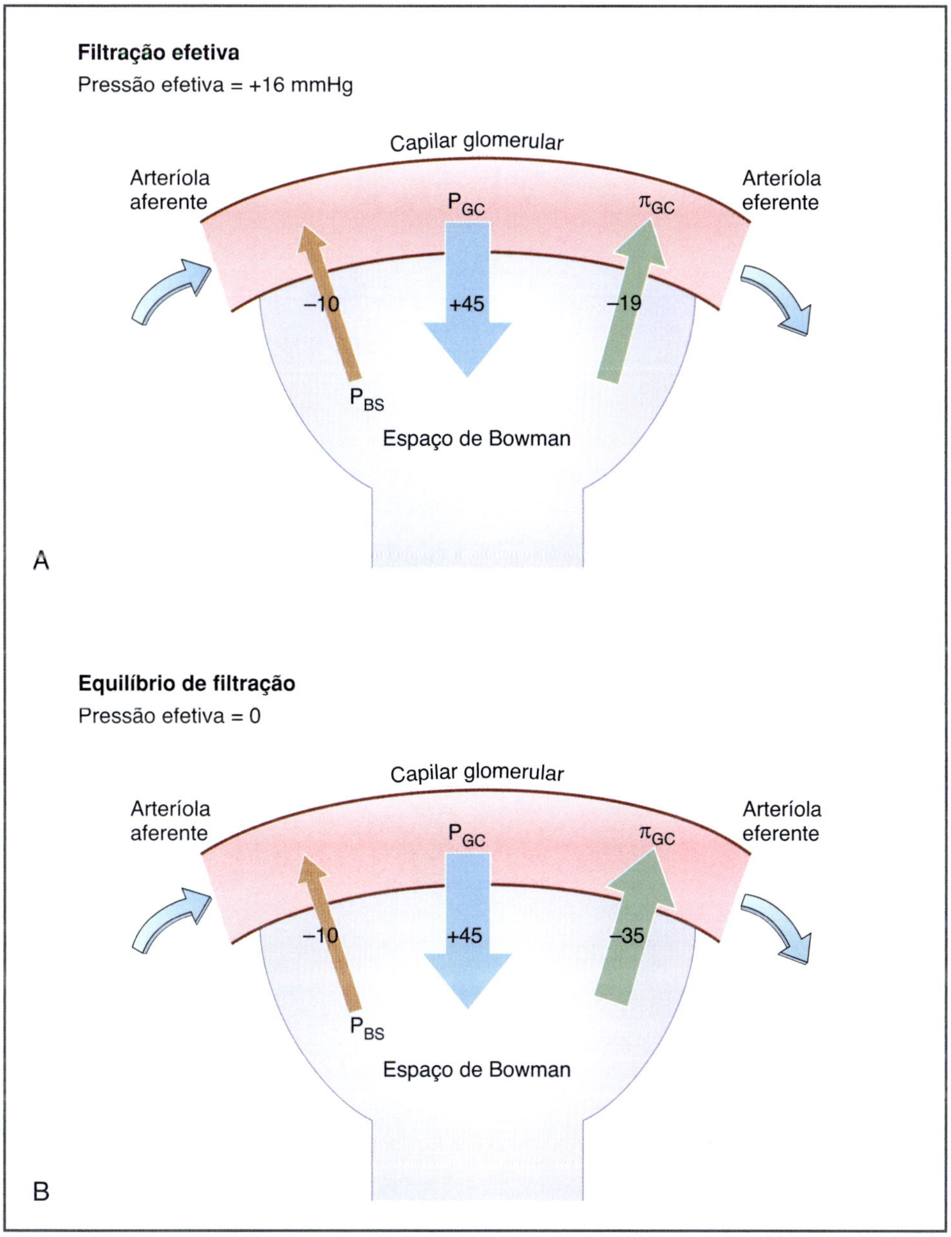

Figura 6.10 Pressões de Starling pelos capilares glomerulares. A. Filtração efetiva. **B.** Equilíbrio de filtração. As *setas* mostram a direção das pressões de Starling; os números indicam a magnitude da pressão (mmHg). Os *sinais* + mostram pressões que favorecem a filtração; os *sinais* − mostram pressões que se opõem à filtração. P_{BS}, pressão hidrostática no espaço de Bowman; P_{GC}, pressão hidrostática no capilar glomerular; π_{GC}, pressão oncótica no capilar glomerular.

proximal do néfron.) Não há diminuição da P_{GC} ao longo dos capilares glomerulares como nos capilares sistêmicos. A diferença dos capilares glomerulares é a presença de um segundo conjunto de arteríolas, as arteríolas eferentes. A constrição das arteríolas eferentes previne o declínio da P_{GC} que ocorreria durante a filtração do líquido ao longo dos capilares glomerulares.

Alterações nas pressões de Starling

A TFG depende da pressão efetiva de ultrafiltração que, por sua vez, depende da soma das pressões de Starling através da parede capilar glomerular. Deve ficar claro, portanto, que mudanças na TFG podem ser provocadas por alterações em qualquer uma das pressões de Starling (Tabela 6.6).

- As **alterações de P_{GC}** são produzidas por mudanças na resistência das arteríolas aferentes e eferentes. Obviamente, as mudanças na TFG ocorrem em direções opostas, dependendo da arteríola afetada. A Figura 6.11 mostra o mecanismo responsável por esse fenômeno.

A Figura 6.11A mostra a **constrição da arteríola aferente**, que aumenta a resistência arteriolar aferente. Como esperado em qualquer constrição arteriolar, o FPR diminui. A TFG também diminui porque, como menos sangue flui para o capilar glomerular, a P_{GC} cai, reduzindo a pressão efetiva de ultrafiltração. Exemplos são os efeitos do **SNS** e *altos* níveis de angiotensina II.

A Figura 6.11B mostra a **constrição da arteríola eferente**, que aumenta a resistência arteriolar eferente.

Tabela 6.6 Efeito das modificações das pressões de Starling no fluxo plasmático renal, na taxa de filtração glomerular e na fração de filtração.

Efeito	FPR	TFG	Fração de filtração (TFG/FPR)
Constrição da arteríola aferente	↓	↓	SA
Constrição da arteríola eferente	↓	↑	↑
Aumento da concentração plasmática de proteínas	SA	↓	↓
Redução da concentração plasmática de proteínas	SA	↑	↑
Constrição do ureter	SA	↓	↓

TFG, taxa de filtração glomerular; *SA*, sem alteração; *FPR*, fluxo plasmático renal.

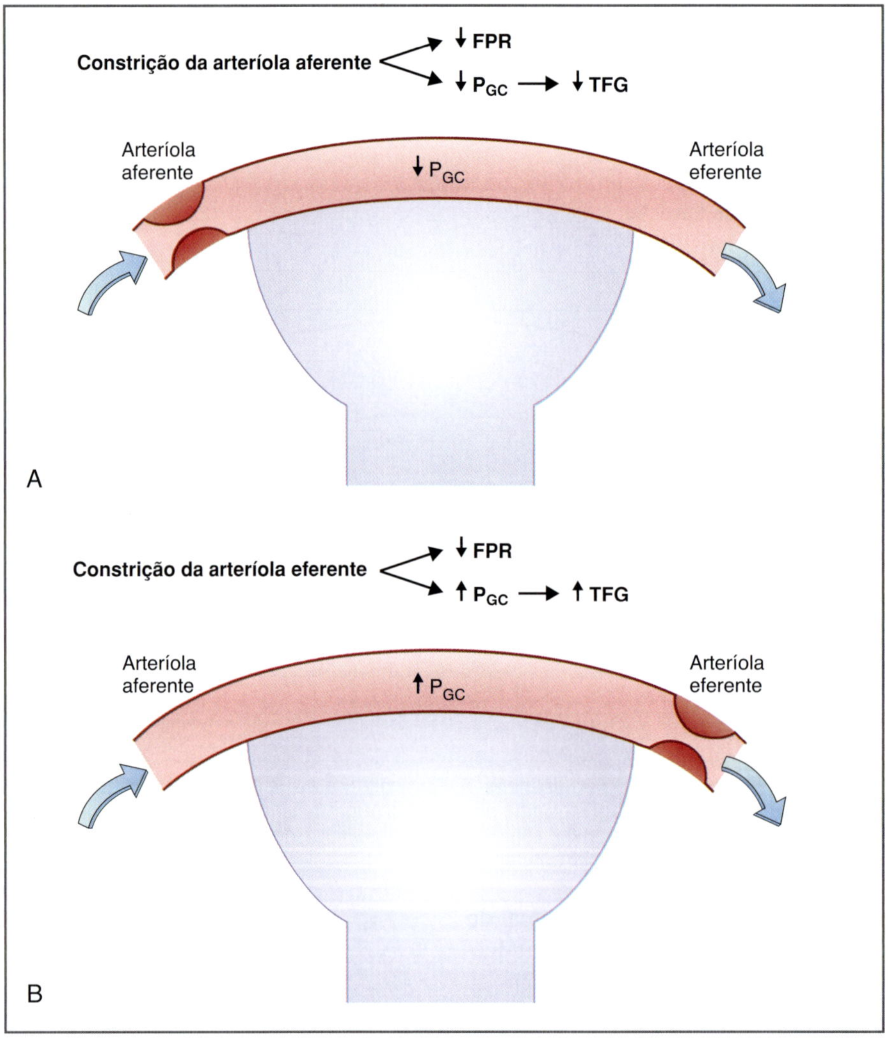

Figura 6.11 Efeitos da constrição das arteríolas aferentes (A) e eferentes (B) no fluxo plasmático renal (*FPR*) e na taxa de filtração glomerular (*TFG*). P_{GC}, pressão hidrostática no capilar glomerular.

O efeito da constrição arteriolar no FPR é o mesmo da constrição da arteríola aferente (diminuição), mas o efeito na TFG é oposto (aumento). A TFG aumenta porque o sangue não consegue sair do capilar glomerular, fazendo com que a P_{GC} e a pressão efetiva de ultrafiltração também aumentem. Um exemplo é o efeito de *baixos* níveis de **angiotensina II**.

Os efeitos da **angiotensina II** no FPR e na TFG têm implicações importantes. A angiotensina II contrai as arteríolas aferentes e eferentes, mas preferencialmente essas últimas. Assim, baixo nível de angiotensina II tem um grande efeito constritor nas arteríolas eferentes e um pequeno efeito constritor nas arteríolas aferentes, levando a uma diminuição do FPR e um aumento da

TFG. O nível maior de angiotensina II (como na resposta à hemorragia) tem um efeito constritor pronunciado nas arteríolas eferentes e um efeito constritor médio nas arteríolas aferentes, o que reduz o FPR e diminui ainda mais a TFG. Assim, níveis baixos e altos de angiotensina II, devido ao seu efeito preferencial nas arteríolas eferentes, "protegem" ou "preservam" a TFG em caso de vasoconstrição. Os **inibidores da enzima conversora de angiotensina (IECA)** bloqueiam a produção de angiotensina II e compensam ou eliminam seu efeito protetor na TFG

- As **alterações em π_{GC}** são causadas por mudanças na concentração plasmática de proteínas. Assim, aumentos nessa concentração **elevam a π_{GC}**, o que diminui tanto a pressão efetiva de ultrafiltração quanto a TFG. Por outro lado, diminuições na concentração plasmática de proteínas (p. ex., síndrome nefrótica, em que há perda de grandes quantidades de proteínas na urina) **reduzem a π_{GC}**, o que aumenta tanto a pressão efetiva de ultrafiltração quanto a TFG
- As **alterações na P_{BS}** podem ser produzidas pela obstrução do fluxo de urina (p. ex., cálculo ureteral ou constrição de um ureter). A **constrição do ureter**, por exemplo, impede o fluxo de urina até a bexiga, fazendo com que a urina volte para o rim. Consequentemente, a pressão hidrostática nos néfrons aumenta até o espaço de Bowman, o que eleva a P_{BS}. O aumento da P_{BS} diminui a pressão efetiva de ultrafiltração e, assim, a TFG.

Determinação da taxa de filtração glomerular

A TFG é medida pela depuração (*clearance*) de um **marcador glomerular**. Esse marcador tem três características: (1) tem de ser filtrado livremente pelos capilares glomerulares, sem restrições de tamanho ou carga elétrica; (2) não pode ser reabsorvido ou secretado pelo túbulo renal; e (3) não altera a TFG ao ser infundido. Assim, as propriedades do marcador glomerular ideal diferem daquelas do marcador usado para medida do FPR (ou seja, PAH).

Depuração (clearance) de inulina

O marcador glomerular "padrão ouro" é a **inulina**, um polímero de frutose com peso molecular de cerca de 5.000 daltons. A inulina não está ligada às proteínas plasmáticas, não tem carga elétrica e seu tamanho molecular possibilita sua **livre filtração** pela parede capilar glomerular. Uma vez filtrada, a inulina é completamente inerte no túbulo renal: **não é reabsorvida nem secretada** pelas células tubulares renais. Assim, a quantidade de inulina filtrada pelos capilares glomerulares é exatamente igual à quantidade de inulina que é excretada na urina.

A depuração (*clearance*) da inulina é igual à TFG, como expresso na seguinte equação:

$$\text{TFG} = \frac{[U]_{inulina} \times \dot{V}}{[P]_{inulina}} = C_{inulina}$$

em que

TFG = Taxa de filtração glomerular (mℓ/min)
$[U]_{inulina}$ = Concentração urinária de inulina (mg/ℓ)
$[P]_{inulina}$ = Concentração plasmática de inulina (mg/mℓ)
$\dot{V}$ = Taxa de fluxo de urina (mℓ/min)
$C_{inulina}$ = Depuração (*clearance*) de inulina (mℓ/min)

É preciso considerar diversos pontos sobre o uso de inulina para determinação da TFG. (1) A inulina não é uma substância endógena e, portanto, deve ser infundida por via intravenosa. (2) O numerador da fração, $[U]_{inulina} \times \dot{V}$, é igual à taxa de excreção de inulina. (3) Alterações na concentração plasmática de inulina *não alteram a TFG*, embora a análise da equação possa levar à conclusão oposta. Um aumento na concentração plasmática de inulina (por maior infusão da molécula), por exemplo, *não diminui* a TFG de acordo com a seguinte lógica: aumento da concentração plasmática de inulina também aumenta a quantidade de inulina filtrada, o que aumenta a quantidade de inulina excretada (ou seja, $[U]_{inulina} \times \dot{V}$). Assim, tanto o numerador quanto o denominador aumentam proporcionalmente e o valor calculado da TFG não é afetado. (4) A TFG (ou a depuração da inulina) também não é influenciada por mudanças na taxa de fluxo urinário, embora a análise da equação possa novamente levar à conclusão oposta. Quando a taxa de fluxo urinário ($\dot{V}$) aumenta, a concentração urinária de inulina, $[U]_{inulina}$, diminui proporcionalmente por diluição. Assim, o numerador ($[U]_{inulina} \times \dot{V}$) e o valor calculado da TFG não são afetados por essa alteração na taxa de fluxo de urina, como ilustrado no exemplo de problema a seguir.

EXEMPLO DE PROBLEMA. Uma mulher que consente em participar de estudos renais no Centro de Pesquisa Clínica recebe uma infusão de inulina para determinação de sua TFG. Ao longo do estudo, sua taxa de fluxo de urina é intencionalmente modificada pela ingestão de grandes quantidades de água. A $[P]_{inulina}$ é mantida constante em 1 mg/mℓ com uma infusão. A taxa de fluxo de urina e a $[U]_{inulina}$ antes e depois da ingestão de água são as seguintes:

Antes da ingestão de água	Depois da ingestão de água
$[U]_{inulina}$ = 100 mg/mℓ	$[U]_{inulina}$ = 20 mg/mℓ
$\dot{V}$ = 1 mℓ/min	$\dot{V}$ = 5 mℓ/min

Qual é o efeito do aumento do fluxo de urina (produzido pela ingestão de água) na TFG da mulher?

SOLUÇÃO. Calcule a TFG com base na depuração (*clearance*) da inulina antes e depois da ingestão de água.

$$\text{TFG antes da ingestão de água} = \frac{[U]_{inulina} \times \dot{V}}{[P]_{inulina}}$$
$$= \frac{100\ \text{mg/m}\ell \times 1\ \text{m}\ell/\text{min}}{1\ \text{mg/m}\ell}$$
$$= 100\ \text{m}\ell/\text{min}$$

$$\text{TFG depois da ingestão de água} = \frac{[U]_{inulina} \times \dot{V}}{[P]_{inulina}} = \frac{20\ m\ell/m\ell \times 5\ m\ell/min}{1\ mg/m\ell} = 100\ m\ell/min$$

Apesar de a taxa de fluxo de urina ser muito diferente nas duas condições, a TFG foi absolutamente constante. À medida que a taxa de fluxo de urina aumentou de 1 mℓ/min para 5 mℓ/min, $[U]_{inulina}$ diminuiu (por diluição) de 100 mg/mℓ para 20 mg/mℓ (uma alteração proporcional).

Outros marcadores da taxa de filtração glomerular

A inulina é o único marcador glomerular perfeito; nenhum outro marcador atende exatamente a todos os critérios. A substância mais próxima é a **creatinina**, que é filtrada livremente pelos capilares glomerulares, mas também secretada em pequena extensão. Assim, a depuração (*clearance*) da creatinina superestima ligeiramente a TFG. A conveniência de usar a creatinina, no entanto, supera este pequeno erro: a creatinina é uma substância endógena (diferentemente da inulina), e não precisa ser infundida para determinação da TFG.

A **concentração sérica de ureia** ou **creatinina** pode ser usada para estimar a TFG porque as duas moléculas são filtradas pelos capilares glomerulares. Assim, cada substância depende da etapa de filtração para ser excretada na urina. Em caso de diminuição da TFG (p. ex., na insuficiência renal), a concentração sérica de ureia e creatinina aumentam porque sua filtração não é adequada.

A **contração volumétrica (hipovolemia)** diminui a perfusão renal e, assim, a TFG (**azotemia pré-renal**). Na azotemia pré-renal, as concentrações de ureia e creatinina são maiores devido à diminuição da TFG. Entretanto, como a ureia é reabsorvida e a creatinina não, a concentração de ureia aumenta mais do que a de creatinina; na contração volumétrica, há aumento da reabsorção proximal de todos os solutos, inclusive a ureia, o que é responsável pela sua maior elevação. Um indicador, portanto, da contração volumétrica (azotemia *pré-renal*) é o **aumento da razão ureia/creatinina** acima de 20. Por outro lado, a insuficiência renal por causas *renais* (p. ex., insuficiência renal crônica) provoca aumento tanto na concentração sérica de ureia quanto de creatinina, mas não eleva a razão ureia/creatinina.

Fração de filtração

A fração de filtração expressa a relação entre TFG e FPR. Essa fração é dada pela seguinte equação:

$$\text{Fração de filtração} = \frac{\text{TFG}}{\text{FPR}}$$

Em outras palavras, a fração de filtração é a parte do FPR que é filtrada pelos capilares glomerulares. A fração de filtração normal é cerca de **0,20 ou 20%**. Ou seja, 20% do FPR é filtrado e 80% não é filtrado. Os 80% do FPR que não são filtrados deixam os capilares glomerulares pelas arteríolas eferentes e se tornam o fluxo sanguíneo capilar peritubular.

Como exercício, pense no efeito das mudanças na fração de filtração na concentração de proteínas e na pressão oncótica (π_c) do sangue capilar peritubular. O aumento da fração de filtração (ver Tabela 6.6) aumentaria a filtração e a saída de líquido do sangue capilar glomerular, gerando um aumento maior do que o normal na concentração de proteína do sangue capilar. Assim, aumentos na fração de filtração elevam a concentração de proteína e π_c do sangue capilar peritubular (o que influencia o mecanismo de reabsorção no túbulo proximal, discutido mais adiante neste capítulo).

REABSORÇÃO E SECREÇÃO

A filtração glomerular leva à produção de grandes quantidades (180 ℓ/dia) de um ultrafiltrado de plasma. Se esse ultrafiltrado fosse excretado sem modificações, as seguintes quantidades seriam perdidas na urina a cada dia: 180 ℓ de água; 25.200 mEq de Na^+; 19.800 mEq de Cl^-; 4.320 mEq de HCO_3^-; e 14.400 mg de glicose. Cada uma dessas perdas representa mais de 10 vezes o valor presente em *todo* o LEC. Felizmente, mecanismos de reabsorção nas células epiteliais que revestem o túbulo renal devolvem essas substâncias à circulação e ao LEC. Além disso, mecanismos de secreção nas células epiteliais removem certas substâncias do sangue capilar peritubular e as adicionam à urina.

Determinação da reabsorção e secreção

A Figura 6.12 ilustra os processos de filtração, reabsorção e secreção, e mostra um capilar glomerular com suas arteríolas aferentes e eferentes. Observe o começo do néfron (espaço de Bowman e início do túbulo contorcido proximal), revestido por células epiteliais. Há um capilar peritubular adjacente, que emerge da arteríola eferente e leva sangue para o néfron.

- **Filtração.** Um líquido do tipo intersticial é filtrado pelo capilar glomerular para o espaço de Bowman. A quantidade de uma substância filtrada no espaço de Bowman por unidade de tempo é chamada de **carga filtrada**. O líquido no espaço de Bowman e no lúmen do néfron é chamado de líquido tubular ou líquido luminal
- **Reabsorção.** A água e muitos solutos (p. ex., Na^+, Cl^-, HCO_3^-, glicose, aminoácidos, ureia, Ca^{2+}, Mg^{2+}, fosfato, lactato, citrato e ácido úrico) são reabsorvidos do filtrado glomerular para o sangue capilar peritubular. Os mecanismos de reabsorção utilizam transportadores nas membranas das células epiteliais renais. Como enfatizado, a ausência de reabsorção levaria à rápida perda da maioria desses constituintes do LEC na urina

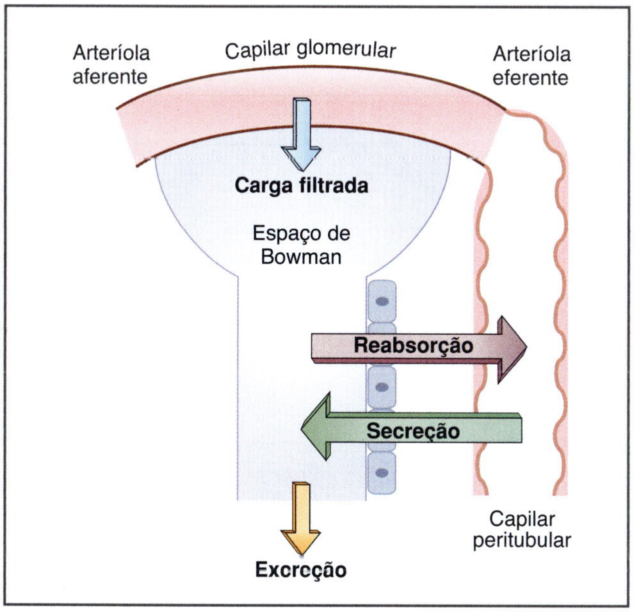

Figura 6.12 Processos de filtração, reabsorção e secreção em um néfron. A soma dos três processos é a excreção.

- **Secreção.** Algumas substâncias (p. ex., ácidos orgânicos, bases orgânicas, K^+ e ácido úrico) são secretadas do sangue capilar peritubular para o líquido tubular. Desse modo, além da filtração, a secreção é um mecanismo para excreção de substâncias na urina. Assim como na reabsorção, os mecanismos de secreção usam transportadores nas membranas das células epiteliais que revestem o néfron
- **Excreção.** A excreção, ou taxa de excreção, refere-se à quantidade de uma substância excretada por unidade de tempo. A excreção é o resultado, ou soma, dos processos de filtração, reabsorção e secreção. A taxa de excreção pode ser comparada à carga filtrada para determinar se houve reabsorção ou secreção de uma substância.

As seguintes equações são usadas para cálculo da carga filtrada, da taxa de excreção e da taxa de reabsorção ou secreção:

$$\text{Carga filtrada} = \text{TFG} \times [P]_x \times \%\ \text{não ligada no plasma}$$

$$\text{Taxa de excreção} = \dot{V} \times [U]_x$$

$$\text{Taxa de reabsorção ou excreção} = \text{Carga filtrada} - \text{Taxa de excreção}$$

Em palavras, a diferença entre a carga filtrada e a taxa de excreção é a taxa de reabsorção efetiva ou secreção efetiva. Se a carga filtrada for maior que a taxa de excreção, houve **reabsorção efetiva** da substância. Se a carga filtrada for menor que a taxa de excreção, houve **secreção efetiva** da substância. Esse tipo de cálculo é mostrado na Figura 6.13, que exemplifica uma substância reabsorvida e uma substância secretada. (Observe que o cálculo da carga filtrada de substâncias ligadas às proteínas plasmáticas deve corrigir a porcentagem *não ligada*.)

A Figura 6.13A ilustra o processamento renal de Na^+, um soluto livremente filtrado e depois reabsorvido. Nesse exemplo, a carga filtrada de Na^+ é 25.200 mEq/dia (TFG × $[P]_{Na^+}$) e a taxa de excreção de Na^+ é de 100 mEq/dia ($\dot{V}$ × $[U]_{Na^+}$). Como a carga filtrada de Na^+ é maior que a taxa de excreção, houve **reabsorção efetiva de Na^+**. O rim reabsorve 25.100 mEq/dia, que é 99,4% da carga filtrada (25.100 mEq/25.200 mEq).

A Figura 6.13B ilustra o processamento renal do PAH, um soluto filtrado e depois secretado. Nesse exemplo, a carga filtrada de PAH é de 18 g/dia (TFG × $[P]_{PAH}$) e a taxa de excreção de PAH é de 54 g/dia ($\dot{V}$ × $[U]_{PAH}$). Como a carga filtrada de PAH é menor que a taxa de excreção, houve **secreção efetiva de PAH** de 36 g/dia (taxa de excreção – carga filtrada). Nesse exemplo, a taxa de secreção de PAH é o dobro da carga filtrada original.

Glicose – exemplo de reabsorção

A glicose é filtrada pelos capilares glomerulares e reabsorvida pelas células epiteliais do túbulo contorcido proximal. A reabsorção de glicose é um processo de duas etapas formado pelo **cotransporte de Na^+-glicose** através da membrana luminal e o **transporte facilitado de glicose** através da membrana peritubular. Como há um número limitado de transportadores de glicose, o mecanismo é saturável, isto é, tem um **transporte máximo** ou T_m.

Mecanismo celular de reabsorção de glicose

A Figura 6.14 mostra o mecanismo celular de reabsorção de glicose no início do túbulo proximal. A membrana luminal das células epiteliais está voltada para o líquido tubular (lúmen) e contém o cotransportador de Na^+-glicose. A membrana peritubular ou membrana basolateral das células está voltada para o sangue capilar peritubular e contém a Na^+-K^+ ATPase e o transportador facilitado de glicose. A reabsorção de glicose do líquido tubular para o sangue capilar peritubular tem as seguintes etapas:

1. A glicose passa do líquido tubular para a célula no **cotransportador de Na^+-glicose** (chamado de **SGLT 2**) na membrana luminal. Um íon Na^+ e uma molécula de glicose se ligam à proteína de cotransporte, a proteína gira na membrana e libera Na^+ e glicose no LIC. Nessa etapa, a glicose é transportada contra um gradiente eletroquímico; a energia para esse transporte de glicose *contra o gradiente eletroquímico* vem do movimento de Na^+ *a favor do gradiente eletroquímico*.
2. O gradiente de Na^+ é mantido pela Na^+-K^+-ATPase na membrana peritubular. Como o ATP é usado de maneira *direta* para energizar a Na^+-K^+-ATPase e *indireta* para manter o gradiente de Na^+, o cotransporte de Na^+-glicose é chamado de **transporte ativo secundário.**
3. A glicose é transportada da célula para o sangue capilar peritubular por **difusão facilitada**. Nessa etapa, a glicose se move a favor de seu gradiente eletroquímico e não há necessidade de energia. As proteínas

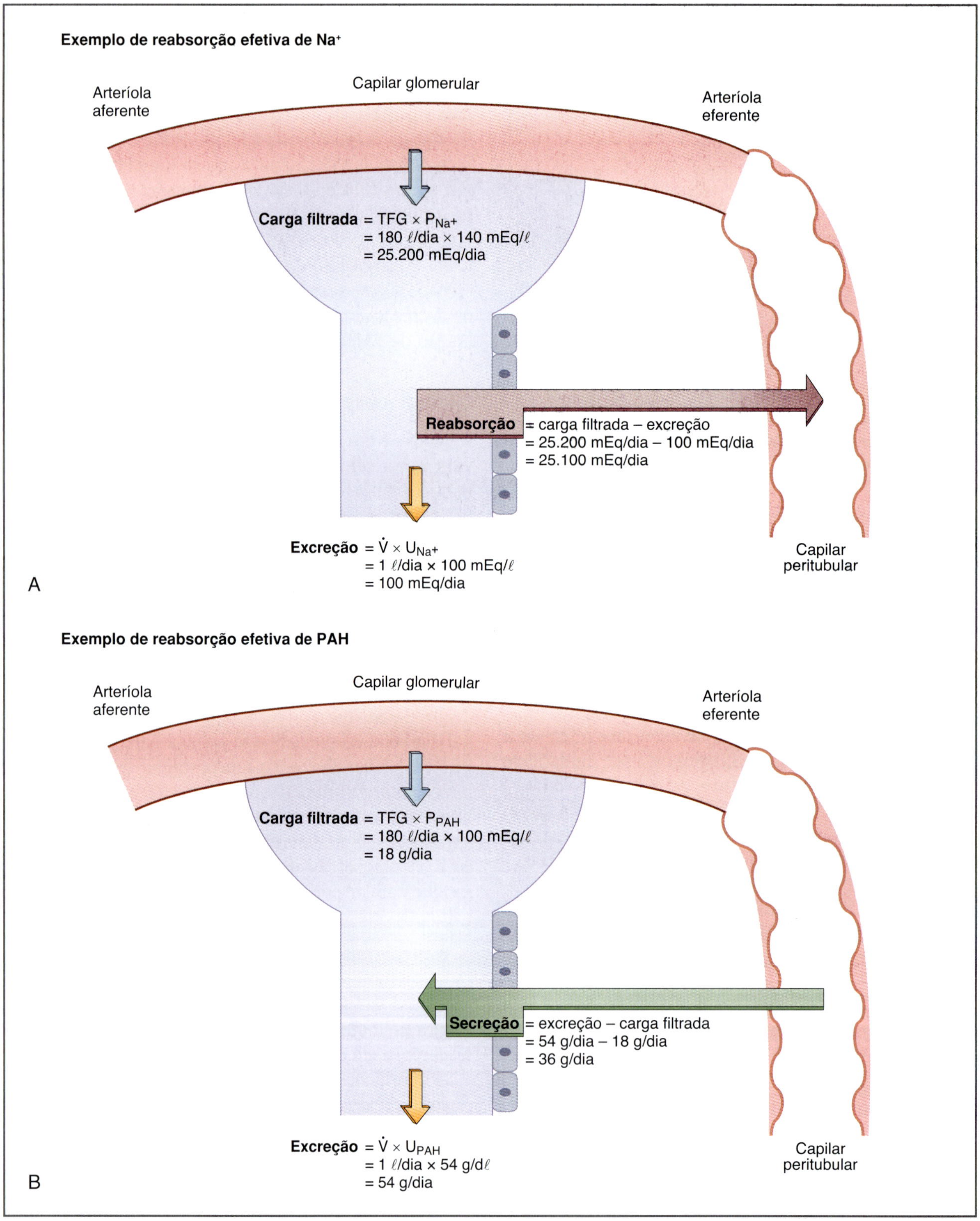

Figura 6.13 Exemplos de substâncias que são reabsorvidas ou secretadas. A. Exemplo de reabsorção efetiva de Na^+. O Na^+ é filtrado e reabsorvido pelas células epiteliais renais; a excreção de Na^+ é a diferença entre a carga filtrada e a taxa de reabsorção. **B.** Exemplo de secreção efetiva de ácido *para*-amino-hipúrico (PAH). O PAH é filtrado e secretado pelas células epiteliais renais; a excreção de PAH é a soma da carga filtrada mais a taxa de secreção. A figura mostra os cálculos de carga filtrada, taxa de reabsorção ou secreção e taxa de excreção (mEq/dia). *TFG*, taxa de filtração glomerular; P_{Na+}, concentração plasmática de Na^+; P_{PAH}, concentração plasmática de PAH; U_{Na+}, concentração urinária de Na^+; U_{PAH}, concentração urinária de PAH.

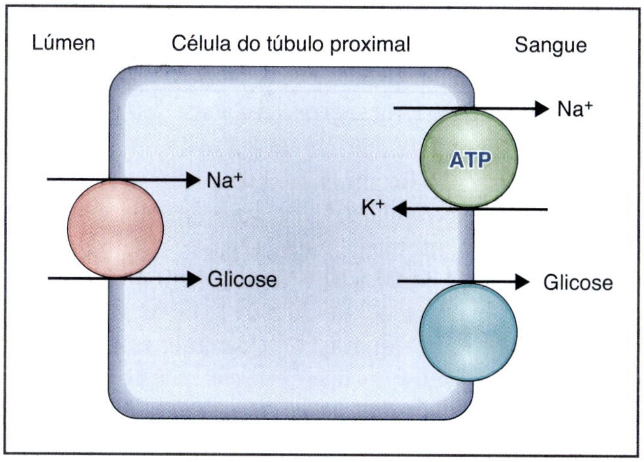

Figura 6.14 Mecanismo celular de reabsorção de glicose no início do túbulo proximal. *ATP*, trifosfato de adenosina.

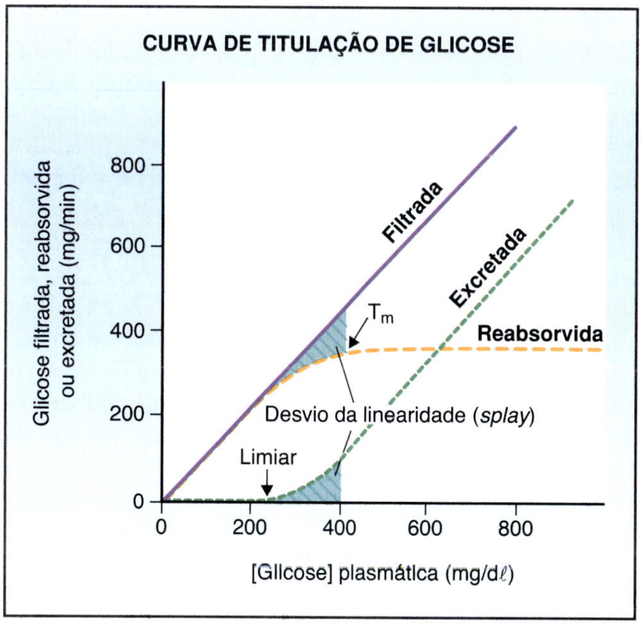

Figura 6.15 Curva de titulação de glicose. A figura mostra a filtração, a reabsorção e a excreção da glicose em função de sua concentração plasmática. As *áreas hachuradas* são o desvio da linearidade (*splay*). T_m, transporte tubular máximo.

que participam da difusão facilitada da glicose são chamadas de **GLUT1** e **GLUT2**, e pertencem a uma família maior de transportadores de glicose.

Curva de titulação de glicose e T_m

Uma **curva de titulação de glicose** mostra a relação entre a concentração plasmática de glicose e a reabsorção de glicose (Figura 6.15). Para comparação, o gráfico também mostra a carga filtrada e a taxa de excreção de glicose. A curva de titulação de glicose é obtida experimentalmente por infusão de glicose e medida de sua taxa de reabsorção enquanto a concentração plasmática aumenta. A curva de titulação é mais bem compreendida examinando cada relação separadamente e, em seguida, considerando as três relações juntas.

- **Carga filtrada.** A glicose é filtrada livremente pelos capilares glomerulares e a carga filtrada é o produto da TFG e da concentração plasmática de glicose (carga filtrada = TFG × $[P]_x$). Assim, o aumento da concentração plasmática de glicose aumenta a carga filtrada de maneira linear
- **Reabsorção.** Em concentrações plasmáticas de glicose inferiores a 200 mg/dℓ, toda a glicose filtrada pode ser reabsorvida devido à abundância dos cotransportadores de Na^+-glicose. Nessa faixa, a curva de reabsorção é idêntica à de filtração, isto é, a reabsorção é igual à filtração. O número de transportadores, porém, é limitado. Em concentrações plasmáticas acima de 200 mg/dℓ, a curva de reabsorção se *inclina* porque parte da glicose filtrada não é reabsorvida. Em concentrações plasmáticas acima de 350 mg/dℓ, os transportadores estão **saturados** por completo e os níveis de reabsorção atingem seu valor máximo, $\mathbf{T_m}$
- **Excreção.** Compare as curvas de filtração e reabsorção para entender a curva de excreção. Em concentrações plasmáticas de glicose abaixo de 200 mg/dℓ, toda a glicose filtrada é reabsorvida e não há excreção. Em concentrações plasmáticas de glicose acima de 200 mg/dℓ, os transportadores estão perto do ponto de saturação. A maior parte da glicose filtrada é reabsorvida e as moléculas não reabsorvidas são excretadas. A concentração plasmática em que a excreção de glicose na urina começa a ocorrer é chamada de **limiar**, e é inferior ao T_m. O T_m é atingido acima de 350 mg/dℓ, quando a saturação dos transportadores é total. A curva de excreção agora aumenta de maneira linear em função da concentração plasmática de glicose, em paralelo à curva de filtração.

O T_m de glicose é aproximado de maneira gradual, não abrupta (ver Figura 6.15), um fenômeno chamado de **desvio de linearidade (*splay*)**. Esse desvio é a parte da curva de titulação em que a reabsorção se *aproxima* da saturação, mas não é *completa*. Por causa do *splay*, a glicose é excretada na urina (no limiar) antes que os níveis de reabsorção se estabilizem no valor de T_m.

Há duas explicações para o *splay*. A primeira é baseada na **baixa afinidade** do cotransportador de Na^+-glicose. Assim, perto do T_m, a glicose que se desprende de seu transportador é excretada na urina porque há poucos locais de ligação restantes para uma nova interação. A segunda explicação é baseada na **heterogeneidade** dos néfrons. O T_m de todo o rim reflete o T_m *médio* de todos os néfrons, mas nem todos os néfrons têm exatamente o mesmo T_m. Alguns néfrons atingem o T_m em concentrações plasmáticas menores do que outros, e a excreção de glicose na urina acontece antes que o T_m médio seja atingido.

Glicosúria

Em concentrações plasmáticas normais de glicose (70 a 100 mg/dℓ), toda a glicose filtrada é reabsorvida e não há excreção. Em algumas circunstâncias, porém, há

glicosúria (excreção de glicose na urina). As causas da glicosúria podem ser compreendidas com a análise da curva de titulação da glicose. (1) No **diabetes melito** não controlado, a ausência de insulina faz com que a concentração plasmática de glicose fique muito alta. Nesse caso, a carga filtrada de glicose excede a capacidade de reabsorção (ou seja, a concentração plasmática de glicose está acima do T_m) e a glicose é excretada na urina. (2) Durante a **gravidez**, a TFG é maior, o que aumenta a carga filtrada de glicose a ponto de exceder a capacidade de reabsorção. (3) Várias **anomalias congênitas em cotransportadores de Na^+-glicose** estão associadas a diminuições de T_m, levando à excreção de glicose na urina em concentrações plasmáticas abaixo do normal (Boxe 6.1).

Ureia – exemplo de reabsorção passiva

A ureia é transportada pela maioria dos segmentos do néfron (Figura 6.16). Diferentemente da glicose, que é reabsorvida por mecanismos mediados por transportadores, a ureia é reabsorvida ou secretada por difusão (difusão simples e difusão facilitada). A taxa de reabsorção ou secreção é determinada pela diferença de concentração de ureia entre o líquido tubular e o sangue, e pela permeabilidade das células epiteliais à ureia. Quando há uma grande diferença de concentração e a permeabilidade é alta, a reabsorção de ureia é alta; quando há uma pequena diferença de concentração e/ou a permeabilidade é baixa, a reabsorção de ureia é baixa.

A ureia é filtrada livremente pelos capilares glomerulares e a concentração no filtrado inicial é idêntica à do sangue (ou seja, a princípio, não há diferença de concentração ou força motriz para a reabsorção de ureia). No entanto, à medida que a água é reabsorvida ao longo do néfron, a concentração de ureia no líquido tubular aumenta, criando uma força motriz para sua reabsorção passiva. Portanto, a reabsorção de ureia geralmente segue o mesmo padrão da reabsorção de água – quanto maior a reabsorção de água, maior a reabsorção de ureia e menor a excreção de ureia.

No **túbulo proximal,** 50% da ureia filtrada é reabsorvida por difusão simples. À medida que a água é reabsorvida no túbulo proximal, a ureia fica um pouco para trás e sua concentração no lúmen tubular fica ligeiramente superior em comparação ao sangue; essa diferença de concentração provoca a reabsorção passiva de ureia. No final do túbulo proximal, 50% da ureia filtrada foi reabsorvida; assim, 50% continuam no lúmen. A ureia é secretada no **segmento descendente fino da alça de Henle**. Por mecanismos descritos mais adiante, há uma alta concentração de ureia no líquido intersticial da medula interna. O segmento descendente fino da alça de Henle passa pela medula interna e a ureia se difunde da alta concentração do líquido intersticial para o lúmen do néfron. Mais ureia é secretada nos segmentos descendentes finos do que reabsorvida no túbulo proximal; desse modo, a curva da alça de Henle tem carga filtrada de ureia de 110%. O **segmento ascendente espesso de Henle,** o **túbulo distal** e os **ductos coletores corticais e medulares externos** são impermeáveis à ureia e, assim, não há transporte da molécula nesses locais.

No entanto, quando existe HAD, a água é reabsorvida no final do túbulo distal e nos ductos coletores corticais e medulares externos – consequentemente, nesses locais, a ureia é "deixada para trás" e sua concentração no líquido tubular se torna bastante alta. Os **ductos coletores medulares internos** têm um transportador específico para a difusão facilitada da ureia (transportador de

Boxe 6.1 Fisiologia clínica: glicosúria.

DESCRIÇÃO DO CASO. Uma mulher vai ao médico por causa de sede e micção excessivas. Na semana passada, urinou de hora em hora durante o dia e quatro ou cinco vezes por noite. Seu médico realiza exame de urina com tiras reagentes e detecta glicose. Então, pede para a paciente ficar em jejum durante a noite e voltar na manhã seguinte para um teste de tolerância à glicose. Depois de beber uma solução de glicose, sua glicemia aumenta de 200 para 800 mg/dℓ. A urina é coletada em intervalos cronometrados ao longo do teste para medida do volume e da concentração de glicose. A TFG da paciente é estimada em 120 mℓ/min a partir de sua depuração de creatinina endógena. A taxa de reabsorção de glicose (calculada como carga filtrada de glicose – taxa de excreção de glicose) é constante, de 375 mg/min. O médico conclui que a causa da glicosúria da paciente é o diabetes melito tipo I (e não um defeito no mecanismo de transporte renal de glicose).

EXPLICAÇÃO DO CASO. Há duas explicações possíveis para a glicosúria dessa paciente: (1) um defeito no mecanismo de transporte renal de glicose ou (2) sobrecarga de glicose que excede a capacidade de reabsorção do túbulo proximal. Para determinar qual explicação está correta, a taxa máxima (T_m) de reabsorção de glicose é determinada com base nos valores obtidos à medida que a glicemia aumenta. O valor de T_m é de 375 mg/min, considerado normal. Assim, o médico conclui que a glicosúria da paciente é causada pela glicemia elevada em decorrência da secreção insuficiente de insulina pelo pâncreas. Se a glicosúria fosse causada por um defeito renal, T_m seria menor que o normal.

A micção excessiva é causada pela glicose não reabsorvida no líquido tubular. A glicose atua como um diurético osmótico, retém a água e aumenta a produção de urina. A sede excessiva da mulher é parcialmente explicada pela produção excessiva de urina. Além disso, a glicemia elevada aumenta a osmolaridade do sangue e estimula o centro da sede.

TRATAMENTO. A mulher é tratada com injeções regulares de insulina.

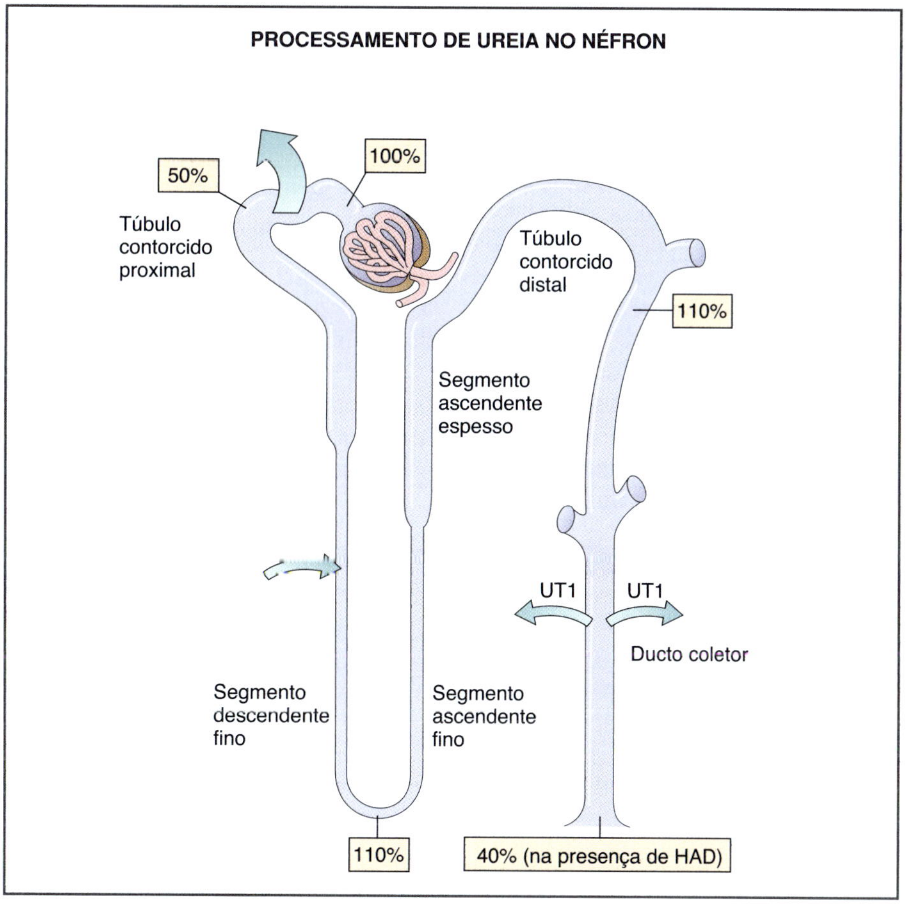

Figura 6.16 Processamento de ureia no néfron. As *setas* mostram os locais de reabsorção ou secreção de ureia; os números são porcentagens da carga filtrada que fica em diversos pontos ao longo do néfron. *HAD*, hormônio antidiurético; *UT1*, transportador de ureia 1.

ureia 1, **UT1**) que é positivamente regulado pelo HAD. Quando há HAD, a ureia é reabsorvida por UT1, movendo-se a favor de seu gradiente de concentração do lúmen para o líquido intersticial da medula interna. O HAD viabiliza a reabsorção de cerca de 70% da ureia filtrada pelo UT1, deixando 40% da ureia filtrada para ser excretada na urina. A ureia que é reabsorvida na medula interna contribui para o gradiente osmótico corticopapilar em um processo chamado **reciclagem de ureia** que será discutido em seções posteriores.

Ácido para-amino-hipúrico – exemplo de secreção

O PAH é utilizado para medir o FPR. É um **ácido orgânico** que é filtrado pelos capilares glomerulares e secretado do sangue capilar peritubular para o líquido tubular. Assim como a glicose, a filtração, a secreção e a excreção de PAH podem ser plotadas simultaneamente (Figura 6.17). (A secreção de PAH é plotada em vez de reabsorvida.)

- **Carga filtrada.** Dez por cento do PAH no sangue está ligado às proteínas plasmáticas e somente a porção *não ligada* é filtrável pelos capilares glomerulares. A carga filtrada de PAH aumenta de maneira linear com o aumento da concentração de PAH *não ligado* (carga filtrada = TFG × $[P]_x$ não ligado)

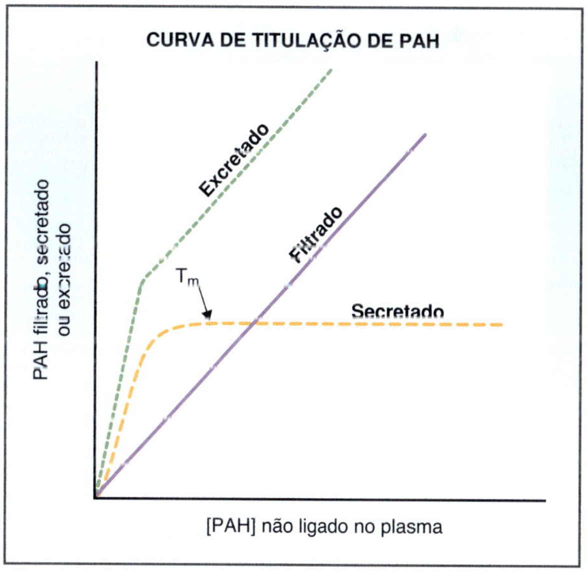

Figura 6.17 Curva de titulação do ácido *para*-amino-hipúrico (PAH). A figura mostra a filtração, a secreção e a excreção de PAH em função da concentração plasmática de PAH. T_m, transporte tubular máximo.

- **Secreção.** Os transportadores de PAH (e outros ânions orgânicos) estão nas membranas peritubulares das células do túbulo proximal. Esses transportadores têm capacidade finita de ligação e transporte de PAH pela célula, do sangue ao lúmen. Em baixas concentrações de PAH, há muitos transportadores à disposição, e a secreção aumenta de maneira linear com o aumento da concentração plasmática. A elevação da concentração de PAH até a saturação dos transportadores leva ao $\mathbf{T_m}$. Após esse ponto, não importa o quanto a concentração de PAH aumente, não há mais aumento na taxa de secreção. O transportador de PAH também é responsável pela secreção de fármacos como a **penicilina** e é inibido pela **probenecida**.

Além disso, assim como há secreção de ácidos orgânicos como o PAH, existem mecanismos secretores paralelos de **bases orgânicas** (p. ex., quinina, morfina) no túbulo proximal. Esses mecanismos secretores de ácidos e bases orgânicos são relevantes na discussão da difusão não iônica

- **Excreção.** Para uma substância secretada como o PAH, a excreção é a soma da filtração e secreção. Em baixas concentrações de PAH (abaixo de T_m), a excreção aumenta de maneira acentuada com o aumento da concentração plasmática de PAH devido à elevação tanto da filtração quanto da secreção. Em concentrações de PAH acima de T_m, a excreção aumenta de maneira menos acentuada (e é paralela à curva de filtração) porque apenas o componente de filtração aumenta com a elevação da concentração; a secreção já está saturada.

Ácido úrico – exemplo de reabsorção e secreção

O ácido úrico, um subproduto do metabolismo das purinas, é filtrado, reabsorvido e secretado no néfron (Figura 6.18). O processamento do ácido úrico é incomum em dois aspectos: primeiro, a molécula é reabsorvida *e* secretada (transporte bidirecional) e, segundo, *tanto* a reabsorção *quanto* a secreção ocorrem no túbulo proximal (em justaposição). As etapas do processamento do ácido úrico são as seguintes.

1. O ácido úrico é filtrado livremente pelos capilares glomerulares. Assim, 100% da carga filtrada vai para o espaço de Bowman.
2. No **túbulo contorcido proximal**, 99% do ácido úrico filtrado é **reabsorvido** pelo transportador de urato **(URAT 1)** na membrana luminal. O URAT 1 troca o urato por um monocarboxilato; o urato se move do lúmen para a célula e o monocarboxilato se move da célula para o lúmen. O urato é, então, reabsorvido do

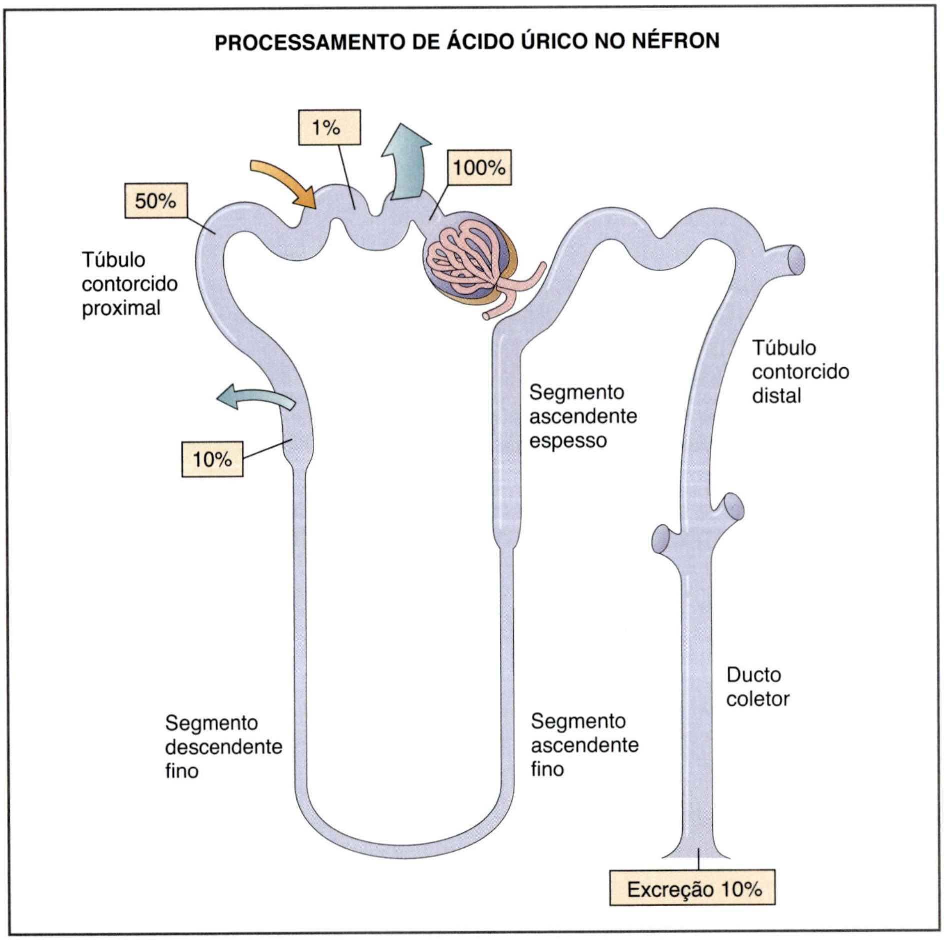

Figura 6.18 Processamento renal do ácido úrico no néfron. As *setas* mostram os locais de reabsorção ou secreção de ácido úrico; os números indicam as porcentagens da carga filtrada restante em vários pontos ao longo do néfron.

sangue pela membrana basolateral por um transportador de difusão facilitada. Por causa dessa *primeira* etapa de reabsorção, 1% da carga filtrada fica no lúmen do túbulo proximal.

3. A seguir, também no **túbulo contorcido proximal**, o ácido úrico é **secretado** por um **trocador aniônico orgânico** na membrana basolateral que troca o urato por um ácido dicarboxílico. Essa etapa de secreção devolve ácido úrico para o lúmen em uma taxa que é cerca de metade da filtração original. Depois dessa etapa de secreção, 50% da carga filtrada de ácido úrico vai para o lúmen do túbulo proximal.
4. Por fim, no **túbulo reto proximal**, o ácido úrico é **reabsorvido** novamente pelo **URAT 1**.

Como resultado das três etapas sequenciais – reabsorção, secreção e (nova) reabsorção –, 10% do ácido úrico filtrado ficam no lúmen do túbulo reto proximal; assim, como as etapas de reabsorção são maiores que a etapa de secreção, há **reabsorção efetiva** de ácido úrico. Em última análise, como nenhum segmento a jusante do néfron transporta ácido úrico, 10% da carga filtrada são excretados na urina.

A **probenecida** inibe a reabsorção e a secreção de ácido úrico. Por causa das ações duplas, você pode se perguntar se seu efeito final seria aumentar ou diminuir a excreção de ácido úrico. A resposta está no fato de que a reabsorção de ácido úrico é maior do que a secreção de ácido úrico – assim, o efeito geral da probenecida é diminuir a reabsorção efetiva e aumentar a excreção de ácido úrico, por isso a probenecida é **uricosúrica** e é usada no tratamento da hiperuricemia (p. ex., gota) para aumentar a excreção de ácido úrico.

O **ácido salicílico**, por outro lado, tem efeitos paradoxais na excreção de ácido úrico. Em doses baixas, o salicilato inibe a *secreção* de ácido úrico, diminui sua excreção e aumenta sua concentração sanguínea. Em altas doses, o salicilato inibe principalmente a *reabsorção* de ácido úrico, aumentando sua excreção e diminuindo sua concentração sanguínea.

Ácidos e bases fracos – difusão não iônica

Muitas das substâncias secretadas pelo túbulo proximal são ácidos fracos (p. ex., PAH, ácido salicílico) ou bases fracas (p. ex., quinina, morfina). Ácidos e bases fracos existem em duas formas, com ou sem carga elétrica, e a quantidade relativa de cada forma depende do pH (ver Capítulo 7). Os **ácidos fracos** existem na forma ácida, HA, e uma forma básica conjugada, A^-. Em pH baixo, a forma HA, *sem carga elétrica*, é predominante. Em pH alto, a forma A^-, *com carga elétrica*, predomina. Para as **bases fracas**, a forma de base é B e o ácido conjugado é BH^+. Em pH baixo, a forma BH^+, *com carga elétrica*, predomina. Em pH alto, a forma B, *sem carga elétrica*, é predominante. Em relação à excreção renal de ácidos e bases fracos, os pontos relevantes são (1) as quantidades relativas das formas com e sem carga elétrica, dependendo do pH da urina, e (2) apenas as formas sem carga elétrica (ou seja, "não iônicas") conseguem se difundir pelas células.

Para ilustrar o papel da **difusão não iônica** na excreção renal de ácidos e bases fracos, considere a excreção de um **ácido fraco**, o ácido salicílico (HA) e sua base conjugada, o salicilato (A^-). No restante desta discussão, ambas as formas são chamadas de "salicilato". Assim como o PAH, o salicilato é filtrado pelos capilares glomerulares e secretado por um mecanismo específico para ácidos orgânicos no túbulo proximal. Como resultado desses dois processos, a concentração urinária de salicilato fica muito maior do que a concentração sanguínea, e há o estabelecimento de um gradiente de concentração através das células. Na urina, o salicilato existe nas formas HA e A^-. A forma HA, sem carga elétrica, consegue se difundir através das células, da urina para o sangue, a favor desse gradiente de concentração; a forma A^-, com carga elétrica, não consegue se difundir. Na **urina de pH ácido**, HA predomina, há mais "retrodifusão" da urina para o sangue e a excreção (e a depuração) do salicilato é menor. Na **urina de pH alcalino**, A^- predomina, há menos "retrodifusão" da urina para o sangue e a excreção (e depuração) do salicilato é maior. A Figura 6.19 ilustra essa relação e mostra que a depuração de um ácido fraco é maior na urina de pH alcalino e menor na urina de pH ácido. O princípio da difusão não iônica é a base para o tratamento da superdosagem de ácido acetilsalicílico (salicilato) por alcalinização da urina – na urina de pH alcalino, uma quantidade relativamente maior de salicilato está na forma A^-, que não se difunde de volta ao sangue e é excretada na urina.

O efeito da difusão não iônica na excreção de bases fracas é a imagem especular de seu efeito sobre os ácidos fracos (ver Figura 6.19). A **base fraca** é filtrada e secretada,

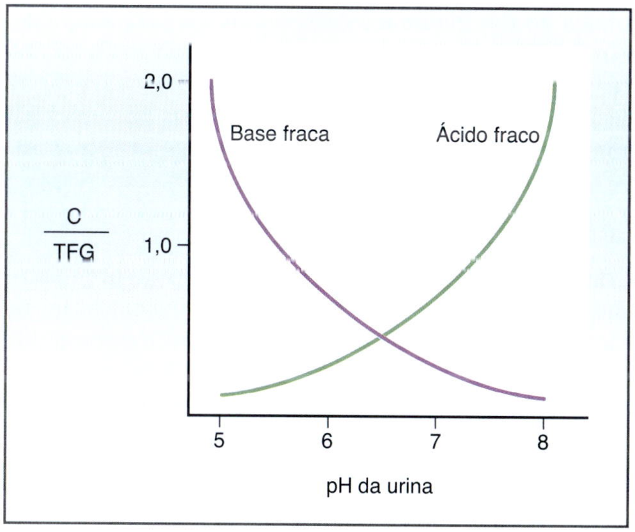

Figura 6.19 Difusão não iônica. Depuração (*clearance*) de um ácido fraco e de uma base fraca em função do pH da urina. *C*, depuração (*clearance*) de ácido ou base fraca; *TFG*, taxa de filtração glomerular.

o que gera uma concentração urinária maior do que a concentração sanguínea. Na urina, a base fraca existe nas formas BH^+ e B. A forma B, sem carga elétrica, consegue se difundir pelas células da urina para o sangue, a favor desse gradiente de concentração; a forma BH^+, com carga elétrica, não consegue se difundir. Na **urina de pH alcalino**, B predomina, há mais "retrodifusão" da urina para o sangue e a excreção (e a depuração) da base fraca é menor. Na **urina de pH ácido**, BH^+ predomina, há menos "retrodifusão" da urina para o sangue e a excreção (e a depuração) da base fraca é maior.

TERMINOLOGIA ASSOCIADA AO NÉFRON

O restante do capítulo trata do processamento renal de substâncias específicas, como Na^+, Cl^-, HCO_3^-, K^+ e H_2O. É possível entender a função renal total. O Na^+, por exemplo, é filtrado livremente pelos capilares glomerulares, reabsorvido quase por completo e apenas uma pequena parte da carga filtrada é excretada. No entanto, *quais são os detalhes do processo de reabsorção? O Na^+ é reabsorvido em todo o néfron ou apenas em alguns segmentos? Quais são os mecanismos de transporte celular desse processo?*

As técnicas para estudar a **função de um único néfron** foram desenvolvidas para responder a essas perguntas mais sofisticadas. Na técnica de micropuntura, a amostra de líquido é coletada diretamente de um néfron e analisada. Na técnica de perfusão de néfrons isolados, segmentos de néfrons são dissecados do rim e perfundidos com soluções artificiais *in vitro*. Na técnica de membrana isolada, vesículas são preparadas a partir de membranas luminais ou basolaterais de células epiteliais renais para estudo de suas propriedades bioquímicas e de transporte.

Os termos associados à função de um único néfron são paralelos aos usados para descrição da função renal como um todo. "U", por exemplo, representa a urina na terminologia do rim inteiro e o "TF" é o termo paralelo para o néfron único por representar o líquido tubular. "TFG" representa a TFG do rim inteiro e "TFGUN" é a taxa de filtração de um único néfron. A Tabela 6.3 resume esses termos, além de suas abreviaturas e seus significados.

Razão $[TF/P]_x$

A razão $[TF/P]_x$ compara a concentração de uma substância no líquido tubular com sua concentração no plasma sistêmico. A técnica de micropuntura possibilita a determinação da razão $[TF/P]_x$ em vários pontos ao longo do néfron, começando no espaço de Bowman. As *concentrações plasmáticas são presumidas como constantes* e, portanto, quaisquer alterações em $[TF/P]_x$ refletem mudanças na concentração do líquido tubular.

Para entender a aplicação da razão $[TF/P]_x$, considere um exemplo simples. Suponha que a razão $[TF/P]_{Na^+}$ medida no espaço de Bowman é 1,0. O valor de 1,0 significa que a concentração de Na^+ no líquido tubular é igual à concentração de Na^+ no plasma. Esse valor faz todo o sentido com o que sabemos da filtração glomerular: o Na^+ é filtrado livremente pelos capilares glomerulares no espaço de Bowman e a concentração de Na^+ do filtrado deve ser idêntica à concentração plasmática (com uma pequena correção de Gibbs-Donnan). Ainda não houve reabsorção nem secreção. É possível generalizar que, *para qualquer substância livremente filtrada, $[TF/P]_x$ é 1,0 no espaço de Bowman* (antes de sua modificação por qualquer reabsorção ou secreção).

Os valores de $[TF/P]_x$, em que x é qualquer soluto, podem ser explicados das formas a seguir. Mais uma vez, presumimos que a concentração plasmática de x é constante.

- **$[TF/P]_x$ = 1,0.** O valor de 1,0 pode ter dois significados. O *primeiro* significado é ilustrado no exemplo anterior: no espaço de Bowman, $[TF/P]_x$ de uma substância livremente filtrada é 1,0 porque ainda não houve reabsorção nem secreção. O *segundo* significado é mais complicado. Suponha que a amostra de líquido tubular seja coletada no final do túbulo proximal e que $[TF/P]_x$ seja 1,0. *Isso significa a ausência de reabsorção ou secreção do soluto no túbulo proximal?* Não necessariamente. É possível que tenha havido reabsorção do soluto, mas também reabsorção de água exatamente na mesma proporção. A reabsorção proporcional de soluto e água não muda a concentração do soluto no líquido tubular. Na verdade, é exatamente isso que acontece com o Na^+ no túbulo proximal: o Na^+ é reabsorvido, mas a $[TF/P]_{Na^+}$ se mantém igual a 1,0 ao longo de todo o túbulo proximal porque há proporcionalidade na reabsorção de Na^+ e água
- **$[TF/P]_x$ < 1,0.** O valor menor que 1,0 tem apenas um significado. A reabsorção do soluto foi necessariamente maior do que a reabsorção de água, fazendo com que a concentração de soluto no líquido tubular fique abaixo daquela no plasma
- **$[TF/P]_x$ > 1,0.** O valor maior que 1,0 tem dois possíveis significados. O *primeiro* significado é a reabsorção efetiva do soluto, mas menor que a reabsorção de água. Nesse caso, a concentração do soluto no líquido tubular aumenta. O *segundo* significado é a secreção efetiva do soluto no líquido tubular, fazendo com que sua concentração fique acima daquela no plasma.

$[TF/P]_{inulina}$

A discussão anterior sobre valores de $[TF/P]_x$ enfatiza como sua interpretação exige o conhecimento simultâneo da reabsorção de água. Lembre-se de uma das perguntas feitas: *$[TF/P]_x$ é igual a 1,0 porque houve filtração, mas não reabsorção ou secreção? Ou $[TF/P]_x$ é igual a 1,0 visto que houve reabsorção proporcional do soluto e da água?* Essas duas possibilidades muito distintas só podem ser diferenciadas se a reabsorção de água for medida ao mesmo tempo.

A **inulina**, substância usada para determinar a TFG, também pode ser usada para **medir a reabsorção de água** em um néfron. Lembre-se de que, uma vez filtrada pelos capilares glomerulares, a inulina é inerte, ou seja, não é reabsorvida nem secretada. Assim, a concentração de inulina no líquido tubular não é influenciada pela própria reabsorção ou secreção, mas apenas pelo volume de água presente. No espaço de Bowman, por exemplo, a concentração de inulina no líquido tubular é idêntica à concentração de inulina no plasma (porque a inulina é filtrada livremente). À medida que a água é reabsorvida ao longo do néfron, a concentração de inulina no líquido tubular aumenta de maneira constante e fica maior do que a concentração plasmática.

A reabsorção de água pode ser calculada a partir do valor de $[TF/P]_{inulina}$. Considere um exemplo em que uma amostra de líquido tubular é coletada e a $\mathbf{[TF/P]_{inulina}}$ medida = **2,0**. Em palavras, isso significa que a concentração de inulina no líquido tubular é duas vezes sua concentração plasmática. A água deve ter sido reabsorvida em partes anteriores do néfron para que a concentração de inulina no líquido tubular dobre. *Quanta água foi reabsorvida para atingir esse valor de* $[TF/P]_{inulina}$? Este exemplo simples pode ser analisado intuitivamente: se a concentração de inulina no líquido tubular dobrar, então 50% da água tem de ser removida (ou seja, reabsorvida).

Outros valores de $[TF/P]_{inulina}$ podem ser usados para medir a reabsorção de água por meio da seguinte equação:

$$\text{Fração de água filtrada reabsorvida} = 1 - \frac{1}{[TF/P]_{inulina}}$$

A equação pode ser entendida comparando-a com a solução intuitiva de $\mathbf{[TF/P]_{inulina}}$ = **2,0**. Nesse exemplo, a fração da água filtrada reabsorvida = 1 – 1/2 = 0,5 ou 50%. A solução matemática fornece exatamente a mesma resposta que a abordagem intuitiva, que também concluiu que 50% da água foi reabsorvida.

Outros valores de $[TF/P]_{inulina}$ não são tão fáceis de determinar de maneira intuitiva e a equação pode ser necessária. Se $\mathbf{[TF/P]_{inulina}}$ = **100**, por exemplo, a fração da água filtrada reabsorvida = 1 – 1/100 = 1 – 0,01 = 0,99, ou 99%. Aliás, esse é o valor de $[TF/P]_{inulina}$ que pode ser observado no final dos ductos coletores, ponto em que 99% da água filtrada foi reabsorvida pelo sangue.

$[TF/P]_x/[TF/P]_{inulina}$

A razão de $[TF/P]_{inulina}$ é uma ferramenta para correção de $[TF/P]_x$ quanto à reabsorção de água. Com essa correção, pode-se saber com certeza se uma substância foi reabsorvida, secretada ou não transportada. $[TF/P]_x/[TF/P]_{inulina}$ é uma **razão dupla** que faz essa correção. O significado exato da razão dupla é a **fração da carga filtrada da substância x remanescente** em qualquer ponto ao longo do néfron. Por exemplo, se $[TF/P]_x/[TF/P]_{inulina}$ = 0,3, então 30% da carga filtrada do soluto permanecem no líquido tubular nesse ponto do néfron e 70% foram reabsorvidos. Isso é o que praticamente ocorre com o Na^+ no final do túbulo proximal: $[TF/P]_{Na^+}/[TF/P]_{inulina}$ = 0,3, o que significa que 30% do Na^+ filtrado permanecem nesse ponto e 70% foram reabsorvidos. Lembre-se da discussão anterior que, no final do túbulo proximal, $[TF/P]_{Na^+}$ = 1,0, o que levou à confusão sobre a reabsorção do Na^+ no túbulo proximal. Agora, usando a razão dupla para corrigir a reabsorção de água, a resposta é clara: uma grande fração do Na^+ filtrado *foi* reabsorvida, mas, como a água é reabsorvida junto com o íon, $[TF/P]_{Na^+}$ não muda no espaço de Bowman.

EQUILÍBRIO DE SÓDIO

De todas as funções do rim, a reabsorção de sódio (Na^+) é a mais importante. O Na^+ é o principal cátion do compartimento do LEC, composto de plasma e líquido intersticial. A quantidade de Na^+ no LEC determina o volume desse compartimento que, por sua vez, determina o volume plasmático, o volume sanguíneo e a pressão sanguínea (ver Capítulo 4). Os mecanismos renais de reabsorção de Na^+ (isto é, o retorno de Na^+ para o LEC após a filtração), portanto, são essenciais para a manutenção da normalidade do volume do LEC, do volume sanguíneo e da pressão arterial.

Os rins são responsáveis por manter o teor normal de Na^+ no corpo. Diariamente, eles devem assegurar que a excreção de Na^+ seja exatamente igual à ingestão do íon, um processo de correspondência chamado de **equilíbrio de** $\mathbf{Na^+}$. A manutenção do equilíbrio de Na^+, por exemplo, requer que uma pessoa que ingere 150 mEq de Na^+ por dia excrete exatamente 150 mEq de Na^+ por dia.

O indivíduo apresenta **equilíbrio positivo de** $\mathbf{Na^+}$ se a excreção do íon for menor que sua ingestão. Nesse caso, o Na^+ extra é retido no corpo, principalmente no LEC. O maior teor de Na^+ no LEC aumenta o volume desse compartimento **(expansão volumétrica do LEC)**; o volume sanguíneo e a pressão arterial também podem aumentar e pode haver desenvolvimento de **edema**.

Por outro lado, se a excreção de Na^+ for maior do que seu aporte, o indivíduo está em **equilíbrio negativo de** $\mathbf{Na^+}$. A perda excessiva de Na^+ diminui o teor do íon no LEC, o que diminui o volume desse compartimento **(contração volumétrica do LEC)** e reduz o volume sanguíneo e a pressão arterial.

Uma distinção importante deve ser feita entre o *teor corporal* de Na^+ (que determina o volume do LEC) e a *concentração de* Na^+. A concentração de Na^+ é definida não apenas pela quantidade de Na^+, mas também pelo volume de água. Por exemplo, uma pessoa pode ter *maior* teor de Na^+, mas concentração *normal* de Na^+ (se o teor de água for proporcionalmente maior). Além disso, um indivíduo pode ter concentração *maior* de Na^+ com teor *normal* de Na^+ (se o teor de água for menor). Em quase todos os casos, as alterações na *concentração* de Na^+ são causadas por mudanças no teor de *água* corporal, e não do teor de Na^+. O rim tem mecanismos distintos para regulação da reabsorção de Na e água.

Processamento geral de Na^+

A Figura 6.20 mostra o processamento renal de Na^+ no néfron. O Na^+ é filtrado livremente pelos capilares glomerulares e, depois, reabsorvido por todo o néfron. As *setas* mostram a reabsorção nos vários segmentos do néfron e os números dão a porcentagem aproximada da carga filtrada reabsorvida em cada segmento. A excreção de Na^+ é inferior a 1% da carga filtrada, correspondendo à reabsorção efetiva de mais de 99% da carga filtrada.

A maior parte da reabsorção de Na^+ ocorre, sem dúvida, no **túbulo contorcido proximal**, em que há reabsorção de dois terços (ou 67%) da carga filtrada. No túbulo proximal, a reabsorção de água está sempre ligada à reabsorção de Na^+ e o mecanismo é considerado isosmótico.

O **segmento ascendente espesso da alça de Henle** reabsorve 25% da carga filtrada de Na^+. Diferentemente do túbulo proximal, em que a reabsorção de água está ligada à reabsorção de Na^+, o segmento ascendente espesso é impermeável à água.

As porções terminais do néfron (o túbulo distal e os ductos coletores) reabsorvem cerca de 8% da carga filtrada. O **começo do túbulo contorcido distal** reabsorve aproximadamente 5% da carga filtrada e, como o segmento ascendente espesso, é impermeável à água. O **final do túbulo contorcido distal** e os **ductos coletores** reabsorvem os últimos 3% da carga filtrada e são responsáveis pelo ajuste fino da reabsorção de Na^+, assegurando o equilíbrio do íon. Não é surpresa, então, que o túbulo contorcido distal e o ducto coletor sejam os locais de ação do hormônio regulador de Na^+, a **aldosterona**.

Como enfatizado, a manutenção do **equilíbrio de Na^+** requer que a quantidade do íon excretada na urina (p. ex., mEq/dia) seja exatamente igual à sua ingestão diária. Com uma ingestão média de Na^+ de 150 mEq/dia, a excreção deve ser de 150 mEq/dia (inferior a 1% da carga filtrada) para manter o equilíbrio do íon. (Se a TFG for 180 ℓ/dia e a concentração plasmática de Na^+ for 140 mEq/ℓ, a carga filtrada de Na^+ será 25.200 mEq/dia. A excreção de 150 mEq/dia, portanto, é 0,6% da carga filtrada (150 mEq/dia divididos por 25.200 mEq/dia; como mostra a Figura 6.20).

Em termos de manutenção do equilíbrio geral de Na^+, cada segmento do néfron tem um papel diferente. Portanto, os segmentos serão discutidos individualmente em relação à quantidade de Na^+ filtrada reabsorvida e os mecanismos de transporte celular. A Tabela 6.7 resume as funções de cada segmento do néfron.

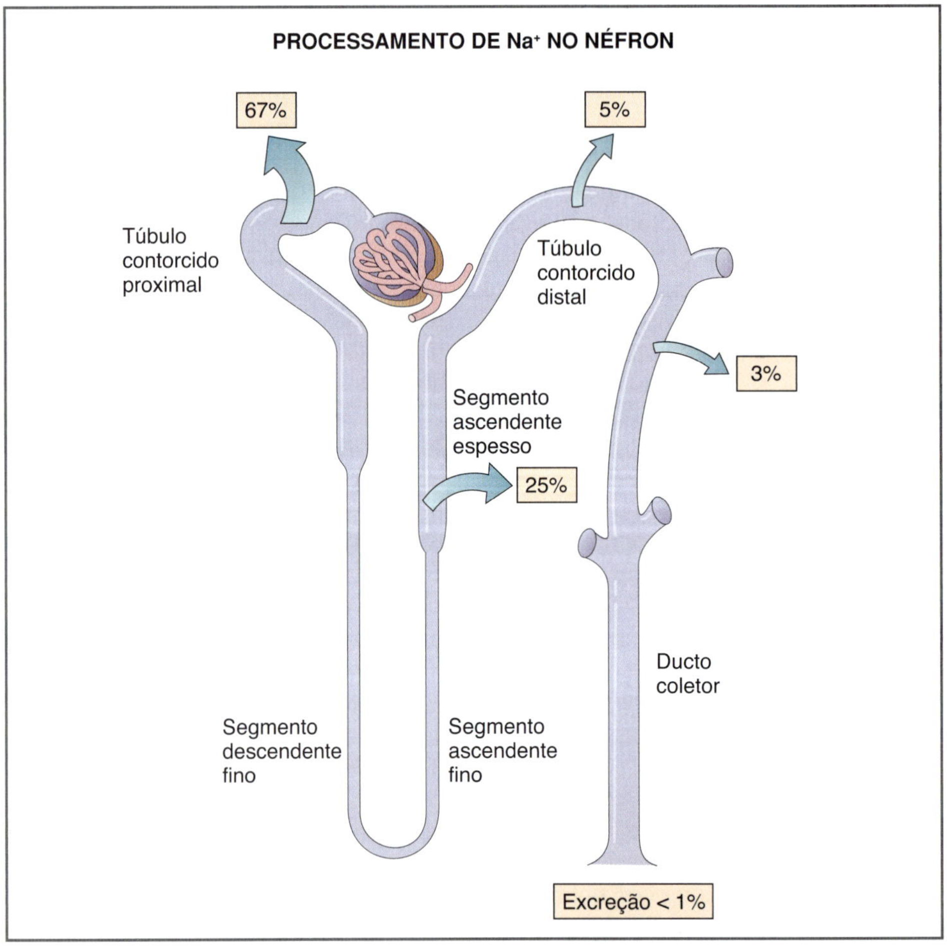

Figura 6.20 Processamento de Na^+ no néfron. As *setas* mostram os locais de reabsorção de Na^+; os números são porcentagens da carga filtrada reabsorvida ou excretada.

Tabela 6.7 Resumo das funções dos principais segmentos de néfrons.

Segmento/tipo celular	Funções principais	Mecanismos celulares	Ações hormonais	Ações diuréticas
Início do túbulo proximal	Reabsorção isosmótica de soluto e água	Cotransporte de Na^+-glicose, Na^+-aminoácido, Na^+-fosfato	O PTH inibe o cotransporte de Na^+-fosfato	Diuréticos osmóticos
		Troca de Na^+-H^+	A angiotensina II estimula a troca de Na^+-H^+	Inibidores da anidrase carbônica
Final do túbulo proximal	Reabsorção isosmótica de soluto e água	Reabsorção de NaCl impulsionada pelo gradiente de Cl^-	—	Diuréticos osmóticos
Segmento ascendente espesso da alça de Henle	Reabsorção de NaCl sem água Diluição do líquido tubular Efeito único de multiplicação em contracorrente Reabsorção de Ca^{2+} e Mg^{2+} impulsionada pelo potencial luminal positivo	Cotransporte de Na^+-K^+-$2Cl^-$	O HAD estimula o cotransporte de Na^+-K^+-$2Cl^-$	Diuréticos de alça
Início do túbulo distal	Reabsorção de NaCl sem água Diluição do líquido tubular	Cotransporte de Na^+-Cl^-	O PTH estimula a reabsorção de Ca^{2+}	Diuréticos tiazídicos
Final do túbulo distal e ductos coletores (células principais)	Reabsorção de NaCl	Canais de Na^+ (ENaC)	A aldosterona estimula a reabsorção de Na^+	Diuréticos poupadores de K^+
	Secreção de K^+	Canais de K^+	A aldosterona estimula a secreção de K^+	
	Reabsorção de água variável	Canais de água AQP2	O HAD estimula a reabsorção de água	
Final do túbulo distal e ductos coletores (células α-intercaladas)	Reabsorção de K^+	H^+-K^+ ATPase	—	—
	Secreção de H^+	H^+ ATPase	A aldosterona simula a secreção de H^+	Diuréticos poupadores de K^+

HAD, hormônio antidiurético; *PTH*, paratormônio; *ENaC*, canais epiteliais de Na^+; *AQP2*, aquaporina 2.

Túbulo contorcido proximal

O túbulo contorcido proximal tem uma porção inicial e uma porção final. Os mecanismos de reabsorção de Na^+ no início e no final dos túbulos proximais são diferentes e se refletem nos ânions e em outros solutos que acompanham o Na^+. No início do túbulo proximal, o Na^+ é reabsorvido principalmente com $HCO3^-$ e solutos orgânicos, como glicose e aminoácidos. No final do túbulo proximal, o Na^+ é reabsorvido principalmente com Cl^-, mas sem solutos orgânicos.

Apesar dessas diferenças, podemos fazer várias afirmações para descrever o túbulo proximal como um todo. (1) O túbulo proximal inteiro reabsorve **67%** do Na^+ filtrado. (2) O túbulo proximal inteiro também reabsorve 67% da água filtrada. A forte relação entre a reabsorção de Na^+ e água é chamada de **reabsorção isosmótica**. (3) Essa reabsorção em massa de Na^+ e água (os principais constituintes do LEC) é essencial para manter o volume do LEC. (4) O túbulo proximal é o local do **equilíbrio glomerulotubular**, um mecanismo que associa a reabsorção à TFG.

Descreveremos as características do início e do final do túbulo proximal e, depois, discutiremos as propriedades gerais do túbulo proximal.

Início do túbulo contorcido proximal

A primeira metade do túbulo contorcido proximal é chamada de início. Nesse segmento, os solutos mais essenciais são reabsorvidos junto com o Na^+: glicose, aminoácidos e HCO_3^-. Devido aos papéis metabólicos fundamentais da glicose e dos aminoácidos, e à importante ação de tampão do HCO_3^-, o início do túbulo proximal realiza o trabalho de reabsorção de "prioridade maior".

A Figura 6.21 mostra os mecanismos celulares de reabsorção no início do túbulo proximal. A membrana luminal contém múltiplos mecanismos secundários de transporte ativo, que obtêm energia do gradiente transmembrana de Na^+. Lembre-se do Capítulo 1 que o transporte ativo secundário pode ser cotransporte, em que todos os solutos atravessam a membrana celular na mesma direção; ou contratransporte ou troca, em que os solutos se movem em direções opostas através da membrana celular.

Os mecanismos de **cotransporte** na membrana luminal do início do túbulo proximal são Na^+-glicose (SGLT 2), Na^+-aminoácido, Na^+-fosfato, Na^+-lactato e Na^+-citrato. Em cada caso, Na^+ entra na célula a favor de seu gradiente eletroquímico acoplado à glicose, ao aminoácido, ao fosfato, ao lactato ou ao citrato, que entram na célula contra seus gradientes eletroquímicos. O Na^+ é, então, retirado da célula para o sangue pela Na^+-K^+ ATPase; a glicose e os outros solutos são removidos por difusão facilitada.

Há um mecanismo de **contratransporte** ou **troca** na membrana luminal do início do túbulo proximal, o trocador de Na^+-H^+. Os detalhes desse mecanismo são discutidos em relação à fisiologia ácido-básica no Capítulo 7. Em resumo, o hidrogênio (H^+) é transportado para o lúmen em troca de Na^+. O H^+ combina-se ao HCO_3^- filtrado, convertendo-o em dióxido de carbono (CO_2) e água que, então, passam do lúmen para a célula. Dentro da célula, CO_2 e água são reconvertidos em H^+ e HCO_3^-. O H^+ é transportado novamente pelo trocador de Na^+-H^+ e o HCO_3^- é reabsorvido no sangue por difusão facilitada. O resultado do ciclo é a **reabsorção do HCO_3^- filtrado**. Assim, no início do túbulo proximal, HCO_3^-, e não Cl^-, é o ânion reabsorvido com Na^+.

Há uma diferença de potencial **luminal negativa** entre as células do início do túbulo proximal que é criada pelo cotransporte de Na^+-glicose e Na^+-aminoácido. Esses transportadores trazem carga elétrica efetiva positiva para a célula e deixam a carga elétrica negativa no lúmen. Os outros transportadores são eletroneutros (p. ex., trocador de Na^+-H^+) e, portanto, não contribuem para a diferença de potencial transepitelial.

Por causa desses processos de transporte ativo secundário, o filtrado glomerular apresenta as seguintes modificações ao atingir o ponto médio do túbulo proximal: (1) 100% da glicose e dos aminoácidos filtrados foram reabsorvidos; (2) 85% do HCO_3^- filtrado foi reabsorvido; (3) a maior parte do fosfato, do lactato e do citrato filtrados foi reabsorvida; e (4) devido à reabsorção de sódio acompanhar cada um desses processos de transporte, ela também foi significativa.

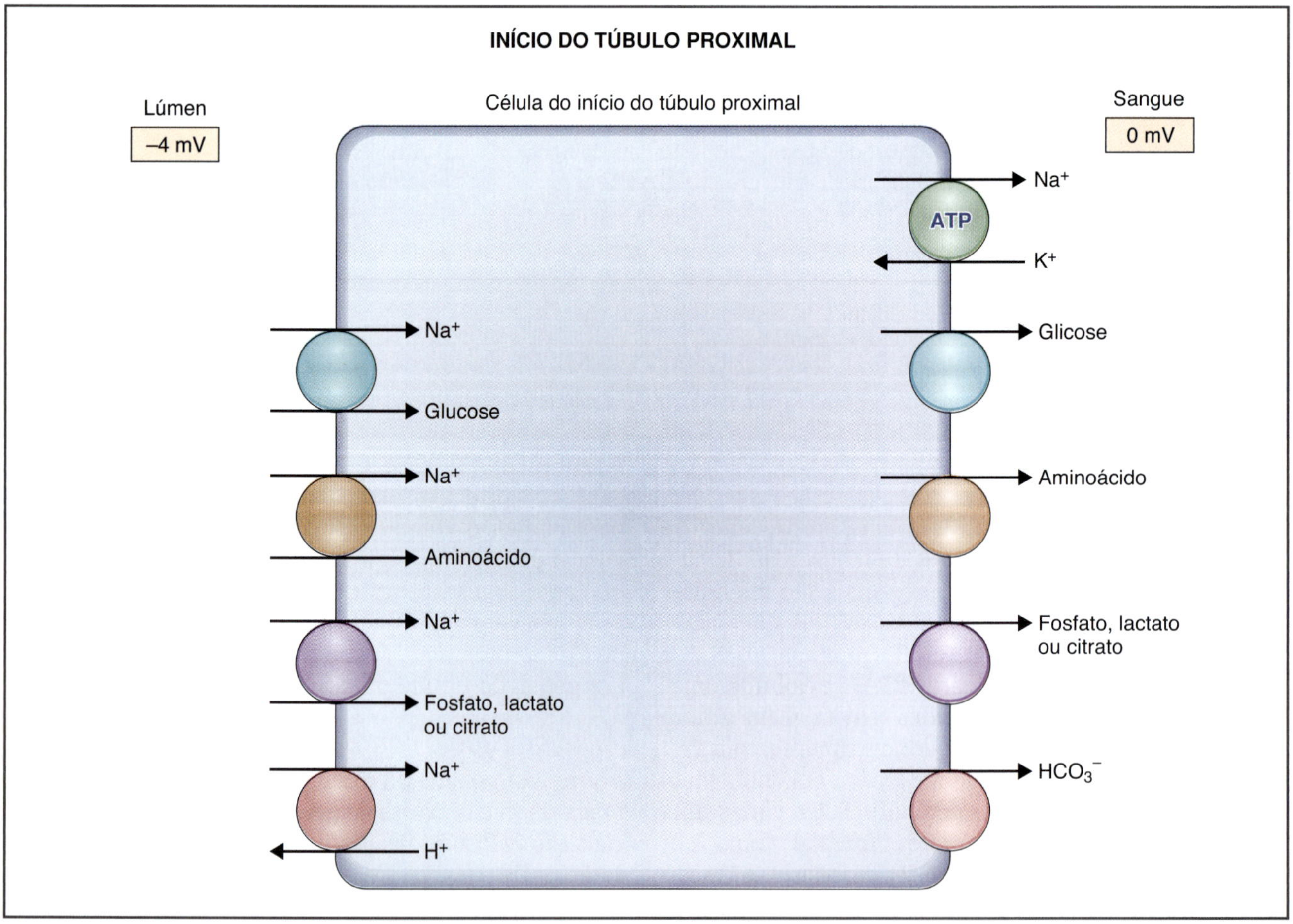

Figura 6.21 Mecanismos celulares de reabsorção de Na^+ no início do túbulo proximal. A diferença de potencial transepitelial é a diferença entre o potencial no lúmen e o potencial no sangue, –4 mV. *ATP*, trifosfato de adenosina.

Final do túbulo contorcido proximal

Como observado, o líquido tubular que deixa o início do túbulo proximal difere significativamente do filtrado glomerular original. Toda a glicose e aminoácidos filtrados e a maior parte do HCO_3^- filtrado foram reabsorvidos. Portanto, o líquido que entra no final do túbulo proximal não tem glicose ou aminoácidos e pouco HCO_3^-. Além disso, esse líquido tem uma **alta concentração de Cl^-**, embora o motivo disso não seja óbvio. A concentração de Cl^- é alta devido à reabsorção preferencial de HCO_3^- no início do túbulo proximal, deixando o Cl^- para trás no líquido tubular. À medida que a água é reabsorvida de maneira isosmótica junto com o soluto, a concentração de Cl^- no líquido tubular aumenta e se torna maior do que a concentração do íon no filtrado glomerular e no sangue.

Diferentemente do início do túbulo proximal, o final do túbulo proximal reabsorve principalmente NaCl (Figura 6.22). A alta concentração de Cl^- no líquido tubular é a força motriz para essa reabsorção, realizada por componentes celulares e paracelulares (entre as células).

O componente *celular* da **reabsorção de NaCl** é explicado da seguinte forma: a membrana luminal das células do final do túbulo proximal tem dois mecanismos de troca, inclusive o conhecido trocador de Na^+-H^+ e um **trocador aniônico de Cl^--formato$^-$**, que é acionado pela alta concentração de Cl^- no líquido tubular. A função combinada dos dois trocadores é o transporte de NaCl do lúmen para a célula. O Na^+ é, então, extrudado para o sangue pela Na^+-K^+ ATPase e o Cl^- segue para o sangue por difusão.

O componente *paracelular* também depende da alta concentração de Cl^- no líquido tubular. As junções comunicantes entre as células do túbulo proximal, na verdade, não são tão pequenas: são bastante permeáveis a pequenos solutos, como NaCl, e à água. Assim, o gradiente de concentração de Cl^- conduz a difusão do íon entre as células, do lúmen para o sangue. Essa difusão de Cl^- estabelece um **potencial de difusão de Cl^-**, tornando o **lúmen positivo** em relação ao sangue. Isso provoca a reabsorção de Na^+, impulsionada pela diferença de potencial luminal positivo. Assim como a via celular, o resultado da via paracelular é a reabsorção de NaCl.

Reabsorção isosmótica

A reabsorção isosmótica é uma característica fundamental da função tubular proximal: a reabsorção de soluto e água são associadas e proporcionais uma à outra. Assim, se 67% do soluto filtrado for reabsorvido pelo túbulo proximal, então 67% da água filtrada também é reabsorvida.

Quais solutos estão incluídos no termo geral "soluto"? O cátion principal é Na^+, acompanhado pelos ânions HCO_3^- (início do túbulo proximal) e Cl^- (final do túbulo proximal). Os ânions menores são fosfato, lactato e citrato. Outros solutos são a glicose e os aminoácidos. Quantitativamente, porém, a maior parte do soluto reabsorvido pelo túbulo proximal é NaCl e $NaHCO_3$.

Uma das consequências da reabsorção isosmótica já foi mencionada: os valores de **$[TF/P]_{Na^+}$** e **$[TF/P]_{osmolaridade}$ = 1,0** em todo o túbulo proximal. Isso é importante porque há extensa reabsorção de Na^+ e soluto (osmoles) ao longo do túbulo proximal. Essas razões são iguais a 1,0 porque a reabsorção de água é diretamente associada à reabsorção de Na^+ e à reabsorção total de soluto.

A Figura 6.23 é um diagrama esquemático do **mecanismo de reabsorção isosmótica**. Uma pergunta fundamental: *o soluto segue a reabsorção de água ou a água segue a reabsorção de soluto?* A resposta é que a reabsorção de soluto é o evento primário e a água segue de maneira passiva, como explica a Figura 6.23. As vias de

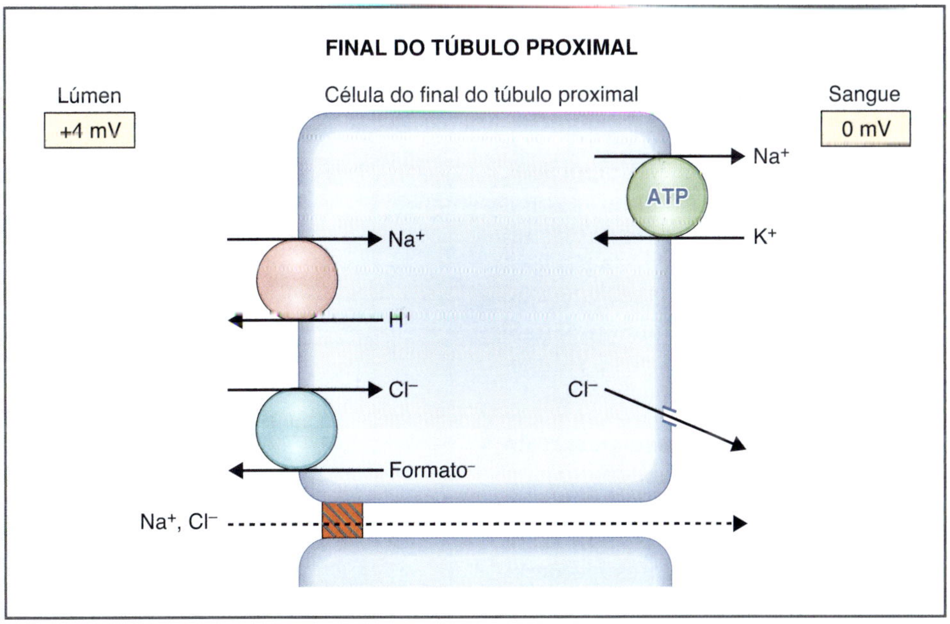

Figura 6.22 Mecanismos celulares de reabsorção de Na^+ no final do túbulo proximal. A diferença de potencial transepitelial é de +4 mV. *ATP*, trifosfato de adenosina.

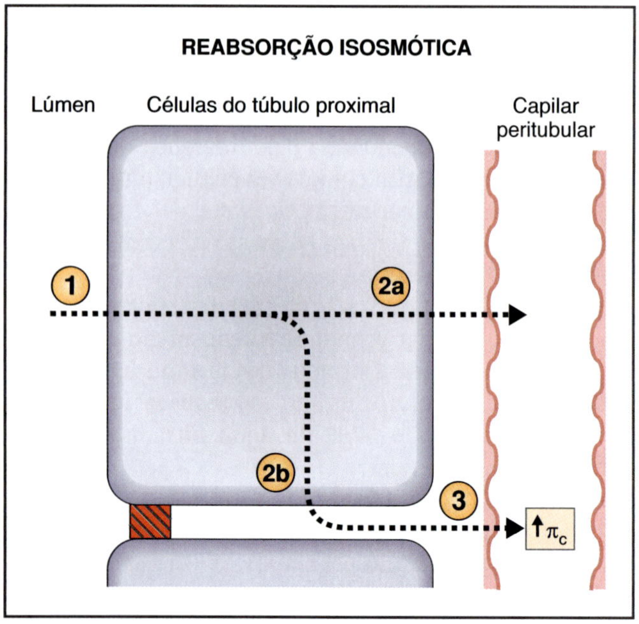

Figura 6.23 Mecanismo de reabsorção isosmótica no túbulo proximal. As *setas tracejadas* mostram as vias de reabsorção. A explicação dos números circundados está no texto. π_c, pressão oncótica capilar peritubular.

reabsorção de soluto e água são mostradas pelas linhas tracejadas e os números circundados na figura são correlacionados com as seguintes etapas:

1. O Na^+ entra na célula através da membrana luminal por qualquer um dos mecanismos descritos nas seções anteriores. Como a membrana luminal é permeável à água, a água segue o soluto para manter a isosmolaridade.
2. O Na^+ é bombeado para fora da célula pela Na^+-K^+ ATPase localizada nas membranas peritubulares ou basolaterais. ("Basal" refere-se às membranas celulares voltadas para o capilar peritubular [2a] e "lateral" refere-se às membranas celulares voltadas para os espaços intercelulares laterais entre as células [2b].) À medida que o Na^+ é bombeado para fora da célula, a água novamente o segue de maneira passiva.
3. O **espaço intercelular lateral** é uma via importante para reabsorção de soluto e água. O líquido isosmótico se acumula nesses espaços entre as células do túbulo proximal, como descrito na etapa 2. (As micrografias eletrônicas mostram que os espaços realmente se ampliam durante a reabsorção do túbulo proximal maior.) Esse líquido isosmótico nos espaços é submetido às pressões de Starling no capilar peritubular.

A principal pressão de Starling responsável pela reabsorção é a **alta pressão oncótica (π_c)** do sangue capilar peritubular. Lembre-se de que a filtração glomerular eleva a concentração de proteína (e π_c) do sangue capilar glomerular; esse sangue deixa os capilares glomerulares para se tornar o sangue capilar peritubular. Logo, a alta π_c é uma pressão que favorece a reabsorção do líquido isosmótico.

Razões TF/P ao longo do túbulo proximal

As funções do túbulo proximal podem ser visualizadas graficamente ao traçar as razões de concentração de TF/P de várias substâncias em função do comprimento do túbulo proximal (Figura 6.24). No início do túbulo proximal (ou seja, no espaço de Bowman), a razão TF/P de todas as substâncias livremente filtradas é 1,0; como ainda não houve reabsorção ou secreção, as concentrações de soluto no líquido tubular são iguais às suas concentrações no plasma. Ao longo do túbulo proximal, como tanto o Na^+ quanto o soluto total são reabsorvidos em proporção à água (reabsorção isosmótica), os valores de $[TF/P]_{Na}$ e $[TF/P]_{osmolaridade}$ continuam iguais a 1,0. Como a reabsorção de glicose, aminoácidos e HCO_3^- é proporcionalmente maior do que a reabsorção de água no início do túbulo proximal, $[TF/P]_{glicose}$, $[TF/P]_{aminoácidos}$ e $[TF/P]_{HCO_3^-}$ ficam abaixo de 1,0. A reabsorção de Cl^- é menor do que a reabsorção de água no início do túbulo proximal (ou seja, HCO_3^- é preferido em relação a Cl^-); assim, $[TF/P]_{Cl^-}$ fica acima de 1,0. Por fim, $[TF/P]_{inulina}$ aumenta de modo constante ao longo do túbulo proximal porque a inulina, uma vez filtrada, não é reabsorvida; $[TF/P]_{inulina}$ aumenta porque, à medida que a água é reabsorvida e a inulina é deixada no lúmen, a concentração de inulina no líquido tubular aumenta. (Dois terços da água filtrada são reabsorvidos ao longo de todo o túbulo proximal; assim, a razão $[TF/P]_{inulina}$ é de aproximadamente 3,0 no final do túbulo proximal.)

Equilíbrio glomerulotubular

O equilíbrio glomerulotubular é o principal mecanismo regulador do túbulo proximal. Descreve o equilíbrio entre a filtração (o glomérulo) e a reabsorção (o túbulo proximal), ilustrado no exemplo a seguir: se a TFG aumentasse de maneira espontânea em 1%, a carga filtrada de Na^+

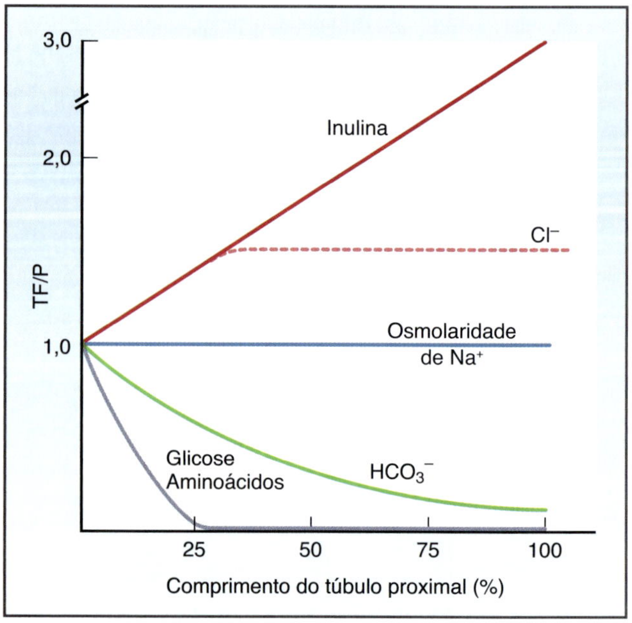

Figura 6.24 Alterações nas razões de concentração TF/P de vários solutos ao longo do túbulo contorcido proximal.

também subiria 1% (carga filtrada = TFG × $[P]_x$). Assim, se a TFG for 180 ℓ/dia e $[P]_{Na^+}$ for 140 mEq/ℓ, a carga filtrada de Na^+ será 25.200 mEq/dia. Um aumento de 1% na carga filtrada de Na^+ corresponde a um aumento de 252 mEq/dia. Se não houvesse aumento concomitante na reabsorção, mais 252 mEq/dia de Na^+ seriam excretados na urina. Como a quantidade total de Na^+ no LEC é de apenas 1.960 mEq (14 ℓ × 140 mEq/ℓ), uma perda de 252 mEq/dia é significativa.

Essa perda de Na^+ não ocorre, porém, devido ao mecanismo protetor do equilíbrio glomerulotubular. O equilíbrio glomerulotubular assegura que uma **fração constante da carga filtrada seja reabsorvida** pelo túbulo proximal mesmo que a carga filtrada aumente ou diminua. Essa fração constante (ou porcentagem) é normalmente mantida em 67% da carga filtrada (até agora, um número familiar).

Como o glomérulo "se comunica" com o túbulo proximal para manter a reabsorção fracionada constante? O mecanismo do equilíbrio glomerulotubular se baseia na fração de filtração e nas pressões de Starling no sangue capilar peritubular (ver Figura 6.23). No exemplo anterior, dissemos que a TFG aumentava de maneira espontânea em 1% sem alteração do FPR. Assim, a **fração de filtração** (TFG/FPR) aumentou, o que indica que uma fração maior do que o normal de líquido foi filtrada do sangue capilar glomerular. Consequentemente, a concentração de proteínas e a pressão oncótica do sangue capilar glomerular ficaram acima do habitual. Esse sangue torna-se o sangue capilar peritubular, mas agora com **π_c maior** do que o habitual. Como π_c é a principal força motriz para a reabsorção do líquido isosmótico no túbulo proximal, a reabsorção é maior.

Em resumo, aumentos na TFG elevam a fração de filtração, o que aumenta a π_c e a reabsorção no túbulo proximal; diminuições na TFG reduzem a fração de filtração, o que diminui π_c e a reabsorção. Isso mantém a proporcionalidade entre filtração e reabsorção no túbulo proximal (ou seja, o equilíbrio glomerulotubular).

Alterações no volume de líquido extracelular

O equilíbrio glomerulotubular assegura que 67% do Na^+ filtrado e da água sejam reabsorvidos no túbulo proximal. Esse equilíbrio se mantém porque o glomérulo se comunica com o túbulo proximal por meio de alterações na π_c do sangue capilar peritubular. No entanto, *o equilíbrio glomerulotubular pode ser modificado* por alterações no volume do LEC. Os mecanismos responsáveis por essas mudanças podem ser explicados pelas pressões de Starling nos capilares peritubulares (Figura 6.25).

- A **expansão de volume do LEC** diminui a reabsorção fracionada no túbulo proximal (ver Figura 6.25A). Quando há aumento do volume do LEC (p. ex., por infusão de solução isotônica de NaCl), a concentração plasmática de proteína diminui por diluição e a pressão hidrostática capilar (P_c) é maior. Nos capilares peritubulares, essas alterações reduzem π_c e aumentam P_c. As duas mudanças nas pressões de Starling no capilar peritubular **reduzem a reabsorção fracionada** do líquido isosmótico no túbulo proximal. Parte do líquido que é reabsorvida retorna para o lúmen do túbulo (através das junções comunicantes) e é excretada. Essa alteração do equilíbrio glomerulotubular é um dos vários mecanismos que auxiliam a excreção do excesso de NaCl e água em caso de expansão do volume do LEC
- A **contração do volume do LEC** aumenta a reabsorção fracionada no túbulo proximal (ver Figura 6.25B).

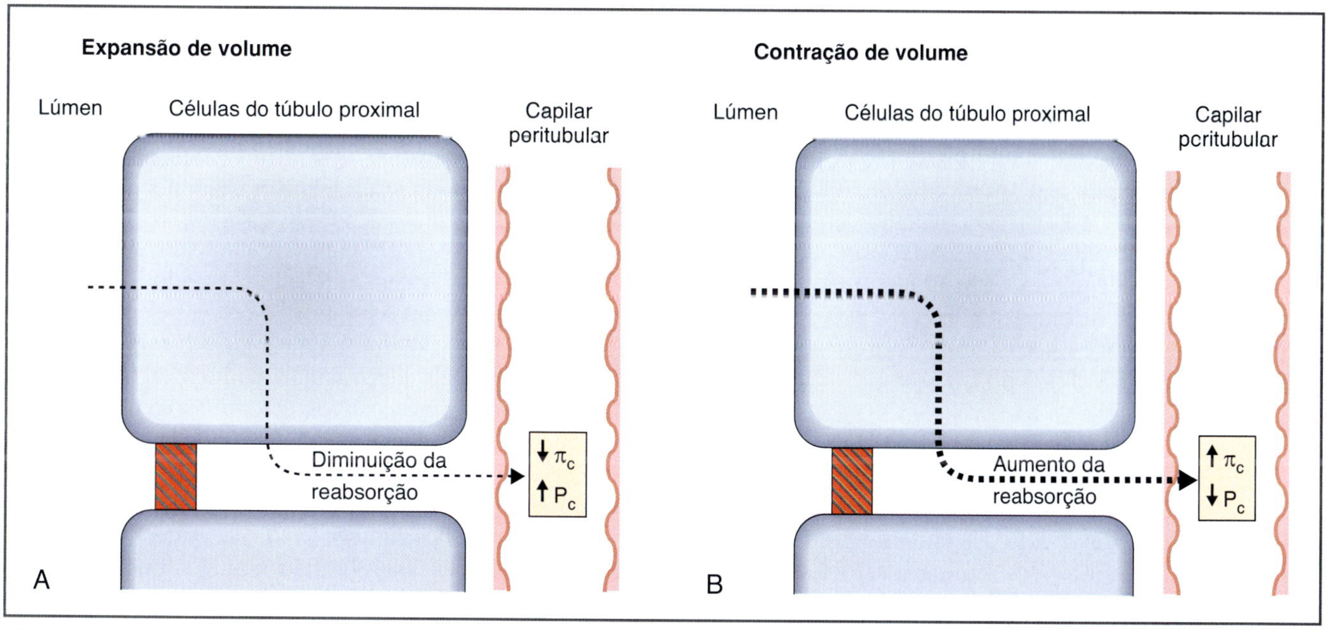

Figura 6.25 Efeitos da expansão do volume do líquido extracelular (LEC) (A) e da contração do volume do LEC (B) na reabsorção do líquido isosmótico no túbulo proximal. Os efeitos são provocados por mudanças nas pressões de Starling no sangue capilar peritubular. π_c, pressão oncótica capilar peritubular; P_c, pressão hidrostática capilar peritubular.

Em caso de redução do volume do LEC (p. ex., diarreia ou vômito), a concentração plasmática de proteínas aumenta e a pressão hidrostática capilar diminui. Assim, há aumento de π_c e diminuição da P_c do sangue capilar peritubular. Essas mudanças nas pressões de Starling nos capilares peritubulares elevam a reabsorção fracionada do líquido isosmótico. Essa alteração do equilíbrio glomerulotubular é um mecanismo protetor lógico, porque os rins estão tentando restaurar o volume do LEC via reabsorção de soluto e água maior do que o normal.

Além das pressões de Starling, um segundo mecanismo contribui para o aumento da reabsorção do túbulo proximal que ocorre na contração do volume do LEC. Uma diminuição no volume do LEC reduz o volume sanguíneo e a pressão arterial, o que ativa o sistema renina-angiotensina-aldosterona. A **angiotensina II** estimula a **troca de Na^+-H^+** no túbulo proximal e, assim, a reabsorção de Na^+, HCO_3^- e água. Como o mecanismo da angiotensina II estimula especificamente a reabsorção de HCO_3^- (junto com Na^+ e água), a contração de volume do LEC causa **alcalose de contração** (ou seja, alcalose metabólica secundária à contração de volume), discutida no Capítulo 7.

Diuréticos osmóticos

Os diuréticos osmóticos aumentam a excreção de Na^+ e água devido à presença de uma substância pouco reabsorvida no lúmen do túbulo proximal. Um exemplo de diurético osmótico é o manitol, um açúcar que é filtrado, mas não reabsorvido. Outro exemplo ocorre no diabetes melito não tratado, em que a alta carga filtrada de glicose excede a capacidade de reabsorção de glicose no túbulo proximal. Em cada exemplo, há açúcar não reabsorvido no lúmen do túbulo proximal, aumentando a osmolaridade do líquido tubular. Como o túbulo proximal precisa reabsorver de maneira isosmótica, o Na^+ "extra" tem de ser reabsorvido para atender à demanda isosmótica. Consequentemente, a concentração de Na^+ no líquido tubular cai precocemente no túbulo proximal. À medida que esse líquido segue por esse túbulo, há menor reabsorção de Na^+ (e água) devido à baixa concentração luminal de Na^+. Assim, na diurese osmótica, não há apenas aumento da excreção de açúcar não reabsorvido (manitol ou glicose), mas também da excreção de Na^+ e água. No diabetes melito não tratado, por exemplo, a diurese osmótica causa contração do volume do LEC.

Alça de Henle

A alça de Henle tem três segmentos: o segmento descendente fino, o segmento ascendente fino e o segmento ascendente espesso. Juntos, os três segmentos são responsáveis pela multiplicação em contracorrente, essencial para a concentração e diluição da urina. A multiplicação em contracorrente é discutida mais adiante neste capítulo.

Segmento descendente fino e segmento ascendente fino

Os segmentos descendente fino e ascendente fino da alça de Henle são caracterizados principalmente por sua alta permeabilidade a pequenos solutos e água. O **segmento descendente fino** é permeável à água e a pequenos solutos, como NaCl e ureia. Na multiplicação em contracorrente, a água sai do segmento descendente fino, os solutos entram no segmento descendente fino e o líquido tubular torna-se progressivamente hiperosmótico ao passar pelo segmento descendente. O **segmento ascendente fino** também é permeável ao NaCl, mas é impermeável à água. Durante a multiplicação em contracorrente, o soluto sai do segmento ascendente fino sem água e o líquido tubular fica progressivamente hiposmótico enquanto flui no segmento ascendente.

Segmento ascendente espesso

Ao contrário dos segmentos finos, que apresentam somente propriedades de permeabilidade passiva, o segmento ascendente espesso reabsorve uma quantidade significativa de Na^+ por um mecanismo ativo. Normalmente, o segmento ascendente espesso reabsorve cerca de **25%** do Na^+ filtrado.

O mecanismo de reabsorção é **dependente da carga** (uma propriedade compartilhada pelo túbulo distal). "Dependente da carga" significa que quanto mais Na^+ chega ao segmento ascendente espesso, mais é reabsorvido. Essa propriedade de dependência de carga explica por que a inibição da reabsorção de Na^+ no túbulo proximal provoca aumentos menores do que o esperado na excreção do íon. Um diurético que atua no túbulo proximal, por exemplo, provoca tipicamente apenas diurese branda. Embora o diurético de fato iniba a reabsorção proximal de Na^+, parte do Na^+ "extra" que chega à alça de Henle é reabsorvida pelo mecanismo dependente da carga. Assim, a alça de Henle (e o túbulo distal) compensa parcialmente o efeito diurético proximal.

A Figura 6.26 mostra o mecanismo celular no segmento ascendente espesso. A membrana luminal contém um **cotransportador de Na^+-K^+-$2Cl^-$** (um cotransportador de três íons). A energia para o cotransportador é derivada do gradiente de Na^+, que é mantido pela Na^+-K^+ ATPase nas membranas basolaterais. Há reabsorção efetiva de Na^+, K^+ e Cl^- no segmento ascendente espesso: todos os três íons são transportados para o interior da célula pelo cotransportador; o Na^+ é extrudado da célula pela Na^+-K^+ ATPase e Cl^- e K^+ se difundem pelos canais na membrana basolateral a favor de seus respectivos gradientes eletroquímicos. Como mostra a figura, a maior parte do K^+ que entra na célula pelo cotransportador de três íons sai da célula pela membrana basolateral. Uma parte do K^+, porém, se difunde de volta para o lúmen. Uma consequência dessa reciclagem de K^+ pela membrana luminal é que o cotransportador é **eletrogênico**: ele traz um pouco mais de carga negativa do que positiva para a célula. A propriedade eletrogênica do cotransportador Na^+-K^+-$2Cl^-$ gera uma **diferença de potencial luminal positiva** entre as células do

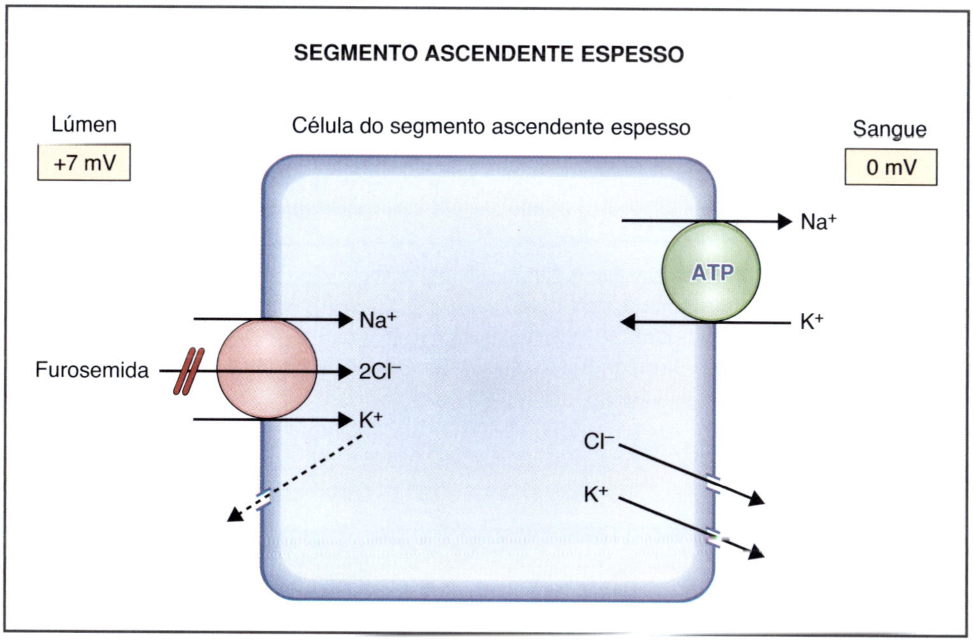

Figura 6.26 Mecanismo celular de reabsorção de Na^+ no segmento ascendente espesso da alça de Henle. A diferença de potencial transepitelial é de +7 mV. *ATP*, trifosfato de adenosina.

segmento ascendente espesso. (O papel do potencial luminal positivo na reabsorção de cátions bivalentes, como Ca^{2+} e Mg^{2+}, é discutido mais adiante neste capítulo.)

O segmento ascendente espesso é o local de ação dos diuréticos mais potentes, os **diuréticos de alça** (p. ex., furosemida, bumetanida, ácido etacrínico). Os diuréticos de alça são ácidos orgânicos relacionados ao PAH. Em pH fisiológico, os diuréticos de alça são ânions que interagem com o sítio de ligação do Cl^- do cotransportador de Na^+-K^+-$2Cl^-$. A interação do diurético com o sítio de ligação do Cl^- impede a circulação do cotransportador de três íons e interrompe o transporte. Em doses máximas, os diuréticos de alça inibem a reabsorção de NaCl por completo no segmento ascendente espesso e, teoricamente, podem causar excreção de até 25% do Na^+ filtrado.

As células do segmento ascendente espesso são **impermeáveis à água**, uma característica bem incomum porque praticamente todas as outras membranas celulares são muito permeáveis à água. Devido à impermeabilidade à água, o NaCl é reabsorvido pelo segmento ascendente espesso, mas a água não é reabsorvida junto com ele. Por isso, o segmento ascendente espesso também é chamado de **segmento diluidor**: o soluto é reabsorvido, mas a água fica para trás, *diluindo* o líquido tubular. A prova dessa função diluidora é vista na concentração de Na^+ no líquido tubular e na osmolaridade do líquido tubular. O líquido tubular que deixa o segmento ascendente espesso tem concentração de Na^+ menor e osmolaridade menor do que o sangue e, consequentemente, $\mathbf{[TF/P]_{Na^+}}$ e $\mathbf{[TF/P]_{osmolaridade} < 1{,}0}$.

Túbulo distal e ducto coletor

O túbulo distal e o ducto coletor constituem o **néfron terminal** e, juntos, reabsorvem cerca de 8% do Na^+ filtrado. Assim como o segmento ascendente espesso, a reabsorção no néfron terminal é **dependente da carga**, com considerável capacidade de reabsorção do Na^+ extra que pode vir do túbulo proximal. O mecanismo de transporte de Na^+ no início do túbulo distal difere daquele no final do túbulo distal e do ducto coletor; cada segmento é discutido separadamente.

Início do túbulo distal

O início do túbulo distal reabsorve 5% do Na^+ filtrado. Em nível celular, o mecanismo é um **cotransportador de Na^+-Cl^-** na membrana luminal, cuja energia deriva do gradiente de Na^+ (Figura 6.27). Há reabsorção efetiva de Na^+ e Cl^- no início do túbulo distal, explicada da seguinte forma: os dois íons entram na célula por meio do cotransportador de Na^+-Cl^-; o Na^+ é então extrudado da célula para o sangue pela Na^+-K^+ ATPase e o Cl^- se difunde e sai da célula por meio dos canais de Cl^- na membrana basolateral.

O cotransportador de Na^+-Cl^- do início do túbulo distal difere do cotransportador de Na^+-K^+-$2Cl^-$ do túbulo ascendente espesso nos seguintes aspectos: transporta dois íons (não três), é eletroneutro (não eletrogênico) e é inibido por uma classe diferente de diuréticos, os **diuréticos tiazídicos** (p. ex., clorotiazida, hidroclorotiazida, metolazona). Como os diuréticos de alça, as tiazidas são ácidos orgânicos e ânions em pH fisiológico. Os diuréticos tiazídicos ligam-se ao local de Cl^- do cotransportador de Na^+-Cl^- e impedem seu ciclo, inibindo a reabsorção de NaCl no início do túbulo distal.

Como o segmento ascendente espesso, o início do túbulo distal é **impermeável à água**. Assim, reabsorve o soluto, mas deixa água para trás que, então, dilui o líquido tubular. Por isso, o início do túbulo distal é

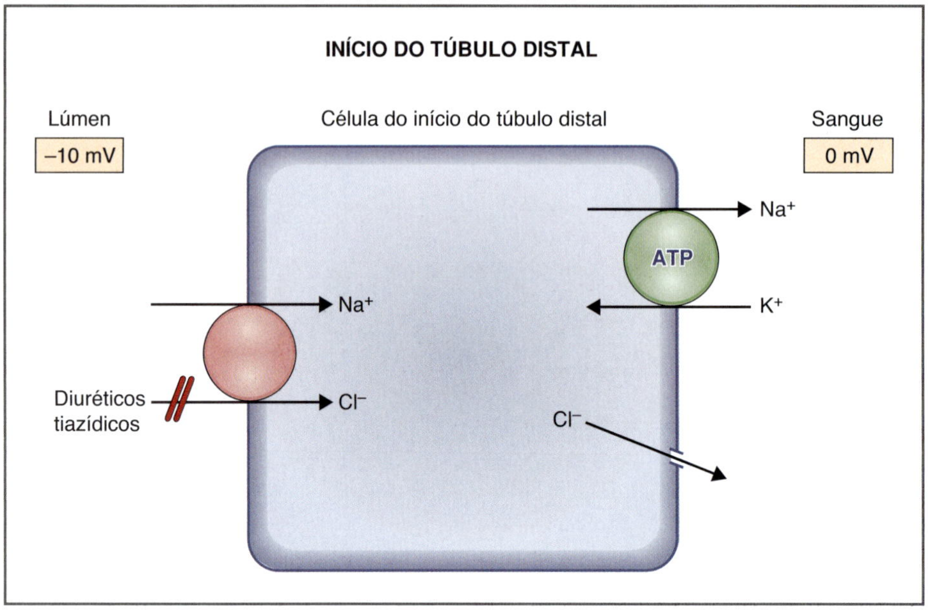

Figura 6.27 Mecanismo celular de reabsorção de Na^+ no início do túbulo distal. A diferença de potencial transepitelial é de –10 mV. *ATP*, trifosfato de adenosina.

chamado de **segmento diluidor cortical** ("cortical" porque os túbulos distais estão no córtex renal). Lembre-se de que o líquido tubular no início do túbulo distal *já* está diluído (em comparação ao sangue) devido à função do segmento ascendente espesso; o início do túbulo distal o dilui *ainda mais*.

Final do túbulo distal e ducto coletor

Anatômica e funcionalmente, o final do túbulo distal e o ducto coletor são semelhantes e podem ser discutidos em conjunto. Esses segmentos têm dois tipos principais de células intercaladas: as **células principais** e as **células α-intercaladas**. As células principais participam da reabsorção de Na^+, da secreção de K^+ e da reabsorção de água; as células α-intercaladas participam da reabsorção de K^+ e da secreção de H^+. Esta seção se concentra na reabsorção de Na^+ pelas células principais. (A reabsorção de água, a reabsorção de K^+ e a secreção de K^+ são discutidas mais adiante neste capítulo, e a secreção de H^+ é discutida no Capítulo 7.)

O final do túbulo distal e o ducto coletor reabsorvem apenas **3%** do Na^+ filtrado. Essa quantidade é pequena em comparação àquelas reabsorvidas no túbulo proximal, no segmento ascendente espesso e até mesmo no início do túbulo distal. O final do túbulo distal e o ducto coletor, porém, são os últimos segmentos do néfron a influenciar a quantidade de Na^+ a ser excretada (ou seja, fazem os ajustes finos da reabsorção de Na^+).

A Figura 6.28 mostra o mecanismo de reabsorção de Na^+ nas **células principais** do final do túbulo distal e do ducto coletor. Em vez de os mecanismos de transporte acoplados vistos em outros segmentos de néfrons, a membrana luminal das células principais contém **canais de Na^+** (canais epiteliais de Na^+ ou **ENaC**). O Na^+ difunde-se por esses canais a favor de seu gradiente eletroquímico, do lúmen para a célula. O Na^+ é então extrudado da célula pela Na^+-K^+ ATPase na membrana basolateral. O principal ânion a acompanhar Na^+ é Cl^-, embora o mecanismo de transporte de Cl^- não tenha sido elucidado.

Devido ao papel essencial do final do túbulo distal e do ducto coletor nos ajustes finos da excreção de Na^+, não é surpresa que a reabsorção de Na^+ nesses segmentos seja regulada por hormônios. A **aldosterona** é um hormônio esteroide que atua diretamente nas células principais para **aumentar a reabsorção de Na^+** (ver Capítulo 4). A aldosterona é secretada pela zona glomerulosa do córtex suprarrenal, chega às células principais por meio da circulação e se difunde nas células através da membrana celular basolateral. Na célula, o hormônio é transferido para o núcleo, onde determina a síntese de RNAs mensageiros específicos (mRNAs). Esses mRNAs levam à síntese de novas proteínas que participam da reabsorção de Na^+ pelas células principais. As proteínas induzidas pela aldosterona incluem o próprio **canal de Na^+** da membrana luminal (ENaC), a Na^+-K^+ ATPase e as enzimas do ciclo do ácido cítrico (p. ex., citrato sintase).

A reabsorção de Na^+ pelas células principais é inibida pelos **diuréticos poupadores de K^+** (p. ex., amilorida, triantereno, espironolactona). A **espironolactona**, um esteroide e antagonista da aldosterona, impede a entrada dessa última no núcleo das células principais e, portanto, bloqueia a síntese de mRNAs e novas proteínas. A **amilorida** e o **triantereno** ligam-se aos canais de Na^+ da membrana luminal e inibem o aumento da reabsorção de Na^+ induzido pela aldosterona. Os diuréticos poupadores de K^+ produzem apenas diurese branda porque inibem uma porcentagem muito pequena da reabsorção total de Na^+. No entanto, como o nome sugere, seu principal uso é combinado a outros

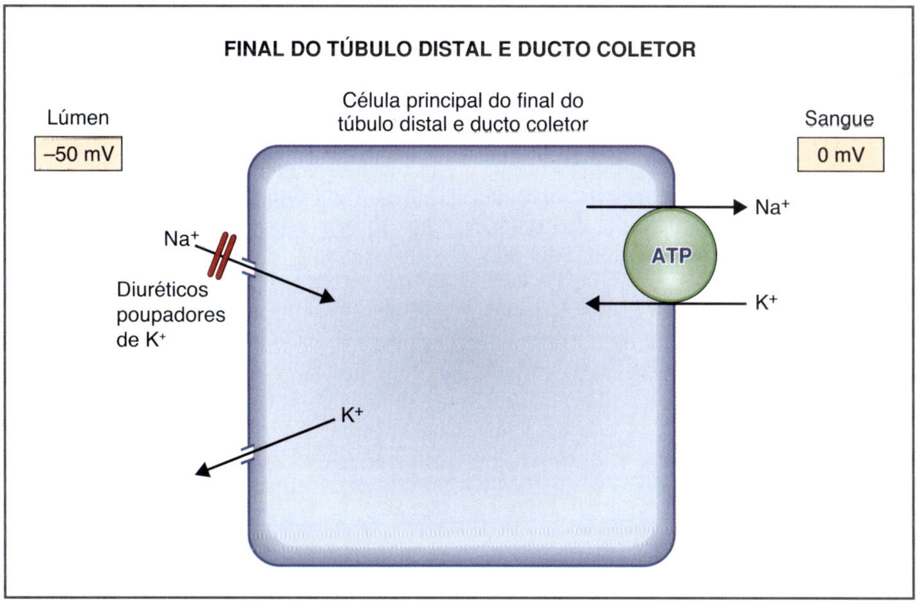

Figura 6.28 Mecanismo celular de reabsorção de Na^+ nas células principais do final do túbulo distal e ducto coletor. A diferença de potencial transepitelial é de –50 mV. *ATP*, trifosfato de adenosina.

diuréticos para inibir a secreção de K^+ pelas células principais, como discutido na seção sobre o processamento desse íon.

A **reabsorção de água** pelo final do túbulo distal e pelo ducto coletor é variável, como descrito mais adiante neste capítulo. A permeabilidade à água das células principais é controlada pelo **HAD**, que é secretado pelo lobo posterior da hipófise de acordo com a necessidade de água do corpo. Em níveis baixos ou ausentes de HAD, a permeabilidade à água das células principais é baixa e a reabsorção de água junto com o NaCl é pequena ou nula. Quando os níveis de HAD estão elevados, os canais de aquaporina 2 (AQP2) se inserem nas membranas luminais das células principais, ativando sua permeabilidade à água; assim, a água é reabsorvida junto com o NaCl.

Regulação do equilíbrio de Na^+

Na^+ e seus ânions associados Cl^- e HCO_3^- são os principais solutos do LEC. Por sua vez, a concentração de Na^+ no LEC determina o volume desse compartimento. Consequentemente, um aumento na quantidade de Na^+ no corpo eleva o volume do LEC, o volume sanguíneo e a pressão sanguínea (Boxe 6.2); uma diminuição da concentração de Na^+ reduz o volume do LEC, o volume sanguíneo e a pressão sanguínea.

Um bom conceito para entender a regulação do equilíbrio de Na^+ é o de **volume de sangue arterial efetivo (VSAE)**. O VSAE é a parte do LEC contido nas artérias e é o volume que "efetivamente" perfunde os tecidos. De modo geral, mudanças no volume do LEC alteram o VSAE na mesma direção. Aumentos no volume do LEC, por exemplo, estão associados a aumentos no VSAE, enquanto diminuições no volume do LEC estão associadas a diminuições no VSAE. No entanto, há exceções, como o edema, em que um *aumento* no volume do LEC está associado à *diminuição* do VSAE (devido à filtração excessiva de líquido dos capilares para o líquido intersticial). Os rins detectam alterações no VSAE e, por meio de diversos mecanismos, modificam a excreção de Na^+ para tentar normalizar o VSAE.

Dentre os mecanismos renais que regulam a excreção de Na^+, estão a atividade nervosa simpática, a atriopeptina (peptídeo natriurético atrial – ANP), as pressões de Starling nos capilares peritubulares e o sistema renina-angiotensina-aldosterona.

1. **Atividade nervosa simpática.** A atividade simpática é estimulada pelo mecanismo barorreceptor em resposta à diminuição da pressão arterial e causa vasoconstrição das arteríolas aferentes e aumento da reabsorção de Na^+ no túbulo proximal.
2. **Atriopeptina (ANP).** A ANP é secretada pelos átrios em resposta a um aumento no volume do LEC e causa dilatação das arteríolas aferentes, constrição das arteríolas eferentes, aumento da TFG e diminuição da reabsorção de Na^+ no final do túbulo distal e nos ductos coletores. Outros peptídeos da família da ANP exercem efeitos semelhantes, aumentando a TFG e diminuindo a reabsorção renal de Na^+. Dentre eles, estão a **urodilatina**, que é secretada pelo rim, e o **peptídeo natriurético cerebral (BNP)**, que é secretado pelas células ventriculares cardíacas e pelo cérebro.
3. **Pressões de Starling nos capilares peritubulares.** O papel das pressões de Starling já foi discutido no contexto do equilíbrio glomerulotubular. Resumidamente, aumentos no volume do LEC diluem a π_c e inibem a reabsorção de Na^+ no túbulo proximal; a redução do volume do LEC concentra a π_c e estimula a reabsorção de Na^+ no túbulo proximal.

Boxe 6.2 Fisiologia clínica: edema generalizado por síndrome nefrótica.

DESCRIÇÃO DO CASO. Há dez anos, um homem de 72 anos foi diagnosticado com uma doença glomerular que causa síndrome nefrótica (na qual a lesão da barreira capilar possibilita o extravasamento de proteínas plasmáticas). Seus sinais/sintomas atuais são alarmantes, inclusive ganho de peso e edema da face, dos membros inferiores e do abdome. Ao exame físico, seu médico observa edema periorbitário, edema depressível em membros, ascite e ritmo de galope por terceira bulha cardíaca (B_3). Sua concentração plasmática de proteínas é muito baixa e sua urina é positiva para proteína. O médico prescreve um diurético de alça, a furosemida, para aumentar a excreção de Na^+ e água, mas a primeira dose não é efetiva. O médico, então, aumenta a dose de furosemida e adiciona um segundo diurético, a espironolactona.

EXPLICAÇÃO DO CASO. A doença glomerular de longa data fez com que as paredes capilares glomerulares do homem permitissem o extravasamento de proteínas plasmáticas para a urina. A excreção de albumina plasmática (não compensada pelos processos de síntese hepática) diminui sua concentração plasmática de proteínas e, assim, a pressão oncótica plasmática.

A diminuição generalizada da pressão oncótica plasmática aumenta a filtração efetiva pelos capilares sistêmicos e leva à formação de edema. Outro fator que contribui para o edema é o aumento da reabsorção renal de Na^+: a filtração de grandes volumes de líquido dos capilares para o líquido intersticial diminui o volume plasmático, o que reduz a pressão de perfusão renal. Essa menor pressão de perfusão ativa o sistema renina-angiotensina II-aldosterona e os altos níveis de aldosterona estimulam a reabsorção de Na^+ no final do túbulo distal e nos ductos coletores. Consequentemente, o equilíbrio de Na^+ é positivo, o que leva à expansão do volume do LEC, aumenta ainda mais o volume do líquido intersticial e piora o edema. O ritmo de galope por B_3 está associado à sobrecarga de volume. A primeira dose de furosemida não é efetiva porque o homem tem o chamado edema refratário ou resistência a diuréticos. Por quê? Porque a furosemida (um diurético de alça) só inibe o cotransportador de Na^+-K^+-$2Cl^-$ na membrana luminal do segmento ascendente espesso em sua forma *livre*. Os altos níveis de proteína no líquido tubular ligam grande parte do diurético e impedem a inibição do cotransportador.

TRATAMENTO. Uma abordagem para o tratamento da resistência a diuréticos é o aumento da dose de furosemida; uma dose maior aumenta a filtração e a secreção do fármaco, aumentando sua concentração total *e* em forma livre no lúmen. Uma segunda abordagem é adicionar um antagonista da aldosterona, como a espironolactona, que inibe a reabsorção de Na^+ estimulada pela aldosterona e interrompe o ciclo de retenção desse íon.

4. **Sistema renina-angiotensina-aldosterona.** O sistema renina-angiotensina-aldosterona é ativado em resposta à diminuição da pressão arterial (i. e., redução da pressão de perfusão renal). Como já descrito, a angiotensina II estimula a reabsorção de Na^+ no túbulo proximal (troca de Na^+ -H^+) e a aldosterona estimula a reabsorção de Na^+ no final do túbulo distal e no ducto coletor.

Considere dois exemplos desses mecanismos no restauro do equilíbrio de Na^+: a resposta dos rins ao aumento da ingestão de Na^+ e a resposta dos rins à diminuição da ingestão de Na^+.

Resposta ao aumento da ingestão de Na^+

A ingestão de uma dieta rica em Na^+ leva a aumento do volume do LEC e do VSAE porque o íon se distribui principalmente no LEC. O aumento de VSAE é detectado e os rins "orquestram" um aumento na excreção de Na^+ para normalização do volume do LEC e do VSAE (Figura 6.29).

Resposta à diminuição da ingestão de Na^+

A ingestão de uma dieta pobre em Na^+ diminui o volume do LEC e do VSAE. A diminuição de VSAE é detectada e os rins orquestram a redução da excreção de Na^+ para normalizar o volume do LEC e o VSAE (Figura 6.30).

EQUILÍBRIO DE POTÁSSIO

A manutenção do equilíbrio do potássio (K^+) é essencial para a função normal dos tecidos excitáveis (p. ex., nervos, músculo esquelético, músculo cardíaco). Lembre-se dos Capítulos 1 e 4, em que o gradiente de concentração de K^+ através das membranas das células excitáveis define o potencial de repouso da membrana. Lembre-se, também, de que mudanças no potencial de membrana em repouso alteram a excitabilidade pela abertura ou fechamento das comportas nos canais de Na^+, que são responsáveis pela elevação do potencial de ação. Alterações na concentração intracelular ou extracelular de K^+ alteram o potencial de repouso da membrana e, assim, alteram a excitabilidade desses tecidos.

A maior parte do **K^+ total do corpo** está no LIC: 98% do conteúdo total de K^+ estão no compartimento intracelular e 2% estão no compartimento extracelular. Uma consequência dessa distribuição é que a concentração intracelular de K^+ (150 mEq/ℓ) é muito maior do que a concentração extracelular (4,5 mEq/ℓ). Esse grande gradiente de concentração de K^+ é mantido pela Na^+-K^+ ATPase existente em todas as membranas celulares.

Um desafio para manter a baixa concentração extracelular de K^+ é a grande quantidade do íon no compartimento intracelular. Um pequeno deslocamento de K^+ para dentro ou para fora das células pode produzir uma

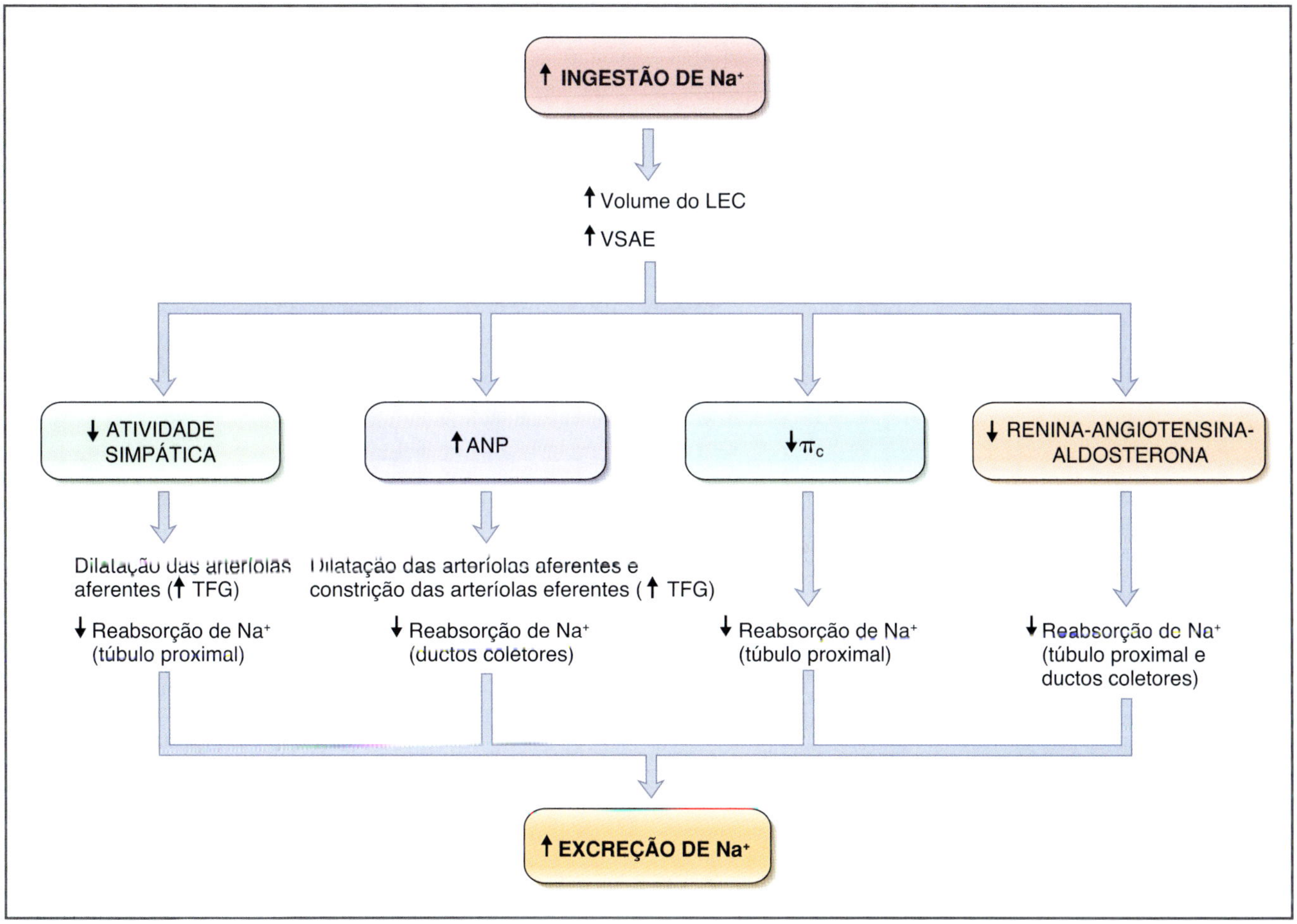

Figura 6.29 Respostas ao aumento da ingestão de Na^+. *ANP*, atriopeptina; *VSAE*, volume de sangue arterial efetivo; *LEC*, líquido extracelular; *TFG*, taxa de filtração glomerular; π_c, pressão oncótica capilar peritubular.

grande mudança na concentração extracelular de K^+. A distribuição de K^+ através das membranas celulares é chamada de **equilíbrio interno de K^+**. Hormônios, fármacos e várias doenças alteram essa distribuição e, como consequência, podem alterar a concentração extracelular de K^+.

Outro desafio para manter a baixa concentração extracelular de K^+ é a variação na ingestão dietética do íon em humanos, que pode ser baixa (de 50 mEq/dia), a muito alta (de 150 mEq/dia). Para manter o equilíbrio de K^+, a excreção urinária tem de ser igual à ingestão do íon. Assim, a excreção urinária de K^+ deve variar de 50 a 150 mEq/dia. Os mecanismos renais que possibilitam essa variabilidade são chamados de **equilíbrio externo de K^+**.

Equilíbrio interno de K^+

O equilíbrio interno de K^+ é a distribuição do íon pelas membranas celulares. Mais uma vez, a maior parte do K^+ está no interior das células e mesmo pequenos deslocamentos do íon através das membranas celulares podem causar grandes alterações nas concentrações de K^+ no LEC e no sangue. A Figura 6.31 e a Tabela 6.8 resumem os efeitos de hormônios, fármacos e doenças que alteram essa distribuição de K^+. A saída de K^+ das células aumenta a concentração de K^+ no sangue, a chamada **hiperpotassemia**. A entrada de K^+ nas células reduz a concentração de K^+ no sangue, a chamada **hipopotassemia**.

Insulina

A **insulina** estimula a captação de K^+ nas células por aumento da atividade da Na^+-K^+ ATPase. Fisiologicamente, esse efeito da insulina é responsável pela absorção de K^+ dietético pelas células após uma refeição. Assim, em resposta à ingestão de alimentos, a insulina é secretada pelo pâncreas endócrino. Um efeito dessa insulina (além da estimulação da captação de glicose nas células) é estimular a captação de K^+ pelas células. Essa ação assegura que o K^+ ingerido não permaneça no LEC e produza hiperpotassemia.

A deficiência de insulina, como no **diabetes melito do tipo I (DM1)**, exerce o efeito oposto: diminui a captação de K^+ pelas células e causa **hiperpotassemia**. Quando um indivíduo com DM1 não tratado ingere uma refeição contendo K^+, o íon fica no LEC porque não há insulina para promover sua captação pelas células. (Por outro lado, altos níveis de insulina podem produzir hipopotassemia.)

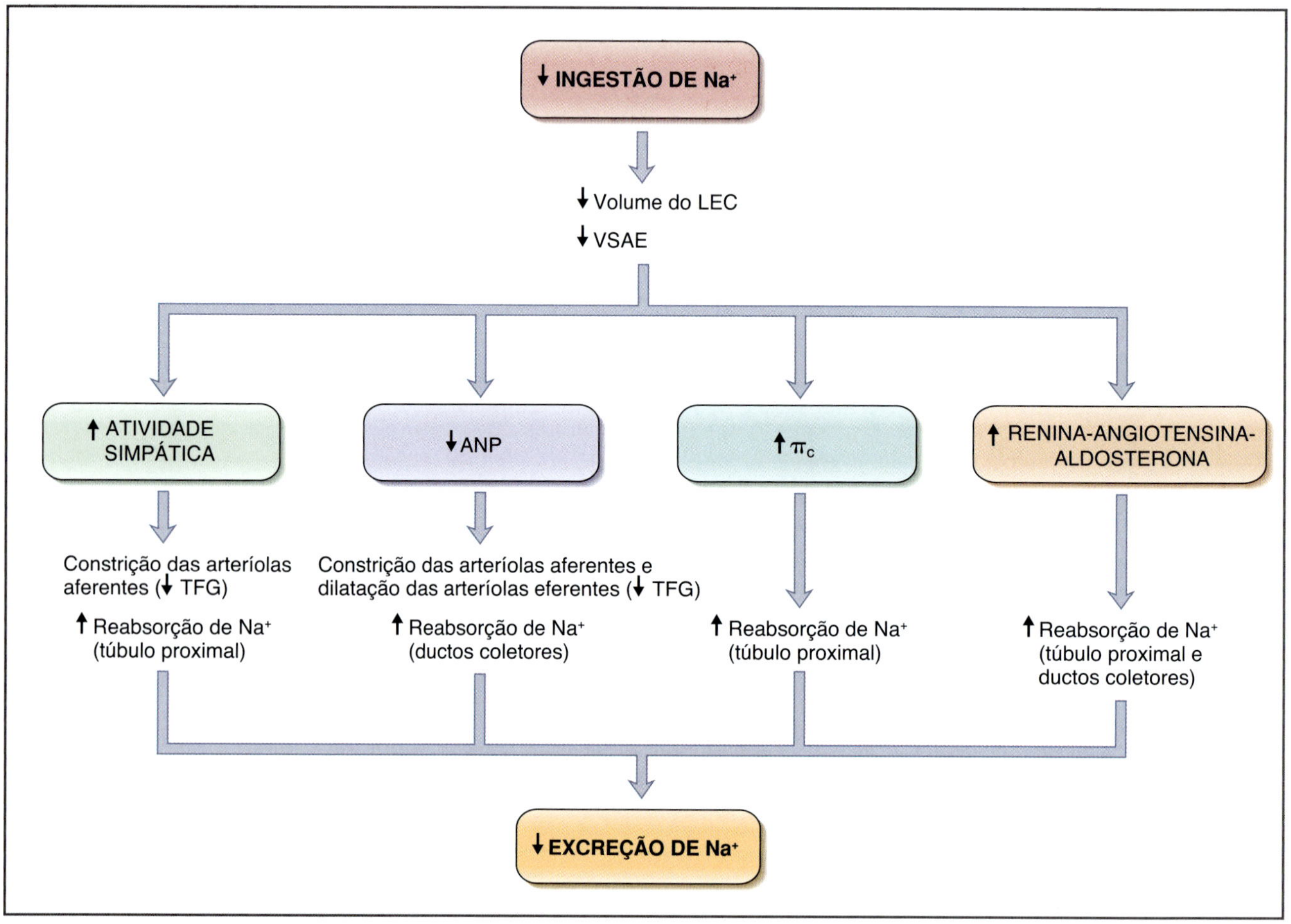

Figura 6.30 Respostas à diminuição da ingestão de Na^+. *ANP*, atriopeptina; *VSAE*, volume de sangue arterial efetivo; *LEC*, líquido extracelular; *TFG*, taxa de filtração glomerular; π_c, pressão oncótica capilar peritubular.

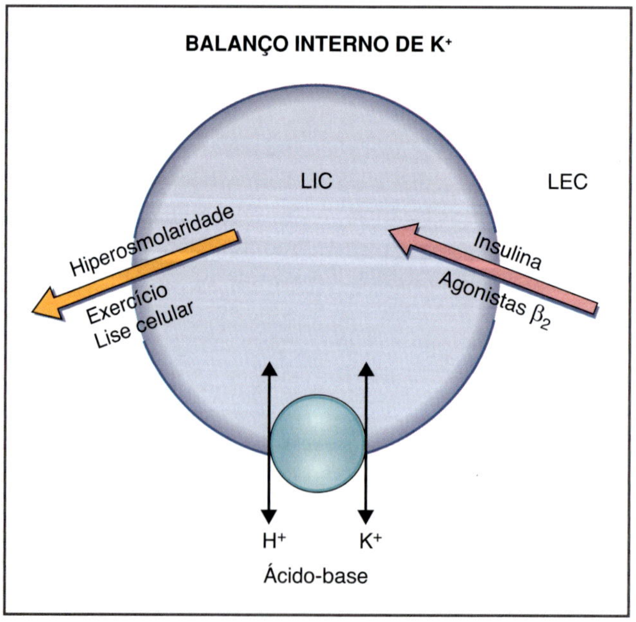

Figura 6.31 Agentes que influenciam o equilíbrio interno de K^+. As *setas* mostram as direções do movimento de K^+ para dentro e para fora das células. *LEC*, líquido extracelular; *LIC*, líquido intracelular.

Tabela 6.8 Equilíbrio interno de K^+ – deslocamentos entre células.

Causas da saída de K+ das células → Hiperpotassemia	Causas da entrada de K+ nas células → Hipopotassemia
Deficiência de insulina	Insulina
Antagonistas β_2-adrenérgicos	Agonistas β_2-adrenérgicos
Agonistas α-adrenérgicos	Antagonistas α-adrenérgicos
Acidose	Alcalose
Hiperosmolaridade	Hiposmolaridade
Lise celular	
Exercício	

Anomalias ácido-básicas

As anomalias ácido-básicas são frequentemente associadas a distúrbios de K^+. Um dos mecanismos responsáveis pelo equilíbrio interno de K^+ é a **troca de H^+-K^+** pelas membranas celulares. Essa troca é importante porque o LIC tem capacidade considerável de tamponamento de H^+. Para aproveitar esses tampões, o H^+ deve entrar ou sair das células. Para preservar a eletroneutralidade, porém, o H^+ não pode entrar ou sair das células sozinho; deve ser acompanhado por um ânion ou trocado por outro cátion. O cátion trocado por H^+ é o K^+.

Na **alcalemia**, a concentração de H^+ no sangue é diminuída: H^+ sai das células e K^+ entra nas células, produzindo hipopotassemia. Por outro lado, na **acidemia**, a concentração de H^+ no sangue é maior: H^+ entra e K^+ sai das células, produzindo **hiperpotassemia**.

Os distúrbios ácido-básicos *nem sempre* deslocam o K^+ pelas membranas celulares e é importante observar as seguintes exceções: primeiro, a acidose respiratória e a alcalose respiratória normalmente *não causam* deslocamento de K^+ porque são causadas por um distúrbio primário de CO_2. Como o CO_2 é lipossolúvel, atravessa livremente as membranas celulares e não precisa ser trocado com o K^+ para preservar a eletroneutralidade. Em segundo lugar, várias formas de acidose metabólica são causadas por um excesso de ácido orgânico (p. ex., ácido láctico, cetoácidos, ácido salicílico), o que não requer o deslocamento de K^+. A presença de um ânion orgânico, como o lactato, para entrada na célula com o H^+ preserva a eletroneutralidade. (O Capítulo 7 discute as condições em que um distúrbio ácido-básico desloca o K^+ ou não.)

Agonistas e antagonistas adrenérgicos

As catecolaminas alteram a distribuição de K^+ através das membranas celulares por dois receptores e mecanismos separados. A ativação de **receptores β_2-adrenérgicos** por agonistas β_2 (p. ex., albuterol), aumentando a atividade da Na^+-K^+ ATPase, causa um deslocamento de K^+ para dentro das células e pode produzir hipopotassemia. Por outro lado, a ativação de **receptores α-adrenérgicos** causa um deslocamento de K^+ para fora das células e pode produzir hiperpotassemia. Os efeitos dos antagonistas adrenérgicos na concentração de K^+ no sangue também são previsíveis: os antagonistas β_2-adrenérgicos (p. ex., propranolol) causam um deslocamento de K^+ para fora das células e os antagonistas alfa-adrenérgicos causam um deslocamento de K^+ para dentro das células.

Osmolaridade

A **hiperosmolaridade** (aumento da osmolaridade do LEC) causa o deslocamento de K^+ para fora das células. O mecanismo envolve o fluxo de água através das membranas celulares em resposta a uma mudança na osmolaridade do LEC. Por exemplo, se a osmolaridade do LEC for maior, a água flui do LIC para o LEC devido ao gradiente osmótico. À medida que a água deixa as células, a concentração intracelular de K^+ aumenta, o que então conduz a difusão de K^+ do LIC para o LEC. (Uma maneira mais simples de visualizar o mecanismo é pensar no fluxo de água do LIC para o LEC como o "arraste" de K^+.)

Lise celular

A lise celular (ruptura das membranas celulares) libera muito K^+ do LIC e provoca hiperpotassemia. Exemplos de lise celular são queimadura, rabdomiólise (ruptura de músculo esquelético) e destruição de células malignas durante a quimioterapia do câncer.

Exercício físico

O exercício causa deslocamento de K^+ para fora das células; a depleção das reservas celulares de ATP abre canais de K^+ nas membranas das células musculares e o K^+ sai das células a favor de seu gradiente eletroquímico. Normalmente, a alteração é reduzida e provoca apenas um pequeno aumento na concentração sanguínea de K^+, que é revertido durante um período subsequente de repouso. No entanto, em um indivíduo tratado com um antagonista β_2-adrenérgico (que independentemente provoca a saída do K^+ das células) ou com função renal comprometida (que impede a excreção adequada de K^+), o exercício extenuante pode provocar hiperpotassemia.

Além disso, a saída do K^+ das células auxilia o controle local do fluxo sanguíneo para o músculo esquelético em exercício. Lembre-se de que o fluxo sanguíneo no músculo em exercício é controlado por metabólitos vasodilatadores, inclusive o K^+. O K^+ liberado das células durante o exercício age diretamente nas arteríolas do músculo esquelético, dilatando-as e aumentando o fluxo sanguíneo local.

Equilíbrio externo de K^+ – mecanismos renais

Diariamente, a excreção urinária de K^+ é exatamente igual à ingestão de K^+ da dieta (menos as pequenas quantidades do íon perdidas por vias extrarrenais, como o trato gastrintestinal ou suor). Agora, o conceito fisiológico de equilíbrio é familiar. O **equilíbrio de K^+** se dá quando a excreção do íon é igual à ingestão. Se a excreção de K^+ for menor que a ingestão, há **equilíbrio positivo de K^+** e pode ocorrer hiperpotassemia. Se a excreção de K^+ for maior que a ingestão, há um **equilíbrio negativo de K^+** e pode ocorrer hipopotassemia.

A manutenção do equilíbrio de K^+ é difícil porque a ingestão dietética do íon é muito variável (50 a 150 mEq/dia) tanto de um indivíduo para outro quanto de um dia para outro na mesma pessoa. Assim, os mecanismos renais responsáveis pelo equilíbrio externo de K^+ devem ser flexíveis o suficiente para assegurar que a excreção corresponda à ingestão em uma ampla faixa. Para isso, o K^+ é processado nos rins por uma combinação de mecanismos de **filtração, reabsorção** e **secreção** (Figura 6.32).

- **Filtração.** O K^+ não se liga às proteínas plasmáticas e é livremente filtrado pelos capilares glomerulares
- O **túbulo contorcido proximal** reabsorve cerca de 67% da carga filtrada de K^+ como parte da reabsorção do líquido isosmótico
- O **segmento ascendente espesso** reabsorve mais 20% da carga filtrada de K^+. Lembre-se da discussão sobre a reabsorção de Na^+ que K^+ entra nas células do segmento ascendente espesso por meio do cotransportador de Na^+-K^+-$2Cl^-$ e, então, sai das células por uma das duas vias possíveis: o K^+ pode se difundir através da membrana basolateral pelos canais de K^+ e ser reabsorvido ou o K^+ pode se difundir e voltar para o lúmen, o que não leva à reabsorção, mas cria a diferença de potencial luminal positiva através das células do segmento ascendente espesso
- O **túbulo distal** e os **ductos coletores** são responsáveis pelos ajustes na excreção de K^+ em caso de variação do teor do íon na dieta. Esses segmentos reabsorvem ou secretam K^+ se necessário para manter no equilíbrio de K^+.

  Em caso de baixa ingestão de K^+, há maior reabsorção do íon pelas **células α-intercaladas** do final do túbulo distal e pelos ductos coletores. Na dieta pobre em K^+, a excreção urinária pode ser muito baixa, de 1% da carga filtrada.

  Mais comumente, porém, em indivíduos que consomem uma dieta com teor de K^+ normal ou alto, o íon é secretado pelas **células principais** do final do túbulo distal e pelo ducto coletor. A magnitude dessa secreção de K^+ é variável, dependendo da quantidade de K^+ ingerida e de vários outros fatores, inclusive mineralocorticoides, estado ácido-básico e taxa de fluxo. A excreção urinária de K^+ pode chegar a 110% da carga filtrada.

Deve-se dar maior atenção ao processamento de K^+ pelo final do túbulo distal e pelos ductos coletores, pois

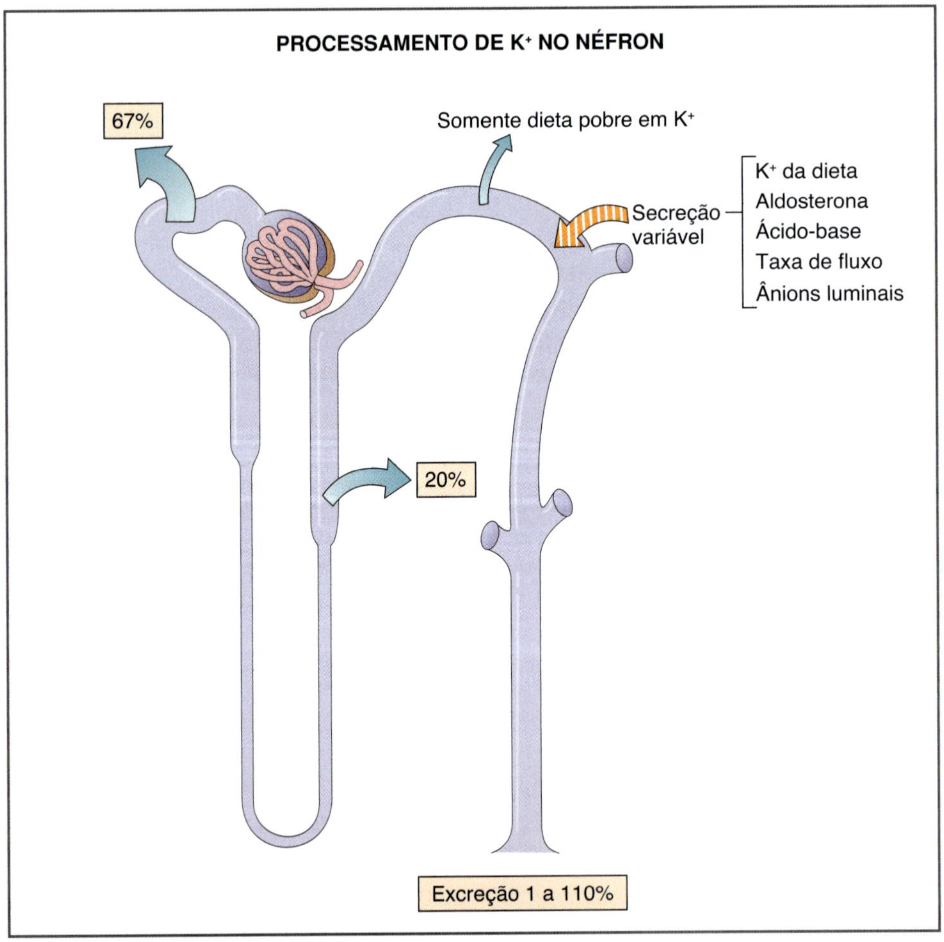

Figura 6.32 Processamento do K^+ no néfron. As *setas* mostram o local da reabsorção ou secreção de K^+; os números são porcentagens da carga filtrada reabsorvida, secretada ou excretada.

esses segmentos realizam o ajuste fino da excreção do íon para manter o equilíbrio de K^+. (A reabsorção de K^+ no túbulo contorcido proximal e no segmento ascendente espesso é constante na maioria das condições.)

Reabsorção de K^+ por células α-intercaladas

Em um indivíduo que consome pouco K^+, o íon pode ser reabsorvido nos segmentos terminais do néfron pelas células α-intercaladas (Figura 6.33A). Resumidamente, a membrana luminal dessas células contém uma **H^+-K^+ ATPase** semelhante à H^+-K^+ ATPase das células parietais gástricas. A H^+-K^+ ATPase é **um mecanismo primário de transporte ativo** que bombeia H^+ da célula para o lúmen e simultaneamente bombeia K^+ do lúmen para a célula. O K^+ difunde-se da célula para o sangue (é reabsorvido) pelos canais de K^+. (Na Figura 6.33A, outra ATPase, a H^+ ATPase, também é mostrada na membrana luminal. Essa bomba não está relacionada com a função de reabsorção de K^+ pelas células α-intercaladas, mas isso será discutido com o equilíbrio ácido-básico, no Capítulo 7.)

Secreção de K^+ pelas células principais

A função das células principais é secretar, em vez de reabsorver, K^+. Assim, os mecanismos celulares nas células principais diferem daqueles nas células α-intercaladas. O diagrama da célula principal na Figura 6.33B deve ser familiar porque esse tipo de célula foi discutido em relação à reabsorção de Na^+ (ver Figura 6.28).

A secreção de K^+ é a transferência efetiva do íon do sangue para o lúmen. O K^+ entra na célula a partir do sangue pela Na^+-K^+ ATPase, que é responsável por manter a alta concentração intracelular de K^+. A membrana luminal

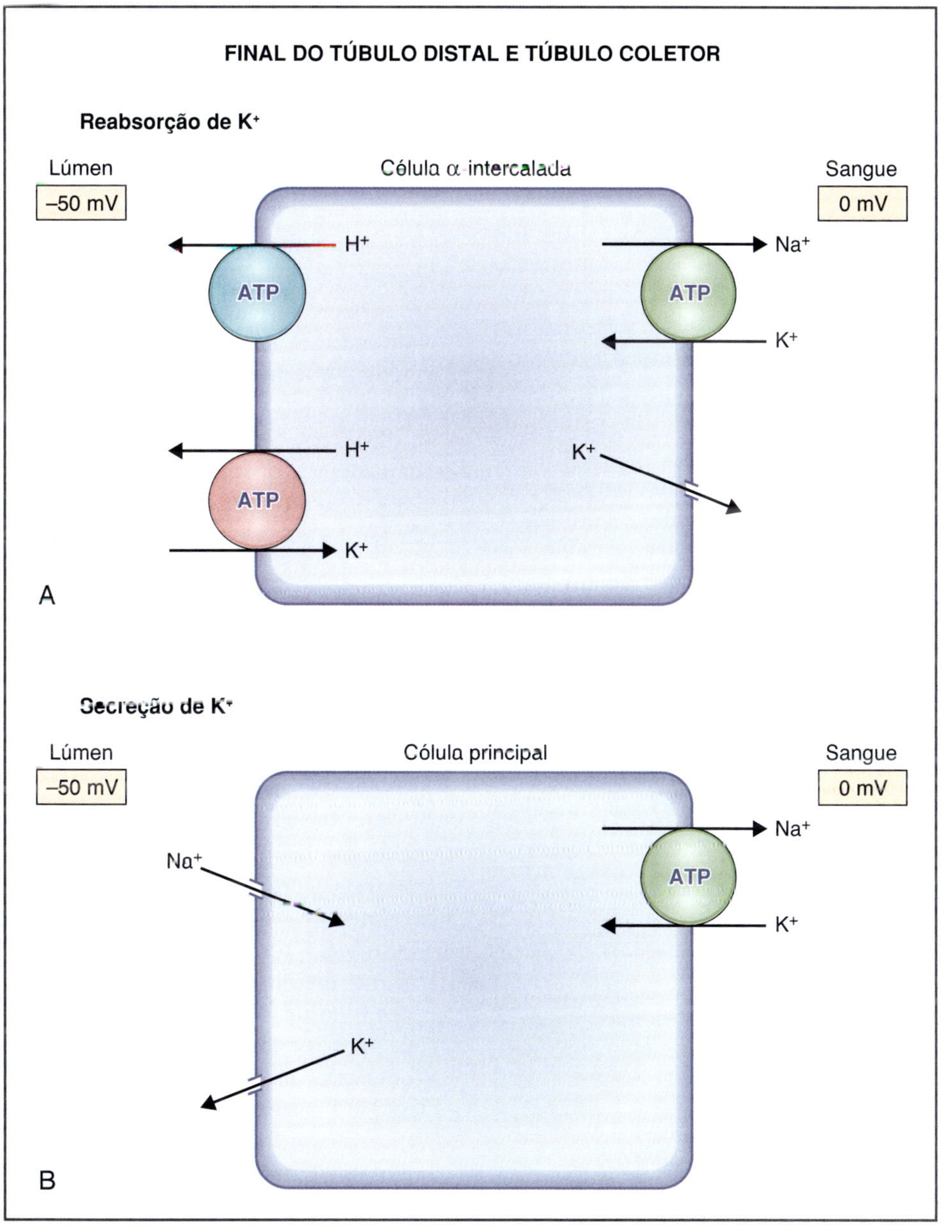

Figura 6.33 Mecanismos celulares de reabsorção de K^+ pelas células α-intercaladas (A) e secreção de K^+ pelas células principais (B) do final do túbulo distal e do ducto coletor. *ATP*, trifosfato de adenosina.

e a membrana basolateral apresentam canais de K^+ e, teoricamente, o íon pode se difundir para o lúmen (secreção) ou voltar para o sangue. A permeabilidade ao K^+ e o gradiente eletroquímico de K^+ são maiores na membrana luminal, portanto a maior parte do K^+ se difunde através da membrana luminal em vez de ser reciclado pela membrana basolateral para o sangue. (Para simplificar, os canais basolaterais de K^+ são omitidos da figura.)

O princípio mais importante para entender os **fatores que alteram a secreção de K^+** é que a *magnitude da secreção de K^+ é determinada pelo tamanho do gradiente eletroquímico do íon através da membrana luminal*. Ao empregar esse princípio, é fácil prever os efeitos da aldosterona, dos distúrbios ácido-básicos, do K^+ dietético e da taxa de fluxo (diuréticos). Qualquer fator que aumente a magnitude do gradiente eletroquímico do K^+ através da membrana luminal aumenta a secreção do íon; inversamente, qualquer fator que diminua o tamanho do gradiente eletroquímico reduz a secreção de K^+ (Tabela 6.9).

- **K^+ dietético.** O mecanismo fundamental para manutenção do equilíbrio externo de K^+ exige mudanças na secreção do íon pelas células principais. Sabendo disso, é fácil entender a resposta a uma **dieta rica em K^+**: o K^+ ingerido entra nas células (auxiliado pela resposta da insulina à ingestão de alimentos) e aumenta o teor e a concentração intracelular de K^+. O aumento da concentração intracelular de K^+ nas células principais aumenta a força motriz para a secreção do íon pela membrana luminal e o K^+ ingerido é excretado na urina. Por outro lado, em um indivíduo que ingere uma **dieta com baixo teor de K^+**, as células principais estão relativamente esgotadas de K^+; a concentração intracelular de K^+ diminui, o que reduz a força motriz para a secreção do íon. Em uma dieta com baixo teor de K^+, além da diminuição da secreção do íon pelas células principais, ocorre aumento de sua reabsorção pelas células α-intercaladas. Juntos, os dois efeitos são responsáveis pelas baixas taxas de excreção de K^+
- **Aldosterona.** A aldosterona **aumenta a secreção de K^+** pelas células principais. Lembre-se do efeito da aldosterona na reabsorção de Na^+: a aldosterona aumenta a reabsorção de Na^+ nas células principais por induzir a síntese dos canais de Na^+ na membrana luminal e de Na^+-K^+ ATPase na membrana basolateral. Essas ações sobre a reabsorção de Na^+ estão relacionadas com a secreção de K^+ da seguinte forma: primeiro, a aldosterona induz a síntese de mais canais de Na^+ da membrana luminal, o que aumenta a entrada de Na^+ na célula e fornece mais Na^+ para a Na^+-K^+ ATPase. À medida que mais Na^+ é bombeado para fora da célula, mais K^+ tem de ser simultaneamente bombeado para dentro da célula. Em segundo lugar, a aldosterona aumenta a quantidade de Na^+-K^+ ATPase, aumentando ainda mais a quantidade de K^+ bombeada para dentro da célula. Juntos, os dois efeitos elevam a concentração intracelular de K^+, o que aumenta a força motriz para a secreção do íon da célula para o lúmen. Por fim, em um efeito separado, a aldosterona aumenta o número de canais de K^+ na membrana luminal, o que aumenta ainda mais a força motriz para elevar a secreção de K^+.

  Essa discussão dos efeitos da aldosterona sobre a reabsorção de Na^+ enfatiza a estreita relação entre a reabsorção de Na^+ e a secreção de K^+ nas células principais. Como já descrito, muito do efeito da aldosterona na secreção de K^+ é secundário ao efeito da aldosterona na reabsorção de Na^+. Outras situações também demonstram essa relação e, aqui, mostramos dois exemplos. O primeiro exemplo é de um indivíduo que ingere uma **dieta rica em Na^+**. Esse indivíduo apresenta maior excreção de Na^+, como esperado, para manter o equilíbrio de Na^+ e maior excreção de K^+. A explicação para o aumento da excreção de K^+ é o aumento da entrada de Na^+ nas células principais. À medida que mais Na^+ chega às células principais, mais Na^+ entra nas células pela membrana luminal, mais Na^+ é extrudado pela Na^+-K^+ ATPase e mais K^+ é bombeado para dentro da célula, o que aumenta a força motriz para a secreção de K^+. O segundo exemplo é de um indivíduo tratado com **diuréticos**. Os diuréticos de alça e os diuréticos tiazídicos inibem a reabsorção de Na^+ "a montante" das células principais, o que aumenta a liberação de Na^+ para as células principais. O mecanismo discutido para uma dieta rica em Na^+ pode ser aplicado aqui: mais Na^+ chega às células principais, mais Na^+ é reabsorvido e mais K^+ é secretado (Boxe 6.3)
- **Distúrbios ácido-básicos.** Os distúrbios ácido-básicos podem ter efeitos profundos na concentração de K^+ no sangue, atribuíveis a alterações na secreção do íon pelas células principais. Habitualmente, a alcalose aumenta a secreção de K^+ e a acidose a diminui. A troca de íons H^+ e K^+ através das membranas celulares *basolaterais* é responsável por esses efeitos: na **alcalose**, há um déficit de H^+ no LEC. O H^+ deixa as células para auxiliar o tamponamento e o K^+ entra nas células para manter a eletroneutralidade. O aumento da concentração intracelular de K^+ aumenta a força motriz para a secreção do íon, causando hipopotassemia. Na **acidose**, há excesso de H^+ no LEC. O H^+ entra nas células para tamponamento e o K^+ sai das células para manter a eletroneutralidade. A concentração intracelular de K^+ diminui, o que reduz a força motriz para a secreção do íon, causando hiperpotassemia

Tabela 6.9 Regulação da secreção de K^+ pelas células principais.

Causas da maior secreção de K^+	Causas da menor secreção de K^+
Dieta rica em K^+	Dieta pobre em K^+
Hiperaldosteronismo	Hipoaldosteronismo
Alcalose	Acidose
Diuréticos tiazídicos	Diuréticos poupadores de K^+
Diuréticos de alça	
Ânions luminais	

Boxe 6.3 Fisiologia clínica: hiperaldosteronismo primário.

DESCRIÇÃO DO CASO. Um homem de 50 anos consulta seu médico por apresentar fraqueza e hipertensão arterial sistêmica. Ao exame físico, suas pressões arteriais sistólica e diastólica estão elevadas (160/110 mmHg) em decúbito dorsal. Os seguintes valores são obtidos nos exames de sangue e urina:

Sangue venoso	Urina
$[Na^+]$, 142 mEq/ℓ	$[Na^+]$, 60 mEq/ℓ (normal)
$[K^+]$, 2,1 mEq/ℓ	$[K^+]$, 55 mEq/ℓ (alta)
$[Cl^-]$, 98 mEq/ℓ	Osmolaridade, 520 mOsm/ℓ
Osmolaridade, 289 mOsm/ℓ	

EXPLICAÇÃO DO CASO. O exame físico do homem era notável pela hipertensão arterial sistêmica, o que sugere expansão do volume do LEC. O aumento do volume do LEC e do volume sanguíneo explicam o aumento das pressões sistólica e diastólica. Como a $[Na^+]$ plasmática e a osmolaridade são normais, pode-se concluir que o teor corporal de água é normal em relação ao teor de soluto. Portanto, o homem deve ter maior teor corporal total de Na^+ e teor de água *proporcionalmente* maior. A combinação do aumento do teor corporal de Na^+ e água é responsável pelo aumento do volume do LEC.

O homem apresenta redução acentuada da concentração plasmática de $[K^+]$ com aumento da excreção urinária do íon. Embora *pareça* que a excreção renal de K^+ deva diminuir quando a concentração plasmática é tão baixa, na verdade esse achado é *decorrente* da maior excreção urinária de K^+.

Nesse paciente, todos os achados podem ser explicados pelo diagnóstico de um tumor secretor de aldosterona da zona glomerulosa da glândula suprarrenal, o que causa hiperaldosteronismo primário (síndrome de Conn). Os altos níveis circulantes de aldosterona têm dois efeitos sobre as células principais do final do túbulo distal e do ducto coletor: aumento da reabsorção de Na^+ e aumento da secreção de K^+. As consequências do aumento da secreção de K^+ são diretas: a maior secreção do íon pelas células principais faz com que a excreção urinária de K^+ aumente e sua concentração plasmática diminua. A observação de excreção normal de Na^+ na urina, porém, é intrigante. O efeito direto da aldosterona sobre as células principais é aumentar a reabsorção de Na^+ e o teor do íon na urina deve ser menor. O aumento da reabsorção de Na^+, então, aumenta o teor de Na^+ do LEC e o volume do LEC. Há, porém, um efeito secundário dessa expansão do volume do LEC no túbulo proximal: essa expansão inibe a reabsorção do túbulo proximal no assim chamado "escape da aldosterona" ou escape de mineralocorticoides. Desse modo, por causa do "escape da aldosterona", o teor de Na^+ na urina desse paciente é maior do que se a aldosterona tivesse apenas um efeito direto nas células principais.

TRATAMENTO. A hipertensão arterial sistêmica do paciente é tratável pela remoção do tumor suprarrenal. Enquanto aguarda a cirurgia, ele recebe espironolactona, um antagonista da aldosterona, e dieta hipossódica. A espironolactona bloqueia todos os efeitos da aldosterona nas células principais. A reabsorção de Na^+ é reduzida ao normal (por diminuição de seu volume de LEC), assim como a secreção de K^+ (por aumento da $[K^+]$ plasmática). Após a cirurgia, a pressão arterial e os parâmetros de bioquímica sérica são normalizados.

- **Diuréticos.** Os diuréticos mais usados, os **diuréticos de alça** e os **diuréticos tiazídicos**, aumentam a excreção de K^+, causando caliurese. Portanto, um efeito colateral importante da terapia diurética é a **hipopotassemia**. A base para o aumento da excreção de K^+ induzida por diuréticos é o **aumento da secreção de K^+** pelas células principais de acordo com o mecanismo explicado na seção anterior. Os diuréticos de alça e os diuréticos tiazídicos inibem a reabsorção de Na^+ "a montante" do local de secreção de K^+ (no segmento ascendente espesso e no início do túbulo distal, respectivamente), liberando, assim, mais Na^+ para as células principais. Quando mais Na^+ chega às células principais, mais Na^+ entra nas células através da membrana luminal e mais Na^+ é extrudado das células pela Na^+-K^+ ATPase. Ao mesmo tempo, mais K^+ é bombeado para as células, o que aumenta a concentração intracelular de K^+ e a força motriz para a secreção do íon.

  Um segundo fator que contribui para o aumento da secreção de K^+ é o **aumento da taxa de fluxo** produzida por esses diuréticos. O aumento da taxa de fluxo no final do túbulo distal e no ducto coletor dilui a concentração luminal de K^+, o que aumenta a força motriz para a secreção do íon. (A força motriz pela membrana luminal pode ser maior aumentando a concentração intracelular *ou* diminuindo a concentração luminal de K^+.)

  Além de aumentar a excreção de K^+ ao aumentar sua secreção distal, os **diuréticos de alça** (mas não os diuréticos tiazídicos) também aumentam a excreção de K^+ por inibir o cotransporte de Na^+-K^+-$2Cl^-$ e, assim, a reabsorção de K^+ no segmento ascendente espesso. Esse efeito direto no segmento ascendente espesso, acrescido do aumento da secreção de K^+ pelas células principais, prediz que os diuréticos de alça produzem caliurese profunda e hipopotassemia
- Os **diuréticos poupadores de K^+** (p. ex., espironolactona, amilorida, triantereno) são os únicos diuréticos que não causam caliurese. Como explicado, esses diuréticos inibem todas as ações da aldosterona nas células principais e, portanto, **inibem a secreção de K^+**. A principal aplicação dos diuréticos poupadores de K^+ é em combinação aos diuréticos de alça ou tiazídicos para compensar a caliurese e a hipopotassemia produzidas por esses fármacos
- **Ânions luminais.** A presença de grandes ânions (p. ex., sulfato, HCO_3^-) no lúmen do túbulo distal e do ducto coletor aumenta a secreção de K^+. Esses ânions

não reabsorvíveis aumentam a eletronegatividade do lúmen, elevando, assim, a força motriz eletroquímica para a secreção do íon.

EQUILÍBRIO DE FOSFATO, CÁLCIO E MAGNÉSIO

Fosfato

O fosfato é essencial como constituinte ósseo e tampão urinário de H^+. Como os rins regulam a concentração de fosfato no sangue, seus mecanismos merecem atenção especial. (A homeostase geral do fosfato e sua regulação hormonal são discutidas no Capítulo 9.)

O fosfato está localizado principalmente na matriz óssea (85%); o restante do fosfato corporal se divide entre o LIC (15%) e o LEC (< 0,5%). No LIC, o fosfato é um componente de nucleotídios (DNA e RNA), moléculas de alta energia (p. ex., ATP) e intermediários metabólicos. No LEC, o fosfato está em sua forma inorgânica e atua como tampão de H^+. Cerca de 10% do fosfato no plasma é ligado a proteínas.

A Figura 6.34 mostra o **processamento renal de fosfato**. O fosfato que não se liga às proteínas plasmáticas (90%) é filtrado pelos capilares glomerulares.

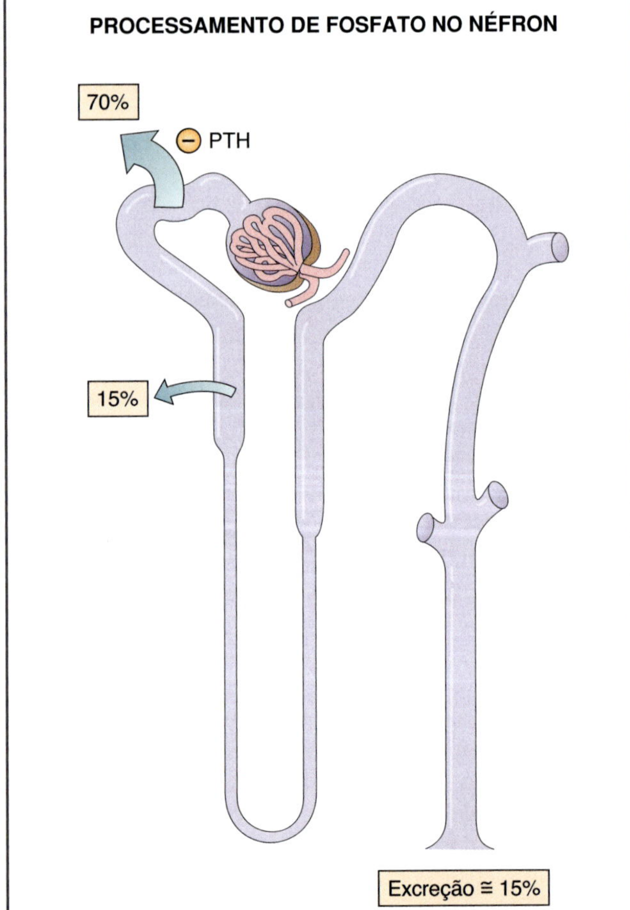

Figura 6.34 Processamento de fosfato no néfron. As *setas* mostram os locais de reabsorção de fosfato; os números são porcentagens da carga filtrada reabsorvida ou excretada. *PTH*, paratormônio.

Subsequentemente, cerca de 70% da carga filtrada é reabsorvida no **túbulo contorcido proximal** e 15% da carga filtrada é reabsorvida no **túbulo reto proximal**. Nas células, a reabsorção de fosfato é realizada por um cotransportador de Na^+-fosfato na membrana luminal das células do túbulo proximal (ver Figura 6.21). Como na reabsorção de glicose, a reabsorção de fosfato é saturável e tem T_m. Ao atingir T_m, qualquer fosfato que não seja reabsorvido é excretado. Não se sabe se o fosfato pode ser reabsorvido em segmentos posteriores do néfron (p. ex., túbulo distal), e isso depende do nível de fosfato dietético e paratormônio (PTH). Em comparação a outras substâncias (p. ex., Na^+, Cl^-, HCO_3^-, glicose), a excreção de fosfato de 15% da carga filtrada é elevada. O nível comparativamente alto de excreção de fosfato tem importância fisiológica, já que o fosfato não reabsorvido é um **tampão urinário de H^+** (chamado de ácido titulável; ver Capítulo 7).

O **PTH** regula a reabsorção de fosfato no túbulo proximal ao inibir o cotransporte de Na^+-fosfato, diminuindo assim o T_m para a reabsorção de fosfato. Ao inibir a reabsorção de fosfato, o PTH causa **fosfatúria** ou aumento da excreção de fosfato. Nesse contexto, a ocorrência de pouca ou nenhuma reabsorção de fosfato além do túbulo proximal é significativa. O PTH inibe a reabsorção de fosfato no túbulo proximal, e o fosfato não reabsorvido é excretado porque os segmentos além do túbulo proximal têm pouca ou nenhuma capacidade de reabsorção do íon.

Nas células, o mecanismo de ação do PTH exige a ligação do hormônio a um receptor basolateral nas células do túbulo proximal, que é acoplado à **adenilil ciclase** por meio de uma proteína $\mathbf{G_s}$. Ativada, a adenilil ciclase catalisa a conversão de ATP em monofosfato de adenosina cíclico (cAMP), o segundo mensageiro. O cAMP ativa, então, uma série de proteínas quinases, que fosforilam componentes da membrana luminal. O passo final nessa sequência é a inibição do cotransporte de Na^+-fosfato. Além disso, a membrana luminal das células do túbulo proximal exibe um transportador de cAMP, que entra no lúmen e é excretado. O aumento do **cAMP urinário** e a fosfatúria caracterizam a ação do PTH.

Um defeito no receptor, na proteína G_s ou no complexo adenilil ciclase causa um distúrbio hereditário chamado **pseudo-hipoparatireoidismo**. Nesse distúrbio, as células renais são resistentes à ação do PTH. Embora os níveis circulantes de PTH sejam elevados, o hormônio não consegue exercer seu efeito fosfatúrico usual e há diminuição tanto do fosfato urinário quanto do cAMP.

Cálcio

Como o fosfato, a maior parte do cálcio (Ca^{2+}) do corpo está nos ossos (99%). O 1% restante está no LIC (principalmente na forma ligada) e no LEC. A concentração total de Ca^{2+} no plasma é de 5 mEq/ℓ ou 10 mg/dℓ. Do total de Ca^{2+} plasmático, 40% estão ligados às proteínas plasmáticas; 10% estão ligados a outros ânions, como fosfato e citrato; e 50% estão na forma ionizada livre. A concentração plasmática de Ca^{2+} é regulada pelo PTH por meio de complexa interação entre ossos, o sistema digestório e os rins. Assim como o fosfato, os mecanismos renais integram a homeostase geral do Ca^{2+}, discutida no Capítulo 9.

A Figura 6.35 mostra o **processamento renal de Ca^{2+}**. O padrão de reabsorção de Ca^{2+} ao longo do néfron é bastante semelhante ao de Na^+ (ver Figura 6.20). Assim como o Na^+, mais de 99% do Ca^{2+} filtrado é reabsorvido, deixando menos de 1% para excreção. A reabsorção de Ca^{2+} está fortemente associada à reabsorção de Na^+ no túbulo proximal e na alça de Henle; a reabsorção dos dois íons é dissociada apenas no túbulo distal.

- **Filtração.** O Ca^{2+} difere de Na^+ na etapa de filtração. Qualquer Ca^{2+} ligado às proteínas plasmáticas (40% do Ca^{2+} total) não pode ser filtrado pelos capilares glomerulares, portanto apenas 60% são passíveis de **ultrafiltração**. O cálculo da carga filtrada de Ca^{2+} requer a correção da ligação às proteínas: se a TFG for 180 ℓ/dia e o Ca^{2+} plasmático total for 5 mEq/ℓ, a carga filtrada de Ca^{2+} será 540 mEq/dia (180 ℓ/dia × 5 mEq/ℓ × 0,60)
- **Túbulo proximal.** A reabsorção de Ca^{2+} é paralela à de Na^+ no túbulo proximal, pois 67% da carga filtrada é reabsorvida (exatamente a mesma porcentagem da reabsorção de Na^+). De fato, a reabsorção de Ca^{2+} está fortemente associada à reabsorção de Na^+ no túbulo proximal. A inibição da reabsorção de Na^+ pela expansão de volume, por exemplo, inibe simultaneamente a reabsorção de Ca^{2+}; a estimulação da reabsorção de Na^+ pela contração de volume também estimula a reabsorção de Ca^{2+}
- **Segmento ascendente espesso da alça de Henle.** Assim como o Na^+, 25% da carga filtrada de Ca^{2+} são reabsorvidos no segmento ascendente espesso da alça de Henle. Nesse segmento, a reabsorção de Ca^{2+} ocorre ao longo de uma via paracelular (entre as células) e está fortemente associada à reabsorção de Na^+. O mecanismo de associação no segmento ascendente espesso depende da **diferença de potencial luminal positiva** gerada pelo cotransportador de Na^+-K^+-$2Cl^-$. Esse potencial luminal positivo normalmente determina a reabsorção de cátions bivalentes, como o Ca^{2+}, pois a carga positiva repele a carga positiva. A associação da reabsorção de Ca^{2+} e Na^+ no segmento ascendente espesso tem uma implicação importante para a ação diurética: os **diuréticos de alça**, como a furosemida, inibem a reabsorção de Ca^{2+} na mesma medida em que inibem a reabsorção de Na^+. O mecanismo é a inibição do cotransporte de Na^+-K^+-$2Cl^-$ e a eliminação do potencial luminal positivo, o que extingue a força motriz para a reabsorção paracelular de Ca^{2+}. Essa ação dos diuréticos de alça é a base de sua utilidade no **tratamento da hipercalcemia**.

  Em caso de aumento da concentração sérica de Ca^{2+} (ou seja, hipercalcemia), o íon se liga a um **receptor sensível** a ele no segmento ascendente espesso. Essa interação inibe o cotransportador de Na^+-K^+-$2Cl^-$, o que elimina a diferença de potencial luminal positiva e a força motriz para a reabsorção de Ca^{2+}. Assim, na hipercalcemia, a reabsorção de Ca^{2+} é menor e a excreção de Ca^{2+} é maior. Na ***hiper*calcemia *hipo*calciúrica familiar** (FHH, ver Capítulo 9), há um defeito no receptor sensível ao Ca^{2+} e a maior concentração sérica do íon não inibe o cotransporte de Na^+-K^+-$2Cl^-$, o que eleva a reabsorção de Ca^{2+} (hipocalciúria) e o Ca^{2+} sérico (hipercalcemia)
- **Túbulo distal.** O túbulo distal reabsorve cerca de 8% da carga filtrada de Ca^{2+}. Embora esta seja uma quantidade menor em comparação àquela reabsorvida nos segmentos anteriores do néfron, o túbulo distal é o local de *regulação* da reabsorção de Ca^{2+}. Três pontos são relevantes à regulação no túbulo distal: (1) O túbulo distal é o único segmento do néfron em que a reabsorção de Ca^{2+} *não* está diretamente associada à reabsorção de Na^+. Em outras palavras, a reabsorção de Ca^{2+} e a reabsorção de Na^+ no túbulo distal não são necessariamente paralelas (como no túbulo proximal e no segmento ascendente espesso). A dissociação da reabsorção de Ca^{2+} e Na^+ no túbulo distal é ilustrada pela ação dos diuréticos tiazídicos (ver ponto 3, a seguir). (2) Não apenas a reabsorção distal

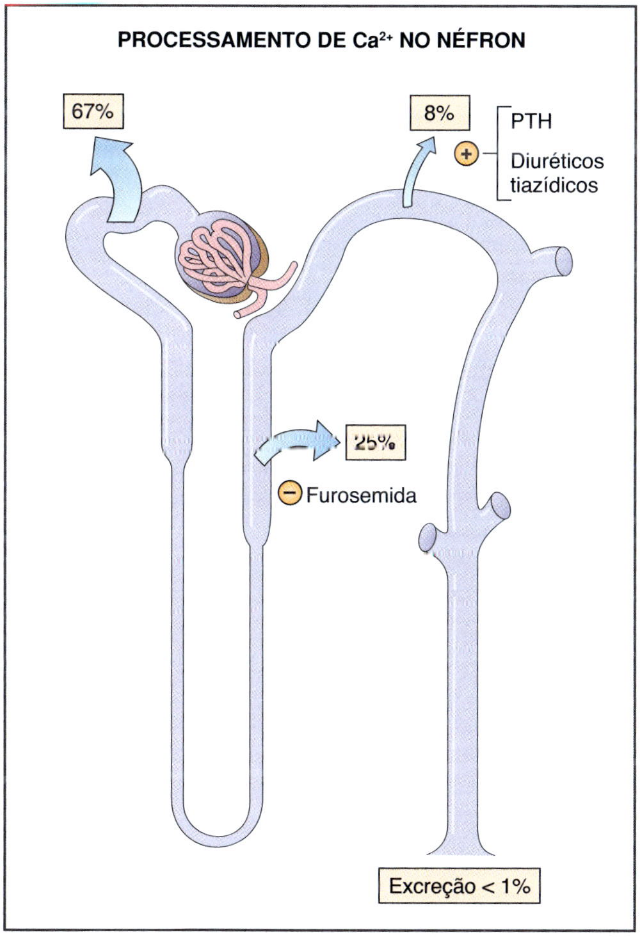

Figura 6.35 Processamento de Ca^{2+} no néfron. As *setas* mostram os locais de reabsorção de Ca^{2+}; os números são porcentagens da carga filtrada reabsorvida ou excretada. *PTH*, paratormônio.

de Ca^{2+} é dissociada da reabsorção de Na^+, mas também tem o próprio hormônio regulador, o PTH. No túbulo distal, o **PTH** aumenta a reabsorção de Ca^{2+} por meio de um receptor basolateral, da ativação da adenilil ciclase e da geração de cAMP como segundo mensageiro. Essa ação do PTH no túbulo distal é chamada de **hipocalciúrica**. Assim, o PTH tem dois efeitos no néfron, ambos mediados pelo cAMP: uma ação fosfatúrica no túbulo proximal e uma ação hipocalciúrica no túbulo distal. (3) Devido à dissociação da reabsorção distal de Ca^{2+} e Na^+, o efeito dos diuréticos tiazídicos na reabsorção de Ca^{2+} é completamente diferente dos efeitos dos diuréticos que atuam no túbulo proximal ou segmento ascendente espesso. Os diuréticos tiazídicos aumentam a reabsorção de Ca^{2+}, enquanto as outras classes de diuréticos a diminuem.

Lembre-se de que os **diuréticos tiazídicos** inibem a reabsorção de Na^+ no início do túbulo distal ao inibir o cotransporte de Na^+-Cl^-, aumentando assim a excreção de Na^+. No entanto, o efeito sobre a reabsorção de Ca^{2+} é exatamente o oposto: os diuréticos tiazídicos aumentam a reabsorção de Ca^{2+}, diminuindo sua excreção. Essa ação das tiazidas constitui a base da sua utilidade no **tratamento da hipercalciúria idiopática** (aumento da excreção urinária de Ca^{2+} de etiologia desconhecida). A administração de diuréticos tiazídicos aumenta a reabsorção de Ca^{2+}, diminui a excreção urinária do íon e diminui a probabilidade de formação de cálculos de Ca^{2+}.

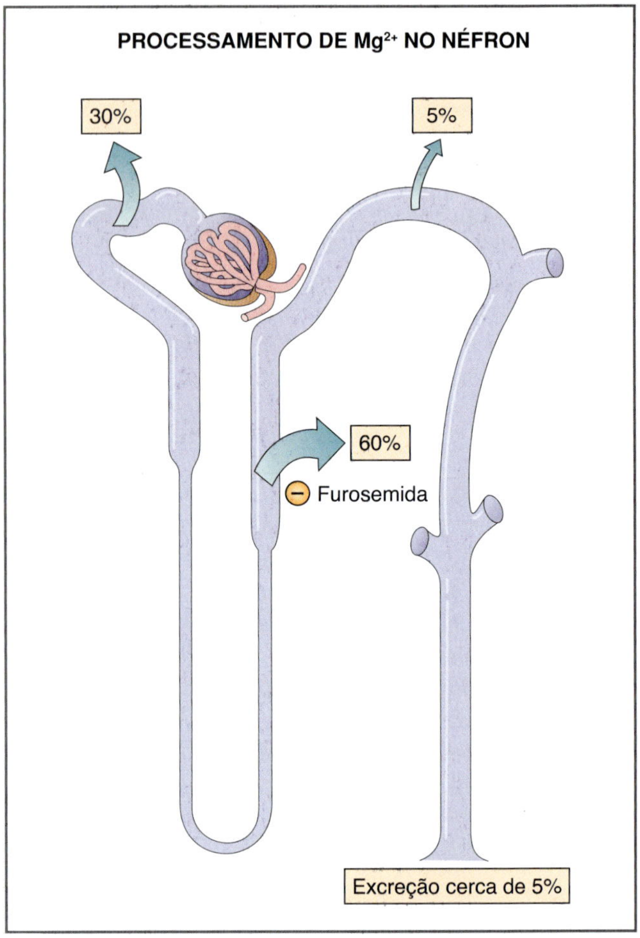

Figura 6.36 Processamento de Mg^{2+} no néfron. As *setas* mostram os locais de reabsorção de Mg^{2+}; os números são porcentagens da carga filtrada reabsorvida ou excretada.

Magnésio

Em vários aspectos, o padrão de reabsorção de magnésio (Mg^{2+}) difere daquele de Na^+ ou Ca^{2+}. A reabsorção geral de Mg^{2+} pelo néfron é de 95%, deixando 5% para excreção, uma porcentagem maior em comparação a muitas outras substâncias (Figura 6.36). Vinte por cento do Mg^{2+} plasmático estão ligados a proteínas e 80% são filtrados pelos capilares glomerulares. No **túbulo proximal**, 30% da carga filtrada é reabsorvida, uma porcentagem pequena em comparação ao Na^+ e Ca^{2+} (67%). Diferentemente dos demais segmentos, o principal local de reabsorção de Mg^{2+} é o **segmento ascendente espesso**, em que 60% da carga filtrada são reabsorvidos. Assim como o Ca^{2+}, a reabsorção de Mg^{2+} no segmento ascendente espesso é impulsionada pela diferença de potencial luminal positiva. Aqui, novamente, os **diuréticos de alça** inibem bastante a reabsorção de Mg^{2+} e aumentam sua excreção, o que pode levar à **hipomagnesemia**. No túbulo distal, uma pequena porcentagem (5%) de Mg^{2+} é reabsorvida.

EQUILÍBRIO DE ÁGUA – CONCENTRAÇÃO E DILUIÇÃO DE URINA

A osmolaridade do líquido corporal é mantida em cerca de **290 mOsm/ℓ** (para simplificar, 300 mOsm/ℓ) por processos chamados de **osmorregulação**. Até mesmo pequenos desvios na osmolaridade do líquido corporal produzem um conjunto de respostas hormonais que alteram a reabsorção de água pelos rins, tentando normalizá-la. *Esses mecanismos renais de reabsorção de água são responsáveis por manter a osmolaridade constante do líquido corporal.* Como em outros mecanismos reguladores renais, o controle do equilíbrio hídrico é exercido no final do túbulo distal e no ducto coletor.

Variações na reabsorção de água alteram a osmolaridade da urina. A osmolaridade da urina pode variar de 50 mOsm/ℓ a 1.200 mOsm/ℓ. A osmolaridade da urina é descrita da seguinte forma: se igual à osmolaridade do sangue, a urina é chamada de **isosmótica**; se a osmolaridade da urina for maior que a osmolaridade do sangue, a urina é chamada de **hiperosmótica**; e se a osmolaridade da urina for menor que a osmolaridade do sangue, a urina é chamada de **hiposmótica**.

Regulação da osmolaridade do líquido corporal

A regulação da osmolaridade do líquido corporal é ilustrada por dois exemplos comuns. O primeiro exemplo é a resposta do corpo à privação de água; o segundo é a resposta do corpo à água potável.

Resposta à privação de água

A Figura 6.37 mostra os eventos que ocorrem em um **indivíduo privado de água potável** (p. ex., alguém perdido no deserto por 12 horas sem água potável). Os números circundados na figura são correlacionados às etapas seguintes.

1. Há perda contínua de água do corpo pelo suor e vapor de água da boca e do nariz (chamada de perda insensível de água). Se não houver reposição dessa água por água potável, há aumento da osmolaridade do plasma.
2. O aumento da osmolaridade estimula os **osmorreceptores** na região anterior do hipotálamo, que são extremamente sensíveis e respondem até mesmo a alterações inferiores a 1 mOsm/ℓ.

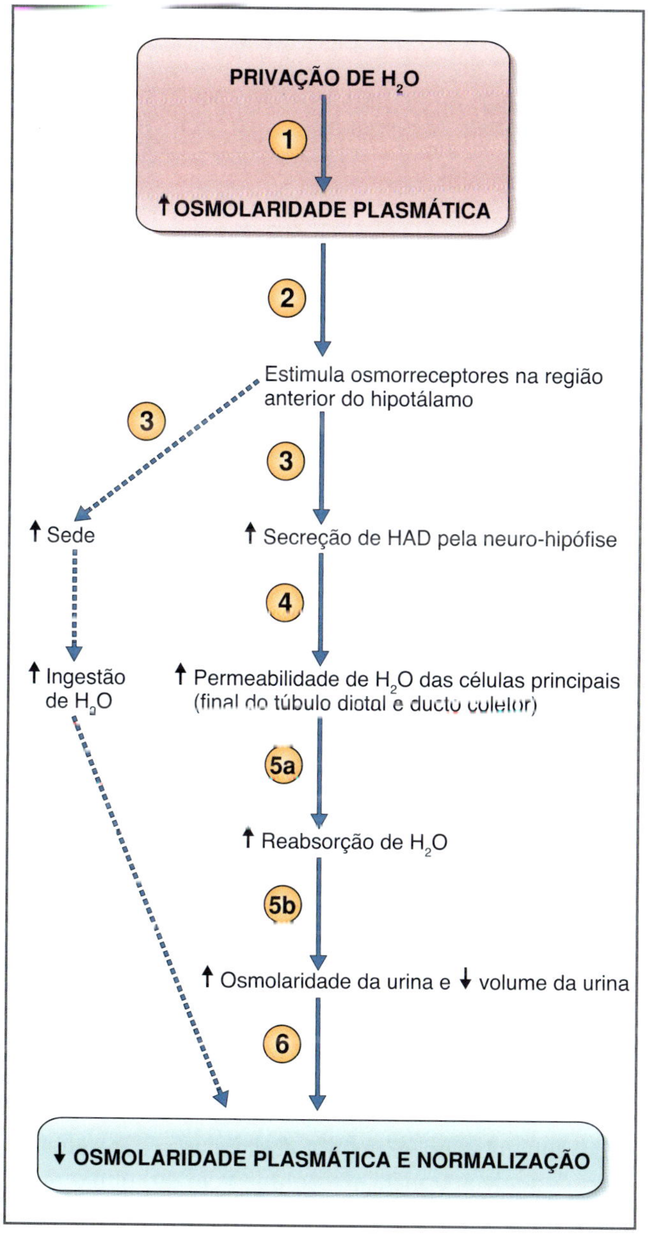

Figura 6.37 Respostas à privação de água. A explicação dos *números circundados* está no texto. *HAD*, hormônio antidiurético.

3. A estimulação dos osmorreceptores hipotalâmicos tem dois efeitos: estimula a **sede**, o que determina a ingestão de água, e também estimula a secreção de **HAD** pela neuro-hipófise.
4. A neuro-hipófise secreta HAD. O HAD circula no sangue até chegar aos rins, onde aumenta a permeabilidade à água das células principais do final do túbulo distal e do ducto coletor.
5. O aumento da permeabilidade à água aumenta a reabsorção de água (5a) no final do túbulo distal e nos ductos coletores. A maior reabsorção de água nesses locais **aumenta a osmolaridade da urina** e **diminui o volume da urina** (5b).
6. O aumento da reabsorção de água significa que mais água é devolvida aos líquidos corporais. O aumento da sede e a ingestão de água diminuem a osmolaridade do plasma e a normalizam. Esse sistema é um bom exemplo de *feedback* em que o distúrbio original (aumento da osmolaridade plasmática) causa um conjunto de respostas (secreção de HAD e aumento da reabsorção de água) que normalizam a osmolaridade plasmática.

Resposta ao consumo de água

A Figura 6.38 mostra a série de eventos após a ingestão de água. Essas respostas são fáceis de entender por serem exatamente o oposto daquelas descritas para a privação de água. Novamente, os números circundados na figura correspondem às seguintes etapas.

1. A água ingerida é distribuída pelos líquidos corporais. Como a quantidade de soluto no corpo não é alterada, a água adicionada dilui os líquidos corporais e diminui a osmolaridade plasmática.
2. A diminuição da osmolaridade plasmática inibe os osmorreceptores na região anterior do hipotálamo.
3. A inibição dos osmorreceptores tem dois efeitos: diminui a sede e suprime a ingestão de água. Também inibe a secreção de HAD pela neuro-hipófise.
4. A inibição da secreção de HAD reduz os níveis circulantes de HAD e a liberação de HAD para os rins. Os menores níveis de HAD diminuem a permeabilidade à água das células principais do final do túbulo distal e dos ductos coletores.
5. A diminuição da permeabilidade à água reduz a reabsorção de água pelo final do túbulo distal e pelos ductos coletores (5a). A água que não é reabsorvida por esses segmentos é excretada, o que **diminui a osmolaridade da urina** e **aumenta o volume urinário** (5b).
6. Como a reabsorção de água é menor, menos água é devolvida à circulação. A inibição da sede e a supressão da ingestão de água aumenta a osmolaridade do plasma, normalizando-a.

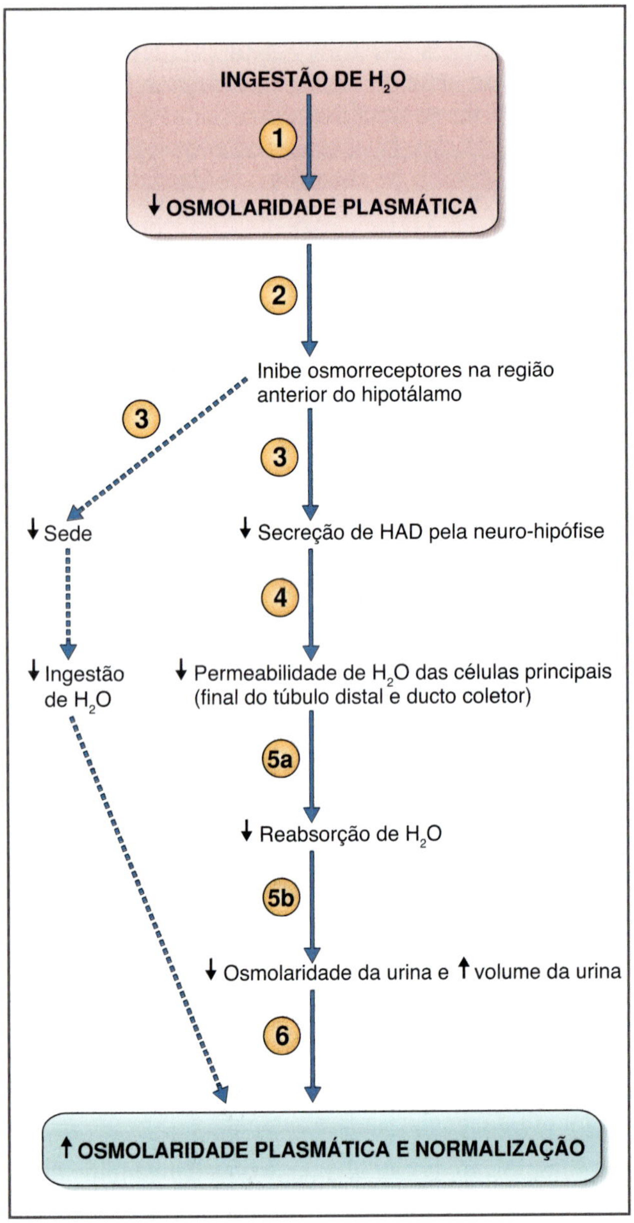

Figura 6.38 Respostas ao consumo de água. A explicação dos *números circundados* está no texto. *HAD*, hormônio antidiurético.

Gradiente osmótico corticopapilar

Para entender como os rins participam da osmorregulação, primeiro é preciso avaliar a criação e a importância do **gradiente osmótico corticopapilar**. Esse é um gradiente de osmolaridade no líquido intersticial do córtex à papila renal (ver as divisões anatômicas do rim na Figura 6.1). A osmolaridade do córtex é de aproximadamente 300 mOsm/ℓ, semelhante à osmolaridade de outros líquidos corporais. A osmolaridade do líquido intersticial aumenta progressivamente do córtex para a medula externa, a medula interna e a papila. Na ponta da papila, a osmolaridade pode chegar a 1.200 mOsm/ℓ.

Para determinar a origem do gradiente osmótico corticopapilar, é preciso saber *quais solutos contribuem para o gradiente osmótico e quais mecanismos depositam esses solutos no líquido intersticial.* As respostas podem ser encontradas em dois processos: **multiplicação em contracorrente**, uma função da alça de Henle que deposita NaCl nas regiões mais profundas do rim; e **reciclagem de ureia**, uma função dos ductos coletores medulares internos, que depositam ureia.

Multiplicação em contracorrente

A multiplicação em contracorrente é uma função da **alça de Henle**. Seu papel na formação do gradiente osmótico corticopapilar é depositar **NaCl** no líquido intersticial das regiões mais profundas do rim. A Figura 6.39 mostra uma única alça de Henle e o processo de multiplicação em contracorrente, depois explicado de maneira gradual. Para fins didáticos, a alça de Henle é primeiro mostrada sem gradiente corticopapilar; a osmolaridade é de 300 mOsm/ℓ em toda a alça e no líquido intersticial circundante. A multiplicação em contracorrente cria um gradiente de osmolaridade no líquido intersticial por meio da repetição de um **processo de duas etapas**. A primeira etapa é chamada de efeito único e a segunda etapa é o fluxo de líquido tubular.

EFEITO ÚNICO

O efeito único refere-se à função do segmento ascendente espesso da alça de Henle. No **segmento ascendente espesso**, o NaCl é reabsorvido pelo **cotransportador de Na^+-K^+-$2Cl^-$**. Como o segmento ascendente espesso é impermeável à água, a água não é reabsorvida junto com o NaCl, o que dilui o líquido tubular no segmento ascendente. O NaCl, que é transportado para fora do segmento ascendente espesso, entra no líquido intersticial, aumentando sua osmolaridade. Como o segmento descendente é permeável à água, a água sai desse segmento até que sua osmolaridade aumente e se iguale à do líquido intersticial adjacente. Assim, devido ao efeito único, a osmolaridade do segmento ascendente diminui e as osmolaridades do líquido intersticial e do segmento descendente aumentam. O **HAD** aumenta a atividade do cotransportador de Na^+-K^+-$2Cl^-$ e, portanto, aumenta o efeito único. Em condições em que os níveis circulantes de HAD são altos (como na desidratação), por exemplo, o gradiente osmótico corticopapilar é maior; em condições em que os níveis circulantes de HAD são baixos (como no diabetes insípido central), o gradiente osmótico corticopapilar é menor.

FLUXO DE LÍQUIDO TUBULAR

Como a filtração glomerular é um processo contínuo, o líquido passa continuamente pelo néfron. À medida que o novo líquido entra no segmento descendente do túbulo proximal, um volume igual de líquido deve deixar o segmento ascendente e entrar no túbulo distal. O novo líquido que entra no segmento descendente apresenta osmolaridade de 300 mOsm/ℓ porque veio do túbulo proximal. Ao mesmo tempo, o líquido de alta osmolaridade no segmento descendente (criado pelo efeito único) é empurrado para baixo em direção à curva da alça de Henle.

A Figura 6.39 mostra o processo de duas etapas para estabelecimento do gradiente osmótico corticopapilar. Novamente, no estado inicial, a alça de Henle e o líquido intersticial circundante não apresentam gradiente osmótico corticopapilar. Os números circundados na figura são correlacionados às seguintes etapas de criação do gradiente.

1. A **etapa 1** é o **efeito único.** À medida que o NaCl é reabsorvido do segmento ascendente e depositado no líquido intersticial circundante, a água fica no segmento ascendente. Com isso, a osmolaridade do líquido intersticial aumenta para 400 mOsm/ℓ e o líquido no segmento ascendente é diluído para 200 mOsm/ℓ. O líquido no segmento descendente equilibra-se com o líquido intersticial e sua osmolaridade também se torna 400 mOsm/ℓ.
2. A **etapa 2** é o **fluxo de líquido.** O novo líquido com osmolaridade de 300 mOsm/ℓ entra no segmento descendente do túbulo proximal e um volume igual de líquido é deslocado do segmento ascendente. Por causa desse deslocamento, o líquido de alta osmolaridade no segmento descendente (400 mOsm/ℓ) é "empurrado para baixo" em direção à curva da alça de Henle. Mesmo nesse estágio inicial, é possível ver o começo do desenvolvimento do gradiente osmótico corticopapilar.
3. A **etapa 3** é o **efeito único** mais uma vez. O NaCl é reabsorvido para fora do segmento ascendente e depositado no líquido intersticial, e a água continua nesse segmento. A osmolaridade do líquido intersticial e do líquido do segmento descendente aumenta, somando-se ao gradiente estabelecido nas etapas anteriores. A osmolaridade do líquido do segmento ascendente diminui ainda mais (é diluída).
4. A **etapa 4** é o **fluxo de líquido** novamente. O novo líquido com uma osmolaridade de 300 mOsm/ℓ entra no segmento descendente do túbulo proximal e desloca o líquido do segmento ascendente. Por causa desse deslocamento, o líquido de alta osmolaridade no segmento descendente é empurrado para baixo em direção à curva da alça de Henle. O gradiente de osmolaridade agora é maior do que era na etapa 2.

Essas duas etapas básicas se repetem até o estabelecimento completo do gradiente corticopapilar. Como mostra a Figura 6.39, cada repetição das duas etapas aumenta (ou multiplica) o gradiente. O tamanho do gradiente osmótico corticopapilar depende do **comprimento da alça de Henle**. Nos seres humanos, a osmolaridade do líquido intersticial na curva da alça de Henle é de

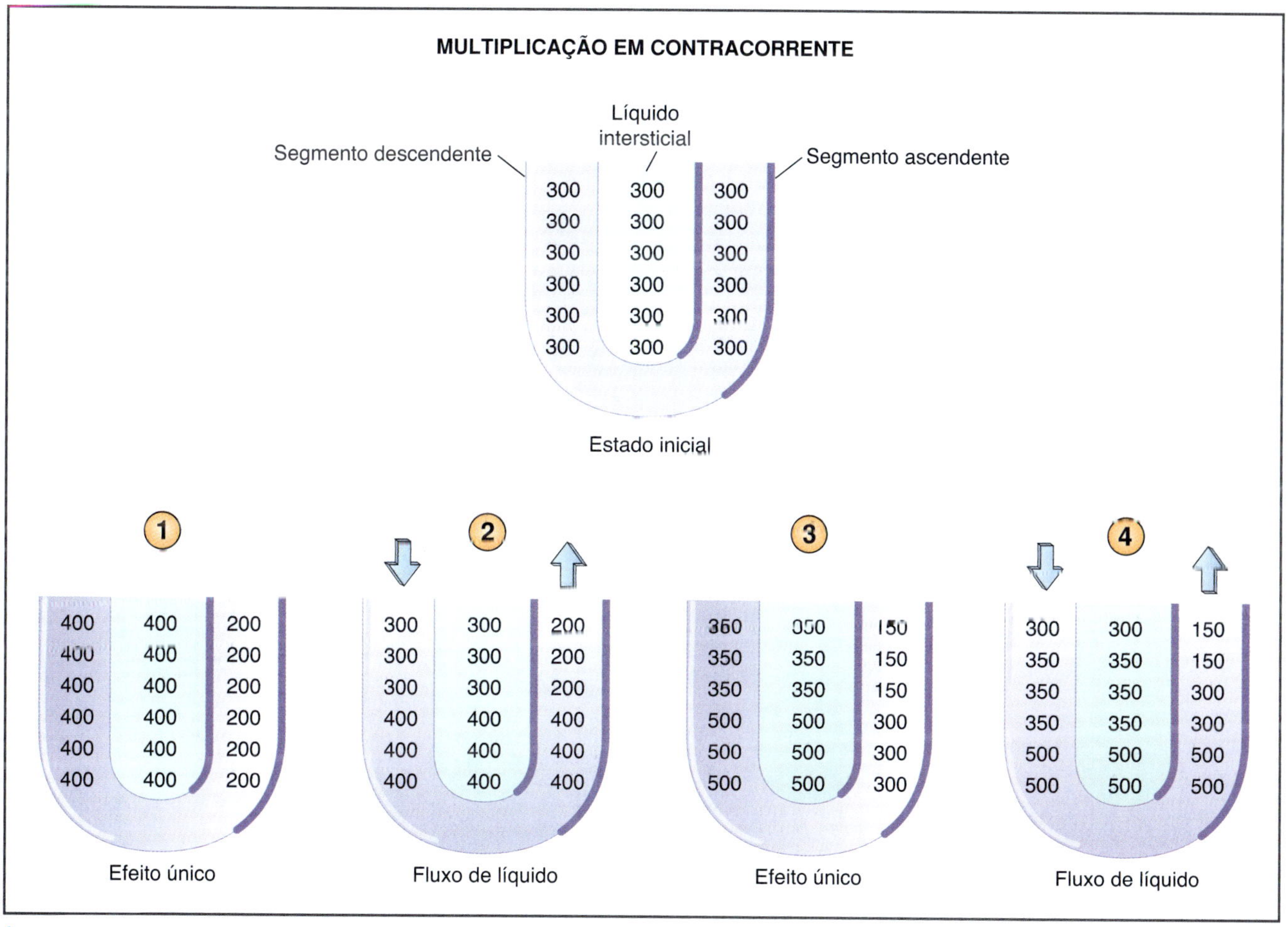

Figura 6.39 Mecanismo de multiplicação em contracorrente em uma alça de Henle. A explicação dos números circundados está no texto; os números não circundados são as osmolaridades do líquido tubular ou líquido intersticial. As *setas* mostram o sentido do fluxo do líquido; o *contorno espesso* mostra a impermeabilidade à água do segmento ascendente.

1.200 mOsm/ℓ, mas em espécies com alças de Henle mais longas (p. ex., roedores do deserto), a osmolaridade na curva pode chegar a 3.000 mOsm/ℓ.

Reciclagem de ureia

A reciclagem de ureia dos ductos coletores medulares internos é o segundo processo que contribui para o estabelecimento do gradiente osmótico corticopapilar. O mecanismo de reciclagem da ureia é explicado na Figura 6.40. Os números circundados na figura são correlacionados às etapas a seguir.

1. Nos **ductos coletores corticais e medulares externos**, o HAD aumenta a permeabilidade à água, mas não a permeabilidade à ureia. Assim, a água é reabsorvida dos ductos coletores corticais e medulares externos, mas a ureia fica no líquido tubular.
2. Esse efeito diferencial do HAD na permeabilidade à água e à ureia nos ductos coletores corticais e medulares externos eleva a concentração de ureia no líquido tubular.
3. Nos **ductos coletores medulares internos**, o HAD aumenta a permeabilidade à água *e* o transportador para difusão facilitada da ureia, **UT1** (diferentemente de seu efeito apenas sobre a permeabilidade à água nos ductos coletores corticais e medulares externos).
4. A concentração de ureia no líquido tubular aumentou devido à reabsorção de água no córtex e nos ductos coletores medulares externos, criando um grande gradiente de concentração de ureia. Na presença de HAD, os ductos coletores medulares internos conseguem transportar ureia, que se difunde a favor de seu gradiente de concentração para o líquido intersticial. A ureia que teria sido excretada é reciclada na medula interna, onde é adicionada ao gradiente osmótico corticopapilar.

Como está implícito no mecanismo, a reciclagem da ureia também depende do **HAD**. Quando os níveis de HAD estão elevados, como na privação de água, ocorrem os efeitos de permeabilidade diferencial e a ureia é reciclada na medula interna, somando-se ao gradiente osmótico corticopapilar. Com níveis baixos de HAD, como na ingestão de água ou no diabetes insípido central (DIC), os efeitos diferenciais de permeabilidade não ocorrem e a ureia não é reciclada. O efeito positivo do HAD na reciclagem da ureia é o segundo mecanismo pelo qual esse hormônio aumenta o gradiente osmótico corticopapilar (o primeiro é a estimulação do cotransporte Na^+-K^+-$2Cl^-$ e o efeito único da multiplicação em contracorrente). Assim, o gradiente osmótico corticopapilar é maior quando os níveis de HAD são altos (p. ex., privação de água, SIHAD) do que quando os níveis de HAD são baixos (p. ex., ingestão de água, DIC).

Vasos retos

Os vasos retos são capilares que suprem a medula e a papila do rim. Os vasos retos seguem o mesmo trajeto da alça de Henle e têm o formato da letra U. Apenas 5% do FSR irriga a medula e o fluxo sanguíneo pelos vasos retos é bastante baixo.

Os vasos retos participam da **troca em contracorrente**, que difere da multiplicação em contracorrente da seguinte

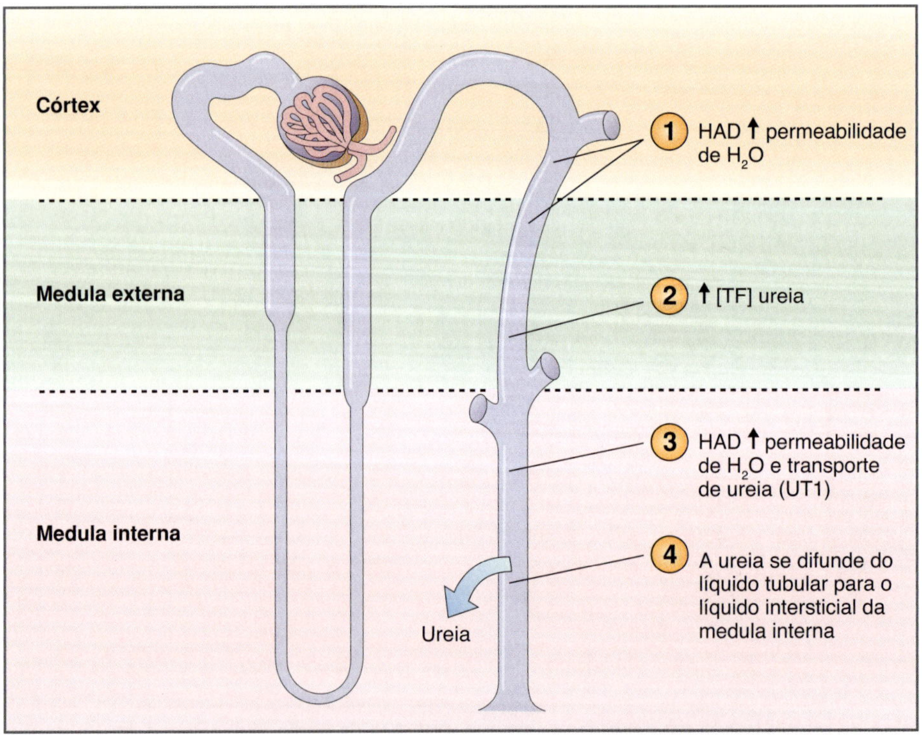

Figura 6.40 Mecanismo de reciclagem de ureia dos ductos coletores medulares internos. A explicação dos números circundados está no texto. *HAD*, hormônio antidiurético; *[TF]*, concentração de líquido tubular; *UT1*, transportador de ureia 1.

forma: essa última, já descrita, é um processo ativo que *estabelece* o gradiente osmótico corticopapilar. A troca em contracorrente é um processo puramente passivo que ajuda a *manter* o gradiente. As propriedades passivas dos vasos retos são as mesmas de outros capilares: são livremente permeáveis a pequenos solutos e água. O fluxo sanguíneo pelos vasos retos é lento e a entrada e saída de solutos e água possibilita uma boa troca em contracorrente.

A Figura 6.41 mostra esquematicamente a troca em contracorrente. A figura mostra um único vaso reto, com seu segmento descendente e segmento ascendente. O sangue que entra no segmento descendente tem osmolaridade de 300 mOsm/ℓ. Ao fluir pelo **segmento descendente**, o sangue é exposto ao líquido intersticial com osmolaridade cada vez maior (o gradiente osmótico corticopapilar). Como os vasos retos são capilares, pequenos solutos, como NaCl e ureia, entram no segmento descendente e a água sai; assim, o sangue no segmento descendente dos vasos retos se equilibra osmoticamente com o líquido intersticial circundante. Na curva dos vasos retos, o sangue tem osmolaridade igual à do líquido intersticial na ponta da papila, 1.200 mOsm/ℓ. O **segmento ascendente** apresenta os eventos opostos. Ao fluir pelo segmento ascendente, o sangue é exposto ao líquido intersticial com menor osmolaridade. Pequenos solutos saem do segmento ascendente e a água entra, fazendo com que o sangue no segmento ascendente dos vasos retos se equilibre com o líquido intersticial circundante.

Na Figura 6.41, observe que o sangue que sai dos vasos retos tem osmolaridade de 325 mOsm/ℓ, ligeiramente superior à osmolaridade do sangue que entrou nesses capilares. Parte do soluto do gradiente osmótico corticopapilar foi captado e volta para a circulação sistêmica. Com o tempo, esse processo poderia dissipar o gradiente osmótico corticopapilar. Isso não acontece, porém, porque os mecanismos de multiplicação em contracorrente e reciclagem de ureia repõem qualquer soluto levado pelo fluxo sanguíneo.

Hormônio antidiurético

Como descrito na seção anterior, o HAD tem três ações no túbulo renal. (1) Aumenta a permeabilidade à água das células principais do final do túbulo distal e dos ductos coletores. (2) Aumenta a atividade do cotransportador de Na^+-K^+-$2Cl^-$ do segmento ascendente espesso, aumentando a multiplicação em contracorrente e o tamanho do gradiente osmótico corticopapilar. (3) Aumenta a permeabilidade da ureia nos ductos coletores medulares internos (mas não nos ductos coletores corticais ou medulares externos), aumentando a reciclagem da ureia e o tamanho do gradiente osmótico corticopapilar.

Dessas ações, o efeito sobre a **permeabilidade à água** das células principais é o mais conhecido e de maior importância fisiológica. Quando não há HAD, as células principais são impermeáveis à água. Quando há HAD, **canais de água**, ou **aquaporinas**, são inseridos na membrana luminal das células principais, tornando-as permeáveis à água. As etapas a seguir se referem à ação do HAD nas células principais (Figura 6.42). Essas etapas correspondem aos números circundados na figura.

1. Quando os níveis circulantes de HAD estão elevados, o hormônio chega às células principais pelo sangue

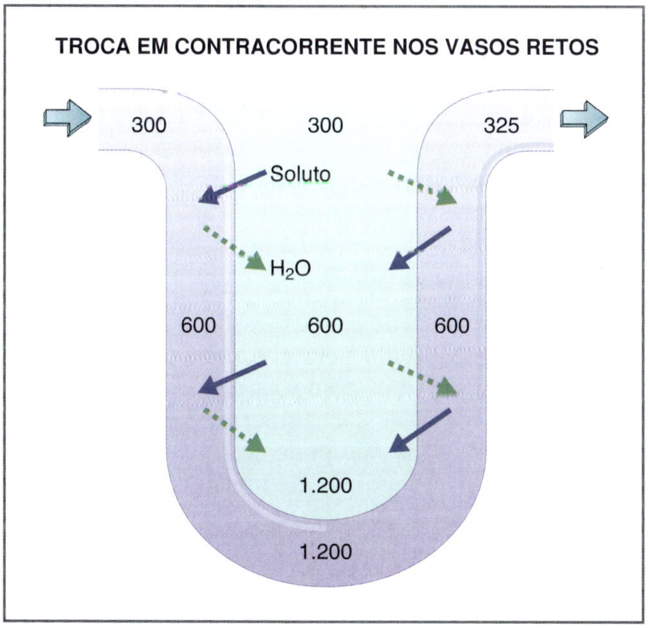

Figura 6.41 Troca em contracorrente nos vasos retos. As *setas azuis-escuras sólidas* mostram o sentido do movimento do soluto; as *setas verdes tracejadas* mostram o sentido do movimento da água; as *setas azuis-claras grossas* mostram o fluxo sanguíneo pelos vasos retos; os números são a osmolaridade em mOsm/ℓ.

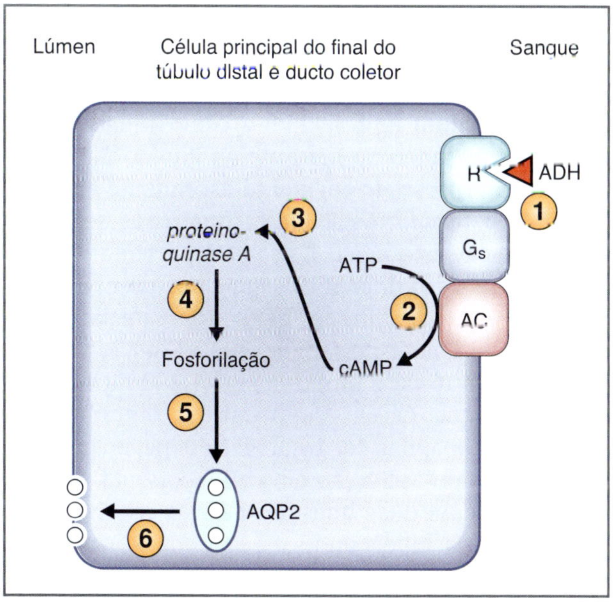

Figura 6.42 Mecanismo de ação do hormônio antidiurético na célula principal do final do túbulo distal e ducto coletor. A explicação dos números circundados está no texto. *AC*, adenilil ciclase; *HAD*, hormônio antidiurético; *AQP2*, aquaporina 2; *ATP*, trifosfato de adenosina; *cAMP*, monofosfato de adenosina cíclico ou AMP cíclico; G_s, proteína G estimuladora; *R*, receptor V2.

capilar peritubular. Os **receptores V_2** de HAD, presentes na membrana basolateral, são acoplados à **adenilil ciclase** por meio de uma proteína G estimuladora (G_s).

2. A interação entre HAD e receptores ativa a adenilil ciclase e catalisa a conversão de ATP em **cAMP**.

3. e 4. cAMP ativa a **proteinoquinase A.** A proteinoquinase A ativada causa a **fosforilação** de estruturas intracelulares. A identidade dessas estruturas é incerta, embora as possibilidades incluam microtúbulos e microfilamentos que participam de mecanismos de transporte intracelular.

5. e 6. Após a etapa de fosforilação, as vesículas contendo canais de água são transportadas e inseridas na membrana luminal da célula principal, aumentando, assim, a sua permeabilidade à água. O canal de água específico que é controlado pelo HAD é a **aquaporina 2 (AQP2)**. A microscopia eletrônica de criofratura possibilita a visualização dos canais de água na membrana luminal em aglomerados chamados de **partículas intramembranosas**. A presença e o número das partículas intramembranosas são correlacionados com a presença e à magnitude da permeabilidade à água das células principais, sugerindo que são uma representação anatômica dos canais de água.

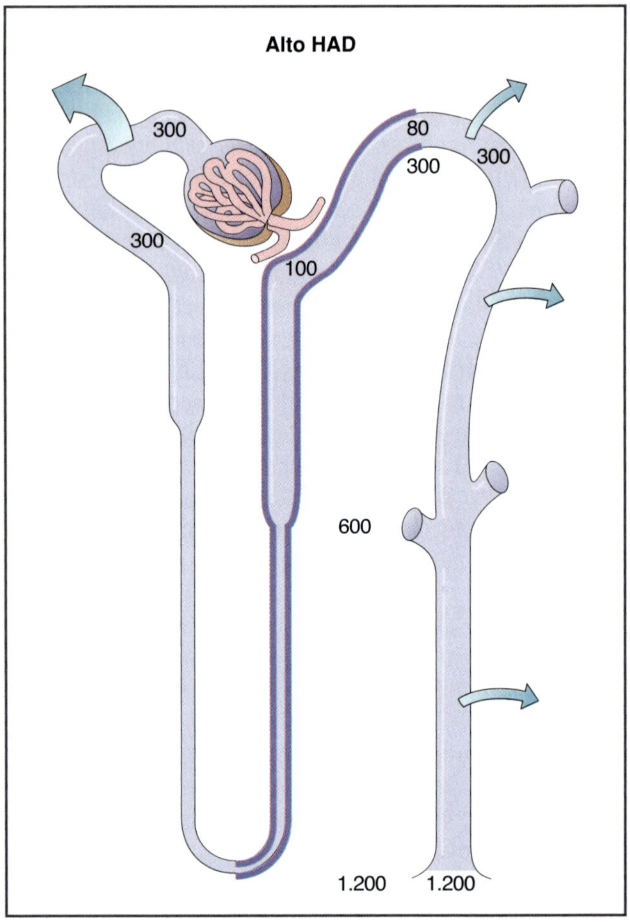

Figura 6.43 Mecanismos de produção de urina hiperosmótica (concentrada) na presença de hormônio antidiurético (HAD). As *setas* mostram os locais de reabsorção de água; o *contorno espesso* mostra as partes do néfron impermeáveis à água; os números são a osmolaridade do líquido tubular ou líquido intersticial.

Produção de urina hiperosmótica

Por definição, a urina hiperosmótica ou concentrada tem osmolaridade maior que a osmolaridade do sangue. A urina hiperosmótica é produzida por **altos níveis circulantes de HAD**, como ocorre na privação hídrica ou na SIHAD. A Figura 6.43 mostra os mecanismos.

Etapas na produção de urina hiperosmótica

Antes de descrever o mecanismo em detalhes, é preciso tecer alguns comentários gerais sobre a Figura 6.43. Os números na figura representam a osmolaridade em vários pontos ao longo do néfron e no líquido intersticial. O contorno espesso do segmento ascendente espesso e do início do túbulo distal indica que esses segmentos são impermeáveis à água. As setas representam a reabsorção de água em diferentes segmentos do néfron.

Observe que o filtrado glomerular inicial tem a mesma osmolaridade do sangue, 300 mOsm/ℓ, mas a osmolaridade da urina é muito maior (1.200 mOsm/ℓ) do que a do sangue. Observe também que o gradiente osmótico corticopapilar foi estabelecido pelos processos contínuos de multiplicação em contracorrente e reciclagem de ureia. As duas questões básicas relativas à formação da urina hiperosmótica são: *como o rim produz urina mais concentrada que o sangue? E o que determina quão alta será a osmolaridade da urina?* As etapas da produção de urina hiperosmótica são:

1. A osmolaridade do filtrado glomerular é idêntica à do sangue, 300 mOsm/ℓ, porque a água e pequenos solutos são filtrados livremente. A osmolaridade permanece em 300 mOsm/ℓ ao longo de todo o túbulo contorcido proximal, mesmo que um volume significativo de água seja reabsorvido. Isso ocorre porque a água é sempre reabsorvida na proporção exata do soluto, isto é, o processo é **isosmótico**. O processo isosmótico também pode ser expresso em termos de $[TF/P]_{osm}$: no filtrado glomerular, $[TF/P]_{osm}$ = 1,0 e permanece constante ao longo do túbulo proximal.

2. No **segmento ascendente espesso da alça de Henle**, o NaCl é reabsorvido pelo **cotransportador de Na^+-K^+-$2Cl^-$**. No entanto, como as células do segmento ascendente espesso são **impermeáveis à água**, a reabsorção de água não pode acompanhar a reabsorção de soluto. À medida que o soluto é reabsorvido, a água é deixada para trás e o líquido tubular é diluído. A osmolaridade do líquido tubular que sai desse segmento é de 100 mOsm/ℓ. Assim, o segmento ascendente espesso também é chamado de **segmento diluidor**.

3. No **início do túbulo distal**, o NaCl é reabsorvido por um **cotransportador de Na^+-Cl^-**. Como no segmento ascendente espesso, as células do início do túbulo

distal são **impermeáveis à água** e a reabsorção de água não pode acompanhar a reabsorção de soluto. Aqui, a osmolaridade do líquido tubular fica ainda mais diluída, de apenas 80 mOsm/ℓ. Assim, o início do túbulo distal também é chamado de **segmento diluidor cortical** (*cortical* porque o túbulo distal está localizado no córtex, e não na medula, onde está o segmento ascendente espesso).

4. No **final do túbulo distal**, as células principais são permeáveis à água na presença de **HAD**. Lembre-se de que o líquido que entra no final do túbulo distal é bastante diluído, com osmolaridade de 80 mOsm/ℓ. Como as células agora são permeáveis à água, a água sai do líquido tubular por osmose, impulsionada pelo gradiente osmótico através das células (ou seja, é reabsorvida). A reabsorção de água continua até que o líquido tubular se equilibre osmoticamente com o líquido intersticial circundante. O líquido tubular que sai do túbulo distal é equilibrado com o líquido intersticial do córtex e tem osmolaridade de 300 mOsm/ℓ.
5. Nos **ductos coletores**, o mecanismo é o mesmo descrito para o final do túbulo distal. As células principais dos ductos coletores são permeáveis à água na presença de **HAD**. À medida que o líquido tubular flui pelos ductos coletores, é exposto ao líquido intersticial com osmolaridade cada vez maior (ou seja, o gradiente osmótico corticopapilar). A água é reabsorvida até que o líquido tubular se equilibre osmoticamente com o líquido intersticial circundante. A urina final atinge a osmolaridade presente na ponta da papila, que, neste exemplo, é de 1.200 mOsm/ℓ.

As duas perguntas sobre a produção de urina hiperosmótica foram respondidas. *Como a urina se torna hiperosmótica?* A urina torna-se hiperosmótica na presença de HAD pelo equilíbrio do líquido tubular nos ductos coletores com a alta osmolaridade do gradiente corticopapilar. O gradiente osmótico corticopapilar é estabelecido pela multiplicação em contracorrente, função da alça de Henle; e pela reciclagem da ureia, função dos ductos coletores medulares internos. *Quão alta é a osmolaridade da urina?* A osmolaridade final da urina na presença de HAD é igual à osmolaridade na curva da alça de Henle (a ponta da papila).

SIHAD

Como já descrito, a resposta *apropriada* à privação de água é a produção de urina hiperosmótica. No entanto, na SIHAD, a urina hiperosmótica é produzida de maneira *inapropriada* (Tabela 6.10). Nessa doença, os níveis circulantes de HAD são anormalmente altos devido à secreção excessiva da neuro-hipófise após traumatismo cranioencefálico (TCE) ou secreção de HAD de locais anormais, como **tumores pulmonares**. Nesses casos, o HAD é secretado de maneira autônoma, sem estímulo osmótico; em outras palavras, o HAD é secretado quando não é necessário. Na SIHAD, os altos níveis de HAD aumentam a reabsorção de água pelo final do túbulo distal e pelos ductos coletores, tornando a urina hiperosmótica e diluindo a osmolaridade plasmática. (Normalmente, a baixa osmolaridade plasmática inibiria a secreção de HAD; no entanto, na SIHAD, essa inibição por *feedback* não ocorre devido à secreção autônoma do hormônio.) O tratamento da SIHAD consiste na administração de um fármaco como a **demeclociclina**, que inibe a ação do HAD sobre as células principais renais.

Produção de urina hiposmótica

Por definição, a urina hiposmótica (diluída) tem osmolaridade menor que a osmolaridade do sangue. A urina hiposmótica é produzida quando os **níveis circulantes de HAD estão baixos** (p. ex., ingestão de água, DIC) ou quando o **HAD não é efetivo** (p. ex., diabetes insípido nefrogênico). A Figura 6.42 mostra os mecanismos de produção de urina hiposmótica.

Tabela 6.10 Exemplos da fisiologia e fisiopatologia do hormônio antidiurético.

Exemplo	HAD sérico	Osmolaridade do plasma	Osmolaridade da urina	Taxa de fluxo de urina	Depuração (*clearance*) da água livre (C_{H_2O})
Privação de água	↑	Alta-normal	Hiperosmótica	Baixa	Negativo
SIHAD	↑↑	Baixa (reabsorção do excesso de água)	Hiperosmótica	Baixa	Negativo
Ingestão de água	↓	Baixa-normal	Hiposmótica	Alta	Positivo
Diabetes insípido central	↓↓	Alta (excreção do excesso de água)	Hiposmótica	Alta	Positivo
Diabetes insípido nefrogênico	↑ (Estimulado pela alta osmolaridade do plasma)	Alta (excreção do excesso de água)	Hiposmótica	Alta	Positivo

HAD, hormônio antidiurético; *SIHAD*, síndrome de secreção inadequada de hormônio antidiurético.

Etapas na produção de urina hiposmótica

A Figura 6.44 é semelhante à Figura 6.43. Os números indicam a osmolaridade e a seta mostra a reabsorção de água. O contorno espesso indica os segmentos do néfron que são impermeáveis à água, que agora incluem o segmento ascendente espesso *e* todo o túbulo distal e o ducto coletor. Observe que ainda existe um gradiente osmótico corticopapilar, mas menor do que na presença de HAD (ver Figura 6.43). O menor gradiente pode ser entendido a partir dos efeitos positivos do HAD na multiplicação em contracorrente e na reciclagem da ureia. Na ausência de HAD, esses processos são diminuídos e o tamanho do gradiente osmótico corticopapilar também é menor. As questões básicas sobre a formação de urina hiposmótica são: *como o rim produz urina menos concentrada que o sangue? E o que determina quão baixa será a osmolaridade da urina?* A produção de urina hiposmótica segue as próximas etapas.

1. A reabsorção no **túbulo proximal** não é afetada pelo HAD. Assim, na ausência de HAD, o líquido é novamente reabsorvido de maneira isosmótica, a osmolaridade do líquido tubular é de 300 mOsm/ℓ e $[TF/P]_{osm}$ = 1,0.

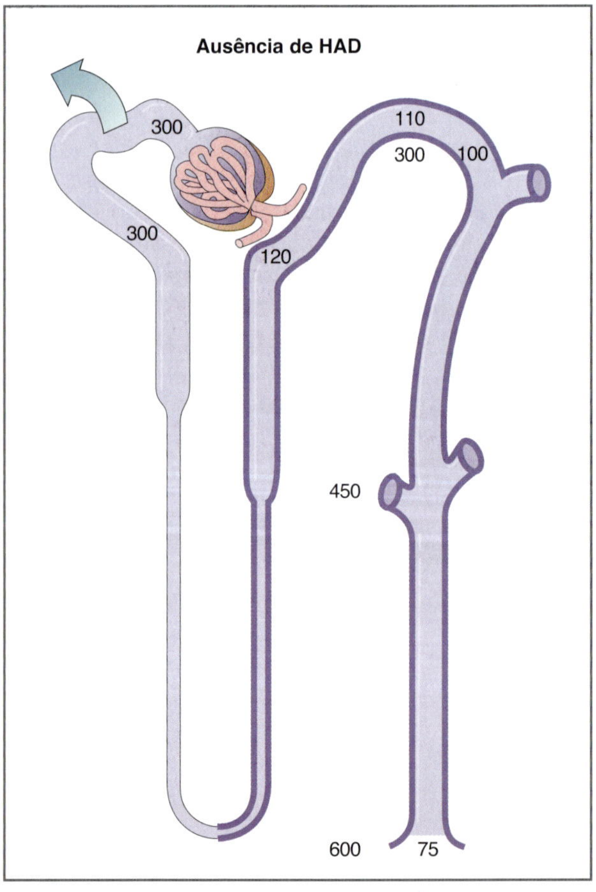

Figura 6.44 Mecanismos de produção de urina hiposmótica (diluída) na ausência de hormônio antidiurético (HAD). A *seta* mostra o local de reabsorção de água; o *contorno espesso* mostra partes do néfron impermeáveis à água; os números são a osmolaridade do líquido tubular ou líquido intersticial.

2. No **segmento ascendente espesso da alça de Henle**, o NaCl é reabsorvido pelo cotransportador de Na^+-K^+-$2Cl^-$. A água não é reabsorvida, porém, devido à impermeabilidade desse segmento. Assim, o líquido tubular é diluído e o líquido que sai do segmento ascendente espesso tem osmolaridade de 120 mOsm/ℓ. Observe que essa osmolaridade *não é tão baixa* quanto na presença de HAD (ver Figura 6.43) porque a etapa de diluição é diminuída na ausência de HAD (por inibição do cotransporte de Na^+-K^+-$2Cl^-$).

3. No **início do túbulo distal**, a diluição continua. O NaCl é reabsorvido pelo cotransportador de Na^+-Cl^-, mas as células são impermeáveis à água. Assim, o líquido tubular que deixa o início do túbulo distal tem uma osmolaridade de 110 mOsm/ℓ.

4. O **final do túbulo distal e os ductos coletores** exibem as diferenças mais drásticas e importantes quando os níveis de HAD são baixos ou ausentes. Esses segmentos agora são **impermeáveis à água**: o fluxo de líquido tubular não permite nenhum equilíbrio osmótico. Embora o líquido tubular seja exposto à osmolaridade cada vez maior do gradiente osmótico corticopapilar, a água não é reabsorvida em resposta à força motriz osmótica. A urina final, que *não está equilibrada* com a osmolaridade na ponta da papila, tem osmolaridade de 75 mOsm/ℓ. (A osmolaridade final da urina é ainda menor que a osmolaridade do líquido tubular no início do túbulo distal porque o final do túbulo distal e o ducto coletor reabsorvem algum NaCl. De fato, o final do túbulo distal e o ducto coletor também se tornam segmentos de diluição.)

As duas perguntas sobre a produção de urina hiposmótica foram respondidas. *Como a urina se torna hiposmótica?* O líquido tubular é diluído nos "segmentos de diluição", que reabsorvem NaCl sem água. O equilíbrio osmótico não ocorre nos ductos coletores na ausência de HAD, e a urina diluída é excretada. *Quão baixa será a osmolaridade da urina?* A osmolaridade final da urina reflete as funções combinadas de *todos* os segmentos de diluição, inclusive do segmento ascendente espesso e do início do túbulo distal, bem como do restante do túbulo distal e dos ductos coletores.

A urina hiposmótica é produzida como a resposta normal à ingestão de água. Existem, porém, duas condições anormais para produção de urina diluída: o **diabetes insípido central (DIC)** e o **diabetes insípido nefrogênico (DIN)**. A Tabela 6.10 resume as características dessas doenças.

Diabetes insípido central

O DIC pode ocorrer após **traumatismo cranioencefálico** (TCE) que depleta as reservas de HAD da neuro-hipófise. A neuro-hipófise é, assim, incapaz de secretar HAD em resposta a um estímulo osmótico. Como os níveis circulantes de HAD são baixos ou nulos, todo o túbulo distal e os ductos coletores são impermeáveis à água. Isso leva à excreção de grandes volumes (até 15 ℓ/dia) de urina diluída. A osmolaridade do plasma fica muito alta devido à excreção de quantidades excessivas de água na urina (água que teria sido reabsorvida na presença de HAD). A alta osmolaridade plasmática normalmente estimularia a secreção de HAD, mas, no DIC, não há HAD a ser secretado pela neuro-hipófise. O tratamento do DIC consiste na administração de um análogo do HAD, como a 1-desamino-8-D-arginina vasopressina **(dDAVP)**.

Diabetes insípido nefrogênico

O DIN é provocado por um defeito na resposta dos rins ao HAD. Embora a secreção de HAD pela neuro-hipófise seja normal, um defeito no receptor, na proteína G_s ou na adenilil ciclase faz com que as células principais não respondam ao HAD.

Por isso, o HAD não aumenta a permeabilidade à água no final do túbulo distal e nos ductos coletores. Como no DIC, não há reabsorção de água nesses segmentos e grandes volumes de urina diluída são excretados. A osmolaridade do plasma aumenta, o que estimula a neuro-hipófise a secretar ainda mais HAD. Os níveis circulantes de HAD são mais elevados do que o normal no DIN, mas ainda são ineficazes nas células principais.

O DIN é tratado com **diuréticos tiazídicos**. (A administração de um análogo do HAD, como o dDAVP, seria inútil porque o defeito está na resposta ao HAD). Para entender o motivo do uso desses diuréticos, considere o problema fundamental do DIN: as células principais não respondem ao HAD e há excreção de grandes volumes de urina diluída. Existem algumas razões para os diuréticos tiazídicos serem usados. (1) Inibem o cotransporte de Na^+-Cl^- no início do túbulo distal, impedindo a diluição da urina nesse segmento. Com o aumento da excreção de NaCl, a urina é menos diluída do que seria sem tratamento. (2) Os diuréticos tiazídicos reduzem a TFG e, secundariamente, a reabsorção de Na^+, diminuição do volume do LEC. A diminuição do volume do LEC aumenta a reabsorção no túbulo proximal por meio de efeitos nas pressões de Starling. A combinação de menos água filtrada e mais água reabsorvida no túbulo proximal leva à diminuiçao do volume total excretado de água.

Depuração (clearance) de água livre

Água livre é definida como água destilada livre de solutos (ou água sem solutos). No néfron, a água livre é gerada nos **segmentos de diluição**, onde o soluto é reabsorvido sem água. Os segmentos de diluição do néfron são os segmentos impermeáveis à água: o segmento ascendente espesso e o início do túbulo distal.

A medida da depuração (*clearance*) de água livre (C_{H_2O}) possibilita a avaliação da capacidade renal de diluir ou concentrar a urina. Essa determinação é baseada em alguns princípios. **Quando os níveis de HAD estão baixos**, toda a água livre gerada no segmento ascendente espesso e no início do túbulo distal é excretada (porque não pode ser reabsorvida pelos ductos coletores). A urina é hiposmótica e a depuração (*clearance*) de água livre é positiva. **Quando os níveis de HAD estão elevados**, toda a água livre gerada no segmento ascendente espesso e no início do túbulo distal é reabsorvida pelo final do túbulo distal e pelo ducto coletor. A urina é hiperosmótica e a depuração (*clearance*) de água livre é negativa.

Determinação da C_{H_2O}

A depuração (*clearance*) de água livre (C_{H_2O}) é calculada pela seguinte equação:

$$C_{H_2O} = \dot{V} - C_{osm} = \dot{V} - \frac{[U]_{osm} \times \dot{V}}{[P]_{osm}}$$

em que

C_{H_2O} = Depuração (*clearance*) de água livre (mℓ/min)
$\dot{V}$ = Taxa de fluxo de urina (mℓ/min)
C_{osm} = Depuração (*clearance*) de osmoles (mℓ/min)
$[U]_{osm}$ = Osmolaridade da urina (mOsm/ℓ)
$[P]_{osm}$ = Osmolaridade do plasma (mOsm/ℓ)

EXEMPLO DE PROBLEMA. Um homem tem fluxo urinário de 10 mℓ/min, osmolaridade urinária de 100 mOsm/ℓ e osmolaridade plasmática de 290 mOsm/ℓ. *Qual é a depuração* (clearance) *de água livre dele e qual é a sua importância?*

SOLUÇÃO. A depuração (*clearance*) de água livre do homem é calculada da seguinte forma:

$$\begin{aligned} C_{H_2O} &= \dot{V} - C_{osm} \\ &= \dot{V} - \frac{[U]_{osm} \times \dot{V}}{[P]_{osm}} \\ &= 10\ m\ell/min - \frac{10\ mOsm/\ell \times 10\ m\ell/min}{290\ mOsm/\ell} \\ &= 10\ m\ell/min - 3{,}45\ m\ell/min \\ &= +6{,}55\ m\ell/min \end{aligned}$$

C_{H2O} é um valor positivo, o que significa excreção de água livre. A água livre de soluto gerada no segmento ascendente espesso e no início do túbulo distal não é reabsorvida pelos ductos coletores, mas é excretada. Isso acontece quando os níveis circulantes de HAD são baixos, como na ingestão de água ou no DIC (ou se o HAD não for efetivo, como no DIN).

Relevância da C_{H_2O}

C_{H2O} pode ser zero, positiva ou negativa. As explicações para esses valores são as seguintes:

- **C_{H_2O} é zero.** C_{H_2O} é zero quando não há excreção de água livre de soluto. Nessas condições, a urina é **isosmótica** em relação ao plasma (chamada de isostenúrica). É incomum que C_{H_2O} seja zero, mas isso pode ocorrer durante o tratamento com um **diurético de alça** devido à inibição da reabsorção de NaCl no segmento ascendente espesso. A inibição da reabsorção de soluto no segmento ascendente espesso impede a geração de água livre nesse local: se a água livre não for gerada, não pode ser excretada. Portanto, a capacidade de diluir a urina durante a ingestão de água é menor durante o tratamento com um diurético de alça. Da mesma forma, a capacidade de concentrar a urina durante a privação de água é menor porque os diuréticos de alça também interferem na geração do gradiente osmótico corticopapilar (por inibir o cotransporte de Na^+-K^+-$2Cl^-$ e a multiplicação em contracorrente)

- **C_{H_2O} é positiva.** C_{H2O} é positiva quando os **níveis de HAD são baixos** ou quando o HAD não é efetivo e a urina é **hiposmótica**. A água livre de soluto, que é gerada no segmento ascendente espesso e no início do túbulo distal, é excretada na urina porque o final do túbulo distal e os ductos coletores são impermeáveis à água nessas condições (Boxe 6.4)
- **C_{H_2O} é negativa.** C_{H_2O} é negativa quando os **níveis de HAD estão altos** e a urina é **hiperosmótica**. Toda a água livre de soluto gerada no segmento ascendente espesso e no início do túbulo distal (e mais) é reabsorvida pelo final do túbulo distal e pelos ductos coletores. Como C_{H_2O} negativa é um termo complicado, o sinal é invertido e é chamado de **reabsorção de água livre** ou $T^c_{H_2O}$ ("c" significa ductos coletores).

RESUMO

- A água corporal total é distribuída entre LIC e LEC. Como porcentagens do peso corporal, 60% é água corporal total, 40% é LIC e 20% é LEC. O LEC consiste em plasma e líquido intersticial. Os volumes dos compartimentos de líquido corporal são medidos por diluição de substâncias marcadoras
- As osmolaridades do LEC e do LIC são sempre iguais no estado de equilíbrio dinâmico. Quando ocorre um distúrbio da osmolaridade do líquido corporal, a água se desloca através das membranas celulares para restabelecer a igualdade da osmolaridade do LEC e do LIC. Essas mudanças produzem alterações no volume do LEC e do LIC
- A depuração (*clearance*) renal é o volume de plasma do qual uma substância é retirada por unidade de tempo e é determinada por seu processamento renal. As substâncias com depuração mais alta são filtradas e secretadas. As substâncias com depuração menor não são filtradas ou são filtradas e subsequentemente reabsorvidas. A inulina é um marcador glomerular cuja depuração (*clearance*) é igual à TFG
- O FSR é autorregulado em uma ampla faixa de pressões arteriais por mudanças na resistência das arteríolas aferentes. O FPR efetivo é medido pela depuração (*clearance*) do PAH e o FSR é calculado a partir do FPR
- A TFG é determinada pela permeabilidade da barreira capilar glomerular (K_f) e pela pressão efetiva de ultrafiltração. A pressão efetiva de ultrafiltração é a soma de três pressões de Starling através do capilar glomerular: P_{GC}, π_{GC} e P_{BS}. A alteração de qualquer uma das pressões de Starling modifica a pressão efetiva de ultrafiltração e a TFG
- A reabsorção e a secreção modificam o ultrafiltrado produzido pela filtração glomerular. A taxa efetiva de reabsorção ou secreção de uma substância é a diferença entre sua carga filtrada e sua taxa de excreção. A glicose é reabsorvida por um processo limitado por T_m: se a carga filtrada de glicose exceder o T_m, a glicose é excretada na urina (glicosúria). O PAH é secretado por um processo limitado por T_m

Boxe 6.4 Fisiologia clínica: diabetes insípido central.

DESCRIÇÃO DO CASO. Uma mulher de 45 anos está internada no hospital após TCE. A paciente apresenta poliúria grave (produção de 1 ℓ de urina a cada 2 h) e polidipsia (ingestão de 3 a 4 copos de água a cada hora). Durante um período de 24 h no hospital, a mulher elimina 10 ℓ de urina, sem glicosúria. A restrição de água é instituída durante a noite para maior avaliação. Na manhã seguinte, a paciente está fraca e confusa. Sua osmolaridade sérica é 330 mOsm/ℓ, sua $[Na^+]$ sérica é 164 mEq/ℓ e sua osmolaridade urinária é 70 mOsm/ℓ. Ela é tratada com dDAVP por *spray* nasal. Em 24 h de tratamento, sua osmolaridade sérica é 295 mOsm/ℓ e sua osmolaridade urinária é 620 mOsm/ℓ.

EXPLICAÇÃO DO CASO. Após a restrição hídrica durante a noite, a observação marcante é que a paciente ainda produz urina diluída (hiposmótica) apesar da osmolaridade sérica extremamente alta. O diabetes melito é descartado como causa de sua poliúria porque não há glicose na urina. O diagnóstico é DIC secundário a TCE.

A neuro-hipófise da paciente não secreta HAD mesmo com o forte estímulo osmótico, uma osmolaridade sérica de 330 mOsm/ℓ. Essa ausência de HAD provoca um grave distúrbio da reabsorção de água e a paciente não produz urina concentrada. Seus túbulos distais e ductos coletores são impermeáveis à água na ausência de HAD, o que impede a reabsorção de água nesses segmentos, e sua urina é hiposmótica (70 mOsm/ℓ). Como a paciente excreta volume exagerado de água livre, a osmolaridade sérica e a $[Na^+]$ sérica aumentam. A alta osmolaridade sérica é um estímulo intenso para a sede, fazendo com que a mulher beba água quase continuamente.

TRATAMENTO. A paciente é tratada com dDAVP, um análogo do HAD que ativa os receptores V_2 nas células principais. A interação do HAD com os receptores V_2 ativa a adenilil ciclase, gera monofosfato cíclico de adenosina (cAMP) e leva à inserção de canais de água na membrana luminal, o que restaura a permeabilidade à água das células principais. Após o início da terapia com dDAVP, a paciente produz urina hiperosmótica, o que normaliza sua osmolaridade sérica.

- A reabsorção de Na^+ é superior a 99% da carga filtrada e ocorre em todo o néfron. No túbulo proximal, 67% do Na^+ filtrado é reabsorvido de forma isosmótica com água. No início do túbulo proximal, o Na^+ é reabsorvido pelo cotransporte de Na^+-glicose, cotransporte de Na^+-aminoácido e troca de Na^+-H^+. No final do túbulo proximal, o NaCl é reabsorvido. A expansão do volume do LEC inibe a reabsorção do túbulo proximal e a contração do volume do LEC a estimula. No segmento ascendente espesso da alça de Henle, impermeável à água, 25% do Na^+ filtrado é reabsorvido pelo cotransporte de Na^+-K^+-$2Cl^-$. Os diuréticos de alça inibem o cotransportador de Na^+-K^+-$2Cl^-$. No túbulo distal e nos ductos coletores, 8% do Na^+ filtrado é reabsorvido. No início do túbulo distal, o mecanismo é o cotransporte de Na^+-Cl^-, que é inibido pelos diuréticos tiazídicos. No final do túbulo distal e nos ductos coletores, as células principais têm canais de Na^+ dependentes de aldosterona, que são inibidos por diuréticos poupadores de K^+
- O equilíbrio de K^+ é mantido por deslocamentos do íon através das membranas celulares e pela regulação renal. Os mecanismos renais de equilíbrio de K^+ são filtração, reabsorção no túbulo proximal e segmento ascendente espesso, e secreção pelas células principais do final do túbulo distal e pelos ductos coletores. A secreção pelas células principais é influenciada por K^+ dietético, aldosterona, equilíbrio ácido-básico e taxa de fluxo. Quando o aporte de K^+ é baixo, o íon é reabsorvido pelas células α-intercaladas do túbulo distal
- A osmolaridade do líquido corporal é mantida em um valor constante por mudanças na reabsorção de água nas células principais do final do túbulo distal e do ducto coletor. Durante a privação de água, HAD é secretado e atua nas células principais para aumentar a reabsorção de água. Durante a ingestão de água, a secreção de HAD é suprimida e as células principais são impermeáveis à água.

Desafie-se!

Responda a cada pergunta com uma palavra, frase, sentença ou solução numérica. Quando uma lista de respostas possíveis é fornecida com a pergunta, uma, mais de uma ou nenhuma das opções pode estar correta. As respostas corretas são fornecidas no final do livro.

1 *A constrição de qual arteríola leva à diminuição do FPR e aumento da TFG?*

2 *Em qual parte ou ponto da curva de titulação de glicose a concentração de glicose na veia renal é igual à concentração de glicose na artéria renal?*

3 *O que acontece com a pressão oncótica do sangue capilar peritubular após aumento na fração de filtração?*

4 *Quando a depuração de PAH é usada para determinação do FPR efetivo, a medida é feita em concentrações plasmáticas de PAH acima ou abaixo do T_m para secreção?*

5 *Um indivíduo com volume de LEC de 14 ℓ, volume de LIC de 28 ℓ e osmolaridade plasmática de 300 mOsm/ℓ bebe 3 ℓ de água e ingere 600 mmoles de NaCl. No novo estado de equilíbrio dinâmico, qual é a osmolaridade do plasma?*

6 *Se a TFG for constante e houver aumento do fluxo urinário, como a concentração plasmática de inulina muda: fica maior, menor ou inalterada?*

7 *Um aumento no pH da urina provoca qual alteração na excreção de um ácido fraco: aumenta, diminui ou não a modifica?*

8 *Durante a diurese hídrica, em que parte do néfron $[TF/P]_{inulina}$ é menor?*

9 *Em que local do néfron a excreção fracionada de Na^+ é maior?*

10 *Qual é o efeito de um diurético de alça (inibidor do cotransportador de Na^+-K^+-$2Cl^-$) na osmolaridade máxima da urina durante a produção de urina hiperosmótica: aumenta, diminui ou não a modifica?*

11 *Qual distúrbio do HAD é representado pelas seguintes alterações: aumento da osmolaridade plasmática, urina diluída, diminuição do HAD?*

12 *Em um indivíduo que come um pacote de batatas fritas (ou seja, NaCl), o que acontece com o volume intracelular: aumenta, diminui ou não muda?*

13 *Quais são as unidades do T_m de glicose?*

14 *Qual é o efeito da dilatação da arteríola eferente na fração de filtração: aumento, diminuição ou sem alteração?*

15 *Qual(is) do(s) fator(es) a seguir causa(m) hiperpotassemia: falta de insulina, hiperaldosteronismo, diuréticos de alça, espironolactona, hiperosmolaridade, alcalose metabólica?*

16 *Quais das seguintes ações do paratormônio (PTH) no rim são observadas: inibição do cotransporte de Na^+-fosfato, redução da excreção urinária de fosfato, diminuição da excreção urinária de Ca^{2+}, redução do cAMP urinário?*

17 *A TFG é 120 mℓ/min, a concentração plasmática de x é 10 mg/mℓ, a concentração urinária de x é 100 mg/mℓ e a taxa de fluxo urinário é 1,0 mℓ/min. Supondo que x seja filtrado livremente, há reabsorção efetiva ou secreção efetiva de x e em qual taxa?*

18 *Durante a produção de urina hiperosmótica, em que ponto do néfron $[TF/P]_{osmolaridade}$ é menor?*

19 *O que é maior: depuração (**clearance**) de PAH abaixo de T_m, depuração de glicose abaixo do limiar ou depuração de inulina?*

20 *Classifique as seguintes substâncias em ordem da maior para a menor excreção fracionada: inulina, Na^+, glicose (abaixo do limiar), K^+ em uma dieta rica em K^+ e HCO_3^-.*

21 *Qual das seguintes opções descreve corretamente o processamento renal do ácido úrico? A carga filtrada é maior que a excreção, a carga filtrada é maior que a reabsorção efetiva, a secreção é maior que a reabsorção, a reabsorção efetiva é maior que a carga filtrada mais secreção.*

CAPÍTULO 7

Fisiologia Ácido-Básica

O equilíbrio ácido-básico está relacionado com a manutenção de uma concentração normal de íons de hidrogênio nos líquidos corporais. Esse equilíbrio é conseguido por meio da utilização de tampões no líquido extracelular (LEC) e no líquido intracelular (LIC), além de mecanismos respiratórios que excretam dióxido de carbono e mecanismos renais que reabsorvem bicarbonato e secretam íons de hidrogênio.

PH DOS LÍQUIDOS CORPORAIS

A concentração de íons de hidrogênio (H^+) nos líquidos corporais é extremamente baixa. No sangue arterial, a concentração de H^+ é de 40×10^{-9} equivalentes por litro (ou 40 nEq/ℓ), o que é mais de seis ordens de grandeza inferior à concentração de sódio (Na^+). Devido à dificuldade de trabalhar com números tão pequenos, a concentração de H^+ é expressa como uma função logarítmica chamada de **pH**:

$$pH = -\log_{10}[H^+]$$

A concentração normal de H^+, de 40×10^{-9} Eq/ℓ, é convertida em pH da seguinte forma:

$$\begin{aligned} pH &= -\log_{10}[40 \times 10^{-9}\ Eq/\ell] \\ &= 7{,}4 \end{aligned}$$

O uso de pH em vez de concentração de H^+ demanda que dois pontos sejam considerados. Primeiro, o *sinal negativo* na expressão logarítmica faz com que uma inversão mental seja necessária: à medida que a concentração de H^+ aumenta, o pH diminui, e vice-versa. Em segundo lugar, a relação entre a concentração de H^+ e o pH é logarítmica, não linear. Assim, mudanças iguais no pH não refletem alterações iguais na concentração de H^+. A Figura 7.1 ilustra essa ausência de linearidade ao mostrar a relação entre a concentração de H^+ e o pH nos líquidos corporais ao longo da faixa fisiológica. A *elevação* do pH de 7,4 para 7,6 (0,2 unidades de pH) reflete diminuição na concentração de H^+ de 15 nEq/ℓ; uma *diminuição* no pH de 7,4 para 7,2 (também 0,2 unidades de pH) reflete um aumento maior na concentração de H^+, de 23 nEq/ℓ. Em outras palavras, determinada alteração no pH na faixa ácida ($pH < 7{,}4$) reflete uma alteração maior na concentração de H^+ do que a mesma alteração no pH na faixa alcalina ($pH > 7{,}4$).

A faixa normal de pH arterial é de 7,35 a 7,45. O pH arterial inferior a 7,35 caracteriza **acidemia**, e o pH arterial maior que 7,45 caracteriza **alcalemia**. A faixa de pH compatível com a vida é de 6,8 a 8,0.

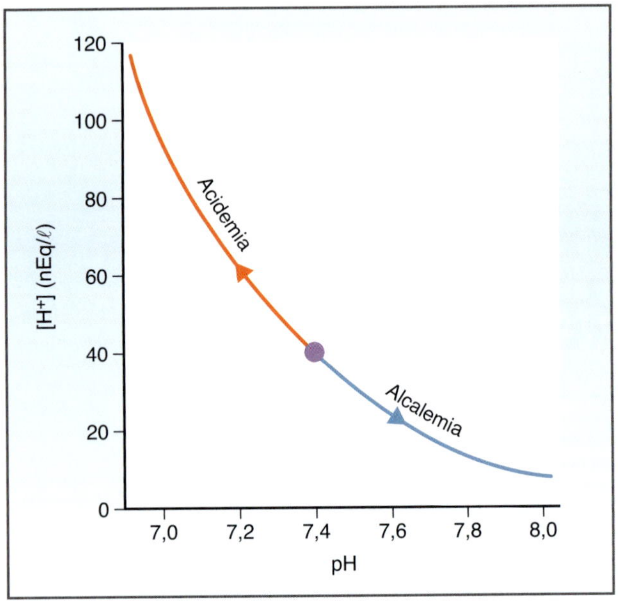

Figura 7.1 Relação entre [H^+] e pH.

O **pH intracelular é aproximadamente 7,2** e ligeiramente inferior ao pH extracelular. O pH intracelular é regulado por transportadores nas membranas celulares. Os trocadores de Na^+-H^+ retiram H^+ das células, o que tende a alcalinizar o LIC. Os trocadores de Cl^--HCO_3^- expulsam HCO_3^- das células, o que tende a acidificar o LIC.

Os mecanismos que contribuem para a manutenção do pH na faixa normal são o tamponamento de H^+ tanto no LEC quanto no LIC, a compensação respiratória e a compensação renal. Os mecanismos de tamponamento e compensação respiratória são rápidos e ocorrem em minutos a horas. Os mecanismos de compensação renal são mais lentos, exigindo horas a dias.

PRODUÇÃO ORGÂNICA DE ÁCIDO

O pH arterial é discretamente alcalino (7,4) apesar da produção diária de grandes quantidades de ácido. Esse ácido está em duas formas: ácido volátil (dióxido de carbono, CO_2) e ácido não volátil, ou fixo. Esses ácidos voláteis e fixos são produzidos em grandes quantidades e são um desafio para o pH normalmente alcalino.

CO_2

O CO_2, ou ácido volátil, é o produto final do metabolismo aeróbico das células e é gerado em taxa de 13.000 a 20.000 milimoles por dia (mmol/dia). O CO_2 em si não é um ácido. No entanto, ao reagir com a água (H_2O), é convertido em ácido carbônico, $\mathbf{H_2CO_3}$, um ácido fraco:

$$CO_2 + H_2O \underset{\text{anidrase carbônica}}{\leftrightarrow} H_2CO_3 \leftrightarrow H^+ + HCO_3^-$$

CO_2 se combina de maneira reversível a H_2O para formar H_2CO_3 em uma reação catalisada pela enzima **anidrase carbônica**. H_2CO_3 se dissocia em H^+ e HCO_3^-, e o H^+ gerado por essa reação é tamponado. Lembre-se de que o CO_2 produzido pelas células é adicionado ao sangue venoso, convertido em H^+ e HCO_3^- no interior das hemácias e transportado para os pulmões. Nos pulmões, as reações ocorrem ao contrário, e CO_2 é regenerado e expirado. (CO_2, portanto, é chamado de ácido *volátil*.) Assim, o tamponamento do H^+ advindo do CO_2 é apenas um distúrbio temporário para o sangue venoso.

Ácido fixo

O catabolismo de proteínas e fosfolipídios leva à produção de aproximadamente 50 mmol/dia de ácido fixo. O metabolismo de proteínas com aminoácidos à base de enxofre (p. ex., metionina, cisteína, cistina) gera **ácido sulfúrico** e os fosfolipídios geram **ácido fosfórico**. Diferentemente do CO_2, que é volátil e expirado pelos pulmões, o ácido sulfúrico e o ácido fosfórico *não* são voláteis. Assim, os ácidos fixos devem primeiro ser tamponados nos líquidos corporais até que possam ser excretados pelos rins.

Além dos ácidos sulfúrico e fosfórico, gerados a partir de processos catabólicos *normais*, em alguns estados fisiopatológicos, os ácidos fixos são produzidos em quantidades excessivas. Dentre esses ácidos fixos, estão o **ácido β-hidroxibutírico** e o **ácido acetoacético**, ambos cetoácidos que são gerados no diabetes melito não tratado; e o **ácido láctico**, que pode ser produzido durante exercícios extenuantes ou em casos de hipoxia tecidual. Além disso, outros ácidos fixos podem ser ingeridos, como **ácido salicílico** (por sobredosagem de ácido acetilsalicílico), **ácido fórmico** (por ingestão de metanol) e **ácidos glicólico e oxálico** (por ingestão de etilenoglicol). A superprodução ou ingestão de ácidos fixos aumenta a carga dessas moléculas no corpo e causa acidose metabólica, discutida mais adiante neste capítulo.

TAMPONAMENTO

Princípios do tamponamento

Um **tampão** é uma mistura de um ácido fraco e sua base conjugada *ou* uma base fraca e seu ácido conjugado. As duas formas do tampão são chamadas de par. Na nomenclatura de Brønsted-Lowry, a forma ácida de um **ácido fraco** é chamada de HA e é definida como o doador de H^+. A forma básica é chamada de A^- e é definida como o aceptor de H^+. Da mesma maneira, o doador de H^+ de uma **base fraca** é chamado de BH^+ e o aceptor de H^+ é chamado de B.

Uma solução tamponada **resiste a uma mudança no pH**. Assim, a adição ou remoção de H^+ a uma solução tamponada provoca uma mudança mínima no pH. O H^+ adicionado a uma solução tamponada contendo um ácido fraco, por exemplo, se combina à forma A^- do tampão e a converte na forma HA. Por outro lado, a remoção de H^+ de uma solução tamponada (ou a adição de OH^-) leva à liberação do H^+ da forma HA do tampão, convertendo-o à forma A^-.

Os líquidos corporais contêm diversos tampões que constituem uma importante primeira defesa contra as mudanças no pH. Robert Pitts demonstrou experimentalmente essa capacidade de tamponamento ao injetar 150 mEq de H^+ (como ácido clorídrico, HCl) em um cão com água corpórea total de 11,4 ℓ. Em um experimento paralelo, Pitts adicionou 150 mEq de H^+ a 11,4 ℓ de água destilada. No cão, a adição de H^+ fez com que o pH do sangue diminuísse de 7,44 para 7,14; o cão apresentou acidemia, mas estava vivo. Na água destilada, a adição da mesma quantidade de H^+ fez com que o pH caísse vertiginosamente para 1,84, valor que teria sido instantaneamente fatal para o cão. Pitts concluiu que os líquidos corporais do cão continham tampões que protegiam seu pH da adição de grandes quantidades de H^+. O H^+ adicionado se combinou à forma A^- desses tampões e um ácido forte foi convertido em um ácido fraco. A diminuição do pH do líquidos corporais do cão foi minimizada, embora não impedida por completo. A água destilada não continha tampões nem mecanismos de proteção.

Equação de Henderson-Hasselbalch

A equação de Henderson-Hasselbalch é usada para calcular o pH de uma solução tamponada. Tal equação é derivada do comportamento de ácidos fracos (e bases fracas) em solução, que é descrito pela cinética de reações reversíveis:

$$HA \underset{K_2}{\overset{K_1}{\rightleftharpoons}} H^+ + A^-$$

A reação direta, a dissociação de HA em H^+ e A^-, é caracterizada por uma constante de velocidade (K_1), enquanto a reação inversa é caracterizada por outra constante de velocidade (K_2). Quando as velocidades da reação direta e da reação inversa são exatamente iguais, há um estado de **equilíbrio químico** em que não há mais variação efetiva na concentração de HA ou A^-. Como mostrado aqui, a **lei da ação de massas** afirma que, no equilíbrio químico,

$$K_1[HA] = K_2[H^+]\,[A^-]$$

Reorganizando,

$$\frac{K_1}{K_2} = \frac{[H^+]\,[A^-]}{[HA]}$$

A razão das constantes de velocidade pode ser combinada em uma única constante (**K**), chamada de **constante de equilíbrio**:

$$K = \frac{[H^+]\,[A^-]}{[HA]}$$

Reorganizando novamente para resolver $[H^+]$:

$$[H^+] = K\,\frac{[HA]}{[A^-]}$$

Para expressar $[H^+]$ como pH, *calcule o $\log_{10}$ negativo* de ambos os lados da equação anterior. Assim,

$$-\log\,[H^+] = -\log K - \log \frac{[HA]}{[A^-]}$$

Lembre-se de que $-\log\,[H^+]$ é igual a pH, que $-\log K$ é igual a pK e que *menos* log HA/A^- é igual a *mais* log A^-/HA. Assim, a forma final da **equação de Henderson-Hasselbalch** é:

$$pH = pK + \log \frac{[A^-]}{[HA]}$$

em que

$pH = -\log_{10}\,[H^+]$ (unidades de pH)
$pK = -\log_{10} K$ (unidades de pH)
$[A^-]$ = Concentração da forma básica do tampão (mEq/ℓ)
$[HA]$ = Concentração da forma ácida do tampão (mEq/ℓ)

Portanto, o pH de uma solução tamponada pode ser calculado com as seguintes informações: o pK do tampão, a concentração da forma básica do tampão ($[A^-]$) e a concentração da forma ácida do tampão ($[HA]$). Por outro lado, se o pH da solução e o pK do tampão forem conhecidos, é possível calcular as concentrações relativas das formas A^- e HA.

pK é um valor característico de um par de tampão. *O que determina seu valor?* Na derivação anterior, observe que a constante de equilíbrio (K) é a razão da constante de velocidade da reação direta dividida pela constante de velocidade da reação inversa. Portanto, **ácidos fortes**, como HCl, são *mais* dissociados em H^+ e A^-, e têm constantes de equilíbrio (K) altas e **pKs baixos** (porque pK é *menos* $\log_{10}$ da constante de equilíbrio). Por outro lado, **ácidos fracos**, como H_2CO_3, são *menos* dissociados e exibem baixas constantes de equilíbrio e **pKs altos**.

EXEMPLO DE PROBLEMA. O pK do par de tampões $HPO_4^{-2}/H_2PO_4^-$ é 6,8. Responda a duas perguntas sobre esse tampão: *(1) Em um pH sanguíneo de 7,4, quais são as concentrações relativas da forma ácida e da forma básica desse par de tampões? (2) Em que pH as concentrações das formas ácida e básica seriam iguais?*

SOLUÇÃO. A forma ácida desse tampão é $H_2 PO_4^-$ e a forma básica é HPO_4^{-2}. As concentrações relativas da forma ácida e da forma básica são definidas pelo pH da solução e o pK característico.

(1) Respondendo à primeira pergunta, as concentrações relativas da forma ácida e da forma básica em pH 7,4 são calculadas com a equação de Henderson-Hasselbalch. (Dica: na última etapa da solução, calcule o antilog dos dois lados da equação!)

$$pH = pK + \log \frac{HPO_4^{-2}}{H_2 PO_4^-}$$

$$7{,}4 = 6{,}8 + \log \frac{HPO_4^{-2}}{H_2 PO_4^-}$$

$$0{,}6 = \log \frac{HPO_4^{-2}}{H_2 PO_4^-}$$

$$3{,}98 = HPO_4^{-2}/H_2 PO_4^-$$

Portanto, em pH 7,4, a concentração da forma básica (HPO_4^{-2}) é aproximadamente quatro vezes maior que a da forma ácida ($H_2 PO_4^-$).

(2) Respondendo à segunda pergunta, o pH em que as concentrações da forma ácida e da forma básica seriam iguais também pode ser calculado a partir da equação de Henderson-Hasselbalch. Quando a forma ácida e a forma básica estão em concentrações iguais, $HPO_4^{-2}/H_2 PO_4^- = 1{,}0$.

$$\begin{aligned} pH &= pK + \log \frac{HPO_4^{-2}}{H_2 PO_4^-} \\ &= 6{,}8 + \log 1 \\ &= 6{,}8 + 0 \\ &= 6{,}8 \end{aligned}$$

O pH calculado é igual ao pK do tampão. Esse cálculo importante demonstra que *quando o pH de uma solução é igual ao pK, as concentrações da forma ácida e da forma básica do tampão são iguais*. Como discutido mais adiante neste capítulo, um tampão funciona melhor quando o pH da solução é igual (ou quase igual) ao pK precisamente porque as concentrações da forma ácida e da forma básica são as mesmas ou muito parecidas.

Curvas de titulação

As curvas de titulação são representações gráficas da equação de Henderson-Hasselbalch. A Figura 7.2 mostra a curva de titulação de um ácido fraco (HA) hipotético e sua base conjugada (A^-) em solução. O pH da solução é medido conforme H^+ é adicionado ou removido.

Como já mostrado pela equação de Henderson-Hasselbalch, as concentrações relativas de HA e A^- dependem do pH da solução e do pK do tampão. O **pK** desse tampão hipotético é 6,5. Em pH baixo (ácido), o tampão existe principalmente na forma de HA. Em pH alto (alcalino), o tampão está principalmente na forma A^-.

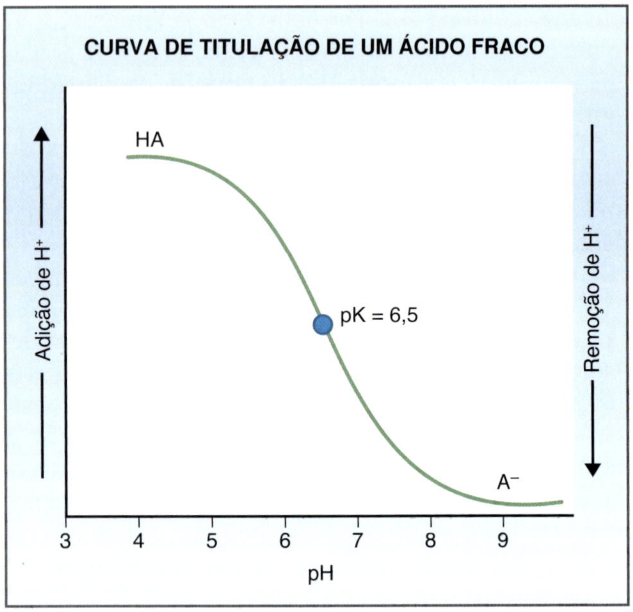

Figura 7.2 Curva de titulação de um ácido fraco (HA) e sua base conjugada (A^-). Quando o pH é igual ao pK, as concentrações de HA e A^- são iguais.

Quando o pH é igual ao pK, as concentrações de HA e A^- são iguais: metade do tampão está na forma HA e metade na forma A^-.

Uma característica marcante da curva de titulação é sua forma sigmoide. Na **porção linear da curva**, a adição ou remoção de H^+ provoca somente pequenas mudanças no pH; o tamponamento é mais eficaz nesse intervalo. A faixa linear da curva se estende 1,0 unidade de pH acima e abaixo do pK (pK ± 1,0). Portanto, os tampões fisiológicos mais eficazes apresentam pK até 1,0 unidade do pH de 7,4 (7,4 ± 1,0). Fora da faixa efetiva de tamponamento, o pH muda de maneira drástica com a adição ou remoção de H^+. Com esse tampão, o pH inferior a 5,5 sofre uma grande diminuição com a adição de H^+; o pH superior a 7,5 apresenta um grande aumento com a remoção de H^+.

Tampões do líquido extracelular

Os principais tampões do LEC são bicarbonato e fosfato. A forma A^- do **bicarbonato** é HCO_3^- e a forma HA é CO_2 (em equilíbrio com H_2CO_3). A forma A^- do **fosfato** é HPO_4^{-2} e a forma HA é $H_2 PO_4^-$. A Figura 7.3 mostra as curvas de titulação desses tampões.

Tampão HCO_3^-/CO_2

O principal tampão extracelular é HCO_3^-/CO_2. Esse tampão é a primeira linha de defesa em caso de perda ou ganho de H^+. As características a seguir são responsáveis pela importância de HCO_3^-/CO_2 como tampão do LEC. (1) A concentração da forma A^-, HCO_3^-, é alta, de 24 mEq/ℓ. (2) O pK do tampão HCO_3^-/CO_2 é 6,1, o que é bastante próximo do pH do LEC. (3) O CO_2, a forma ácida do tampão, é volátil e pode ser expirado pelos pulmões (ver Figura 7.3).

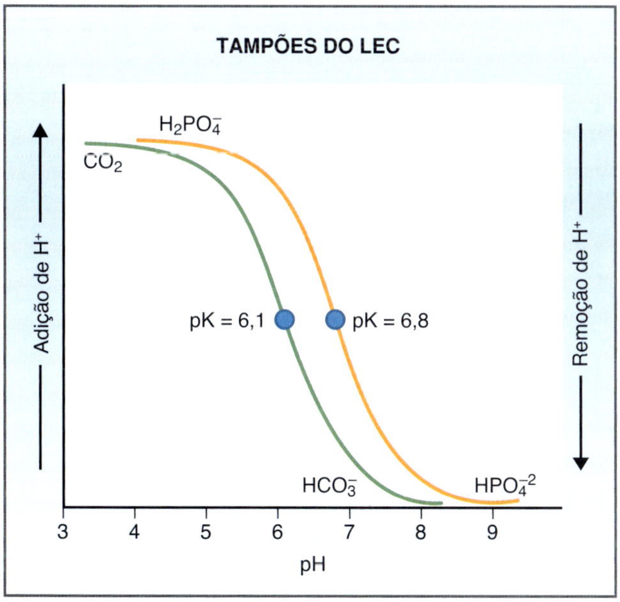

Figura 7.3 Comparação das curvas de titulação de $H_2PO_4^-/HPO_4^{-2}$ e CO_2/HCO_3^-. *LEC*, líquido extracelular.

A função do tampão HCO_3^-/CO_2 é ilustrada no exemplo anterior de injeção de HCl em um cão. Para entender esse exemplo, imagine que o LEC é uma solução simples de $NaHCO_3$, ignorando seus outros constituintes. Com a adição de HCl ao LEC, o H^+ se combina com parte do HCO_3^- para formar H_2CO_3. Assim, um ácido forte (HCl) é convertido em um ácido fraco (H_2CO_3). H_2CO_3, então, se dissocia em CO_2 e H_2O, ambos expirados pelos pulmões. O pH do sangue do cão diminui, mas não tão drasticamente como na ausência de tampão. As reações são as seguintes:

$$H^+ + Cl^- + Na^+ + HCO_3^- \leftrightarrow Na + Cl^- + H_2CO_3$$
$$\updownarrow$$
$$CO_2 + H_2O$$

A equação de Henderson-Hasselbalch pode ser aplicada ao tampão HCO_3^-/CO_2. A forma básica (A^-) é HCO_3^- e a forma ácida (HA) é H_2CO_3, que está em equilíbrio com o CO_2. Quando existe anidrase carbônica, a maior parte do H_2CO_3 está na forma de CO_2 (ou seja, 400 CO_2:1 H_2CO_3); assim, a concentração de H_2CO_3 é tão pequena que é ignorada.

O pH do sangue arterial pode ser calculado com a **equação de Henderson-Hasselbalch** substituindo as concentrações normais de HCO_3^- e CO_2, e conhecendo o pK. Observe que, como os valores de CO_2 arterial são relatados como pressões parciais, a P_{CO_2} deve ser convertida em concentração de CO_2 por meio da multiplicação pela solubilidade do CO_2 no sangue (0,03 mmol/ℓ por mmHg). A forma final da equação é:

$$pH = pK + \log \frac{HCO_3^-}{0{,}03 \times P_{CO_2}}$$

A substituição pelos seguintes valores normais permite o cálculo do pH do sangue arterial:

$$pK = 6{,}1$$
$$[HCO_3^-] = 24\ mmol/\ell$$
$$P_{CO_2} = 40\ mmHg$$

Assim,

$$pH = 6{,}1 + \log \frac{24\ mmol/\ell}{0{,}03 \times 40\ mmHg}$$
$$= 6{,}1 + \log 20$$
$$= 7{,}4$$

A equação de Henderson-Hasselbalch também pode ser representada em um **mapa ácido-básico**, que mostra as relações entre P_{CO_2}, concentração de HCO_3^- e pH (Figura 7.4). As linhas que irradiam da origem no mapa são chamadas de **linhas isoídricas** (ou seja, de mesma concentração de H^+ ou mesmo pH); cada linha isoídrica mostra todas as combinações de P_{CO_2} e HCO_3^- que produzem o mesmo valor de pH. A **elipse** no centro mostra os valores normais no sangue arterial. Qualquer ponto no gráfico pode ser calculado pela substituição dos valores correspondentes na equação de Henderson-Hasselbalch. Os cálculos anteriores, por exemplo, mostram que uma P_{CO_2} de 40 mmHg e uma concentração de HCO_3^- de 24 mEq/ℓ produzem um pH de 7,4. O mapa ácido-básico confirma que o pH é 7,4 quando a P_{CO_2} é 40 mmHg e a concentração de HCO_3^- é 24 mEq/ℓ.

É importante notar que *combinações anormais de P_{CO_2} e concentração de HCO_3^- podem produzir valores normais (ou quase normais) de pH.* A combinação de uma P_{CO_2} de 60 mmHg e uma concentração de HCO_3^- de 36 mEq/ℓ, por exemplo, também corresponde a um pH de 7,4, embora tanto a concentração de HCO_3^- quanto a P_{CO_2} sejam claramente maiores que o normal. Em outro exemplo, a combinação de uma concentração de P_{CO_2} de 20 mmHg e uma concentração de HCO_3^- de 12 mEq/ℓ também corresponde a um pH de 7,4, embora tanto a concentração de HCO_3^- quanto a P_{CO_2} sejam menores que o normal. (Esse importante princípio baseia os processos de compensação respiratória e renal que tentam normalizar o pH em caso de distúrbio ácido-básico.)

A importância do sistema tampão HCO_3^-/CO_2 na proteção do pH pode ser ilustrada pela **adição de 12 mmol/ℓ de HCl ao LEC**. A concentração inicial de HCO_3^- no LEC é de 24 mmol/ℓ. Então, a adição de 12 mmol/ℓ de H^+ combina com os 12 mmol/ℓ de HCO_3^- para formar 12 mmol/ℓ de H_2CO_3, que são convertidos em 12 mmol/ℓ de CO_2 na presença de anidrase carbônica. Depois dessa reação de **tamponamento**, a *nova* concentração de HCO_3^- é de 12 mmol/ℓ em vez dos 24 mmol/ℓ originais. A *nova* concentração de CO_2 é a original, de 1,2 mmol/ℓ (ou seja, 40 mmHg × 0,03), *mais* os 12 mmol/ℓ gerados na reação de tamponamento. Imaginando por um momento que o CO_2 adicional gerado não pode ser expirado pelos pulmões, o *novo* pH seria:

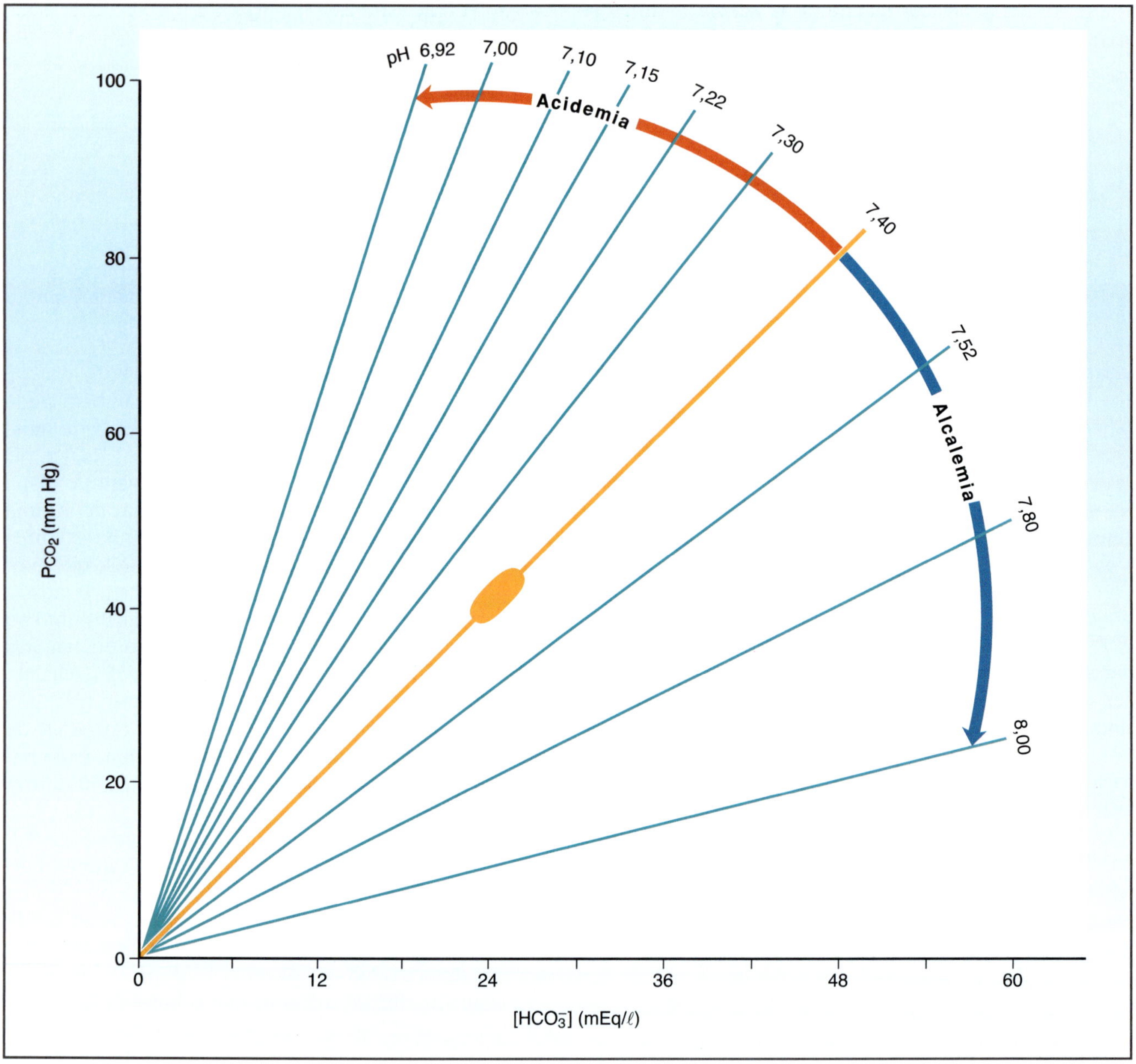

Figura 7.4 Mapa ácido-básico. O mapa mostra as relações entre P_{CO_2}, $[HCO_3^-]$ e o pH do sangue arterial. A *elipse* no centro indica a faixa de valores normais.

$$\begin{aligned} pH &= 6{,}1 + \log\frac{12\ mmol/\ell}{1{,}2\ mmol/\ell \times 12\ mmol/\ell} \\ &= 6{,}1 + \log\frac{12\ mmol/\ell}{13{,}2\ mmol/\ell} \\ &= 6{,}06 \end{aligned}$$

É óbvio que um pH tão baixo (6,06) seria fatal! Existe, no entanto, um segundo mecanismo de proteção rápida, a **compensação respiratória**, que impede que o pH caia para esse valor mortal. A acidemia estimula os quimiorreceptores periféricos nos corpos carotídeos que aumentam imediatamente a frequência respiratória (**hiperventilação**): todo o excesso de CO_2, *e mais*, é expirado pelos pulmões. Essa resposta, chamada de compensação respiratória, deixa a P_{CO_2} abaixo do normal (p. ex., 24 mmHg). Usando esses valores na equação de Henderson-Hasselbalch, outro pH pode ser calculado:

$$\begin{aligned} pH &= 6{,}1 + \log\frac{12\ mmol/\ell}{0{,}03 \times 24\ mmHg} \\ &= 6{,}1 + \log\frac{12\ mmol/\ell}{0{,}72} \\ &= 7{,}32 \end{aligned}$$

A combinação de tamponamento por HCO_3^- e compensação respiratória (ou seja, hiperventilação) gera um pH quase normal (normal = 7,4). Embora tanto a concentração de HCO_3^- quanto a P_{CO_2} estejam bastante reduzidas, o pH é quase normal. O restauro completo do equilíbrio ácido-básico depende dos rins. Por fim, por meio de processos descritos mais adiante neste capítulo, os rins secretam H^+ e sintetizam "novo" HCO_3^- para repor o HCO_3^- que foi consumido no tamponamento do H^+ fixo adicionado.

Tampão $HPO_4^{-2}/H_2PO_4^-$

O fosfato inorgânico também é um tampão. Sua curva de titulação pode ser comparada à do HCO_3^- (ver Figura 7.3). Lembre-se de que o pK de HCO_3^-/CO_2 é 6,1 e que a porção linear da curva de titulação se estende do pH 5,1 a 7,1; tecnicamente, a porção linear está fora da faixa de tamponamento para um pH de 7,4. Por outro lado, o pK do tampão $HPO_4^{-2}/H_2PO_4^-$ é 6,8 e a porção linear de sua curva se estende do pH 5,8 a 7,8. O fosfato inorgânico *parece* um tampão fisiológico mais importante do que o HCO_3^- porque sua faixa efetiva de tamponamento é mais próxima de 7,4, o pH do sangue. No entanto, duas características do tampão HCO_3^-/CO_2 o tornam mais eficaz: (1) a concentração de HCO_3^- é muito mais alta (24 mmol/ℓ) do que a de fosfato (1 a 2 mmol/ℓ); (2) a forma ácida do tampão HCO_3^-/CO_2 é o CO_2, que é volátil e pode ser expirado pelos pulmões.

Tampões do líquido intracelular

Existem grandes quantidades de tampões intracelulares, inclusive **fosfatos orgânicos** e **proteínas**. A utilização desses tampões do LIC em distúrbios ácido-básicos requer que o H^+ atravesse a membrana celular por um dos três mecanismos a seguir. (1) Em caso de excesso ou déficit de CO_2, como nos distúrbios ácido-básicos respiratórios, o CO_2 consegue atravessar as membranas celulares *sozinho*. Na acidose respiratória, por exemplo, há excesso de CO_2, gerando H^+ que deve ser tamponado. O CO_2, sendo lipossolúvel, entra rapidamente nas células e o H^+ gerado é tamponado por moléculas intracelulares. (2) Em caso de excesso ou déficit de ácido fixo, o H^+ pode entrar ou sair da célula com um ânion orgânico, como o lactato. Na acidose metabólica causada pelo aumento dos níveis de ácido láctico, por exemplo, há produção excessiva de H^+ e lactato, que entram juntos nas células, preservando a eletroneutralidade. (3) Em outros casos de excesso ou déficit de H^+ fixo sem um ânion orgânico que o acompanhe, o H^+ é trocado por K^+ para preservar a eletroneutralidade.

Embora não encontradas no LIC, as **proteínas plasmáticas** também tamponam H^+. Há uma relação entre proteínas plasmáticas, H^+ e cálcio (Ca^{2+}) que altera a concentração de Ca^{2+} ionizado no caso de um distúrbio ácido-básico (ver Capítulo 9, Figura 9.34). O mecanismo é o seguinte: grupos de carga negativa nas proteínas plasmáticas (p. ex., albumina) podem se ligar a H^+ ou Ca^{2+}. (A ligação proteica a Ca^{2+} é extensa e representa 40% do Ca^{2+} total.) Na **acidemia**, há um excesso de H^+ no sangue. Como há mais H^+ ligado às proteínas plasmáticas, há menos Ca^{2+} ligado, o que aumenta a concentração de Ca^{2+} livre. Na **alcalemia**, há déficit de H^+ no sangue. Como há menos H^+ ligado às proteínas plasmáticas, há mais Ca^{2+} ligado, o que diminui a concentração de Ca^{2+} livre (hipocalcemia). Os sintomas de hipocalcemia são geralmente observados na alcalose respiratória e incluem formigamento, dormência e tetania.

Fosfatos orgânicos

Os fosfatos orgânicos no LIC são o trifosfato de adenosina (ATP), o difosfato de adenosina (ADP), o monofosfato de adenosina (AMP), a glicose-1-fosfato e o 2,3-difosfoglicerato (2,3-DPG). H^+ é tamponado pela porção fosfato dessas moléculas orgânicas. Os pKs desses fosfatos orgânicos variam de 6,0 a 7,5 e são ideais para o tamponamento fisiológico eficaz.

Proteínas

As proteínas intracelulares são tampões por conterem muitos grupos ácidos ou básicos, como –COOH/–COO ou $-NH_3^+/-NH_2$. De todos os grupos dissociáveis nas proteínas, aqueles com pK na faixa fisiológica são o grupo imidazol da histidina (pK = 6,4 a 7,0) e os grupos α-amino (pK = 7,4 a 7,9).

O principal tampão proteico intracelular é a **hemoglobina**, presente em alta concentração dentro das hemácias. Cada molécula de hemoglobina tem 36 resíduos de histidina (nove em cada uma das quatro cadeias polipeptídicas). O pK da oxiemoglobina é 6,7, que está na faixa de tamponamento fisiológico efetivo. A **desoxiemoglobina**, porém, é um tampão ainda mais eficaz, com pK de 7,9. A mudança no pK da hemoglobina após a liberação de oxigênio (O_2) tem significado fisiológico. À medida que o sangue flui pelos capilares sistêmicos, a oxiemoglobina libera O_2 para os tecidos e é convertida em desoxiemoglobina. Ao mesmo tempo, o sangue capilar sistêmico dos tecidos recebe CO_2, o qual se difunde para as hemácias e se combina à H_2O para formar H_2CO_3. H_2CO_3, então, se dissocia em H^+ e HCO_3^-. O H^+ gerado é tamponado pela hemoglobina, que agora está em sua forma desoxigenada. A desoxiemoglobina é um excelente tampão de H^+. O pH do sangue venoso é 7,37, somente 0,03 unidade mais ácido do que o pH do sangue arterial, apesar da adição de grandes quantidades de ácido como o CO_2!

MECANISMOS RENAIS DO EQUILÍBRIO ÁCIDO-BÁSICO

Os rins desempenham dois papéis importantes na manutenção do equilíbrio ácido-básico normal: a reabsorção de HCO_3^- e a excreção de H^+. O primeiro papel dos rins é **reabsorver o HCO_3^- filtrado** para que esse importante tampão extracelular não seja excretado na urina. O segundo papel dos rins é **excretar o H^+ fixo** produzido pelo catabolismo de proteínas e fosfolipídios. Existem dois mecanismos para a excreção desse H^+ fixo: (1) a excreção de H^+ como ácido titulável (ou seja, tamponado por fosfato urinário) e (2) a excreção de H^+ como

NH_4^+. A excreção de H^+ por qualquer mecanismo é acompanhada pela síntese e reabsorção do HCO_3^- *novo*. O objetivo da síntese e reabsorção do HCO_3^- novo é repor as reservas usadas no tamponamento do H^+ fixo.

Reabsorção do HCO_3^- filtrado

Mais de 99,9% do HCO_3^- filtrado é reabsorvido, assegurando a conservação do principal tampão extracelular em vez de sua excreção. A taxa de reabsorção pode ser calculada (como explicado no Capítulo 6) pela comparação da carga filtrada de HCO_3^- com a taxa de excreção de HCO_3^-. Se a taxa de filtração glomerular (TFG) for 180 ℓ/dia e a concentração plasmática de HCO_3^- for 24 mEq/ℓ, a carga filtrada é de 4.320 mEq/dia (180 ℓ/dia × 24 mEq/ℓ). A taxa de excreção medida de HCO_3^- é de apenas 2 mEq/dia. Portanto, a taxa de reabsorção de HCO_3^- é de 4.318 mEq/dia, o que representa mais de 99,9% da carga filtrada. A maior reabsorção de HCO_3^- filtrado ocorre no **túbulo proximal**; pequenas quantidades são reabsorvidas na alça de Henle, no túbulo distal e no ducto coletor.

Mecanismo de reabsorção de HCO_3^- no túbulo proximal

A Figura 7.5 é um diagrama de uma célula do início do túbulo proximal, o local de reabsorção do HCO_3^-. A reabsorção de HCO_3^- filtrado tem as etapas mostradas a seguir e inclui a conversão de HCO_3^- em CO_2 no lúmen, a difusão de CO_2 na célula, a nova conversão em HCO_3^- na célula e a reabsorção de HCO_3^- no sangue.

1. A membrana luminal contém um **trocador de Na^+-H^+**, um dos vários mecanismos de transporte ativo secundário dependente de Na^+ no início do túbulo proximal. À medida que o Na^+ passa do lúmen para a célula a favor de seu gradiente eletroquímico, o H^+ sai da célula para o lúmen contra seu gradiente eletroquímico.
2. O H^+ secretado no lúmen se combina ao HCO_3^- filtrado para formar H_2CO_3. O H_2CO_3, então, se decompõe em CO_2 e H_2O em uma reação catalisada pela **anidrase carbônica da borda em escova**. (Inibidores da anidrase carbônica, como a acetazolamida, inibem a reabsorção de HCO_3^- filtrado, interferindo nessa etapa.) O CO_2 e H_2O formados nessa reação atravessam a membrana luminal com facilidade e entram na célula.
3. Dentro da célula, as reações ocorrem ao contrário. CO_2 e H_2O se recombinam para formar H_2CO_3, catalisado pela **anidrase carbônica intracelular**. O H_2CO_3 é convertido novamente em H^+ e HCO_3^-. Os destinos do H^+ e HCO_3^- são diferentes. O H^+ é secretado pelo trocador de Na^+-H^+ para auxiliar a reabsorção de outro HCO_3^- filtrado. O HCO_3^- é transportado pela membrana basolateral até o sangue (ou seja, é reabsorvido) por dois mecanismos: cotransporte de Na^+- HCO_3^- e troca de Cl^--HCO_3^-. As características especiais do mecanismo de reabsorção de HCO_3^- são discutidas a seguir.
4. O processo leva à **reabsorção efetiva de Na^+** e **HCO_3^-**. Assim, parte da reabsorção de Na^+ no túbulo proximal está diretamente ligada à reabsorção de HCO_3^- filtrado. (O restante da reabsorção de Na^+ depende da reabsorção de glicose, aminoácidos, Cl^- e fosfato.)
5. ***Não* há secreção efetiva de H^+** por esse mecanismo. Cada H^+ secretado pelo trocador de Na^+-H^+ na membrana luminal se combina a um HCO_3^- filtrado para formar CO_2 e H_2O, que entram na célula e são convertidos

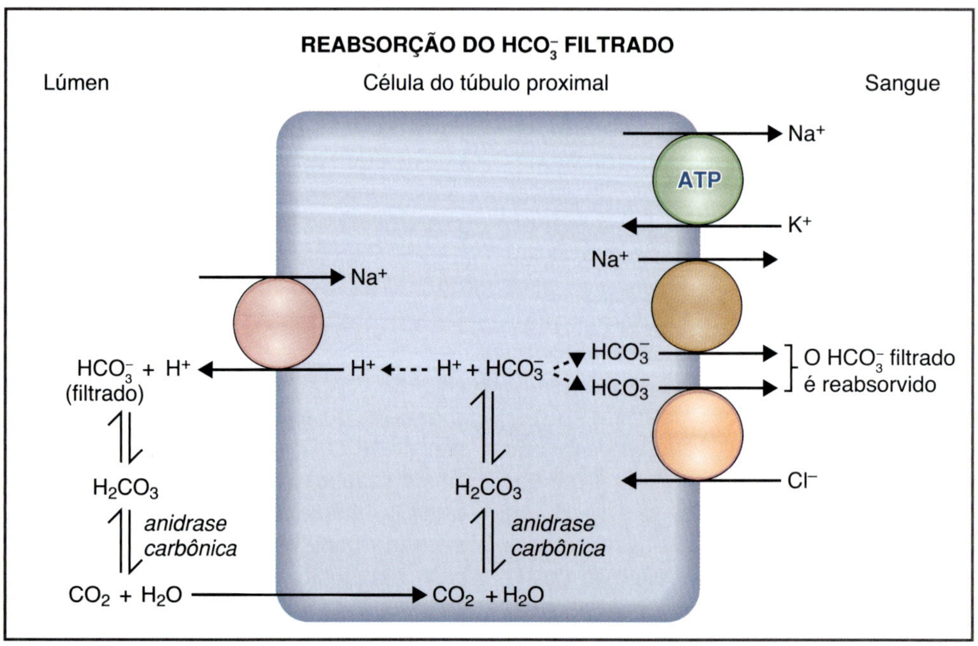

Figura 7.5 Mecanismo de reabsorção do HCO_3^- filtrado em uma célula do túbulo proximal. *ATP*, trifosfato de adenosina.

em H^+ e HCO_3^- outra vez. H^+ é reciclado pela membrana luminal por meio do trocador de Na^+-H^+ para reabsorver mais HCO_3^- filtrado.

6. Como não há secreção efetiva de H^+, esse mecanismo **pouco altera o pH do líquido tubular.**

Efeito da carga filtrada de HCO_3^-

A carga filtrada de HCO_3^- é o produto da TFG e da concentração plasmática de HCO_3^-. Em uma ampla faixa de cargas filtradas, praticamente todo o HCO_3^- é reabsorvido. Entretanto, quando a concentração plasmática de HCO_3^- é maior que 40 mEq/ℓ, a carga filtrada fica tão alta que o mecanismo de reabsorção é saturado; o filtrado que não pode ser reabsorvido é excretado. Na alcalose metabólica, por exemplo, em que a concentração de HCO_3^- no sangue é alta, a normalização do equilíbrio ácido-básico exige a excreção do excesso de HCO_3^- na urina. Isso pode ocorrer porque, à medida que a concentração de HCO_3^- no sangue aumenta, há aumento da carga filtrada, excedendo a capacidade de reabsorção. O HCO_3^- não reabsorvido é excretado, reduzindo e normalizando a concentração de HCO_3^- no sangue.

Efeito do volume de líquido extracelular

A maior parte do HCO_3^- filtrado é reabsorvido no túbulo proximal, o local em que mudanças no volume do LEC alteram a reabsorção isosmótica por meio de modificações nas pressões de Starling nos capilares peritubulares (ver Capítulo 6). Como o HCO_3^- faz parte dessa reabsorção isosmótica, mudanças no volume do LEC alteram a reabsorção de HCO_3^- de maneira previsível. A **expansão do volume do LEC**, por exemplo, inibe a reabsorção isosmótica no túbulo proximal e, portanto, inibe a reabsorção de HCO_3^-. Por outro lado, a **contração do volume do LEC** estimula a reabsorção isosmótica no túbulo proximal e, assim, estimula a reabsorção de HCO_3^-.

Um segundo mecanismo, com participação da angiotensina II, atua na resposta de reabsorção de HCO_3^- à contração do volume do LEC. Lembre-se de que a diminuição do volume do LEC ativa o sistema renina-angiotensina II-aldosterona. A **angiotensina II** estimula a troca de Na^+-H^+ no túbulo proximal, o que aumenta a reabsorção de HCO_3^- e sua concentração no sangue. Esse mecanismo explica, em parte, o fenômeno da **alcalose de contração**, ou seja, a alcalose metabólica secundária à contração do volume do LEC. A alcalose de contração é associada ao tratamento com **diuréticos de alça** ou **diuréticos tiazídicos**, e é um fator que complica a alcalose metabólica causada por **vômito**. A alcalose de contração é tratada com infusão de NaCl isotônico para restauração do volume do LEC.

Efeito da P_{CO_2}

As alterações crônicas da P_{CO_2} mudam a reabsorção do HCO_3^- filtrado e explicam o fenômeno da compensação renal dos distúrbios ácido-básicos respiratórios crônicos. Aumentos na P_{CO_2} elevam a reabsorção de HCO_3^- e diminuições na P_{CO_2} reduzem a reabsorção de HCO_3^-.

Esse mecanismo subjacente ao efeito do CO_2 não é compreendido por completo. É possível, porém, que comprometa o *aporte* de CO_2 para as células renais. Na **acidose respiratória**, a P_{CO_2} é maior. Como há mais CO_2 disponível nas células renais para geração de H^+ e secreção pelo trocador de Na^+-H^+, mais HCO_3^- pode ser reabsorvido. Assim, a concentração plasmática de HCO_3^- aumenta, o que eleva o pH arterial (uma compensação). Na **alcalose respiratória**, a P_{CO_2} é menor. Como há menos CO_2 disponível nas células renais para geração de H^+ para secreção, menos HCO_3^- é reabsorvido. Nesse caso, a concentração plasmática de HCO_3^- diminui, o que reduz o pH arterial (uma compensação).

Excreção de H^+ como ácido titulável

Por definição, ácido titulável é o H^+ excretado com tampões urinários. O fosfato inorgânico é o mais importante desses tampões devido à sua concentração relativamente alta na urina e seu pK ideal. Lembre-se de que há uma quantidade significativa de fosfato na urina porque apenas 85% da molécula filtrada são reabsorvidos; 15% do fosfato filtrado são excretados como ácido titulável.

Mecanismo de excreção de ácido titulável

O ácido titulável é excretado por todo o néfron, mas principalmente pelas células α-intercaladas do final do túbulo distal e pelos ductos coletores. O mecanismo celular desse processo é ilustrado na Figura 7.6 e descrito a seguir.

1. A membrana luminal das células α-intercaladas do final do túbulo distal e dos ductos coletores tem dois mecanismos primários de transporte ativo para secretar H^+ no líquido tubular. O primeiro mecanismo de secreção de H^+ é a **H^+ ATPase**, que é estimulada pela **aldosterona**. A aldosterona atua não só nas células principais, estimulando a reabsorção de Na^+ e a secreção de K^+, mas também estimula a secreção de H^+ pelas células α-intercaladas. Outro mecanismo para a secreção de H^+ é a **H^+-K^+ ATPase**, o transportador responsável pela reabsorção de K^+ nas células α-intercaladas (ver Capítulo 6). No lúmen, o H^+ secretado combina-se com a forma A^- do tampão fosfato, HPO_4^{-2}, para produzir a forma HA do tampão, H_2PO_4. **$H_2PO_4^-$** é um ácido titulável, que é excretado.

   A utilidade desse mecanismo exige que a maior parte do fosfato filtrado esteja em uma forma que possa aceitar um H^+ (ou seja, na forma de HPO_4^{-2}). *É isso mesmo?* Ao calcular as concentrações relativas de HPO_4^{-2} e $H_2PO_4^-$ em pH 7,4, pode-se confirmar que a concentração de HPO_4^{-2} é quase quatro vezes a concentração de $H_2PO_4^-$ no filtrado glomerular ($pH = pK + \log HPO_4^{-2}/H_2PO_4^-$, em que pK = 6,8; em pH 7,4, $HPO_4^{-2}/H_2PO_4^- = 3{,}98$).

2. O H^+ secretado pela H^+ ATPase é produzido nas células renais a partir de CO_2 e H_2O, que se combinam para formar H_2CO_3 na presença da anidrase carbônica

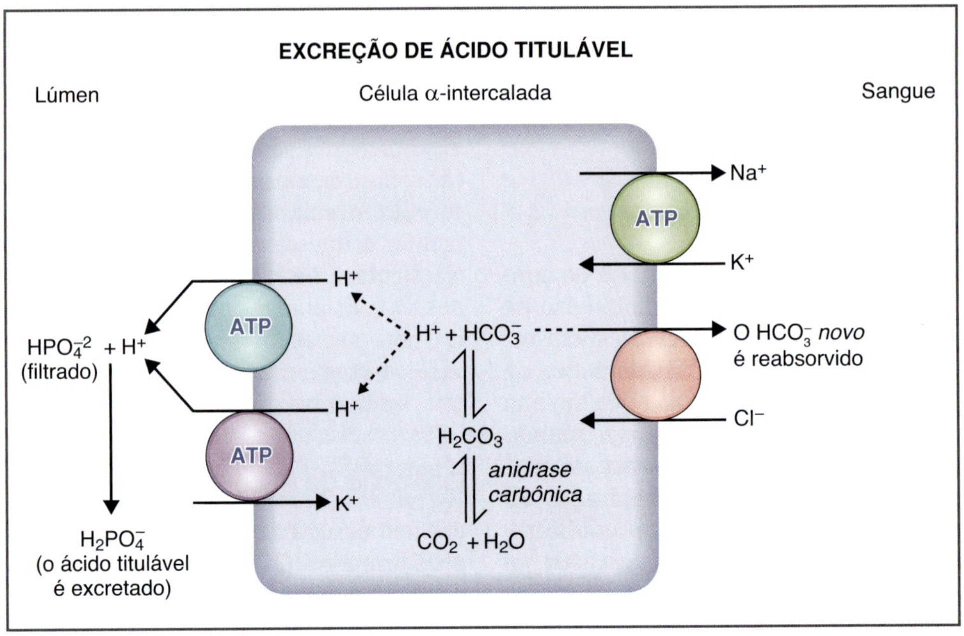

Figura 7.6 Mecanismo de excreção de H+ como ácido titulável. *ATP*, trifosfato de adenosina.

intracelular. O H_2CO_3 se dissocia em H^+, que é secretado, e HCO_3^-, que é reabsorvido no sangue por meio do trocador de Cl^--HCO_3^-. (Observe que o aumento da P_{CO_2}, como na acidose respiratória, aumenta o aporte de CO_2 para as células α-intercaladas, a secreção de H^+ e a síntese e reabsorção de HCO_3^- novo. Por outro lado, a menor P_{CO_2}, como na alcalose respiratória, diminui o aporte de CO_2 para as células α-intercaladas, a secreção de H^+ e a síntese e reabsorção de HCO_3^- novo.)

3. Para cada H^+ excretado como ácido titulável, um **HCO_3^- *novo* é sintetizado e reabsorvido**. Esse novo HCO_3^- reabastece as reservas extracelulares da molécula que foram esgotadas pelo tamponamento do H^+ fixo. Como a geração, ou síntese, de HCO_3^- novo é um processo contínuo, o HCO_3^- é constantemente reposto conforme é usado para tamponar os ácidos fixos produzidos pelo catabolismo de proteínas e fosfolipídios.

Quantidade de tampão urinário

A quantidade de H^+ excretada como ácido titulável depende da *quantidade* de tampão urinário à disposição. Embora não seja imediatamente óbvio por que isso acontece, o princípio é que o **pH mínimo da urina é 4,4**. Como o pH do sangue é 7,4, um pH urinário de 4,4 representa uma diferença de mil vezes na concentração de H^+ nas células tubulares renais. Essa diferença de mil vezes é o maior gradiente de concentração contra o qual H^+ pode ser secretado pela H^+ ATPase. A redução do pH da urina para 4,4 interrompe a secreção efetiva de H^+.

Para entender esse princípio, é importante distinguir entre a *quantidade de H^+ excretado* e o *valor do pH urinário*. Considere os dois exemplos a seguir que ilustram essa distinção. Primeiro, imagine que *não* há tampões urinários. Nesse caso, os primeiros H^+ secretados, não encontrando tampões urinários, estariam livres em solução e fariam com que o pH diminuísse para o valor mínimo de 4,4 e, a partir de então, não haveria mais secreção de H^+. Depois, imagine que os tampões urinários são abundantes. Nesse caso, grandes quantidades de H^+ poderiam ser secretadas e tamponadas na urina antes que o pH caísse para 4,4.

Esse ponto é ilustrado na Figura 7.7. A Figura 7.7A mostra a faixa de pH do líquido tubular *(área sombreada)* sobreposta à curva de titulação de fosfato. Comece com o filtrado glomerular, que tem pH de 7,4: há HPO_4^{-2} e $H_2PO_4^-$, e a concentração de HPO_4^{-2} é consideravelmente maior que a de $H_2PO_4^-$. O H^+ é secretado no líquido tubular, se combina à forma HPO_4^{-2} do tampão fosfato e o converte em $H_2PO_4^-$. Na porção linear da curva de titulação (pH 7,8 a 5,8), a adição de H^+ ao líquido tubular faz com que o pH diminua muito pouco. No entanto, uma vez que a maior parte do HPO_4^{-2} foi convertido em $H_2PO_4^-$, a secreção de H^+ faz com que o pH do líquido tubular diminua vertiginosamente para 4,4. Nesse ponto, não há mais secreção de H^+. A única maneira de secretar mais H^+ seria aumentar a quantidade de HPO_4^{-2}. Assim, a *quantidade* de H^+ excretada como ácido titulável depende da *quantidade* de tampão urinário à disposição.

pK dos tampões urinários

O pK dos tampões urinários também afeta a quantidade de H^+ que é excretada. Robert Pitts demonstrou a importância do pK ao comparar a eficácia da creatinina (pK = 5,0) à eficácia do fosfato (pK = 6,8) como tampão urinário. Pitts descobriu que, para determinada quantidade de tampão urinário, a excreção de H^+ era maior com fosfato do que com creatinina (ver Figura 7.7).

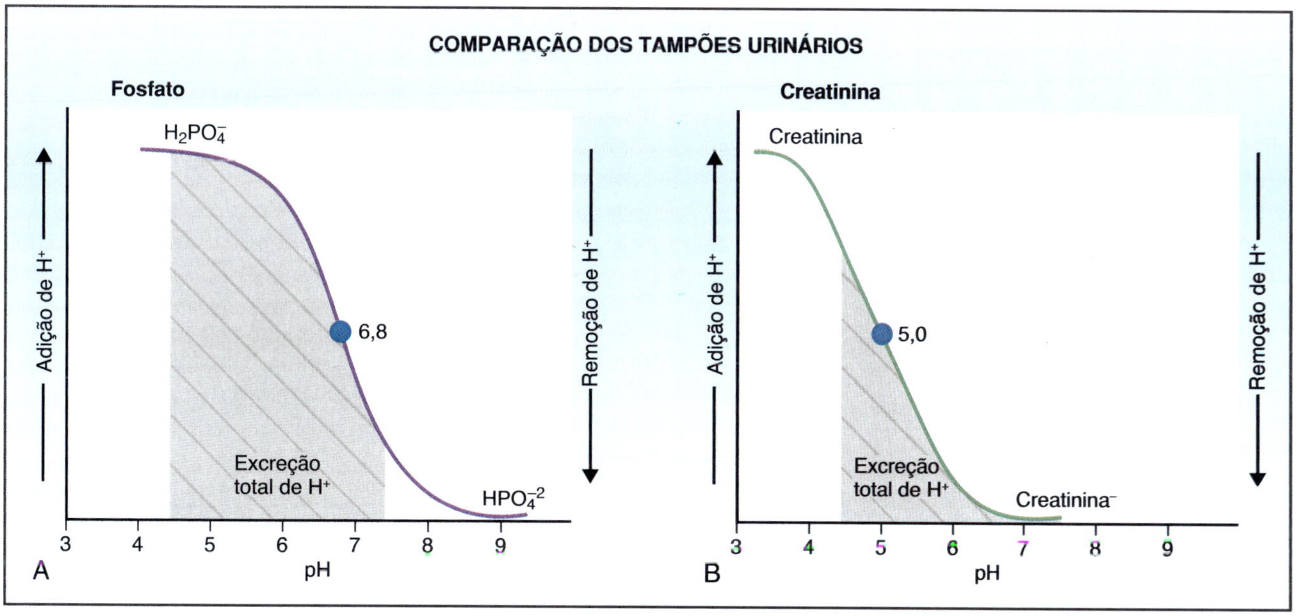

Figura 7.7 Comparação da eficácia do fosfato (A) e da creatinina (B) como tampões urinários. O pK do tampão fosfato é 6,8; o pK do tampão creatinina é 5,0. As *áreas sombreadas* mostram a quantidade total de H^+ que é secretada no líquido tubular entre o filtrado glomerular (pH 7,4) e a urina final (pH 4,4).

A diferença na quantidade de H^+ excretada é atribuída aos diferentes pKs dos dois tampões. Lembre-se de que o **fosfato** é um tampão urinário *quase ideal.* A faixa linear de sua curva de titulação se sobrepõe quase perfeitamente à faixa de pH do líquido tubular. Na Figura 7.7A, a área sombreada sob a curva de titulação de fosfato representa a quantidade total de H^+ secretada conforme o pH do líquido tubular diminui de pH 7,4 no filtrado glomerular para pH 4,4 na urina final.

A Figura 7.7B mostra a curva de titulação da **creatinina**. Novamente, o pH do líquido tubular passa de 7,4 (no filtrado glomerular) para 4,4 na urina final. O pK da creatinina, de 5,0, está próximo do pH urinário mínimo; portanto, a quantidade total de H^+ que pode ser secretada *(área sombreada)* antes que o pH caia para 4,4 é muito menor do que a quantidade secretada quando o fosfato é o tampão.

Excreção de H^+ como NH_4^+

Se o ácido titulável fosse o único mecanismo, a excreção de H^+ fixo seria limitada pela quantidade de fosfato na urina. Lembre-se de que a produção de H^+ fixo pelo catabolismo de proteínas e fosfolipídios é de aproximadamente 50 mEq/dia. Em média, entretanto, apenas 20 mEq/dia desse H^+ fixo são excretados como H^+ titulável. Os 30 mEq/dia restantes são excretados por um segundo mecanismo, como NH_4^+.

Mecanismo de excreção de H^+ como NH_4^+

Três segmentos do néfron participam da excreção de H^+ como NH_4^+: o túbulo proximal, o ramo ascendente espesso da alça de Henle e as células α-intercaladas dos ductos coletores. No **túbulo proximal**, NH_4^+ é secretado pelo trocador de Na^+-H^+. No **ramo ascendente espesso**, o NH_4^+ secretado pelos túbulos proximais é reabsorvido e adicionado ao gradiente osmótico corticopapilar. Nas células α-intercaladas do **ducto coletor**, NH_3 e H^+ são secretados no lúmen, combinam-se para formar NH_4^+ e são excretados.

- **Túbulo proximal.** Nas células do túbulo proximal, a enzima **glutaminase** metaboliza a **glutamina** em glutamato e $\mathbf{NH_4^+}$ (Figura 7.8). O glutamato é metabolizado em um α-cetoglutarato, que é metabolizado em CO_2 e H_2O e depois em HCO_3^-. O HCO_3^- é reabsorvido pela membrana basolateral e chega ao sangue via cotransportador de Na^+-HCO_3^-. Como no mecanismo do ácido titulável, esse HCO_3^- é sintetizado *de novo* e ajuda a repor as reservas da molécula no LEC. Para cada NH_4^+ gerado (e finalmente excretado), um HCO_3^- novo é reabsorvido.

  O destino do NH_4^+ tem várias etapas. Na célula do túbulo proximal, ele está em equilíbrio com NH_3 e H^+. A forma NH_3, sendo lipossolúvel, difunde-se a favor de seu gradiente de concentração da célula para o lúmen e H^+ é secretado no lúmen pelo trocador de Na^+-H^+. Uma vez no lúmen, NH_3 e H^+ se recombinam em NH_4^+. O destino do NH_4^+ a partir do lúmen do túbulo proximal começa quando uma parte do NH_4^+ é excretada *diretamente* na urina. O restante segue um caminho tortuoso e é excretado de maneira *indireta*: primeiro, é reabsorvido pelo ramo ascendente espesso, depois, depositado no líquido intersticial medular, e então secretado do líquido intersticial medular aos ductos coletores para a excreção final
- **Ramo ascendente espesso.** Como já observado, mas não mostrado na Figura 7.8, uma parte do NH_4^+ que é secretada no túbulo proximal e chega à alça de

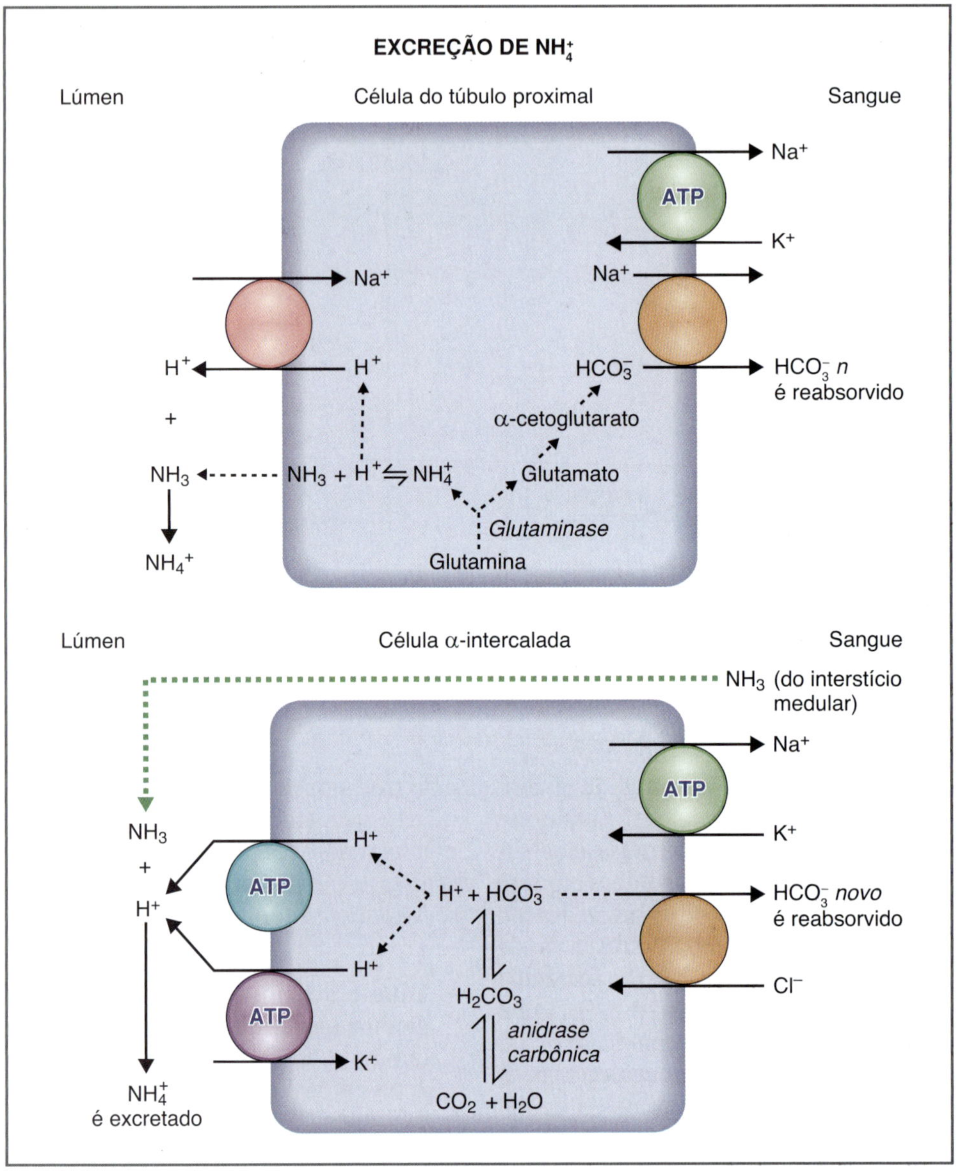

Figura 7.8 Mecanismo de excreção de H^+ como NH_4^+. No túbulo proximal, a NH_3 é produzida pelas células renais a partir da glutamina. H^+ é secretado pelo trocador de Na^+-H^+ e a NH_3 se difunde no lúmen. NH_4^+ é reabsorvido pelo cotransportador de Na^+-K^+-$2Cl^-$ no ramo ascendente espesso da alça de Henle e depositado no líquido intersticial medular (*não mostrado*). Nos ductos coletores, NH_3 difunde-se do interstício medular para o lúmen, combina-se com o H^+ secretado no lúmen pelas células α-intercaladas e é excretada como NH_4^+. *ATP*, trifosfato de adenosina.

Henle é reabsorvida pelo ramo ascendente espesso. No nível celular, NH_4^+ é reabsorvido ao substituir K^+ no cotransportador de Na^+-K^+-$2Cl^-$. Por isso, o NH_4^+ participa da **multiplicação em contracorrente** (assim como o NaCl) e se concentra no líquido intersticial da medula interna e da papila do rim

- **Ducto coletor.** Como descrito no mecanismo do ácido titulável, a membrana luminal das células α-intercaladas do ducto coletor contém dois transportadores que secretam H^+ no líquido tubular (ver Figura 7.8): H^+ ATPase e H^+-K^+ ATPase. A **H^+ ATPase** é estimulada pela **aldosterona**.

Como H^+ é secretado no líquido tubular, **NH_3 se difunde** de sua alta concentração no líquido intersticial medular para o lúmen do ducto coletor, onde se combina ao H^+ secretado para formar NH_4^+. *Por que apenas a forma NH_3 do tampão NH_3/NH_4^+ se difunde do interstício medular?* A resposta é que, embora tanto NH_4^+ quanto NH_3 estejam em equilíbrio no líquido intersticial medular, apenas a forma NH_3 é lipossolúvel e consegue se difundir através das células do ducto coletor para o líquido tubular. Uma vez no líquido tubular, NH_3 se combina ao H^+ secretado para formar NH_4^+. NH_4^+ não é lipossolúvel e, portanto, é aprisionado no líquido tubular e excretado. O processo geral é denominado **aprisionamento de difusão** porque a forma lipossolúvel do tampão (NH_3) se *difunde* e a forma hidrossolúvel do tampão (NH_4^+) é *aprisionada* e excretada.

Observe que a fonte do H^+ secretado pelas células α-intercaladas é CO_2 e H_2O. Para cada H^+ produzido nas células e secretado, um **HCO_3^- *novo* é sintetizado e reabsorvido**. Como acontece no mecanismo de ácido titulável, esse HCO_3^- novo ajuda a repor as reservas da molécula que foram esgotadas pelo tamponamento do H^+ fixo produzido pelo metabolismo de proteínas e fosfolipídios.

Efeito do pH urinário sobre a excreção de NH_4^+

A redução do pH urinário aumenta a excreção de H^+ como NH_4^+. O efeito do pH da urina sobre a excreção de NH_4^+ é vantajoso: na acidose, em que o pH da urina tende a ser baixo, há grandes quantidades de H^+ a serem excretadas. O mecanismo desse efeito do pH da urina se baseia no aprisionamento de difusão de NH_3/NH_4^+. A redução do pH da urina faz com que mais tampão urinário esteja na forma NH_4^+ e menos na forma NH_3. Quanto menor a concentração luminal de NH_3, maior seu gradiente de difusão do líquido intersticial medular para o líquido tubular. Assim, quanto menor o pH do líquido tubular, maior a difusão de NH_3 e maior a quantidade de H^+ excretada como NH_4^+.

Efeito da acidose na síntese de NH_3

A taxa de síntese de NH_3 muda dependendo da quantidade de H^+ que deve ser excretada. A **acidose crônica** é acompanhada por **aumento adaptativo na síntese de NH_3** pelas células do túbulo proximal. O mecanismo é a diminuição do pH intracelular, que induz a síntese de enzimas que participam do metabolismo da glutamina. Isso aumenta a síntese de NH_3, a excreção de H^+ como NH_4^+ e a reabsorção de novo HCO_3^-. Na cetoacidose diabética, por exemplo, a produção de ácido fixo é maior. A capacidade renal de excreção dessa maior carga de ácido fixo é atribuível, em grande parte, a um aumento adaptativo na síntese de NH_3.

Efeito da concentração plasmática de K^+ na síntese de NH_3

A concentração plasmática de K^+ também altera a síntese de NH_3. A **hiperpotassemia** inibe a síntese de NH_3 e reduz a capacidade de excreção de H^+ como NH_4^+, causando **acidose tubular renal** (ATR) **do tipo 4.** A **hipopotassemia** estimula a síntese de NH_3 e aumenta a capacidade de excretar H^+ como NH_4^+. Esses efeitos são provavelmente mediados pela troca de H^+ e K^+ pelas membranas das células renais, o que altera o pH intracelular. Na hiperpotassemia, K^+ entra nas células renais e H^+ sai. O aumento do pH intracelular inibe a síntese de NH_3 a partir da glutamina. Na hipopotassemia, K^+ sai e H^+ entra nas células renais. A diminuição do pH intracelular estimula a síntese de NH_3 a partir da glutamina.

Comparação da excreção de ácido titulável e NH_4^+

Todos os dias, o H^+ é excretado como ácido titulável e NH_4^+ para que todo o H^+ fixado produzido a partir do catabolismo de proteínas e fosfolipídios seja eliminado do corpo (e todo o HCO_3^- usado para tamponar aquele H^+ seja reposto). A Tabela 7.1 resume e compara as taxas de excreção de H^+ como ácido titulável e NH_4^+ em indivíduos normais e aqueles com diferentes tipos de acidose metabólica (cetoacidose diabética e insuficiência renal crônica).

- Em indivíduos **normais** que consomem uma dieta relativamente rica em proteínas, cerca de 50 mEq de H^+ fixo são produzidos por dia. Os rins excretam *todo* o ácido fixo produzido (100%): 40% são excretados como ácido titulável (20 mEq/dia) e 60% como NH_4^+ (30 mEq/dia)
- Em indivíduos com **cetoacidose diabética**, a produção fixa de H^+ pode ser até 10 vezes maior, de 500 mEq/dia. A excreção dessa carga maior de ácido requer o aumento da excreção de ácido titulável e NH_4^+. A excreção de NH_4^+ é maior porque a acidose induz as enzimas envolvidas no metabolismo da glutamina, o que eleva a síntese de NH_3. Quanto mais NH_3 é produzida pelas células renais, mais H^+ é excretado como NH_4^+.

  É menos aparente porque a excreção de ácido titulável é maior. A cetoacidose diabética é associada à produção excessiva de ácido β-OH butírico e ácido acetoacético, o que causa acidose metabólica. Os sais desses cetoácidos (butirato e acetoacetato) são filtrados e agem como tampões urinários, como o fosfato, aumentando a quantidade total de H^+ excretada como ácido titulável
- A **doença renal crônica** (DRC) é outra causa de acidose metabólica. Um indivíduo com DRC que continua a consumir uma dieta relativamente rica em proteínas produz 50 mEq de ácido fixo por dia. Essa doença é associada à perda progressiva de néfrons e os mecanismos renais de excreção de H^+ fixo são bastante prejudicados por dois motivos. (1) a excreção de ácido titulável é menor porque a filtração glomerular é reduzida, o que diminui a carga filtrada de fosfato e, assim, a quantidade de fosfato que pode atuar como tampão urinário; (2) a excreção de NH_4^+ é menor devido à menor síntese de NH_3 pelos néfrons doentes.

Tabela 7.1 Comparação da excreção de H^+ como ácido titulável e NH_4^+.

Condição	Produção total de H^+ fixo (mEq/dia)	Excreção de H^+ como ácido titulável (mEq/dia)	Excreção de H^+ como NH_4^+ (mEq/dia)
Normal	50	20	30
Cetoacidose diabética	500	100	400
Doença renal crônica	50	10	5

Observe que a excreção total de H^+ fixo na doença renal crônica é de apenas 15 mEq/dia (10 mEq como ácido titulável mais 5 mEq como NH_4^+), o que é muito menor do que a quantidade de H^+ fixo produzida a partir do catabolismo de proteínas (50 mEq/dia). Na DRC, a *causa* da acidose metabólica é, de fato, a incapacidade dos rins de excretar todo o H^+ fixo produzido diariamente. Logo, os indivíduos com doença renal crônica devem ser submetidos a uma dieta com baixo teor de proteínas para reduzir a produção diária de H^+ fixo e, assim, reduzir a demanda renal de excreção de H^+ fixo e reabsorção de novo HCO_3^-.

Secreção de HCO_3^-

Na maioria das condições, as células α-intercaladas dos ductos coletores excretam H^+ como ácido titulável e NH_4^+, e sintetizam e reabsorvem o HCO_3^- novo. No entanto, na alcalose metabólica, quando a concentração de HCO_3^- no sangue é alta, as células β-intercaladas dos ductos coletores *secretam* HCO_3^-, como mostra a Figura 7.9. Para tanto, o trocador de Cl^--HCO_3^- e a H^+ ATPase se invertem na membrana luminal e na membrana basolateral, de modo que HCO_3^- é secretado na urina e H^+ é reabsorvido no sangue. Esse mecanismo é invocado em condições de alta concentração de HCO_3^- no sangue (alcalose metabólica) para promover a excreção da molécula e ajudar a normalizar seus níveis.

DISTÚRBIOS ÁCIDO-BÁSICOS

Os distúrbios do equilíbrio ácido-básico são muito comuns na clínica médica. São caracterizados por uma concentração anormal de H^+ no sangue, refletida como pH anormal. A **acidemia** é o aumento na concentração de H^+ no sangue (diminuição do pH) e é causada por um processo fisiopatológico chamado de *acidose.* A **alcalemia**, por outro lado, é a diminuição da concentração de H^+ no sangue (aumento do pH) e é causada por um processo fisiopatológico chamado de *alcalose.*

Os distúrbios do pH sanguíneo podem ser causados por uma alteração *primária* na concentração de HCO_3^- ou uma alteração *primária* na P_{CO_2}. É mais fácil entender esses distúrbios a partir da equação de Henderson-Hasselbalch para o tampão HCO_3^-/CO_2. Lembre-se de que a equação afirma que o pH do sangue é determinado pela razão entre a concentração de HCO_3^- e a concentração de CO_2. Assim, alterações na concentração de HCO_3^- ou P_{CO_2} modificam o pH.

Os distúrbios do equilíbrio ácido-básico são descritos como *metabólicos* ou *respiratórios*, dependendo se o distúrbio primário é relacionado com o HCO_3^- ou CO_2. Existem quatro **distúrbios ácido-básicos simples**, em que *simples* significa a existência de apenas um distúrbio ácido-básico. Quando há mais de um distúrbio ácido-básico, trata-se de um distúrbio ácido-básico *misto.*

Os distúrbios ácido-básicos metabólicos são distúrbios primários relacionados com HCO_3^-. A **acidose metabólica** é causada pela diminuição da concentração de HCO_3^- que, de acordo com a equação de Henderson-Hasselbalch, reduz o pH. Esse distúrbio é provocado pelo ganho de H^+ fixo (por superprodução, ingestão ou excreção menor de H^+ fixo) ou perda de HCO_3^-. A **alcalose metabólica** é causada pelo aumento da concentração de HCO_3^- que, de acordo com a equação de Henderson-Hasselbalch, eleva o pH. Esse distúrbio é provocado pela perda de H^+ fixo ou ganho de HCO_3^-.

Os distúrbios ácido-básicos respiratórios são distúrbios primários relacionados com o CO_2 (ou seja, distúrbios

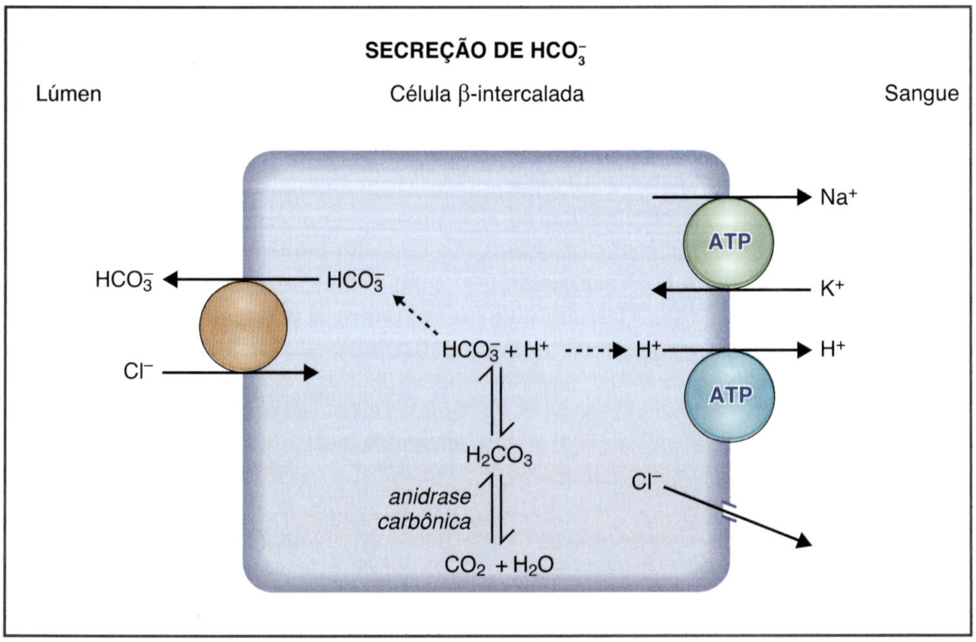

Figura 7.9 Secreção de HCO_3^- pelas células β-intercaladas. *ATP*, trifosfato de adenosina.

da respiração). A **acidose respiratória** é causada por hipoventilação, que provoca retenção de CO_2, aumento da P_{CO_2} e diminuição do pH. A **alcalose respiratória** é provocada por hiperventilação, que causa perda de CO_2, diminuição da P_{CO_2} e aumento do pH.

Vários mecanismos ocorrem durante um distúrbio ácido-básico na tentativa de manter o pH sanguíneo na faixa normal. A primeira linha de defesa é o tamponamento do LEC e do LIC. Além do tamponamento, dois tipos de respostas compensatórias tentam normalizar o pH: a **compensação respiratória** e a **compensação renal**. Essa regra prática é muito importante: se o distúrbio ácido-básico for metabólico (ou seja, distúrbio de HCO_3^-), a resposta compensatória é respiratória para ajustar a P_{CO_2}; se o distúrbio ácido-básico for respiratório (ou seja, distúrbio de CO_2), a resposta compensatória é renal (ou metabólica) para ajustar a concentração de HCO_3^-. Há outra regra importante: a resposta compensatória ocorre sempre no mesmo sentido do distúrbio original. Na acidose metabólica, por exemplo, o distúrbio primário consiste em *redução* na concentração de HCO_3^- no sangue. A compensação respiratória é a hiperventilação, que *diminui* a P_{CO_2}. Na acidose respiratória, o distúrbio primário é o *aumento* da P_{CO_2}. A compensação renal *aumenta* a concentração de HCO_3^-.

Cada distúrbio ácido-básico é apresentado e suas respostas de tamponamento e compensação são discutidas em detalhes. A Tabela 7.2 resume os quatro distúrbios ácido-básicos simples e as respostas compensatórias esperadas em cada um.

Hiato aniônico do plasma

Uma medida útil no diagnóstico de distúrbios ácido-básicos é o **hiato aniônico do plasma** (ou simplesmente **hiato aniônico** ou ***gap* aniônico**). O hiato aniônico está embasado no princípio da eletroneutralidade: em qualquer compartimento de líquidos corporais, como o plasma, a concentração de cátions e ânions deve ser igual. Na análise de rotina do plasma, alguns cátions e ânions são medidos e outros, não. O cátion que normalmente é medido é o Na^+, enquanto os ânions normalmente medidos são HCO_3 e Cl^-. Ao comparar a concentração de Na^+ (em mEq/ℓ) à soma das concentrações de HCO_3^- e Cl^- (em mEq/ℓ), há um hiato aniônico, isto é, a concentração de Na^+ é maior que a soma das concentrações de HCO_3^- e de Cl^- (Figura 7.10). Como a eletroneutralidade nunca é violada, isso significa que o plasma *deve* conter ânions **não medidos** responsáveis por essa diferença ou "hiato". Dentre os ânions não medidos do plasma, estão as proteínas plasmáticas, o fosfato, o citrato e o sulfato.

O hiato aniônico do plasma é calculado da seguinte forma:

$$\text{Hiato aniônico do plasma} = [Na^+] - ([HCO_3^-] + [Cl^-])$$

em que

$$\text{Hiato aniônico do plasma} = \text{Ânions não medidos (mEq/ℓ)}$$
$$[Na^+] = \text{Cátion medido (mEq/ℓ)}$$
$$[HCO_3^-] \text{ e } [Cl^-] = \text{Ânions medidos (mEq/ℓ)}$$

O hiato aniônico do plasma normalmente varia entre **8 e 14 mEq/ℓ**. Esse valor normal pode ser calculado com

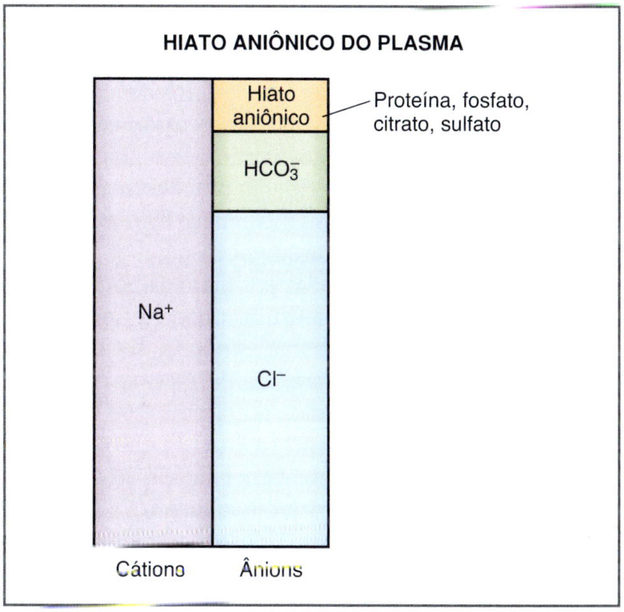

Figura 7.10 Hiato aniônico do plasma.

Tabela 7.2 Resumo dos distúrbios ácido básicos.

Distúrbio	$CO_2 + H_2O$	↔	H^+	+	HCO_3^-	Compensação respiratória	Compensação ou correção renal
Acidose metabólica	↓		↑		**↓**	Hiperventilação	↑ Reabsorção de HCO_3^- (correção)
Alcalose metabólica	↑		↓		**↑**	Hipoventilação	↑ Excreção de HCO_3^- (correção)
Acidose respiratória	**↑**		↑		↑	Não há	↑ Reabsorção de HCO_3^- (compensação)
Alcalose respiratória	**↓**		↓		↓	Não há	↓ Reabsorção de HCO_3^- (compensação)

As *setas em negrito* indicam o primeiro distúrbio.

base na concentração plasmática de Na^+, HCO_3^- e Cl^-. Assim, se a concentração de Na^+ for 140 mEq/ℓ, a de HCO_3^- for 24 mEq/ℓ e a de Cl^- for 104 mEq/ℓ, o hiato aniônico no plasma é de 12 mEq/ℓ.

O hiato aniônico do plasma é útil principalmente no diagnóstico diferencial da **acidose metabólica**. A acidose metabólica é, por definição, associada à diminuição da concentração plasmática de HCO_3^-. Assumindo que a concentração de Na^+ não seja alterada, a preservação da eletroneutralidade do compartimento plasmático requer o aumento da concentração de um ânion para repor o HCO_3^- "perdido". Esse ânion pode ser um daqueles não medidos ou ser o Cl^-. Se o HCO_3^- for substituído por ânions não medidos, o hiato aniônico calculado é maior. Se HCO_3^- for substituído por Cl^-, o hiato aniônico calculado é normal.

Aumento do hiato aniônico

As várias formas de acidose metabólica são caracterizadas pelo acúmulo de um ânion orgânico (p. ex., cetoácido, lactato, formato, salicilato). Nesses casos, a diminuição da concentração de HCO_3^- é compensada por um aumento da concentração de um ânion orgânico não medido. Assim, há um aumento do hiato aniônico e esse tipo de acidose metabólica é chamado de *acidose metabólica com aumento do hiato aniônico.* Exemplos de acidose metabólica com aumento do hiato aniônico são cetoacidose diabética; acidose láctica; intoxicação por salicilato, metanol ou etilenoglicol; e insuficiência renal crônica.

Algumas causas de acidose metabólica com aumento do hiato aniônico (como intoxicação por metanol ou etilenoglicol) também são acompanhadas por **hiato osmolar**. O hiato osmolar é a diferença entre a osmolaridade do plasma *medida* e a osmolaridade do plasma *estimada.* (Lembre-se do Capítulo 6 em que a osmolaridade do plasma é estimada pela soma dos principais solutos no plasma, isto é, Na^+ – e seus ânions acompanhantes, Cl^- e HCO_3^-–, glicose e ureia. Como explicado no Capítulo 6, osmolaridade do plasma estimada = 2 × Na^+ + glicose/18 + ureia/2,8.) Normalmente, há pouca diferença entre a osmolaridade do plasma medida e estimada porque o método de estimativa considera quase todos os solutos normalmente presentes. Entretanto, no caso de intoxicação por metanol ou etilenoglicol, como essas substâncias têm baixo peso molecular, há adição de uma quantidade significativa de moles de soluto ao plasma, o que aumenta a osmolaridade do plasma medida. Como a osmolaridade do plasma estimada não considera esses solutos incomuns, há um hiato osmolar. Teoricamente, outras substâncias que causam acidose metabólica com aumento do hiato aniônico (p. ex., cetoácidos, ácido láctico, ácido salicílico) podem produzir um hiato osmolar. No entanto, por causa de seus pesos moleculares relativamente altos, as concentrações tóxicas contribuem pouco para a osmolaridade total do plasma.

Em alguns casos de acidose metabólica com aumento do hiato aniônico, um segundo distúrbio metabólico ácido-básico (oculto) pode alterar a concentração de HCO_3^- no sangue. Um segundo distúrbio de alcalose metabólica, por exemplo, aumentaria o nível de HCO_3^- no sangue. Alternativamente, um segundo distúrbio de acidose metabólica com hiato aniônico normal diminuiria a concentração de HCO_3^- no sangue. Como descobrir esses segundos distúrbios metabólicos ácido-básicos "ocultos"? *Caso* o distúrbio primário seja acidose metabólica com aumento do hiato aniônico, a **ferramenta Δ/Δ (Δ HCO_3^-/Δ hiato aniônico)** pode ser utilizada da forma a seguir. (1) Se o único distúrbio que altera a concentração de HCO_3^- no sangue for a acidose metabólica com aumento do hiato aniônico, a diminuição do nível de HCO_3^- no sangue (a partir do normal) será espelhada de maneira exata no aumento do hiato aniônico (a partir do normal). (2) Se um segundo distúrbio metabólico estiver aumentando a concentração de HCO_3^- no sangue (alcalose metabólica), a diminuição no nível de HCO_3^- no sangue será menor que o aumento no hiato aniônico. (3) Se um segundo distúrbio metabólico estiver diminuindo o HCO_3^- no sangue (acidose metabólica com hiato aniônico normal), então a diminuição no HCO_3^- no sangue será maior do que o aumento no hiato aniônico.

Hiato aniônico normal

Em algumas causas de acidose metabólica (p. ex., diarreia, todas as ATRs), não há acúmulo de ânions não medidos. Nesses casos, a diminuição na concentração de HCO_3^- é compensada por um aumento na concentração de Cl^-. O Cl^- é um ânion medido e substituído por outro ânion medido (HCO_3^-), sem alteração do hiato aniônico. Esse tipo de acidose metabólica é chamado de *acidose metabólica hiperclorêmica com hiato aniônico normal.* (Alguns utilizam o termo "sem hiato aniônico", mas esse nome é impróprio. Nesses casos, ainda há um hiato aniônico, mas é normal, em vez de aumentado.)

Mapa ácido-básico

Cada um dos quatro distúrbios ácido-básicos simples está associado a uma faixa de valores de pH, P_{CO_2} e concentração de HCO_3^-. Esses valores podem ser sobrepostos como áreas sombreadas no mapa ácido-básico, como mostra a Figura 7.11. O mapa é um bom método para avaliar o estado ácido-básico de um paciente.

- **Distúrbios metabólicos.** Cada um dos distúrbios metabólicos simples tem *uma* faixa de valores esperados desde que a compensação respiratória da acidose metabólica ou alcalose metabólica ocorra imediatamente
- **Distúrbios respiratórios.** Cada um dos distúrbios respiratórios simples tem *duas* faixas de valores esperados, uma para a forma aguda e outra para a forma crônica. O distúrbio **agudo** é observado antes da compensação renal e, portanto, o pH sanguíneo tende a ser mais anormal. O **distúrbio crônico** é observado após a compensação renal, o que leva vários dias. Por causa do processo compensatório, os valores de pH sanguíneo da fase crônica tendem a ser mais normais.

O mapa ácido-básico é usado da seguinte forma: se os valores de um paciente estiverem *dentro de uma área*

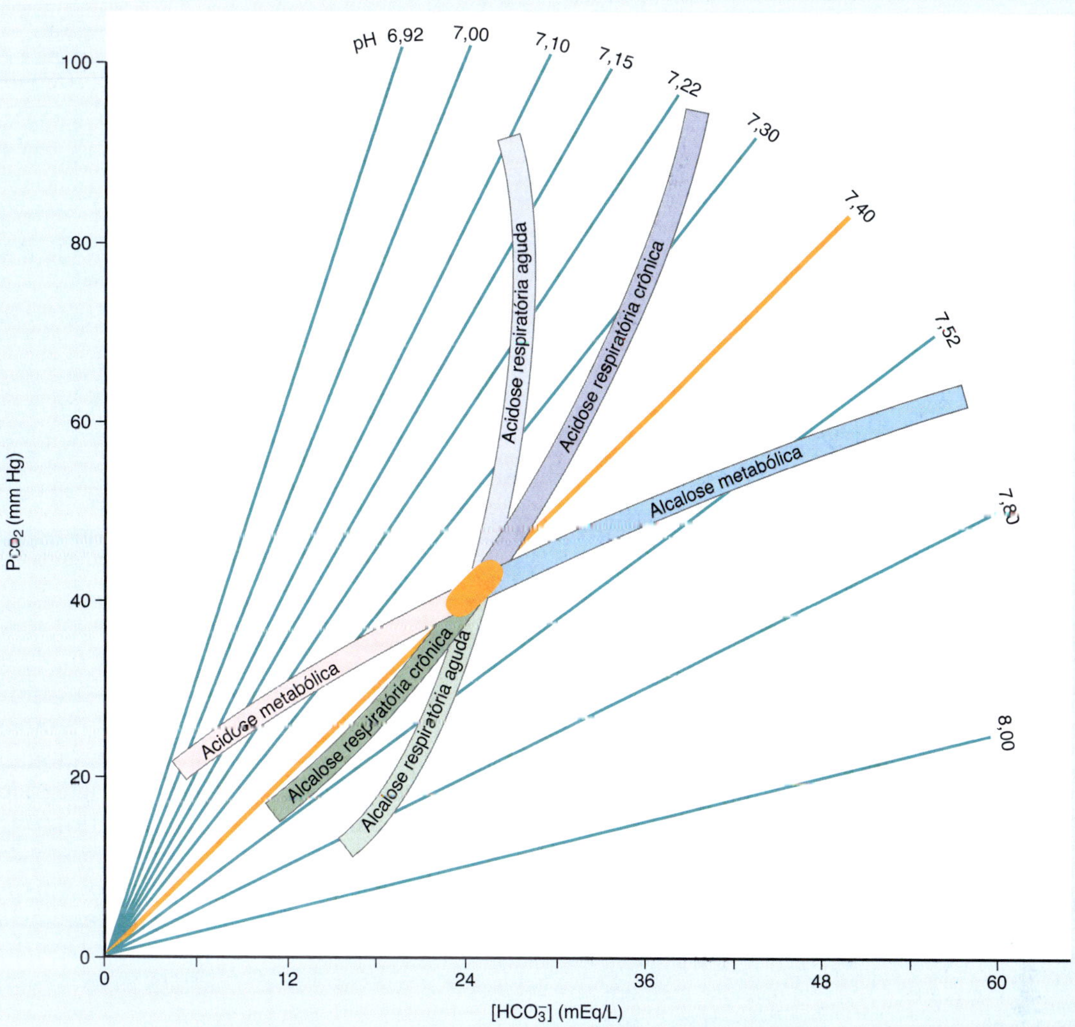

Figura 7.11 Valores dos distúrbios ácido-básicos simples sobrepostos ao mapa ácido-básico. As *áreas sombreadas* mostram os valores geralmente observados em cada um dos distúrbios ácido-básicos simples. Existem duas *áreas sombreadas* para cada distúrbio respiratório: uma para a fase aguda e outra para a fase crônica.

sombreada, pode-se concluir que há apenas um distúrbio ácido-básico. Se os valores de um paciente estiverem *fora das áreas sombreadas* (p. ex., entre duas áreas), pode-se concluir que mais de um distúrbio está presente (ou seja, distúrbio misto). Como cada distúrbio ácido-básico simples é descrito mais tarde, consulte a Tabela 7.2 e o mapa ácido-básico mostrado na Figura 7.11.

Regras das respostas compensatórias

O mapa ácido-básico tem utilidade pictórica, mas pode ser inconveniente à beira do leito do paciente. Portanto, "regras práticas" ou "regras renais" foram desenvolvidas para determinar se o pH, a P_{CO_2} e a concentração de HCO_3^- do paciente condizem com um distúrbio ácido-básico simples. A Tabela 7.3 resume essas regras. Em cada **distúrbio metabólico**, as regras são preditivas da alteração compensatória esperada na P_{CO_2} (compensação respiratória) para determinada mudança na concentração de HCO_3^-. Para cada **distúrbio respiratório**, as regras preveem a alteração compensatória esperada na concentração de HCO_3^- (compensação renal) para determinada mudança na P_{CO_2}. Assim como no mapa ácido-básico, há dois conjuntos de previsões para cada distúrbio respiratório: um para a fase *aguda* e outro para a fase *crônica*.

Se os valores sanguíneos de um paciente forem iguais aos valores previstos, há um único distúrbio ácido-básico. Se os valores de um paciente forem diferentes dos valores previstos, existe um distúrbio ácido-básico misto.

EXEMPLO DE PROBLEMA. Uma mulher que vomitou por 3 dias foi levada ao pronto-socorro e os seguintes valores sanguíneos foram medidos: pH, 7,5; P_{CO_2}, 48 mmHg; e HCO_3^-, 37 mEq/ℓ. *Qual é o distúrbio ácido-básico apresentado pela paciente? O distúrbio ácido-básico é simples ou misto?*

Tabela 7.3 Regras renais para previsão das respostas compensatórias em distúrbios ácido-básicos simples.

Distúrbio ácido-básico	Distúrbio primário	Compensação	Resposta compensatória prevista
Acidose metabólica	↓ $[HCO_3^-]$	↓ Pco_2	Diminuição de 1 mEq/ℓ de HCO_3^- → diminuição de 1,2 mmHg na Pco_2
Alcalose metabólica	↑ $[HCO_3^-]$	↑ Pco_2	Aumento de 1 mEq/ℓ de HCO_3^- → aumento de 0,6 mmHg na Pco_2
Acidose respiratória			
Aguda	↑ Pco_2	↑ $[HCO_3^-]$	Aumento de 1 mmHg na Pco_2 → aumento de 0,1 mEq/ℓ de HCO_3^-
Crônica	↑ Pco_2	↑ $[HCO_3^-]$	Aumento de 1 mmHg na Pco_2 → aumento de 0,3 mEq/ℓ de HCO_3^-
Alcalose respiratória			
Aguda	↓ Pco_2	↓ $[HCO_3^-]$	Diminuição de 1 mmHg na Pco_2 → diminuição de 0,2 mEq/ℓ de HCO_3^-
Crônica	↓ Pco_2	↓ $[HCO_3^-]$	Diminuição de 1 mmHg na Pco_2 → diminuição de 0,4 mEq/ℓ de HCO_3^-

SOLUÇÃO. A mulher apresenta elevação do pH sanguíneo (alcalino), da P_{CO_2} e da concentração de HCO_3^-. Todos esses valores condizem com uma alcalose metabólica. A alcalose metabólica é iniciada por aumento da concentração de HCO_3^-, o que eleva o pH, ativando quimiorreceptores e causando hipoventilação. A hipoventilação provoca retenção de CO_2 e aumento da P_{CO_2}, que é a compensação respiratória da alcalose metabólica.

Para saber se a paciente tem alcalose metabólica simples ou um distúrbio ácido-básico misto, aplique as regras renais (ver Tabela 7.3). Na alcalose metabólica, as regras renais predizem o aumento da P_{CO_2} para determinado aumento na concentração de HCO_3^-. Se a P_{CO_2} real for igual à P_{CO_2} prevista, o indivíduo tem alcalose metabólica simples. Se a P_{CO_2} real for diferente da P_{CO_2} prevista, a alcalose metabólica está combinada a outro distúrbio ácido-básico (distúrbio misto). Neste exemplo, as regras renais são aplicadas da seguinte forma:

$$\text{Aumento de } HCO_3^- \text{ (acima do normal)} = 37 \text{ mEq}/\ell - 24 \text{ mEq}/\ell$$
$$= 13 \text{ mEq}/\ell$$
$$\text{Aumento previsto na } P_{CO_2} \text{ (acima do normal)} = 0{,}7 \text{ mmHg/mEq}/\ell \times 13 \text{ mEq}/\ell$$
$$= 9{,}1 \text{ mmHg}$$
$$P_{CO_2} \text{ prevista} = 40 \text{ mmHg} + 9{,}1 \text{ mmHg}$$
$$= 49{,}1 \text{ mmHg}$$

Para interpretar esse cálculo, na alcalose metabólica simples com concentração de HCO_3^- de 37 mEq/ℓ, espera-se que a hipoventilação compensatória eleve a P_{CO_2} para 49,1 mmHg. A P_{CO_2} real da paciente, de 48 mmHg, é praticamente idêntica. Assim, a paciente tem o grau esperado de compensação respiratória da alcalose metabólica simples e não há outro distúrbio ácido-básico.

Acidose metabólica

A acidose metabólica é provocada pela **diminuição da concentração de HCO_3^-** no sangue. A acidose metabólica pode ser causada pelo aumento da produção de ácidos fixos, como cetoácidos ou ácido láctico; ingestão de ácidos fixos, como o ácido salicílico; incapacidade renal de excreção dos ácidos fixos produzidos pelo metabolismo normal; ou perda de HCO_3^- pelos rins ou sistema digestório (Tabela 7.4 e Boxe 7.1). O perfil do sangue arterial observado na acidose metabólica é:

pH ↓
$[HCO_3^-]$ ↓
P_{CO_2} ↓

A acidose metabólica que provoca tal perfil sanguíneo é gerada pela sequência de eventos descrita a seguir. Embora a acidose metabólica possa ser causada por perda evidente de HCO_3^-, como na diarreia e na ATR do tipo 2 (que provoca diminuição da concentração de HCO_3^- de maneira direta), é geralmente provocada por excesso de ácido fixo no organismo.

1. **Ganho de H^+ fixo.** O acúmulo de H^+ fixo se deve ao aumento de sua produção ou ingestão ou ainda à redução de sua excreção.

2. **Tamponamento.** O excesso de H^+ fixo é tamponado no LEC e no LIC. No LEC, o H^+ é tamponado principalmente pelo HCO_3^-, o que **diminui a concentração de HCO_3^-**. A diminuição da concentração de HCO_3^- **reduz o pH**, como previsto pela equação de Henderson-Hasselbalch (pH = pK + log HCO_3^-/CO_2).

   No LIC, o excesso de H^+ fixado é tamponado por fosfatos orgânicos e proteínas. A utilização desses tampões intracelulares exige a entrada de H^+ nas células. H^+ consegue entrar nas células com um ânion orgânico, como cetoânion, lactato ou formato, ou ser trocado por K^+. A troca de H^+ por K^+ causa **hiperpotassemia**.

Tabela 7.4 Causas de acidose metabólica.

Causa	Exemplos	Comentários
Produção excessiva ou ingestão de H^+ fixo	Cetoacidose diabética	Acúmulo de ácido β-OH butírico e ácido acetoacético ↑ Hiato aniônico
	Acidose láctica	Acúmulo de ácido láctico durante a hipoxia ↑ Hiato aniônico
	Intoxicação por salicilato	Também causa alcalose respiratória ↑ Hiato aniônico
	Intoxicação por metanol/formaldeído	Convertido em ácido fórmico ↑ Hiato aniônico ↑ Hiato osmolar
	Intoxicação por etilenoglicol	Convertido em ácidos glicólico e oxálico ↑ Hiato aniônico ↑ Hiato osmolar
Perda de HCO_3^-	Diarreia	Perda gastrintestinal de HCO_3^- Hiato aniônico normal Hipercloremia
	Acidose tubular renal de tipo 2 (ATR do tipo 2)	Perda renal de HCO_3^- (não há reabsorção do HCO_3^- filtrado) Hiato aniônico normal Hipercloremia
Incapacidade de excreção de H^+ fixo	Doença renal crônica	↓ Excreção de H^+ como NH_4^+ ↑ Hiato aniônico e hiato aniônico normal
	Acidose tubular renal de tipo 1 (ATR do tipo 1)	↓ Excreção de H^+ como ácido titulável e NH_4^+ ↓ Capacidade de acidificar a urina Hiato aniônico normal
	Acidose tubular renal de tipo 4 (ATR de tipo 4)	Hipoaldosteronismo ↓ Excreção de NH_4^+ A hiperpotassemia inibe a síntese de NH_3 Hiato aniônico normal

Boxe 7.1 Fisiologia clínica: cetoacidose diabética.

DESCRIÇÃO DO CASO. Uma mulher de 56 anos tem diabetes melito de tipo I (DM1) há 15 anos, controlado com monitoramento dietético cuidadoso e injeções subcutâneas de insulina 2 vezes/dia. Uma doença viral recente causou perda de apetite, febre e vômitos. A paciente apresentou dispneia e foi internada na unidade de terapia intensiva (UTI) do hospital.

O exame físico revela que o estado clínico da paciente é grave. Suas mucosas estão ressecadas e seu turgor cutâneo é menor que o normal. Sua respiração é profunda e rápida. O exame de urina revela glicose e cetonas.

Os exames laboratoriais fornecem as seguintes informações:

Sangue arterial	Plasma venoso
pH = 7,07	$[Na^+]$ = 132 mEq/ℓ
P_{CO_2} = 18 mmHg	$[Cl^-]$ = 94 mEq/ℓ
$[HCO_3^-]$ = 5 mEq/ℓ	$[K^+]$ = 5,9 mEq/ℓ
	Glicemia = 650 mg/dℓ

A paciente recebe injeção de insulina e infusão intravenosa de soro fisiológico. A respiração e os parâmetros sanguíneos voltam ao normal 12 h após o início do tratamento.

EXPLICAÇÃO DO CASO. O DM da paciente estava bem controlado até que uma doença viral aguda precipitou um episódio de cetoacidose diabética. A glicemia elevada, de 650 mg/dℓ (normal, 80 mg/dℓ), e o achado de glicose na urina são evidências da perda de controle do DM. A excreção de glicose na urina ocorre porque a glicemia é tão alta que a carga filtrada excede a capacidade de reabsorção do túbulo renal.

À internação, a paciente apresenta valores sanguíneos arteriais compatíveis com acidose metabólica: baixo pH, baixa $[HCO_3^-]$ e baixa P_{CO_2}. A acidose metabólica no DM1 não controlado é causada pela produção excessiva de ácidos fixos como ácido β-OH butírico e ácido acetoacético. A ausência de insulina aumenta a lipólise (aumento a degradação de gordura); os ácidos graxos, produtos da lipólise, são então convertidos nos cetoácidos ácido β-OH butírico e ácido acetoacético. (O achado de cetonas na urina corrobora o diagnóstico de cetoacidose.) Esses ácidos fixos em excesso são tamponados pelo HCO_3^- extracelular, o que diminui a $[HCO_3^-]$ do sangue e o pH. A redução da P_{CO_2} é decorrente da hiperventilação (respiração rápida e profunda), uma compensação respiratória da acidose metabólica conhecida como respiração de Kussmaul.

(Continua)

Boxe 7.1 Fisiologia clínica: cetoacidose diabética (*continuação*).

A paciente tem acidose metabólica **simples** *(um distúrbio ácido-básico) ou um distúrbio ácido-básico* **misto***?* Para responder a essa pergunta, use as regras renais a fim de calcular a alteração prevista na P_{CO_2} (compensação respiratória) para a alteração medida na $[HCO_3^-]$ (ver Tabela 7.3). Para a acidose metabólica simples, as regras estabelecem que a diminuição na $[HCO_3^-]$ de 1 mEq/ℓ provoca redução da P_{CO_2} de 1,2 mmHg. A $[HCO_3^-]$ da paciente é de 5 mEq/ℓ, ou seja, 19 mEq/ℓ menor que o valor normal de 24 mEq/ℓ; assim, a mudança prevista em P_{CO_2} para essa mudança na $[HCO_3^-]$ é de 23 mmHg (19 × 1,2). Agora, compare a mudança prevista da P_{CO_2} à mudança real. A P_{CO_2} da paciente é de 18 mmHg, que é 22 mmHg inferior ao valor normal de 40 mmHg. A mudança prevista na P_{CO_2} (25 mmHg) e a mudança real na P_{CO_2} (22 mmHg) são próximas, sugerindo apenas um distúrbio ácido-básico, a acidose metabólica.

O hiato aniônico plasmático auxilia o diagnóstico diferencial da acidose metabólica. O hiato aniônico da paciente é calculado da seguinte forma:

$$\begin{aligned} \text{Hiato aniônico} &= [Na^+] - ([Cl^-] + [HCO_3^-]) \\ &= 132 - (94 + 5) \\ &= 33 \text{ mEq}/\ell \end{aligned}$$

O hiato aniônico no plasma varia entre 8 e 16 mEq/ℓ. Em 33 mEq/ℓ, o hiato aniônico da paciente está bastante elevado devido à presença de ânions não medidos. Em outras palavras, a concentração de HCO_3^-, um ânion medido, é menor e substituída por ânions não medidos para manter a eletroneutralidade do compartimento plasmático. Considerando o histórico de DM da paciente e a presença de cetonas na urina, esses ânions não medidos provavelmente são β-OH butirato e acetoacetato.

Mas espere! Como a mulher tem acidose metabólica com aumento do hiato aniônico, a ferramenta Δ/Δ pode ser usada para detecção de um segundo distúrbio ácido-básico *metabólico*. Sua concentração de HCO_3^- de 5 mEq/ℓ está 19 mEq/ℓ abaixo do normal. Seu hiato aniônico de 33 mEq/ℓ é 21 mEq/ℓ acima do normal (o hiato aniônico normal é 12 mEq/ℓ). Assim, a diminuição na concentração de HCO_3^- no sangue é quase exatamente espelhada pelo aumento no hiato aniônico; assim, pode-se concluir que não há nenhum outro distúrbio *metabólico* ácido-básico.

A redução do turgor cutâneo e as mucosas secas sugerem contração do volume do LEC. A causa da contração do volume do LEC é a perda de soluto e água na urina devido à diurese osmótica de glicose. Como a glicemia da paciente é muito alta, parte da glicose filtrada não pode ser reabsorvida. A glicose não reabsorvida age como um diurético osmótico e há excreção de NaCl e água, o que provoca a contração do volume do LEC.

Hiponatremia, ou diminuição da $[Na^+]$ no sangue, frequentemente acompanha a cetoacidose diabética e pode ser explicada da seguinte forma: como a [glicose] no LEC está muito alta, a osmolaridade do LEC também é elevada (a glicose é um soluto osmoticamente ativo). Devido a essa hiperosmolaridade do LEC, a água sai das células para atingir o equilíbrio osmótico entre o LEC e o LIC, diluindo os solutos no LEC e a $[Na^+]$ sanguínea.

A paciente tem hiperpotassemia (aumento da $[K^+]$ no sangue). A relação entre o equilíbrio ácido-básico e o equilíbrio de K^+ é muitas vezes complicada, principalmente na cetoacidose diabética. A causa mais provável da hiperpotassemia é a falta de insulina. Lembre-se do Capítulo 6 em que a insulina é um fator importante para a entrada de K^+ nas células. Na ausência de insulina, K^+ sai das células e ocorre hiperpotassemia. Outro fator que contribui para a hiperpotassemia é a hiperosmolaridade, que se presume ser decorrente da glicemia elevada. À medida que a água sai das células para atingir o equilíbrio osmótico, arrasta o K^+ consigo, aumentando a hiperpotassemia. É provável que a acidose metabólica não provoque hiperpotassemia, porque o H^+ que entra nas células como tampão está acompanhado por cetoânions e não precisa ser trocado por K^+.

TRATAMENTO. O tratamento consiste em uma injeção de insulina, que diminui a glicemia da paciente e corrige a cetoacidose e a hiperpotassemia. A paciente também recebe soro fisiológico por via intravenosa para repor as perdas de Na^+ e água resultantes da diurese osmótica.

3. **Compensação respiratória.** A diminuição do pH arterial estimula os quimiorreceptores periféricos nos corpos carotídeos, causando **hiperventilação**. Essa hiperventilação **diminui a P_{CO_2}**, o que constitui a compensação respiratória da acidose metabólica. Para entender *por que* essa é uma resposta compensatória, veja a equação de Henderson-Hasselbalch:

$$pH = pK + \log \frac{[HCO_3^-] \ (\downarrow = \textit{Distúrbio primário})}{P_{CO_2} \ (\downarrow = \textit{Compensação respiratória})}$$

O distúrbio primário é a diminuição da concentração de HCO_3^-, que, por si só, causaria uma profunda diminuição do pH. A compensação respiratória (hiperventilação) diminui a P_{CO_2}, o que tende a normalizar a relação HCO_3^-/CO_2 e o pH.

4. **Correção renal.** O tamponamento e a compensação respiratória são rápidos. No entanto, a *correção* final da acidose metabólica (que normaliza o estado ácido-básico) ocorre nos rins e leva vários dias. O excesso de H^+ fixado é excretado como ácido titulável e NH_4^+. Simultaneamente, há síntese de HCO_3^- novo e sua reabsorção pelos rins para substituir a molécula consumida pelo tamponamento. Assim, a concentração de HCO_3^- no sangue volta ao normal.

Alcalose metabólica

A alcalose metabólica é causada por um **aumento da concentração de HCO_3^-** no sangue. Decorre da perda de H^+ fixo do sistema digestório; da perda de H^+ fixo do rim (p. ex., hiperaldosteronismo); da administração de soluções contendo HCO_3^-; ou da contração do volume do LEC (p. ex., administração de diuréticos) (Tabela 7.5 e Boxe 7.2). O perfil do sangue arterial observado na alcalose metabólica é:

$$\begin{aligned} pH &\uparrow \\ [HCO_3^-] &\uparrow \\ P_{CO_2} &\uparrow \end{aligned}$$

A seguir está a sequência de eventos para geração de alcalose metabólica e produção desse perfil sanguíneo. Embora a alcalose metabólica possa ser causada pela administração de HCO_3^-, na maioria das vezes é decorrente da perda de ácido fixo.

1. **Perda de ácido fixo.** O exemplo clássico da alcalose metabólica é o **vômito**, em que há perda do HCl do estômago. As células parietais gástricas produzem H^+ e HCO_3^- a partir de CO_2 e H_2O. O H^+ é secretado com Cl^- no lúmen do estômago para auxiliar a digestão e o HCO_3^- entra no sangue. Em indivíduos normais, o H^+ secretado passa do estômago para o intestino delgado, em que o pH baixo desencadeia a secreção de HCO_3^- pelo pâncreas. Assim, normalmente, o HCO_3^- adicionado ao sangue pelas células parietais gástricas é posteriormente removido pelas secreções pancreáticas. No entanto, em caso de vômito, o H^+ do estômago é perdido e não chega ao intestino delgado. A secreção de HCO_3^- do pâncreas, portanto, não é estimulada, e o HCO_3^- fica no sangue, que apresenta **aumento da concentração de HCO_3^-**. Esse aumento na concentração de HCO_3^- **eleva o pH** como previsto pela equação de Henderson-Hasselbalch (pH = pK + log HCO_3^-/CO_2).
2. **Tamponamento.** Assim como na acidose metabólica, o tamponamento ocorre tanto no LEC quanto no LIC. O uso dos tampões do LIC exige a saída do H^+ das células em troca de K^+, o que causa **hipopotassemia**.
3. **Compensação respiratória.** A elevação do pH arterial inibe os quimiorreceptores periféricos, o que provoca **hipoventilação**. A hipoventilação **aumenta a P_{CO_2}**, que é a compensação respiratória da alcalose metabólica. Como antes, examine a equação de Henderson-Hasselbalch para entender a compensação:

$$pH = pK + \log \frac{[HCO_3^-] \;(\uparrow = \textit{Distúrbio primário})}{P_{CO_2} \;(\uparrow = \textit{Compensação respiratória})}$$

O distúrbio primário da alcalose metabólica é o aumento da concentração de HCO_3^- que, por si só, resultaria em elevação acentuada do pH. A compensação respiratória (hipoventilação) aumenta a P_{CO_2}, o que tende a normalizar a relação HCO_3^-/CO_2 e o pH.

4. **Correção renal.** A correção da alcalose metabólica *deve ser* a mais direta de todos os distúrbios ácido-básicos. Como o distúrbio primário é o aumento da concentração de HCO_3^-, o restauro do equilíbrio ácido-básico ocorre após a excreção do excesso de HCO_3^- pelos rins. Isso acontece porque o túbulo renal tem capacidade de reabsorção finita do HCO_3^- filtrado. Quando a carga filtrada de HCO_3^- excede a capacidade de reabsorção, a molécula é excretada na urina, reduzindo e normalizando sua concentração.

No entanto, a correção da alcalose metabólica muitas vezes *não é tão simples.* É complicada pela **contração de volume do LEC** (p. ex., devido a vômitos). A contração do volume do LEC provoca três efeitos secundários nos rins que contribuem para a *manutenção* da alcalose metabólica (**alcalose de contração**) ao não possibilitar a excreção do excesso de HCO_3^- na urina (Figura 7.12): (1) a contração do volume do LEC, pelas pressões de Starling, aumenta a reabsorção de HCO_3^- no túbulo proximal; (2) a contração do volume do LEC, via sistema renina-angiotensina II-aldosterona, eleva os níveis de angiotensina II – a **angiotensina II** estimula a troca de Na^+-H^+ e promove a reabsorção do HCO_3^- filtrado; (3) os maiores níveis aumentados de **aldosterona** estimulam a

Tabela 7.5 Causas de alcalose metabólica.

Causa	Exemplos	Comentários
Perda de H^+	Vômito	Perda de H^+ gástrico HCO_3^- permanece no sangue Mantida por contração de volume Hipopotassemia
	Hiperaldosteronismo	Aumento da secreção de H^+ pelas células intercaladas Hipopotassemia
Ganho de HCO_3^-	Ingestão de $NaHCO_3$ Síndrome leite-álcali	Ingestão de grandes quantidades de HCO_3^- em conjunto com insuficiência renal
Alcalose de contração de volume	Diuréticos de alça ou tiazídicos	↑ Reabsorção de HCO_3^- filtrado devido a ↑ angiotensina II ↑ Reabsorção de HCO_3^- novo devido a ↑ aldosterona

Boxe 7.2 Fisiologia clínica: alcalose metabólica causada por vômitos.

DESCRIÇÃO DO CASO. Um homem de 35 anos é hospitalizado para avaliação de dor epigástrica intensa. O paciente apresentou náuseas e vômitos persistentes por vários dias antes da internação. O exame físico revela dor à palpação do epigástrio. Sua pressão arterial é de 120/80 mmHg em decúbito dorsal e 100/60 mmHg em posição ortostática. A endoscopia digestiva alta mostra uma úlcera pilórica com obstrução parcial do piloro.

Os seguintes valores sanguíneos são obtidos à internação:

Sangue arterial	Sangue venoso
pH = 7,53	$[Na^+]$ = 137 mEq/ℓ
P_{CO_2} = 45 mmHg	$[Cl^-]$ = 82 mEq/ℓ
$[HCO_3^-]$ = 37 mEq/ℓ	$[K^+]$ = 2,8 mEq/ℓ

O homem é tratado com soro fisiológico e K^+ intravenoso; uma cirurgia é recomendada.

EXPLICAÇÃO DO CASO. Nesse paciente, a úlcera pilórica obstruiu o piloro. Como o conteúdo gástrico não podia passar para o intestino delgado, o paciente começou a vomitar. Os valores no sangue arterial condizem com alcalose metabólica: elevação do pH, aumento da $[HCO_3^-]$ e elevação da P_{CO_2}. O homem vomitou e perdeu H^+ do estômago, deixando HCO_3^- no sangue. Observe que a $[Cl^-]$ no sangue está menor (normal, 100 mEq/ℓ) devido à perda de H^+ do estômago como HCl. A P_{CO_2} está elevada devido à hipoventilação, que é a compensação respiratória esperada para a alcalose metabólica.

O hiato aniônico é calculado como em qualquer distúrbio ácido-básico. O hiato aniônico do plasma do paciente está elevado, em 18 mEq/ℓ:

$$\begin{aligned}\text{Hiato aniônico} &= [Na^+] - ([Cl^-] + [HCO_3^-]) \\ &= 137 - (82 + 37) \\ &= 18 \text{ mEq}/\ell\end{aligned}$$

Este caso mostra que um aumento do hiato aniônico *não* indica necessariamente acidose metabólica. Neste paciente, o distúrbio ácido-básico é a *alcalose* metabólica. O hiato aniônico está elevado porque o paciente não come há vários dias. Há catabolismo de gordura e os ácidos graxos resultantes geram cetoácidos, que são ânions não medidos.

O paciente apresenta hipotensão ortostática (redução da pressão arterial ao ficar em pé), o que condiz com a contração do volume do LEC. Essa contração volumétrica ativa o sistema renina-angiotensina II-aldosterona, o que piora a alcalose metabólica. O aumento da angiotensina II aumenta a reabsorção de HCO_3^- ao estimular a troca de Na^+-H^+, enquanto o aumento da aldosterona eleva a secreção de H^+ e a reabsorção do HCO_3^-. Juntos, esses dois efeitos no túbulo renal exacerbam a alcalose metabólica. Em resumo, a perda gástrica de H^+ gerou a alcalose metabólica e a contração volumétrica a manteve porque não possibilitou a excreção do excesso de HCO_3^- na urina.

A hipopotassemia tem várias explicações. Primeiro, há alguma perda de K^+ no líquido gástrico. Em segundo lugar, na alcalose metabólica, o H^+ sai das células e o K^+ entra nas células, causando hipopotassemia. Por fim, o fator mais importante é que a contração do volume do LEC aumentou a secreção de aldosterona. Esse hiperaldosteronismo secundário eleva a secreção de K^+ pelas células principais dos rins (ver Capítulo 6), o que exacerba a hipopotassemia.

TRATAMENTO. O tratamento imediato consiste em administração intravenosa de soro fisiológico e K^+. A correção da alcalose metabólica exige a restauração do volume do LEC mesmo que o vômito pare.

secreção de H^+ e a reabsorção do HCO_3 "novo" pelas células α-intercaladas. Combinados, esses efeitos, todos secundários à contração do volume do LEC, aumentam a concentração de HCO_3^- e mantêm a alcalose metabólica, mesmo após o término dos vômitos.

As alcaloses metabólicas são classificadas como responsivas ao soro fisiológico ou não responsivas ao soro fisiológico. A **alcalose metabólica "responsiva ao soro fisiológico"** é causada por contração de volume, descrita anteriormente; é chamada de responsiva ao soro fisiológico porque a administração dessa solução, ao corrigir a contração do volume, também corrige a alcalose metabólica. A alcalose metabólica responsiva ao soro fisiológico é causada por vômitos e pela administração de diuréticos de alça ou tiazídicos. Por outro lado, a **alcalose metabólica "não responsiva ao soro fisiológico"** *não* é provocada pela contração de volume e, assim, *não* é corrigida pela administração dessa solução. A alcalose metabólica que não responde ao soro fisiológico é causada por hiperaldosteronismo primário, síndrome de Cushing, doença de Cushing e ingestão excessiva de alcaçuz (ver Capítulo 9).

Acidose respiratória

A acidose respiratória é causada por **hipoventilação**, que provoca **retenção de CO_2**. A retenção de CO_2 pode ser provocada por inibição do centro respiratório bulbar, paralisia dos músculos respiratórios, obstrução das vias respiratórias ou distúrbios na troca de CO_2 entre o sangue capilar pulmonar e o gás alveolar (Tabela 7.6 e Boxe 7.3). O perfil do sangue arterial observado na acidose respiratória é:

$$\begin{aligned}pH &\downarrow \\ [HCO_3^-] &\uparrow \\ P_{CO_2} &\uparrow\end{aligned}$$

A sequência de eventos a seguir ocorre na geração de acidose respiratória e produz esse perfil sanguíneo:

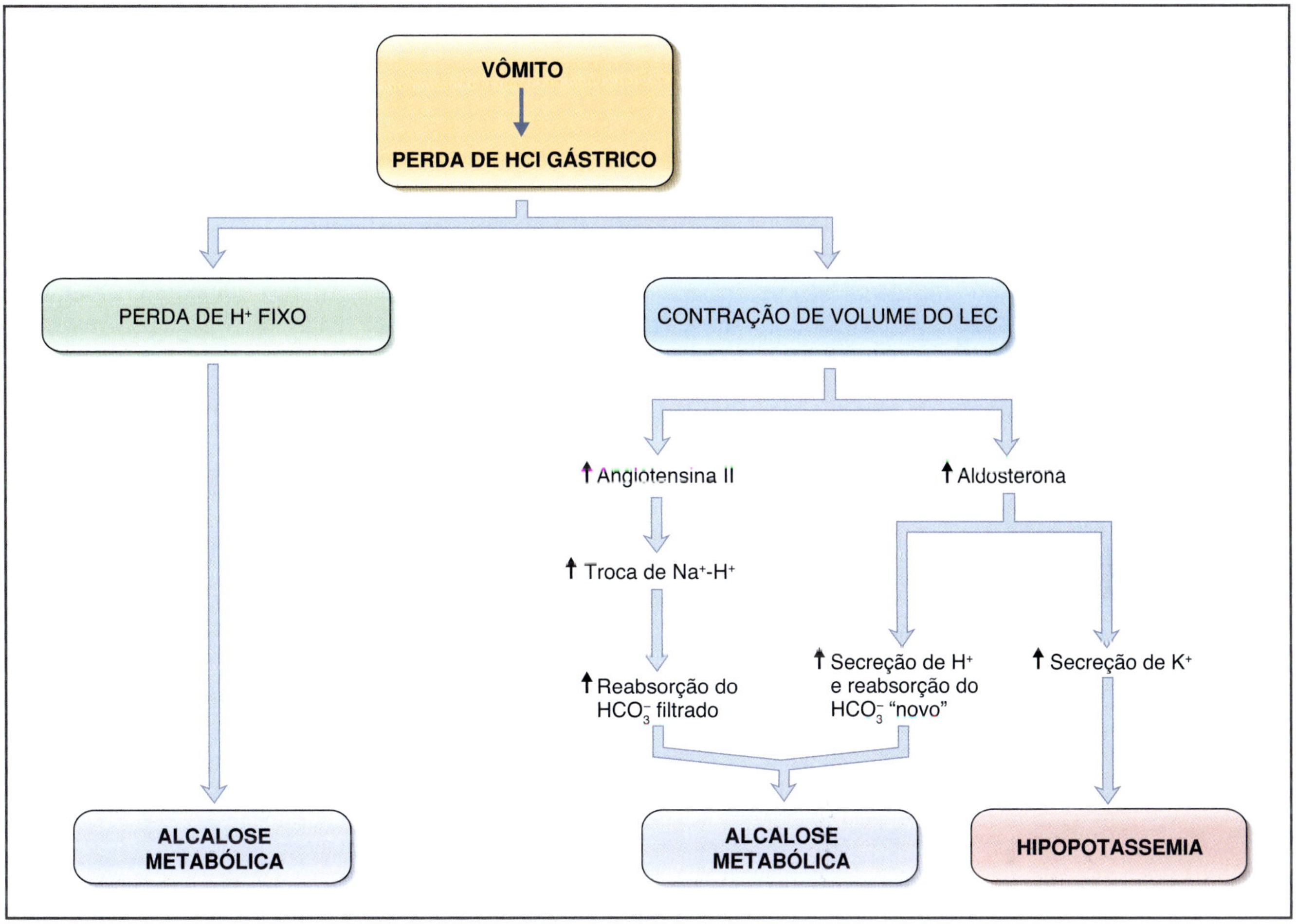

Figura 7.12 Geração e manutenção da alcalose metabólica pelo vômito. *LEC*, líquido extracelular.

Tabela 7.6 Causas de acidose respiratória.

Causa	Exemplos	Comentários
Inibição do centro respiratório bulbar	Opiáceos, barbitúricos, anestésicos Lesões do sistema nervoso central Apneia central do sono Administração de oxigênio	 Inibição de quimiorreceptores periféricos
Distúrbios dos músculos respiratórios	Síndrome de Guillain-Barré, poliomielite, esclerose lateral amiotrófica (ELA), esclerose múltipla	
Obstrução de vias respiratórias	Aspiração Apneia obstrutiva do sono Laringospasmo	
Distúrbios das trocas gasosas	Síndrome de angústia respiratória aguda (SARA) ou desconforto respiratório agudo (SDRA) Doença pulmonar obstrutiva crônica (DPOC) Pneumonia Edema pulmonar	↓ Troca de CO_2 entre o sangue capilar pulmonar e o gás alveolar

Boxe 7.3 Fisiologia clínica: doença pulmonar obstrutiva crônica.

DESCRIÇÃO DO CASO. Um homem de 68 anos fuma três maços de cigarros por dia há 40 anos. O paciente relata expectoração matinal, tosse e dispneia (falta de ar), além de episódios frequentes de bronquite asmática. É hospitalizado com febre baixa, dispneia e sibilos. O exame físico revela cianose e tórax em formato de barril. Os seguintes valores sanguíneos são obtidos à internação:

Sangue arterial	Sangue venoso
pH = 7,29	$[Na^+]$ = 139 mEq/ℓ
P_{CO_2} = 70 mmHg	$[Cl^-]$ = 95 mEq/ℓ
P_{O_2} = 54 mmHg	
$[HCO_3^-]$ = 33 mEq/ℓ	

EXPLICAÇÃO DO CASO. A história pregressa de tabagismo combinada à asma e à bronquite sugere doença pulmonar obstrutiva crônica (DPOC). Os valores do sangue arterial condizem com acidose respiratória: diminuição do pH, aumento da P_{CO_2} e aumento da $[HCO_3^-]$. A DPOC prejudica a ventilação alveolar. Assim, a P_{O_2} desse paciente está muito deprimida, em 54 mmHg (P_{O_2} normal = 100 mmHg), porque a transferência de O_2 do gás alveolar para o sangue capilar pulmonar não é suficiente. Da mesma forma, sua P_{CO_2} está muito elevada devido à transferência insuficiente de CO_2 do sangue capilar pulmonar para o gás alveolar (acidose respiratória). A $[HCO_3^-]$ está alta devido à ação de massa e, talvez, também à compensação renal.

As regras renais podem determinar a ocorrência de compensação renal, ou seja, se esse paciente tem acidose respiratória *aguda* ou *crônica*. Lembre-se de que, na acidose respiratória, a mudança na $[HCO_3^-]$ é prevista para dada alteração na P_{CO_2}. Neste paciente, a P_{CO_2} é de 70 mmHg, que é 30 mmHg superior ao valor normal de 40 mmHg. Sua $[HCO_3^-]$ é de 33 mEq/ℓ, que é 9 mEq/ℓ superior ao valor normal de 24 mEq/ℓ. *Esse aumento do HCO_3^- é compatível com acidose respiratória aguda ou crônica?* Para um aumento de 30 mmHg na P_{CO_2}, as regras da acidose respiratória aguda preveem um aumento na $[HCO_3^-]$ de 3 mEq/ℓ; na acidose respiratória crônica, as regras preveem um aumento de 12 mEq/ℓ. Assim, a alteração na $[HCO_3^-]$ do paciente está mais próxima daquela prevista para acidose respiratória crônica compensada (ele tem doença pulmonar *crônica*). Como a alteração na $[HCO_3^-]$ não é exatamente o valor previsto pelas regras, um segundo distúrbio ácido-básico pode estar presente, que pode ser uma acidose láctica devido à má oxigenação dos tecidos.

O hiato aniônico é de 11 mEq/ℓ. Hiato aniônico = $Na^+ - (Cl^- + HCO_3^-)$ = 139 − 95 − 33 = 11 mEq/ℓ. Esse valor está dentro da faixa normal, sugerindo que, se houver acidose láctica, ela ainda não é significativa. O hiato aniônico deve ser cuidadosamente monitorado quanto ao desenvolvimento de acidose láctica sobreposta à sua acidose respiratória crônica.

TRATAMENTO. O paciente é tratado com antibióticos e submetido à ventilação mecânica.

1. **Retenção de CO_2.** A hipoventilação causa retenção de CO_2 e **aumento da P_{CO_2}**. O aumento da P_{CO_2} é o distúrbio primário da acidose respiratória e, como previsto pela equação de Henderson-Hasselbalch, causa **diminuição do pH** (pH = 6,1 + log HCO_3^-/CO_2). O aumento da P_{CO_2}, por ação de massa, também eleva a concentração de HCO_3^-.
2. **Tamponamento.** O tamponamento do excesso de CO_2 ocorre exclusivamente no LIC, em especial nas hemácias. A utilização desses tampões intracelulares requer a difusão de CO_2 pelas membranas celulares. Dentro das células, o CO_2 é convertido em H^+ e HCO_3^-, e o H^+ é tamponado por proteínas intracelulares (p. ex., hemoglobina) e fosfatos orgânicos.
3. **Compensação respiratória.** *Não* há compensação respiratória para a acidose respiratória, uma vez que a respiração é a causa desse distúrbio.
4. **Compensação renal.** A compensação renal da acidose respiratória consiste no aumento da excreção de H^+ como ácido titulável e NH_4^+ e aumento da síntese e da reabsorção de novo HCO_3^-. A reabsorção do novo HCO_3^- aumenta a concentração de HCO_3^- ainda mais do que a ação de massa sozinha. A equação de Henderson-Hasselbalch pode ser usada para entender por que o aumento da concentração de HCO_3^- é uma resposta compensatória. Assim,

$$\text{pH} = \text{pK} + \log \frac{[HCO_3^-]\ (\uparrow = \textit{Compensação renal})}{P_{CO_2}\ (\uparrow = \textit{Distúrbio primário})}$$

Na **acidose respiratória aguda**, ainda não houve compensação renal e o pH tende a ser bastante baixo (o aumento no denominador da equação de Henderson-Hasselbalch é maior do que no numerador). Por outro lado, na **acidose respiratória crônica**, ocorre compensação renal, o que aumenta a concentração de HCO_3^- e tende a normalizar tanto a relação HCO_3^-/CO_2 quanto o pH. A *diferença* entre as formas aguda e crônica de acidose respiratória está na compensação renal. Assim, com base na existência ou não de compensação renal, as regras renais geram cálculos diferentes para a mudança esperada na concentração de HCO_3^- na acidose respiratória aguda e crônica (ver Tabela 7.3).

Alcalose respiratória

A alcalose respiratória é causada por **hiperventilação**, que provoca a **perda excessiva de CO_2**. A hiperventilação (Boxe 7.4) pode ser causada por estimulação direta do centro respiratório bulbar, hipoxemia (que estimula quimiorreceptores periféricos) ou ventilação mecânica (Tabela 7.7). O perfil do sangue arterial observado na alcalose respiratória é:

Boxe 7.4 Fisiologia clínica: hiperventilação histérica.

DESCRIÇÃO DO CASO. Uma estudante de pós-graduação de 24 anos sofre de "ansiedade de provas". No dia de uma prova oral, começa a hiperventilar de maneira incontrolável. Fica tonta e relata dormência e formigamento em mãos e pés. Ela é levada ao pronto-socorro e uma amostra de sangue arterial revela os seguintes valores.

pH	7,56
P_{CO_2}	23 mmHg
HCO_3^-	20 mEq/ℓ

EXPLICAÇÃO DO CASO. Os valores do sangue arterial da estudante condizem com alcalose respiratória aguda. Ao hiperventilar, a paciente libera mais CO_2, o que diminui a P_{CO_2} e aumenta o pH. A diminuição da concentração de HCO_3^- é resultante da ação de massa. A tontura é provocada pela constrição das arteríolas cerebrais em decorrência da diminuição da P_{CO_2}. As sensações de formigamento e dormência em pés e mãos são causadas pela elevação do pH do sangue (diminuição da concentração de H^+). Com menos H^+ ligado à albumina, há maior ligação a Ca^{2+} e a concentração de Ca^{2+} livre e ionizado diminui, o que aumenta a excitabilidade dos neurônios e leva aos sintomas de formigamento e dormência.

TRATAMENTO. A paciente é instruída a inspirar e expirar em um saco de papel e imediatamente se sente melhor. Ao reinalar o próprio CO_2, a P_{CO_2} dela aumenta e se normaliza, interrompendo a alcalose respiratória. A paciente volta para casa sem ser internada no hospital.

Tabela 7.7 Causas de alcalose respiratória.

Causa	Exemplos	Comentários
Estimulação do centro respiratório bulbar	Hiperventilação histérica	
	Sepse por microrganismos gram-negativos	
	Intoxicação por salicilato	Também provoca acidose metabólica
	Distúrbios neurológicos (tumor; acidente vascular cerebral)	
Hipoxemia	Grande altitude	A hipoxemia estimula os quimiorreceptores periféricos
	Pneumonia; embolia pulmonar	
Ventilação mecânica		

$$\text{pH} \uparrow$$
$$[HCO_3^-] \downarrow$$
$$P_{CO_2} \downarrow$$

Esta é a sequência de eventos na geração de alcalose respiratória para produção desse perfil sanguíneo:

1. **Perda de CO_2.** A hiperventilação causa perda excessiva de CO_2 e **diminuição da P_{CO_2}**. A diminuição da P_{CO_2} é o distúrbio primário da alcalose respiratória e, como previsto pela equação de Henderson-Hasselbalch, causa **elevação do pH** ($pH = 6{,}1 + \log HCO_3^-/CO_2$). A diminuição da P_{CO_2}, por ação de massa, também reduz a concentração de HCO_3.
2. **Tamponamento.** O tamponamento ocorre exclusivamente no LIC, em especial nas hemácias. Nesse caso, o CO_2 deixa as células e o pH intracelular aumenta.
3. **Compensação respiratória.** Assim como na acidose respiratória, *não* há compensação respiratória da alcalose respiratória porque a respiração é a *causa* do distúrbio.
4. **Compensação renal.** A compensação renal da alcalose respiratória consiste na diminuição da excreção de H^+ como ácido titulável e NH_4^+ e diminuição da síntese e reabsorção do HCO_3^- novo. A diminuição da reabsorção de HCO_3^- diminui a concentração da molécula ainda mais do que o efeito da ação de massa. A equação de Henderson-Hasselbalch pode ser usada para entender por que a diminuição da concentração de HCO_3^- é uma resposta compensatória:

$$pH = pK + \log \frac{HCO_3^-\ (\downarrow = \textit{Compensação renal})}{P_{CO_2}\ (\downarrow = \textit{Distúrbio primário})}$$

Na **alcalose respiratória aguda**, a compensação renal ainda não ocorreu e o pH está bastante alto (a diminuição no denominador da equação de Henderson-Hasselbalch é superior àquela observada no numerador). Na **alcalose respiratória crônica** há compensação renal, o que diminui ainda mais a concentração sanguínea de HCO_3^- e tende a normalizar tanto a relação HCO_3^-/CO_2 quanto o pH. A diferença entre as formas aguda e crônica de alcalose respiratória está na compensação renal. Novamente, com base na existência ou não de compensação renal, as regras renais geram cálculos diferentes para a alteração esperada na concentração de HCO_3^- na alcalose respiratória aguda e crônica (ver Tabela 7.3).

EXEMPLO DE PROBLEMA. Um paciente tem os seguintes valores no sangue arterial: pH, 7,29; [HCO_3^-], 33 mEq/ℓ; P_{CO_2}, 70 mmHg. *Qual é o distúrbio ácido-básico do paciente? É agudo ou crônico? Os valores sanguíneos condizem com um distúrbio ácido-básico simples ou misto?*

SOLUÇÃO. Com um pH de 7,29, o paciente apresenta acidemia. A [HCO_3^-] e a P_{CO_2} condizem com acidose respiratória e não com acidose metabólica. A P_{CO_2} está elevada devido à hipoventilação primária. (Se fosse acidose metabólica, a P_{CO_2} estaria menor devido à hiperventilação compensatória.)

Determine se a acidose respiratória é aguda ou crônica comparando os valores do paciente com os intervalos no mapa ácido-básico. Com isso, pode-se concluir que o paciente apresenta acidose respiratória *crônica*.

As regras renais podem ser usadas para determinar se há apenas um distúrbio ácido-básico (acidose respiratória) ou um distúrbio misto. Além disso, as regras renais podem distinguir entre a acidose respiratória aguda e crônica. Na acidose respiratória, as regras renais calculam a alteração prevista na [HCO_3^-] para a mudança na P_{CO_2}. A P_{CO_2} do paciente é 70 mmHg, que é 30 mmHg acima do normal (P_{CO_2} normal = 40 mmHg). A resposta compensatória é um aumento na [HCO_3^-]. A [HCO_3^-] do paciente é 33 mEq/ℓ, que é 9 mEq/ℓ acima do normal ([HCO_3^-] normal = 24 mEq/ℓ). As regras renais da acidose respiratória crônica preveem que, para cada aumento de 1 mmHg na P_{CO_2}, a concentração de HCO_3^- aumenta 0,3 mEq/ℓ. Portanto, uma P_{CO_2} 30 mmHg acima do normal aumenta a concentração de HCO_3^- em 30 × 0,03 ou 9 mEq/ℓ. A compensação é exatamente a prevista pelas regras renais para a acidose respiratória crônica. Pode-se concluir que o paciente apresenta **acidose respiratória crônica simples** com o nível esperado de compensação renal.

RESUMO

- O pH dos líquidos corporais é normalmente mantido em 7,4 apesar da produção diária de grandes quantidades de CO_2 (ácido volátil) e ácidos fixos (ácidos não voláteis). Os mecanismos que mantêm o pH constante são tamponamento, compensação respiratória e compensação renal
- O tamponamento representa a primeira linha de defesa na proteção do pH. Uma solução tamponada é uma mistura de um ácido fraco e sua base conjugada. Os tampões fisiológicos mais eficazes têm pK próximo de 7,4. Os tampões extracelulares são HCO_3^-/CO_2 (o mais importante) e $HPO_4^{-2}/H_2PO_4^-$. Os tampões intracelulares são fosfatos orgânicos e proteínas (p. ex., desoxiemoglobina)
- Os mecanismos renais de equilíbrio ácido-básico são a reabsorção de praticamente todo o HCO_3^- filtrado e a excreção de H^+ como ácido titulável e NH_4^+. Para cada H^+ excretado como ácido titulável ou NH_4^+, um novo HCO_3^- é sintetizado e reabsorvido
- Os distúrbios ácido-básicos simples podem ter origem metabólica ou respiratória. Os distúrbios metabólicos são caracterizados por um distúrbio primário da [HCO_3^-] causado pelo ganho ou perda de H^+ fixo. O ganho de H^+ fixo leva à acidose metabólica; a perda de H^+ fixo causa alcalose metabólica. Os distúrbios respiratórios são um distúrbio primário da P_{CO_2} causado por hipoventilação (acidose respiratória) ou hiperventilação (alcalose respiratória)
- A compensação dos distúrbios ácido-básicos é respiratória ou renal. Nos distúrbios primários metabólicos, a compensação é respiratória. Nos distúrbios primários respiratórios, a compensação é renal (metabólica).

Desafie-se!

Responda a cada pergunta com uma palavra, frase, sentença ou solução numérica. Quando uma lista de respostas possíveis é fornecida com a pergunta, uma, mais de uma ou nenhuma das opções pode estar correta. As respostas corretas são fornecidas no final do livro.

1 *O ácido fraco "A" tem pK de 5,5 e o ácido fraco "B" tem pK de 7,5. Em pH 7, qual ácido fraco está predominantemente na forma A^-?*

2 *Se o sangue arterial de um indivíduo tem pH de 7,22 e P_{CO_2} de 20 mmHg, qual é a concentração de HCO_3^-?*

3 *Para o indivíduo descrito na questão 2, a ventilação é maior, menor ou inalterada (em comparação à normal)?*

4 *Um indivíduo apresenta pH do sangue arterial de 7,25, P_{CO_2} de 24 mmHg e HCO_3^- de 10,2 mEq/ℓ. Qual dos seguintes itens pode causar esse padrão: diarreia, vômito, doença pulmonar obstrutiva, hiperventilação histérica, superdosagem de salicilato, insuficiência renal crônica?*

5 *Qual(is) classe(s) de diuréticos causa(m) alcalose metabólica: inibidores da anidrase carbônica, diuréticos de alça, diuréticos tiazídicos, diuréticos poupadores de K^+?*

6 *Um paciente é atendido no pronto-socorro com os seguintes valores sanguíneos: pH, 7,1; HCO_3^-, 10 mEq/ℓ; Na^+, 142 mEq/ℓ; e Cl^-, 103 mEq/ℓ. Qual é o distúrbio ácido-básico e qual é o valor do hiato aniônico?*

7 *Quais são as unidades de hiato osmolar?*

8 *Entre os pacientes com os seguintes distúrbios, qual(is) apresenta(m) hipoventilação: diarreia, vômitos, deslocamento para grandes altitudes, superdosagem de morfina, doença pulmonar obstrutiva, hiperaldosteronismo, intoxicação por etilenoglicol, intoxicação por salicilato?*

9 *Qual é a sequência correta destes eventos: troca de Na^+-H^+; filtração de HCO_3^- pelos capilares glomerulares; difusão facilitada de HCO_3^-; conversão de H_2CO_3 em CO_2 e H_2O; conversão de H_2CO_3 em H^+ e HCO_3^-; conversão de HCO_3^- em H_2CO_3?*

10 *Se, em 1 dia, 25 mEq de H^+ são excretados como $H_2PO_4^-$ e 45 mEq de H^+ são excretados como NH_4^+, quanto HCO_3^- novo é sintetizado?*

11 *Dois pacientes apresentam P_{CO_2} arterial elevada, de 70 mmHg. Um tem acidose respiratória aguda e o outro tem acidose respiratória crônica. Qual paciente tem a maior concentração de HCO_3^- no sangue? Qual paciente tem o pH maior?*

12 *Um paciente apresenta os seguintes valores sanguíneos: pH, 7,22; HCO_3^-, 18 mEq/ℓ, e P_{CO_2}, 45 mmHg. Esses valores são compatíveis com um distúrbio ácido-básico simples? Se sim, qual? Se não, quais distúrbios ácido-básicos estão presentes?*

13 *Na conversão de alcalose respiratória aguda para crônica, o que acontece com o pH do sangue?*

14 *Qual é o melhor indicador do total de H^+ excretado na urina: pH urinário, carga filtrada de HPO_4^{-2}, carga filtrada de NH_3?*

15 *O que causa a maior excreção de NH_4^+: cetoacidose diabética, insuficiência renal crônica, vômitos, hiperventilação histérica?*

16 *Um paciente com tumor de tronco encefálico apresenta os seguintes valores sanguíneos: pH, 7,55; HCO_3^-, 22 mEq/ℓ; e P_{CO_2}, 26 mmHg. Qual é o distúrbio ácido-básico primário? Esse distúrbio ácido-básico é simples ou misto?*

17 *Um paciente com DM1 esqueceu de tomar sua insulina. Os seguintes valores sanguíneos foram obtidos: pH, 7,34; HCO_3^-, 16 mEq/ℓ; Na^+, 140 mEq/ℓ; Cl^-, 96 mEq/ℓ; e P_{CO_2}, 30 mmHg. A gasometria é compatível com acidose metabólica. O paciente tem um (segundo) distúrbio metabólico ácido-básico? Se sim, qual?*

CAPÍTULO **8**

Fisiologia do Sistema Digestório

As funções do sistema digestório são a digestão e a absorção de nutrientes. Essas funções dependem das quatro atividades principais do sistema digestório. (1) A motilidade impulsiona o alimento ingerido da boca em direção ao reto, mistura e reduz as dimensões dos alimentos ingeridos. A taxa de impulsão do alimento pelo sistema digestório é regulada para otimizar o tempo de digestão e absorção. (2) As secreções das glândulas salivares, do pâncreas e do fígado adicionam líquido, eletrólitos, enzimas e muco ao lúmen do sistema digestório. Essas secreções auxiliam a digestão e a absorção. (3) Os alimentos ingeridos são digeridos em moléculas absorvíveis. (4) O lúmen intestinal absorve nutrientes, eletrólitos e água, que entram na corrente sanguínea.

ESTRUTURA DO SISTEMA DIGESTÓRIO

A organização linear do sistema digestório é a seguinte: boca, esôfago, estômago, intestino delgado (inclusive duodeno, jejuno e íleo), intestino grosso e ânus. Outras estruturas do sistema digestório são: glândulas salivares, pâncreas, fígado e vesícula biliar, todos com funções secretoras.

A parede do sistema digestório tem duas superfícies, a mucosa e a serosa. A superfície **mucosa** está voltada para o lúmen e a superfície **serosa** está voltada para o sangue (Figura 8.1). As camadas da parede do sistema digestório são as seguintes, começando no lúmen e indo em direção ao sangue: uma **camada mucosa** composta de uma camada de células epiteliais, uma lâmina própria e uma camada muscular da mucosa. As células epiteliais são especializadas em funções absortivas e secretoras. A lâmina própria é formada principalmente por tecido conjuntivo, mas também inclui vasos sanguíneos e linfáticos. A camada muscular da mucosa consiste em células musculares lisas; a contração dessa camada altera o formato e a área de superfície da camada de células epiteliais. Abaixo da camada mucosa, há uma **camada submucosa**, formada por colágeno, elastina, glândulas e vasos sanguíneos do sistema digestório. A motilidade do sistema digestório é promovida por duas camadas de músculo liso, o **músculo circular** e o **músculo longitudinal**, que se interpõem entre a submucosa e a serosa. A camada muscular longitudinal é fina e contém poucas fibras nervosas, enquanto a camada muscular circular é espessa e tem inervação mais densa. Os neurônios não fazem sinapses verdadeiras nas fibras musculares lisas gastrintestinais; em vez disso, liberam transmissores de varicosidades ao longo do comprimento de seus axônios. Dois plexos, o submucoso e o mioentérico, contêm o sistema nervoso do sistema digestório. O **plexo submucoso** (plexo de Meissner) situa-se entre a submucosa e o músculo circular. O **plexo mioentérico** situa-se entre o músculo circular e o músculo longitudinal.

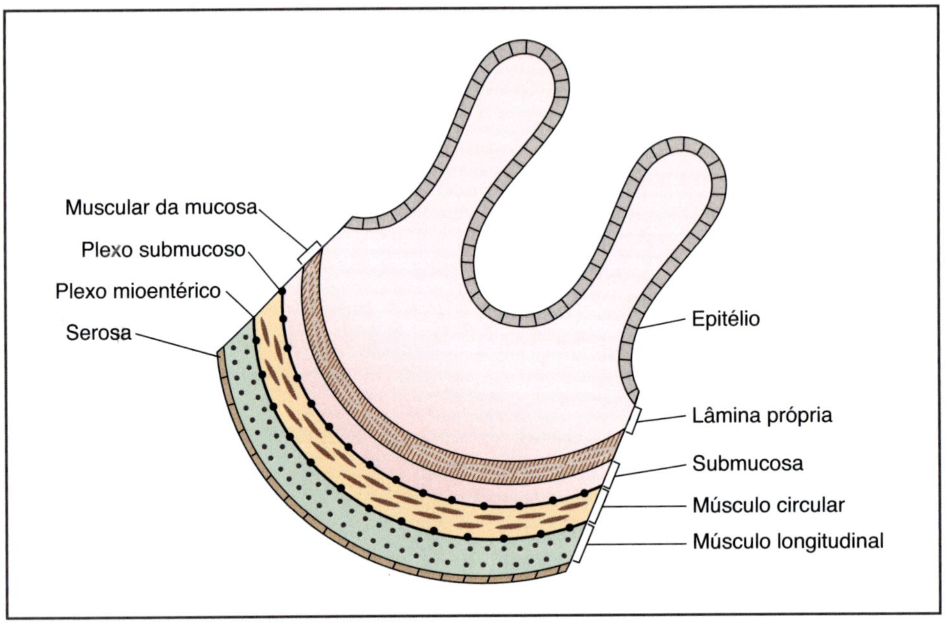

Figura 8.1 Estrutura da parede do sistema digestório.

INERVAÇÃO DO SISTEMA DIGESTÓRIO

O sistema digestório é regulado, em parte, pelo **sistema nervoso autônomo (SNA)**, que tem um componente extrínseco e um componente intrínseco. O componente **extrínseco** é a inervação simpática e parassimpática do sistema digestório. O componente **intrínseco** é chamado de **sistema nervoso entérico**. O sistema nervoso entérico está inteiramente nos plexos submucosos e mioentéricos na parede do sistema digestório, e se comunica extensivamente com as divisões simpática e parassimpática do sistema nervoso.

Inervação parassimpática

A inervação parassimpática é feita pelo nervo vago (nervo craniano X – NC X) e pelo nervo pélvico (ver Capítulo 2; Figura 2.3). O padrão de inervação parassimpática do sistema digestório condiz com sua função. O **nervo vago** supre a parte *alta* (*superior*) do sistema digestório, inclusive o músculo estriado do terço superior do esôfago, a parede do estômago, o intestino delgado, o cólon ascendente e parte do cólon transverso. O **nervo pélvico** supre a parte *baixa* (*inferior*) do sistema digestório, inclusive as paredes dos cólons transverso, descendente e sigmoide.

O Capítulo 2 descreve o sistema nervoso parassimpático (SNP) composto de fibras pré-ganglionares longas que fazem sinapse nos gânglios *no interior ou adjacências* dos órgãos-alvo. No sistema digestório, esses gânglios estão localizados nas paredes dos órgãos, nos plexos mioentéricos e submucosos. A informação retransmitida da divisão simpática do sistema nervoso é coordenada nesses plexos e, então, enviada para o músculo liso, as células endócrinas e as células secretoras (Figuras 8.2 e 8.3).

Os neurônios pós-ganglionares da divisão parassimpática do sistema nervoso são classificados como colinérgicos ou peptidérgicos. Os **neurônios colinérgicos** liberam o neurotransmissor clássico, a acetilcolina (ACh). Os **neurônios peptidérgicos** liberam um de vários peptídeos, inclusive a substância P e o peptídeo intestinal vasoativo (VIP); em alguns casos, o neuropeptídeo ainda não foi identificado.

O nervo vago é um nervo misto com 75% de fibras aferentes e 25% eferentes. As fibras aferentes levam informações sensoriais da periferia (p. ex., de mecanorreceptores e quimiorreceptores na parede do sistema digestório) para o sistema nervoso central (SNC). As fibras eferentes levam informações motoras do SNC para os tecidos-alvo na periferia (p. ex., músculo liso, células secretoras e células endócrinas) (Figura 8.2). Assim, os mecanorreceptores e os quimiorreceptores da mucosa do sistema digestório retransmitem informações aferentes para o SNC por meio do nervo vago, o que desencadeia reflexos em que o ramo eferente também está no nervo vago. Esses reflexos, com ramos aferentes e eferentes contidos no nervo vago, são chamados de **reflexos vagovagais.**

Inervação simpática

As fibras pré-ganglionares da divisão simpática do sistema nervoso são relativamente curtas e fazem sinapse em gânglios *fora* do sistema digestório. (Compare-as às fibras pré-ganglionares da divisão parassimpática do sistema nervoso, que são longas e fazem sinapse nos gânglios *dentro* da parede do sistema digestório.) Quatro gânglios simpáticos suprem o sistema digestório: celíaco, mesentérico superior, mesentérico inferior e hipogástrico (ver Capítulo 2; Figura 2.2). As fibras nervosas

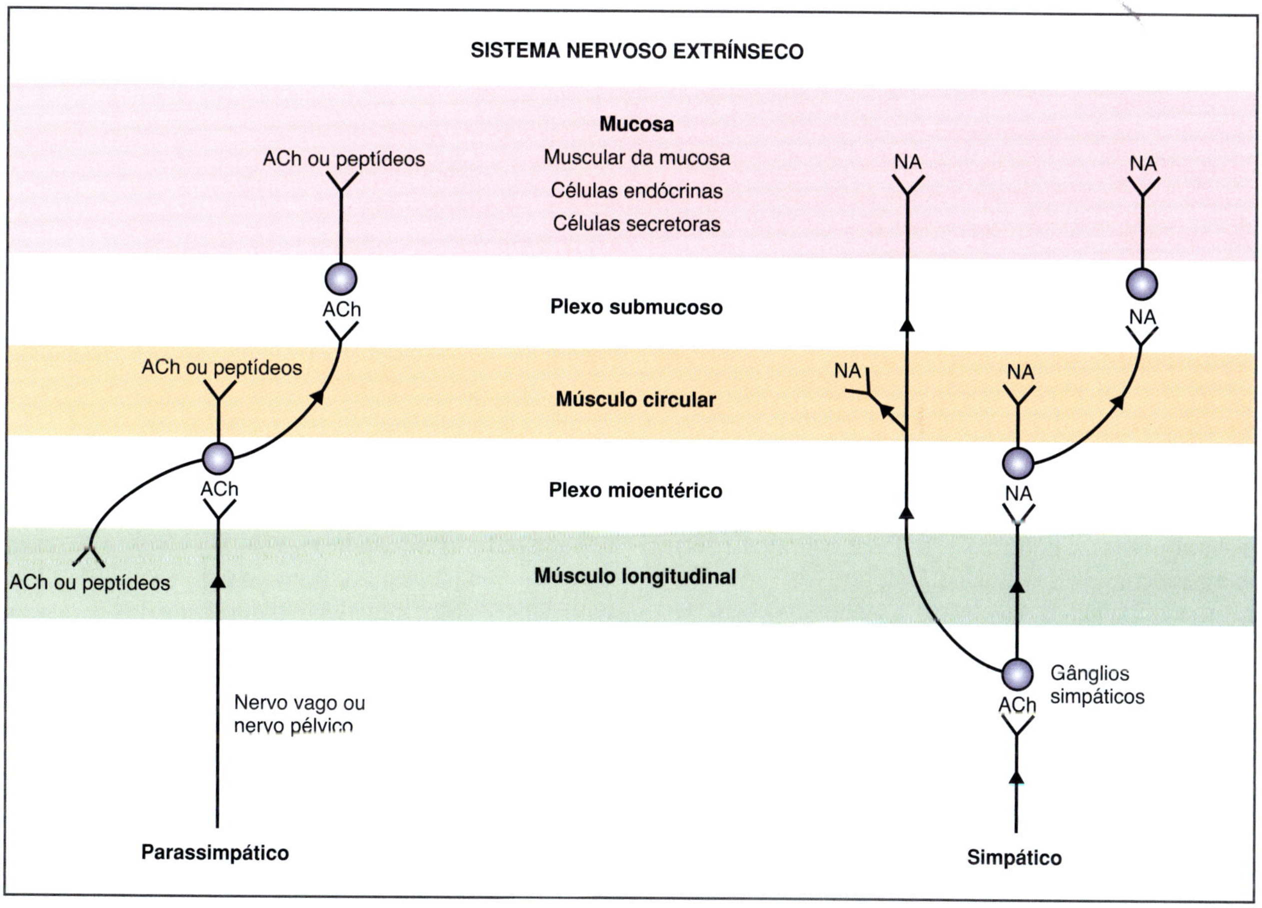

Figura 8.2 Sistema nervoso extrínseco do sistema digestório. Neurônios eferentes das divisões parassimpática e simpática do sistema nervoso fazem sinapse nos plexos mioentéricos e submucosos, nos músculos lisos e nas mucosas. *ACh*, acetilcolina; *NA*, norepinefrina.

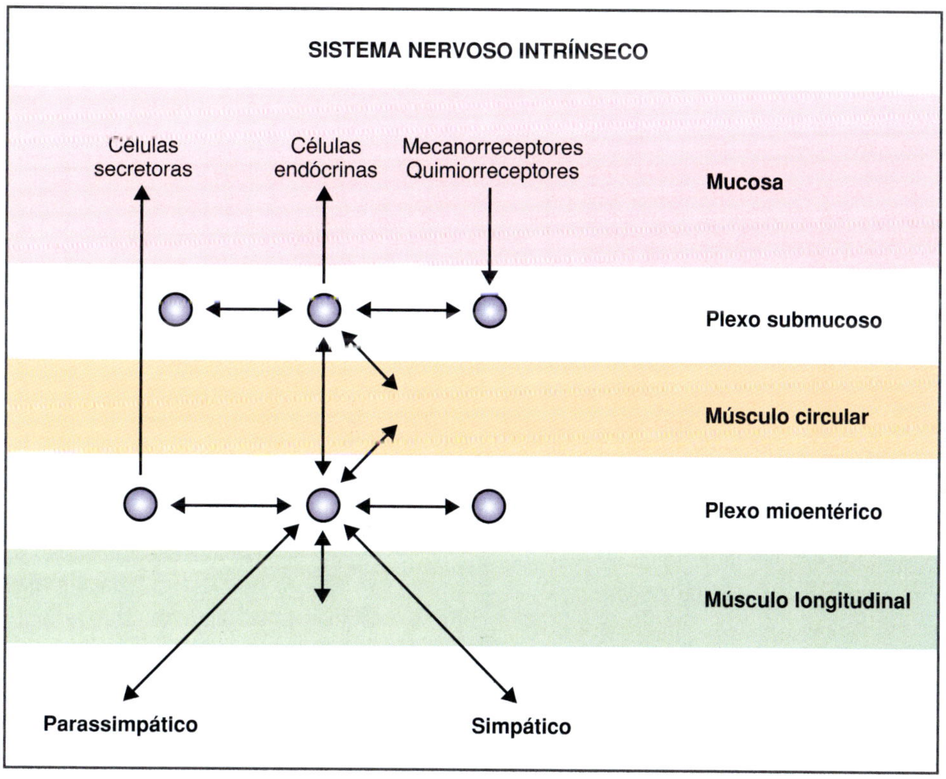

Figura 8.3 Sistema nervoso intrínseco do sistema digestório.

pós-ganglionares, que são adrenérgicas (i. e., liberam norepinefrina), deixam esses gânglios simpáticos e fazem sinapse nos gânglios dos plexos mioentérico e submucoso ou suprem diretamente o músculo liso, as células endócrinas e as células secretoras (ver Figura 8.2).

Cerca de 50% das fibras nervosas simpáticas são aferentes e 50% são eferentes. Assim como na inervação parassimpática, a informação sensorial e motora é retransmitida entre o sistema digestório e o SNC, e coordenada pelos plexos submucosos e mioentéricos.

Inervação intrínseca

O **sistema nervoso entérico** ou intrínseco consegue coordenar todas as funções do sistema digestório, mesmo na ausência de inervação extrínseca. O sistema nervoso entérico está localizado em gânglios nos plexos mioentéricos e submucosos, e controla as funções contráteis, secretoras e endócrinas do sistema digestório (ver Figura 8.3). Como mostra a Figura 8.2, esses gânglios recebem estímulos das divisões parassimpática e simpática do sistema nervoso, que modulam sua atividade. Esses gânglios também *recebem* informações sensoriais diretamente de mecanorreceptores e quimiorreceptores na mucosa, e *enviam* informações motoras diretamente para as células do músculo liso, secretoras e endócrinas. A informação também é retransmitida *entre* os gânglios por interneurônios.

Muitos neuroquímicos, ou **neurócrinos**, foram identificados em neurônios do sistema nervoso entérico (Tabela 8.1). Algumas dessas substâncias são classificadas como neurotransmissores e algumas são neuromoduladores (ou seja, *modulam* a atividade dos neurotransmissores). A maioria dos neurônios do sistema nervoso entérico contém mais de um neuroquímico e, após estimulação, podem secretar dois ou mais neurócrinos ao mesmo tempo.

SUBSTÂNCIAS REGULADORAS GASTRINTESTINAIS

Peptídeos gastrintestinais, inclusive hormônios, neurócrinos e parácrinos, regulam as funções do sistema digestório. Dentre essas funções, estão contração e relaxamento da parede do músculo liso e dos esfíncteres, secreção de enzimas para digestão, secreção de líquidos e eletrólitos, além de efeitos tróficos (crescimento) nos tecidos do sistema digestório. Além disso, alguns peptídeos do sistema digestório regulam a secreção de *outros* peptídeos do sistema digestório; a somatostatina, por exemplo, inibe a secreção de todos os hormônios do sistema digestório.

Características dos peptídeos gastrintestinais

Os peptídeos gastrintestinais são classificados como hormônios, parácrinos ou neurócrinos. A designação é baseada na liberação do peptídeo de uma célula endócrina ou de um neurônio do sistema digestório e do trajeto até atingir sua célula-alvo (Figura 8.4).

Tabela 8.1 Neurotransmissores e neuromoduladores no sistema nervoso entérico.

Substância	Fonte	Ações
Acetilcolina (ACh)	Neurônios colinérgicos	Contração do músculo liso na parede Relaxamento dos esfíncteres ↑ Secreção salivar ↑ Secreção gástrica ↑ Secreção pancreática
Norepinefrina (NA)	Neurônios adrenérgicos	Relaxamento do músculo liso na parede Contração dos esfíncteres ↑ Secreção salivar
Peptídeo intestinal vasoativo (VIP)	Neurônios do sistema nervoso entérico	Relaxamento do músculo liso ↑ Secreção intestinal ↑ Secreção pancreática
Óxido nítrico (NO)	Neurônios do sistema nervoso entérico	Relaxamento do músculo liso
Peptídeo liberador de gastrina (GRP) ou bombesina	Neurônios vagais da mucosa gástrica	↑ Secreção de gastrina
Encefalinas (opiáceos)	Neurônios do sistema nervoso entérico	Contração do músculo liso ↓ Secreção intestinal
Peptídeo YY	Íleo e cólon	↓ Secreção gástrica de H^+ ↓ Secreção pancreática ↓ Grelina (↓ apetite)
Neuropeptídeo Y	Neurônios do sistema nervoso entérico	Relaxamento do músculo liso ↓ Secreção intestinal
Substância P	Cossecretado com ACh por neurônios do sistema nervoso entérico	Contração do músculo liso ↑ Secreção salivar

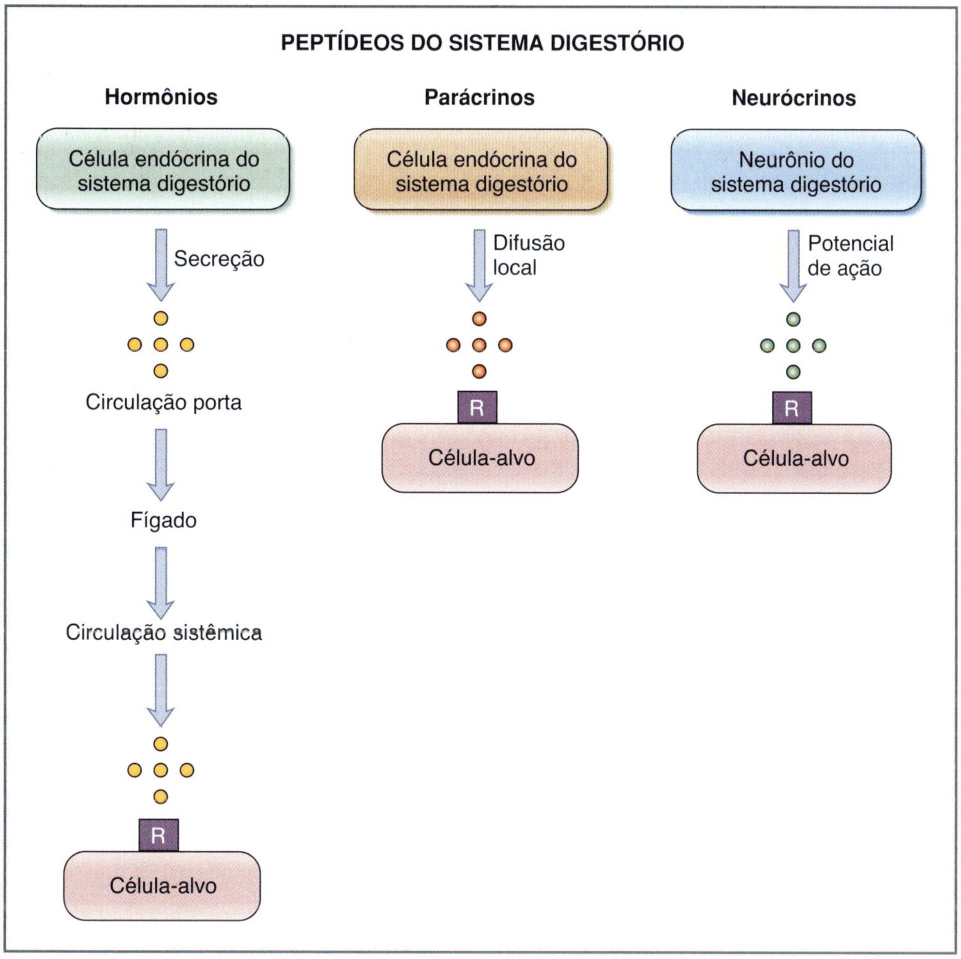

Figura 8.4 **Classificação de peptídeos do sistema digestório como hormônios, parácrinos ou neurócrinos.** *R*, receptor.

- **Hormônios** são peptídeos liberados das células endócrinas do sistema digestório. São secretados na circulação porta, passam pelo fígado e entram na circulação sistêmica. A circulação sistêmica leva o hormônio até as células-alvo com os receptores necessários. As células-alvo podem estar localizadas no próprio sistema digestório (a gastrina, por exemplo, atua nas células parietais do estômago para causar a secreção de ácido) ou em outras partes do corpo (o peptídeo inibidor gástrico, por exemplo, atua nas células beta [β] do pâncreas e provoca a secreção de insulina). As células endócrinas da mucosa do sistema digestório não estão concentradas em glândulas, sendo células únicas ou grupos de células dispersas em grandes áreas. Quatro peptídeos do sistema digestório são classificados como hormônios: gastrina, colecistocinina (CCK), secretina e peptídeo insulinotrópico dependente de glicose (ou peptídeo inibidor gástrico, GIP)
- Os agentes com ação **parácrina**, como os hormônios, são peptídeos secretados pelas células endócrinas do sistema digestório. Ao contrário dos hormônios, porém, os agentes com ação parácrina atuam no mesmo tecido que os secreta. As substâncias parácrinas atingem suas células-alvo ao se difundirem a curtas distâncias por meio do líquido intersticial ou são transportadas a curtas distâncias nos capilares. Assim, para que uma substância tenha ação parácrina, o local de secreção tem de estar *próximo* ao local de ação. O principal peptídeo do sistema digestório com função parácrina conhecida é a somatostatina, que tem ações inibidoras em todo o sistema digestório (A histamina, outro parácrino gastrintestinal, não é um peptídeo.)
- Os agentes com ação **neurócrina** são sintetizados nos neurônios do sistema digestório e liberados após um potencial de ação. Depois da liberação, o agente com ação neurócrina se difunde pela sinapse e atua em sua célula-alvo. As substâncias neurócrinas do sistema digestório são ACh, norepinefrina, peptídeo intestinal vasoativo (VIP), óxido nítrico (NO), peptídeo liberador de gastrina (GRP) ou bombesina, encefalinas, neuropeptídeo Y e substância P. A Tabela 8.1 resume as fontes e ações dessas substâncias.

Hormônios do sistema digestório

As células enteroendócrinas são células especializadas secretoras de hormônios do sistema digestório. Uma substância precisa atender a vários critérios para ser considerada um hormônio "oficial" do sistema digestório: (1) a substância deve ser secretada em resposta a um estímulo fisiológico e ser transportada na corrente sanguínea para um local distante, onde exerce ação fisiológica; (2) sua função tem de ser independente de qualquer atividade nervosa; e (3) deve ter sido isolada, purificada, quimicamente identificada e sintetizada. Após a aplicação desses critérios rigorosos, apenas quatro substâncias se qualificam como hormônios do sistema digestório: gastrina, CCK, secretina e GIP. Além disso, vários hormônios candidatos, inclusive motilina, polipeptídeo pancreático, somatostatina, 5-hidroxitriptamina (5-HT; serotonina), grelina, leptina, peptídeos glucagon-símiles 1 e 2 (GLP-1 e GLP- 2), enteroglucagon, peptídeo YY (PYY) e neurotensina atendem a alguns critérios, mas não a todos.

A Tabela 8.2 descreve os quatro hormônios "oficiais" com relação à família hormonal, ao local de secreção, aos estímulos que induzem secreção e às ações fisiológicas. Use-a como referência nas discussões posteriores sobre motilidade, secreção e absorção.

Gastrina

As funções da gastrina são coordenadas para promover a **secreção de íons de hidrogênio (H^+)** pelas células parietais gástricas. A gastrina, um peptídeo de cadeia linear de 17 aminoácidos, é secretada pelas células G (gastrina) no antro gástrico. A forma de 17 aminoácidos da gastrina, que é chamada de G_{17} ou *"pequena" gastrina*, é a forma de gastrina secretada em resposta a uma refeição. Uma forma de gastrina com 34 aminoácidos, chamada de G_{34} ou *"grande" gastrina*, é secretada durante o período interdigestivo (entre as refeições). Assim, durante o período interdigestivo, a maior parte da gastrina sérica está na forma G_{34}, secretada em níveis basais baixos. A ingestão de alimentos leva à secreção de G_{17}. G_{34} *não* é um dímero de G_{17}, que também não é formada a partir de G_{34}. Em vez disso, cada forma de gastrina tem sua própria via biossintética, começando com o próprio precursor, uma molécula de progastrina.

O fragmento mínimo necessário para a atividade biológica da gastrina é o **tetrapeptídeo C-terminal** (Figura 8.5). (A fenilalanina C-terminal contém um grupo NH_2, ou seja, é uma fenilalamida.) Embora o tetrapeptídeo C-terminal seja o fragmento mínimo necessário para a atividade, tem apenas um sexto da atividade da molécula inteira de gastrina.

- **Secreção de gastrina.** A gastrina é secretada pelas **células G** localizadas no antro gástrico em resposta à ingestão de alimentos. Todos os estímulos fisiológicos que desencadeiam a secreção de gastrina estão relacionados com a ingestão de alimentos. Dentre esses estímulos, estão os produtos da digestão de proteínas (p. ex., pequenos peptídeos e aminoácidos), a distensão do estômago por alimentos e a estimulação vagal. Dos produtos da digestão de proteínas, os aminoácidos fenilalanina e triptofano são os principais estímulos para a secreção de gastrina. Os reflexos vagais locais também estimulam a secreção de gastrina. Nesses reflexos

Tabela 8.2 Resumo dos hormônios do sistema digestório.

Hormônio	Família hormonal	Local de secreção	Estímulos para secreção	Ações
Gastrina	Gastrina-CCK	Células G do estômago	Pequenos peptídeos e aminoácidos Distensão do estômago Estimulação vagal (GRP)	↑ Secreção gástrica de H^+ Estimula o crescimento da mucosa gástrica
Colecistocinina (CCK)	Gastrina-CCK	Células I do duodeno e jejuno	Pequenos peptídeos e aminoácidos Ácidos graxos	↑ Secreção de enzimas pancreáticas ↑ Secreção pancreática de HCO_3^- Estimula a contração da vesícula biliar e o relaxamento do esfíncter de Oddi Estimula o crescimento do pâncreas exócrino e da vesícula biliar Inibe o esvaziamento gástrico
Secretina	Secretina-glucagon	Células S do duodeno	H^+ no duodeno Ácidos graxos no duodeno	↑ Secreção pancreática de HCO_3^- ↑ Secreção biliar de HCO_3^- ↓ Secreção gástrica de H^+ Inibe o efeito trófico da gastrina na mucosa gástrica
Peptídeo insulinotrópico dependente de glicose (GIP)	Secretina-glucagon	Duodeno e jejuno	Ácidos graxos Aminoácidos Glicose oral	↑ Secreção de insulina pelas células β pancreáticas ↓ Secreção gástrica de H^+

GRP, peptídeo liberador de gastrina.

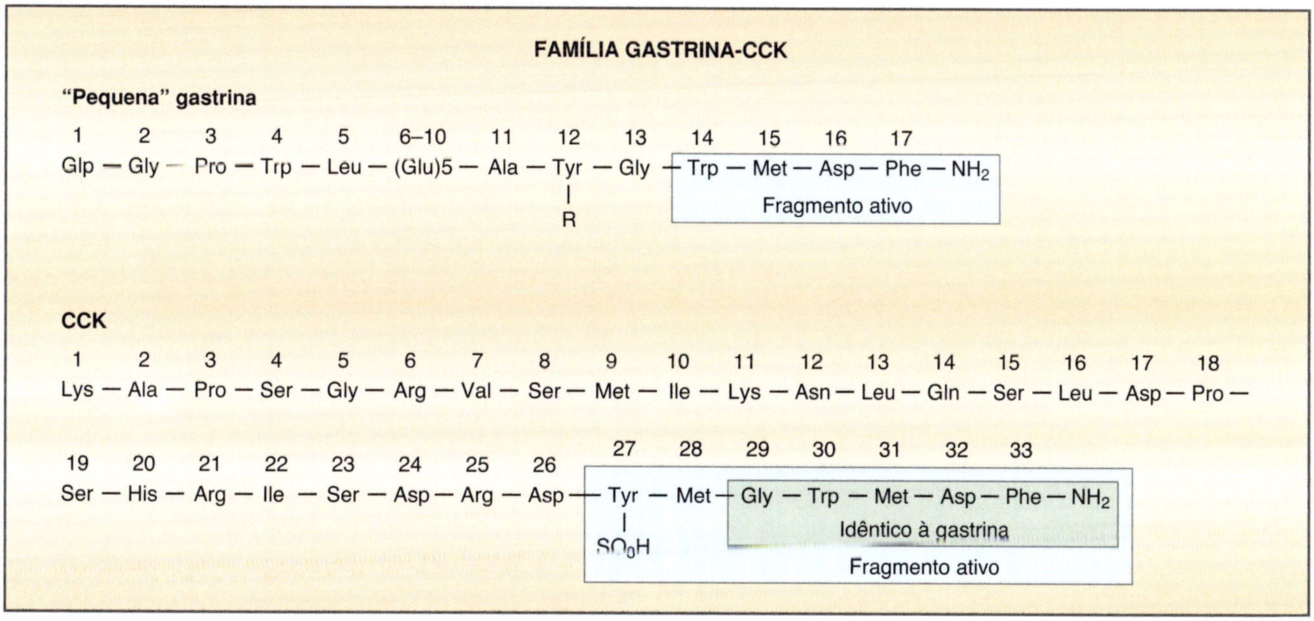

Figura 8.5 Estruturas de gastrina humana e colecistocinina (CCK) suína. As *caixas sombreadas em azul* mostram os fragmentos necessários para a atividade biológica mínima. A *caixa sombreada em verde* mostra a parte da molécula de CCK que é idêntica à gastrina. *Glp*, resíduo de piroglutamil.

locais, o agente com ação neurócrina liberada pelas terminações nervosas vagais pós-ganglionares nas células G é o **peptídeo liberador de gastrina (GRP)** ou bombesina. Além desses estímulos positivos, a secreção de gastrina é *inibida* pelo baixo pH do conteúdo gástrico e pela somatostatina

- **Ações da gastrina.** A gastrina tem duas ações principais: (1) estimula a **secreção de H^+** pelas células parietais gástricas e (2) estimula o **crescimento da mucosa gástrica**, um efeito trófico. As ações fisiológicas da gastrina são bem ilustradas em condições de excesso ou deficiência da molécula. Em indivíduos com tumores secretores de gastrina (síndrome de Zollinger-Ellison), por exemplo, a secreção de H^+ é maior e o efeito trófico da gastrina causa hipertrofia da mucosa gástrica. Por outro lado, em indivíduos submetidos à ressecção do antro gástrico (o que remove a fonte de gastrina, as células G), a secreção de H^+ é menor e a mucosa gástrica atrofia
- A **síndrome de Zollinger-Ellison** é causada por um tumor secretor de gastrina, ou **gastrinoma**, geralmente de células não β do pâncreas. Os sinais e sintomas da síndrome de Zollinger-Ellison são todos atribuíveis a altos níveis circulantes de gastrina: aumento da secreção de H^+ pelas células parietais, hipertrofia da mucosa gástrica (o efeito trófico da gastrina) e **úlceras duodenais** provocadas pela secreção incessante de H^+. O aumento da secreção de H^+ também acidifica o lúmen intestinal, o que inativa a lipase pancreática, uma enzima necessária para a digestão das gorduras. Assim, as gorduras da dieta não são digeridas ou absorvidas da maneira adequada e são excretadas nas fezes (**esteatorreia**). O tratamento da síndrome de Zollinger-Ellison inclui a administração de fármacos bloqueadores do receptor H_2 (p. ex., **cimetidina**), a administração de inibidores da bomba de H^+ (p. ex., **omeprazol**), a remoção do tumor ou, como último recurso, a ressecção gástrica, que remove o tecido-alvo da gastrina.

Colecistocinina

As funções da CCK são coordenadas para promover a **digestão** e a **absorção de gordura**. A CCK é um peptídeo de 33 aminoácidos, estruturalmente relacionado com a gastrina e um membro da "família gastrina-CCK" (ver Figura 8.5). Os cinco aminoácidos C-terminais (CCK-5) são idênticos aos da gastrina e, dentre eles, está o tetrapeptídeo minimamente necessário para a atividade da gastrina. Assim, a CCK tem *alguma* atividade de gastrina. Os receptores CCK_1 são seletivos para CCK, enquanto os receptores CCK_2 são igualmente sensíveis à CCK e também à gastrina. O fragmento mínimo de CCK necessário para sua atividade biológica é o **heptapeptídeo C-terminal** (sete aminoácidos – CCK-7).

A CCK é secretada pelas **células I** da mucosa duodenal e jejunal em resposta a dois tipos de estímulos fisiológicos: (1) monoglicerídeos e ácidos graxos (mas não triglicerídeos), e (2) pequenos peptídeos e aminoácidos. Esses estímulos alertam as células I para a presença de uma refeição com gordura e proteína, que deve ser digerida e absorvida. A CCK assegura a secreção das enzimas pancreáticas e dos sais biliares apropriados para auxiliar a digestão e a absorção.

Existem **cinco ações principais da CCK**, e cada uma contribui para o processo geral de digestão e absorção de gorduras, proteínas e carboidratos.

- A **contração da vesícula biliar** com relaxamento simultâneo do esfíncter de Oddi ejeta a bile da vesícula biliar para o lúmen do intestino delgado. A bile é necessária para emulsificação e solubilização dos lipídios da dieta

- **Secreção de enzimas pancreáticas.** As lipases pancreáticas digerem os lipídios ingeridos em ácidos graxos, monoglicerídeos e colesterol, que podem ser absorvidos. A amilase pancreática digere carboidratos e as proteases pancreáticas digerem proteínas
- **Secreção de bicarbonato (HCO_3^-) pelo pâncreas.** Não é um efeito importante da CCK, mas potencializa os efeitos da secretina na secreção de HCO_3^-
- **Crescimento do pâncreas exócrino e da vesícula biliar.** Como os principais órgãos-alvo da CCK são o pâncreas exócrino e a vesícula biliar, é lógico que a CCK também exerça efeitos tróficos nesses órgãos
- **Inibição do esvaziamento gástrico.** A CCK inibe ou retarda o esvaziamento gástrico, *aumentando o tempo de esvaziamento gástrico*. Essa ação é fundamental para os processos de digestão e absorção de gorduras, que demandam um tempo considerável. A CCK retarda a passagem de quimo (alimento parcialmente digerido) do estômago para o intestino delgado, dando tempo suficiente para as etapas digestivas e absortivas subsequentes.

Secretina

A secretina, um peptídeo de 27 aminoácidos, é estruturalmente homóloga ao glucagon e é membro da família secretina-glucagon (Figura 8.6). Quatorze dos 27 aminoácidos da secretina são idênticos e estão na mesma posição que os do glucagon. Ao contrário da gastrina e da CCK, que exibem fragmentos ativos, todos os 27 aminoácidos da secretina são necessários para sua atividade biológica. A atividade exige o dobramento da molécula inteira de secretina em sua estrutura terciária, uma α-hélice.

A secretina é secretada pelas **células S** (células secretinas) do duodeno em resposta a H^+ e ácidos graxos no lúmen do intestino delgado. Assim, a secreção de secretina é iniciada quando o conteúdo gástrico ácido (pH < 4,5) chega ao intestino delgado.

A função da secretina é promover a **secreção pancreática e biliar de HCO_3^-**, que então neutraliza o H^+ no lúmen do intestino delgado. A neutralização do H^+ é essencial para a digestão das gorduras; as lipases pancreáticas têm pH ótimo entre 6 e 8, e são inativadas ou desnaturadas em pH inferior a 3. A secretina também inibe os efeitos da gastrina nas células parietais (crescimento e secreção de H^+).

Peptídeo insulinotrópico dependente de glicose

O GIP, um peptídeo de 42 aminoácidos, também é membro da família secretina-glucagon (ver Figura 8.6). O GIP tem nove aminoácidos em comum com a secretina e 16 aminoácidos em comum com o glucagon. Devido a essa homologia, os níveis farmacológicos de GIP produzem a maioria das ações da secretina.

O GIP é secretado pelas células K da mucosa duodenal e jejunal. É o único hormônio gastrintestinal secretado em resposta a todos os três tipos de nutrientes: glicose, aminoácidos e ácidos graxos.

A principal ação fisiológica do GIP é a **estimulação da secreção de insulina** pelas células β-pancreáticas; por essa ação, é classificado como uma **incretina** (i. e., um hormônio do sistema digestório que promove a secreção de insulina). Essa ação explica a observação de que uma carga de glicose oral é utilizada pelas células com maior rapidez do que uma carga equivalente de glicose intravenosa. A glicose oral estimula a secreção de GIP, o que estimula a secreção de insulina (além da ação estimuladora direta da glicose absorvida nas células β).

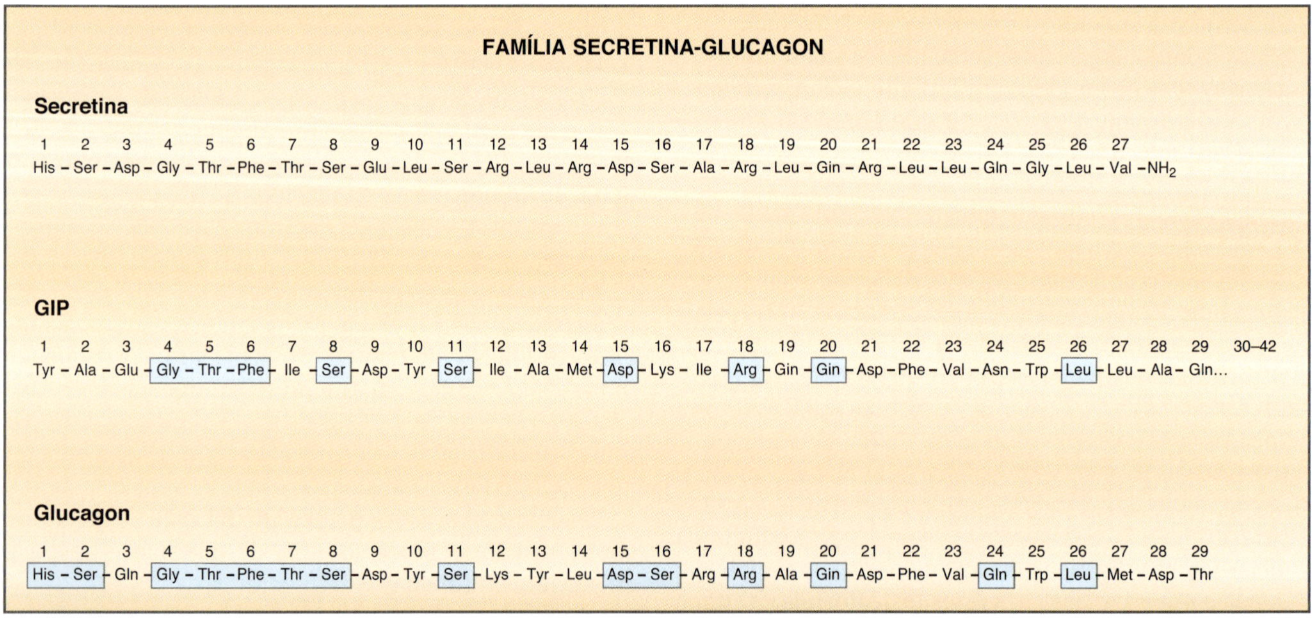

Figura 8.6 Estruturas de secretina, peptídeo insulinotrópico dependente de glicose (GIP) e glucagon. Os fragmentos *sombreados em azul* (aminoácidos) mostram as porções de GIP e glucagon que são homólogas à secretina.

A glicose administrada por via intravenosa estimula a secreção de insulina apenas pela ação direta nas células β. As outras ações do GIP são a **inibição da secreção gástrica de H^+** e a inibição do esvaziamento gástrico.

Hormônios candidatos

Os hormônios candidatos ou supostos também são secretados pelo sistema digestório. São considerados hormônios *candidatos* porque não atendem a um ou mais dos critérios necessários para a classificação como hormônios gastrintestinais "oficiais".

A **motilina**, um peptídeo de 22 aminoácidos, não é membro da família gastrina-CCK ou da família secretina-glucagon. É secretada pelo duodeno superior durante o jejum. Acredita-se que a motilina aumente a motilidade do sistema digestório e, especificamente, desencadeie os **complexos mioelétricos interdigestivos** que ocorrem em intervalos de 90 minutos.

O **polipeptídeo pancreático** é um peptídeo de 36 aminoácidos secretado pelo pâncreas em resposta à ingestão de carboidratos, proteínas ou lipídios. O polipeptídeo pancreático inibe a secreção pancreática de HCO_3^- e enzimas, embora seu papel fisiológico seja incerto.

O **peptídeo YY** é secretado por células do íleo e do cólon. O peptídeo YY inibe o ácido gástrico e as secreções pancreáticas, e diminui o apetite por inibir a secreção de grelina.

O **enteroglucagon** é liberado pelas células intestinais em resposta à queda da glicemia. Em seguida, faz o fígado aumentar a glicogenólise e a gliconeogênese.

O **peptídeo glucagon-símile 1 (GLP-1)** é produzido a partir da clivagem seletiva do proglucagon. É sintetizado e secretado pelas células L do intestino delgado. Assim como o GIP, o GLP-1 é classificado como **incretina**, porque se liga a receptores nas células β-pancreáticas e **estimula a secreção de insulina**. Em ações complementares, também inibe a secreção de glucagon; aumenta a sensibilidade das células β-pancreáticas a secretagogos, como a glicose; diminui o esvaziamento gástrico; e inibe o apetite (ou seja, aumenta a saciedade). Por isso, análogos de GLP-1 são considerados possíveis tratamentos para o diabetes melito de tipo 2 (DM2).

Parácrinos

Assim como os hormônios do sistema digestório, os agentes com ação parácrina são sintetizados pelas células endócrinas do sistema digestório. Eles não entram na circulação sistêmica, mas *agem localmente*, atingindo suas células-alvo por difusão em curtas distâncias.

A **somatostatina** é secretada pelas células D (endócrinas e parácrinas) da mucosa do sistema digestório em resposta à diminuição do pH luminal. Por sua vez, a somatostatina *inibe* a secreção de outros hormônios do sistema digestório e *inibe* a secreção gástrica de H^+. Além dessas funções parácrinas no sistema digestório, a somatostatina é secretada pelo hipotálamo e pelas células delta (δ) do pâncreas endócrino.

A **histamina** é secretada por células do tipo endócrino da mucosa do sistema digestório, sobretudo na região secretora de H^+ do estômago. A histamina, junto com a gastrina e a ACh, estimula a secreção de H^+ pelas células parietais gástricas.

Neurócrinos

Os agentes com ação neurócrina são sintetizados nos corpos celulares dos neurônios do sistema digestório. Um potencial de ação no neurônio causa a liberação do neurócrino, que se difunde pela sinapse e interage com os receptores na célula pós-sináptica.

A Tabela 8.1 apresenta um resumo de neurócrinos, inclusive não peptídeos, como ACh e norepinefrina; e peptídeos, como VIP, GRP, encefalinas, neuropeptídeo Y e substância P. Os neurócrinos mais conhecidos são ACh (liberada por neurônios colinérgicos) e norepinefrina (liberada por neurônios adrenérgicos). Os demais neurócrinos são liberados de neurônios parassimpáticos *não colinérgicos* pós-ganglionares (também chamados de neurônios peptidérgicos).

Saciedade

Os centros que controlam o apetite e o comportamento alimentar estão localizados no hipotálamo. Um **centro de saciedade**, que inibe o apetite mesmo na presença de alimentos, está no núcleo ventromedial (VMN) do hipotálamo; um **centro de alimentação** está na área hipotalâmica lateral (AHL). Esses centros são estimulados pelo **núcleo arqueado** do hipotálamo.

O núcleo arqueado tem vários neurônios que se projetam nos centros de alimentação da saciedade. Os **neurônios anorexígenos** liberam pró-opiomelanocortina (POMC) e diminuem o apetite; os **neurônios orexígenos** liberam o neuropeptídeo Y e aumentam o apetite. As seguintes substâncias influenciam os neurônios anorexígenos e orexígenos do núcleo arqueado e, consequentemente, diminuem ou aumentam o apetite e influenciam o comportamento alimentar.

- **Leptina.** A leptina é secretada pelos **adipócitos** de maneira proporcional à quantidade de gordura armazenada no tecido adiposo. Assim, a leptina detecta os níveis de gordura corporal, é secretada na circulação, atravessa a barreira hematencefálica e atua nos neurônios do núcleo arqueado do hipotálamo. Estimula os neurônios anorexígenos e inibe os neurônios orexígenos, **diminuindo o apetite** e aumentando o gasto energético. Como a leptina detecta a gordura corporal armazenada, tem efeitos crônicos (a longo prazo) na redução do apetite
- **Insulina.** A insulina tem ações semelhantes à leptina, pois estimula os neurônios anorexígenos e inibe os neurônios orexígenos, diminuindo o apetite. Ao contrário da leptina, os níveis de insulina flutuam durante o dia; assim, tem efeitos agudos (a curto prazo) na diminuição do apetite

- **GLP-1.** Como já discutido, o GLP-1 é sintetizado e secretado pelas células L intestinais. Também diminui o apetite (como a leptina e a insulina)
- **Grelina.** A grelina é secretada pelas **células gástricas** imediatamente antes da ingestão de alimentos. Atua de maneira oposta à leptina e à insulina, estimulando os neurônios orexígenos e inibindo os neurônios anorexígenos, o que **aumenta o apetite** e a ingestão alimentar. A fome e a perda de peso são fortes estímulos para a secreção de grelina
- **Peptídeo YY (PYY).** O PYY é secretado pelas células L intestinais após uma refeição. Reduz o apetite, tanto por efeito direto no hipotálamo quanto pela inibição da secreção de grelina. Também inibe o H^+ gástrico e as secreções pancreáticas, sinalizando o término da digestão.

MOTILIDADE

Motilidade é um termo geral que se refere à contração e ao relaxamento das paredes e dos esfíncteres do sistema digestório. A motilidade tritura, mistura e fragmenta o alimento ingerido a fim de prepará-lo para a digestão e absorção e, em seguida, o impulsiona ao longo do sistema digestório.

Todo o tecido contrátil do sistema digestório é constituído de músculo liso, *à exceção* da faringe, do terço superior do esôfago e do esfíncter anal externo, que são músculos estriados. A musculatura lisa do sistema digestório é formada pelo **músculo liso unitário**, em que as células apresentam acoplamento elétrico por meio de vias de baixa resistência chamadas de **junções comunicantes**. As junções comunicantes possibilitam a rápida disseminação de potenciais de ação entre as células, o que gera uma contração coordenada e suave.

Os músculos circulares e longitudinais do sistema digestório têm funções diferentes. A contração do **músculo circular** encurta um anel de músculo liso, o que diminui o diâmetro desse segmento. A contração do **músculo longitudinal** provoca encurtamento em sentido longitudinal, o que diminui o comprimento desse segmento.

As contrações do músculo liso gastrintestinal podem ser fásicas ou tônicas. As **contrações fásicas** são contrações periódicas seguidas de relaxamento. Ocorrem no esôfago, no antro gástrico e no intestino delgado, ou seja, os tecidos que participam da mistura e da propulsão. As **contrações tônicas** mantêm um nível constante de contração ou tônus sem períodos regulares de relaxamento. Ocorrem na cárdia do estômago (parte oral do estômago) e nos esfíncteres esofágico inferior, ileocecal e anal interno.

Os **esfíncteres** são regiões especializadas de músculo circular que separam duas regiões adjacentes do sistema digestório. O esfíncter esofágico superior (EES) separa a faringe e o esôfago superior, enquanto o esfíncter esofágico inferior (EEI) separa o esôfago e o estômago; o esfíncter pilórico separa o estômago e o duodeno; o esfíncter ileocecal separa o íleo e o ceco; e os esfíncteres anais interno e externo mantêm a continência fecal. Em repouso, os esfíncteres sustentam uma pressão positiva superior às pressões dos órgãos adjacentes, impedindo o fluxo anterógrado (para frente) e retrógrado (para trás). Por exemplo, a pressão positiva do EEI em repouso impede o refluxo do conteúdo gástrico para o esôfago. O movimento do conteúdo do sistema digestório pelo esfíncter exige seu relaxamento e a redução transitória de sua pressão. As alterações na pressão do esfíncter são coordenadas com as contrações do músculo liso dos órgãos adjacentes por meio de reflexos (p. ex., o reflexo da deglutição).

Ondas lentas

Como todos os músculos, a contração no músculo liso do sistema digestório é precedida por atividade elétrica, os potenciais de ação. As ondas lentas são uma característica importante da atividade elétrica do músculo liso do sistema digestório. As ondas lentas *não são potenciais de ação*, mas sim **oscilações de despolarização e repolarização** do potencial de membrana das células musculares lisas (Figura 8.7). Durante a fase de despolarização da onda lenta, o potencial de membrana se torna menos negativo e se dirige ao limiar; na fase de repolarização, o potencial de membrana fica mais negativo e se afasta do limiar. A despolarização do potencial de membrana até o limiar durante o platô ou pico da onda lenta faz com que os potenciais de ação ocorram "em cima" da onda lenta. As ondas lentas mostradas na Figura 8.7, por exemplo, atingem o limiar e disparam seis potenciais de ação no platô. Como em outros tipos de músculo, a resposta elétrica desencadeia uma resposta mecânica (contração ou tensão). Na Figura 8.7, observe que a contração ou tensão ocorre um pouco depois do pico dos potenciais de ação.

- **Frequência de ondas lentas.** A taxa ou frequência intrínseca de ondas lentas varia ao longo do sistema digestório de 3 a 12 ondas lentas por minuto. Cada parte do sistema digestório tem uma frequência característica; o estômago apresenta a menor frequência (três ondas lentas por minuto) e o duodeno, a maior frequência (12 ondas lentas por minuto). A frequência das ondas lentas define a frequência dos potenciais de ação e, portanto, a frequência das contrações. (Os potenciais de ação não podem ocorrer a menos que a onda lenta leve o potencial de membrana até o limiar). A frequência característica de ondas lentas não é influenciada por estímulos nervosos ou hormonais, embora a atividade nervosa e a atividade hormonal possam modular a produção de potenciais de ação e a força das contrações
- **Origem das ondas lentas.** Acredita-se que as ondas lentas sejam originárias das **células intersticiais de Cajal**, que são abundantes no plexo mioentérico. As despolarizações e repolarizações cíclicas ocorrem nas células intersticiais de Cajal de maneira espontânea e

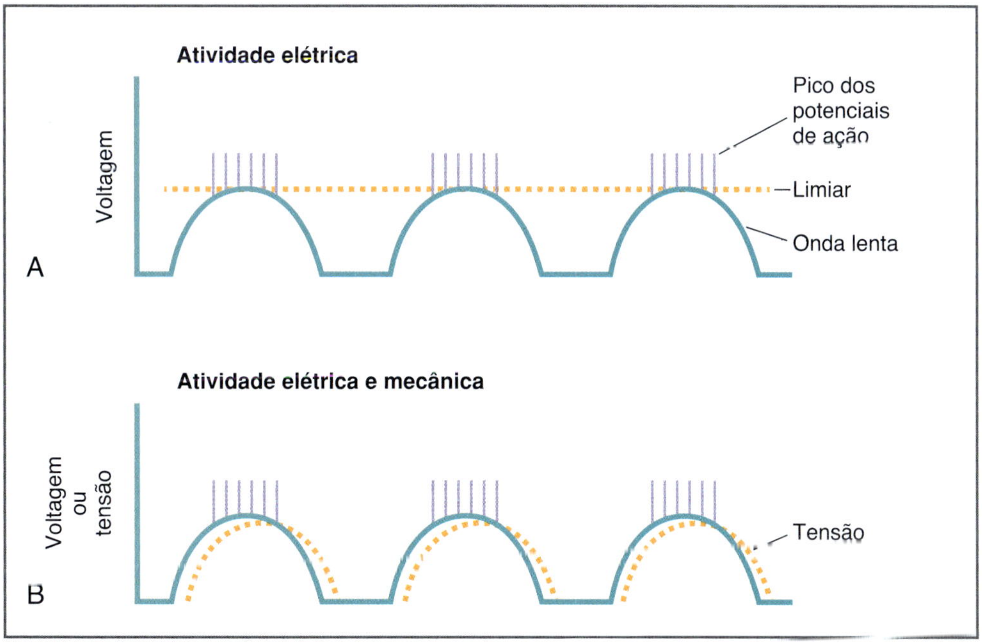

Figura 8.7 Ondas lentas do sistema digestório sobrepostas por potenciais de ação e contração. A contração ocorre depois de um pico de potenciais de ação. **A.** Atividade elétrica. **B.** Atividade elétrica e mecânica.

logo se espalham para o músculo liso adjacente por meio de junções comunicantes de baixa resistência. Assim como o nó sinoatrial é o marca-passo do coração, as células intersticiais de Cajal podem ser consideradas o **marca-passo** do músculo liso do sistema digestório. Em cada região do sistema digestório, o marca-passo aciona a frequência das ondas lentas, o que determina a taxa de ocorrência dos potenciais de ação e das contrações

- **Mecanismo de ondas lentas.** A fase de despolarização da onda lenta é causada pela abertura cíclica dos canais de cálcio (Ca^{2+}), o que produz uma corrente de influxo do íon que despolariza a membrana celular. Esses canais se abrem durante o platô da onda lenta, produzindo uma corrente de influxo de Ca^{2+} que mantém o potencial de membrana no nível despolarizado. A fase de repolarização da onda lenta é provocada pela abertura dos canais de potássio (K^+), o que produz uma corrente de efluxo do íon que repolariza a membrana celular
- **Relação entre ondas lentas, potenciais de ação e contração.** No músculo liso gastrintestinal, mesmo as ondas lentas abaixo do limiar produzem uma contração fraca. Assim, ainda na ausência de potenciais de ação, o músculo liso não está relaxado por completo, apresentando contrações basais ou **contrações tônicas**. No entanto, se as ondas lentas despolarizarem o potencial de membrana até o limiar, há ocorrência de potenciais de ação sobre as ondas lentas e, depois, contrações muito mais fortes, as **contrações fásicas**. Quanto maior o número de potenciais de ação sobre as ondas lentas, maior a contração fásica. Ao contrário do músculo esquelético (em que cada potencial de ação é seguido por uma contração distinta), os potenciais de ação no músculo liso não são seguidos por contrações separadas; em vez disso, as contrações se somam e passam a ser contínuas (ver a Figura 8.7B).

Mastigação e deglutição

A mastigação e a deglutição são os primeiros passos no processamento dos alimentos ingeridos, preparando-os para a digestão e a absorção.

Mastigação

A mastigação tem três funções: (1) misturar o alimento com a saliva, lubrificando-o para facilitar a deglutição; (2) reduzir o tamanho das partículas de alimentos, o que facilita a deglutição (embora o tamanho das partículas deglutidas não influencie o processo digestivo); e (3) misturar os carboidratos ingeridos com a amilase salivar para iniciar a digestão de carboidratos.

A mastigação tem componentes voluntários e involuntários. O componente involuntário é formado pelos reflexos desencadeados pelo alimento na boca. A informação sensorial é retransmitida de mecanorreceptores da boca para o **tronco cerebral**, o que orquestra um padrão oscilatório de atividade reflexa para os músculos da mastigação. A mastigação voluntária pode substituir a mastigação involuntária ou reflexa a qualquer momento.

Deglutição

A deglutição começa de maneira voluntária na boca, mas depois fica sob controle involuntário ou reflexo. A porção reflexa é controlada pelo **centro da deglutição**, localizado no **bulbo**. A informação sensorial (p. ex., alimento na boca) é detectada por receptores somatossensoriais próximos à faringe. Essa informação sensorial, ou aferente, é levada para o centro bulbar da deglutição por meio dos nervos vago e glossofaríngeo. O bulbo coordena a informação sensorial e determina a resposta motora, ou eferente, do músculo estriado da faringe e do esôfago superior (Figura 8.8).

A deglutição tem três fases: oral, faríngea e esofágica. A fase oral é voluntária e as demais fases são controladas por reflexos.

- **Fase oral.** A fase oral começa quando a língua força um bolo alimentar de volta para a faringe, que contém uma alta densidade de receptores somatossensoriais. Como já observado, a ativação desses receptores, então, inicia o reflexo involuntário da deglutição no bulbo
- **Fase faríngea.** O objetivo da fase faríngea é impulsionar o bolo alimentar da boca pela faringe até o esôfago nas etapas a seguir. (1) O palato mole é puxado para cima, criando uma passagem estreita para o alimento entrar na faringe, mas não refluir para a nasofaringe. (2) A epiglote se move e recobre a abertura da laringe; a laringe se move para cima contra a epiglote para evitar que o alimento entre na traqueia. (3) O esfíncter esofágico superior relaxa, possibilitando a passagem do alimento da faringe para o esôfago. (4) Uma onda peristáltica de contração começa na faringe e impulsiona o alimento pelo esfíncter aberto. A respiração é inibida durante a fase faríngea da deglutição
- **Fase esofágica.** A fase esofágica da deglutição é controlada em parte pelo reflexo da deglutição e em parte pelo sistema nervoso entérico. Na fase esofágica, o alimento é impulsionado pelo esôfago até o estômago. Depois que o bolo alimentar passou pelo esfíncter esofágico superior na fase faríngea, o reflexo de deglutição fecha o esfíncter para que o alimento não possa refluir para a faringe. Uma **onda peristáltica primária**, também coordenada pelo reflexo da deglutição, percorre o esôfago (ver discussão sobre o peristaltismo), impulsionando o alimento. Se a onda peristáltica primária não retirar o alimento do esôfago, a distensão contínua do órgão gera uma **onda peristáltica secundária**. A onda secundária, mediada pelo sistema nervoso entérico, começa no local de distensão e segue para baixo.

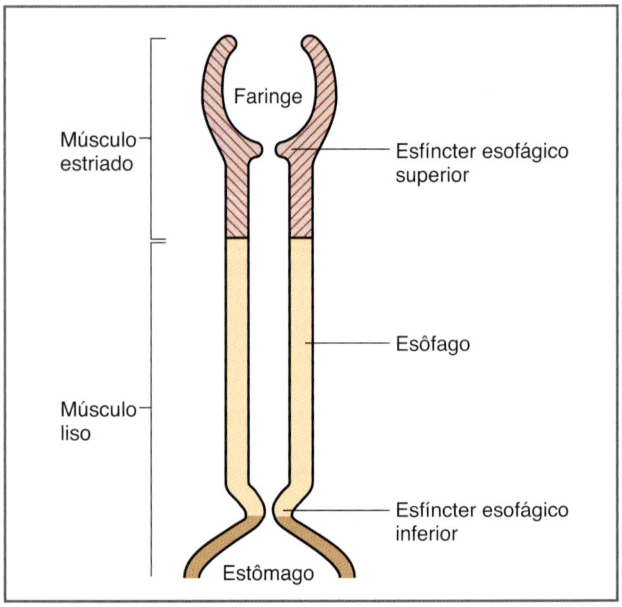

Figura 8.8 Estruturas da parte superior do sistema digestório. A faringe, o esfíncter esofágico superior e o terço superior do esôfago são compostos de músculo estriado. Os dois terços inferiores do esôfago e o esfíncter esofágico inferior são compostos de músculo liso.

Motilidade esofágica

A função da motilidade esofágica é impulsionar o bolo alimentar da faringe para o estômago (ver Figura 8.8). Há sobreposição entre a fase esofágica da deglutição e a motilidade esofágica. O caminho do bolo alimentar através do esôfago é o seguinte:

1. O **esfíncter esofágico superior** se abre, em um mecanismo mediado pelo reflexo da deglutição, possibilitando a movimentação do bolo alimentar da faringe para o esôfago. Uma vez que o bolo alimentar entra no esôfago, o esfíncter esofágico superior se fecha, o que evita o refluxo para a faringe.

2. Uma **contração peristáltica primária**, também mediada pelo reflexo da deglutição, é composta de uma série de contrações sequenciais coordenadas (Figura 8.9). A contração de cada segmento do esôfago cria uma área de alta pressão logo atrás do bolo alimentar, empurrando-o para baixo ao longo do órgão. Cada contração sequencial empurra o bolo mais adiante. Em indivíduos sentados ou em pé, essa ação é acelerada pela **gravidade**.

3. O esfíncter esofágico inferior se abre logo após o esfíncter esofágico superior retornar ao seu tônus de repouso. Assim, o esfíncter esofágico inferior fica aberto durante todo o tempo em que o bolo alimentar desce pelo esôfago. A abertura do **esfíncter esofágico inferior** é mediada por fibras peptidérgicas do nervo vago que liberam **VIP** e **NO** como seus neurotransmissores. VIP e NO relaxam o músculo liso do esfíncter esofágico inferior.

   O relaxamento do esfíncter esofágico inferior é acompanhado pelo relaxamento da região oral do estômago, um fenômeno chamado de **relaxamento receptivo**. O relaxamento receptivo diminui a pressão na parte oral do estômago e facilita o movimento do bolo alimentar para o estômago. Assim que o bolo alimentar entra no estômago oral, o esfíncter esofágico inferior se contrai, retomando seu tônus elevado de repouso. Nesse tônus de repouso, a pressão no esfíncter é maior do que a pressão no esôfago ou no estômago oral, o que evita o refluxo do estômago para o esôfago.

4. Se a contração peristáltica primária não retirar todo o alimento do esôfago, uma **contração peristáltica secundária**, mediada pelo sistema nervoso entérico, o faz. A contração peristáltica secundária começa no ponto de distensão e segue para baixo.

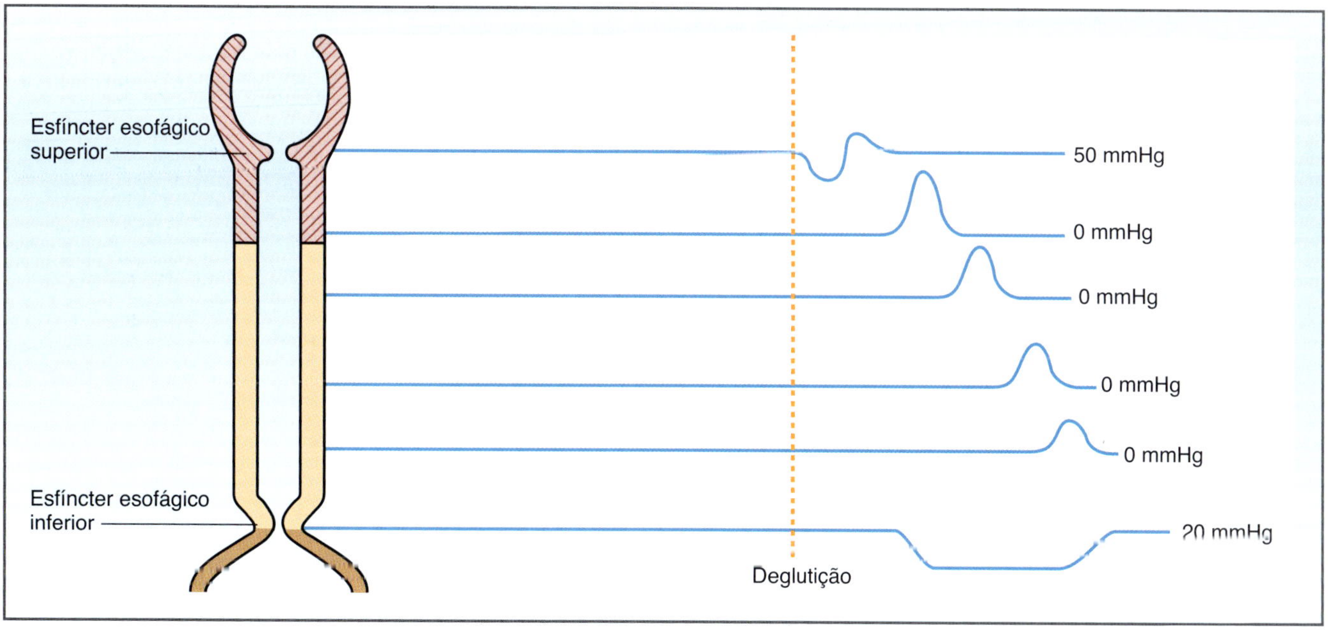

Figura 8.9 Pressões no esôfago durante a deglutição.

Um problema interessante se deve à **localização intratorácica do esôfago** (apenas o esôfago inferior está no abdome). Devido à localização torácica, a pressão intraesofágica é igual à pressão intratorácica, que é menor que a pressão atmosférica. Isso também significa que a pressão intraesofágica é menor que a pressão abdominal. A pressão intraesofágica inferior cria dois problemas: (1) manter o ar fora do esôfago na extremidade superior e (2) manter o conteúdo gástrico ácido fora do esôfago na extremidade inferior. O esfíncter esofágico superior deve impedir a entrada de ar no esôfago superior, enquanto o esfíncter esofágico inferior impede que o conteúdo gástrico ácido entre no esôfago inferior. Os esfíncteres esofágicos superior e inferior estão fechados, exceto durante a passagem de alimento da faringe para o esôfago ou do esôfago para o estômago. O aumento da pressão intra-abdominal (como na gestação ou obesidade mórbida) pode causar **refluxo gastresofágico**, em que o conteúdo do estômago reflui para o esôfago.

A **acalasia** (ou "ausência de relaxamento") é um distúrbio da deglutição (disfagia) em que não há relaxamento do esfíncter esofágico inferior e o peristaltismo é menor nos dois terços distais do esôfago. Consequentemente, há dilatação do esôfago acima do esfíncter esofágico inferior.

Motilidade gástrica

A motilidade gástrica tem três componentes: (1) relaxamento da cárdia do estômago para receber o bolo alimentar do esôfago; (2) contrações que reduzem as dimensões do bolo alimentar e o misturam às secreções gástricas para iniciar a digestão; e (3) esvaziamento gástrico que impulsiona o quimo para o intestino delgado. A frequência de entrada de quimo no intestino delgado é regulada por hormônios, assegurando que haja tempo adequado para digestão e absorção de nutrientes no intestino delgado.

Estrutura e inervação do estômago

O estômago tem três camadas de músculos: uma camada longitudinal externa, uma camada circular média e uma camada oblíqua interna que é exclusiva do estômago. A espessura da parede muscular aumenta do estômago proximal para o estômago distal.

A inervação do estômago inclui inervação extrínseca pelo SNA e inervação intrínseca dos plexos mioentéricos e submucosos. O plexo mioentérico que supre o estômago recebe inervação parassimpática do nervo vago e inervação simpática de fibras originárias do gânglio celíaco.

A Figura 8.10 mostra as três divisões anatômicas do estômago: **fundo**, **corpo** e **antro**. Com base nas diferenças de motilidade, o estômago também pode ser dividido em duas regiões, oral e caudal. A **cárdia** (região oral) é proximal, contém o fundo e a porção proximal do corpo e tem paredes finas. A **região caudal** é distal, contém a porção distal do corpo e o antro, e tem paredes espessas para gerar contrações muito mais fortes do que a região oral. As contrações da região caudal misturam o alimento e o impulsionam para o intestino delgado.

Relaxamento receptivo

A cárdia do estômago tem uma parede muscular fina. Sua função é receber o bolo alimentar. Conforme observado na discussão sobre a motilidade esofágica, a distensão do esôfago inferior por alimentos provoca relaxamento do esfíncter esofágico inferior e, simultaneamente, relaxamento da cárdia, denominado **relaxamento receptivo**.

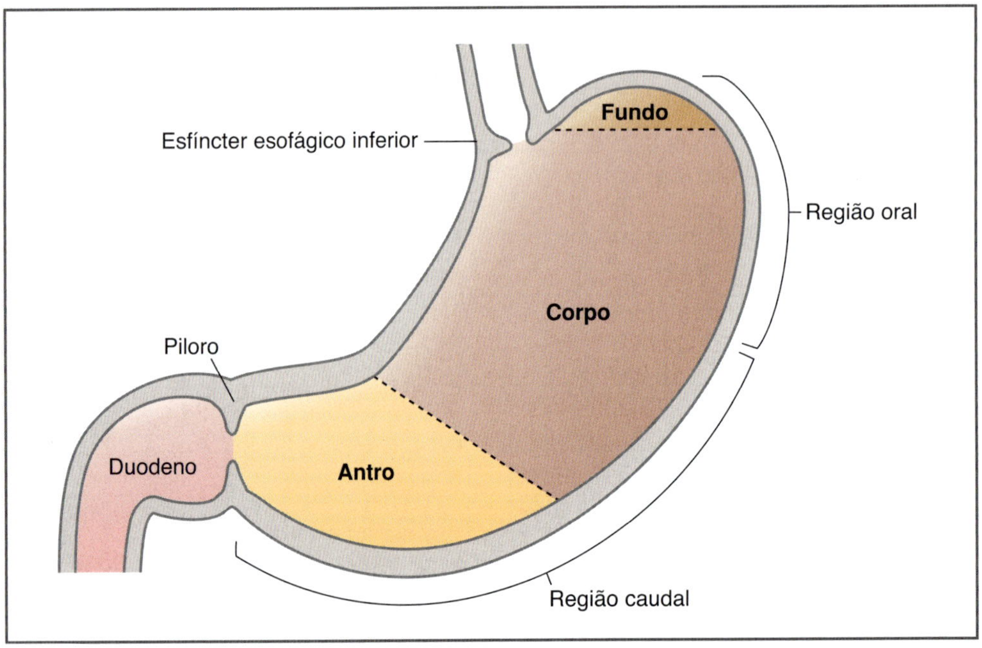

Figura 8.10 Desenho esquemático das três principais divisões do estômago: fundo, corpo e antro. A região oral inclui o fundo e a parte superior do corpo. A região caudal inclui a parte inferior do corpo e o antro.

O relaxamento receptivo reduz a pressão e aumenta o volume da cárdia, que, em seu estado relaxado, consegue acomodar até 1,5 ℓ de alimento.

O relaxamento receptivo é um **reflexo vagovagal**, o que significa que os ramos aferentes e eferentes do reflexo são carreados pelo nervo vago. Os mecanorreceptores detectam a distensão do estômago e transmitem essa informação ao SNC por meio de neurônios sensoriais. O SNC então envia informações eferentes para o músculo liso da parede da cárdia, o que causa seu relaxamento. O neurotransmissor liberado dessas fibras nervosas vagais peptidérgicas pós-ganglionares é o **VIP**. A vagotomia elimina o relaxamento receptivo.

Mistura e digestão

A região caudal do estômago tem parede muscular espessa e produz as contrações necessárias para misturar e digerir os alimentos. Essas contrações fragmentam o alimento e o misturam com as secreções gástricas para iniciar o processo digestivo.

As ondas de contração começam no meio do corpo do estômago e se deslocam distalmente ao longo do estômago caudal. São contrações vigorosas que aumentam em força à medida que se aproximam do piloro. As contrações misturam o conteúdo gástrico e impulsionam periodicamente uma parte dele pelo piloro até o duodeno. No entanto, grande parte do quimo não chega imediatamente ao duodeno porque a onda de contração também fecha o piloro. Portanto, a maior parte do conteúdo gástrico é impelida de volta ao estômago para maior mistura e redução do tamanho das partículas, um processo conhecido como **retropulsão**.

A frequência de **ondas lentas** no estômago caudal é de três a cinco ondas por minuto. Lembre-se de que as ondas lentas levam o potencial de membrana ao limiar para que haja potenciais de ação. Como a frequência das ondas lentas define a frequência máxima dos potenciais de ação e das contrações, o estômago caudal se contrai três a cinco vezes por minuto.

Embora os estímulos nervosos e hormonais *não* influenciem a frequência das ondas lentas, influenciam a frequência dos potenciais de ação e a força de contração. A **estimulação parassimpática** e os hormônios gastrina e motilina *aumentam* a frequência dos potenciais de ação e a força das contrações gástricas. A **estimulação simpática** e os hormônios secretina e GIP *diminuem* a frequência dos potenciais de ação e a força das contrações.

Durante o jejum, há contrações gástricas periódicas, chamadas de **complexos mioelétricos migratórios**, que são mediadas pela **motilina**. Essas contrações ocorrem em intervalos de 90 minutos e removem do estômago qualquer resíduo remanescente da refeição anterior.

Esvaziamento gástrico

Após uma refeição, o estômago contém cerca de 1,5 ℓ dentre sólidos, líquidos e secreções gástricas. O esvaziamento do conteúdo gástrico para o duodeno leva cerca de 3 horas. A taxa de esvaziamento gástrico deve ser regulada de maneira rigorosa para dar tempo adequado para a neutralização do H^+ gástrico no duodeno e a digestão e absorção de nutrientes.

O esvaziamento de líquido é mais rápido do que o de alimentos sólidos, assim como o esvaziamento de conteúdos isotônicos é mais rápido em comparação a conteúdos hipotônicos ou hipertônicos. A entrada no duodeno exige a redução dos sólidos a partículas de 1 mm^3 ou menos; a retropulsão no estômago continua até a redução das partículas de alimentos sólidos ao tamanho necessário.

Dois fatores principais retardam ou inibem o esvaziamento gástrico (ou seja, *aumentam o tempo de esvaziamento gástrico*): a presença de gordura e a presença de íons H^+ (pH baixo) no duodeno. O efeito da **gordura** é mediado pela **CCK**, que é secretada quando os ácidos graxos chegam ao duodeno. A CCK, por sua vez, retarda o esvaziamento gástrico, assegurando a entrada lenta do conteúdo gástrico no duodeno e dando tempo adequado para a digestão e absorção de gordura. O efeito do $\mathbf{H^+}$ é mediado por reflexos no **sistema nervoso entérico**. Os receptores de H^+ na mucosa duodenal detectam o baixo pH do conteúdo intestinal e transmitem essa informação ao músculo liso gástrico por meio de interneurônios no plexo mioentérico. Esse reflexo também garante que o conteúdo gástrico seja liberado de maneira lenta para o duodeno, dando tempo para a neutralização do H^+ pelo HCO_3^- pancreático, necessária para a função ideal das enzimas pancreáticas.

Motilidade do intestino delgado

As funções do intestino delgado são digestão e absorção de nutrientes. Nesse contexto, a motilidade do intestino delgado mistura o quimo com as enzimas digestivas e as secreções pancreáticas, expõe os nutrientes à mucosa intestinal para absorção e impulsiona o quimo não absorvido ao longo do intestino delgado para o intestino grosso.

No intestino delgado, como em outros músculos lisos do sistema digestório, a frequência das **ondas lentas** determina a taxa de ocorrência dos potenciais de ação e das contrações. A frequência de ondas lentas é maior no duodeno (12 ondas por minuto) do que no estômago. No íleo, a frequência das ondas lentas é um pouco menor, de nove ondas por minuto. Como no estômago, as contrações (**complexos mioelétricos migratórios**) ocorrem a cada 90 minutos para retirar resíduos de quimo do intestino delgado.

O intestino delgado apresenta inervação parassimpática e simpática. A inervação parassimpática é feita pelo nervo vago e a inervação simpática se dá por fibras originárias dos gânglios celíacos e mesentéricos superiores. A estimulação **parassimpática** *aumenta* a contração do músculo liso intestinal e a atividade **simpática** *diminui* essa contração. Embora muitos dos nervos parassimpáticos sejam colinérgicos (ou seja, liberem ACh), alguns liberam outros neurócrinos (ou seja, são peptidérgicos). Dentre os neurócrinos liberados dos neurônios peptidérgicos parassimpáticos do intestino delgado, estão o VIP, as encefalinas e a motilina.

O intestino delgado apresenta dois padrões de contrações: as contrações de segmentação e as contrações peristálticas. Cada padrão é coordenado pelo **sistema nervoso entérico** (Figura 8.11).

Contrações de segmentação

As contrações de segmentação **misturam o quimo** e o expõe a enzimas e secreções pancreáticas, como mostra a Figura 8.11A. A etapa 1 mostra um bolo de quimo no lúmen intestinal. Uma parte do intestino delgado se contrai, dividindo o quimo e enviando-o em direções oral e caudal (etapa 2). Essa parte do intestino, então, relaxa, permitindo que o bolo de quimo dividido volte a se juntar (etapa 3). Esse movimento de vaivém mistura o quimo, mas não produz movimento propulsivo ao longo do intestino delgado.

Contrações peristálticas

Ao contrário das contrações de segmentação, projetadas para misturar o quimo, as contrações peristálticas **impulsionam o quimo** ao longo do intestino delgado em direção ao intestino grosso (ver Figura 8.11B). A etapa 1 mostra um bolo de quimo. Uma contração ocorre em um ponto oral (atrás) ao bolo; simultaneamente, a parte do intestino caudal (à frente) do bolo alimentar relaxa (etapa 2). O quimo é assim impulsionado em sentido caudal. Uma onda de contrações peristálticas ocorre no intestino delgado, repetindo a sequência de contrações atrás do bolo e relaxamento à frente do bolo, movendo o quimo (etapa 3).

A realização desses movimentos propulsores ao longo do intestino delgado exige a atuação oposta dos músculos circulares e longitudinais para complementar as ações uns dos outros. (Lembre-se de que a contração do músculo circular diminui o *diâmetro* desse segmento do intestino delgado, enquanto a contração do músculo longitudinal diminui o *comprimento* desse segmento do intestino delgado.) Para impedir o conflito de uma contração simultânea de músculos circulares e longitudinais, sua inervação é recíproca. Consequentemente, a contração do músculo circular de um segmento é acompanhada pelo relaxamento do músculo longitudinal; a contração do músculo longitudinal, por sua vez, é acompanhada pelo relaxamento do músculo circular.

O **peristaltismo**, portanto, ocorre conforme a sequência a seguir. O bolo alimentar no lúmen intestinal é detectado pelas células tipo enterocromafins (ECL) da mucosa intestinal, que liberam serotonina (5-HT). A 5-HT liga-se a receptores em neurônios aferentes primários intrínsecos (IPANs) que, ao serem ativados, iniciam o **reflexo peristáltico** nesse segmento do intestino delgado. **Atrás do bolo alimentar**, transmissores excitatórios (p. ex., ACh, substância P, neuropeptídeo Y) são liberados no músculo circular e, ao mesmo tempo, essas vias são inibidas no músculo longitudinal; assim, esse segmento do intestino delgado se estreita e se alonga. **À frente do bolo alimentar**, as vias inibidoras (p. ex., VIP, NO) são ativadas no músculo circular, enquanto as vias excitatórias são ativadas no músculo longitudinal; assim, esse segmento do intestino delgado fica mais largo e mais curto.

Vômito

Um **centro de vômito** no bulbo coordena o reflexo do vômito. A informação aferente chega ao centro do vômito a partir do sistema vestibular, da parte posterior da garganta, do sistema digestório e da zona gatilho quimiorreceptora no quarto ventrículo.

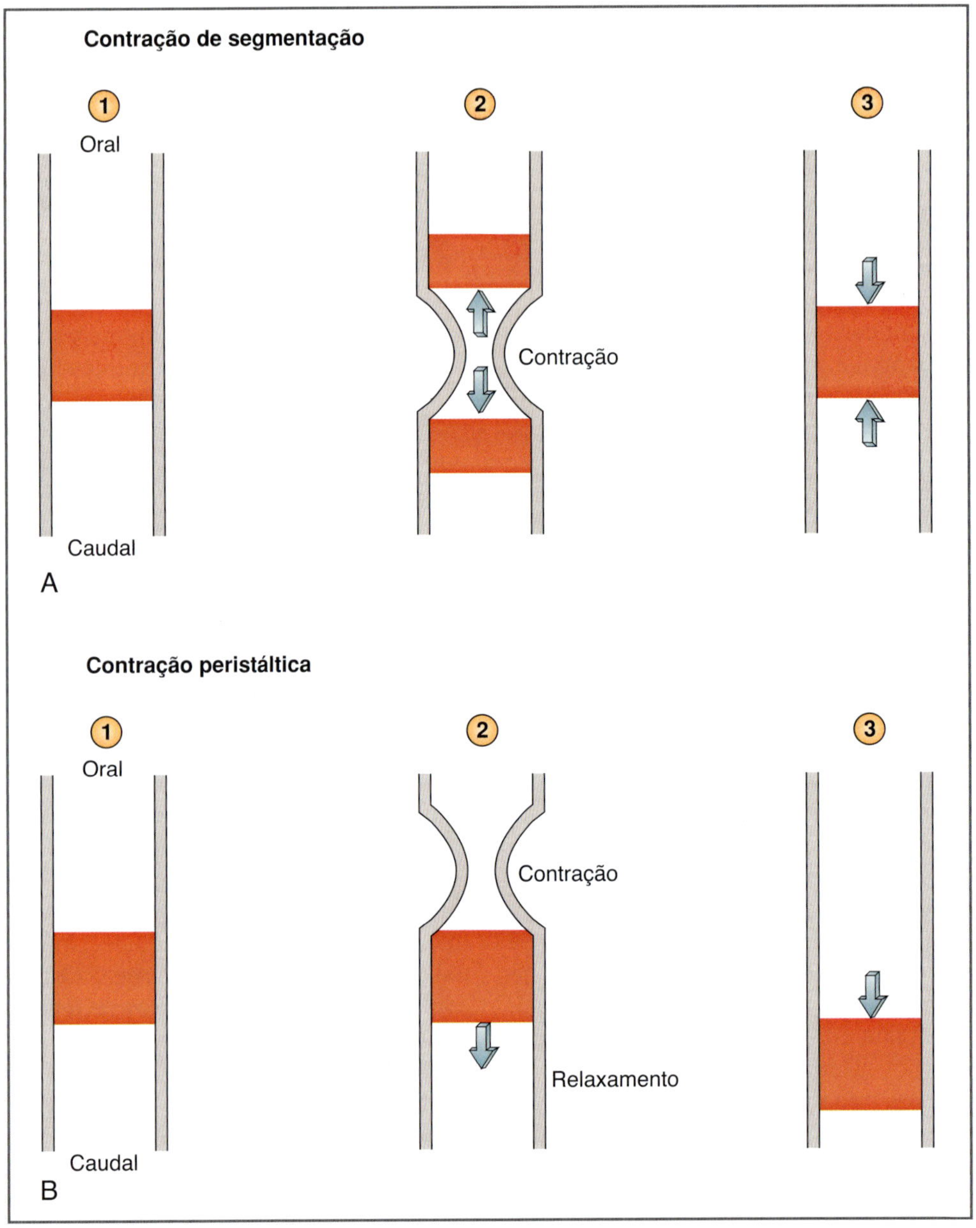

Figura 8.11 Comparação das contrações de segmentação (A) e das contrações peristálticas (B) no intestino delgado. As contrações de segmentação misturam o quimo. O peristaltismo move o quimo em sentido caudal. Na contração peristáltica, atrás do bolo (oral), o músculo circular se contrai e o músculo longitudinal relaxa; na frente do bolo alimentar (caudal), o músculo circular relaxa e o músculo longitudinal se contrai.

O **reflexo do vômito** tem esta sequência temporal: interrupção da atividade de ondas lentas do estômago e do intestino delgado, responsável pelo peristaltismo normal; **contrações peristálticas reversas** que começam no intestino delgado e sobem até o estômago; relaxamento do estômago e do piloro; inspiração forçada para aumentar a pressão abdominal; movimento da laringe para cima e para frente, e relaxamento do esfíncter esofágico inferior; fechamento da glote; expulsão forçada do conteúdo gástrico e, às vezes, duodenal. Na **ânsia de vômito**, o esfíncter esofágico superior continua fechado e, como o esfíncter esofágico inferior está aberto, o conteúdo gástrico retorna ao estômago ao final da sensação.

Motilidade do intestino grosso

O material que não é absorvido no intestino delgado entra no intestino grosso. O conteúdo do intestino grosso, chamado de **fezes**, é destinado à excreção. Depois que o conteúdo do intestino delgado entra no ceco e no cólon proximal, o esfíncter ileocecal se contrai, evitando o refluxo para o íleo. O material fecal então se move do ceco até o cólon (ascendente, transverso, descendente e sigmoide), o reto e o canal anal.

Contrações de segmentação

As contrações de segmentação ocorrem no ceco e no cólon proximal. Como no intestino delgado, essas contrações misturam o conteúdo do intestino grosso. No intestino grosso, as contrações estão associadas a segmentos característicos de formato sacular chamados de **haustrações**.

Movimentos de massa

Os movimentos de massa ocorrem no cólon e movem o conteúdo do intestino grosso por longas distâncias, como do cólon transverso para o cólon sigmoide. Esses movimentos de massa ocorrem de **1 a 3 vezes/dia**. A absorção de água se dá no cólon distal, tornando o conteúdo fecal do intestino grosso semissólido e dificultando sua movimentação. Um movimento de massa final impulsiona o conteúdo fecal para o reto, onde é armazenado até a defecação.

Defecação

Enquanto o reto se enche de fezes, o músculo liso de sua parede se contrai e o esfíncter anal interno relaxa no **reflexo retoesfincteriano**. A defecação ainda não ocorre, porém, porque o esfíncter anal externo (composto do músculo estriado e sob controle voluntário) ainda está sob contração tônica. No entanto, o preenchimento do reto em 25% de sua capacidade promove a vontade de defecar. Quando apropriado, o esfíncter anal externo é relaxado de maneira voluntária, o músculo liso do reto se contrai para criar pressão e as fezes são forçadas a sair pelo canal anal. A pressão intra-abdominal criada para a defecação pode ser aumentada por uma **manobra de Valsalva** (expiração contra a glote fechada).

Reflexo gastrocólico

A distensão do estômago por alimentos aumenta a motilidade do cólon e a frequência dos movimentos de massa no intestino grosso. Esse reflexo de arco longo, denominado **reflexo gastrocólico**, tem seu ramo aferente no estômago e é mediado pelo SNP. O ramo eferente do reflexo, que aumenta a motilidade do cólon, é mediado pelos hormônios CCK e gastrina.

SECREÇÃO

A secreção é a *adição* de líquido, enzimas e muco ao lúmen do sistema digestório. Essas secreções são produzidas pelas glândulas salivares (saliva), pelas células da mucosa gástrica (secreção gástrica), pelas células exócrinas do pâncreas (secreção pancreática) e pelo fígado (bile) (Tabela 8.3).

Secreção salivar

A saliva, produzida pelas glândulas salivares em taxa de 1 ℓ/dia, é secretada na boca. Dentre as **funções da saliva**, estão o início da digestão de amidos e lipídios pelas enzimas salivares; a diluição e o tamponamento dos alimentos ingeridos que poderiam ser prejudiciais; e a lubrificação do alimento ingerido com muco para auxiliar seu movimento pelo esôfago.

Estrutura das glândulas salivares

As três principais glândulas salivares são as glândulas parótidas, as glândulas submandibulares e as glândulas

Tabela 8.3 Resumo das secreções gastrintestinais.

Secreção	Características da secreção	Fatores que aumentam a secreção	Fatores que diminuem a secreção
Saliva	Alta [HCO_3^-] Alta [K^+] Hipotônica α-amilase e lipase lingual	Parassimpático (proeminente) Simpáticos	Sono Desidratação Atropina
Gástrica	HCl	Gastrina Acetilcolina Histamina	H^+ no estômago Quimo no duodeno Somatostatina Atropina Cimetidina Omeprazol
	Pepsinogênio Fator intrínseco	Parassimpáticos	
Pancreática	Alta [HCO_3^-] Isotônica	Secretina CCK (potencializa a secretina) Parassimpáticos	
	Lipase pancreática, amilase, proteases	CCK Parassimpáticos	
Bile	Sais biliares Bilirrubina Fosfolipídios Colesterol	CCK (contração da vesícula biliar e relaxamento do esfíncter do Oddi) Parassimpáticos	Ressecção do íleo

CCK, colecistocinina.

sublinguais. Cada glândula é uma estrutura pareada que produz saliva e a leva à boca por meio de um ducto. As **glândulas parótidas** são compostas de células serosas e secretam um líquido aquoso formado por água, íons e enzimas. As **glândulas submaxilares** e **sublinguais** são glândulas mistas e apresentam células serosas e mucosas. As células serosas secretam um líquido aquoso e as células mucosas secretam glicoproteínas mucinas para lubrificação.

Cada glândula salivar tem o aspecto de um "cacho de uvas" e cada uva corresponde a um ácino (Figura 8.12). O **ácino** é o fundo cego de um sistema de ductos ramificados e é revestido por células acinares. As **células acinares** começam a produção de saliva com água, íons, enzimas e muco. Essa saliva passa por um segmento curto, chamado ducto intercalado, e, depois, por um ducto estriado, que é revestido por células ductais. As **células ductais** modificam essa saliva à forma final, alterando as concentrações de vários eletrólitos. Os ácinos e os ductos intercalares apresentam **células mioepiteliais**. Estímulos nervosos contraem as células mioepiteliais e ejetam saliva na boca.

As células acinares salivares e as células ductais têm **inervação tanto parassimpática quanto simpática**. Embora muitos órgãos tenham essa dupla inervação, a característica incomum das glândulas salivares é que a produção de saliva é estimulada *tanto* pelo sistema nervoso parassimpático quanto *pelo* simpático (embora o controle parassimpático seja dominante).

As glândulas salivares têm **fluxo sanguíneo muito alto**, que aumenta ainda mais em caso de estímulo à produção de saliva. Corrigido para o tamanho do órgão, o fluxo sanguíneo máximo para as glândulas salivares é mais de 10 vezes o fluxo sanguíneo para o músculo esquelético em exercício!

Formação da saliva

A saliva é uma solução aquosa de volume muito alto considerando o pequeno tamanho das glândulas. É composta de água, eletrólitos, α-amilase, lipase lingual, calicreína e muco. Em comparação ao plasma, a saliva é **hipotônica** (i. e., tem menor osmolaridade), apresenta maiores concentrações de K^+ e HCO_3^- e menores concentrações de Na^+ e Cl^-. A saliva, portanto, não é um simples ultrafiltrado de plasma, sendo formada em um processo de duas etapas com vários mecanismos de transporte. A primeira etapa é a formação de uma solução isotônica semelhante ao plasma pelas células acinares. A segunda etapa é a modificação dessa solução semelhante ao plasma pelas células ductais.

A Figura 8.12 mostra as etapas acinares e ductais de produção de saliva. Os números circundados na figura correspondem às etapas a seguir.

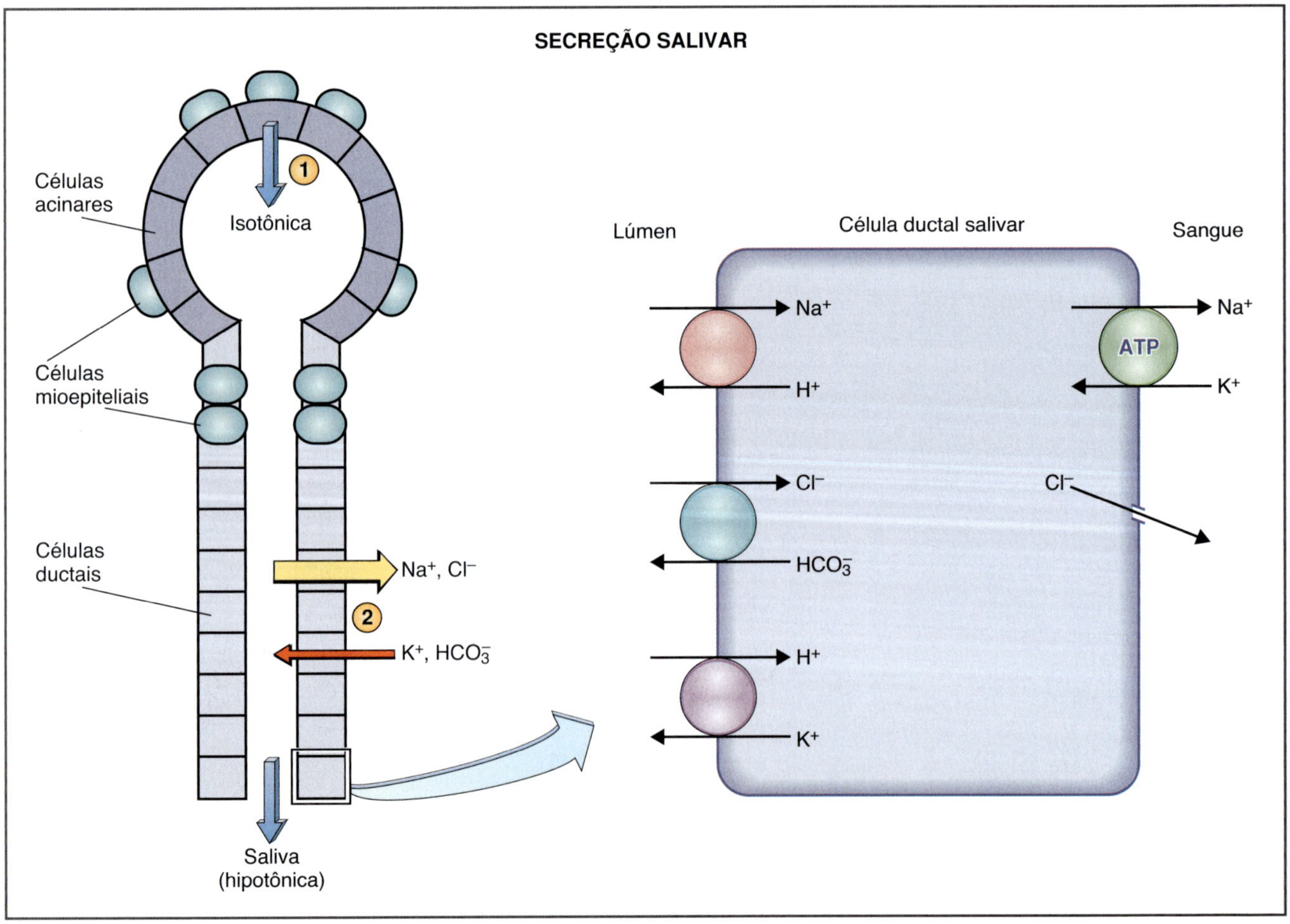

Figura 8.12 Mecanismo de secreção salivar. A saliva começa a ser produzida por células acinares (*1*) e, depois, é modificada por células epiteliais ductais (*2*). *ATP*, trifosfato de adenosina.

1. As **células acinares** começam a secreção de saliva, que é isotônica e tem quase a mesma composição eletrolítica do plasma. Essa saliva apresenta osmolaridade e concentrações de Na^+, K^+, Cl^- e HCO_3^- semelhantes às do plasma.

2. **As células ductais** modificam a primeira saliva. Os mecanismos de transporte que participam dessa modificação são complexos, mas podem ser simplificados considerando os eventos nas membranas luminais e basolaterais de maneira separada e, então, determinando o resultado líquido de todos os mecanismos de transporte. A membrana luminal das células ductais contém três transportadores: trocador de Na^+-H^+, trocador de Cl^-- HCO_3^- e trocador de H^+-K^+. A membrana basolateral contém a Na^+-K^+ ATPase e os canais de Cl^-. A ação combinada desses transportadores é a ***absorção* de Na^+ e Cl^-** e a ***secreção* de K^+ e HCO_3**. A absorção efetiva de Na^+ e Cl^- faz com que as concentrações desses íons na saliva sejam menores do que suas concentrações no plasma, enquanto a secreção efetiva de K^+ e HCO_3^- faz com que suas concentrações na saliva sejam maiores do que no plasma. Como a absorção de NaCl é maior do que a secreção de $KHCO_3$, há **absorção efetiva de soluto**.

   Uma última pergunta é: *como a saliva, inicialmente isotônica, fica hipotônica ao fluir pelos ductos?* A resposta está na relativa **impermeabilidade à água** das células ductais. Como observado, há absorção efetiva de soluto porque a absorção de NaCl é superior à secreção de $KHCO_3$. Como as células ductais são impermeáveis à água, a água não é absorvida junto com o soluto, tornando a saliva final **hipotônica**.

As células acinares também secretam constituintes orgânicos como α-amilase, lipase lingual, glicoproteínas de mucina, imunoglobulina A (IgA) e calicreína. A **α-amilase** inicia a digestão dos carboidratos e a **lipase lingual** começa a digestão dos lipídios. O componente mucoso é lubrificante. A **calicreína** é uma enzima que cliva o cininogênio de alto peso molecular em bradicinina, um potente vasodilatador. Durante os períodos de alta atividade das glândulas salivares, a calicreína é secretada e produz bradicinina. A bradicinina causa vasodilatação local, responsável pelo alto fluxo sanguíneo salivar durante os períodos de maior atividade salivar.

Efeito da velocidade de fluxo na composição da saliva

A composição iônica da saliva muda de acordo com a velocidade do fluxo salivar (Figura 8.13). Em **velocidades maiores** (4 mℓ/min), a saliva final se assemelha mais ao plasma e à secreção produzida pelas células acinares. Em **velocidades menores** (< 1 mℓ/min), a saliva final é mais diferente do plasma (tem menores concentrações de Na^+ e Cl^- e maior nível de K^+). O mecanismo das mudanças de concentração dependentes da velocidade de fluxo se baseia principalmente no tempo de contato entre a saliva e as células ductais. Em altas velocidades de fluxo, as células ductais têm *menos tempo* para modificar a saliva; em velocidades baixas, há *mais tempo* para modificação da saliva. Em condições de baixo fluxo, em que há maior tempo de contato, a reabsorção de Na^+ e Cl^- é maior, o que diminui suas concentrações em relação à saliva recém-sintetizada, e a secreção de K^+ é maior, o que aumenta sua concentração.

O único eletrólito que não obedece a essa explicação de "tempo de contato" é o HCO_3^-. Nesse caso, como o HCO_3^- é secretado pelas células ductais, sua concentração deveria ser maior em velocidades baixas. No entanto, como mostra a Figura 8.13, a concentração de HCO_3^- na saliva é menor em velocidades baixas e maior em velocidades altas. Isso acontece porque a secreção de

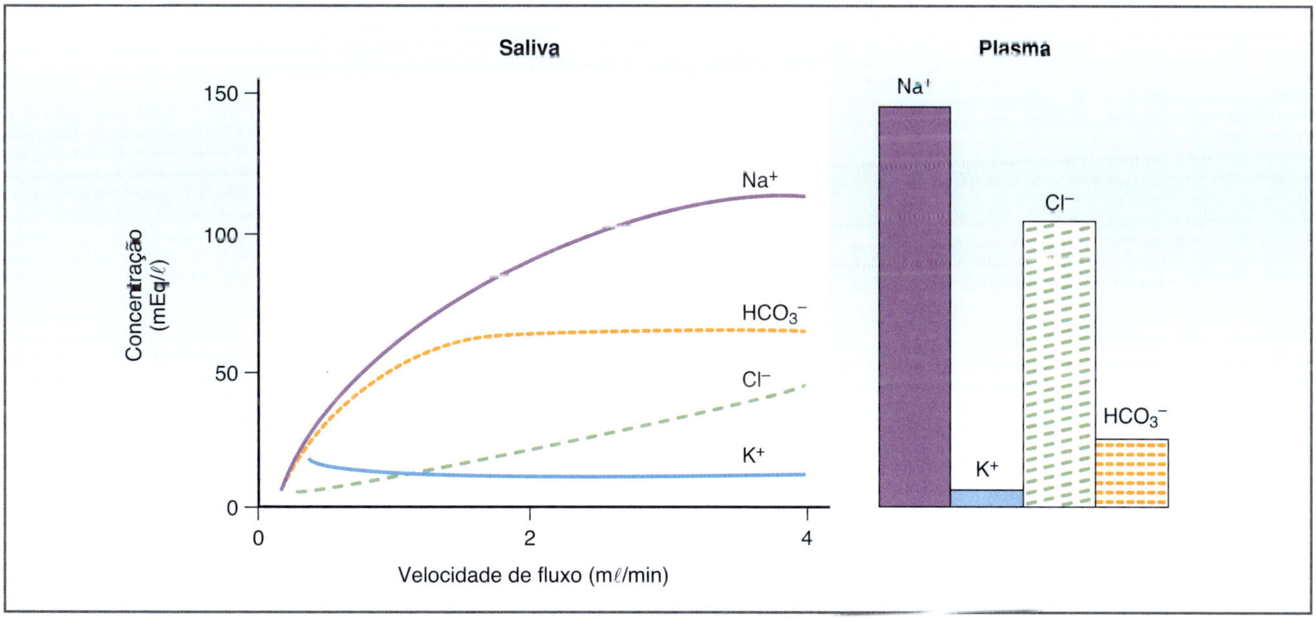

Figura 8.13 Relação entre a composição da saliva e a velocidade de fluxo salivar. A composição iônica da saliva é comparada à do plasma.

HCO_3^- é estimulada de maneira *seletiva* quando a produção de saliva é estimulada (p. ex., por mecanismos parassimpáticos). Assim, à medida que a velocidade do fluxo de saliva aumenta, a concentração de HCO_3^- também aumenta.

Regulação da secreção salivar

A regulação da secreção salivar tem duas características incomuns. (1) A secreção salivar é exclusivamente controlada pelo SNA, enquanto as demais secreções gastrintestinais estão sob controle nervoso e hormonal. (2) A secreção salivar aumenta com a **estimulação parassimpática *e* simpática**, embora a estimulação parassimpática seja dominante. (De modo geral, os sistemas nervosos parassimpático e simpático têm ações opostas.)

A Figura 8.14 resume a regulação da secreção de saliva pelo SNA. As células acinares e ductais têm inervação parassimpática e simpática. A estimulação das células salivares aumenta a produção de saliva e as secreções de HCO_3^- e enzimas, além de contrair as células mioepiteliais.

- **Inervação parassimpática.** A estimulação parassimpática das glândulas salivares é conduzida pelo nervo facial (NC VII) e pelo nervo glossofaríngeo (NC IX). Os neurônios parassimpáticos pós-ganglionares liberam ACh, que interage com **receptores muscarínicos** nas células acinares e ductais. Nas células, a ativação de receptores muscarínicos leva à produção de inositol 1,4,5-trifosfato (**IP_3**) e ao aumento da concentração intracelular de Ca^{2+}. Isso produz a ação fisiológica de aumento da secreção de saliva, por elevação principalmente do volume da saliva e do componente enzimático. Vários fatores modulam a estimulação parassimpática das glândulas salivares. A atividade parassimpática das glândulas salivares é aumentada por alimentos, odores e náuseas, e por reflexos condicionados (p. ex., como demonstrado pelos cães de Pavlov). A atividade parassimpática é diminuída por medo, sono e desidratação
- **Inervação simpática.** A estimulação simpática das glândulas salivares é originária dos segmentos torácicos T1 a T3 e os nervos pré-ganglionares fazem sinapse no gânglio cervical superior. Os neurônios simpáticos pós-ganglionares liberam norepinefrina, que interage com os receptores β-adrenérgicos das células acinares e ductais. A ativação dos **receptores β-adrenérgicos** leva à estimulação da adenilil ciclase e à produção de **monofosfato de adenosina cíclico (cAMP)**. A ação fisiológica do cAMP, como a do mecanismo parassimpático

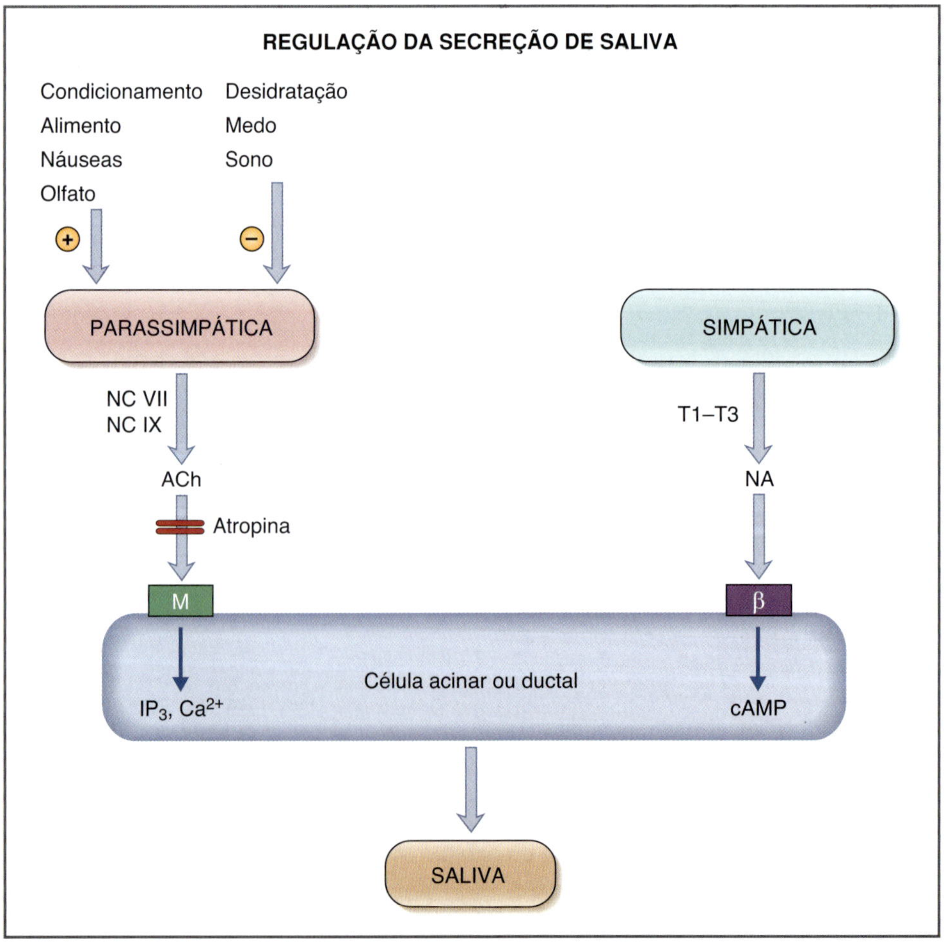

Figura 8.14 Regulação da secreção salivar pelo sistema nervoso autônomo. *ACh*, acetilcolina; β, receptor β; *cAMP*, monofosfato de adenosina cíclico; *NC*, nervo craniano; *IP_3*, inositol 1,4,5-trifosfato; *M*, receptor muscarínico; *NA*, norepinefrina; *T1-T3*, segmentos torácicos.

IP_3/Ca^{2+}, é aumentar a secreção de saliva. A estimulação simpática também ativa os receptores α-adrenérgicos das células acinares, embora a ativação dos receptores β-adrenérgicos seja considerada mais importante.

Secreção gástrica

As células da mucosa gástrica secretam um líquido chamado de **suco gástrico**. Os quatro principais componentes do suco gástrico são HCl, pepsinogênio, fator intrínseco e muco. Juntos, **HCl** e **pepsinogênio** iniciam o processo de digestão de proteínas. O **fator intrínseco** é necessário para a absorção da vitamina B_{12} no íleo e é o único componente *essencial* do suco gástrico. O **muco** protege a mucosa gástrica da ação corrosiva do HCl e lubrifica o conteúdo gástrico.

Estrutura e tipos celulares da mucosa gástrica

As divisões anatômicas do estômago (fundo, corpo e antro) foram discutidas na seção sobre **motilidade**. Além dessas divisões anatômicas maiores, a mucosa gástrica contém vários tipos de células que secretam os diversos componentes do suco gástrico. A Figura 8.15 ilustra os tipos de células e seus produtos de secreção.

O corpo do estômago contém **glândulas oxínticas** que liberam seus produtos de secreção, por meio de ductos, no lúmen do estômago (Figura 8.16). As aberturas dos ductos na mucosa gástrica são chamadas de fossas, que são revestidas com células epiteliais. A parte mais profunda da glândula contém as células mucosas do colo, as células parietais (oxínticas) e as células principais (pépticas). As **células parietais** têm dois produtos de secreção, HCl e fator intrínseco. As **células principais** têm um produto de secreção, o pepsinogênio.

O antro gástrico contém as **glândulas pilóricas**, de configuração semelhante às glândulas oxínticas, mas com fossas mais profundas. As glândulas pilóricas contêm dois tipos de células: as células G e as células mucosas. As **células G** secretam gastrina, não nos ductos pilóricos, mas *na circulação*. As **células mucosas do colo** secretam muco, HCO_3 e pepsinogênio. O muco e o HCO_3^- têm efeito protetor e neutralizante na mucosa gástrica.

Secreção de HCl

A principal função das **células parietais** é a **secreção de HCl**, que acidifica o conteúdo gástrico para o pH entre 1 e 2. Fisiologicamente, a função desse baixo pH gástrico é

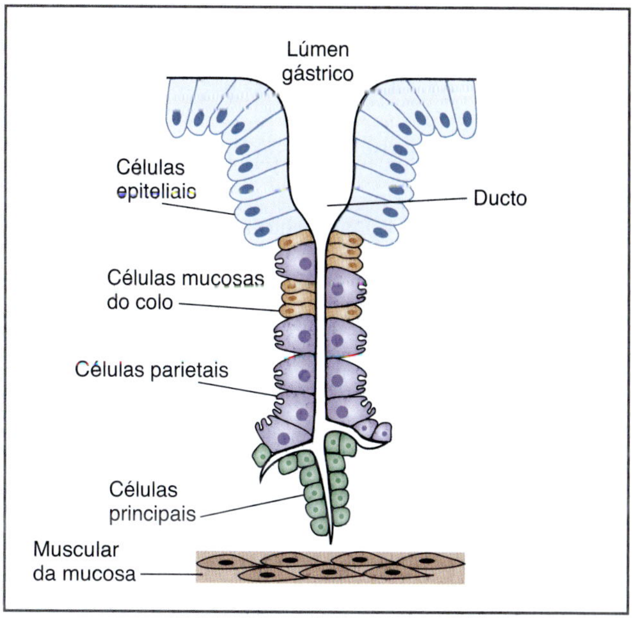

Figura 8.16 Estrutura de uma glândula gástrica oxíntica, mostrando os vários tipos de células que a revestem. Os ductos se abrem em depressões na superfície da mucosa gástrica.

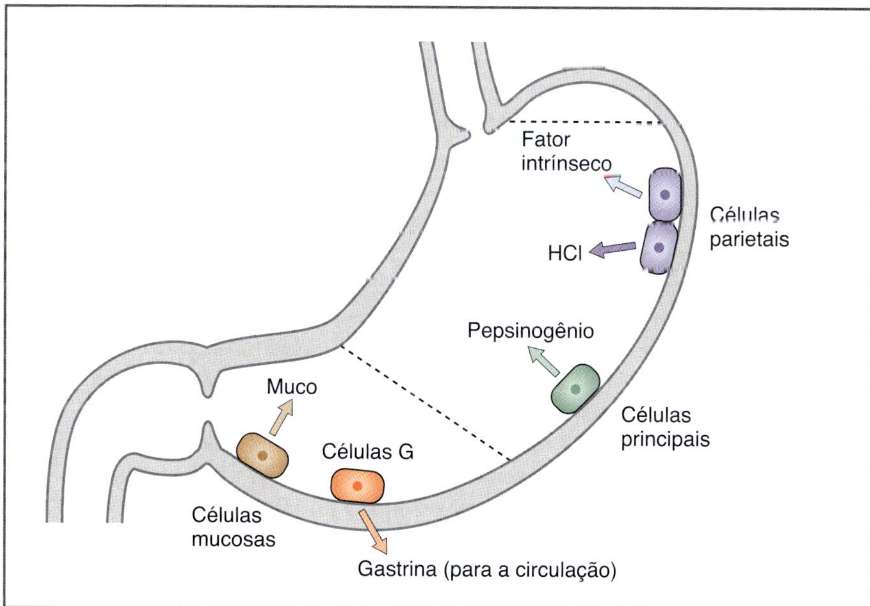

Tipo celular	Localização	Secreção
Células parietais	Corpo	HCl Fator intrínseco
Células principais	Corpo	Pepsinogênio
Células G	Antro	Gastrina
Células mucosas	Antro	Muco pepsinogênio

Figura 8.15 Produtos de secreção das várias células gástricas.

converter o pepsinogênio *inativo*, secretado pelas células principais próximas, em sua forma *ativa*, a pepsina, uma protease que inicia o processo de digestão de proteínas. O mecanismo celular da secreção de HCl por células parietais é descrito antes e, a seguir, estão definidos os mecanismos que regulam a secreção de HCl e sua fisiopatologia.

MECANISMO CELULAR

A Figura 8.17 ilustra o mecanismo celular da secreção de HCl pelas células parietais gástricas. Como nas células renais, as membranas celulares voltadas para o lúmen do estômago são chamadas de membranas apicais ou luminais e as membranas celulares voltadas para a corrente sanguínea são chamadas de membranas basolaterais. As **membranas apicais** contêm H^+-K^+ ATPase e canais de Cl^-, e as **membranas basolaterais** contêm Na^+-K^+ ATPase e trocadores de Cl^-- HCO_3^-. As células contêm anidrase carbônica.

A secreção de HCl, ilustrada na Figura 8.17, é descrita a seguir.

1. No líquido intracelular, o dióxido de carbono (CO_2) produzido a partir do metabolismo aeróbio combina-se à H_2O para formar H_2CO_3, que é catalisado pela **anidrase carbônica**. O H_2CO_3 dissocia-se em H^+ e HCO_3^-. O H^+ é secretado com Cl^- no lúmen do estômago e o HCO_3^- é absorvido no sangue, como descrito nas etapas 2 e 3, respectivamente.
2. Na **membrana apical**, o H^+ é secretado no lúmen do estômago por meio da **H^+-K^+ ATPase**. A H^+-K^+ ATPase é um processo ativo primário que transporta H^+ e K^+ contra seus gradientes eletroquímicos. A H^+-K^+ ATPase é inibida pelo fármaco **omeprazol**, que é utilizado no tratamento de úlceras para reduzir a secreção de H^+. O Cl^- segue o H^+ no lúmen por difusão, por meio de **canais de Cl^-** na membrana apical.
3. Na **membrana basolateral**, o HCO_3^- é absorvido da célula pelo sangue por meio de um trocador de Cl^--HCO_3^-. O HCO_3^- absorvido é responsável pela "alcalose pós-prandial" (pH elevado) observada no sangue venoso gástrico após uma refeição. Por fim, esse HCO_3^- volta para o sistema digestório nas secreções pancreáticas.
4. Combinados, os eventos que ocorrem nas membranas apicais e basolaterais das células parietais gástricas levam à **secreção efetiva de HCl** e à **absorção efetiva de HCO_3^-**.

SUBSTÂNCIAS QUE ALTERAM A SECREÇÃO DE HCL

Três substâncias estimulam a secreção de H^+ pelas células parietais gástricas: histamina (agente parácrino), ACh (agente neurócrino) e gastrina (um hormônio). Cada substância se liga a um receptor diferente na célula parietal e tem um mecanismo de ação celular distinto (Figura 8.18). Além disso, a ACh e a gastrina têm efeitos indiretos via estimulação da liberação de histamina.

- A **histamina** é liberada pelas células ECL da mucosa gástrica e se difunde por meio de um mecanismo parácrino até as células parietais próximas, onde se liga aos **receptores H_2**. O segundo mensageiro da histamina é **cAMP**. A histamina se liga aos receptores H_2, que são acoplados à adenilil ciclase por meio de uma proteína G_s. A ativação da adenilil ciclase aumenta a produção de cAMP. O cAMP ativa a proteína quinase A, levando à secreção de H^+ pelas células parietais. A **cimetidina** bloqueia os receptores H_2 e impede a ação da histamina nas células parietais
- A **ACh** é liberada dos nervos vagos que inervam a mucosa gástrica e se liga diretamente aos **receptores muscarínicos (M_3)** das células parietais. Os segundos

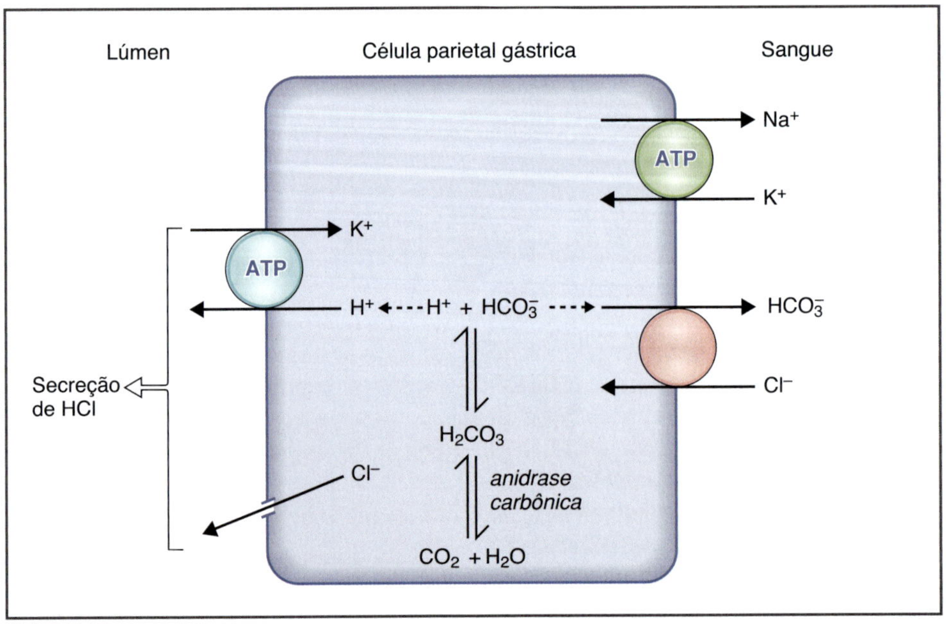

Figura 8.17 Mecanismo de secreção de HCl pelas células parietais gástricas. *ATP*, trifosfato de adenosina.

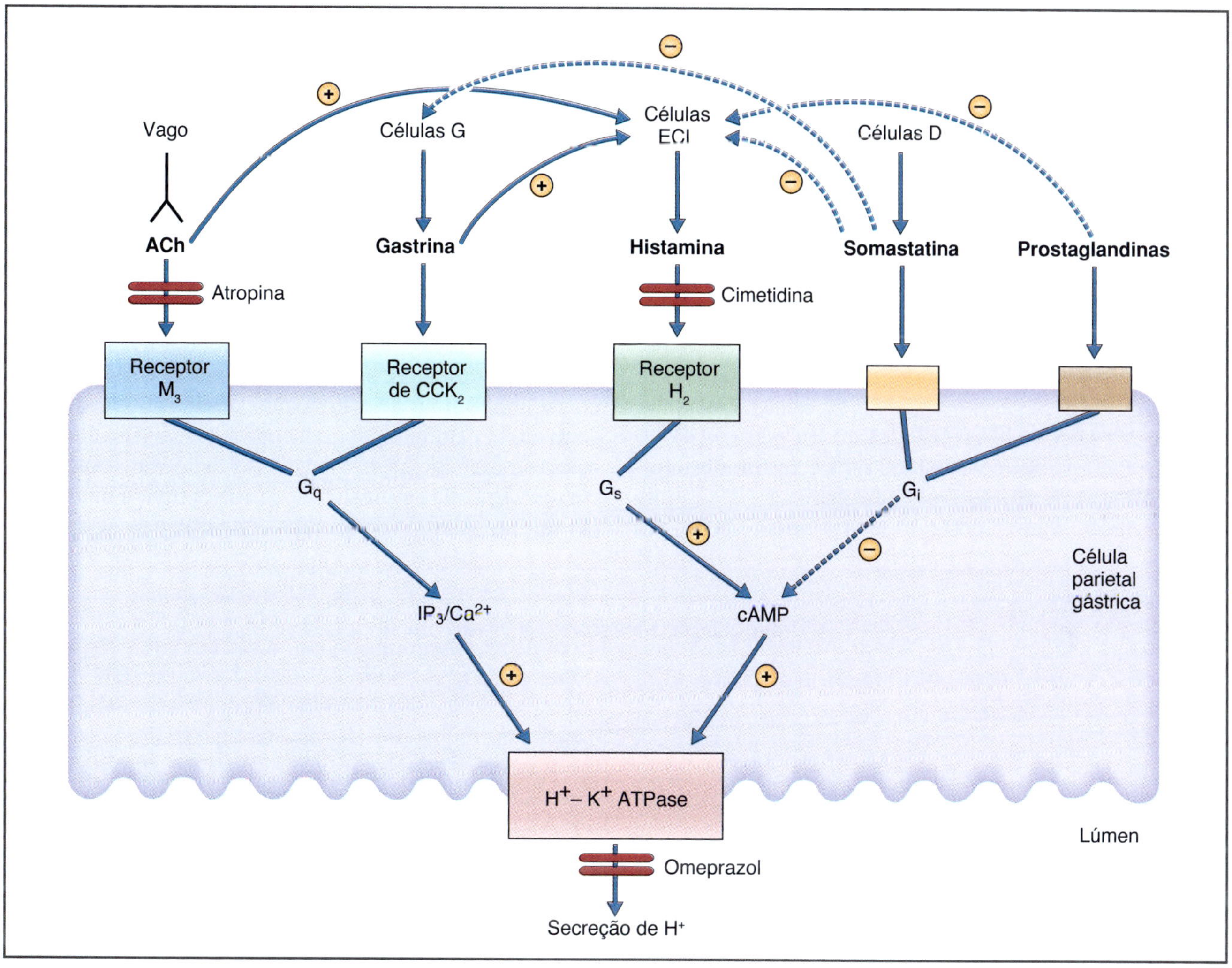

Figura 8.18 Agentes que estimulam e inibem a secreção de H⁺ pelas células parietais gástricas. *ACh*, acetilcolina; *cAMP*, monofosfato de adenosina cíclico; *CCK*, colecistocinina; *ECL*, tipo enterocromafim; *IP_3*, inositol 1,4,5-trifosfato; *M*, muscarínico.

mensageiros da ACh são **IP_3/Ca^{2+}**. A ligação da ACh aos receptores muscarínicos ativa a fosfolipase C. A fosfolipase C libera diacilglicerol e IP_3 dos fosfolipídios da membrana e IP_3, então, libera Ca^{2+} dos estoques intracelulares. O Ca^{2+} e o diacilglicerol ativam as proteínas quinases responsáveis pela ação fisiológica final: a secreção de H^+ pelas células parietais. A **atropina** bloqueia os receptores muscarínicos nas células parietais e, consequentemente, a ação da ACh.

A ACh também aumenta a secreção de H^+ de maneira indireta ao estimular as células ECL a liberar histamina que, então, atua nas células parietais como já descrito

- A **gastrina** é secretada na circulação pelas células G no antro do estômago. Ela atinge as células parietais por um mecanismo endócrino, *não* por difusão local dentro do estômago. Assim, é secretada do antro gástrico para a circulação sistêmica e, em seguida, *devolvida* ao estômago pela circulação. A gastrina liga-se aos receptores de colecistocinina 2 (CCK_2) nas células parietais. (O receptor de CCK_2 tem a mesma afinidade por gastrina e CCK, enquanto o receptor de colecistocinina 1 – CCK_1 – é específico para CCK.) Assim como a ACh, a gastrina estimula a secreção de H^+ por meio do sistema de segundos mensageiros **IP_3/Ca^{2+}**. Os estímulos que desencadeiam a secreção de gastrina pelas células G são discutidos em detalhes mais tarde. Em resumo, esses estímulos são distensão do estômago, presença de pequenos peptídeos e aminoácidos, e estimulação dos nervos vagos.

  Assim como a ACh, a gastrina também estimula a secreção de H^+ de maneira indireta, causando a liberação de histamina das células ECL.

A taxa de secreção de H^+ é regulada pelas ações independentes de histamina, ACh e gastrina, bem como pelas *interações* entre os três agentes. A interação é chamada de **potenciação**, que se refere à capacidade de dois estímulos produzirem uma resposta combinada maior que a soma das respostas individuais. Uma explicação para a potenciação nas células parietais é que cada agente estimula a secreção de H^+ por meio de um receptor diferente e, no caso da histamina, um segundo mensageiro diferente. Outra explicação deriva do fato de que tanto a ACh quanto a gastrina estimulam a liberação de histamina das células ECL e, assim, induzem a secreção de H^+ por uma segunda via indireta. Esse fenômeno de potenciação tem consequências para as ações dos diversos fármacos que inibem a secreção de H^+. Como a histamina potencializa as ações da ACh e da gastrina, por exemplo, os agentes bloqueadores do receptor H_2, como a **cimetidina**, têm efeito maior do que o esperado: bloqueiam a ação direta da histamina *e* os efeitos potencializados pela histamina da ACh e da gastrina. Em outro exemplo, a ACh potencializa as ações da histamina e da gastrina. Uma consequência dessa potencialização é que os agentes bloqueadores muscarínicos, como a **atropina**, impedem os efeitos diretos da ACh *e* os efeitos potencializados pela ACh da histamina e da gastrina.

ESTIMULAÇÃO DA SECREÇÃO DE H+

Tendo estabelecido que histamina, ACh e gastrina estimulam a secreção de HCl pelas células parietais, o controle dessa secreção em resposta a uma refeição pode ser discutido, agora, de maneira integrada. A Figura 8.19 mostra as células parietais gástricas (que secretam HCl) e as células G (que secretam gastrina). Os nervos vagos suprem as células parietais de maneira direta, onde liberam ACh como neurotransmissor. Os nervos vagos também inervam as células G, onde liberam GRP como neurotransmissor.

Como mostra a Figura 8.19, a segunda via, a das células G, é uma via *indireta* para a estimulação vagal das células parietais: a estimulação vagal libera gastrina das células G; a gastrina entra na circulação sistêmica e volta ao estômago para estimular a secreção de H^+ pelas células parietais. Uma consequência dessa dupla ação de estimulação vagal é que os agentes bloqueadores muscarínicos, como a **atropina**, não impedem a secreção de HCl por completo. A atropina bloqueia os efeitos vagais diretos nas células parietais, que são mediados pela ACh, mas não os efeitos vagais na secreção de gastrina porque o neurotransmissor nas sinapses das células G é GRP, não ACh.

REGULAÇÃO DA SECREÇÃO DE HCl

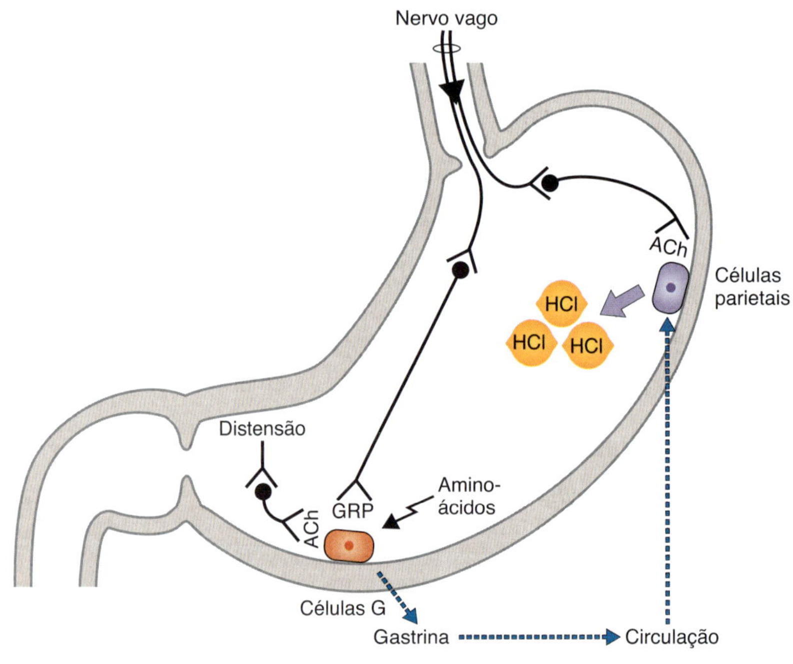

Fase	% da secreção de HCl	Estímulos	Mecanismos
Cefálica	30%	Olfato, paladar, condicionamento	Vago → célula parietal Vago → gastrina → célula parietal
Gástrica	60%	Distensão	Vago → célula parietal Vago → gastrina → célula parietal
		Distensão do antro	Reflexo local → gastrina → célula parietal
		Aminoácidos, peptídeos pequenos	Gastrina → célula parietal

Figura 8.19 Regulação da secreção de HCl durante a fase cefálica e a fase gástrica. *ACh*, acetilcolina; *GRP*, peptídeo liberador de gastrina (bombesina).

A secreção gástrica de HCl é dividida em três fases: cefálica, gástrica e intestinal. A Figura 8.19 ilustra a fase cefálica e a fase gástrica.

- A **fase cefálica** é responsável por cerca de **30%** do total de HCl secretado em resposta a uma refeição. Os estímulos para a secreção de HCl na fase cefálica são o **olfato** e o **paladar**; a mastigação; a deglutição; e os **reflexos condicionados** em antecipação ao alimento. Dois mecanismos promovem a secreção de HCl na fase cefálica. O primeiro mecanismo é a estimulação direta da célula parietal pelos nervos vagos que liberam ACh. O segundo mecanismo é a estimulação indireta das células parietais pela gastrina. Na via indireta, os nervos vagos liberam GRP nas células G, estimulando a secreção de gastrina; a gastrina entra na circulação e estimula as células parietais a secretar HCl
- A **fase gástrica** é responsável por cerca de **60%** do total de HCl secretado em resposta a uma refeição. Os estímulos para a secreção de HCl na fase gástrica são a **distensão** do estômago e a presença de produtos da degradação de proteínas, ou seja, **aminoácidos** e **pequenos peptídeos**. A fase gástrica tem quatro mecanismos fisiológicos. Os dois primeiros, iniciados pela distensão do estômago, são semelhantes aos utilizados na fase cefálica: a distensão provoca estimulação vagal direta das células parietais e estimulação indireta das células parietais via liberação de gastrina. O terceiro mecanismo é desencadeado pela distensão do antro gástrico e é composto de reflexos locais que estimulam a liberação de gastrina. O quarto mecanismo é um efeito direto de aminoácidos e pequenos peptídeos nas células G que estimulam a liberação de gastrina. Além desses mecanismos fisiológicos, o **álcool etílico** e a **cafeína** também estimulam a secreção gástrica de HCl
- A **fase intestinal** é responsável por apenas **10%** da secreção de HCl (não mostrada na Figura 8.19) e é mediada pelos produtos da digestão de proteínas.

INIBIÇÃO DA SECREÇÃO DE HCL

A secreção de HCl é inibida quando o ácido não é mais necessário para a ativação do pepsinogênio em pepsina (ou seja, quando o quimo passa para o intestino delgado). Logicamente, o principal controle da inibição da secreção de HCl é a **redução do pH** do conteúdo gástrico. Porém, *por que o pH do conteúdo gástrico diminui quando o quimo vai para o intestino delgado?* A resposta está no fato de que o próprio alimento é um tampão de H^+. O alimento no estômago tampona grande parte do H^+ que é secretado; o conteúdo gástrico está acidificado, mas não tanto quanto na ausência de tampões. Quando o alimento entra no intestino delgado, a capacidade de tamponamento é menor e a secreção adicional de H^+ reduz ainda mais o pH gástrico. Esse pH menor inibe a secreção de gastrina, o que diminui a secreção de H^+.

O principal mecanismo de inibição da secreção de H^+ pelas células parietais é mediado pela **somatostatina**. A somatostatina, secretada pelas células D do estômago, inibe a secreção gástrica de H^+ tanto pela via direta quanto pela via indireta (Figura 8.18). Na **via direta**, a somatostatina se liga a receptores nas células parietais que são acopladas à adenilil ciclase por meio de uma proteína G_i. A interação entre a somatostatina e seu receptor ativa a G_i, inibe a adenilil ciclase e reduz os níveis de cAMP; dessa forma, a somatostatina antagoniza o efeito estimulador da histamina na secreção de H^+. Nas **vias indiretas**, a somatostatina, por um mecanismo parácrino, inibe tanto a liberação de histamina pelas células ECL quanto a liberação de gastrina pelas células G; o resultado dessas ações indiretas é reduzir as ações estimuladoras da histamina e da gastrina. Como a somatostatina, as **prostaglandinas** (p. ex., prostaglandina E_2) também antagonizam a ação estimuladora da histamina na secreção de H^+ ao ativar uma proteína G_i e inibir a adenilil ciclase (ver Figura 8.18).

ÚLCERA PÉPTICA

O epitélio da mucosa gástrica parece ficar em contato direto com o conteúdo luminal gástrico, que pode ser prejudicial por ser muito ácido e conter a enzima digestiva pepsina. O que impede o conteúdo gástrico de erodir e digerir as células epiteliais da mucosa? Primeiro, as glândulas mucosas do colo secretam **muco**, que produz uma barreira protetora em forma de gel entre as células e o lúmen gástrico. Em segundo lugar, as células epiteliais gástricas secretam **HCO_3^-**, que fica aprisionado no muco. Caso algum H^+ penetre o muco, é neutralizado pelo HCO_3^- antes de atingir as células epiteliais. Além disso, qualquer molécula de pepsina que entrar no muco é inativada pelo ambiente relativamente alcalino (alto HCO_3^-). A prostaglandina E_2 mantém a barreira da mucosa e estimula a secreção de HCO_3^- e muco, e aumenta o fluxo sanguíneo da mucosa gástrica, protegendo-a das ações danosas do H^+ e da pepsina.

A **úlcera péptica** é uma lesão ulcerativa da mucosa gástrica ou duodenal. A úlcera é causada pela ação erosiva e digestiva do H^+ e da pepsina na mucosa (normalmente protegida pela camada de muco e HCO_3). Assim, a geração de uma úlcera péptica exige (1) a perda da barreira mucosa protetora e/ou (2) a secreção excessiva de H^+ e pepsina. Dito de outra maneira, a úlcera péptica é causada por um desequilíbrio entre os fatores que protegem a mucosa gastroduodenal e os fatores que a danificam (Figura 8.20). Os **fatores de proteção**, além de muco e HCO_3^-, são as prostaglandinas, o fluxo sanguíneo da mucosa e os fatores de crescimento. Os **fatores danosos**, além de H^+ e pepsina, são infecção por *Helicobacter pylori*, anti-inflamatórios não esteroidais (AINEs), estresse, tabagismo e etilismo. As úlceras pépticas são classificadas como gástricas ou duodenais dependendo de sua localização. A Tabela 8.4 resume as características de úlceras gástricas, úlceras duodenais e síndrome de Zollinger-Ellison.

- **Úlceras gástricas.** As úlceras gástricas são causadas principalmente por defeitos na barreira da mucosa,

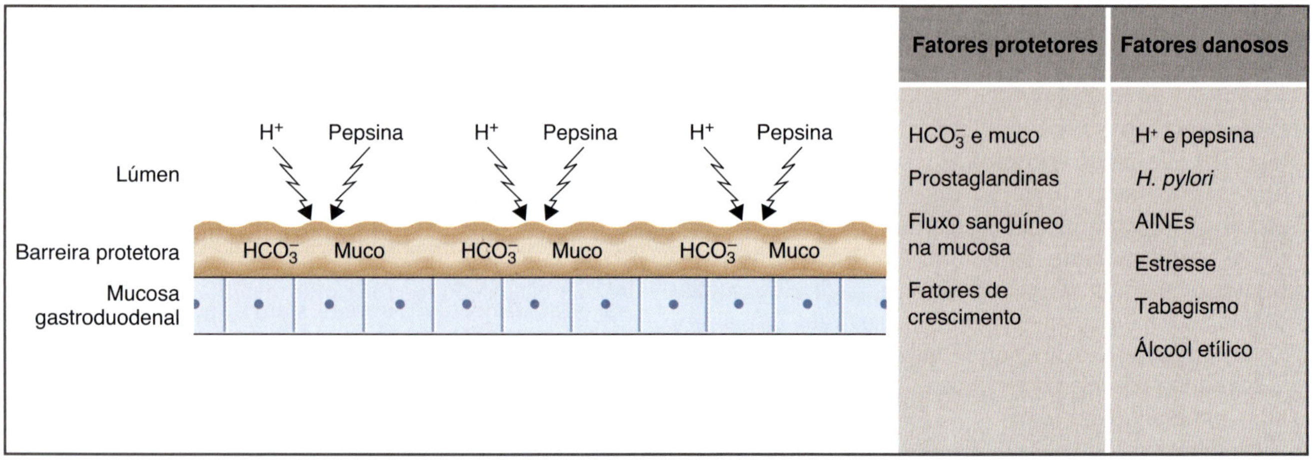

Figura 8.20 Equilíbrio de fatores protetores e danosos na mucosa gastroduodenal. *H. pylori, Helicobacter pylori*; *AINEs*, anti-inflamatórios não esteroides.

Tabela 8.4 Distúrbios da secreção gástrica de H^+.

Distúrbio	Secreção de H^+	Níveis de gastrina	Comentários
Úlcera gástrica	↓	↑ (Devido à diminuição da secreção de H^+)	Danifica a barreira protetora da mucosa gástrica
Úlcera duodenal	↑	↑ (Resposta da gastrina à ingestão de alimentos)	Aumento da massa de células parietais devido ao aumento dos níveis de gastrina
Síndrome de Zollinger-Ellison	↑↑	↑↑	O tumor pancreático secreta gastrina Aumento da massa de células parietais devido ao efeito trófico dos maiores níveis de gastrina

possibilitando a digestão da mucosa por H^+ e pepsina. Um dos principais fatores responsáveis pelas úlceras gástricas é a **bactéria gram-negativa *H. pylori*.** A causa das úlceras gástricas é bastante direta: o *H. pylori* coloniza o muco gástrico (geralmente o antro), liga-se às células epiteliais gástricas e libera citotoxinas (p. ex., a toxina CagA) que destroem a barreira protetora da mucosa e as células abaixo dela. *H. pylori* pode colonizar o muco gástrico por apresentar a enzima **urease**, que converte ureia em NH_3. A NH_3 gerada alcaliniza o ambiente local, permitindo a sobrevida das bactérias no lúmen gástrico, que seria ácido. Como o ambiente local não é hostil, as bactérias se ligam ao epitélio gástrico em vez de serem eliminadas. Outro fator prejudicial é NH_4^+, que está em equilíbrio com NH_3. Um **exame diagnóstico** para detecção de *H. pylori* se baseia em sua atividade de urease. Nesse exame, o paciente ingere uma solução de ^{13}C-ureia, que é convertida em $^{13}CO_2$ e NH_3 no estômago; o $\mathbf{^{13}CO_2}$ é absorvido pelo sangue, expirado pelos pulmões e medido em um teste respiratório. Surpreendentemente, em indivíduos com úlceras gástricas, as taxas efetivas de secreção de H^+ são menores do que o normal porque parte do H^+ secretado atinge a mucosa danificada. Na úlcera gástrica, a taxa de secreção de gastrina é maior devido à menor secreção efetiva de H^+ (Lembre-se de que a secreção de gastrina é inibida por H^+.)

- **Úlceras duodenais.** As úlceras duodenais são mais comuns do que as úlceras gástricas e se formam porque as taxas de secreção de H^+ são maiores que o normal. A liberação do excesso de H^+ no duodeno sobrecarrega a capacidade de tamponamento do HCO_3^- no suco pancreático. Junto com a pepsina, esse excesso de H^+ digere e danifica a mucosa duodenal. A infecção por *H. pylori* também causa úlcera duodenal, mas seu papel é indireto. (Se as bactérias colonizam a mucosa *gástrica*, como causam úlcera *duodenal*?) (1) Como já descrito, *H. pylori* coloniza o muco gástrico. Uma consequência dessa colonização é a **inibição da secreção de somatostatina** pelas células D do antro gástrico. Como a somatostatina normalmente inibe a secreção de gastrina pelas células G, a "inibição da inibição" aumenta a secreção de gastrina, o que eleva a secreção de H^+ pelas células parietais gástricas. Dessa forma, há um aumento da carga de H^+ que chega ao duodeno. (2) A infecção gástrica por *H. pylori* se espalha até o duodeno e **inibe a secreção duodenal de HCO_3^-**. Normalmente, o HCO_3^- duodenal é suficiente para neutralizar a carga de H^+ advinda do estômago. No entanto, nesse caso, não só há excesso de H^+ liberado para o duodeno, mas menor secreção de HCO_3^- para neutralizá-lo. Em resumo, a neutralização do H^+ no duodeno é insuficiente, o conteúdo duodenal fica muito ácido e há uma ação erosiva do H^+ e da pepsina na mucosa duodenal. Em indivíduos com úlceras duodenais, os níveis basais de gastrina podem ser normais, mas a secreção da molécula em resposta a uma refeição é maior. Os maiores níveis de gastrina também exercem um efeito trófico no estômago, o que aumenta a massa de células parietais

- **Síndrome de Zollinger-Ellison (gastrinoma).** A maior secreção de H^+ é observada na síndrome de Zollinger-Ellison, em que um tumor (geralmente um adenoma de células das ilhotas pancreáticas ou gastrinoma) secreta grandes quantidades de gastrina. Os altos níveis de gastrina têm dois efeitos diretos: aumento da secreção de H^+ pelas células parietais e aumento da massa celular parietal. A entrada de altas quantidades de H^+ no duodeno supera a capacidade de tamponamento do HCO_3^- dos sucos pancreáticos, corrói a mucosa e provoca uma **úlcera**. As maiores quantidades de H^+ no duodeno também causam **esteatorreia**, porque o baixo pH duodenal inativa as lipases pancreáticas necessárias para a digestão de gordura. Como a secreção de gastrina pelo tumor *não* é inibida por *feedback* pelo H^+ (como a secreção fisiológica de gastrina pelas células G), segue inabalável. O tratamento da síndrome de Zollinger-Ellison é composto de inibidores da secreção de H^+, como **cimetidina** e **omeprazol**, e a remoção cirúrgica do tumor.

Secreção de pepsinogênio

O pepsinogênio, o precursor inativo da pepsina, é secretado pelas células principais e pelas células mucosas das glândulas oxínticas. A redução do pH do conteúdo gástrico pelo H^+ secretado pelas células parietais converte o pepsinogênio em pepsina, iniciando o processo de digestão de proteínas. Nas fases cefálica e gástrica da secreção de H^+, o **estímulo vagal** é o mais importante para a secreção de pepsinogênio. O H^+ também desencadeia reflexos locais que estimulam as células principais a secretar pepsinogênio. Esses reflexos complementares asseguram a secreção de pepsinogênio somente quando o pH gástrico for baixo o suficiente para convertê-lo em pepsina.

Secreção de fator intrínseco

O fator intrínseco, uma mucoproteína, é o "outro" produto de secreção das células parietais. O fator intrínseco é necessário para a absorção da vitamina B_{12} no íleo e sua ausência causa **anemia perniciosa**. O fator intrínseco é a única secreção *essencial* do estômago. Assim, após uma gastrectomia (remoção do estômago), os pacientes precisam receber injeções de vitamina B_{12} devido ao defeito de absorção causado pela perda do fator intrínseco gástrico.

Secreção pancreática

O pâncreas exócrino secreta cerca de 1 ℓ de líquido por dia no lúmen do duodeno. A secreção consiste em um componente aquoso rico em HCO_3^- e um componente enzimático. A porção aquosa com HCO_3^- neutraliza o H^+ que chega ao duodeno a partir do estômago. A **porção enzimática** digere carboidratos, proteínas e lipídios em moléculas absorvíveis.

Estrutura das glândulas exócrinas pancreáticas

O pâncreas exócrino constitui cerca de 90% do pâncreas. O restante do tecido pancreático é formado por pâncreas endócrino (2%), vasos sanguíneos e líquido intersticial. (O pâncreas endócrino é discutido no Capítulo 9.)

O pâncreas exócrino é organizado como as glândulas salivares: assemelha-se a um cacho de uvas e cada uva corresponde a um ácino (Figura 8.21). O **ácino**, o saco cego de um sistema de ductos ramificados, é revestido por células acinares que secretam a porção enzimática da secreção pancreática. Os ductos são revestidos por **células ductais**. As células epiteliais ductais estendem-se para uma região especial de **células centroacinares** no ácino. As células centroacinares e ductais secretam o componente aquoso com HCO_3^- da secreção pancreática.

O pâncreas exócrino é inervado pelos sistemas nervosos parassimpático e simpático. A inervação simpática é suprida pelos nervos pós-ganglionares dos plexos celíacos e mesentéricos superiores. A inervação parassimpática é feita pelo nervo vago; as fibras pré-ganglionares parassimpáticas fazem sinapse no sistema nervoso entérico e as fibras pós-ganglionares fazem sinapse no pâncreas exócrino. A atividade **parassimpática** estimula a secreção pancreática, enquanto a atividade **simpática** a inibe. (Compare o pâncreas exócrino com as glândulas salivares, em que tanto a atividade parassimpática quanto a atividade simpática são estimuladoras.)

Formação da secreção pancreática

Os componentes enzimático e aquoso da secreção pancreática são produzidos por mecanismos distintos. As enzimas são secretadas pelas células acinares e o componente aquoso é secretado pelas células centroacinares, e, depois, modificado pelas células ductais.

A secreção pancreática ocorre nas seguintes etapas, como ilustra a Figura 8.21.

1. **Componente enzimático da secreção pancreática (células acinares).** A maioria das enzimas necessárias para a digestão de carboidratos, proteínas e lipídios é secretada pelo pâncreas (Tabela 8.5). A **amilase** pancreática e as **lipases** são secretadas como enzimas ativas. As **proteases** pancreáticas são secretadas em formas inativas e convertidas em suas formas ativas no lúmen do duodeno; por exemplo, o pâncreas secreta tripsinogênio, que é convertido no lúmen intestinal em sua forma ativa, a tripsina. As funções das enzimas pancreáticas são discutidas mais adiante, na seção sobre digestão de nutrientes.

   As enzimas pancreáticas são sintetizadas no **retículo endoplasmático rugoso** das células acinares. São transferidas para o complexo de Golgi e depois para os vacúolos de condensação, onde são concentradas em

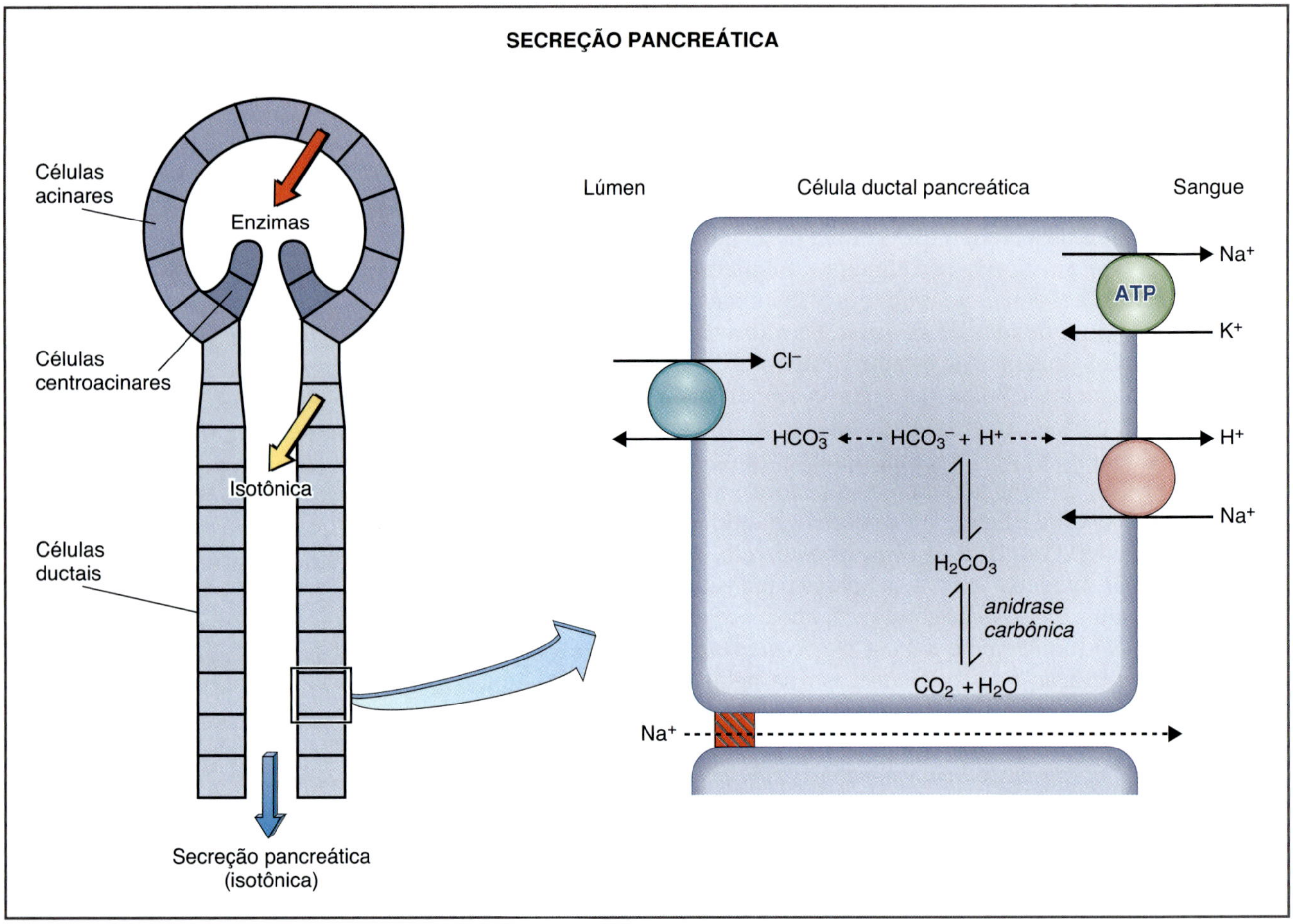

Figura 8.21 Mecanismo de secreção pancreática. O componente enzimático é produzido pelas células acinares e o componente aquoso é sintetizado pelas células centroacinares e ductais. *ATP*, trifosfato de adenosina.

Tabela 8.5 Fontes de enzimas digestivas.

Grupo nutricional	Saliva	Estômago	Pâncreas	Mucosa intestinal
Carboidratos	Amilase	—	Amilase	Sacarase Maltase Lactase Trealase α-dextrinase
Proteínas	—	Pepsina	Tripsina Quimotripsina Carboxipeptidase Elastase	Amino-oligopeptidase Dipeptidase Enteroquinase
Lipídios	Lipase lingual	—	Lipase-colipase Fosfolipase A_2 Colesterol éster hidrolase	—

grânulos de zimogênio. As enzimas são armazenadas nos grânulos de zimogênio até que um estímulo (p. ex., atividade parassimpática ou CCK) desencadeie sua secreção. A estimulação da secreção das células acinares faz com que os grânulos se movam até a membrana apical por meio de uma rede citoesquelética; os grânulos se fundem com a membrana plasmática e liberam seu conteúdo no lúmen acinar.

2. **Componente aquoso da secreção pancreática (células centroacinares e ductais).** O suco pancreático é uma solução isotônica com Na^+, Cl^-, K^+ e HCO_3^- (além das enzimas). As concentrações de Na^+ e K^+ são as mesmas observadas no plasma, mas os níveis de Cl^- e HCO_3^- variam conforme o fluxo pancreático.

As células centroacinares e ductais produzem a primeira secreção aquosa, que é **isotônica** e contém

Na^+, K^+, Cl^- e HCO_3^-. Essa secreção é então modificada por processos de transporte nas células epiteliais ductais: a membrana apical das células ductais contém um trocador de Cl^-- HCO_3^- e a membrana basolateral contém uma Na^+-K^+ ATPase e um trocador de Na^+-H^+. Na presença de anidrase carbônica, CO_2 e H_2O se combinam nas células para formar H_2CO_3. O H_2CO_3 se dissocia em H^+ e HCO_3^-. O HCO_3^- é secretado no suco pancreático pelo trocador de Cl^--HCO_3^- na membrana apical. O H^+ é transportado para o sangue pelo trocador de Na^+-H^+ na membrana basolateral. O resultado líquido ou soma desses processos de transporte é a secreção efetiva de HCO_3^- no suco ductal pancreático e a absorção efetiva de H^+; a absorção de H^+ acidifica o sangue venoso pancreático.

Efeito da velocidade de fluxo na composição do suco pancreático

A mudança da velocidade de fluxo pancreático não influencia as concentrações de Na^+ e K^+ no suco pancreático, mas modifica os níveis de HCO_3^- e Cl^- (Figura 8.22). (Lembre-se de que uma relação semelhante, mas não idêntica, é observada entre a composição da saliva e a velocidade do fluxo salivar.) O suco pancreático apresenta uma relação recíproca entre as concentrações de Cl^- e HCO_3^-, que é mantida pelo trocador de Cl^--HCO_3^- na membrana apical das células ductais (ver Figura 8.21). No fluxo pancreático mais rápido (acima de 30 μℓ/min por g), a concentração de HCO_3^- no suco pancreático é maior (e muito maior em comparação ao plasma) e a concentração de Cl^- é menor. No fluxo mais lento, o nível de HCO_3^- é menor e de Cl^- é maior.

A relação entre a velocidade de fluxo e as concentrações relativas de Cl^- e HCO_3^- se explica pelo fato de que, em velocidades baixas (basais) de secreção pancreática, as células pancreáticas liberam uma solução isotônica composta principalmente por Na^+, Cl^- e H_2O. No entanto, ao serem estimuladas (p. ex., por secretina), as células centroacinares e ductais secretam quantidades ainda maiores de uma solução isotônica de composição diferente, formada principalmente por Na^+, HCO_3^- e H_2O.

Regulação da secreção pancreática

A secreção pancreática tem duas funções: (1) ter as enzimas necessárias para a digestão de carboidratos, proteínas e lipídios – a porção enzimática da secreção pancreática desempenha essas funções digestivas; e (2) neutralizar o H^+ no quimo que chega ao duodeno a partir do estômago. A porção aquosa da secreção pancreática contém HCO_3^-, que desempenha a função neutralizante. Portanto, é lógico que as porções enzimática e aquosa sejam reguladas separadamente: a secreção aquosa é estimulada pela chegada de H^+ no duodeno e a secreção enzimática é estimulada por produtos da digestão (pequenos peptídeos, aminoácidos e ácidos graxos).

Assim como a secreção gástrica, a secreção pancreática é dividida em fases cefálica, gástrica e intestinal. No pâncreas, as fases cefálica e gástrica são menos importantes que a fase intestinal. Em resumo, a **fase cefálica** é iniciada pelo olfato, paladar e condicionamento, e é mediada pelo nervo vago. A fase cefálica produz principalmente uma secreção enzimática. A **fase gástrica** é iniciada pela distensão do estômago e mediada pelo nervo vago. A fase gástrica produz principalmente uma secreção enzimática.

A **fase intestinal** é a mais importante e representa cerca de **80%** da secreção pancreática. Nessa fase, as secreções enzimáticas *e* aquosas são estimuladas. A Figura 8.23 mostra a regulação hormonal e nervosa das células acinares e ductais na fase intestinal.

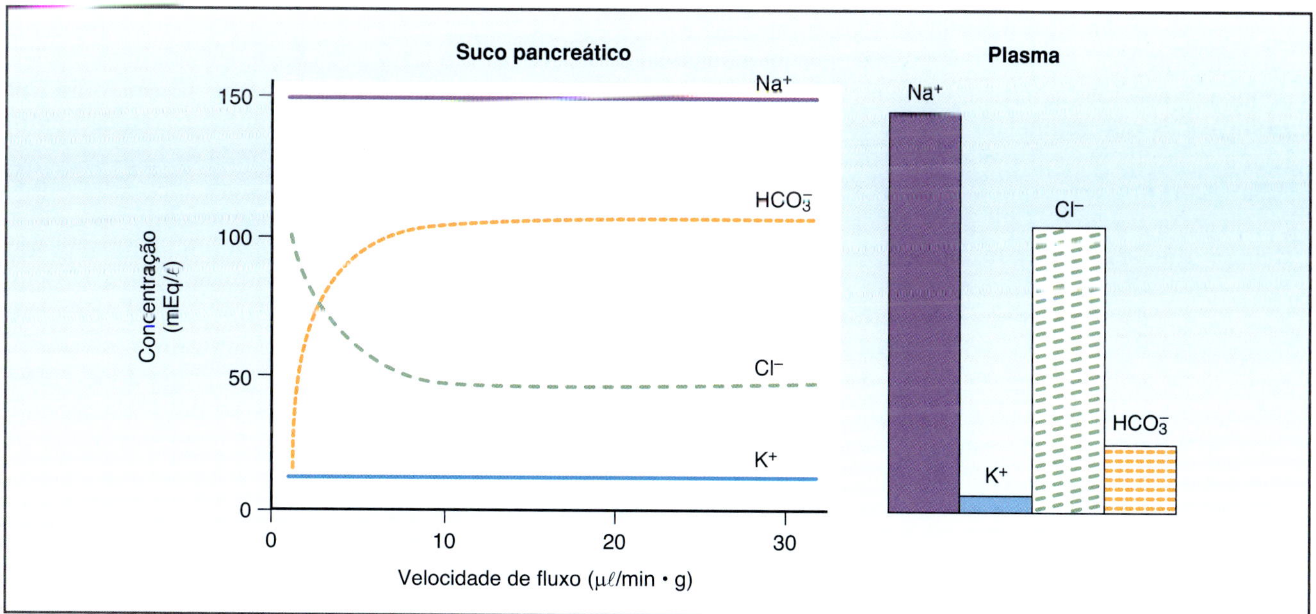

Figura 8.22 Relação entre a composição do suco pancreático e a velocidade do fluxo pancreático. A composição iônica do suco pancreático é comparada à do plasma.

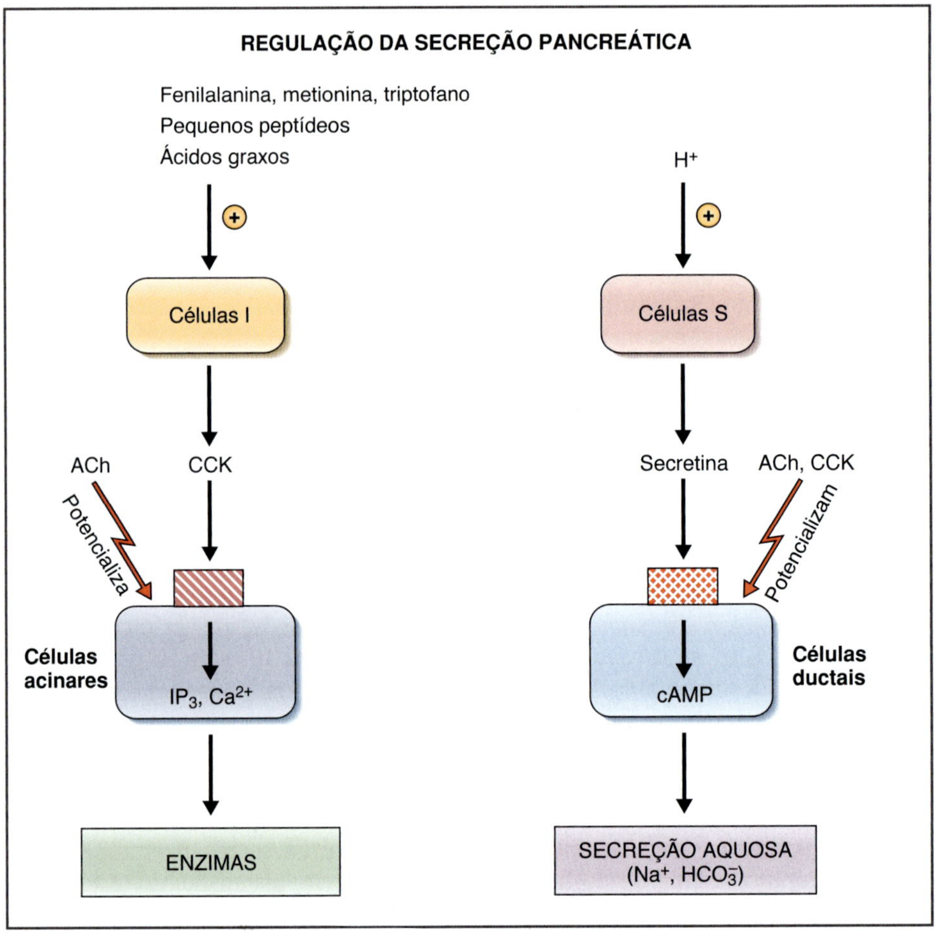

Figura 8.23 Regulação da secreção pancreática. *ACh*, acetilcolina; *cAMP*, monofosfato cíclico de adenosina; *CCK*, colecistocinina; *IP_3*, inositol 1,4,5-trifosfato.

- **Células acinares (secreção enzimática).** As células acinares pancreáticas têm receptores para CCK (receptores CCK_1) e receptores muscarínicos para ACh. Durante a fase intestinal, a **CCK** é o principal estimulador da secreção enzimática. As células I são estimuladas a secretar CCK pela presença de aminoácidos, pequenos peptídeos e ácidos graxos no lúmen intestinal. Dos aminoácidos que estimulam a secreção de CCK, fenilalanina, metionina e triptofano são os mais potentes. Além disso, a **ACh** estimula a secreção enzimática e potencializa a ação da CCK pelos reflexos vagovagais
- **Células ductais (secreção aquosa de Na^+, HCO_3^- e H_2O).** As células ductais pancreáticas têm receptores para CCK, ACh e secretina. A **secretina**, liberada pelas células S do duodeno, é o principal estimulador da secreção aquosa rica em HCO_3^-. É secretada em resposta ao H^+ no lúmen do intestino, que sinaliza a chegada do quimo ácido do estômago. Para assegurar a ativação das lipases pancreáticas (que são inativadas em pH baixo), o quimo ácido requer a rápida neutralização pelo HCO_3^- do suco pancreático. Os efeitos da secretina são potencializados tanto pela CCK quanto pela ACh
- A **presença de gordura no intestino delgado distal** sinaliza o término da fase intestinal da digestão e inibe a secreção pancreática. Os mediadores são o peptídeo YY secretado pelas células endócrinas do íleo e a somatostatina.

Secreção biliar

A bile é necessária para a **digestão e absorção de lipídios** no intestino delgado. Em comparação a carboidratos e proteínas, a digestão e absorção de lipídios é mais complexa devido à sua insolubilidade em água. A bile, uma mistura de sais biliares, pigmentos biliares e colesterol, resolve esse problema de insolubilidade. É produzida e secretada pelo fígado, armazenada na vesícula biliar e ejetada no lúmen do intestino delgado pela contração dessa última. No lúmen do intestino, os sais biliares emulsificam os lipídios para prepará-los para a digestão e depois solubilizam os produtos da digestão lipídica em micelas.

Visão geral do sistema biliar

Os componentes do sistema biliar são o fígado, a vesícula biliar e o ducto biliar, o duodeno, o íleo e a circulação porta, como mostra a Figura 8.24. Esta seção apresenta uma visão geral do sistema; as descrições detalhadas das etapas compõem as seções posteriores.

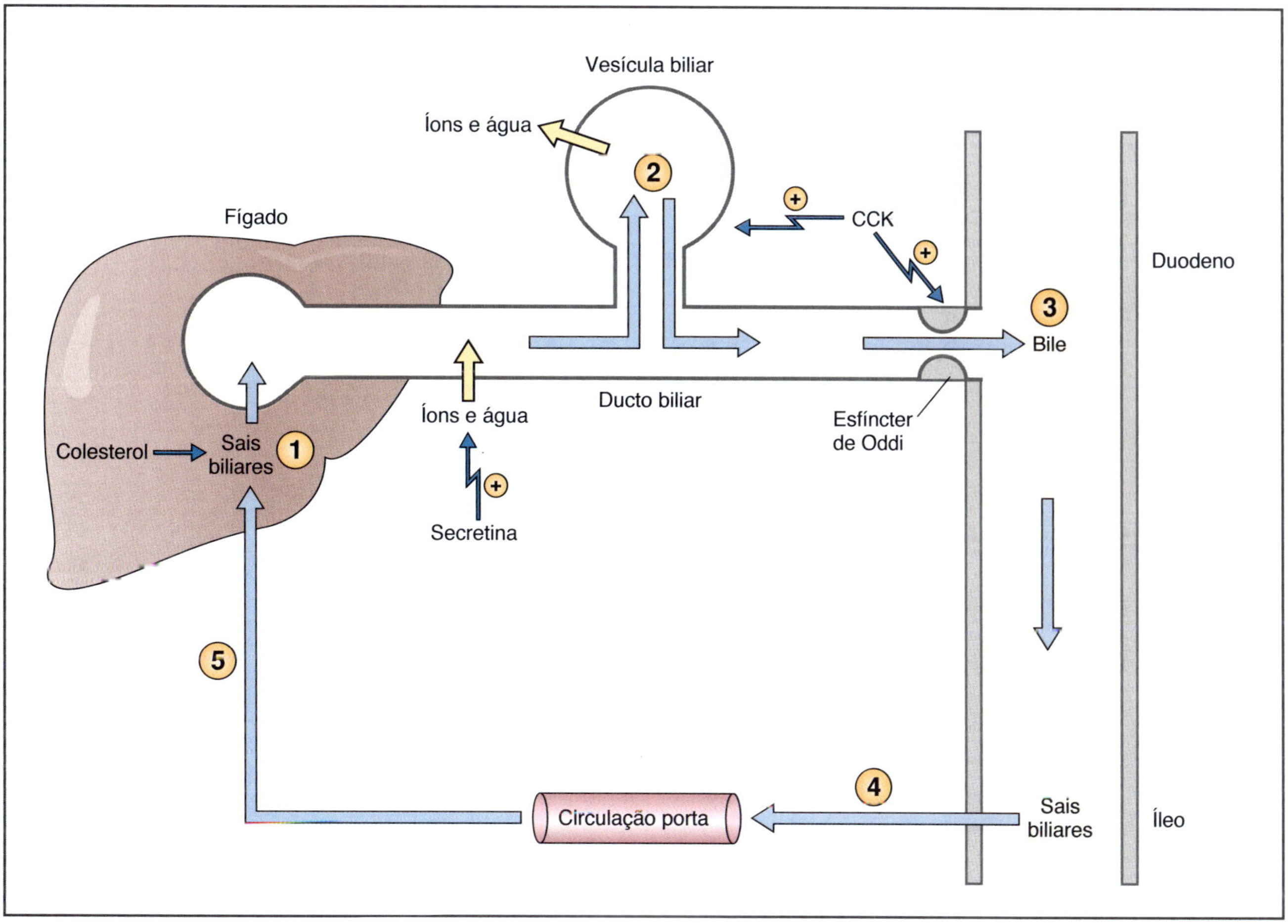

Figura 8.24 Secreção e circulação êntero-hepática de sais biliares. As *setas azul-claras* mostram o trajeto do fluxo biliar; as *setas amarelas* mostram o movimento de íons e água. *CCK*, colecistocinina.

Os hepatócitos do fígado sintetizam e secretam continuamente os constituintes da bile (etapa 1). Os componentes da bile são **sais biliares**, colesterol, fosfolipídios, pigmentos biliares, íons e água. A bile sai do fígado pelos ductos biliares e enche a vesícula biliar, que a armazena (etapa 2). A vesícula biliar concentra os sais biliares por absorção de água e íons.

A **CCK** é secretada quando o quimo atinge o intestino delgado. Ela tem duas ações separadas, mas coordenadas, no sistema biliar: estimula a contração da vesícula biliar e relaxa o esfíncter de Oddi, fazendo com que a bile armazenada flua da vesícula biliar para o lúmen do duodeno (etapa 3). No intestino delgado, os sais biliares emulsificam e solubilizam os lipídios da dieta.

Ao término da absorção lipídica, os sais biliares voltam para o fígado por meio da **circulação êntero-hepática** (etapa 4). Dentre as etapas da circulação êntero-hepática, estão a absorção de sais biliares do íleo para a circulação porta, o retorno para o fígado e a extração de sais biliares do sangue porta pelos hepatócitos (etapa 5). A recirculação de sais biliares para o fígado reduz a demanda para síntese de *novos* sais biliares. O fígado deve repor apenas a pequena porcentagem de sais biliares que é excretada nas fezes.

Composição da bile

Como já observado, a bile é secretada continuamente pelos hepatócitos. Os constituintes orgânicos da bile são sais biliares (50%); pigmentos biliares, como bilirrubina (2%); colesterol (4%); e fosfolipídios (40%). A bile também contém eletrólitos e água, que são secretados pelos hepatócitos que revestem os ductos biliares.

- Os **sais biliares** (inclusive os ácidos biliares) constituem 50% do componente orgânico da bile. O conjunto total de sais biliares é de cerca de 2,5 g, o que inclui os sais biliares do fígado, dos ductos biliares, da vesícula biliar e do intestino. Conforme mostra a Figura 8.25, os hepatócitos sintetizam dois **ácidos biliares primários** a partir do colesterol: ácido cólico e ácido quenodesoxicólico. Depois da secreção desses ácidos biliares primários no lúmen do intestino, uma parte de cada um é desidroxilada em C-7 pelas bactérias intestinais para produção de dois **ácidos biliares secundários**, o ácido desoxicólico e o ácido litocólico. Assim, há um total de quatro ácidos biliares nas seguintes quantidades relativas: ácido cólico > ácido quenodesoxicólico > ácido desoxicólico > ácido litocólico.

  O fígado conjuga os ácidos biliares com os aminoácidos glicina ou taurina para formar **sais biliares**.

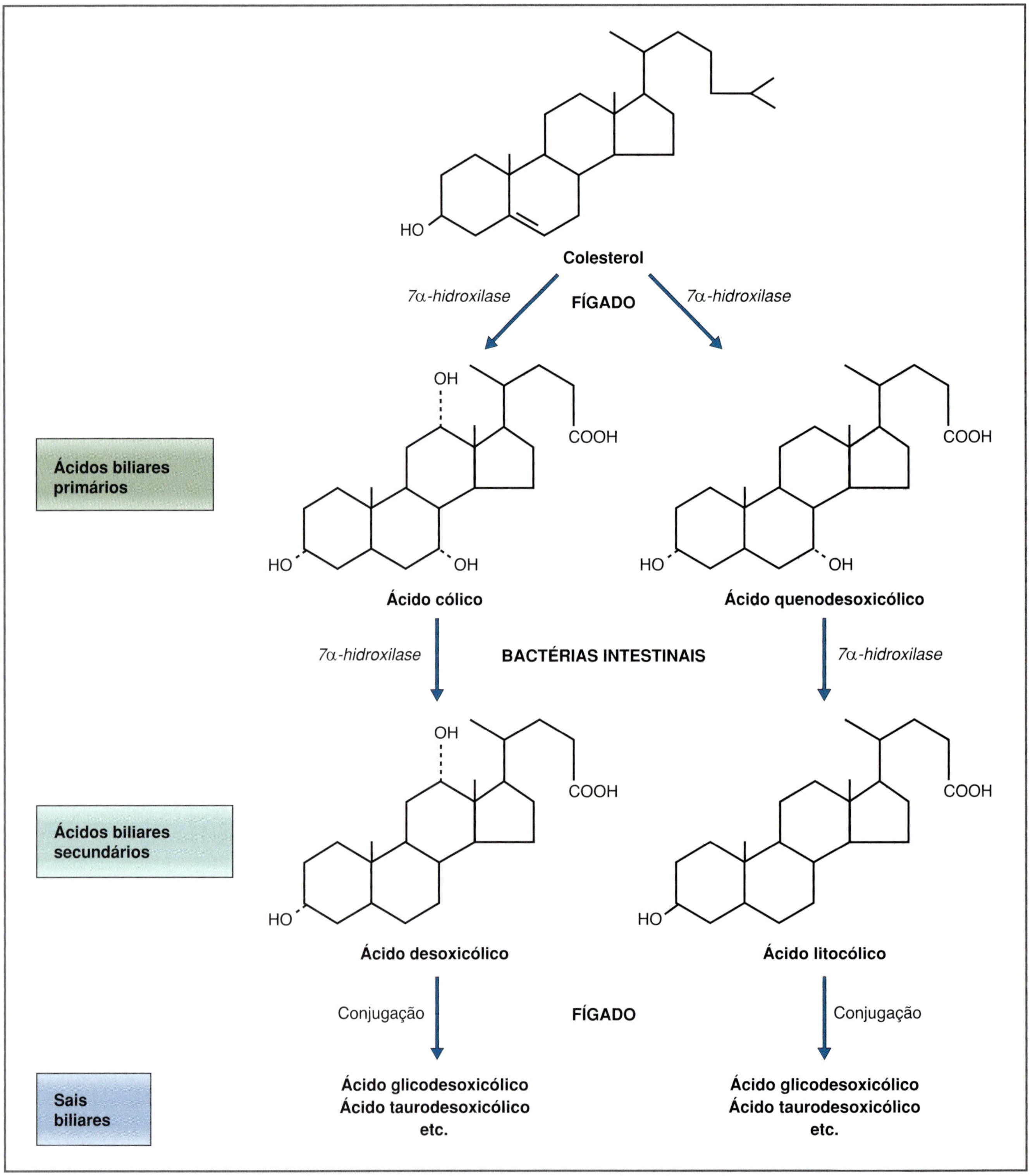

Figura 8.25 Vias de biossíntese de ácidos biliares. O fígado conjuga os ácidos biliares primários e secundários com glicina ou taurina em seus respectivos sais biliares. O sal biliar resultante recebe o nome do ácido biliar e do aminoácido conjugado (p. ex., o ácido glicodesoxicólico é o ácido desoxicólico conjugado à glicina).

Consequentemente, há um total de oito sais biliares e cada um recebe o nome do ácido biliar original e do aminoácido conjugado (p. ex., ácido glicocólico, ácido taurocólico). Essa etapa de conjugação altera os pKs dos ácidos biliares e os torna *muito mais hidrossolúveis*. Isso acontece porque o pH do conteúdo duodenal varia entre 3 e 5. Os ácidos biliares têm pKs de aproximadamente 7. Assim, em pH duodenal, a maioria dos ácidos biliares está em sua forma não ionizada (HA), que é insolúvel em água. Por outro lado, os sais biliares têm pKs entre 1 e 4. Em pH duodenal, a maioria dos sais biliares está em sua forma ionizada (A^-), que é hidrossolúvel. Assim, os sais biliares são mais solúveis do que os ácidos biliares no conteúdo duodenal aquoso. (Ver discussão sobre pH e pK no Capítulo 7.)

A principal propriedade dos sais biliares é serem moléculas **anfipáticas**, ou seja, com porções hidrofílicas (solúveis em água) e hidrofóbicas (solúveis em lipídios). Os grupos hidrofílicos de carga negativa estão voltados para fora de um núcleo esteroide hidrofóbico e, assim, em uma interface óleo-água, a porção hidrofílica de uma molécula de sal biliar se dissolve na fase aquosa e a porção hidrofóbica se dissolve na fase oleosa.

A função dos sais biliares, que depende de suas propriedades anfipáticas, é a solubilização dos lipídios da dieta. Sem os sais biliares, os lipídios seriam insolúveis na solução aquosa do lúmen intestinal e menos passíveis de digestão e absorção. Por isso, o primeiro papel dos sais biliares é **emulsionar** os lipídios da dieta. Os sais biliares de carga elétrica negativa circundam os lipídios, criando gotículas lipídicas no lúmen intestinal. As cargas elétricas negativas nos sais biliares se repelem, de modo que as gotículas se dispersam, em vez de coalescer, aumentando, assim, a área de superfície para as enzimas digestivas. (Sem emulsificação, os lipídios da dieta se fundiriam em grandes "bolhas", com área de superfície relativamente pequena para a digestão.) O segundo papel dos sais biliares é formar **micelas** com os produtos da digestão lipídica, inclusive monoglicerídeos, lisolecitina e ácidos graxos. O cerne da micela contém esses produtos lipídicos, enquanto a superfície da micela é revestida por sais biliares. As porções hidrofóbicas das moléculas de sais biliares são dissolvidas no cerne lipídico da micela e as porções hidrofílicas são dissolvidas na solução aquosa do lúmen intestinal. Dessa forma, os produtos hidrofóbicos da digestão de lipídios se dissolvem em um ambiente aquoso "não amigável". Os sais biliares primários, tendo mais grupos hidroxila do que os sais biliares secundários, são mais eficazes na solubilização de lipídios

- **Fosfolipídios** e **colesterol** também são secretados na bile pelos hepatócitos e incluídos nas micelas com os produtos da digestão lipídica. Como os sais biliares, os fosfolipídios são anfipáticos e auxiliam os sais biliares na formação de micelas. As porções hidrofóbicas dos fosfolipídios apontam para o interior da micela e as porções hidrofílicas se dissolvem na solução aquosa intestinal
- A **bilirrubina**, um subproduto de cor amarela do metabolismo da hemoglobina, é o principal **pigmento** biliar. As células do sistema reticuloendotelial (SRE) degradam a hemoglobina, produzindo bilirrubina, que é transportada no sangue ligada à albumina. O fígado extrai a bilirrubina do sangue e a conjuga com o ácido glicurônico, formando o **glicuronídeo de bilirrubina**, que é secretado na bile e responsável por sua cor amarela. O glicuronídeo de bilirrubina, ou bilirrubina conjugada, é secretado no intestino como um componente da bile. No lúmen intestinal, o glicuronídeo de bilirrubina é convertido novamente em bilirrubina, que é então convertida em **urobilinogênio** pela ação de bactérias intestinais. Uma parte do urobilinogênio volta para o fígado, uma parte é excretada na urina e uma parte é oxidada em **urobilina** e **estercobilina**, os compostos que dão às fezes sua cor escura
- **Íons** e **água** são secretados na bile pelas células epiteliais que revestem os ductos biliares. Os mecanismos secretores são os mesmos das células ductais pancreáticas. A secretina estimula a secreção de íons e água pelos ductos biliares, assim como nos ductos pancreáticos.

Função da vesícula biliar

A vesícula biliar tem três funções no que diz respeito à bile: armazená-la, concentrá-la e, ao ter sua contração estimulada, ejetá-la no lúmen do intestino delgado.

- **Enchimento da vesícula biliar.** Como já descrito, os hepatócitos e as células ductais produzem bile de maneira contínua. A bile é produzida pelo fígado e flui pelos ductos biliares até a vesícula biliar, onde é armazenada para liberação posterior. Durante os períodos interdigestivos, a vesícula biliar pode se encher porque está relaxada e o esfíncter de Oddi está fechado
- **Concentração da bile.** As células epiteliais da vesícula biliar absorvem íons e água de maneira isosmótica, semelhante ao processo de reabsorção isosmótica no túbulo proximal do rim. Como os componentes orgânicos da bile não são absorvidos, são concentrados pela remoção do líquido isosmótico
- **Ejeção da bile.** A ejeção da bile da vesícula biliar começa 30 minutos após a ingestão de uma refeição. O principal estímulo para a ejeção da bile é a CCK secretada pelas células I em resposta a aminoácidos, pequenos peptídeos e ácidos graxos. Como observado, a **CCK** tem dois efeitos simultâneos que provocam a ejeção da bile da vesícula biliar: (1) **contração da vesícula biliar** e (2) **relaxamento do esfíncter de Oddi** (um espessamento do músculo liso do ducto biliar em sua entrada no duodeno). A bile é ejetada em "jorros" pulsáteis, não em um fluxo constante. O padrão pulsátil é causado pelas contrações rítmicas do duodeno. Com o duodeno relaxado e a pressão duodenal baixa, a bile é ejetada, com o duodeno contraído e a pressão duodenal mais alta, a bile não é ejetada.

Circulação êntero-hepática de sais biliares

Normalmente, a maioria dos sais biliares secretados volta para o fígado via circulação êntero-hepática (ou seja, circulação entre o intestino e o fígado), em vez de ser excretada nas fezes. As etapas envolvidas na circulação êntero-hepática são (ver Figura 8.24):

1. No **íleo**, os sais biliares são transportados do lúmen intestinal para o sangue porta pelos **cotransportadores de Na^+-sais biliares** (etapa 4; ver Figura 8.24). É importante notar que essa etapa de recirculação ocorre no *final* do intestino delgado (íleo) e, assim, a concentração dos sais biliares é alta em *todo* o intestino delgado para maximizar a digestão e a absorção de lipídios.
2. O sangue porta transporta sais biliares até o fígado (etapa 5; ver Figura 8.24).
3. O fígado extrai os sais biliares do sangue porta e os adiciona ao *pool* hepático de sais biliares/ácidos biliares. Portanto, o fígado deve repor, por síntese, apenas a pequena porcentagem dos sais biliares que não recirculam (i. e., que são excretados nas fezes); a perda fecal é de cerca de 600 mg/dia (do *pool* total de sais biliares de 2,5 g). O fígado "sabe" qual deve ser a síntese diária de novo ácido biliar porque esse processo está sob controle do *feedback* negativo pelos sais biliares. A enzima limitante da velocidade na via biossintética, a **colesterol 7α-hidroxilase**, é inibida pelos sais biliares. A maior recirculação de sais biliares para o fígado reduz a demanda por síntese e inibe a enzima. A menor recirculação de sais biliares aumenta a demanda por síntese e estimula a enzima. A recirculação de sais biliares para o fígado também estimula a secreção biliar, o que é chamado de **efeito colerético**.

Em indivíduos submetidos à **ressecção** (remoção) **do íleo**, a recirculação de sais biliares para o fígado é interrompida e há excreção de grandes quantidades de sais biliares nas fezes. A perda fecal excessiva diminui o *pool* total de sais biliares/ácidos biliares porque a síntese de novos ácidos biliares, embora bastante estimulada, não consegue acompanhar a perda. Uma consequência da diminuição do teor de sais biliares na bile é a menor absorção dos lipídios da dieta e a esteatorreia (Boxe 8.1).

DIGESTÃO E ABSORÇÃO

A digestão e a absorção são as últimas funções do sistema digestório.

A **digestão** é a quebra química dos alimentos ingeridos em moléculas absorvíveis. As enzimas digestivas são secretadas nos sucos salivares, gástricos e pancreáticos, e estão presentes na membrana apical das células epiteliais intestinais. A Tabela 8.5 resume as fontes das várias enzimas digestivas e a Tabela 8.6 resume as funções digestivas e absortivas.

A **absorção** é o movimento de nutrientes, água e eletrólitos do lúmen do intestino para o sangue. Existem

Boxe 8.1 Fisiologia clínica: ressecção do íleo.

DESCRIÇÃO DO CASO. Uma mulher de 36 anos foi submetida à ressecção de 75% do íleo depois de uma perfuração causada por um quadro grave de doença de Crohn (doença inflamatória intestinal crônica). O tratamento pós-cirúrgico incluiu injeções mensais de vitamina B_{12}. Após a cirurgia, a paciente apresentou diarreia e notou gotículas de óleo nas fezes. Seu médico receitou colestiramina para controlar a diarreia, mas a esteatorreia continua.

EXPLICAÇÃO DO CASO. A doença de Crohn grave da paciente causou uma perfuração intestinal que exigiu ilectomia subtotal, ou seja, a remoção da porção terminal do intestino delgado. Dentre as consequências da remoção do íleo, estão a diminuição da recirculação de ácidos biliares para o fígado e da absorção do complexo fator intrínseco-vitamina B_{12}.

Em indivíduos normais, com íleo intacto, 95% dos ácidos biliares secretados na bile voltam para o fígado, via circulação êntero-hepática, em vez de serem excretados nas fezes. Essa recirculação diminui a demanda hepática por síntese de novos ácidos biliares. Em um paciente submetido à ilectomia, a maior parte dos ácidos biliares secretados é perdida nas fezes, aumentando a demanda por síntese de novos ácidos biliares. O fígado não consegue acompanhar a demanda, o que reduz o *pool* total de ácidos biliares. A diminuição do *pool* leva à secreção de quantidades inadequadas de ácidos biliares no intestino delgado, comprometendo tanto a emulsificação de lipídios da dieta para digestão quanto a formação de micelas para absorção de lipídios. Assim, os lipídios da dieta são excretados nas fezes e vistos como gotículas de óleo (esteatorreia).

Essa paciente perdeu outra importante função do íleo, a absorção de vitamina B_{12}. Normalmente, o íleo é o local de absorção do complexo fator intrínseco-vitamina B_{12}. O fator intrínseco é secretado pelas células parietais gástricas e forma um complexo estável com a vitamina B_{12} da dieta; esse complexo é absorvido no íleo. A paciente não consegue absorver a vitamina B_{12} e precisa receber injeções mensais para compensar a perda da via absortiva intestinal.

A diarreia da paciente é causada, em parte, pelas altas concentrações de ácidos biliares no lúmen do cólon (devido à ausência de recirculação). Os ácidos biliares estimulam a secreção de Cl^- dependente de cAMP nas células epiteliais do cólon. O estímulo à secreção de Cl^- faz com que Na^+ e água sigam o íon até o lúmen, produzindo diarreia secretora (às vezes chamada de diarreia de ácido biliar).

TRATAMENTO. A colestiramina, um fármaco usado no tratamento da diarreia por ácidos biliares, liga-se aos ácidos biliares no cólon. Na forma ligada, os ácidos biliares não estimulam a secreção de Cl^- nem causam diarreia secretora. No entanto, a paciente continuará a ter esteatorreia.

Tabela 8.6 Resumo dos mecanismos de digestão e absorção de nutrientes.

Nutriente	Produtos da digestão	Local de absorção	Mecanismo
Carboidratos	Glicose Galactose Frutose	Intestino delgado	Cotransporte de Na^+-glicose Cotransporte de Na^+-galactose Difusão facilitada
Proteínas	Aminoácidos Dipeptídeos Tripeptídeos	Intestino delgado	Cotransporte de Na^+-aminoácido Cotransporte de H^+-dipeptídeo Cotransporte de H^+-tripeptídeo
Lipídios	Ácidos graxos Monoglicerídeos Colesterol	Intestino delgado	Os sais biliares formam micelas no intestino delgado Difusão de ácidos graxos, monoglicerídeos e colesterol nas células intestinais Reesterificação na célula em triglicerídeos e fosfolipídios Os quilomícrons se formam na célula (exigindo apoproteína) e são transferidos para a linfa
Vitaminas lipossolúveis		Intestino delgado	As micelas se formam com sais biliares e produtos da digestão de lipídios Difusão na célula intestinal
Vitaminas hidrossolúveis Vitamina B_{12}		Intestino delgado Íleo	Cotransporte dependente de Na^+ Fator intrínseco
Sais biliares		Íleo	Cotransporte de Na^+-sais biliares
Ca^{2+}		Intestino delgado	Proteína ligante de Ca^{2+} dependente de vitamina D
Fe^{2+}	Fe^{3+} reduzido em Fe^{2+}	Intestino delgado	Liga-se à apoferritina na célula intestinal Liga-se à transferrina no sangue

duas vias de absorção: uma via celular e uma via paracelular. Na via **celular**, a substância deve atravessar a membrana apical (luminal), entrar na célula epitelial intestinal e, então, ser extrudada da célula pela membrana basolateral para o sangue. Os transportadores nas membranas apicais e basolaterais são responsáveis pelos processos absortivos. Na via **paracelular**, as substâncias se movem pelas junções de oclusão entre as células epiteliais intestinais, através dos espaços intercelulares laterais e para o sangue.

A estrutura da mucosa intestinal é ideal para a absorção de grandes quantidades de nutrientes. Características estruturais, chamadas de vilosidades e microvilosidades, aumentam a área de superfície do intestino delgado, maximizando a exposição de nutrientes às enzimas digestivas e criando uma grande superfície absortiva. A superfície do intestino delgado está disposta em dobras longitudinais, chamadas de pregas (ou válvulas) de Kerckring. **Vilosidades** digitiformes projetam-se dessas dobras. As vilosidades são mais longas no duodeno, o local de ocorrência da maior parte da digestão e absorção, e mais curtas no final do íleo. As superfícies das vilosidades são cobertas por **células epiteliais** (enterócitos) intercaladas com células secretoras de muco (células caliciformes). A superfície apical das células epiteliais é ainda mais expandida por pequenas dobras chamadas de **microvilosidades**. Essa superfície é chamada de **borda em escova** por causa de seu aspecto à microscopia óptica. Juntas, as pregas de Kerckring, as vilosidades e as microvilosidades aumentam a área de superfície total em 600 vezes!

As células epiteliais do intestino delgado têm uma das maiores taxas de renovação de todas as células do corpo, sendo substituídas a cada 3 a 6 dias. A alta taxa de renovação das células da mucosa intestinal as torna particularmente suscetíveis aos efeitos da radioterapia e da quimioterapia.

Carboidratos

Os carboidratos constituem cerca de 50% da dieta típica dos norte-americanos. Os carboidratos ingeridos são polissacarídeos, dissacarídeos (sacarose, lactose, maltose e trealose) e pequenas quantidades de monossacarídeos (glicose e frutose).

Digestão de carboidratos

Apenas os monossacarídeos são absorvidos pelas células epiteliais intestinais. Portanto, para serem absorvidos, todos os carboidratos ingeridos devem ser digeridos em monossacarídeos (glicose, galactose ou frutose). A Figura 8.26 mostra as vias de digestão de carboidratos. O amido é primeiro digerido em dissacarídeos e, em seguida, os dissacarídeos são digeridos em monossacarídeos.

A digestão do **amido** começa com uma **α-amilase**. A amilase salivar inicia o processo de digestão do amido

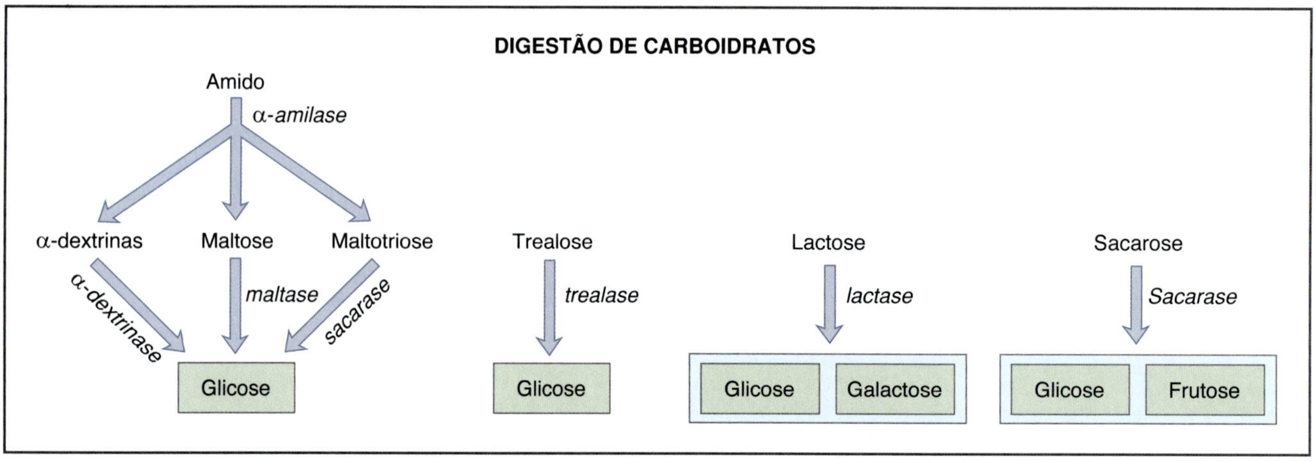

Figura 8.26 **Digestão de carboidratos no intestino delgado.**

na boca, no entanto seu papel geral é pequeno, porque é inativada pelo baixo pH do conteúdo gástrico. A amilase pancreática digere as ligações 1,4-glicosídicas internas do amido, produzindo três oligossacarídeos: α-dextrina, maltose e maltotriose. Esses oligossacarídeos são depois digeridos em monossacarídeos pelas enzimas intestinais da borda em escova, **α-dextrinase**, **maltase** e **sacarase**. O produto de cada uma dessas etapas digestivas finais é a glicose. A glicose, um monossacarídeo, pode ser absorvida pelas células epiteliais.

Os três **dissacarídeos** nos alimentos são trealose, lactose e sacarose. Essas moléculas não exigem a etapa digestiva da amilase porque já estão em forma dissacarídica. Cada molécula de dissacarídeo é digerida em duas moléculas de monossacarídeo pelas enzimas **trealase**, **lactase** e **sacarase**. Assim, a trealose é digerida pela trealase em duas moléculas de glicose; a lactose é digerida pela lactase em glicose e galactose; e a sacarose é digerida pela sacarase em glicose e frutose.

Em resumo, há três produtos da digestão de carboidratos: glicose, galactose e frutose; cada um é absorvível pelas células epiteliais intestinais.

Absorção de carboidratos

A Figura 8.27 mostra o mecanismo de absorção de monossacarídeos pelas células epiteliais intestinais. A glicose e a galactose são absorvidas por mecanismos que envolvem o cotransporte dependente de Na^+. A frutose é absorvida por difusão facilitada.

A **glicose** e a **galactose** são absorvidas pela membrana apical por mecanismos de transporte ativo secundário semelhantes aos encontrados no início do túbulo contorcido proximal. Tanto a glicose quanto a galactose passam do lúmen intestinal para a célula por meio do **cotransportador de Na^+-glicose (SGLT1)**, contra um gradiente eletroquímico. A energia para essa etapa não vem diretamente do trifosfato de adenosina (ATP), mas do gradiente de Na^+ através da membrana apical; o gradiente de Na^+ é, naturalmente, criado e mantido pela Na^+-K^+ ATPase da membrana basolateral. A glicose e a galactose são extrudadas da célula para o sangue, através da membrana basolateral, por difusão facilitada **(GLUT2)**.

O metabolismo da **frutose** é diferente do da glicose e galactose. Sua absorção não exige energia ou um cotransportador na membrana apical. Em vez disso, a frutose atravessa as membranas apicais e basolaterais por difusão facilitada; na membrana apical, o transportador específico da frutose é denominado GLUT5 e na membrana basolateral, a frutose é transportada por GLUT2. Como há apenas difusão facilitada, a frutose não pode ser absorvida contra um gradiente eletroquímico (diferentemente da glicose e da galactose).

Distúrbios da digestão e absorção de carboidratos

A maioria dos distúrbios de absorção de carboidratos é causada por falha na degradação dos carboidratos ingeridos em uma forma absorvível (ou seja, em monossacarídeos). Os carboidratos não absorvíveis (p. ex., dissacarídeos) que ficam no lúmen gastrintestinal "retêm" um volume equivalente de água para manter o conteúdo intestinal isosmótico. A retenção desse soluto e de água no intestino causa diarreia osmótica.

A **intolerância à lactose**, causada pela **deficiência de lactase**, é um exemplo comum de incapacidade de digestão de um carboidrato em uma forma absorvível. Nesse distúrbio, há deficiência ou ausência da lactase da borda em escova e a lactose não é digerida em glicose e galactose. A lactose ingerida no leite ou em laticínios continua não digerida no lúmen do intestino. A lactose, um dissacarídeo, não é absorvível, retém água no lúmen e causa **diarreia osmótica**. Os indivíduos com intolerância à lactose podem evitar a ingestão de produtos lácteos ou consumir laticínios suplementados com lactase (Boxe 8.2).

Proteínas

As proteínas da dieta são digeridas em formas absorvíveis (ou seja, aminoácidos, dipeptídeos e tripeptídeos) por proteases no estômago e intestino delgado e, então,

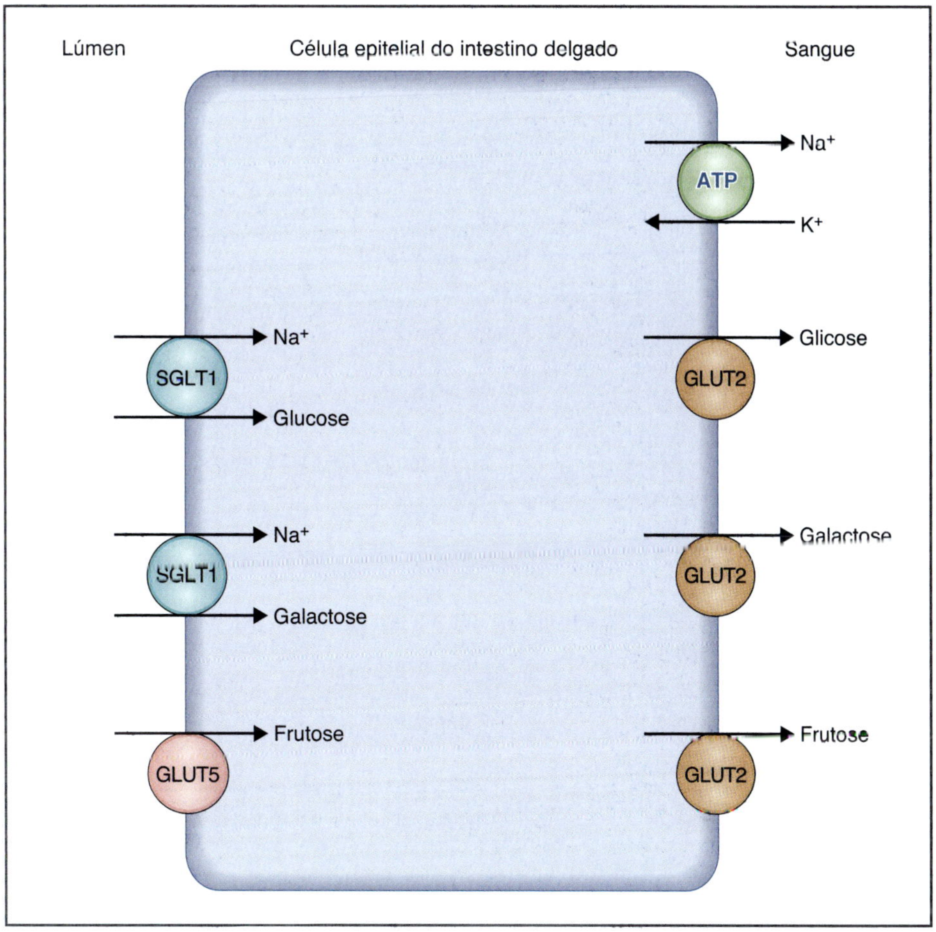

Figura 8.27 **Mecanismo de absorção de monossacarídeos pelas células epiteliais do intestino delgado.** *ATP*, trifosfato de adenosina; *Glut*, transportador de glicose; *SGLT*, cotransportador de Na^+-glicose.

Boxe 8.2 Fisiologia clínica: intolerância à lactose.

DESCRIÇÃO DO CASO. Uma estudante universitária de 18 anos relata diarreia, distensão abdominal e flatulência ao beber leite. Ela acredita que sempre teve dificuldade em digerir o leite. O médico suspeita de intolerância à lactose. Ele solicita que ela não consuma laticínios por um período de 2 semanas e observe se ocorre diarreia ou flatulência excessiva. Nenhum sintoma é observado durante esse período.

EXPLICAÇÃO DO CASO. A paciente tem deficiência de lactase, uma ausência parcial ou total da enzima lactase da borda em escova intestinal. A lactase é essencial para a digestão da lactose (um dissacarídeo presente no leite) em glicose e galactose. A deficiência de lactase impede a digestão de lactose em monossacarídeos absorvíveis e a molécula intacta permanece no lúmen intestinal. Lá, atua como um soluto osmoticamente ativo: retém água de forma isosmótica e provoca diarreia osmótica. O excesso de gás é causado pela fermentação da lactose não digerida e não absorvida em metano e gás hidrogênio.

TRATAMENTO. Aparentemente, esse defeito é específico apenas à lactase; as outras enzimas da borda em escova (p. ex., α-dextrinase, maltase, sacarase, trealase) dessa paciente são normais. Portanto, apenas a lactose deve ser eliminada de sua dieta e, assim, ela deve evitar laticínios. Uma opção seria ingerir lactase em comprimidos junto com o leite para assegurar a digestão adequada da lactose em monossacarídeos. Não há necessidade de exames complementares ou outro tratamento.

absorvidas pelo sangue. As proteínas contidas nas secreções gastrintestinais (p. ex., enzimas pancreáticas) são digeridas e absorvidas de maneira semelhante.

Digestão de proteínas

A digestão de proteínas começa no estômago com a ação da pepsina e é completada no intestino delgado com proteases pancreáticas e da borda em escova (Figuras 8.28 e 8.29). As duas classes de proteases são endopeptidases e exopeptidases. As **endopeptidases** hidrolisam as ligações peptídicas internas das proteínas. As endopeptidases do sistema digestório são pepsina, tripsina, quimotripsina e elastase. As **exopeptidases** hidrolisam um aminoácido de cada vez a partir das

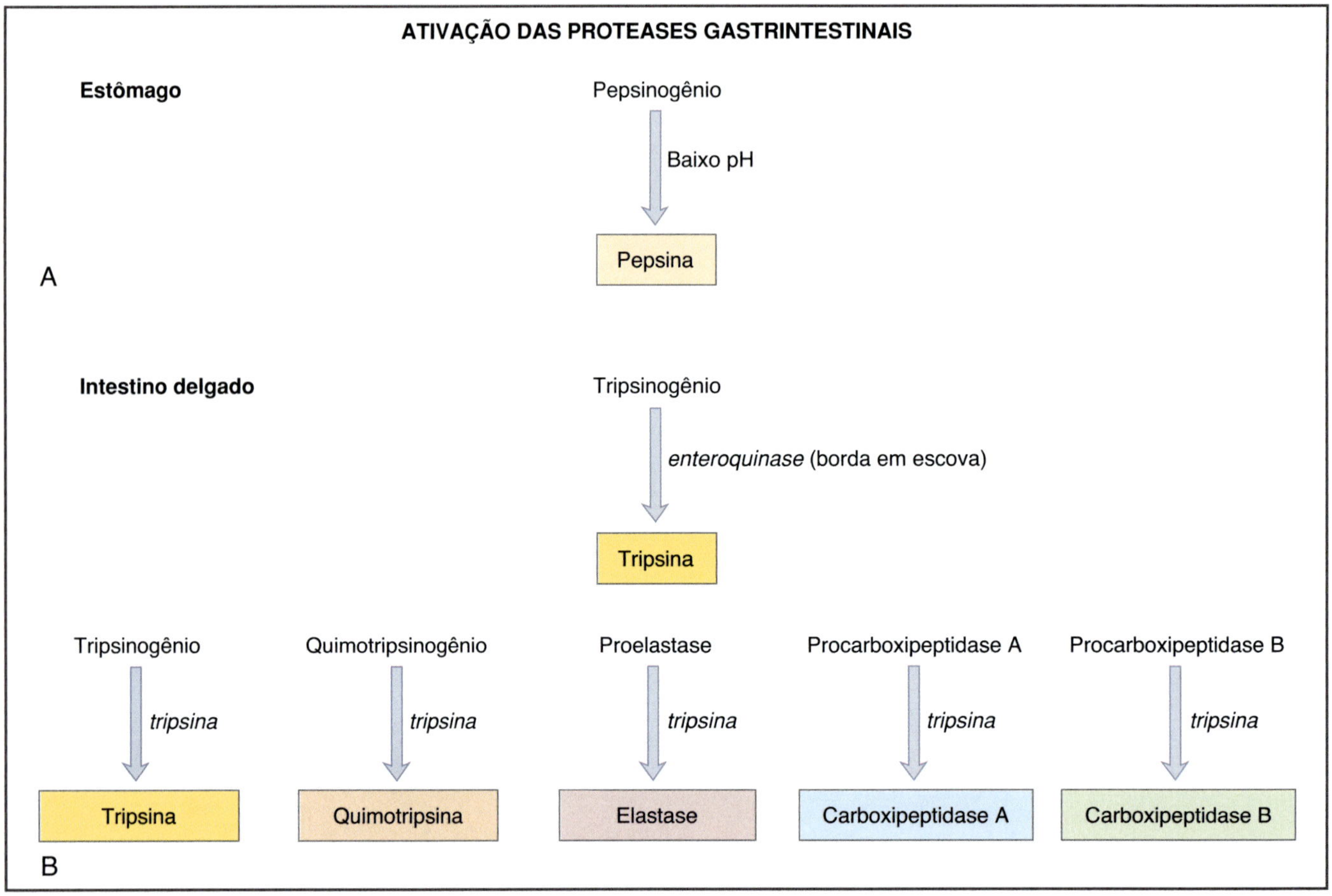

Figura 8.28 Ativação de proteases no estômago (A) e no intestino delgado (B). A tripsina autocataliza a própria ativação e a ativação de outras proenzimas.

extremidades C-terminais de proteínas e peptídeos. As exopeptidases do sistema digestório são as carboxipeptidases A e B.

Como observado, a digestão de proteínas começa com a ação da **pepsina** no **estômago**. As células gástricas principais secretam o precursor inativo da pepsina, o pepsinogênio. Em pH gástrico baixo, o pepsinogênio é ativado em pepsina. Existem três isoenzimas de pepsina, cada uma com um pH ótimo entre 1 e 3; acima de pH 5, a pepsina é desnaturada e inativada. Portanto, a pepsina é ativa no baixo pH do estômago, e suas ações terminam no duodeno, onde as secreções pancreáticas de HCO_3^- neutralizam o H^+ gástrico e aumentam o pH. Curiosamente, a pepsina *não é essencial* para a digestão normal de proteínas. Em indivíduos submetidos à ressecção do estômago ou que não secretam H^+ gástrico (e não podem ativar o pepsinogênio em pepsina), a digestão e a absorção de proteínas são normais. Esses exemplos demonstram que as proteases pancreáticas e da borda em escova podem, sozinhas, digerir a proteína ingerida de maneira adequada.

A digestão de proteínas continua no **intestino delgado** com as ações combinadas das proteases pancreáticas e da borda em escova. As cinco principais proteases pancreáticas são secretadas como precursores inativos: tripsinogênio, quimotripsinogênio, proelastase, procarboxipeptidase A e procarboxipeptidase B (ver Figura 8.28).

A primeira etapa na digestão intestinal de proteínas é a ativação do tripsinogênio em sua forma ativa, **tripsina**, pela **enteroquinase**, uma enzima da borda em escova. A princípio, há produção de uma pequena quantidade de tripsina que, então, catalisa a conversão de todos os outros precursores inativos em suas enzimas ativas. Mesmo o tripsinogênio restante é *autocatalisado* pela tripsina para formar mais tripsina. As etapas de ativação produzem cinco enzimas ativas para a digestão de proteínas: tripsina, quimotripsina, elastase, carboxipeptidase A e carboxipeptidase B. Essas proteases pancreáticas hidrolisam a proteína dietética em aminoácidos, dipeptídeos, tripeptídeos e peptídeos maiores, chamados de oligopeptídeos. Apenas os aminoácidos, dipeptídeos e tripeptídeos são absorvíveis. Os oligopeptídeos são, ainda, hidrolisados por proteases da borda em escova, produzindo as moléculas absorvíveis menores (ver a Figura 8.29). Por fim, as proteases pancreáticas digerem a si mesmas e umas às outras!

Absorção de proteínas

Como já descrito, os produtos da digestão de proteínas são aminoácidos, dipeptídeos e tripeptídeos. Cada forma pode ser absorvida pelas células epiteliais intestinais. Observe o contraste entre proteínas e carboidratos: os carboidratos são absorvíveis *apenas* na forma de monossacarídeos, enquanto as proteínas são absorvíveis em unidades maiores.

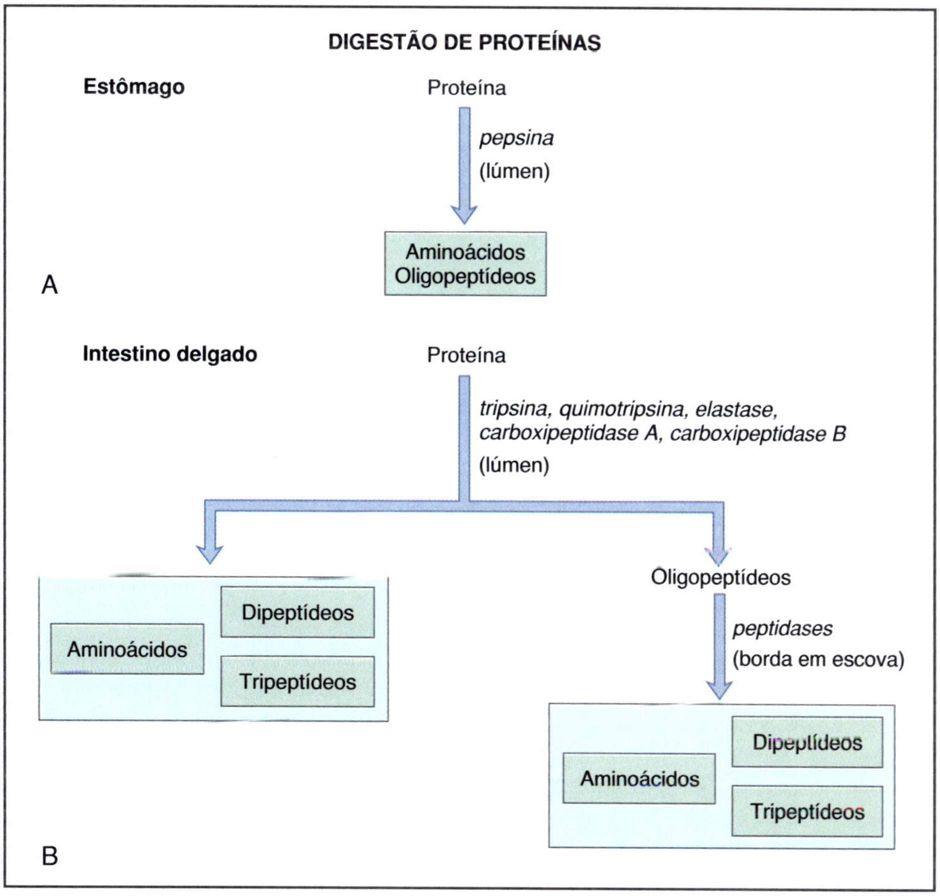

Figura 8.29 **Digestão de proteínas no estômago (A) e no intestino delgado (B).**

Os L-**aminoácidos** são absorvidos por mecanismos análogos aos usados para os monossacarídeos (Figura 8.30). Os aminoácidos são transportados do lúmen para a célula por cotransportadores de Na^+-aminoácidos na membrana apical, energizados pelo gradiente de Na^+. Existem quatro cotransportadores: um para aminoácidos neutros, ácidos, básicos e imino. Os aminoácidos são, então, transportados através da membrana basolateral para o sangue por difusão facilitada, novamente por mecanismos separados para aminoácidos neutros, ácidos, básicos e imino.

A maior parte da proteína ingerida é absorvida pelas células epiteliais intestinais como **dipeptídeos** e **tripeptídeos** em vez de aminoácidos livres. Cotransportadores dependentes de H^+ na membrana apical transportam os dipeptídeos e tripeptídeos do lúmen intestinal para a célula, utilizando um gradiente de íons H^+ criado por um trocador de Na^+-H^+ na membrana apical (não mostrado na Figura 8.30). Dentro da célula, a maioria dos dipeptídeos e tripeptídeos é hidrolisada em aminoácidos por peptidases citosólicas, produzindo aminoácidos que saem da célula por difusão facilitada; os dipeptídeos e tripeptídeos restantes são absorvidos sem alterações.

Distúrbios da digestão e absorção de proteínas

Os distúrbios da digestão ou absorção de proteínas são causados por deficiência de enzimas pancreáticas *ou* defeitos nos transportadores das células epiteliais intestinais.

Em distúrbios do pâncreas exócrino, como **pancreatite crônica** e **fibrose cística**, há deficiência de todas as enzimas pancreáticas, inclusive proteases. A proteína dietética não pode ser absorvida se não for digerida por proteases em aminoácidos, dipeptídeos e tripeptídeos. A ausência *apenas* de tripsina provoca uma *aparente* falta de todas as enzimas pancreáticas porque a tripsina é necessária para a ativação de todas as moléculas precursoras (inclusive da própria tripsina) em suas formas ativas (ver Figura 8.28).

Há várias doenças causadas por defeito ou ausência de um cotransportador de Na^+-aminoácido. A **cistinúria** é um distúrbio genético caracterizado pela ausência do transportador dos aminoácidos dibásicos cistina, lisina, arginina e ornitina tanto no intestino delgado quanto no rim. Essa deficiência faz com que nenhum desses aminoácidos seja absorvido pelo intestino ou reabsorvido pelo rim. O defeito intestinal impossibilita a absorção dos aminoácidos, que são excretados nas fezes. O defeito renal aumenta a excreção desses aminoácidos específicos e dá à doença o seu nome, cistinúria, ou excreção excessiva de cistina.

Lipídios

Os lipídios da dieta são triglicerídeos, colesterol e fosfolipídios. Um fator que complica muito a digestão e absorção de

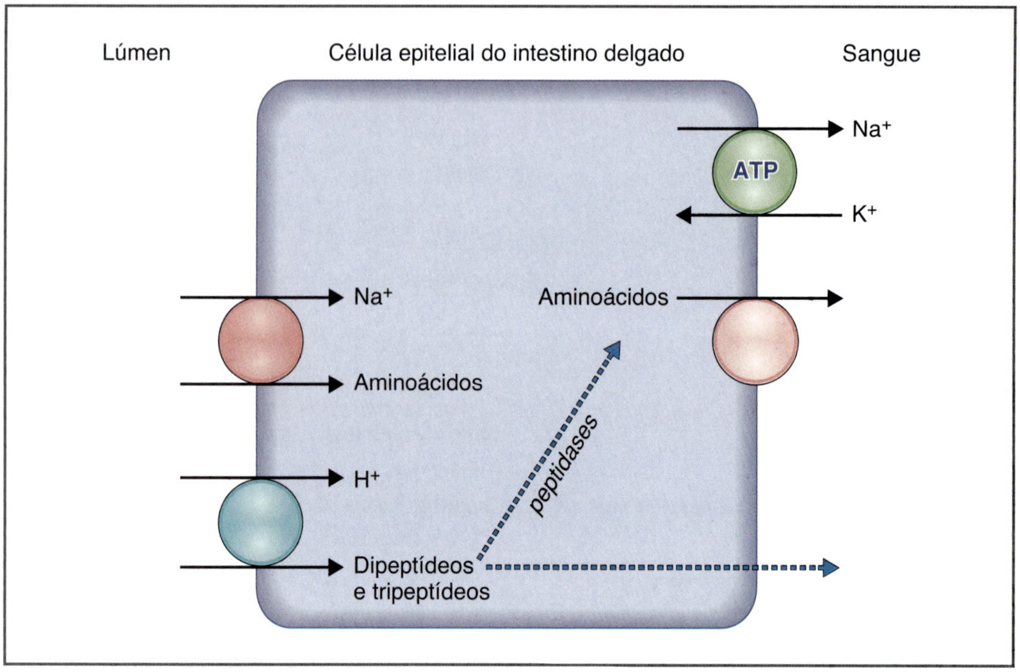

Figura 8.30 Mecanismo de absorção de aminoácidos, dipeptídeos e tripeptídeos no intestino delgado. *ATP*, trifosfato de adenosina.

lipídios é sua insolubilidade em água (sua hidrofobicidade). Como o sistema digestório é preenchido por um líquido aquoso, os lipídios precisam ser solubilizados de alguma forma para serem digeridos e absorvidos. Assim, os mecanismos de processamento de lipídios são mais complicados do que os de carboidratos e proteínas, que são hidrossolúveis.

Digestão de lipídios

A digestão dos lipídios da dieta começa no estômago com a ação das lipases linguais e gástricas, e termina no intestino delgado com as ações das enzimas pancreáticas: lipase pancreática, colesterol éster hidrolase e fosfolipase A_2 (Figura 8.31).

ESTÔMAGO

A função do estômago na digestão de lipídios é agitar e misturar os lipídios da dieta e iniciar a digestão enzimática. A ação de agitação quebra os lipídios em gotículas, aumentando a área de superfície para as enzimas digestivas. No estômago, as gotículas lipídicas são emulsificadas (separadas) pelas proteínas da dieta. (Não há ácidos biliares, os principais agentes emulsificantes no intestino delgado, no conteúdo gástrico.) As **lipases lingual e gástrica** iniciam a digestão lipídica ao hidrolisarem cerca de 10% dos triglicerídeos ingeridos em glicerol e ácidos graxos livres. Uma das contribuições mais importantes do estômago para a digestão geral de lipídios (e absorção) é o esvaziamento *lento* do quimo no intestino delgado, dando tempo adequado para a digestão de lipídios pelas enzimas pancreáticas. A velocidade de **esvaziamento gástrico**, tão importante para dar tempo para as etapas digestivas e absortivas subsequentes, é **reduzida pela CCK**. A CCK é secretada pelo aparecimento dos lipídios da dieta no intestino delgado.

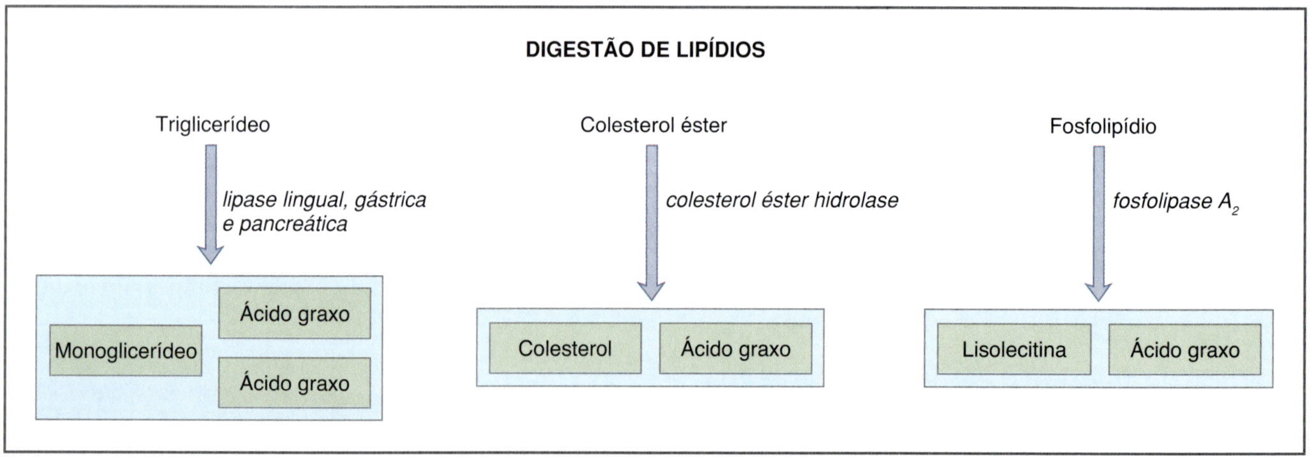

Figura 8.31 Digestão de lipídios no intestino delgado.

INTESTINO DELGADO

A maior parte da digestão lipídica ocorre no intestino delgado, onde as condições são mais favoráveis do que no estômago. Os **sais biliares** são secretados no lúmen do intestino delgado. Esses sais biliares, junto com lisolecitina e os produtos da digestão lipídica, envolvem e emulsificam os lipídios da dieta. A **emulsificação** produz gotículas de lipídio dispersas na solução aquosa do lúmen intestinal, criando uma grande área de superfície para a ação das enzimas pancreáticas. As **enzimas pancreáticas** (lipase pancreática, colesterol éster hidrolase e fosfolipase A_2) e uma proteína especial (colipase) são secretadas no intestino delgado para digestão (ver Figura 8.31).

- A **lipase pancreática** é secretada como a enzima ativa. Hidrolisa as moléculas de triglicerídeos em uma molécula de monoglicerídeo e duas moléculas de ácido graxo. Um problema na ação da lipase pancreática é sua inativação por sais biliares, que deslocam a lipase pancreática na interface lipídio água das gotículas lipídicas emulsificadas. Esse "problema" é resolvido pela colipase. A **colipase** é secretada nos sucos pancreáticos em uma forma inativa, a procolipase, que é ativada no lúmen intestinal pela tripsina. A colipase desloca os sais biliares na interface lipídio-água e se liga à lipase pancreática. O deslocamento dos sais biliares inibidores permite que a lipase pancreática prossiga com suas funções digestivas
- A **éster colesterol hidrolase** é secretada como uma enzima ativa e hidrolisa o colesterol éster em colesterol livre e ácidos graxos. Também hidrolisa as ligações éster de triglicerídeos, produzindo glicerol
- A **fosfolipase A_2** é secretada como uma proenzima e, como muitas outras enzimas pancreáticas, é ativada pela tripsina. A fosfolipase A_2 hidrolisa os fosfolipídios em lisolecitina e ácidos graxos.

Os produtos da digestão lipídica são monoglicerídeos, ácidos graxos, colesterol, lisolecitina e glicerol (da hidrólise das ligações éster dos triglicerídeos). À exceção do glicerol, cada um desses produtos é hidrofóbico e, portanto, não é solúvel em água. Agora, os produtos digestivos hidrofóbicos devem ser solubilizados em micelas e transportados para a membrana apical das células intestinais para absorção.

Absorção de lipídios

A absorção de lipídios ocorre em uma série de etapas ilustradas na Figura 8.32 e é descrita a seguir. Os números circundados na figura são correlacionados às etapas seguintes.

1. Os produtos da digestão lipídica (colesterol, monoglicerídeos, lisolecitina e ácidos graxos livres) são solubilizados no lúmen intestinal em **micelas** mistas, à exceção do glicerol, que é hidrossolúvel. As micelas mistas são discos de formato cilíndrico com diâmetro médio de 50 Å. Como já discutido, o núcleo de uma micela contém produtos da digestão lipídica e seu exterior é revestido por sais biliares, que são **anfipáticos**. A porção hidrofílica das moléculas de sais biliares se dissolve na solução aquosa do lúmen intestinal, solubilizando os lipídios no núcleo micelar.
2. As micelas se difundem para a membrana apical (borda em escova) das células epiteliais intestinais. Na membrana apical, os lipídios são liberados da micela e se difundem de acordo com seus gradientes de

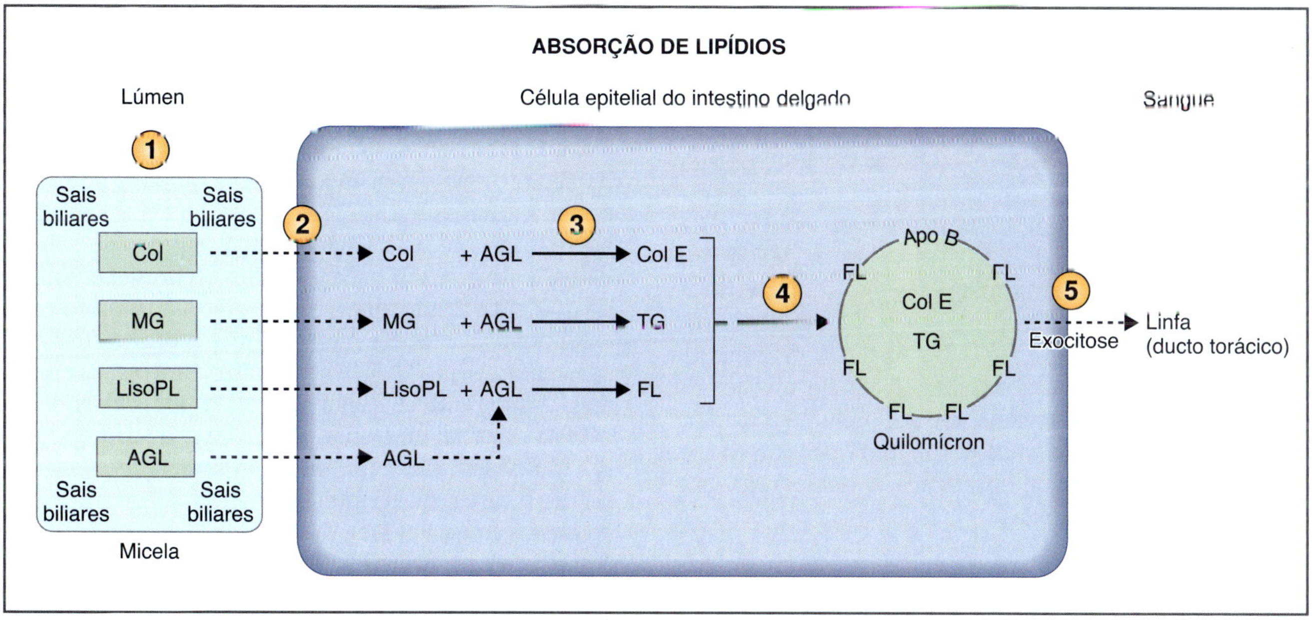

Figura 8.32 Mecanismo de absorção de lipídios no intestino delgado. Os números circundados correspondem às etapas descritas no texto. *Apo B*, β-lipoproteína; *Col*, colesterol; *Col E*, colesterol éster; *AGL*, ácidos graxos livres; *LisoPL*, lisolecitina, *MG*, monoglicerídeos; *FL*, fosfolipídios; *TG*, triglicerídeos.

concentração para o interior da célula. No entanto, as micelas em si não entram na célula e os sais biliares ficam no lúmen intestinal para serem absorvidos a jusante no íleo. Como a maioria dos lipídios ingeridos é absorvida pelo jejuno medial, o "trabalho" dos sais biliares termina muito antes de seu retorno para o fígado pela circulação êntero-hepática.

3. Dentro das células epiteliais intestinais, os produtos da digestão lipídica são **reesterificados** com ácidos graxos livres no retículo endoplasmático liso para formar lipídios, triglicerídeos, colesterol éster e fosfolipídios originalmente ingeridos.

4. Ainda dentro das células, os lipídios reesterificados são acondicionados com apoproteínas em partículas transportadoras de lipídios chamadas de **quilomícrons**. Os quilomícrons, com diâmetro médio de 1.000 Å, são compostos de triglicerídeos e colesterol no núcleo, e fosfolipídios e apoproteínas no exterior. Os fosfolipídios cobrem 80% da parte externa da superfície dos quilomícrons; os 20% restantes são revestidos por **apoproteínas**. As apoproteínas, sintetizadas pelas células epiteliais intestinais, são essenciais para a absorção dos quilomícrons. A ausência de síntese de **Apo B** (ou β-lipoproteína) causa **abetalipoproteinemia**, uma doença que impede a absorção de quilomícrons e, portanto, dos lipídios da dieta.

5. Os quilomícrons são acondicionados em vesículas secretoras no aparelho de Golgi. As vesículas secretoras migram para as membranas basolaterais e há **exocitose** dos quilomícrons. Os quilomícrons são grandes demais para entrar nos capilares vasculares, mas podem entrar nos **capilares linfáticos** ao se moverem entre as células endoteliais que os revestem. A circulação linfática transporta os quilomícrons para o **ducto torácico**, que desemboca na corrente sanguínea.

Anomalias na digestão e absorção de lipídios

Os mecanismos de digestão e absorção de lipídios são mais complexos e têm mais etapas do que os de carboidratos e proteínas. Assim, há também mais etapas para ocorrência de uma anomalia da digestão ou absorção. Cada etapa do processo normal é essencial: secreção e função das enzimas pancreáticas; secreção de ácidos biliares; emulsificação; formação de micelas; difusão de lipídios nas células epiteliais intestinais; formação de quilomícrons; e transferência de quilomícrons para a linfa. Uma anomalia *em qualquer uma dessas etapas* interfere na absorção de lipídios e causa **esteatorreia** (excreção de gordura nas fezes).

- **Insuficiência pancreática.** Doenças do pâncreas exócrino (p. ex., **pancreatite crônica** e **fibrose cística**) impedem a secreção adequada de enzimas pancreáticas, inclusive aquelas envolvidas na digestão de lipídios, lipase e colipase pancreática, colesterol éster hidrolase e fosfolipase A_2. Na ausência de lipase pancreática, por exemplo, os triglicerídeos não podem ser digeridos em monoglicerídeos e ácidos graxos livres. Os triglicerídeos não digeridos não são absorvíveis e são excretados nas fezes
- **Acidez do conteúdo duodenal.** As enzimas pancreáticas são inativadas caso o quimo ácido que chega ao duodeno não seja adequadamente neutralizado pelas secreções pancreáticas contendo HCO_3^- (o pH ótimo para a lipase pancreática é 6). O quimo gástrico, que chega ao duodeno, tem pH que varia de 2 no piloro a 4 no bulbo duodenal. A secreção de HCO_3^- no suco pancreático deve ser suficiente para neutralizar o H^+ e aumentar o pH até a faixa ideal para as enzimas pancreáticas.

  O H^+ liberado do estômago não é neutralizado por completo por dois motivos: (1) as células parietais gástricas podem secretar quantidades excessivas de H^+, causando sobrecarga no duodeno ou (2) o pâncreas pode não conseguir secretar HCO_3^- suficiente no suco pancreático. O primeiro é ilustrado pela **síndrome de Zollinger-Ellison**, em que um tumor secreta grandes quantidades de gastrina (Boxe 8.3). Os níveis elevados de gastrina estimulam a secreção excessiva de H^+ pelas células parietais gástricas; esse H^+ é liberado para o duodeno, sobrecarregando a capacidade de neutralização dos sucos pancreáticos. O segundo é ilustrado por distúrbios do pâncreas exócrino (p. ex., pancreatite) em que há diminuição da secreção de HCO_3^- (além de redução da secreção enzimática)
- **Deficiência de sais biliares.** A deficiência de sais biliares interfere na capacidade de formação de micelas, que são necessárias para a solubilização dos produtos da digestão lipídica. A **ressecção do íleo** interrompe a circulação êntero-hepática dos sais biliares, que são excretados nas fezes em vez de voltarem para o fígado. Como a síntese de novos sais biliares não consegue acompanhar a perda fecal, o *pool* total de sais biliares é menor
- **Supercrescimento bacteriano.** O supercrescimento bacteriano reduz a eficácia dos sais biliares ao provocar sua desconjugação. Em outras palavras, as ações bacterianas removem a glicina e a taurina dos sais biliares, convertendo-os em ácidos biliares. Lembre-se de que, no pH intestinal, os ácidos biliares estão principalmente na forma não ionizada (porque seus pKs são maiores que o pH intestinal); a forma não ionizada é lipossolúvel e logo absorvida por difusão pelas células epiteliais intestinais. Por isso, os ácidos biliares são absorvidos "muito cedo" (antes de chegarem ao íleo), antes do término da formação de micelas e da absorção de lipídios. Da mesma forma, a **diminuição do pH** no lúmen intestinal promove a absorção "precoce" dos ácidos biliares, convertendo-os em sua forma não ionizada
- **Diminuição das células intestinais para absorção.** Em doenças como **esprú tropical**, também conhecido

Boxe 8.3 Fisiologia clínica: síndrome de Zollinger-Ellison.

DESCRIÇÃO DO CASO. Um homem de 52 anos vai ao médico queixando-se de dor abdominal, náuseas, perda de apetite, eructação frequente e diarreia. O paciente relata que a dor piora à noite e, às vezes, é aliviada pela ingestão de alimentos ou antiácidos contendo HCO_3^-. A endoscopia digestiva alta revela uma úlcera no bulbo duodenal. As amostras de fezes são positivas para sangue e gordura. Como há suspeita de síndrome de Zollinger-Ellison, o médico solicita a determinação do nível sérico de gastrina, que está muito elevado. Uma tomografia computadorizada (TC) revela uma massa de 1,5 cm na cabeça do pâncreas. O paciente é encaminhado a um cirurgião. Enquanto aguarda a cirurgia, é tratado com omeprazol, que inibe a secreção de H^+ pelas células parietais gástricas. Durante a laparotomia, um tumor pancreático é localizado e removido. Após a cirurgia, os sintomas do paciente diminuem e a endoscopia subsequente mostra a cicatrização da úlcera duodenal.

EXPLICAÇÃO DO CASO. Todos os sintomas e manifestações clínicas do paciente são causados, de maneira direta ou indireta, por um tumor do pâncreas secretor de gastrina. Na síndrome de Zollinger-Ellison, o tumor secreta grandes quantidades de gastrina na circulação. A célula-alvo da gastrina é a célula parietal gástrica, que é estimulada a secretar H^+.

As células G gástricas, a fonte fisiológica de gastrina, estão sob controle de *feedback* negativo. Assim, normalmente, a secreção de gastrina e a secreção de H^+ são inibidas quando o conteúdo gástrico é acidificado (i. e., quando não há necessidade de mais H^+). Na síndrome de Zollinger-Ellison, porém, esse mecanismo de controle de *feedback* negativo não funciona: a secreção de gastrina pelo tumor não é inibida pela acidificação do conteúdo gástrico. Portanto, a secreção de gastrina continua inabalável, assim como a secreção de H^+ pelas células parietais.

A diarreia do paciente é causada pelo grande volume de líquido liberado do estômago (estimulado pela gastrina) para o intestino delgado; o volume é tão grande que supera a capacidade de absorção do intestino.

Gordura nas fezes (esteatorreia) é um achado anormal porque os mecanismos no intestino delgado normalmente asseguram a absorção completa dos lipídios da dieta. A esteatorreia é observada na síndrome de Zollinger-Ellison por dois motivos. (1) O primeiro motivo é o excesso de H^+ liberado do estômago para o intestino delgado, que supera a capacidade de tamponamento dos sucos pancreáticos contendo HCO_3^-. O conteúdo duodenal continua em ácido em vez de ser neutralizado e o pH ácido inativa a lipase pancreática. A inativação da lipase pancreática impede a digestão de triglicerídeos da dieta em monoglicerídeos e ácidos graxos. Os triglicerídeos não digeridos não são absorvidos pelas células epiteliais intestinais e, portanto, são excretados nas fezes. (2) O segundo motivo para a esteatorreia é a lesão da mucosa intestinal (evidenciada pela úlcera duodenal) pela acidez do conteúdo duodenal, o que reduz a área de superfície das microvilosidades para a absorção de lipídios.

TRATAMENTO. Enquanto o paciente aguarda a cirurgia para remoção do tumor secretor de gastrina, é tratado com omeprazol, que bloqueia diretamente a H^+-K^+ ATPase na membrana apical das células parietais gástricas. Essa ATPase é responsável pela secreção gástrica de H^+. Espera-se que o fármaco reduza a secreção de H^+ e a carga do íon no duodeno. Mais tarde, o tumor secretor de gastrina é ressecado cirurgicamente.

como enteropatia ambiental, há redução do número de células epiteliais intestinais, o que diminui a área de superfície das microvilosidades. Como a absorção de lipídios pela membrana apical ocorre por difusão e depende da área de superfície, a absorção de lipídios é menor devido à redução da área de superfície para absorção

- **Distúrbios na síntese de apoproteínas.** A ausência de síntese de Apo B (β lipoproteína) causa **abetalipoproteinemia**. Essa doença é caracterizada pela ausência de formação de quilomícrons ou de seu transporte das células intestinais para a linfa. Em ambos os casos, há diminuição da absorção de lipídios no sangue e acúmulo de lipídios nas células intestinais.

Vitaminas

As vitaminas são necessárias em pequenas quantidades para atuar como coenzimas ou cofatores em diversas reações metabólicas. Como as vitaminas não são sintetizadas pelo corpo, devem ser obtidas da dieta e absorvidas pelo sistema digestório. As vitaminas são classificadas como lipossolúveis ou hidrossolúveis.

Vitaminas lipossolúveis

As vitaminas lipossolúveis são as vitaminas A, D, E e K. O mecanismo de absorção das vitaminas lipossolúveis é facilmente compreendido: seu processamento é idêntico ao dos lipídios da dieta. No lúmen intestinal, as vitaminas lipossolúveis são incorporadas em **micelas** e transportadas para a membrana apical das células intestinais. Essas moléculas se difundem pela membrana apical e entram nas células, são incorporadas em **quilomícrons** e, então, extrudados para a linfa, chegando à circulação geral.

Vitaminas hidrossolúveis

As vitaminas hidrossolúveis são as vitaminas B_1, B_2, B_6, B_{12}, C, biotina, ácido fólico, ácido nicotínico e ácido pantotênico. Na maioria dos casos, a absorção das vitaminas hidrossolúveis ocorre por um mecanismo de **cotransporte dependente de Na^+** no intestino delgado.

A *exceção* é a absorção da **vitamina B_{12}** (cobalamina), que é mais complicada em comparação às demais vitaminas hidrossolúveis. A absorção da vitamina B_{12} requer **fator intrínseco** e ocorre em etapas. (1) A vitamina B_{12} da dieta é liberada dos alimentos pela ação digestiva da pepsina no estômago. (2) A vitamina B_{12} livre se liga às

proteínas R, que são secretadas nos sucos salivares. (3) No duodeno, as proteases pancreáticas degradam as proteínas R, fazendo com que a vitamina B_{12} seja transferida para o fator intrínseco, uma glicoproteína secretada pelas células parietais gástricas. (4) O complexo vitamina B_{12}-fator intrínseco é resistente às ações de degradação das proteases pancreáticas e chega ao íleo, que tem um mecanismo de transporte específico para sua absorção.

Uma consequência da **gastrectomia** é a perda das células parietais, a fonte do fator intrínseco. Portanto, depois de uma gastrectomia, os pacientes não conseguem absorver a vitamina B_{12} no íleo, apresentam deficiência de vitamina B_{12} e podem desenvolver **anemia perniciosa**. A prevenção da anemia perniciosa exige administração de vitamina B_{12} por injeção; a vitamina B_{12} administrada por via oral não seria absorvida devido à ausência de fator intrínseco.

Cálcio

A absorção de Ca^{2+} ocorre no intestino delgado e depende da presença da forma ativa da vitamina D, **1,25-di-hidroxicolecalciferol**, que é produzida da seguinte forma: a vitamina D_3 dietética (colecalciferol) é inativa. No fígado, o colecalciferol é convertido em 25-hidroxicolecalciferol, que também é inativo, mas é a principal forma circulante da vitamina D_3. Nos túbulos proximais do rim, o 25-hidroxicolecalciferol é convertido em 1,25-di-hidroxicolecalciferol em uma reação catalisada pela **1α-hidroxilase**. O 1,25-di-hidroxicolecalciferol, o metabólito biologicamente ativo da vitamina D, age nos intestinos, nos rins e nos ossos. O Capítulo 9 discute o papel do 1,25-di-hidroxicolecalciferol na homeostase do cálcio. Em resumo, sua ação mais importante é promover a absorção de Ca^{2+} no intestino delgado ao induzir a síntese da proteína ligadora de Ca^{2+} dependente de vitamina D (**calbindina D-28 K**) nas células epiteliais intestinais.

Na deficiência de vitamina D ou em caso de problemas na conversão de 25-hidroxicolecalciferol em 1,25-di-hidroxicolecalciferol (como na insuficiência renal crônica), a absorção de Ca^{2+} pelo sistema digestório é inadequada. Em crianças, a absorção inadequada de Ca^{2+} causa **raquitismo**, e, em adultos, **osteomalacia**.

Ferro

O ferro é absorvido pela membrana apical das células epiteliais intestinais como ferro livre (Fe^{2+}) ou ferro heme (i. e., ferro ligado à hemoglobina ou mioglobina). Dentro das células intestinais, o ferro heme é digerido por enzimas lisossomais, liberando ferro livre. O ferro livre então se liga à **apoferritina** e é transportado pela membrana basolateral até o sangue. Na circulação, o ferro está ligado a uma β-globulina chamada **transferrina**, que o transporta do intestino delgado para os locais de armazenamento no fígado. Do fígado, o ferro é transportado para a medula óssea, onde é liberado e utilizado na síntese de hemoglobina.

TRANSPORTE INTESTINAL DE LÍQUIDOS E ELETRÓLITOS

O sistema digestório absorve grandes volumes de líquido e eletrólitos. Juntos, os intestinos delgado e grosso absorvem cerca de 9 ℓ de líquido por dia, um volume quase igual a todo o volume de líquido extracelular! *Qual é a fonte desse grande volume de líquido que é absorvido?*

A Figura 8.33 mostra que há pouco mais de 9 ℓ de líquido no lúmen do sistema digestório, que é a soma do volume de líquido na dieta (2 ℓ) *mais* o volume combinado das secreções salivar, gástrica, pancreática, biliar e intestinal (7 ℓ). Desses 9 ℓ, a maior parte é absorvida pelas células epiteliais do intestino delgado e cólon. O pequeno volume remanescente que não é absorvido (100 a 200 mℓ) é excretado nas fezes. Claramente, um distúrbio nos mecanismos de absorção pode levar à perda excessiva de líquido do sistema digestório (**diarreia**). A perda total de água e eletrólitos na diarreia *pode* ser enorme.

O intestino delgado e o cólon não apenas *absorvem* grandes quantidades de eletrólitos (Na^+, Cl^-, HCO_3^- e K^+) e água, mas as células epiteliais que revestem as criptas do intestino delgado também *secretam* líquido e eletrólitos. Essa secreção adicional contribui para o volume já existente no lúmen intestinal que, então, deve ser absorvido.

Os mecanismos de absorção e secreção de líquido e eletrólitos no intestino têm vias celulares e paracelulares. A permeabilidade das **junções de oclusão** entre as células epiteliais determina o movimento do líquido e dos eletrólitos pela via paracelular ou celular. As junções de oclusão do intestino delgado são "permeáveis" (têm

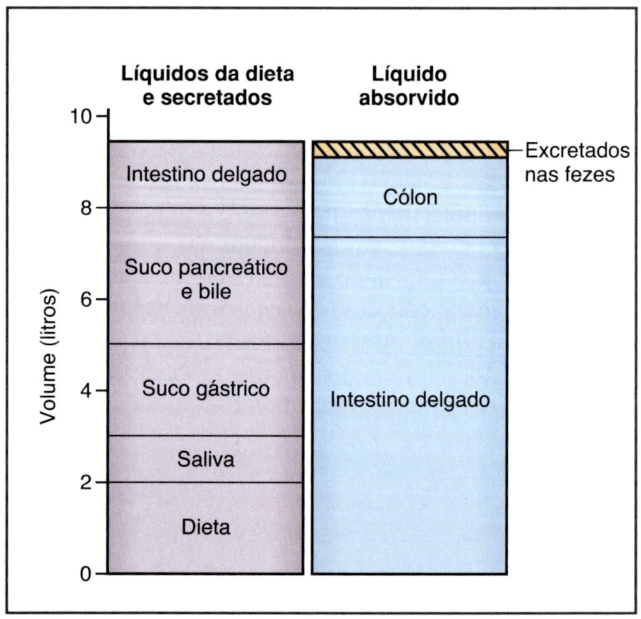

Figura 8.33 Comparação do volume diário de líquido ingerido e secretado àquele absorvido pelo intestino. A *área hachurada* mostra o pequeno volume de líquido excretado nas fezes.

baixa resistência) e possibilitam movimento paracelular significativo, enquanto as junções de oclusão do cólon têm alta resistência e não possibilitam movimento paracelular.

Absorção intestinal

As células epiteliais intestinais que revestem as **vilosidades** absorvem grandes volumes de líquido. A primeira etapa desse processo é a absorção do soluto, seguida pela absorção da água. O absorbato (o líquido absorvido) é *sempre* **isosmótico**, o que significa que as absorções de soluto e água são proporcionais uma à outra. O mecanismo dessa absorção isosmótica é semelhante ao observado no túbulo proximal renal. Os mecanismos de absorção de solutos no jejuno, no íleo e no cólon são diferentes.

Jejuno

O jejuno é o principal local de absorção de Na^+ no intestino delgado (Figura 8.34). Os mecanismos do transporte de eletrólitos no jejuno são idênticos aos do início do túbulo proximal do rim e são mostrados na Figura 8.34A. O Na^+ entra nas células epiteliais do jejuno por meio de vários transportadores acoplados dependentes desse íon. A membrana apical contém cotransportadores de Na^+-monossacarídeos (Na^+-glicose e Na^+-galactose), cotransportadores de Na^+-aminoácidos e trocador de Na^+-H^+. Depois que o Na^+ entra na célula pelos transportadores acoplados, é extrudado pela membrana basolateral por meio da Na^+-K^+ ATPase. Observe que a fonte de troca de H^+ para a Na^+-H^+ é CO_2 e H_2O intracelulares, que são convertidos em H^+ e HCO_3^- na presença de anidrase carbônica. O H^+ é secretado no lúmen pelo trocador de Na^+-H^+ e o HCO_3^- é absorvido pelo sangue.

Íleo

O íleo contém os mesmos mecanismos de transporte que o jejuno *mais* um mecanismo de troca de Cl^--HCO_3^- na membrana apical e um transportador de Cl^-, em vez de um transportador de HCO_3^-, na membrana basolateral (ver Figura 8.34B). Assim, depois da geração de H^+ e HCO_3^- nas células epiteliais no íleo, o H^+ é secretado no lúmen por meio do trocador de Na^+-H^+, assim como o HCO_3^- é secretado no lúmen pelo trocador de Cl^--HCO_3^- (em vez de ser absorvido pelo sangue, como no jejuno). O resultado da troca combinada de Na^+-H^+ e Cl^--HCO_3^- na membrana apical é o movimento efetivo de NaCl para dentro da célula e sua absorção. Assim, o íleo apresenta absorção efetiva de NaCl, enquanto o jejuno faz a absorção efetiva de $NaHCO_3$.

Cólon

Os mecanismos celulares no cólon são semelhantes aos das células principais do final do túbulo distal e dos ductos coletores do rim (Figura 8.35). A membrana apical contém canais de Na^+ e K^+, que são responsáveis pela **absorção de Na^+** e **secreção de K^+**. Assim como as células principais renais, a síntese dos canais de Na^+ é induzida pela **aldosterona**, que eleva a absorção de Na^+ e, secundariamente, a secreção de K^+.

O mecanismo utilizado pela aldosterona para aumento da secreção de K^+ no cólon é semelhante ao das células principais renais: aumento do número de canais de Na^+, aumento da entrada de Na^+ pela membrana apical, aumento do bombeamento de Na^+ através da membrana basolateral pela Na^+-K^+ ATPase, aumento do bombeamento de K^+ para o interior da célula e, por fim, aumento da secreção de K^+ pela membrana apical. Até mesmo a dependência da velocidade de fluxo da secreção de K^+ observada nas células principais renais ocorre no cólon; na **diarreia**, por exemplo, o alto fluxo de líquido intestinal aumenta a secreção colônica de K^+, o que eleva a perda de K^+ nas fezes e provoca **hipopotassemia**.

Secreção intestinal

As células epiteliais que revestem as **criptas** intestinais secretam líquido e eletrólitos (em comparação às células que revestem as vilosidades, que absorvem líquido e eletrólitos). A Figura 8.36 mostra o mecanismo de secreção de eletrólitos pelas células da cripta. A membrana apical contém canais de Cl^-. Além de ter Na^+-K^+ ATPase, a membrana basolateral também apresenta um cotransportador de Na^+-K^+-$2Cl^-$ semelhante ao encontrado no ramo ascendente espesso da alça de Henle. Esse cotransportador de três íons traz Na^+, Cl^- e K^+ do sangue para as células. O Cl^- entra nas células por meio do cotransportador de Na^+-K^+-$2Cl^-$ e, então, se difunde no lúmen por meio dos canais de Cl^- na membrana apical. O Na^+ segue a secreção de Cl^- de maneira passiva, atravessando por entre as células. Por fim, a água é secretada no lúmen seguindo o NaCl.

De modo geral, os **canais de Cl^-** da membrana apical estão fechados, mas podem se abrir em resposta à ligação de vários hormônios e neurotransmissores a receptores na membrana basolateral. Dentre essas substâncias ativadoras, estão **ACh** e **VIP**. O neurotransmissor ou hormônio se liga ao receptor basolateral, ativando a adenilil ciclase e gerando cAMP nas células da cripta. O **cAMP** abre os canais de Cl^- na membrana apical, iniciando a secreção de Cl^-; Na^+ e água seguem o Cl^- até o lúmen. Normalmente, os eletrólitos e a água secretados pelas células das criptas intestinais são absorvidos pelas células das vilosidades intestinais. Entretanto, em doenças com estimulação máxima da adenilil ciclase (p. ex., **cólera**), a secreção de líquido pelas células da cripta é maior do que a capacidade de absorção das células das vilosidades e provoca diarreia extremamente grave (ver seção "Diarreia secretora").

Diarreia

A diarreia é uma das principais causas de morte em todo o mundo. A rápida perda de grandes volumes de líquido do tipo extracelular do sistema digestório pode causar doenças graves ou morte. A discussão anterior enfatiza o enorme potencial de perda de líquido do sistema digestório, de até 9 ℓ ou mais por dia.

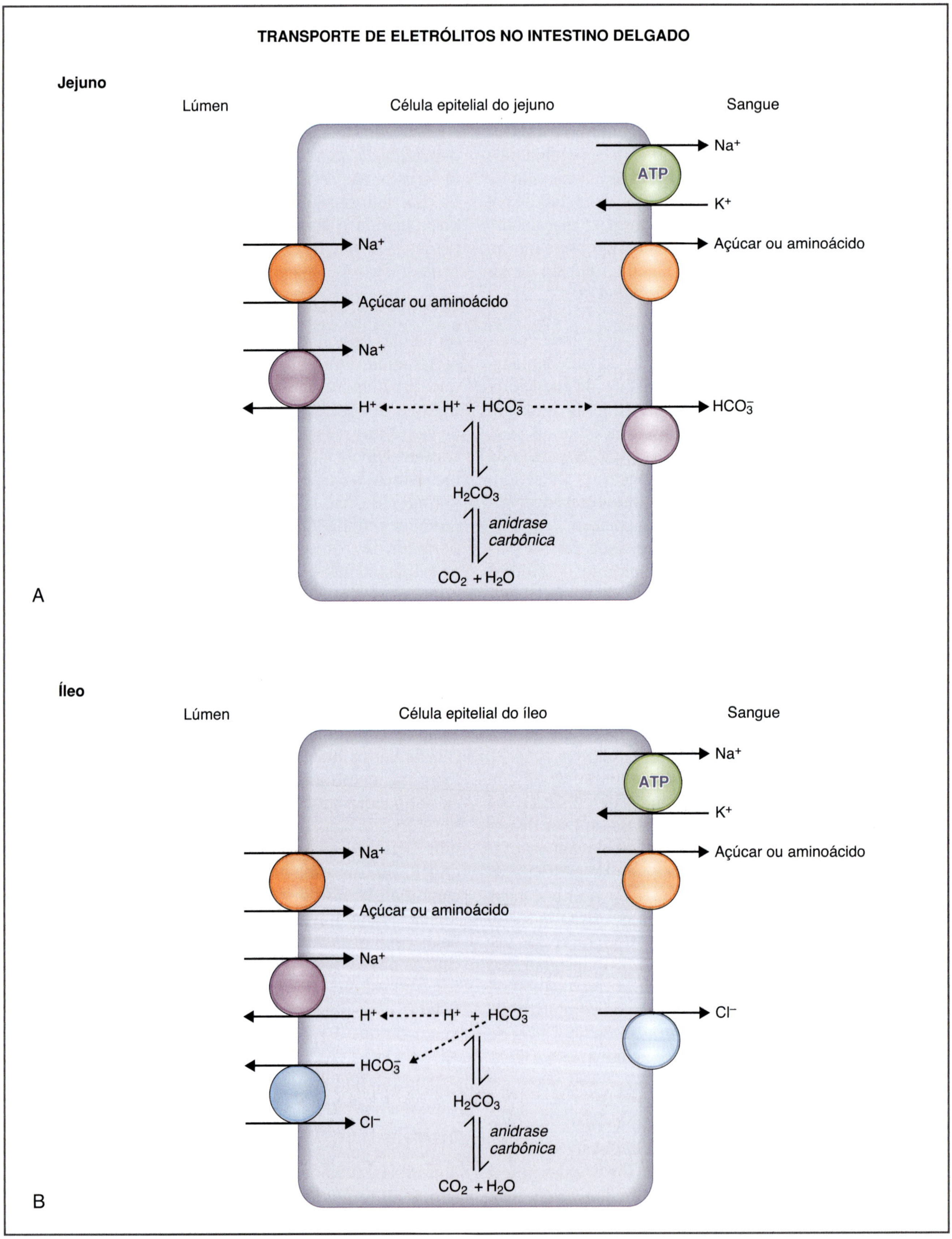

Figura 8.34 Mecanismos de transporte de eletrólitos no jejuno (A) e no íleo (B). *ATP*, trifosfato de adenosina.

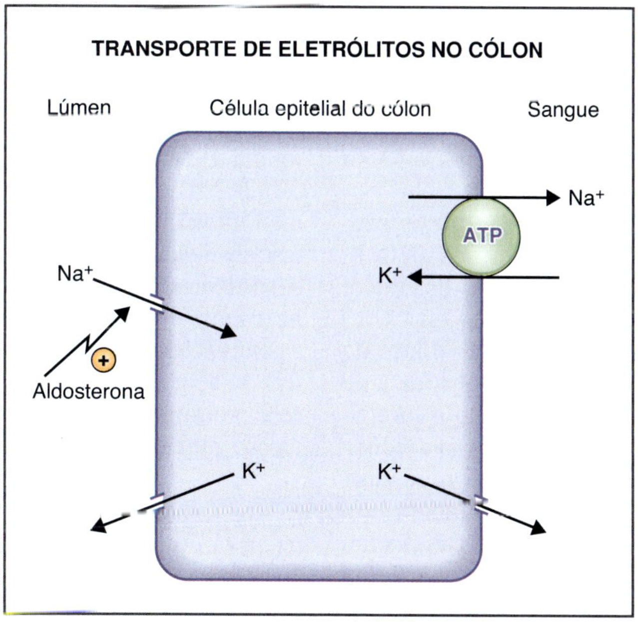

Figura 8.35 **Mecanismo de transporte de eletrólitos no cólon.** *ATP*, trifosfato de adenosina.

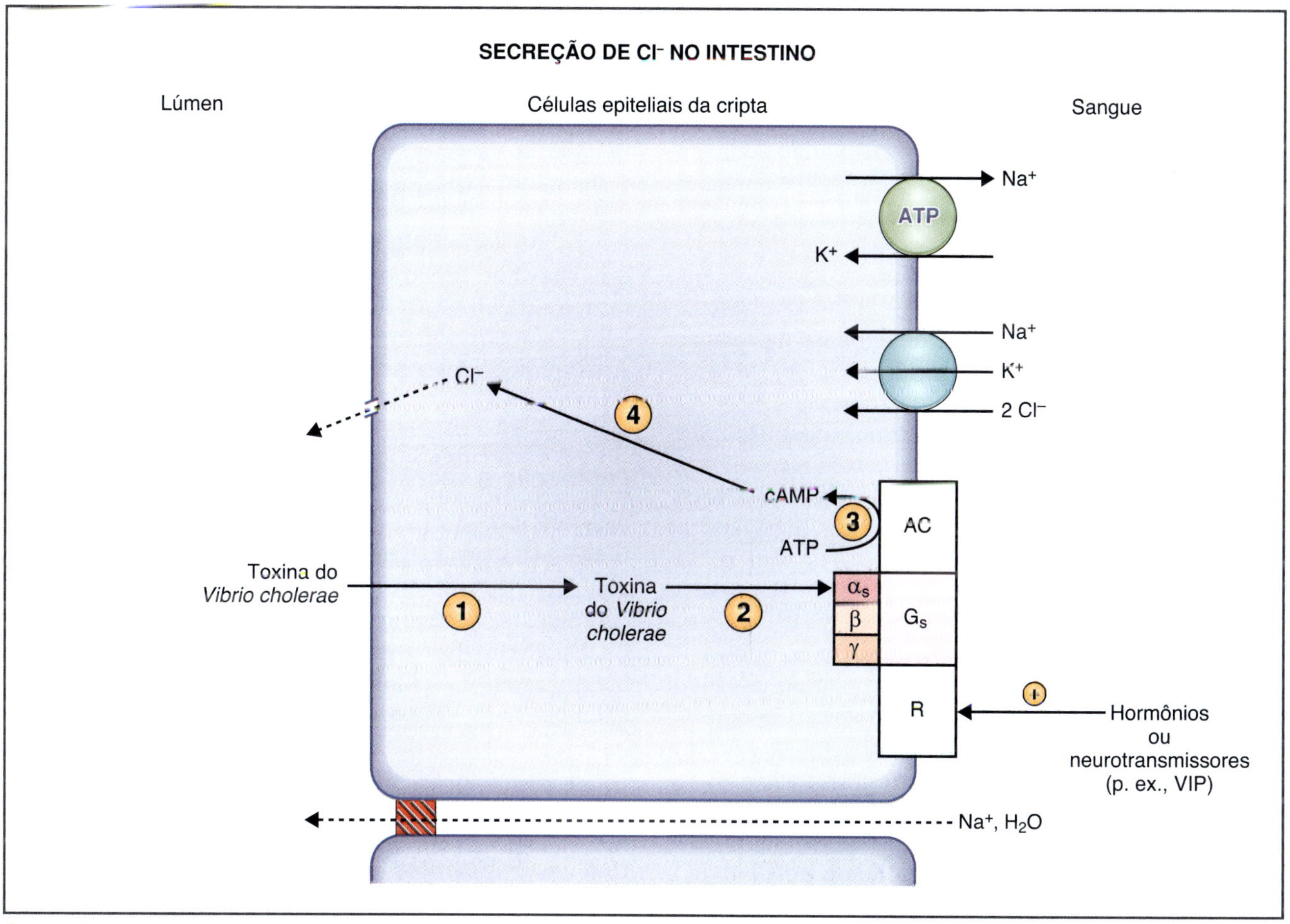

Figura 8.36 **Mecanismo de secreção de Cl^- e líquido pelas células epiteliais nas criptas intestinais.** Os números circundados correspondem às etapas descritas no texto. A toxina do *Vibrio cholerae* ativa a adenilil ciclase (*AC*), aumentando a produção de monofosfato de adenosina cíclico (*cAMP*) e abrindo os canais de Cl^- na membrana apical. *ATP*, trifosfato de adenosina; *R*, receptor; *VIP*, peptídeo intestinal vasoativo.

Na diarreia, a perda de líquido do tipo extracelular diminui o volume de líquido extracelular e o volume intravascular, além de **reduzir a pressão arterial**. Os mecanismos barorreceptores e o sistema renina-angiotensina II-aldosterona tentam restaurar a pressão arterial, mas essas tentativas são inúteis caso o volume de líquido perdido do sistema digestório for muito grande ou se a perda for muito rápida.

Além do colapso circulatório, outros distúrbios causados pela diarreia estão relacionados com os eletrólitos específicos perdidos do corpo no líquido diarreico, em especial HCO_3^- e K^+. O líquido diarreico tem concentração relativamente alta de HCO_3^- porque o líquido secretado no sistema digestório apresenta alto teor de HCO_3^-, inclusive os sucos salivar, pancreático e intestinal. A perda de HCO_3^- (em relação ao Cl^-) causa **acidose metabólica hiperclorêmica com hiato aniônico normal** (ver Capítulo 7). O líquido diarreico também tem uma alta concentração de K^+ devido à secreção do íon dependente da velocidade de fluxo no cólon. A perda excessiva de K^+ do sistema digestório provoca **hipopotassemia**.

Dentre as causas e tipos de diarreia, estão a diminuição da área de superfície absortiva, a diarreia osmótica e a diarreia secretora.

Diminuição da área de superfície para absorção

Doenças que reduzem a área de superfície absortiva, inclusive infecção e inflamação do intestino delgado, causam diminuição da absorção de líquido pelo sistema digestório (ver Figura 8.33).

Diarreia osmótica

A diarreia osmótica é causada por solutos não absorvíveis no lúmen do intestino. Na **deficiência de lactase**, por exemplo, a lactose não é digerida em glicose e galactose, as formas absorvíveis desse carboidrato. A lactose não digerida não é absorvida e fica no lúmen do intestino, onde retém água e causa diarreia osmótica. As bactérias no intestino podem degradar a lactose em partículas de soluto com maior atividade osmótica, o que agrava ainda mais o quadro clínico.

Diarreia secretora

Diferentemente dos outros tipos de diarreia, que são causados pela absorção inadequada de líquido do intestino, a diarreia secretora (p. ex., cólera) é provocada pela *secreção* excessiva de líquido pelas células das criptas. A principal causa de diarreia secretora é o crescimento excessivo de bactérias enteropáticas (bactérias patogênicas do intestino), como *Vibrio cholerae* ou *Escherichia coli*. A **toxina do *Vibrio cholerae*** (ver Figura 8.36), por exemplo, entra nas células da cripta intestinal por meio da membrana apical (etapa 1). Dentro das células, a subunidade A da toxina se desprende e se movimenta até a membrana basolateral. Lá, catalisa a **ribosilação de difosfato de adenosina (ADP-ribosilação)** da subunidade α_s da proteína G_s acoplada à adenilil ciclase (etapa 2). A ADP-ribosilação da subunidade α_s inibe sua atividade GTPase e, assim, não há mais conversão de GTP em GDP. Com o GTP permanentemente ligado a essa subunidade, a adenilil ciclase fica ativada de maneira constante (etapa 3), os níveis de cAMP permanecem altos e os canais de Cl^- na membrana apical são mantidos abertos (etapa 4). A secreção de Cl^- é acompanhada pela secreção de Na^+ e H_2O. O volume de líquido secretado no lúmen intestinal supera os mecanismos de absorção do intestino delgado e do cólon, o que causa diarreia grave. A **solução de reidratação oral (SRO)** é o maior avanço no tratamento da doença diarreica em todo o mundo. A solução contém glicose, Na^+, Cl^- e HCO_3^-, que estimulam a absorção intestinal de líquido e eletrólitos (ou seja, cotransporte de Na^+-glicose), compensando a secreção maciça de líquido e eletrólitos.

FISIOLOGIA DO FÍGADO

O fígado está localizado na cavidade abdominal e recebe sangue porta do estômago, intestino delgado, intestino grosso, pâncreas e baço. Dentre as funções do fígado, estão o processamento de substâncias absorvidas; a síntese e secreção de ácidos biliares; a produção e excreção de bilirrubina; a participação no metabolismo de nutrientes essenciais, inclusive carboidratos, proteínas e lipídios; e a desintoxicação e excreção de metabólitos.

A maior parte do suprimento sanguíneo do fígado é sangue venoso do sistema digestório (baço, estômago, intestino delgado, intestino grosso e pâncreas), que chega ao órgão pela veia porta (Figura 8.37). Portanto, a localização do fígado é ideal para receber nutrientes absorvidos e remover as substâncias absorvidas que podem ser prejudiciais, como fármacos/drogas e toxinas.

Formação e secreção da bile

Como já descrito (na seção "Secreção biliar"), os ácidos biliares são sintetizados a partir do colesterol pelos hepatócitos, transportados para a bile, armazenados e concentrados na vesícula biliar e secretados no lúmen intestinal para auxiliar a digestão e absorção dos lipídios da dieta. Então, os ácidos biliares voltam do íleo para o fígado por meio da circulação êntero-hepática.

Produção e excreção de bilirrubina

O SRE processa as hemácias senescentes (Figura 8.38). Um dos subprodutos da degradação da hemoglobina pelo SRE é a **biliverdina** (de cor verde), que é convertida em **bilirrubina** (de cor amarela). A bilirrubina, então, se liga à albumina na circulação e é transportada para o fígado, onde é captada pelos hepatócitos. Nos microssomas hepáticos, a bilirrubina é conjugada com o ácido glicurônico pela enzima **UDP-glucuronil transferase**.

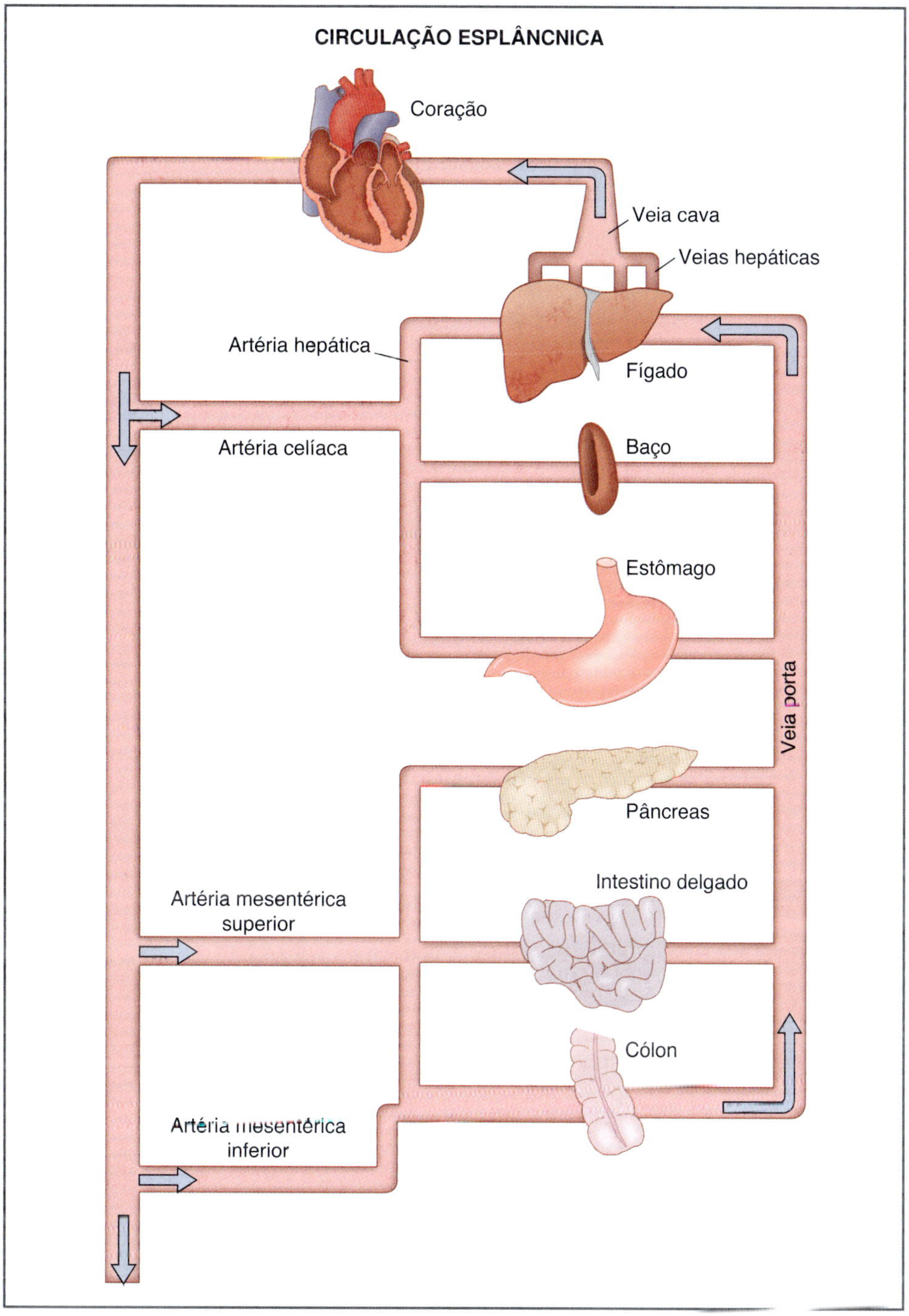

Figura 8.37 **Fluxo sanguíneo na circulação esplâncnica.**

(Como a UDP-glicuronil transferase é sintetizada de maneira lenta após o nascimento, alguns recém-nascidos apresentam "icterícia neonatal".) A bilirrubina conjugada é hidrossolúvel e parte dela é excretada na urina. O restante da bilirrubina conjugada é secretado na bile e, assim, via bile, no intestino delgado. A bilirrubina conjugada chega ao final do íleo e ao cólon, onde é desconjugada por enzimas bacterianas e metabolizada em **urobilinogênio**. Parte do urobilinogênio é absorvido pela circulação êntero-hepática e volta para o fígado; o restante é convertido em urobilina e **estercobilina**, que são excretadas nas fezes.

A **icterícia** é caracterizada pela coloração amarelada da pele e da esclera dos olhos devido ao acúmulo de bilirrubina livre ou conjugada. A icterícia pode ser causada pelo aumento da destruição de hemácias, o que aumenta a produção de bilirrubina não conjugada. Também ocorre na obstrução dos ductos biliares ou doença hepática; nesses casos, a bilirrubina conjugada não pode ser excretada na bile e, portanto, é absorvida pela circulação. Na icterícia obstrutiva, a urina é escura (colúria), devido à alta concentração urinária de bilirrubina conjugada, e as fezes são claras (acolia; "cor de barro"), devido à diminuição da estercobilina fecal.

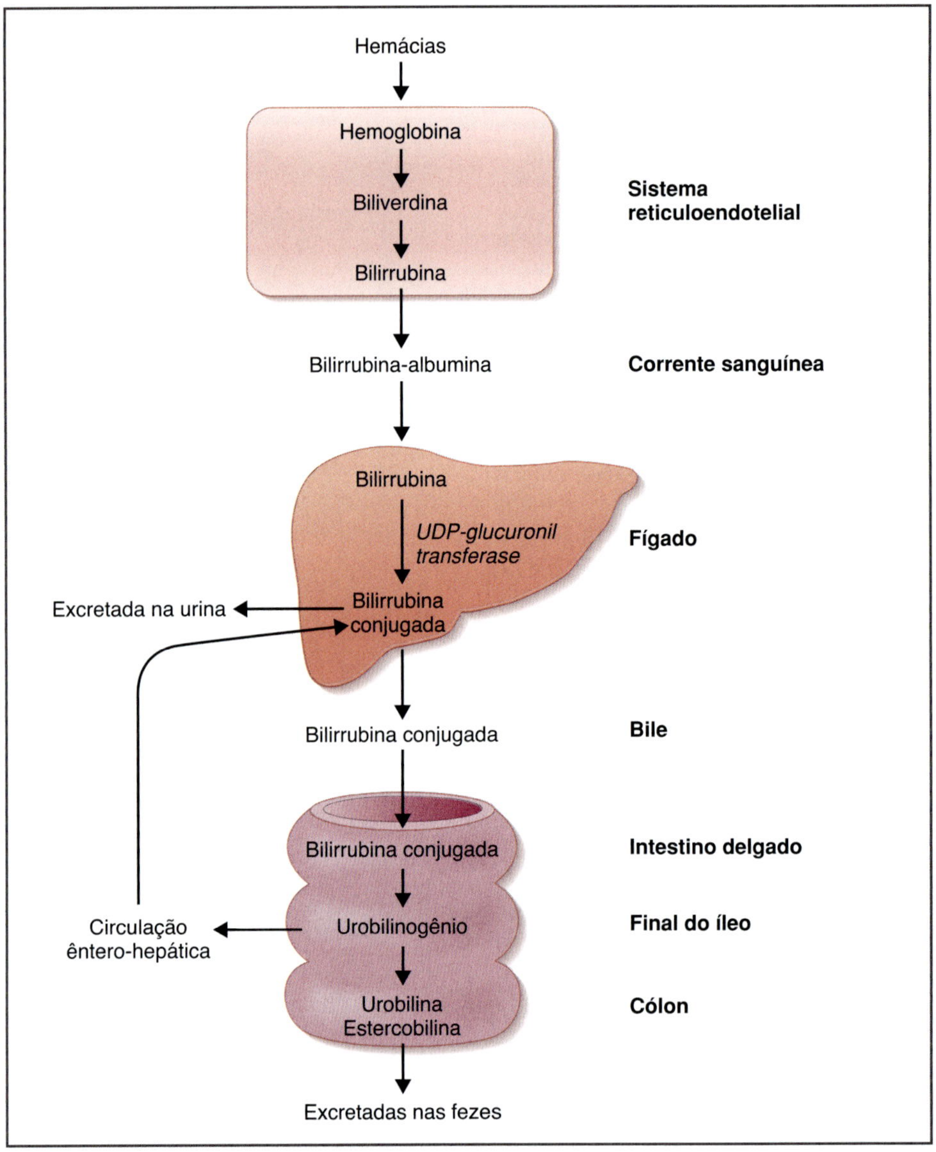

Figura 8.38 Metabolismo da bilirrubina. *UDP*, difosfato de uridina.

Funções metabólicas do fígado

O fígado participa do metabolismo de carboidratos, proteínas e lipídios. No **metabolismo de carboidratos**, o fígado realiza a gliconeogênese, armazena a glicose na forma de glicogênio e libera a glicose armazenada na corrente sanguínea quando necessário.

No **metabolismo das proteínas**, o fígado sintetiza os aminoácidos não essenciais e os modifica para que possam entrar nas vias biossintéticas dos carboidratos. O fígado também sintetiza quase todas as proteínas plasmáticas, inclusive a albumina e os fatores de coagulação. Indivíduos com insuficiência hepática apresentam hipoalbuminemia (que pode causar edema por perda da pressão oncótica das proteínas plasmáticas) e distúrbios de coagulação. O fígado também converte amônia, um subproduto do catabolismo de proteínas, em ureia, que é então excretada na urina.

No **metabolismo lipídico**, o fígado participa da oxidação de ácidos graxos e sintetiza lipoproteínas, colesterol e fosfolipídios. Como já descrito, o fígado converte parte do colesterol em ácidos biliares, que participam da digestão e absorção de lipídios.

Desintoxicação de substâncias

O fígado protege o corpo de substâncias potencialmente tóxicas que são absorvidas pelo sistema digestório. Essas substâncias chegam ao fígado pela circulação porta e o órgão as modifica no chamado "metabolismo de primeira passagem", assegurando que quantidades pequenas ou nulas dessas moléculas cheguem à circulação sistêmica. As bactérias absorvidas do cólon, por exemplo, são fagocitadas pelas células hepáticas de Kupffer e, portanto, nunca entram na circulação sistêmica. Em outro exemplo, as enzimas hepáticas modificam toxinas endógenas e exógenas para torná-las hidrossolúveis e, portanto, passíveis de excreção na bile ou na urina. Depois das **reações de fase I**, que são catalisadas por enzimas do citocromo P-450, há as **reações de fase II** que conjugam as substâncias com glicuronídeo, sulfato, aminoácidos ou glutationa.

RESUMO

- O sistema digestório é suprido pelas divisões parassimpática e simpática do sistema nervoso, que convergem para o sistema nervoso intrínseco nos plexos mioentéricos e submucosos
- Os peptídeos são secretados pelas células do sistema digestório e incluem os hormônios gastrina, CCK, secretina e GIP, que são liberados na circulação; os agentes de ação parácrina somatostatina e histamina, que atuam localmente; e os de ação neurócrina, que são liberados pelos nervos
- As ondas lentas nas células musculares lisas gastrintestinais são despolarizações e repolarizações espontâneas do potencial de membrana. Os potenciais de ação são disparados *se* o potencial de membrana atingir o limiar por causa de uma onda lenta. Assim, a frequência das ondas lentas determina a frequência dos potenciais de ação e, consequentemente, a frequência das contrações
- A motilidade gástrica mistura e tritura os alimentos ingeridos. A motilidade do intestino delgado é formada por contrações de segmentação, que misturam o quimo com enzimas digestivas, e contrações peristálticas, que movem o quimo na direção caudal. No intestino grosso, movimentos de massa deslocam o material fecal por longas distâncias e, por fim, para o reto, onde é armazenado até a defecação
- A secreção salivar é utilizada para tamponamento e diluição de alimentos, e inicia a digestão de amido e lipídios. A saliva é hipotônica e produzida por um processo de duas etapas, em que a primeira saliva feita pelas células acinares é modificada por células epiteliais ductais
- As células parietais gástricas secretam H^+ por uma H^+-K^+ ATPase (bomba de prótons), que é inibida pelo omeprazol. A secreção gástrica de H^+ é aumentada pela acetilcolina, gastrina e histamina, e é inibida pela somatostatina e pelas prostaglandinas
- A secreção pancreática contém HCO_3^- para a neutralização do H^+ do estômago e enzimas para a digestão de carboidratos, proteínas e lipídios. O suco pancreático é isotônico e produzido por um processo de duas etapas. As células acinares secretam o componente enzimático; as células epiteliais centroacinares e ductais secretam o componente aquoso contendo HCO_3^-; e as células ductais modificam a secreção
- Os sais biliares, principais constituintes da bile, são responsáveis pela emulsificação e solubilização de lipídios, auxiliando a digestão e absorção. A bile é produzida pelos hepatócitos, armazenada na vesícula biliar e secretada no intestino após a contração da vesícula biliar. Os sais biliares solubilizam e formam micelas com os produtos da digestão lipídica. Cerca de 95% dos ácidos biliares voltam para o fígado por meio da circulação êntero-hepática
- Os carboidratos precisam ser digeridos em monossacarídeos para absorção. As etapas digestivas são realizadas por amilases e dissacaridases salivares e pancreáticas na borda em escova do intestino. A glicose e a galactose são absorvidas pelas células epiteliais intestinais por cotransportadores dependentes de Na^+, enquanto a frutose é absorvida por difusão facilitada
- As proteínas são digeridas em aminoácidos, dipeptídeos e tripeptídeos para absorção. As etapas digestivas são realizadas pela pepsina, pela tripsina e por outras proteases pancreáticas e da borda em escova. Aminoácidos, dipeptídeos e tripeptídeos são absorvidos pelas células epiteliais intestinais por cotransportadores dependentes de Na^+ ou H^+
- Os lipídios são digeridos em monoglicerídeos, ácidos graxos, colesterol e lisolecitina pelas enzimas pancreáticas. Os produtos da digestão lipídica são solubilizados em micelas com ácidos biliares. Na membrana apical das células epiteliais intestinais, os lipídios são liberados das micelas e se difundem nas células. Dentro das células, são acondicionados em quilomícrons e transferidos para os vasos linfáticos por exocitose
- Cerca de 9 ℓ de líquido são absorvidos diariamente pelo sistema digestório. O volume de líquido absorvido é quase igual à soma do volume ingerido e o volume secretado nos sucos salivar, gástrico, pancreático e intestinal. A diminuição da absorção ou o aumento da secreção causa diarreia
- O fígado conjuga a bilirrubina, um metabólito da hemoglobina, com o ácido glicurônico para formar a bilirrubina conjugada, que é excretada na urina e na bile. No intestino, a bilirrubina conjugada é convertida em urobilinogênio, que volta para o fígado, além de urobilina e estercobilina, que são excretadas nas fezes.

Desafie-se

Responda a cada pergunta com uma palavra, frase, sentença ou solução numérica. Quando uma lista de respostas possíveis é fornecida com a pergunta, uma, mais de uma ou nenhuma das opções pode estar correta. As respostas corretas são fornecidas no final do livro.

1 *Qual(is) das seguintes é(são) ação(ões) da colecistocinina (CCK): contração da vesícula biliar, aceleração do esvaziamento gástrico, estimulação da secreção de HCO_3^-, estimulação da secreção de enzimas pancreáticas?*

2 *Um paciente com úlcera duodenal é tratado com cimetidina, um fármaco que inibe a secreção de H^+ nas células parietais. Qual dos seguintes é o mecanismo de ação da cimetidina: inibição da H^+-K^+ ATPase, inibição dos receptores muscarínicos,* *estimulação dos receptores muscarínicos, diminuição dos níveis de cAMP intracelular, inibição da somatostatina?*

3 *A fase ascendente de uma onda lenta é caracterizada por qual mudança no potencial de membrana: mais negativo, menos negativo, mais positivo, menos positivo?*

4 *Qual fenômeno nos ductos salivares explica o fato de a secreção salivar final ser hipotônica em relação à secreção primária das células acinares: secreção de água, absorção de água, absorção de mais soluto que água, secreção de mais soluto que água?*

5 *A toxina do* Vibrio cholerae *tem qual das seguintes ações diretas ou indiretas: abre os canais de* Na^+*, fecha os canais de* Cl^-*, aumenta os níveis de cAMP, ativa uma subunidade* α_s *da proteína de ligante de GTP, aumenta a atividade da GTPase?*

6 *Qual das seguintes substâncias tem de ser digerida antes de ser absorvida pelo intestino delgado:* Ca^{2+}*, alanina, frutose, sacarose, colesterol?*

7 *Qual é a sequência correta de eventos na absorção de lipídios: formação de éster colesterol, ação da lipase pancreática, emulsificação de lipídios no lúmen intestinal, micelas, quilomícrons?*

8 *O aumento da velocidade de fluxo pancreático provoca aumento no suco pancreático de* Na^+*,* K^+*,* HCO_3^-*,* Cl^- *ou da osmolaridade?*

9 *Qual(is) reação(ões) é(são) catalisada(s) pela tripsina: pepsinogênio em pepsina, tripsinogênio em tripsina, procarboxipeptidase em carboxipeptidase?*

10 *Onde a frequência das ondas lentas é maior: estômago, duodeno, íleo?*

11 *Onde estou? Dê a localização correta no sistema digestório de cada item da lista. A localização pode ser anatômica, um gráfico ou parte de um gráfico ou um conceito.*

Secreção de gastrina
Cotransporte de Na^+-sais biliares
H^+-K^+ ATPase
Secreção de fator intrínseco
Ação do omeprazol
Cotransporte de Na^+-glicose
Ácidos biliares secundários
(ou sais biliares)

12 *Um paciente com infecção por* H. pylori *desenvolve uma úlcera gástrica e é tratado com omeprazol. Qual(is) dos seguintes é(são) mecanismo(s) de ação do omeprazol: inibição da ação da acetilcolina (ACh) nas células parietais, estimulação da ação da somatostatina nas células parietais, inibição dos receptores* CCK_B*, inibição da* H^+*-*K^+ *ATPase, inibição de* Na^+*-*K^+ *ATPase?*

13 *Qual das seguintes opções suprime o apetite: aumento da gordura corporal, aumento dos níveis de insulina, aumento dos níveis de grelina?*

14 *No reflexo peristáltico, qual dos seguintes ocorre oralmente (atrás) do bolo alimentar: liberação de 5-HT dos neurônios IPAN, contração do músculo circular, contração do músculo longitudinal, ação da acetilcolina no músculo circular, ação do VIP no músculo circular?*

CAPÍTULO **9**

Fisiologia Endócrina

O sistema endócrino, junto com o sistema nervoso, é responsável pela homeostase. Tal sistema regula o crescimento, o desenvolvimento, a reprodução, a pressão sanguínea, as concentrações de íons e outras substâncias no sangue, e até mesmo o comportamento. A fisiologia endócrina discute a secreção de hormônios e suas ações subsequentes nos tecidos-alvo.

Um hormônio é uma substância química classificada como peptídeo, esteroide ou amina. Os hormônios são secretados na circulação em pequenas quantidades e são levado para tecidos-alvo, onde produzem respostas fisiológicas. Os hormônios são sintetizados e secretados por células endócrinas geralmente localizadas nas glândulas endócrinas. A Tabela 9.1 mostra uma lista de hormônios e suas abreviações, que são usadas aqui e no Capítulo 10.

As glândulas endócrinas clássicas são o hipotálamo, os lobos anterior e posterior da hipófise (adeno-hipófise e neuro-hipófise), a tireoide, as paratireoides, o córtex suprarrenal, a medula suprarrenal, as gônadas, a placenta e o pâncreas. O rim também é considerado uma glândula endócrina; além disso, há células endócrinas em todo o sistema digestório. A Tabela 9.2 resume os principais hormônios, suas glândulas de origem, sua natureza química e suas principais ações; bem como a Figura 9.1 é um resumo pictórico das glândulas endócrinas e suas secreções hormonais.

SÍNTESE DE HORMÔNIOS

Os hormônios pertencem a uma de três classes: peptídeos e proteínas, esteroides ou aminas. Cada classe difere em sua via biossintética: hormônios peptídicos e proteicos são sintetizados a partir de aminoácidos; hormônios esteroides são derivados do colesterol; e hormônios da classe amina são derivados da tirosina.

Síntese de peptídeos e hormônios proteicos

Em sua maioria, os hormônios são peptídeos ou proteínas. As vias biossintéticas são familiares da bioquímica. A sequência primária de aminoácidos do peptídeo é ditada por um ácido ribonucleico mensageiro (mRNA) específico, que foi transcrito do gene daquele hormônio. A Figura 9.2 resume a via biossintética dos hormônios peptídicos. Os números circundados na figura correspondem às etapas a seguir.

Tabela 9.1 Abreviações comumente usadas em fisiologia endócrina.

Abreviação	Hormônio	Abreviação	Hormônio
ACTH	Hormônio adrenocorticotrófico	LH	Hormônio luteinizante
HAD	Hormônio antidiurético	MIT	Monoiodotirosina
CRH	Hormônio liberador de corticotrofina	MSH	Hormônio estimulador de melanócitos
DHEA	Desidroepiandrosterona	PIF	Fator inibidor de prolactina (dopamina)
DIT	Diiodotirosina	POMC	Pró-opiomelanocortina
DOC	11-Desoxicorticosterona	PTH	Paratormônio
FSH	Hormônio foliculoestimulante	PTU	Propiltiouracila
GHRH	Hormônio liberador do hormônio do crescimento	SRIF	Hormônio inibidor da liberação de somatostatina ou somatotrofina
GnRH	Hormônio liberador de gonadotrofina	T_3	Tri-iodotironina
HCG	Gonadotrofina coriônica humana	T_4	L-tiroxina
GH	Hormônio de crescimento	TBG	Globulina ligante de tiroxina
hPL	Lactogênio placentário humano	TRH	Hormônio liberador de tireotrofina
IGF	Fator de crescimento semelhante à insulina	TSH	Hormônio tireoestimulante

Tabela 9.2 Resumo das glândulas endócrinas e ações dos hormônios.

Glândula de origem	Hormônios[a]	Classificação química[b]	Principais ações
Hipotálamo	Hormônio liberador de tireotrofina (TRH)	Peptídeo	Estimula a secreção de TSH e prolactina
	Hormônio liberador de corticotrofina (CRH)	Peptídeo	Estimula a secreção de ACTH
	Hormônio liberador de gonadotrofina (GnRH)	Peptídeo	Estimula a secreção de LH e FSH
	Hormônio inibidor da liberação de somatostatina ou somatotrofina (SRIF)	Peptídeo	Inibe a secreção do hormônio do crescimento
	Fator inibidor de prolactina (PIF) ou dopamina	Amina	Inibe a secreção de prolactina
	Hormônio liberador do hormônio do crescimento (GHRH)	Peptídeo	Estimula a secreção do hormônio do crescimento
Adeno-hipófise	Hormônio tireoestimulante (TSH)	Peptídeo	Estimula a síntese e a secreção dos hormônios tireoidianos
	Hormônio foliculoestimulante (FSH)	Peptídeo	Estimula a maturação espermática nas células de Sertoli dos testículos Estimula o desenvolvimento folicular e a síntese de estrógeno nos ovários
	Hormônio luteinizante (LH)	Peptídeo	Estimula a síntese de testosterona nas células de Leydig dos testículos Estimula a ovulação, a formação do corpo lúteo, e a síntese de estrógeno e progesterona nos ovários
	Hormônio do crescimento	Peptídeo	Estimula a síntese de proteínas e o crescimento geral
	Prolactina	Peptídeo	Estimula a produção e secreção de leite na mama
	Hormônio adrenocorticotrófico (ACTH)	Peptídeo	Estimula a síntese e secreção de hormônios do córtex suprarrenal (cortisol, andrógenos e aldosterona)
	Hormônio estimulador de melanócitos (MSH)	Peptídeo	Estimula a síntese de melanina (? humanos)

(Continua)

Tabela 9.2 Resumo das glândulas endócrinas e ações dos hormônios (*continuação*).

Glândula de origem	Hormônios[a]	Classificação química[b]	Principais ações
Neuro-hipófise	Ocitocina	Peptídeo	Estimula a ejeção do leite das mamas e as contrações uterinas
	Vasopressina ou hormônio antidiurético (HAD)	Peptídeo	Estimula a reabsorção de água nas células principais dos ductos coletores e a constrição das arteríolas
Tireoide	Tri-iodotironina (T_3) e L-tiroxina (T_4)	Amina	Estimula o crescimento esquelético; o consumo de oxigênio; a produção de calor; a utilização de proteínas, gorduras e carboidratos; e a maturação perinatal do sistema nervoso central
	Calcitonina	Peptídeo	Diminui a concentração sérica de Ca^{2+}
Paratireoide	Paratormônio (PTH)	Peptídeo	Aumenta a concentração sérica de Ca^{2+}
Córtex suprarrenal	Cortisol (glicocorticoide)	Esteroide	Estimula a gliconeogênese, inibe a resposta inflamatória, suprime a resposta imune e aumenta a resposta vascular às catecolaminas
	Aldosterona (mineralocorticoide)	Esteroide	Aumenta a reabsorção renal de Na^+, a secreção de K^+ e a secreção de H^+
	Desidroepiandrosterona (DHEA) e androstenediona (andrógenos suprarrenais)	Esteroide	Ver as ações da testosterona nos testículos (adiante)
Testículos	Testosterona	Esteroide	Estimula a espermatogênese e as características sexuais secundárias masculinas
Ovários	Estradiol	Esteroide	Estimula o crescimento e desenvolvimento do sistema reprodutor feminino; a fase folicular do ciclo menstrual; o desenvolvimento das mamas e a secreção de prolactina; mantém a gestação
	Progesterona	Esteroide	Estimula a fase lútea do ciclo menstrual; mantém a gestação
Corpo lúteo	Estradiol e progesterona	Esteroide	Ver as ações do estradiol e da progesterona dos ovários (já descritas)
Placenta	Gonadotrofina coriônica humana (HCG)	Peptídeo	Estimula a síntese de estrógeno e progesterona pelo corpo lúteo do início da gestação
	Lactogênio placentário humano (hPL) ou somatomamotropina coriônica humana	Peptídeo	Tem ações semelhantes ao hormônio do crescimento e à prolactina durante a gestação
	Estriol	Esteroide	Ver as ações do estradiol nos ovários (já descritas)
	Progesterona	Esteroide	Ver as ações da progesterona dos ovários (já descritas)
Pâncreas	Insulina (células β)	Peptídeo	Diminui a glicemia
	Glucagon (células α)	Peptídeo	Aumenta a glicemia
Rim	Renina	Peptídeo	Catalisa a conversão de angiotensinogênio em angiotensina I
	1,25-di-hidroxicolecalciferol	Esteroide	Aumenta a absorção intestinal de Ca^{2+}; mineralização óssea
Medula suprarrenal	Norepinefrina, epinefrina	Amina	Ver ações do sistema nervoso simpático (ver Capítulo 2)

[a]As abreviaturas comuns dos hormônios são mostradas entre parênteses.
[b]Peptídeo refere-se a peptídeos e proteínas.

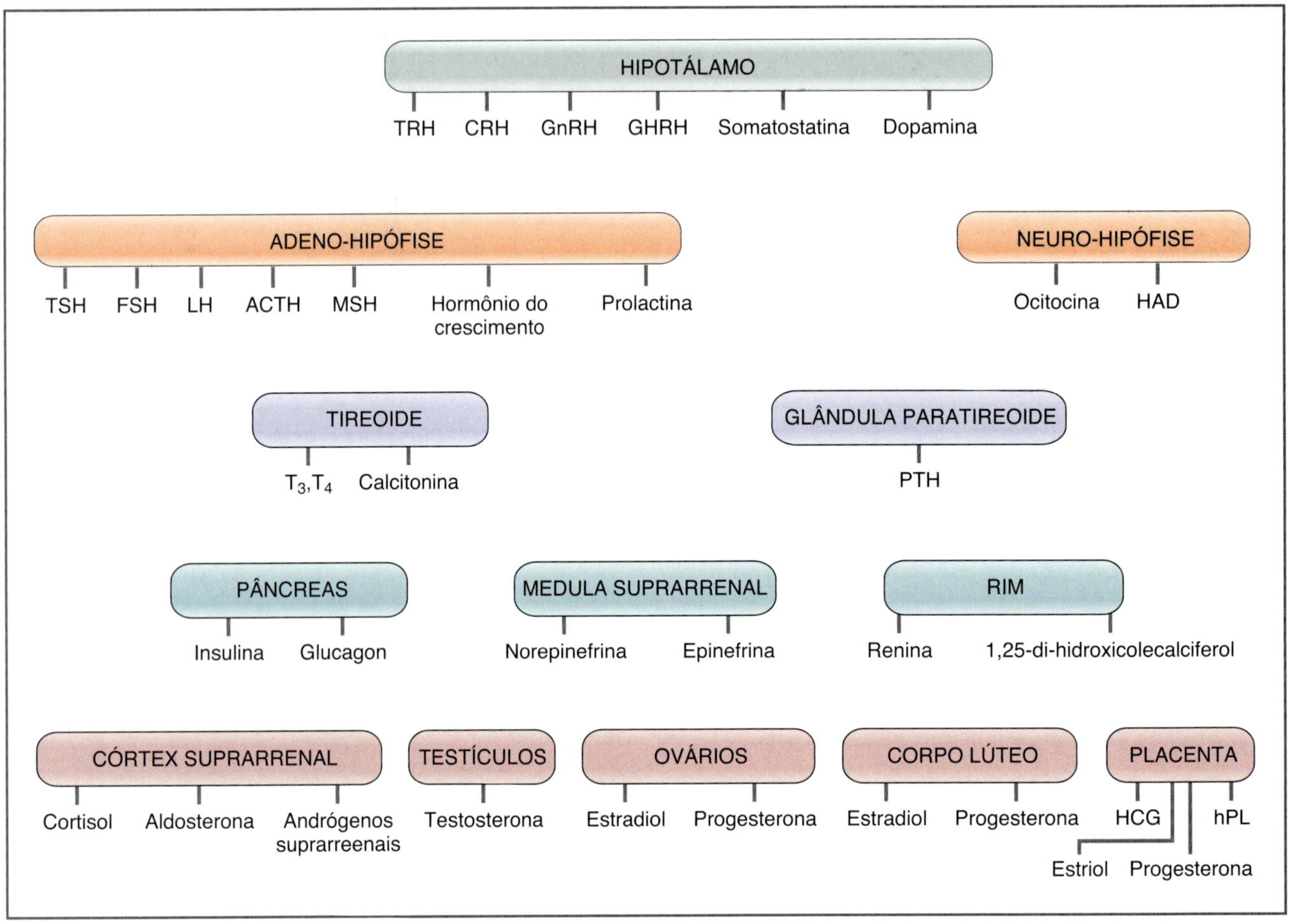

Figura 9.1 Glândulas endócrinas e os hormônios secretados de cada uma. A Tabela 9.1 mostra as abreviações usadas nesta figura.

1. No **núcleo**, o gene do hormônio é transcrito em um **mRNA**. De modo geral, um único gene é responsável por determinar a estrutura primária de cada hormônio peptídico. (Como os genes de quase todos os hormônios peptídicos foram clonados, a tecnologia do DNA recombinante possibilita a síntese dos hormônios peptídicos humanos.)

2. O mRNA é transferido para o citoplasma e traduzido nos **ribossomos** no primeiro produto proteico, um **pré-pró-hormônio**. A tradução do mRNA começa com um peptídeo de sinalização na porção N terminal. A tradução cessa e o peptídeo sinalizador se liga aos receptores no retículo endoplasmático por meio de "proteínas de ancoragem". Assim, a tradução continua no retículo endoplasmático até a produção de toda a sequência peptídica (i. e., o pré-pró-hormônio).

3. O peptídeo sinalizador é removido no **retículo endoplasmático**, convertendo o pré-pró-hormônio em **pró-hormônio**. O pró-hormônio contém a sequência hormonal completa mais outras sequências peptídicas, que serão removidas em uma etapa final. Algumas das "outras" sequências peptídicas no pró-hormônio são necessárias para o dobramento adequado da molécula (p. ex., formação de ligações intramoleculares).

4. O pró-hormônio é transferido para o **aparelho de Golgi**, onde é acondicionado em vesículas secretoras. Nas vesículas secretoras, enzimas proteolíticas clivam sequências peptídicas do pró-hormônio para produzir o **hormônio** final. Outras funções do aparelho de Golgi são glicosilação e fosforilação do hormônio.

5. O hormônio final é armazenado em **vesículas secretoras** até a estimulação da célula endócrina. O paratormônio (PTH), por exemplo, é sintetizado e armazenado em vesículas nas células principais das glândulas paratireoides. O estímulo para a secreção de PTH é a baixa concentração extracelular de cálcio (Ca^{2+}). Quando os sensores das glândulas paratireoides detectam uma baixa concentração extracelular de Ca^{2+}, as vesículas secretoras são translocadas para a membrana celular, onde extrudam o PTH para o sangue por exocitose. Os outros constituintes das vesículas secretoras, inclusive copeptídeos e enzimas de clivagem, são extrudados com o PTH.

Síntese de hormônio esteroide

Os hormônios esteroides são sintetizados e secretados pelo córtex suprarrenal, pelas gônadas, pelo corpo lúteo e pela placenta. Os hormônios esteroides são cortisol,

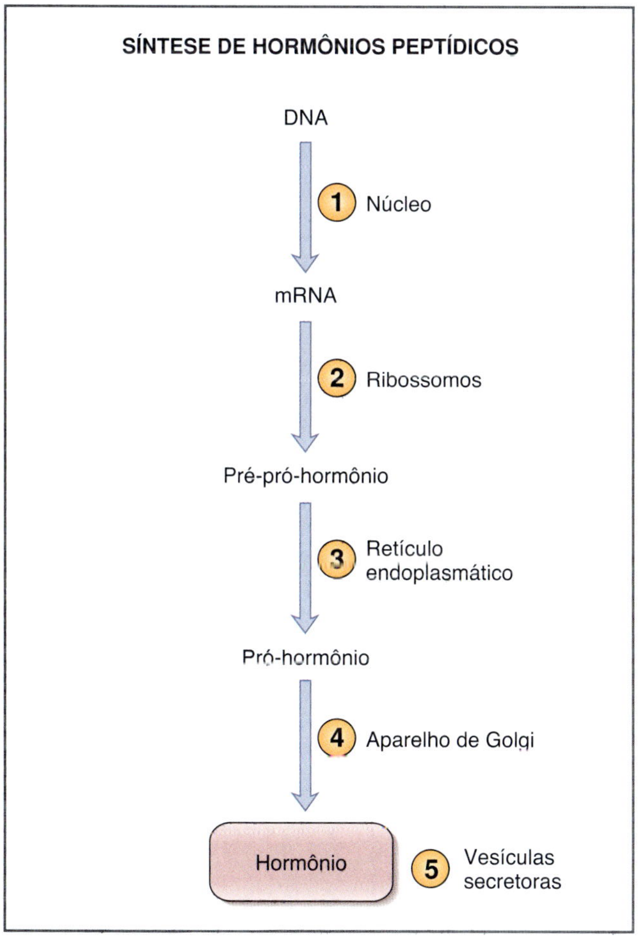

Figura 9.2 Etapas da síntese de hormônios peptídicos. A explicação dos números circundados está no texto. *DNA*, ácido desoxirribonucleico; *mRNA*, ácido ribonucleico mensageiro.

aldosterona, estradiol e estriol, progesterona, testosterona e 1,25-di-hidroxicolecalciferol. Todos os hormônios esteroides são derivados do **colesterol**, que é modificado pela remoção ou adição de cadeias laterais, hidroxilação ou aromatização do núcleo esteroide. As vias biossintéticas dos hormônios adrenocorticais e do 1,25-di-hidroxicolecalciferol são discutidas neste capítulo. As vias dos hormônios esteroides sexuais são discutidas no Capítulo 10.

Síntese de hormônios da classe amina

Os hormônios da classe amina são as catecolaminas (epinefrina, norepinefrina e dopamina) e os hormônios da tireoide. Os hormônios da classe amina são derivados do aminoácido **tirosina**. A via biossintética das catecolaminas foi discutida no Capítulo 1. A via dos hormônios tireoidianos é discutida neste capítulo.

Hormônios na circulação

Depois da síntese e da secreção, os hormônios circulam no sangue livres ou ligados a proteínas. Exemplos de hormônios que estão significativamente ligados na circulação são os hormônios da tireoide, os hormônios esteroides e os fatores de crescimento semelhantes à insulina. A ligação dos hormônios na circulação tem duas funções: (1) formar um *pool* de hormônio e (2) estabilizar os níveis de hormônios livres.

REGULAÇÃO DA SECREÇÃO HORMONAL

A manutenção da homeostase requer que a secreção de hormônios seja feita conforme necessário. As taxas de secreção podem ser ajustadas por mecanismos nervosos ou de *feedback*. A secreção de catecolaminas ilustra os **mecanismos nervosos**; os nervos simpáticos pré-ganglionares fazem sinapse na medula suprarrenal e, ao serem estimulados, provocam a secreção de catecolaminas na circulação. Os **mecanismos de *feedback*** são mais comuns do que os mecanismos nervosos. O termo "*feedback*" (retroalimentação) significa que algum elemento da resposta fisiológica a um hormônio "realimenta", de maneira direta ou indireta, a glândula endócrina que o secretava, alterando sua taxa de secreção. O *feedback* pode ser negativo ou positivo. O *feedback* negativo é o mecanismo mais importante e comum para regulação da secreção hormonal, enquanto o *feedback* positivo é raro.

Feedback negativo

Os princípios de *feedback* negativo são a base da regulação homeostática de praticamente todos os sistemas orgânicos. No Capítulo 4, por exemplo, discutimos o *feedback* negativo na regulação da pressão sanguínea arterial; pequenas mudanças na pressão sanguínea ativam mecanismos que a normalizam. A diminuição da pressão arterial é detectada pelos barorreceptores, que ativam mecanismos coordenados para aumentá-la. Com a normalização da pressão arterial, os barorreceptores não detectam mais alterações e esses mecanismos previamente ativados são desligados. Quanto mais sensível for o mecanismo de *feedback*, menores serão as "alterações" da pressão arterial acima ou abaixo do normal.

Nos sistemas endócrinos, o *feedback* negativo significa que *alguma característica da ação hormonal, direta ou indiretamente, inibe a maior secreção do hormônio.* A Figura 9.3 mostra alças de *feedback* negativo. Para fins ilustrativos, o hipotálamo é mostrado em relação à adeno-hipófise, que por sua vez é mostrada em relação a uma glândula endócrina periférica. Na figura, o hipotálamo secreta um hormônio liberador, que estimula a secreção de um hormônio da adeno-hipófise. O hormônio da adeno-hipófise age em uma glândula endócrina periférica (p. ex., o testículo) para causar a secreção do hormônio (p. ex., testosterona), que atua nos tecidos-alvo (p. ex., músculo esquelético) e produz ações fisiológicas. Os hormônios "retroalimentam" a adeno-hipófise e o hipotálamo para inibir suas secreções hormonais. No ***feedback* de alça longa**, o hormônio retroalimenta *toda a via* até o eixo hipotalâmico-hipofisário. No ***feedback* de alça curta**, o hormônio da adeno-hipófise retroalimenta

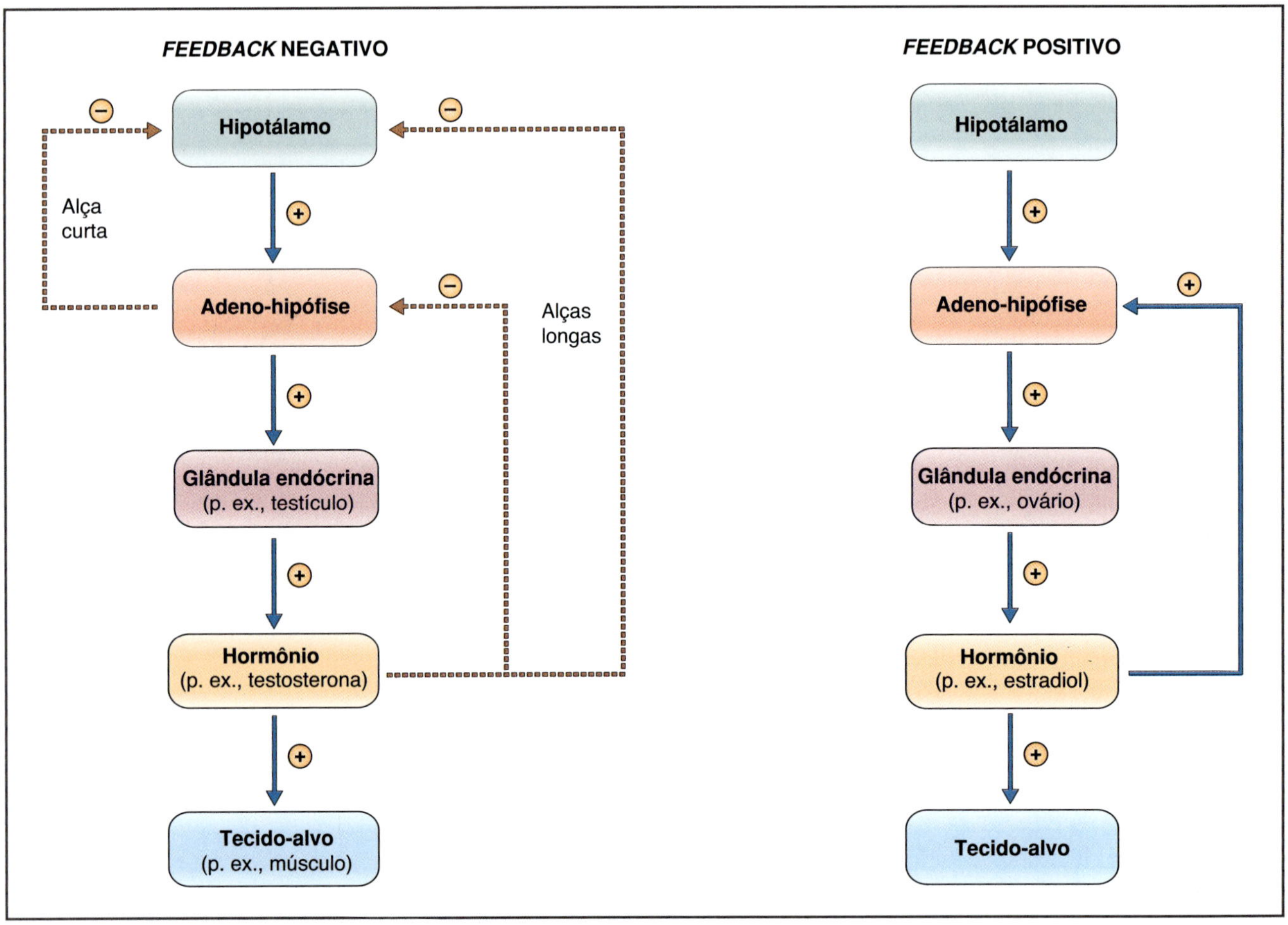

Figura 9.3 Mecanismos de *feedback* negativo e positivo. Esta ilustração usa o eixo hipotalâmico-hipofisário como exemplo. *Linhas sólidas* e *sinais positivos* (+) indicam estimulação; *linhas tracejadas* e *sinais negativos* (–) indicam inibição.

o hipotálamo e inibe a secreção pelo hipotálamo do hormônio liberador. A figura não mostra uma terceira possibilidade, chamada de ***feedback* de alça ultracurta**, em que o hormônio hipotalâmico inibe a própria secreção (p. ex., o hormônio liberador do hormônio do crescimento – GHRH – inibe a secreção de GHRH).

O resultado de qualquer versão de *feedback* negativo é a inibição da secreção adicional do hormônio quando seus níveis são considerados (por suas ações fisiológicas) adequados ou altos. A secreção do hormônio é estimulada caso seus níveis sejam considerados inadequados ou baixos.

Existem outros exemplos de *feedback* negativo que não utilizam o eixo hipotalâmico-hipofisário. A **insulina,** por exemplo, regula a glicemia. Sua secreção é ativada ou desativada por alterações na glicemia. Assim, quando a glicemia é alta, a secreção de insulina do pâncreas é ativada; a insulina, então, age em seus tecidos-alvo (fígado, músculo e tecido adiposo) para diminuir e normalizar a glicemia. Quando a glicemia é considerada baixa o suficiente, a insulina não é mais necessária e sua secreção é desligada.

Feedback positivo

O *feedback* positivo é incomum. No *feedback* positivo, alguma característica da ação do hormônio *aumenta* sua secreção (ver Figura 9.3). Em comparação ao *feedback* negativo, que é autolimitado, o *feedback* positivo pode se autorregular positivamente. Embora raro em sistemas biológicos, o *feedback* positivo gera um evento explosivo.

Um exemplo não hormonal de *feedback* positivo é a abertura dos canais nervosos de sódio (Na^+) durante a **fase ascendente do potencial de ação**. A despolarização abre os canais de Na^+ acionados por voltagem e provoca a entrada de Na^+ na célula, o que aumenta a despolarização e a entrada do íon. Esse processo de autorreforço é responsável pela rapidez da fase ascendente.

Nos sistemas hormonais, o principal exemplo de *feedback* positivo é o efeito do **estrógeno** na secreção do hormônio foliculoestimulante **(FSH)** e do hormônio luteinizante **(LH)** pela adeno-hipófise no ponto médio do ciclo menstrual. Na fase folicular do ciclo menstrual, os ovários secretam estrógeno, que atua na adeno-hipófise e causa um pico de secreção de FSH e LH. Ambos exercem dois efeitos nos ovários: ovulação *e* estimulação da secreção de estrógeno. Assim, o estrógeno secretado pelos ovários age na adeno-hipófise e causa a secreção de FSH e LH, que *aumentam* a secreção de estrógeno. Nesse exemplo, o evento mais importante é a salva de FSH e LH que precede a ovulação.

Um segundo exemplo de *feedback* positivo hormonal é a **ocitocina**. A dilatação do colo do útero leva à secreção de ocitocina pela neuro-hipófise. A ocitocina, por sua vez, estimula a contração uterina, o que aumenta a dilatação do colo do útero. Nesse exemplo, o evento mais importante é o parto, o nascimento do feto.

REGULAÇÃO DOS RECEPTORES DE HORMÔNIOS

A seção anterior descreve os mecanismos que regulam os níveis circulantes de hormônios, geralmente por *feedback* negativo. Embora os níveis hormonais circulantes sejam importantes, *não são* o único determinante da resposta de um tecido-alvo. A resposta de um tecido-alvo depende de receptores específicos que reconheçam o hormônio. Esses receptores estão acoplados a mecanismos celulares que produzem a resposta fisiológica. (Os mecanismos de acoplamento são discutidos na seção sobre mecanismos de ação hormonal.)

A capacidade de resposta de um tecido-alvo a um hormônio é expressa por uma **relação dose-resposta**, em que a magnitude da resposta está correlacionada à concentração do hormônio. O aumento da concentração do hormônio geralmente eleva a resposta e, depois, há uma estabilização. A **sensibilidade** é definida como a concentração hormonal que produz 50% da resposta máxima. A necessidade de mais hormônio para produzir 50% da resposta máxima indica uma diminuição da sensibilidade do tecido-alvo. A necessidade de menos hormônio significa o aumento da sensibilidade do tecido-alvo.

A capacidade de resposta ou sensibilidade de um tecido-alvo pode ser alterada de duas maneiras: pela modificação do *número* de receptores ou da *afinidade* dos receptores pelo hormônio. Quanto maior o número de receptores para um hormônio, maior a resposta máxima. Quanto maior a afinidade do receptor para o hormônio, maior a probabilidade de uma resposta.

Uma mudança no número ou na afinidade dos receptores é chamada de regulação negativa ou positiva. Na **regulação negativa**, houve redução do número ou da afinidade dos receptores para o hormônio. A **regulação positiva** indica o aumento do número ou da afinidade dos receptores. Os hormônios podem regular os próprios receptores nos tecidos-alvo de maneira negativa ou positiva e podem até regular os receptores de outros hormônios.

Regulação negativa

A regulação negativa é um mecanismo em que um hormônio *diminui* o número ou a afinidade de seus receptores em um tecido-alvo. A regulação negativa pode ocorrer pela diminuição da síntese de novos receptores, pelo aumento da degradação dos receptores existentes ou pela inativação dos receptores. O objetivo da regulação negativa é reduzir a sensibilidade do tecido-alvo quando os níveis dos hormônios estão altos por um longo período. A regulação negativa diminui a resposta ao hormônio, embora os níveis da molécula continuem altos. Um exemplo de regulação negativa é o efeito da **progesterona** no próprio receptor no útero (ver Capítulo 10).

A regulação negativa também pode se referir ao efeito de um hormônio nos receptores de outros hormônios semelhantes. Esse tipo de regulação negativa também é ilustrado pela progesterona. No útero, a progesterona regula negativamente seu próprio receptor *e* os receptores de estrógeno. Um segundo exemplo desse tipo de regulação negativa é visto no sistema tireoidiano: a tri-iodotironina, ou $\mathbf{T_3}$, diminui a sensibilidade dos receptores do hormônio liberador de tireotrofina (TRH) na adeno-hipófise. O efeito líquido é a redução da capacidade de resposta geral do eixo hipotalâmico-hipofisário-tireoidiano caso a concentração de T_3 seja cronicamente alta.

Regulação positiva

A regulação positiva dos receptores é um mecanismo em que um hormônio *aumenta* o número ou a afinidade de seus receptores. A regulação positiva pode ocorrer por aumento da síntese de novos receptores, diminuição da degradação de receptores existentes ou ativação de receptores. Por exemplo, a **prolactina** aumenta o número de seus receptores na mama, o **hormônio do crescimento** aumenta o número de seus receptores no músculo esquelético e no fígado, e o **estrógeno** aumenta o número de seus receptores no útero.

Um hormônio também pode regular os receptores para outros hormônios. Por exemplo, o estrógeno não apenas regula positivamente o próprio receptor no útero, mas também os receptores de LH nos ovários.

MECANISMOS DA AÇÃO HORMONAL E SEGUNDOS MENSAGEIROS

As ações hormonais nas células-alvo começam com a ligação do hormônio a um receptor de membrana, formando um complexo hormônio-receptor. Em muitos sistemas hormonais, o complexo hormônio-receptor é acoplado a proteínas efetoras por proteínas ligantes de trifosfato de guanosina (GTP; proteínas G). As proteínas efetoras geralmente são enzimas, adenilil ciclase ou fosfolipase C. A ativação das proteínas efetoras produz um segundo mensageiro, o monofosfato de adenosina cíclico (cAMP) ou o inositol 1,4,5-trifosfato (IP_3), o que amplifica o sinal hormonal original e orquestra as ações fisiológicas.

Os principais mecanismos de ação do hormônio nas células-alvo são o mecanismo da **adenilil ciclase**, em que o cAMP é o segundo mensageiro; o mecanismo da **fosfolipase C**, em que IP_3/Ca^{2+} é o segundo mensageiro; e o mecanismo do **hormônio esteroide**. Além disso, a insulina e os fatores de crescimento semelhantes à insulina (IGFs) atuam em suas células-alvo por meio de um mecanismo de **tirosinoquinase**. Por fim, vários hormônios ativam a **guanilato ciclase**, que tem como segundo mensageiro o monofosfato de guanosina cíclico (GMP cíclico ou cGMP). A Tabela 9.3 resume os mecanismos de ação dos principais hormônios.

Proteínas G

As proteínas G são discutidas no Capítulo 2 no contexto dos receptores autônomos. Resumidamente, são uma família de proteínas ligadas à membrana que acoplam receptores hormonais a enzimas efetoras (p. ex., adenilil ciclase). Assim, as proteínas G servem como "interruptores moleculares" que decidem se a ação do hormônio pode prosseguir.

As proteínas G são heterotriméricas (ou seja, têm três subunidades). As três subunidades são designadas alfa (α), beta (β) e gama (γ). A subunidade α pode ligar-se a difosfato de guanosina (GDP) ou GTP e contém atividade GTPase. A ligação de GDP à subunidade α inativa a proteína G; a interação com GTP ativa a proteína G, que pode realizar sua função de acoplamento. Os fatores de liberação de nucleotídios de guanosina (GRFs) facilitam a dissociação do GDP, acelerando a ligação de GTP, enquanto os fatores de ativação da GTPase (GAPs) facilitam a hidrólise do GTP. Assim, a atividade relativa de GRFs e GAPs influencia a taxa geral de ativação da proteína G.

As proteínas G podem ser estimuladoras ou inibidoras e são chamadas, portanto, de $\mathbf{G_s}$ ou $\mathbf{G_i}$. A atividade estimuladora ou inibidora reside na subunidade α (α_s ou α_i). Assim, a ligação de GTP à subunidade α_s de uma proteína G_s faz com que a proteína G_s *estimule* a enzima efetora (p. ex., adenilil ciclase). A ligação de GTP à subunidade α_i de uma proteína G_i faz com que a proteína G_i *iniba* a enzima efetora.

Mecanismo da adenilil ciclase

O mecanismo adenilil ciclase/cAMP é utilizado por muitos sistemas hormonais (ver Tabela 9.3). Nesse mecanismo, há a ligação de um hormônio a um receptor, o acoplamento por uma proteína G_s ou G_i e, em seguida, a ativação ou inibição da adenilil ciclase, o que aumenta ou diminui o cAMP intracelular. O cAMP, o segundo mensageiro, amplifica o sinal hormonal para produção das ações fisiológicas finais.

A Figura 9.4 mostra as etapas do mecanismo adenilil ciclase/cAMP. Nesse exemplo, o hormônio utiliza uma proteína G_s (em vez de uma proteína G_i). O complexo receptor-G_s-adenilil ciclase está embutido na membrana celular. Na ausência de interação entre hormônio e receptor, a subunidade α_s da proteína G_s liga-se ao GDP. Nessa configuração, a proteína G_s é **inativa**. A ligação do hormônio ao seu receptor desencadeia as etapas a seguir (ver Figura 9.4).

1. O hormônio se liga ao seu **receptor** na membrana celular, produzindo uma mudança conformacional na subunidade α_s (etapa 1), que produz duas alterações: a liberação de GDP da subunidade α_s e sua substituição por GTP, e a liberação da subunidade α_s da proteína G_s (etapa 2).
2. O **complexo α_s-GTP** adentra a membrana celular e se liga à adenilil ciclase, ativando-a (etapa 3). A **adenilil ciclase** ativada catalisa a conversão do trifosfato de adenosina (ATP) em cAMP, que atua como segundo mensageiro (etapa 4). Embora não mostrada, a atividade intrínseca de GTPase da proteína G converte GTP em GDP e a subunidade α_s retorna ao seu estado inativo.
3. O **cAMP**, por meio de uma série de etapas e ativação da **proteinoquinase A**, fosforila os grupos serina e treonina das proteínas intracelulares (etapas 5 e 6). Essas proteínas fosforiladas executam as ações fisiológicas finais (etapa 7).
4. O cAMP intracelular é degradado em um metabólito inativo, o 5'-monofosfato de adenosina (**5' AMP**), pela enzima **fosfodiesterase**, o que desliga a ação do segundo mensageiro.

Tabela 9.3 Mecanismos de ação hormonal.

Mecanismo da adenilil ciclase (cAMP)	Mecanismo da fosfolipase C (IP_3/Ca^{2+})	Mecanismo de hormônio esteroide	Mecanismo da tirosinoquinase	Mecanismo da guanilato ciclase (cGMP)
ACTH	GnRH	Glicocorticoides	Insulina	Peptídeo natriurético atrial (ANP)
LH	TRH	Estrógeno	IGF-1	Óxido nítrico (NO)
FSH	GHRH	Progesterona	Hormônio do crescimento	
TSH	Angiotensina II	Testosterona	Prolactina	
HAD (receptor V_2)	HAD (receptor V_1)	Aldosterona		
HCG	Ocitocina	1,25-di-hidroxicolecalciferol		
MSH	Receptores α_1	Hormônios da tireoide		
CRH				
Calcitonina				
PTH				
Glucagon				
Receptores β_1 e β_2				

cAMP, monofosfato de adenosina cíclico; *cGMP*, monofosfato de guanosina cíclico; *IP_3*, inositol 1,4,5-trifosfato.

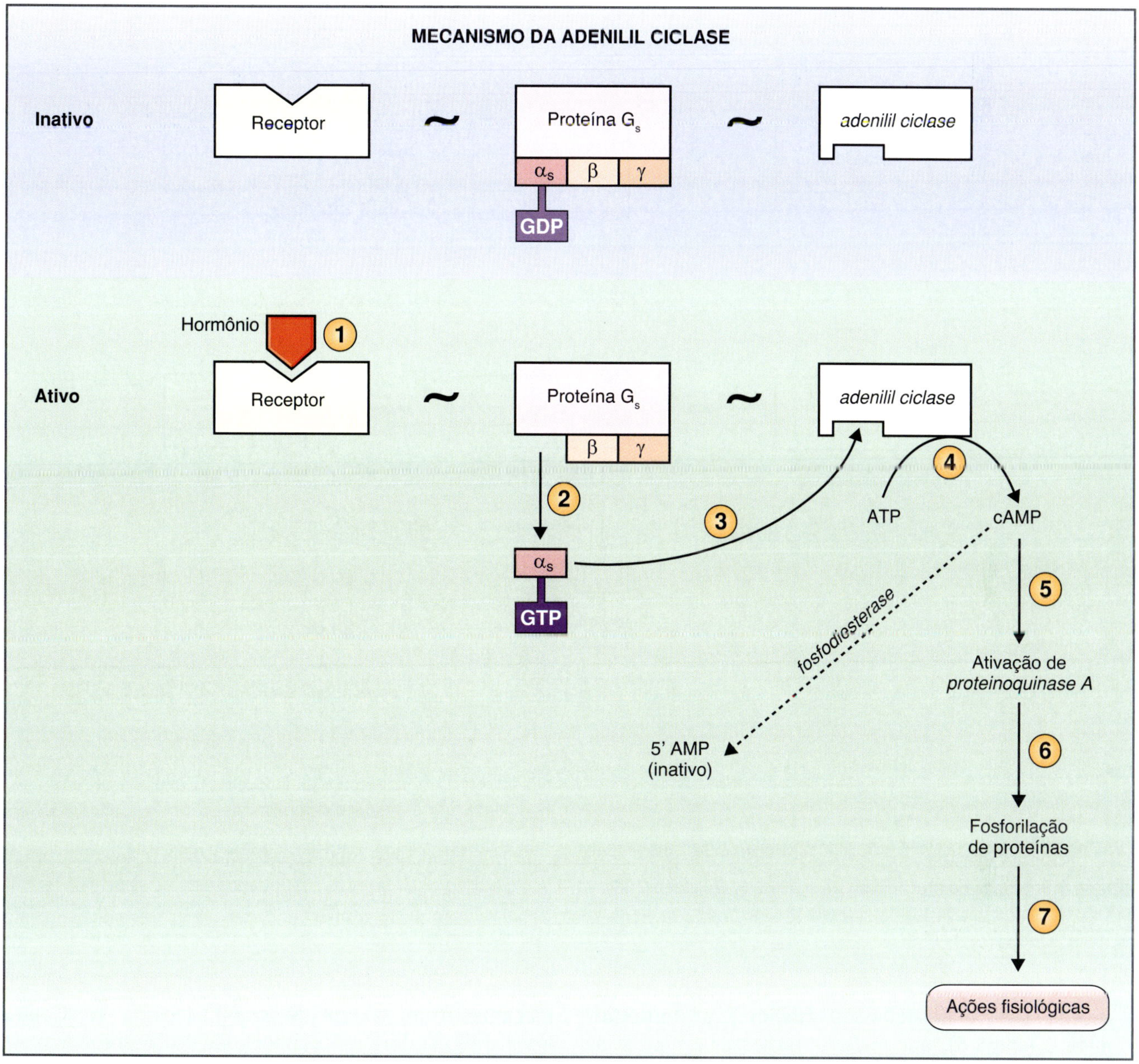

Figura 9.4 Etapas do mecanismo de ação da adenilil ciclase (cAMP). A explicação dos números circundados está no texto. *AMP*, monofosfato de adenosina; *ATP*, trifosfato de adenosina; *cAMP*, monofosfato de adenosina cíclico; *GDP*, difosfato de guanosina; *GTP*, trifosfato de guanosina.

Mecanismo da fosfolipase C

A Tabela 9.3 também lista os hormônios que utilizam o mecanismo da fosfolipase C (IP_3/Ca^{2+}). O mecanismo se baseia na ligação do hormônio a um receptor e no acoplamento via proteína G_q à fosfolipase C. Os níveis intracelulares de IP_3 e Ca^{2+} aumentam, produzindo as ações fisiológicas finais. A Figura 9.5 mostra as etapas do mecanismo da fosfolipase C (IP_3/Ca^{2+}).

O complexo receptor-G_q-fosfolipase C está embutido na membrana celular. Na ausência de hormônio ligado ao receptor, a subunidade α_q se liga ao GDP. Nessa configuração, a proteína G_q é **inativa**. A interação do hormônio com o receptor ativa G_q, o que ativa a fosfolipase C, nas etapas a seguir (ver Figura 9.5).

1. O hormônio se liga ao seu receptor na membrana celular, produzindo uma mudança conformacional na subunidade α_q (etapa 1). O GDP é liberado da subunidade α_q e é substituído por GTP; a subunidade α_q se separa da proteína G_q (etapa 2).

2. O **complexo α_q-GTP** adentra a membrana celular e se liga à fosfolipase C, ativando-a (etapa 3). A **fosfolipase C** ativada catalisa a liberação de diacilglicerol e IP_3 do fosfatidilinositol 4,5-difosfato (PIP_2), um fosfolipídio de membrana (etapa 4). O IP_3 gerado provoca a liberação de Ca^{2+} das reservas intracelulares no retículo endoplasmático ou sarcoplasmático, aumentando a concentração intracelular de Ca^{2+} (etapa 5).

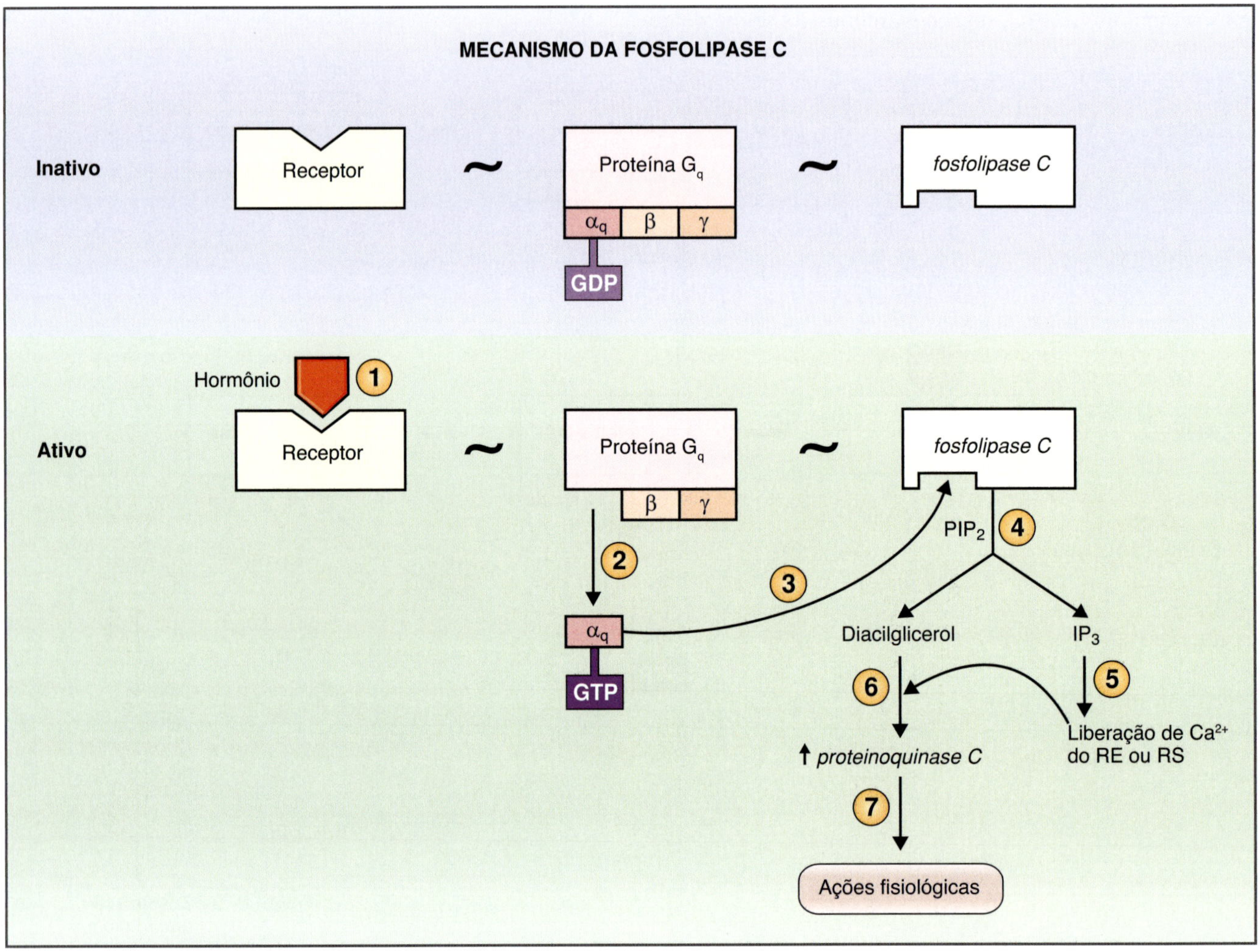

Figura 9.5 Etapas do mecanismo de ação da fosfolipase C (IP_3/Ca^{2+}). A explicação dos números circundados está no texto. *RE*, retículo endoplasmático; *GDP*, difosfato de guanosina; *GTP*, trifosfato de guanosina; *IP_3*, inositol 1,4,5-trifosfato; *PIP_2*, fosfatidilinositol 4,5-difosfato; *RS*, retículo sarcoplasmático.

3. Juntos, Ca^{2+} e diacilglicerol ativam a **proteinoquinase C** (etapa 6), que fosforila proteínas e produz as ações fisiológicas finais (etapa 7).

Mecanismos do receptor catalítico

Alguns hormônios ligam-se a receptores de superfície celular com atividade enzimática no lado intracelular da membrana. Dentre esses **receptores catalíticos**, estão a guanilil ciclase, as serina/treonina quinases, as tirosinoquinases e os receptores associados à tirosinoquinase. A guanilil ciclase catalisa a geração de cGMP a partir de GTP. As quinases fosforilam serina, treonina ou tirosina nas proteínas e, assim, adicionam carga elétrica negativa na forma do grupo fosfato; a fosforilação de proteínas-alvo causa as mudanças conformacionais responsáveis pelas ações fisiológicas do hormônio.

Guanilil ciclase

A Tabela 9.3 também lista os hormônios que atuam via guanilil ciclase. O **peptídeo natriurético atrial (ANP)** e os demais peptídeos natriuréticos agem por meio de um mecanismo de *receptor* de guanilil ciclase (ver Capítulos 4 e 6). O domínio extracelular do receptor tem um local de ligação para ANP, enquanto o domínio intracelular do receptor tem atividade de guanilil ciclase. A ligação do ANP ativa a guanilil ciclase e converte GTP em cGMP. O cGMP ativa a quinase dependente de cGMP, que fosforila as porções serina e treonina em proteínas que executam as ações fisiológicas do hormônio.

O **óxido nítrico (NO)** atua por meio de uma guanilil ciclase *citosólica* (ver Capítulo 4). A NO sintase das células endoteliais vasculares cliva a arginina em citrulina e NO. O NO recém-sintetizado se difunde das células endoteliais para as células musculares lisas vasculares próximas, onde se liga à guanilil ciclase solúvel ou citosólica e a ativa. O GTP é convertido em cGMP, que relaxa o músculo liso vascular.

Serina/treonina quinases

Como já discutido, vários hormônios utilizam receptores ligados à proteína G como parte dos mecanismos de **adenilil ciclase** e **fosfolipase C** (ver Tabela 9.3). Nesses mecanismos, a cascata de eventos ativa a proteinoquinase A ou a proteinoquinase C, respectivamente. As quinases ativadas fosforilam porções serina e treonina em proteínas que executam as ações fisiológicas do hormônio. Além disso, a **proteinoquinase dependente de calmodulina e Ca^{2+} (CaMK)** e as **proteínas quinases ativadas por mitógeno (MAPKs)** fosforilam serina e treonina na cascata de eventos que levam às suas ações biológicas.

Tirosinoquinases

As tirosinoquinases fosforilam porções de tirosina em proteínas e pertencem a duas categorias principais. Os **receptores de tirosinoquinases** têm atividade de tirosinoquinase *intrínseca*. Os **receptores associados à tirosinoquinase** não têm atividade intrínseca da tirosinoquinase, mas *associam-se* de maneira não covalente a proteínas com essa atividade (Figura 9.6).

- Os **receptores de tirosinoquinases** têm um domínio de ligação extracelular que interage com o hormônio ou ligante, um domínio transmembrana hidrofóbico e um domínio intracelular com atividade de tirosinoquinase. Ativada por hormônio ou ligante, a tirosinoquinase intrínseca fosforila a si mesma e outras proteínas.

  Um tipo de receptor tirosinoquinase é um monômero (p. ex., o **fator de crescimento de nervos – NGF** – e os **receptores do fator de crescimento epidérmico**; ver Figura 9.6A). Nesse tipo monomérico, a interação entre o ligante e o domínio extracelular provoca a dimerização do receptor, a ativação da tirosinoquinase intrínseca e a fosforilação de porções de tirosina em si mesma e em outras proteínas, levando às ações fisiológicas.

  Outro tipo de receptor de tirosinoquinase já é um dímero (p. ex., os **receptores de insulina** e **do IGF**; ver Figura 9.6B). Nesse tipo dimérico, a interação com o ligante (p. ex., insulina) ativa a tirosinoquinase intrínseca e leva à fosforilação de si mesma e de outras proteínas e, por fim, às ações fisiológicas do hormônio. O mecanismo do receptor de insulina também é discutido mais adiante neste capítulo
- Os **receptores associados à tirosinoquinase** (p. ex., **receptores do hormônio do crescimento**; ver Figura 9.6C) também têm um domínio extracelular, um domínio transmembrana hidrofóbico e um domínio intracelular. No entanto, ao contrário das receptores de tirosinoquinases, o domínio intracelular não tem atividade de tirosinoquinase, mas é "associado" de modo não covalente à tirosinoquinase, como os da família Janus quinase (**JAK**, família Janus de tirosinoquinase associada ao receptor, ou *"just another kinase"*, no original em inglês; em tradução livre, "apenas outra quinase"). O hormônio se liga ao domínio extracelular, levando à dimerização do receptor e ativação da tirosinoquinase na proteína associada (p. ex., JAK). A tirosinoquinase associada fosforila porções tirosina em si mesma, no receptor de hormônio e em outras proteínas. Dentre os alvos a jusante de JAK, estão membros da família **STAT** (transdutores de sinal e ativadores de transcrição), que transcrevem mRNAs e, finalmente, novas proteínas responsáveis pelas ações fisiológicas do hormônio.

Mecanismo dos hormônios esteroides e tireoidianos

Os hormônios esteroides e os hormônios da tireoide têm o mesmo mecanismo de ação. Diferentemente dos mecanismos de adenilil ciclase e fosfolipase C utilizados por hormônios peptídicos e com participação de receptores de membrana celular e geração de segundos mensageiros intracelulares, o mecanismo do hormônio esteroide requer a ligação a receptores citosólicos (ou nucleares; Figura 9.7) que iniciam a transcrição e síntese

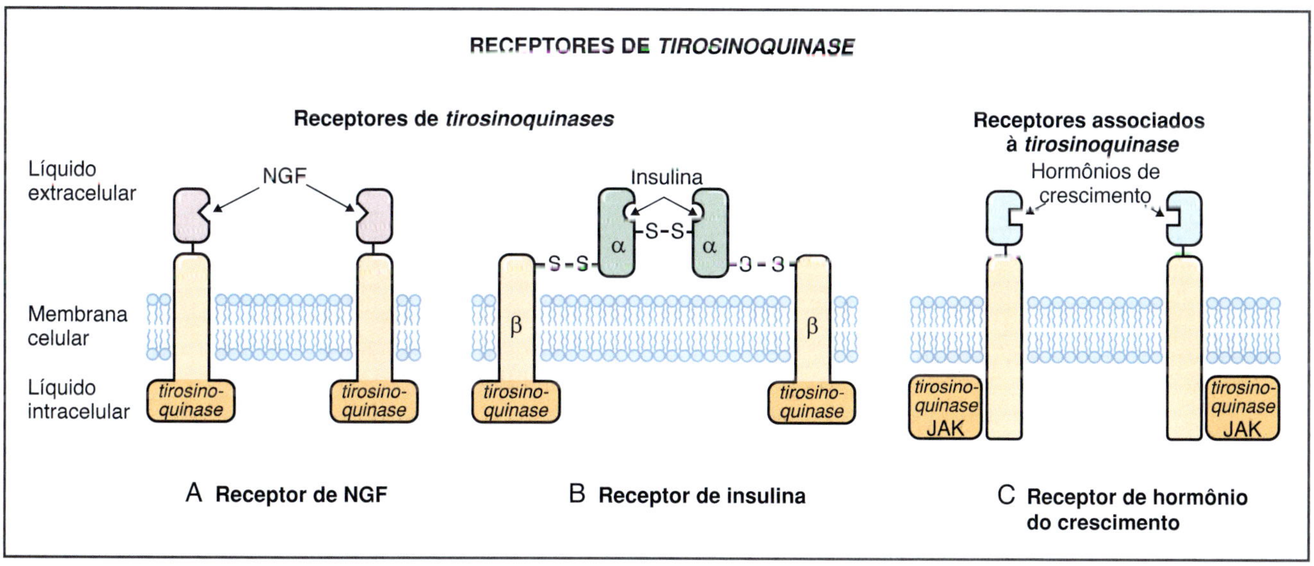

Figura 9.6 Receptores de tirosinoquinase. O fator de crescimento de nervos (**A**) e a insulina (**B**) utilizam receptores de tirosinoquinases com atividade intrínseca. O hormônio do crescimento (**C**) utiliza um receptor associado à tirosinoquinase. *JAK*, família Janus de tirosinoquinase associada ao receptor; *NGF*, fator de crescimento de nervos.

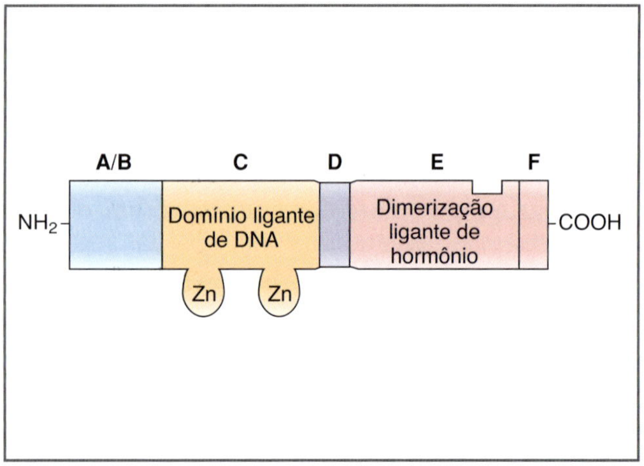

Figura 9.7 Estrutura do receptor de hormônio esteroide citosólico (ou nuclear). As letras **A** a **F** representam os seis domínios do receptor.

do DNA de novas proteínas. Em contraste com os hormônios peptídicos, que agem rapidamente em suas células-alvo (em minutos), os hormônios esteroides **agem de maneira lenta** (em horas).

As etapas no mecanismo do hormônio esteroide (mostradas na Figura 9.8) são descritas da seguinte maneira.

1. O hormônio esteroide se difunde pela membrana celular e entra em sua célula-alvo (etapa 1), onde se liga a uma **proteína receptora** específica (etapa 2) localizada no citosol (*como mostra a* Figura 9.8) ou no núcleo. Os receptores de hormônios esteroides são fosfoproteínas monoméricas que fazem parte de uma superfamília de genes de receptores intracelulares. Cada receptor tem seis domínios (ver Figura 9.7). O hormônio esteroide liga-se ao **domínio E** perto da região C terminal. O **domínio C** central é altamente conservado entre os diferentes receptores de hormônios esteroides, tem dois dedos de zinco e é responsável pela ligação ao DNA. Com o hormônio ligado, o receptor sofre uma mudança conformacional e o complexo hormônio-receptor ativado entra no núcleo da célula-alvo.
2. O complexo hormônio-receptor sofre uma **dimerização** e se liga (em seu domínio C) por meio dos dedos de zinco a sequências específicas de DNA, chamadas de **elementos responsivos a esteroides (EREs)**, localizadas na região 5' dos genes-alvo (etapa 3).
3. O complexo hormônio-receptor tornou-se agora um **fator de transcrição** que regula a taxa de transcrição desse gene (etapa 4). O novo **RNA mensageiro (mRNA)** é transcrito (etapa 5), deixa o núcleo (etapa 6) e é traduzido em novas proteínas (etapa 7) que têm ações fisiológicas específicas (etapa 8). A natureza das **novas proteínas** é específica do hormônio e é responsável pela especificidade de suas ações. O 1,25-di-hidroxicolecalciferol, por exemplo, induz a síntese de uma proteína de Ca^{2+} que promove a absorção desse íon no intestino; a aldosterona induz a síntese de canais de Na^+ (ENaC) nas células principais renais que promovem a reabsorção de Na^+ no rim; e a testosterona induz a síntese de proteínas do músculo esquelético.

RELAÇÕES HIPOTALÂMICAS-HIPOFISÁRIAS

O hipotálamo e a hipófise, de maneira coordenada, orquestram muitos dos sistemas endócrinos. A unidade hipotalâmico-hipofisária regula as funções da tireoide, das glândulas suprarrenais e das glândulas reprodutivas, bem como controla o crescimento, a produção e ejeção de leite, e a osmorregulação. É importante visualizar as relações anatômicas entre o hipotálamo e a hipófise, já que fundamentam as conexões funcionais entre as glândulas.

A hipófise, também chamada de pituitária, é composta de um lobo posterior e um lobo anterior. O **lobo posterior** também é chamado de neuro-hipófise. O **lobo anterior** é igualmente chamado de adeno-hipófise. O hipotálamo está ligado à hipófise por uma haste fina denominada **infundíbulo**. Funcionalmente, o hipotálamo controla a hipófise por mecanismos nervosos e hormonais (Figura 9.9).

Relação entre o hipotálamo e a neuro-hipófise

A neuro-hipófise é derivada do tecido nervoso; secreta dois hormônios peptídicos, o HAD e a ocitocina, que atuam em seus respectivos tecidos-alvo – o rim e as arteríolas (HAD) e a mama e o útero (ocitocina).

As conexões entre o hipotálamo e a neuro-hipófise são nervosas. De fato, a neuro-hipófise é uma coleção de axônios cujos corpos celulares estão localizados no hipotálamo. Assim, os hormônios secretados pela neuro-hipófise (HAD e ocitocina) são, na verdade, **neuropeptídeos**; em outras palavras, são peptídeos liberados por neurônios.

Os corpos celulares dos neurônios secretores de HAD e ocitocina estão nos núcleos supraópticos e paraventriculares do hipotálamo. Embora os dois hormônios sejam sintetizados nos dois núcleos, o **HAD** está associado principalmente aos núcleos **supraópticos** e a ocitocina está associada principalmente aos núcleos **paraventriculares**.

Uma vez sintetizados nos corpos celulares, os hormônios (i. e., os neuropeptídeos) são transportados pelos axônios em vesículas neurossecretoras e armazenados em terminações nervosas bulbosas na neuro-hipófise. A estimulação do corpo celular provoca a liberação das vesículas neurossecretoras pelas terminações nervosas por exocitose e o hormônio secretado entra nos capilares fenestrados adjacentes. O sangue venoso da neuro-hipófise entra na circulação sistêmica, que leva os hormônios aos seus tecidos-alvo.

Em resumo, a relação entre o hipotálamo e a neuro-hipófise é direta – um neurônio secretor de hormônio tem seu corpo celular no hipotálamo e seus axônios na neuro-hipófise.

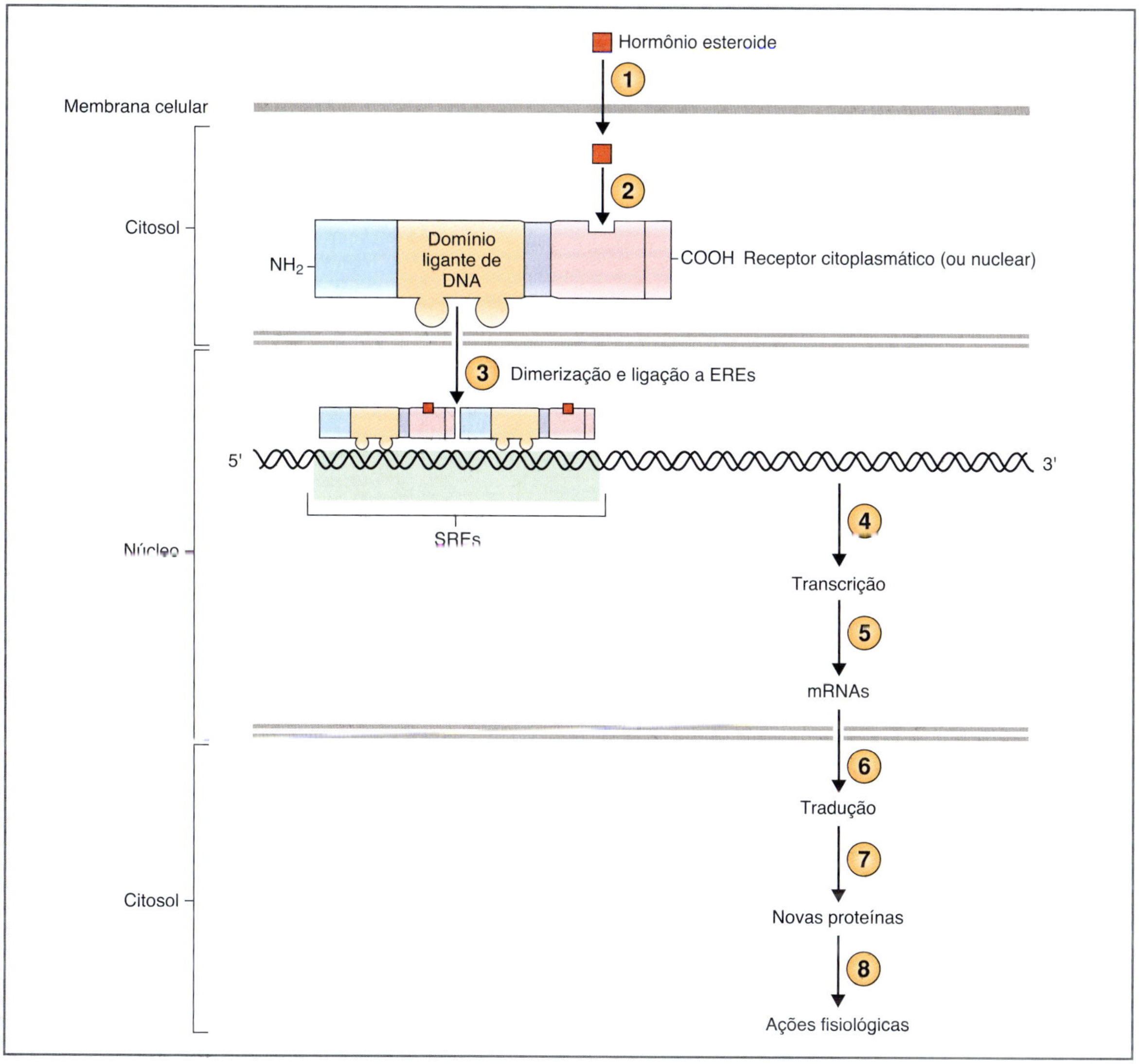

Figura 9.8 Etapas do mecanismo de ação do hormônio esteroide. A explicação dos números circundados está no texto. *mRNA*, ácido ribonucleico mensageiro; *EREs*, elementos responsivos a esteroides.

Relação entre hipotálamo e adeno-hipófise

A adeno-hipófise é derivada do intestino anterior primitivo. Ao contrário da neuro-hipófise, que é tecido nervoso, a adeno-hipófise é, em grande parte, uma coleção de células endócrinas. A adeno-hipófise secreta seis hormônios peptídicos: hormônio tireoestimulante (TSH), FSH, LH, hormônio do crescimento (GH), prolactina e hormônio adrenocorticotrófico (ACTH).

A natureza da relação entre o hipotálamo e a adeno-hipófise é nervosa e endócrina (ao contrário da neuro-hipófise, que é apenas nervosa). O hipotálamo e a adeno-hipófise estão ligados diretamente pelos **vasos sanguíneos porta hipotalâmico-hipofisários**, responsáveis pela maior parte da irrigação sanguínea e da adeno-hipófise.

Existem vasos porta hipofisários longos e curtos, que são distinguidos da seguinte forma: o sangue arterial chega ao hipotálamo pelas artérias hipofisárias superiores, que o distribuem em uma rede capilar na eminência mediana, chamada de plexos capilares primários. Esses plexos capilares primários convergem e formam os **vasos porta hipofisários longos**, que percorrem o infundíbulo e levam sangue venoso hipotalâmico para o lobo anterior da hipófise. Um plexo capilar paralelo se forma com base nas artérias hipofisárias inferiores na porção inferior da haste infundibular. Esses capilares convergem e formam os **vasos porta hipofisários curtos**, que levam sangue para a adeno-hipófise. Em resumo, a irrigação sanguínea da adeno-hipófise difere da de outros órgãos: a maior parte de sua irrigação sanguínea é sangue *venoso* do hipotálamo, proveniente dos vasos porta hipofisários longos e curtos.

O suprimento sanguíneo porta para a adeno-hipófise tem duas importantes implicações fisiológicas: (1) os hormônios hipotalâmicos podem chegar à adeno-hipófise de maneira direta e em alta concentração, e (2) os hormônios hipotalâmicos não vão para a circulação sistêmica em altas concentrações. As células da adeno-hipófise, portanto, são as únicas a receber altas concentrações dos hormônios hipotalâmicos.

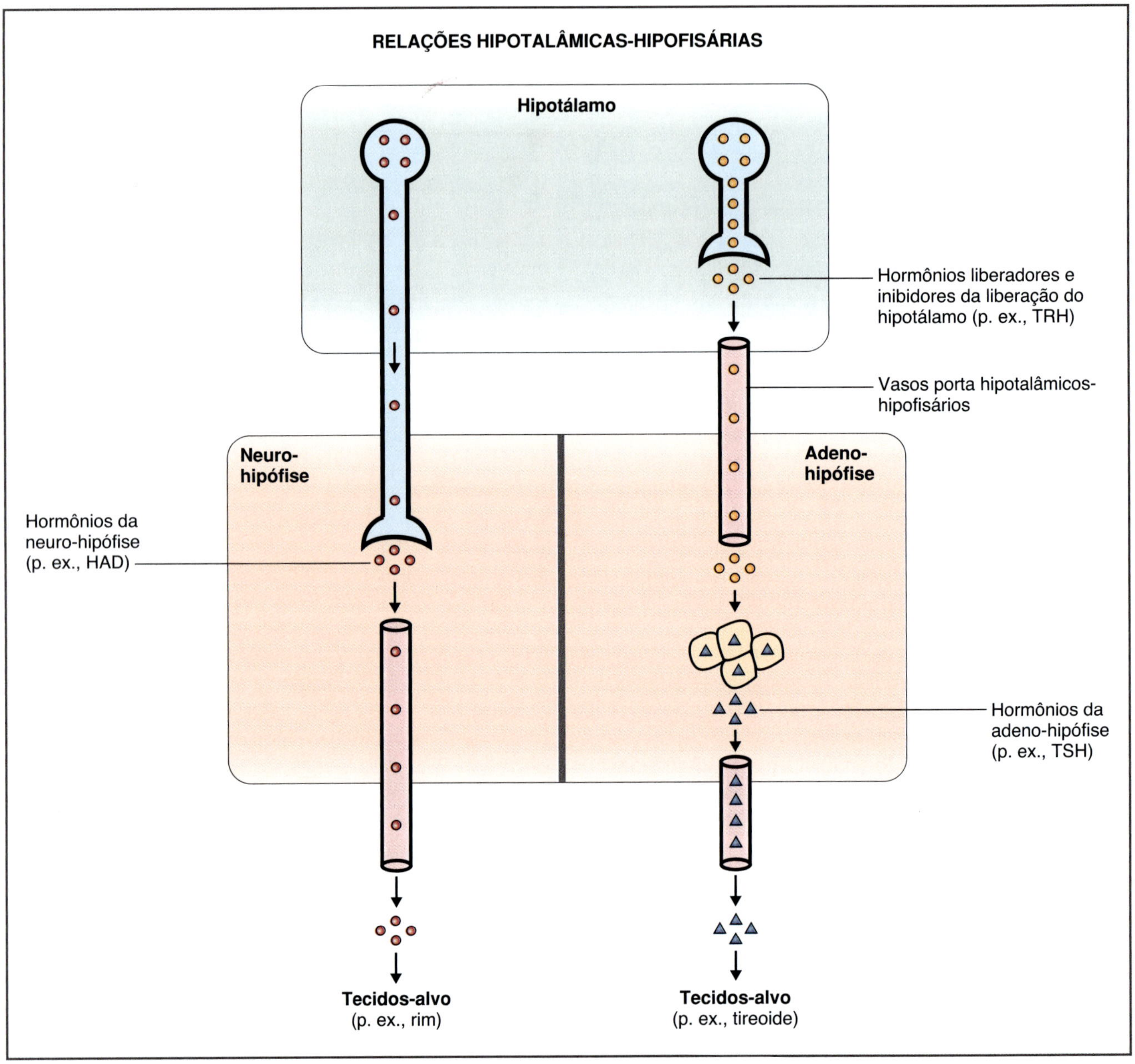

Figura 9.9 Ilustração esquemática da relação entre o hipotálamo e a adeno-hipófise e a neuro-hipófise. Os *círculos cor-de-rosa* são hormônios da neuro-hipófise; os *círculos amarelos* são hormônios hipotalâmicos; os *triângulos* são hormônios da adeno-hipófise. *HAD*, hormônio antidiurético; *TRH*, hormônio liberador de tireotrofina; *TSH*, hormônio tireoestimulante.

As conexões *funcionais* entre o hipotálamo e a adeno-hipófise agora podem ser compreendidas no contexto das conexões *anatômicas*. Hormônios hipotalâmicos liberadores e inibidores da liberação são sintetizados nos corpos celulares dos neurônios do hipotálamo e percorrem os axônios dessas células até a eminência mediana. A estimulação desses neurônios provoca a secreção dos hormônios no tecido hipotalâmico circundante. Os hormônios entram no plexo capilar próximo. O sangue desses capilares (agora sangue venoso) vai para os vasos porta hipofisários e chega diretamente na adeno-hipófise. Lá, os hormônios hipotalâmicos atuam nas células da adeno-hipófise, onde estimulam ou inibem a liberação de seus hormônios. Os hormônios da adeno-hipófise entram, então, na circulação sistêmica para atingir seus tecidos-alvo.

A relação hipotálamo-adeno-hipófise pode ser ilustrada considerando o sistema hormonal TRH-TSH-tireoide. O **TRH** é sintetizado nos neurônios hipotalâmicos e secretado na eminência mediana do hipotálamo, onde penetra nos capilares e, em seguida, nos vasos porta hipofisários. Desse sangue porta, passa para a adeno-hipófise, onde estimula a secreção de TSH. O **TSH** entra na circulação sistêmica e atinge seu tecido-alvo, a glândula tireoide, onde estimula a secreção de **hormônios tireoidianos**.

HORMÔNIOS DA ADENO-HIPÓFISE

A adeno-hipófise secreta seis hormônios: TSH, FSH, LH, ACTH, GH e prolactina. Cada um deles é secretado por um tipo de célula diferente (exceto FSH e LH, que são secretados pelo mesmo tipo celular). Os tipos de células são indicados pelo sufixo "trófica", que significa nutritiva. Assim, o TSH é secretado pelas **células tireotróficas** (5%); o FSH e o LH, pelas **células gonadotróficas** (15%); o ACTH, pelas **células corticotróficas** (15%); o hormônio do crescimento, pelas **células somatotróficas** (20%); e a prolactina, pelas **células lactotróficas** (15%). (As porcentagens representam cada tipo celular na adeno-hipófise.)

Cada um dos hormônios da adeno-hipófise é um peptídeo ou polipeptídeo. Como descrito, a síntese de hormônios peptídicos tem as seguintes etapas: transcrição de DNA em mRNA no núcleo; tradução do mRNA em um pré-pró-hormônio nos ribossomos; e modificação pós-traducional do pré-pró-hormônio no retículo endoplasmático e no aparelho de Golgi para geração do hormônio final. O hormônio é armazenado em grânulos secretores ligados à membrana para liberação subsequente. A estimulação da adeno-hipófise por um hormônio hipotalâmico liberador ou inibidor da liberação (p. ex., as células tireotróficas são estimuladas por TRH para secretarem TSH) provoca exocitose dos grânulos de secreção; o hormônio da adeno-hipófise (p. ex., TSH) entra no sangue capilar e é liberado pela circulação sistêmica no tecido-alvo (p. ex., glândula tireoide).

Os hormônios da adeno-hipófise são organizados em "famílias" de acordo com sua homologia estrutural e funcional. TSH, FSH e LH estão estruturalmente parecidos e constituem uma família. O ACTH faz parte de uma segunda família, enquanto o hormônio do crescimento e a prolactina formam uma terceira família.

TSH, FSH, LH e ACTH são discutidos brevemente nesta seção e, depois, ao longo do capítulo no contexto de suas ações. (TSH é discutido no contexto da glândula tireoide e ACTH, no do córtex suprarrenal. FSH e LH são discutidos no Capítulo 10, com a fisiologia reprodutiva masculina e feminina.) O hormônio do crescimento e a prolactina são discutidos aqui.

Família TSH, FSH e LH

TSH, FSH e LH são **glicoproteínas** com porções de açúcar ligadas de maneira covalente a resíduos de asparagina em suas cadeias polipeptídicas. Cada hormônio consiste em duas subunidades, α e β, que não estão ligadas covalentemente; nenhuma das subunidades sozinha tem atividade biológica. As **subunidades α** de TSH, FSH e LH são idênticas e sintetizadas com base no mesmo mRNA. As **subunidades β** de cada hormônio são diferentes e, portanto, conferem a especificidade biológica (embora as subunidades β tenham alto grau de homologia entre os diferentes hormônios). Durante o processo biossintético, o pareamento das subunidades α e β começa no retículo endoplasmático e continua no aparelho de Golgi. Nos grânulos de secreção, as moléculas pareadas são novamente dobradas em formas mais estáveis antes da secreção.

O hormônio placentário **gonadotrofina coriônica humana (HCG)** está estruturalmente relacionado com a família TSH-FSH-LH. Assim, o HCG é uma glicoproteína com cadeia α idêntica e cadeia β própria, o que confere sua especificidade biológica.

Família ACTH

A família ACTH é derivada de um único precursor, a **pró-opiomelanocortina (POMC)**. A família ACTH inclui ACTH, γ-lipotrofina, β-lipotropina, β-endorfina e hormônio estimulador de melanócitos (MSH). O ACTH é o único hormônio dessa família com ações fisiológicas bem estabelecidas em humanos. O MSH participa da pigmentação em vertebrados inferiores e tem alguma atividade em humanos. A β-endorfina é um opiáceo endógeno.

O pré-pro-hormônio desse grupo, a **pré-pró-opiomelanocortina**, é transcrito com base em um único gene. O peptídeo sinalizador é clivado no retículo endoplasmático, produzindo POMC, o precursor da família ACTH. As endopeptidases hidrolisam as ligações peptídicas na POMC e intermediários para produzir os membros da família ACTH (Figura 9.10). A adeno-hipófise humana sintetiza principalmente ACTH, γ-lipotropina e β-endorfina.

Ressalta-se que a atividade de MSH é encontrada na POMC e em vários de seus produtos: o "fragmento", que sobra da hidrólise do intermediário ACTH, contém γ-MSH; ACTH tem α-MSH; e γ-lipotropina apresenta β-MSH. Em altos níveis sanguíneos, esses fragmentos com MSH podem causar pigmentação da pele humana. Na **doença de Addison** (insuficiência suprarrenal primária), por exemplo, os níveis de POMC e ACTH são aumentados por *feedback* negativo. Como POMC e ACTH contêm atividade de MSH, a pigmentação da pele é um sintoma desse distúrbio.

Hormônio do crescimento

O hormônio do crescimento é secretado ao longo da vida. É o hormônio mais importante para o **crescimento normal** até a estatura adulta. Considerando a natureza ampla dessa tarefa (crescimento), não é surpreendente que o hormônio do crescimento tenha efeitos profundos no metabolismo de proteínas, carboidratos e gorduras.

Química do hormônio do crescimento

O hormônio do crescimento é sintetizado pelas células somatotróficas do lobo anterior da hipófise e pode também ser chamado de somatotrofina ou hormônio somatotrófico. O hormônio do crescimento humano contém **191 aminoácidos** em um polipeptídeo de cadeia linear com **duas pontes dissulfídicas internas**. O gene do hormônio do crescimento é membro de uma família de genes de peptídeos similares, a prolactina e o lactogênio placentário humano. A síntese do hormônio do crescimento é estimulada pelo GHRH, seu hormônio hipotalâmico liberador.

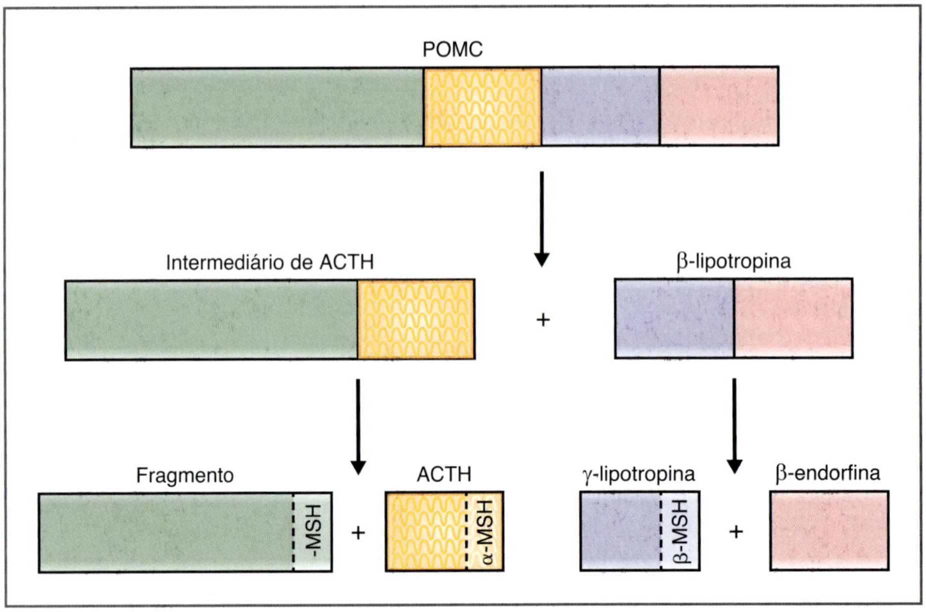

Figura 9.10 Hormônios derivados da pró-opiomelanocortina (*POMC*). O fragmento contém γ-MSH; ACTH contém α-MSH; e γ-lipotropina contém β-MSH. *ACTH*, hormônio adrenocorticotrófico; *MSH*, hormônio estimulador de melanócitos.

O hormônio do crescimento humano é estruturalmente semelhante à prolactina, que é sintetizada por células lactotróficas no lobo anterior, e ao lactogênio placentário humano, que é produzido na placenta. A prolactina, um polipeptídeo de cadeia linear de 198 aminoácidos com três pontes dissulfídicas, tem 75% de homologia com o hormônio do crescimento. O lactogênio placentário humano, um polipeptídeo de cadeia linear de 191 aminoácidos com duas pontes dissulfídicas, tem 80% de homologia.

Regulação da secreção do hormônio do crescimento

O hormônio do crescimento é secretado em um padrão **pulsátil**, com picos aproximadamente a cada 2 horas. O pico maior ocorre na primeira hora de sono (durante os estágios III e IV). O padrão de picos, em termos de frequência e magnitude, é influenciado por vários agentes que alteram o nível geral de secreção do hormônio do crescimento (Tabela 9.4).

As taxas de secreção do hormônio do crescimento não são constantes ao longo da vida; aumentam de maneira constante do nascimento à primeira infância. Durante a infância, a secreção continua relativamente estável. Na **puberdade**, há um pico enorme de secreção, induzida em meninas pelo estrógeno e em meninos pela testosterona. Os altos níveis de hormônio do crescimento na puberdade estão associados ao aumento da frequência e da magnitude dos pulsos secretores, e são responsáveis pelo **estirão**. Após a puberdade, a taxa de secreção do hormônio do crescimento diminui e se estabiliza. Por fim, na senescência, as taxas de secreção do hormônio do crescimento e a pulsatilidade chegam a seus níveis mais baixos.

A Tabela 9.4 resume os principais fatores que alteram a secreção do hormônio do crescimento. **Hipoglicemia** (diminuição da glicemia) e **inanição** são estímulos potentes para a secreção do hormônio do crescimento. Outros estímulos para secreção são exercícios e várias formas de estresse, inclusive trauma, febre e anestesia. As maiores taxas de secreção do hormônio do crescimento ocorrem durante a puberdade e as menores, na senescência.

Tabela 9.4 Fatores que influenciam a secreção do hormônio do crescimento.

Fatores estimuladores	Fatores inibidores
Diminuição da glicemia	Aumento da glicemia
Diminuição da concentração de ácidos graxos livres	Aumento da concentração de ácidos graxos livres
Arginina	Obesidade
Jejum ou inanição	Senescência
Hormônios da puberdade (estrógeno, testosterona)	Somatostatina
Exercício	Somatomedinas
Estresse	Hormônio do crescimento
Fase III e IV do sono	Agonistas β-adrenérgicos
Agonistas α-adrenérgicos	Gestação

A Figura 9.11 mostra a regulação da secreção do hormônio do crescimento e a relação entre o hipotálamo, o lobo anterior da hipófise e os tecidos-alvo dessa molécula. A secreção do hormônio do crescimento pela adeno-hipófise é controlada por duas vias do hipotálamo, uma estimuladora (GHRH) e outra inibidora (somatostatina, também conhecida como fator inibidor da liberação de somatotrofina – SRIF).

- O **GHRH** atua diretamente nas células somatotróficas da adeno-hipófise, onde induz a transcrição do gene do hormônio do crescimento e, assim, estimula tanto a síntese quanto a secreção dessa molécula. Ao iniciar

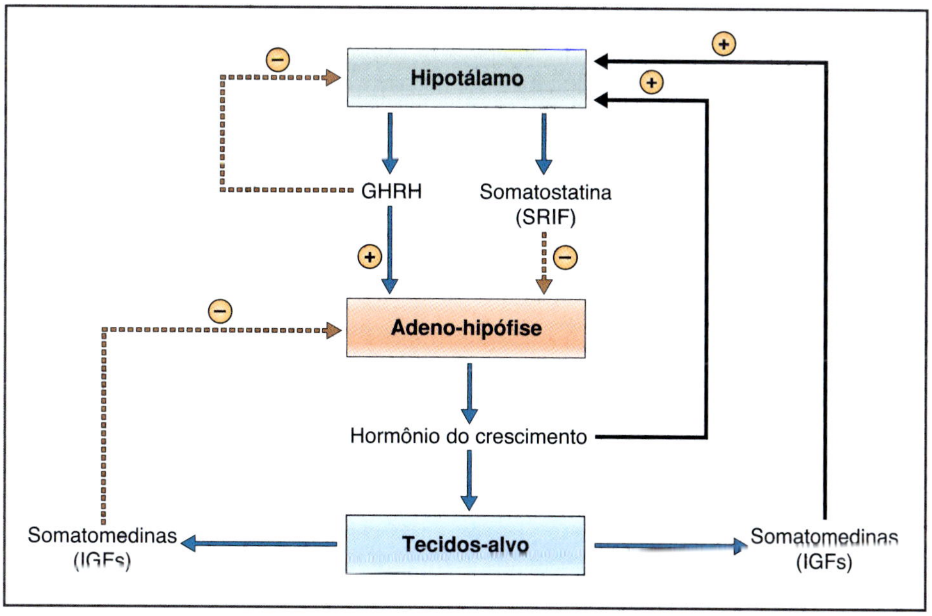

Figura 9.11 Regulação da secreção do hormônio do crescimento. *GHRH*, hormônio liberador do hormônio do crescimento; *IGF*, fator de crescimento semelhante à insulina; *SRIF*, fator inibidor da liberação de somatotrofina.

sua ação na célula somatotrófica, o GHRH se liga a um receptor de membrana, que é acoplado por uma proteína G_s à adenilil ciclase e à fosfolipase C. Assim, o GHRH estimula a secreção do hormônio do crescimento utilizando tanto cAMP quanto IP_3/Ca^{2+} como segundo mensageiros

- A **somatostatina (SRIF)** também é secretada pelo hipotálamo e, nas células somatotróficas, inibe a liberação do hormônio do crescimento. A somatostatina inibe a secreção de hormônio do crescimento ao bloquear a ação do GHRH na célula somatotrófica. A somatostatina liga-se ao próprio receptor de membrana, que é acoplado à adenilil ciclase por uma proteína G_i, inibindo a geração de cAMP e diminuindo a secreção do hormônio do crescimento.

A secreção do hormônio do crescimento é regulada por *feedback* negativo (ver Figura 9.11). Há três alças de *feedback*, inclusive longas e curtas. (1) O GHRH inibe a própria secreção do hipotálamo por meio de um *feedback* de alça ultracurta. (2) As somatomedinas, que são subprodutos da ação do hormônio do crescimento nos tecidos-alvo, inibem a secreção do hormônio do crescimento pela adeno-hipófise. (3) Tanto o hormônio do crescimento quanto as somatomedinas estimulam a secreção de somatostatina pelo hipotálamo. O efeito geral dessa terceira alça é *inibidor* (ou seja, *feedback* negativo) porque a somatostatina inibe a secreção do hormônio do crescimento pela adeno-hipófise.

Ações do hormônio do crescimento

O hormônio do crescimento tem múltiplas ações metabólicas no fígado, músculo, tecido adiposo e osso, bem como ações promotoras de crescimento em praticamente todos os outros órgãos. Dentre as ações do hormônio do crescimento, estão efeitos sobre o crescimento linear, a síntese de proteínas e o crescimento de órgãos, o metabolismo de carboidratos e o metabolismo de lipídios.

Algumas das ações do hormônio do crescimento são decorrentes do efeito *direto* do hormônio nos tecidos-alvo, como o músculo esquelético, o fígado ou o tecido adiposo. Essas ações diretas são mediadas por **receptores associados à tirosinoquinase**. Outras ações do hormônio do crescimento são mediadas *indiretamente* pela produção de **somatomedinas** (ou IGFs) no fígado. A mais importante das somatomedinas é a somatomedina C ou **IGF-1**. As somatomedinas atuam nos tecidos-alvo por meio de receptores de IGF semelhantes ao receptor de insulina, que tem **atividade tirosinoquinase intrínseca** e sofre autofosforilação. Os efeitos promotores do crescimento do hormônio do crescimento são mediados em grande parte pela produção de somatomedinas.

As ações do hormônio do crescimento são:

- **Efeito diabetogênico ou anti-insulínico.** O hormônio do crescimento causa **resistência à insulina**, aumenta a gliconeogênese no fígado e diminui a captação e utilização de glicose pelos tecidos-alvo, como músculo e tecido adiposo. Esses efeitos são chamados de "diabetogênicos" porque aumentam a glicemia, como ocorre na ausência de insulina ou quando os tecidos são resistentes à insulina (p. ex., diabetes melito). O hormônio do crescimento também aumenta a lipólise no tecido adiposo. Como consequência desses efeitos metabólicos, o hormônio do crescimento aumenta os níveis de insulina no sangue
- **Aumento da síntese de proteínas e crescimento de órgãos.** O hormônio do crescimento aumenta a captação de aminoácidos e estimula a síntese de DNA, RNA e proteínas em praticamente todos os órgãos. Esses efeitos são responsáveis pelas ações de promoção do crescimento do hormônio: aumento da massa corpórea magra e aumento do tamanho dos órgãos. Como observado, muitos dos efeitos de crescimento desse hormônio são mediados por somatomedinas

- **Aumento do crescimento linear.** O efeito mais marcante do hormônio do crescimento é sua capacidade de aumentar o crescimento linear. Mediado pelas somatomedinas, o hormônio do crescimento altera todos os aspectos do metabolismo da cartilagem: estimulação da síntese de DNA, síntese de RNA e síntese de proteínas. Nos ossos em crescimento, as placas epifisárias se alargam e a deposição de tecido ósseo nas extremidades dos ossos longos aumenta. Há também elevação do metabolismo nas células formadoras de cartilagem e proliferação de condrócitos.

Fisiopatologia do hormônio do crescimento

A fisiopatologia do hormônio do crescimento inclui deficiência ou excesso do hormônio, com efeitos previsíveis no crescimento linear, no crescimento de órgãos e no metabolismo de carboidratos e lipídios.

A **deficiência de hormônio do crescimento** em crianças causa **nanismo**, inclusive diminuição do crescimento, baixa estatura, obesidade branda e puberdade tardia. A deficiência de hormônio do crescimento pode ser causada por defeitos em todas as etapas do eixo hipotálamo-hipófise-alvo: diminuição da secreção de GHRH por disfunção hipotalâmica; deficiências primárias da secreção do hormônio do crescimento da adeno-hipófise; problemas na geração de somatomedinas pelo fígado; e deficiência de receptores de hormônio de crescimento ou somatomedina em tecidos-alvo (resistência ao hormônio de crescimento). Em crianças, é tratada com reposição de hormônio de crescimento humano. Uma variante do nanismo é o **nanismo de Laron**, caracterizado por defeitos nos receptores do hormônio do crescimento; assim, o hormônio do crescimento não pode causar a produção de IGFs nos tecidos-alvo. No nanismo de Laron, os níveis de hormônio do crescimento são maiores (por *feedback* negativo). O nanismo de Laron deve ser tratado com IGF-1 recombinante, pois o tratamento com hormônio de crescimento é ineficaz.

O **excesso de hormônio do crescimento** provoca **acromegalia** e sua principal causa é um adenoma hipofisário secretor da molécula. As consequências do excesso de hormônio do crescimento diferem, dependendo se o excesso ocorre antes ou depois da puberdade. Antes da puberdade, os altos níveis de hormônio do crescimento causam **gigantismo** (aumento do crescimento linear) devido à intensa estimulação hormonal nas placas epifisárias. Após a puberdade, com o término do crescimento linear, os níveis elevados de hormônio do crescimento aumentam o crescimento perióstéo; o tamanho de órgãos, mãos, pés e língua; alteram as características faciais; e causam resistência à insulina e intolerância à glicose. A secreção excessiva de hormônio do crescimento é tratada com **análogos da somatostatina** (p. ex., **octreotídio**), que, como a somatostatina endógena, inibem a secreção da molécula pela adeno-hipófise.

Prolactina

A prolactina é o principal hormônio responsável pela **produção de leite** e participa do desenvolvimento das mamas. Em mulheres não gestantes e não lactantes, e em homens, os níveis sanguíneos de prolactina são baixos. No entanto, durante a gestação e a lactação, os níveis sanguíneos de prolactina aumentam de acordo com o papel do hormônio no desenvolvimento da mama e na lactogênese (produção de leite).

Química da prolactina

A prolactina é sintetizada pelas células lactotróficas, que representam aproximadamente 15% do tecido no lobo anterior da hipófise. O número de células lactotróficas aumenta durante a gestação e a lactação devido à maior demanda por prolactina. Quimicamente, a prolactina é similar ao hormônio do crescimento, com **198 aminoácidos** em um **polipeptídeo de cadeia simples** com três pontes dissulfídicas internas.

Os estímulos que aumentam ou diminuem a secreção de prolactina alteram a transcrição do gene da molécula. Assim, o TRH, um estimulante da secreção de prolactina, aumenta a transcrição do gene da prolactina, enquanto a dopamina, um inibidor da secreção da prolactina, diminui a transcrição desse gene.

Regulação da secreção de prolactina

A Figura 9.12 ilustra o controle hipotalâmico da secreção de prolactina. Existem duas vias reguladoras com base no hipotálamo, uma inibidora (via dopamina, que reduz os níveis de cAMP) e outra estimuladora (via TRH).

Em mulheres não gestantes ou lactantes, a secreção de prolactina é **inibida tonicamente pela dopamina** (fator inibidor de prolactina – PIF) do hipotálamo. Em outras palavras, o efeito inibidor da dopamina predomina e anula o efeito estimulador do TRH. Diferentemente de outros hormônios hipotalâmicos liberadores ou inibidores da liberação, que são peptídeos, a dopamina é uma catecolamina.

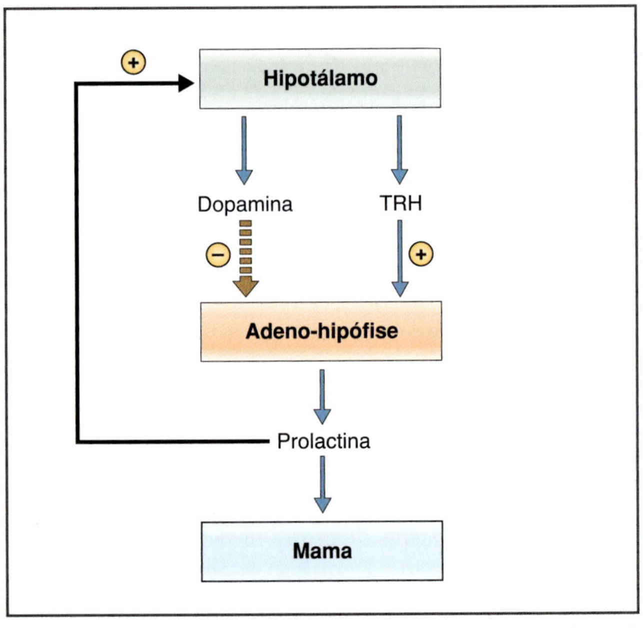

Figura 9.12 Regulação da secreção de prolactina. *TRH*, hormônio liberador de tireotrofina.

Essa ação inibidora da dopamina gera duas perguntas: *qual é a fonte da dopamina hipotalâmica? Como a dopamina atinge o lobo anterior?* Existem três fontes e três vias. (1) A principal fonte de dopamina é formada pelos neurônios dopaminérgicos no hipotálamo, que sintetizam e secretam a molécula na eminência mediana. Essa dopamina entra nos capilares que drenam nos vasos porta hipotalâmico-hipofisários e levam a dopamina de maneira direta e em alta concentração para a adeno-hipófise, onde inibe a secreção de prolactina. (2) A dopamina também é secretada por neurônios dopaminérgicos do lobo posterior da hipófise, atingindo o lobo anterior por veias porta curtas de conexão. (3) Finalmente, as células não lactotróficas da adeno-hipófise secretam uma pequena quantidade de dopamina, que se difunde a uma curta distância até as células lactotróficas e inibe a secreção de prolactina por um mecanismo parácrino.

A Tabela 9.5 resume os fatores que alteram a secreção de prolactina. A **prolactina** inibe a própria secreção ao aumentar a síntese e a secreção de dopamina pelo hipotálamo (ver Figura 9.12). Essa ação da prolactina constitui um *feedback* negativo porque a *estimulação* da secreção de dopamina causa a *inibição* da secreção de prolactina. **Gestação** e **amamentação** (sucção) são os principais estímulos para a secreção de prolactina. Durante a amamentação, por exemplo, os níveis séricos de prolactina podem ser mais de 10 vezes maiores que os níveis basais. Na sucção, as fibras aferentes do mamilo levam informações ao hipotálamo e inibem a secreção de dopamina; ao liberar o efeito inibidor da dopamina, a secreção de prolactina aumenta. Os efeitos da dopamina, dos agonistas da dopamina e dos antagonistas da dopamina na secreção de prolactina são previsíveis com base na regulação por *feedback* (ver Figura 9.12). Assim, a própria dopamina e seus agonistas, como a **bromocriptina**, inibem a secreção de prolactina, enquanto os antagonistas da dopamina estimulam a secreção de prolactina ao "inibir a inibição" pela dopamina.

Ações da prolactina

A prolactina, com o estrógeno e a progesterona, estimula o desenvolvimento das mamas, promove a secreção de leite durante a lactação e suprime a ovulação.

- **Desenvolvimento mamário.** Na puberdade, a prolactina, com o estrógeno e a progesterona, estimula a proliferação e a ramificação dos ductos mamários. Durante a gestação, a prolactina (novamente com o estrógeno e a progesterona) estimula o crescimento e o desenvolvimento dos alvéolos mamários, que produzem leite após o parto
- **Lactogênese (produção de leite).** A principal ação da prolactina é a estimulação da produção e secreção de leite em resposta à sucção. (Curiosamente, a lactação *não* requer gestação; a estimulação suficiente do mamilo leva à secreção de prolactina e produção de leite.) A prolactina estimula a produção de leite ao induzir a síntese de seus componentes, como a **lactose** (carboidratos do leite), a **caseína** (proteína do leite) e os **lipídios**. O mecanismo de ação da prolactina na mama começa com a interação entre o hormônio e um receptor na membrana celular; um segundo mensageiro desconhecido induz a transcrição dos genes de enzimas das vias biossintéticas da lactose, da caseína e dos lipídios.

  Embora os níveis de prolactina sejam altos durante a gestação, não há lactação porque as concentrações elevadas de estrógeno e progesterona regulam de maneira negativa os receptores de prolactina na mama e bloqueiam a ação desse hormônio. No parto, os níveis de estrógeno e progesterona caem vertiginosamente, interrompendo suas ações inibidoras. A prolactina pode, então, estimular a lactogênese e a lactação
- **Inibição da ovulação.** Nas mulheres, a prolactina inibe a ovulação ao inibir a síntese e a liberação do hormônio liberador de gonadotrofina (GnRH) (ver Capítulo 10). A inibição da secreção de GnRH e, secundariamente, a inibição da ovulação são responsáveis pela diminuição da fertilidade durante a amamentação. Homens com altos níveis de prolactina (p. ex., devido a um prolactinoma) apresentam um efeito inibidor paralelo na secreção de GnRH e na espermatogênese, o que causa infertilidade.

Tabela 9.5 Fatores que influenciam a secreção de prolactina.

Fatores estimuladores	Fatores inibidores
Gestação (estrógeno)	Dopamina
Amamentação	Bromocriptina (agonista da dopamina)
Sono	Somatostatina
Estresse	Prolactina (*feedback* negativo)
TRH	
Antagonistas da dopamina	

TRH, hormônio liberador de tireotrofina.

Fisiopatologia da prolactina

A fisiopatologia da prolactina pode ser uma deficiência, que impossibilita a lactação, ou um excesso, que causa galactorreia (produção excessiva de leite).

- A **deficiência de prolactina** pode ser provocada pela destruição de todo o lobo anterior da hipófise ou pela destruição seletiva das células lactotróficas. A deficiência de prolactina, assim, impede a lactação
- O **excesso de prolactina** pode ser causado por destruição do hipotálamo, interrupção do eixo hipotalâmico-hipofisário ou prolactinomas (tumores secretores de prolactina). Nos casos de destruição hipotalâmica ou interrupção do eixo hipotalâmico-hipofisário, há aumento da secreção de prolactina por *perda da inibição tônica pela dopamina*. As principais manifestações do excesso de secreção de prolactina são **galactorreia** e **infertilidade** (que é causada pela inibição da secreção de GnRH pelos altos níveis do hormônio). Seja decorrente de um distúrbio hipotalâmico ou um prolactinoma, o excesso de prolactina pode ser tratado com a administração de **bromocriptina**, um agonista

da dopamina. Assim como a dopamina, a bromocriptina inibe a secreção de prolactina pela adeno-hipófise.

HORMÔNIOS DA NEURO-HIPÓFISE

A neuro-hipófise secreta HAD e ocitocina. Tanto o HAD quanto a ocitocina são neuropeptídeos sintetizados nos corpos celulares dos neurônios hipotalâmicos e secretados pelas terminações nervosas na neuro-hipófise.

Síntese e secreção de hormônio antidiurético e ocitocina

Síntese e processamento

O HAD e a ocitocina são **nonapeptídeos** (ou seja, contêm nove aminoácidos) homólogos (Figuras 9.13 e 9.14) que são sintetizados nos núcleos supraópticos e paraventriculares do hipotálamo. Os neurônios do **HAD** têm seus corpos celulares principalmente nos **núcleos supraópticos** do hipotálamo. Os neurônios da **ocitocina** têm seus corpos celulares principalmente nos **núcleos paraventriculares**. Embora dedicado principalmente à produção de HAD ou ocitocina, cada núcleo também produz o "outro" hormônio. Genes semelhantes de localização próxima no cromossomo determinam a síntese dos pré-pró-hormônios de HAD e ocitocina. O precursor peptídico do HAD é a **pré-pró-pressofisina**, que compreende um peptídeo sinalizador, HAD, neurofisina II e uma glicoproteína. O precursor da ocitocina é a **pré-pró-oxifisina**, composta de um peptídeo sinalizador, ocitocina e neurofisina I. No aparelho de Golgi, os peptídeos sinalizadores são removidos dos *pré-pró*-hormônios para formar os *pró*-hormônios *pró*-pressofisina e *pró*-oxifisina; a seguir, os pró-hormônios são acondicionados em vesículas secretoras. As vesículas secretoras com seus pró-hormônios percorrem o axônio do neurônio do eixo hipotalâmico-hipofisário até a neuro-hipófise. A caminho da neuro-hipófise, as neurofisinas são clivadas de seus respectivos pró-hormônios no interior das vesículas secretoras.

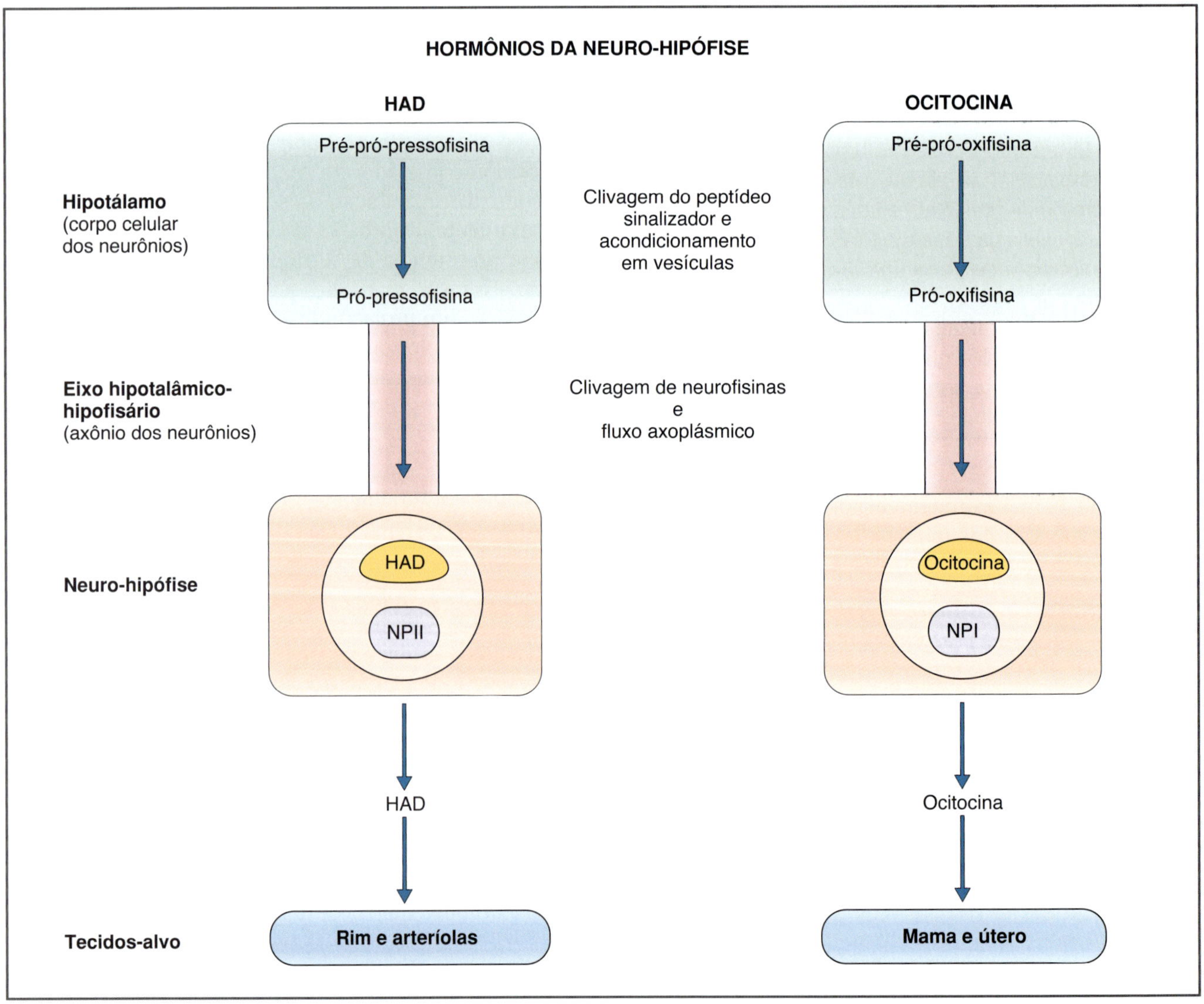

Figura 9.13 Síntese, processamento e secreção do hormônio antidiurético (*HAD*) e da ocitocina. *NPI*, neurofisina I; *NPII*, neurofisina II.

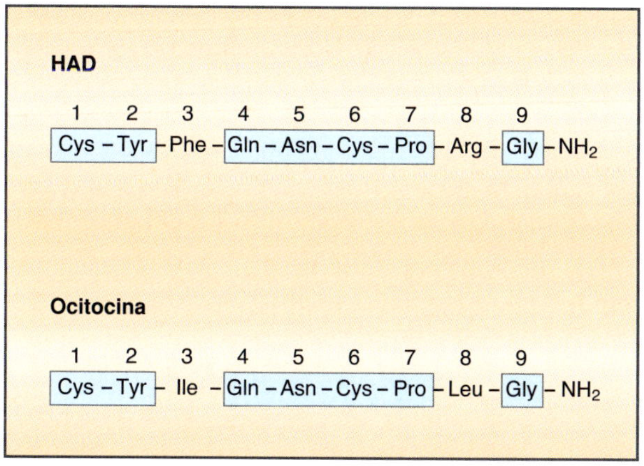

Figura 9.14 Estruturas do hormônio antidiurético (*HAD*) e da ocitocina. As sequências de aminoácidos homólogas estão nas *caixas sombreadas.*

Tabela 9.6 Fatores que influenciam a secreção do hormônio antidiurético.

Fatores estimuladores	Fatores inibidores
Aumento da osmolaridade sérica	Diminuição da osmolaridade sérica
Diminuição do volume do LEC	Etanol
Angiotensina II	Agonistas α-adrenérgicos
Dor	ANP
Náuseas	
Hipoglicemia	
Nicotina	
Opiáceos	
Fármacos antineoplásicos	

ANP, peptídeo natriurético atrial; *LEC*, líquido extracelular.

Secreção

As vesículas secretoras que chegam à neuro-hipófise contêm HAD, neurofisina II e glicoproteína *ou* ocitocina e neurofisina I. A secreção começa com a transmissão de um potencial de ação do corpo celular no hipotálamo, que desce pelo axônio até a terminação nervosa na neuro-hipófise. A despolarização da terminação nervosa pelo potencial de ação provoca a entrada de Ca^{2+} no terminal, causando a exocitose dos grânulos secretores com HAD ou ocitocina e suas neurofisinas. Os hormônios secretados entram nos capilares fenestrados adjacentes e são transportados pela circulação sistêmica até os tecidos-alvo.

Hormônio antidiurético

O HAD (ou vasopressina) é o principal hormônio relacionado com a regulação da osmolaridade do líquido corporal. É secretado pela neuro-hipófise em resposta a um aumento na osmolaridade sérica. Age nas células principais do final do túbulo distal e do ducto coletor para aumentar a reabsorção de água, o que diminui e normaliza a osmolaridade do líquido corporal. A osmorregulação e as ações do HAD no rim foram discutidas no Capítulo 6.

Regulação da secreção do hormônio antidiurético

A Tabela 9.6 resume os fatores que estimulam ou inibem a secreção de HAD pela neuro-hipófise.

O **aumento da osmolaridade plasmática** é o principal estímulo fisiológico para o aumento da secreção de HAD (Figura 9.15). Em um indivíduo sob privação de água, por exemplo, a osmolaridade sérica aumenta. Esse aumento é detectado por osmorreceptores no hipotálamo anterior. Os potenciais de ação começam nos corpos celulares dos neurônios de HAD próximos e são propagados pelos axônios, causando a secreção de HAD pelas terminações nervosas na neuro-hipófise. Por outro lado, a diminuição da osmolaridade sérica é o sinal para que os osmorreceptores hipotalâmicos inibam a secreção de HAD.

A **hipovolemia ou contração de volume** (p. ex., causada por uma hemorragia) também é um estímulo potente para a secreção de HAD. Diminuições no volume do líquido extracelular (LEC) de 10% ou mais reduzem a pressão arterial; essa alteração é detectada pelos barorreceptores no átrio esquerdo, na artéria carótida e no arco aórtico. Essa informação sobre a pressão arterial é transmitida pelo nervo vago até o hipotálamo, o que determina o aumento da secreção de HAD. O HAD estimula a reabsorção de água nos ductos coletores na tentativa de restaurar o volume do LEC. É importante ressaltar que a hipovolemia estimula a secreção de HAD mesmo quando a osmolaridade plasmática é menor que o normal (ver Figura 9.15). Por outro lado, a hipervolemia (expansão de volume) inibe a secreção de HAD mesmo quando a osmolaridade plasmática é maior que o normal.

Dor, náuseas, hipoglicemia e vários medicamentos (p. ex., nicotina, opiáceos, agentes antineoplásicos) estimulam a secreção de HAD. O etanol, os agonistas α-adrenérgicos e o ANP inibem a secreção de HAD.

Ações do hormônio antidiurético

O HAD (vasopressina) tem duas ações, uma no rim e outra no músculo liso vascular. Essas ações são mediadas por diferentes receptores, mecanismos intracelulares e segundos mensageiros

- **Aumento da permeabilidade à água.** A principal ação do HAD é elevar a permeabilidade à água das células principais no final do túbulo distal e no ducto coletor. O receptor de HAD nas células principais é um **receptor V_2**, que é acoplado à adenilil ciclase por meio de uma proteína G_s. O segundo mensageiro é o **cAMP**, que, por meio de etapas de fosforilação, determina a inserção de canais de água, **aquaporina 2 (AQP2)**, nas membranas luminais. O aumento da permeabilidade à água das células principais permite sua reabsorção pelos ductos coletores e torna a urina concentrada ou hiperosmótica (ver Capítulo 6)
- **Contração do músculo liso vascular.** A segunda ação do HAD é causar a contração do músculo liso vascular

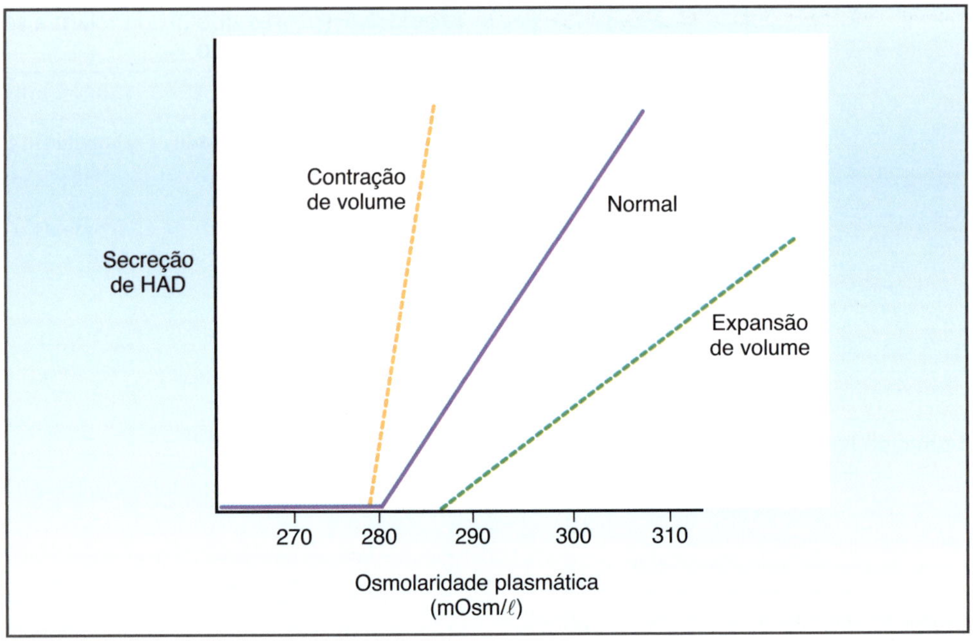

Figura 9.15 **Controle da secreção do hormônio antidiurético (*HAD*) por osmolaridade e volume de líquido extracelular.**

(como indicado por seu outro nome, vasopressina). O receptor de HAD no músculo liso vascular é um **receptor V_1**, que é acoplado à fosfolipase C por uma proteína G_q. O segundo mensageiro dessa ação é **IP_3/Ca^{2+}**, que provoca contração do músculo liso vascular, constrição das arteríolas e aumento da resistência periférica total.

Fisiopatologia do hormônio antidiurético

A fisiopatologia do HAD é discutida em detalhes no Capítulo 6 e resumida aqui.

O **diabetes insípido central** (DIC) é causado por distúrbios na secreção de HAD pela neuro-hipófise. Nesse distúrbio, os níveis circulantes de HAD são baixos, os ductos coletores são impermeáveis à água e a concentração da urina não é possível. Assim, as pessoas com DIC produzem grandes volumes de urina diluída e seus líquidos corporais são concentrados (p. ex., aumento da osmolaridade sérica, aumento da concentração sérica de Na^+). O DIC é tratado com um análogo de HAD, a **desmopressina (dDAVP)**.

No **diabetes insípido nefrogênico** (DIN), a neuro-hipófise é normal, mas as células principais do ducto coletor não respondem ao HAD por causa de um defeito no receptor V_2, na proteína G_s ou na adenilil ciclase. Como no DIC, a água não é reabsorvida pelos ductos coletores e a concentração da urina não é possível, o que leva à excreção de grandes volumes de urina diluída. Assim, os líquidos corporais ficam concentrados e a osmolaridade sérica aumenta. Ao contrário do DIC, no entanto, os níveis de HAD estão elevados no DIN devido à estimulação da secreção pelo aumento da osmolaridade sérica. O DIN é tratado com **diuréticos tiazídicos**. Esses medicamentos são usados no tratamento do DIN pelos motivos descritos a seguir. (1) Os diuréticos tiazídicos inibem a reabsorção de Na^+ no início do túbulo distal. Ao evitar a diluição da urina nesse ponto, a urina final excretada é menos diluída (em comparação ao que seria sem tratamento). (2) Esses diuréticos diminuem a taxa de filtração glomerular (TFG); a filtração de água e, consequentemente, sua excreção são menores. (3) Os diuréticos tiazídicos, ao aumentarem a excreção de Na^+, provocam contração secundária do volume do LEC. Em resposta à contração de volume, a reabsorção proximal de solutos e água aumenta; como a reabsorção de água é maior, sua excreção é menor.

Na **síndrome de secreção inadequada de hormônio antidiurético (SIHAD)**, o excesso de hormônio é secretado por um local autônomo (p. ex., carcinoma de células pequenas do pulmão; Boxe 9.1). Os níveis elevados de HAD causam reabsorção excessiva de água pelos ductos coletores, o que dilui os líquidos corporais (p. ex., diminui a osmolaridade plasmática e a concentração de Na^+). A urina é *concentrada de maneira inadequada* (ou seja, muito concentrada para a osmolaridade sérica). A SIHAD é tratada com um antagonista de HAD, como **demeclociclina**, ou **restrição hídrica**.

Ocitocina

A ocitocina produz a "descida" ou ejeção do leite da mama em lactação, estimulando a contração das células mioepiteliais que revestem os ductos lácteos.

Regulação da secreção de ocitocina

Vários fatores causam a secreção de ocitocina da neuro-hipófise, inclusive a sucção; a visão, o som ou o cheiro do recém-nascido; e a dilatação do colo do útero (Tabela 9.7).

O principal estímulo para a secreção de ocitocina é a **sucção** da mama. Receptores sensoriais no mamilo

Boxe 9.1 Fisiologia clínica: secreção inadequada de HAD.

DESCRIÇÃO DO CASO. Um homem de 56 anos com carcinoma de células pequenas do pulmão é internado após ter uma convulsão tônico-clônica. Os resultados de exames laboratoriais são:

Soro	Urina
$[Na^+]$ = 110 mEq/ℓ	Osmolaridade = 650 mOsm/ℓ
Osmolaridade = 225 mOsm/ℓ	

O tumor pulmonar do paciente é diagnosticado como inoperável. Ele é tratado com uma infusão hipertônica de NaCl por via intravenosa, é estabilizado e recebe alta hospitalar. O paciente é medicado com demeclociclina, um antagonista do HAD, e orientado a limitar bastante sua ingestão de água.

EXPLICAÇÃO DO CASO. Após sua internação, a $[Na^+]$ sérica e a osmolaridade sérica do paciente estão muito baixas ($[Na^+]$ sérica normal, 140 mEq/ℓ; osmolaridade sérica normal, 290 mOsm/ℓ). Ao mesmo tempo, sua urina é hiperosmótica, com osmolaridade de 650 mOsm/ℓ. Em outras palavras, a concentração de urina é *inadequada* para sua osmolaridade sérica muito diluída. Independente da neuro-hipófise, o carcinoma de células pequenas sintetizava e secretava HAD e causava as alterações na urina e no soro. Normalmente, o HAD é secretado pela neuro-hipófise, que é regulada por *feedback* negativo pela osmolaridade sérica. A queda da osmolaridade sérica para abaixo do normal inibe a secreção de HAD pela neuro-hipófise. No entanto, a secreção de HAD pelo tumor não está sob essa regulação por *feedback* negativo e continua (não importa quão baixa seja a osmolaridade sérica) e causa a secreção inadequada de HAD (SIHAD). Os valores séricos e urinários do paciente são explicados da seguinte forma: o tumor secreta muito HAD (de maneira inadequada). Esse HAD vai até o rim e age nas células principais do final do túbulo distal e do ducto coletor, aumentando a reabsorção de água. A água reabsorvida é adicionada à água corporal total, diluindo os solutos. Assim, a $[Na^+]$ sérica e a osmolaridade sérica são diluídas pelo excesso de água reabsorvida pelo rim. Embora essa diluição da osmolaridade sérica desative a secreção de HAD pela neuro-hipófise, não influencia a secreção do hormônio pelas células tumorais. A convulsão do tipo grande mal foi causada pelo aumento de volume das células cerebrais. O excesso de água reabsorvido pelo rim foi distribuído por toda a água corporal total, inclusive o líquido intracelular (LIC). Enquanto a água fluía para dentro das células, seu volume aumentava. Nas células cerebrais, esse aumento de volume foi catastrófico porque o cérebro está em uma cavidade fixa, o crânio.

TRATAMENTO. O paciente é imediatamente tratado com uma infusão hipertônica de NaCl para aumentar a osmolaridade do LEC. À medida que a osmolaridade extracelular se torna maior que a osmolaridade intracelular, a água sai das células, impulsionada pelo gradiente osmótico, e diminui o volume do LIC. Nas células cerebrais, a redução do volume celular diminui a probabilidade de outra convulsão. O tumor pulmonar do paciente é inoperável e continuará a secretar grandes quantidades de HAD. O tratamento inclui restrição hídrica e administração de demeclociclina, um antagonista do HAD que bloqueia o efeito do hormônio na reabsorção de água pelas células principais.

Tabela 9.7 Fatores que influenciam a secreção de ocitocina.

Fatores estimuladores	Fatores inibidores
Aleitamento Visão, som ou cheiro do recém-nascido Dilatação do colo do útero Orgasmo	Opioides (endorfinas)

transmitem impulsos para a medula espinal por meio de neurônios aferentes. Essa informação ascende pelo trato espinotalâmico até o tronco encefálico e, por fim, os núcleos paraventriculares do hipotálamo. Alguns segundos após a sucção, as terminações nervosas da neuro-hipófise secretam ocitocina. Se a sucção continuar, os corpos celulares hipotalâmicos sintetizam mais ocitocina, que percorre os axônios e repõe as moléculas secretadas.

A secreção de ocitocina *não* exige sucção; **respostas condicionadas** à visão, ao som ou ao cheiro do recém-nascido também causam a descida do leite. A ocitocina também é secretada em resposta à dilatação do colo do útero durante o parto e o orgasmo.

Ações da ocitocina

- **Ejeção de leite.** A prolactina estimula a lactogênese. O leite é armazenado em alvéolos mamários e pequenos ductos lácteos. A principal ação da ocitocina é provocar a descida do leite. A ocitocina secretada em resposta à sucção ou a respostas condicionadas contrai as células mioepiteliais que revestem esses pequenos ductos, forçando o leite a entrar em grandes ductos. O leite é coletado em cisternas e, em seguida, flui através do mamilo
- **Contração uterina.** Em uma concentração muito baixa, a ocitocina também causa poderosas contrações rítmicas do músculo liso uterino. Embora seja tentador especular que a ocitocina seja um hormônio importantíssimo no parto, não se sabe se desempenha um papel fisiológico no início ou no curso normal do trabalho de parto. No entanto, essa ação da ocitocina é a base para seu uso na **indução do trabalho de parto** e na **redução do sangramento pós-parto**.

HORMÔNIOS DA TIREOIDE

Os hormônios tireoidianos são sintetizados e secretados pelas células epiteliais da glândula tireoide. Agem em praticamente todos os sistemas orgânicos do corpo, inclusive aqueles envolvidos no crescimento e desenvolvimento normais. A glândula tireoide foi o primeiro dos órgãos endócrinos a ser descrito por um distúrbio de deficiência. Em 1850, pacientes sem tireoide foram descritos como portadores de uma forma de deficiência mental e de crescimento denominada **cretinismo**. Em 1891, esses pacientes receberam extratos brutos de tireoide (ou seja, terapia de reposição hormonal). Os distúrbios de deficiência e excesso de tireoide estão entre as endocrinopatias (distúrbios das glândulas endócrinas) mais comuns, acometendo de 4 a 5% da população nos EUA e uma porcentagem ainda maior de pessoas em regiões do mundo em que há deficiência de iodo.

Síntese e transporte de hormônios da tireoide

Os dois hormônios tireoidianos ativos são tri-iodotironina (T_3) e tetraiodotironina ou tiroxina (T_4). As estruturas de T_3 e T_4 diferem apenas em um único átomo de iodo, como mostra a Figura 9.16. Embora T_3 seja mais ativo que T_4, quase toda (90%) a produção hormonal da glândula tireoide é T_4. Esse "problema" de secretar a forma menos ativa é resolvido pelos tecidos-alvo, que convertem T_4 em T_3. Um terceiro composto, T_3 reverso (rT_3; *não mostrado na Figura 9.16*), não tem atividade biológica.

Síntese dos hormônios da tireoide

Os hormônios tireoidianos são sintetizados pelas **células epiteliais foliculares** da tireoide. Essas células epiteliais estão dispostas em folículos circulares de 200 a 300 μm de diâmetro, como mostra a Figura 9.17. As células têm uma membrana basal voltada para o sangue e uma membrana apical voltada para o lúmen folicular. O material no lúmen dos folículos é **coloide**, composto de hormônios tireoidianos recém-sintetizados ligados à **tiroglobulina (TG)**. A estimulação da tireoide provoca a absorção do hormônio tireoidiano coloidal pelas células foliculares por endocitose.

A síntese dos hormônios tireoidianos é mais complexa em comparação à maioria dos hormônios. Existem três características incomuns do processo de síntese, descritas a seguir. (1) Os hormônios tireoidianos contêm muito iodo, cujo aporte dietético tem de ser adequado. (2) A síntese dos hormônios tireoidianos é em parte intracelular e em parte extracelular; os hormônios completos são armazenados no meio extracelular, no lúmen folicular, até a estimulação da tireoide para secreção. (3) Como observado, embora T_4 seja o principal produto de secreção da glândula tireoide, não é a forma mais ativa do hormônio.

A Figura 9.18 ilustra as etapas da biossíntese do hormônio tireoidiano nas células epiteliais foliculares. Os números circundados na figura são correlacionados às etapas a seguir.

1. **A tiroglobulina (TG)**, uma glicoproteína com grandes quantidades de **tirosina**, é sintetizada no retículo endoplasmático rugoso e no aparelho de Golgi das

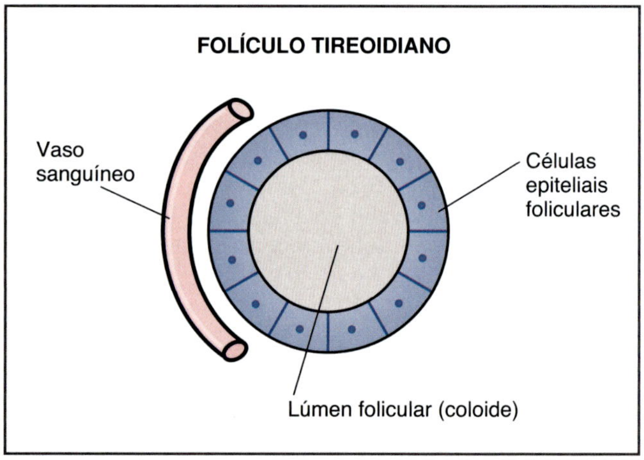

Figura 9.17 Desenho esquemático de um folículo tireoidiano. O lúmen folicular apresenta coloide.

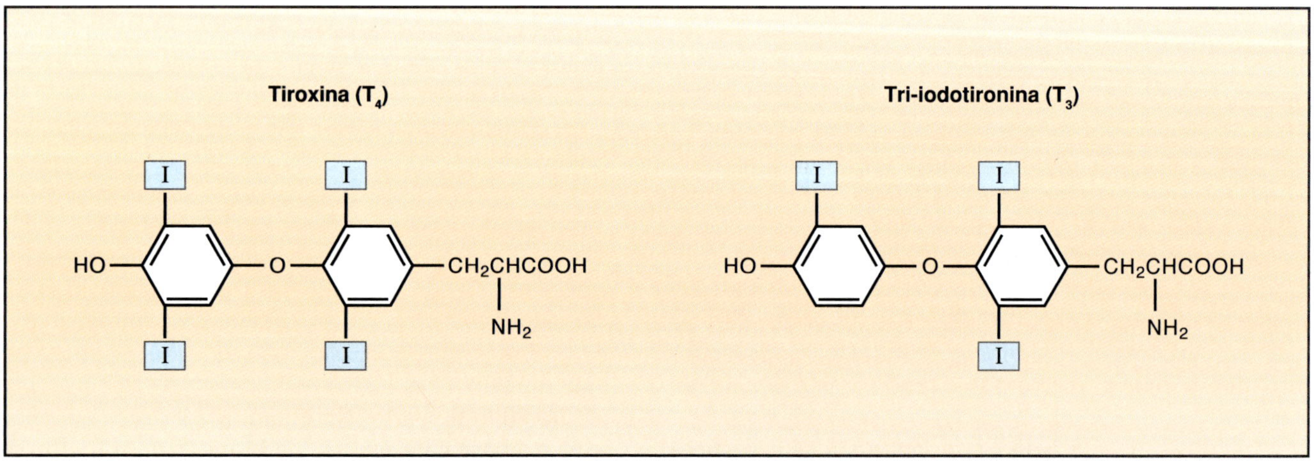

Figura 9.16 Estruturas dos hormônios tireoidianos tiroxina (*T_4*) e tri-iodotironina (*T_3*).

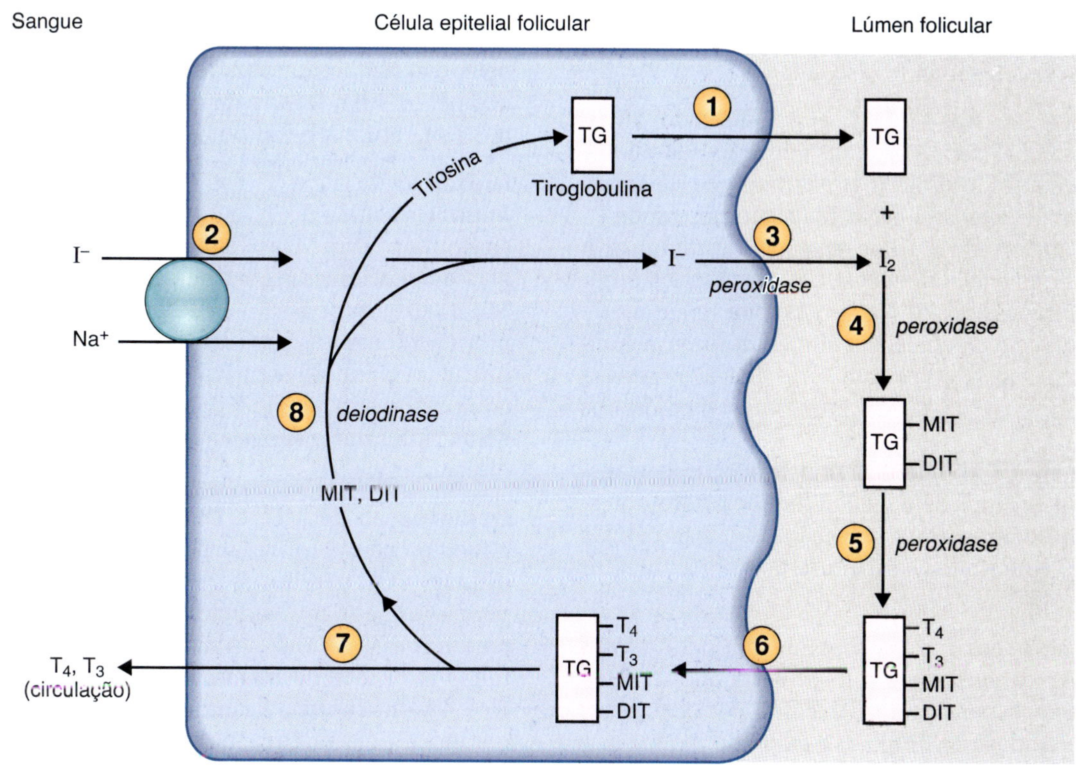

Evento	Local	Enzima	Inibidor
(1) Síntese de TG; extrusão no lúmen folicular	RE rugoso, aparelho de Golgi		
(2) Cotransporte de Na^+ - I^-	Membrana basal		Perclorato, tiocianato
(3) Oxidação de $I^- \rightarrow I_2$	Membrana apical (luminal)	Peroxidase	PTU
(4) Organificação de I_2 em MIT e DIT	Membrana apical	Peroxidase	PTU
(5) Reação de acoplamento de MIT e DIT em T_3 e T_4	Membrana apical	Peroxidase	PTU
(6) Endocitose de TG	Membrana apical		
(7) Hidrólise de T_4 e T_3; T_4 e T_3 entram na circulação	Lisossomos	Proteases	
(8) Deiodinação de MIT e DIT residuais Reciclagem de I^- e tirosina	Intracelular	Deiodinase	

Figura 9.18 Etapas da síntese de hormônios tireoidianos nas células foliculares da tireoide. A explicação dos números circundados está no texto. *DIT*, diiodotirosina; *RE*, retículo endoplasmático; *MIT*, monoiodotirosina; *PTU*, propiltiouracila; T_3, tri-iodotironina; T_4, tiroxina; *TG*, tiroglobulina.

células foliculares da tireoide. A TG é incorporada em vesículas secretoras e extrudada pela membrana apical para o lúmen folicular. Posteriormente, os resíduos de tirosina da TG são iodados para formar os precursores dos hormônios tireoidianos.

2. **Cotransporte de Na^+-I^-.** O I^- é transportado ativamente do sangue para as células epiteliais foliculares contra gradientes químicos e elétricos. A atividade dessa bomba é regulada pelos níveis corpóreos de I^-. Os níveis baixos de I^-, por exemplo, estimulam a bomba. A deficiência alimentar de I^- aumenta a atividade do cotransportador Na^+-I^- em uma tentativa de compensação. Se a deficiência alimentar for grave, no entanto, nem mesmo o cotransporte de Na^+-I^- poderá compensá-la e a síntese de hormônios tireoidianos será menor.

   Existem vários inibidores competitivos do cotransporte de Na^+-I^-, inclusive os ânions **tiocianato** e **perclorato**, que bloqueiam a captação de I^- nas células foliculares e interferem na síntese dos hormônios tireoidianos.

3. **Oxidação de I^- em I_2.** O I^- é bombeado para dentro da célula e a atravessa até a membrana apical, onde é oxidado em I_2 pela enzima **tireoide peroxidase**. A tireoide peroxidase catalisa essa etapa de oxidação *e* as próximas duas etapas (i. e., a organificação de I_2 em TG e as reações de acoplamento).

   A tireoide peroxidase é inibida pela **propiltiouracila (PTU)**, que bloqueia a síntese dos hormônios tireoidianos e, assim, *todas* as etapas catalisadas pela enzima. A administração de PTU é um tratamento eficaz para o hipertireoidismo.

4. **Organificação de I_2.** Na membrana apical, logo no interior do lúmen do folículo, o I_2 combina-se com as porções de tirosina da TG, em uma reação catalisada pela tireoide peroxidase, para formar **monoiodotirosina (MIT)** e **diiodotirosina (DIT)**. *MIT e DIT permanecem ligadas à TG* no lúmen folicular até que a tireoide seja estimulada a secretar seus hormônios. Altos níveis de I_2 inibem a organificação e a síntese dos hormônios tireoidianos, o que é conhecido como **efeito de Wolff-Chaikoff**.

5. **Reação de acoplamento.** Enquanto ainda faz parte da TG, há duas reações distintas de acoplamento entre MIT e DIT, novamente catalisadas pela tireoide peroxidase. Em uma reação, duas moléculas de DIT se combinam para formar $\mathbf{T_4}$. Na outra reação, uma molécula de DIT combina-se com uma molécula de MIT para formar $\mathbf{T_3}$. A primeira reação é mais rápida e, assim, a produção de T_4 é aproximadamente 10 vezes maior do que a de T_3. Parte da MIT e da DIT não se acopla (fica "sobrando") e continua ligada à TG. Após as reações de acoplamento, TG contém T_4, T_3 e sobras de MIT e DIT. A TG iodada é armazenada no lúmen folicular como **coloide** até que a tireoide seja estimulada a secretar seus hormônios (p. ex., pelo TSH).

6. **Endocitose da tiroglobulina.** A estimulação da tireoide leva à endocitose da TG iodada (com T_4, T_3, MIT e DIT) pelas células epiteliais foliculares. Os pseudópodes são arrancados da membrana celular apical, engolfam uma parte do coloide e são absorvidos pela célula. Dentro da célula, a TG é transportada até a membrana basal por ação microtubular.

7. **Hidrólise de T_4 e T_3 da TG por enzimas lisossomais.** Gotículas de TG se fundem às membranas lisossomais. Proteases lisossomais hidrolisam as ligações peptídicas para liberar T_4, T_3, MIT e DIT da TG. T_4 e T_3 atravessam a membrana basal até os capilares adjacentes para chegarem à circulação sistêmica; a glândula secreta 90% de seu hormônio como T_4 e 10% como T_3. MIT e DIT continuam na célula folicular e são reciclados na síntese de novas moléculas de TG.

8. **Deiodinação de MIT e DIT.** MIT e DIT são deiodinados na célula folicular pela enzima **tireoide deiodinase**. O I^- gerado por essa etapa é reciclado no *pool* intracelular e adicionado ao I^- transportado pela bomba. As moléculas de tirosina são incorporadas à síntese de novas TGs para iniciar outro ciclo. Assim, tanto o I^- quanto a tirosina são "recuperados" pela enzima deiodinase. A deficiência de tireoide deiodinase, portanto, mimetiza a deficiência de I^- na dieta.

Ligação dos hormônios da tireoide na circulação

Os hormônios tireoidianos (T_4 e T_3) circulam na corrente sanguínea ligados às proteínas plasmáticas ou em forma livre (não ligada). Em sua maior parte, T_4 e T_3 circulam ligados à **globulina ligadora de tiroxina (TBG)**. Concentrações menores circulam ligadas à pré-albumina e à albumina ligante de T_4. Concentrações ainda menores circulam na forma livre e não ligada. Como apenas os hormônios tireoidianos *livres* são fisiologicamente ativos, o papel da TBG é formar um grande reservatório de hormônios tireoidianos circulantes que possam ser liberados e adicionados ao *pool* de hormônios livres.

Alterações nos níveis sanguíneos de TBG modificam a fração de hormônios tireoidianos livres (fisiologicamente ativos). Na **insuficiência hepática**, por exemplo, os níveis sanguíneos de TBG diminuem devido à redução da síntese de proteínas hepáticas. A diminuição dos níveis de TBG provoca aumento transitório do nível de hormônios tireoidianos livres; uma consequência desse aumento é a inibição da síntese dos hormônios tireoidianos (por *feedback* negativo). Por outro lado, durante a **gestação**, o alto nível de estrógeno inibe a degradação hepática de TBG e aumenta os níveis dessa molécula. O maior nível de TBG faz com que mais hormônio tireoidiano se ligue à molécula e menos hormônio tireoidiano fique livre e não ligado. A diminuição transitória do nível de hormônio livre aumenta, por *feedback* negativo, a síntese e secreção de hormônios pela glândula tireoide. Na gestação, como consequência de todas essas alterações, os níveis de T_4 e T_3 *totais* aumentam (devido ao aumento do nível de TBG), mas os níveis de hormônios tireoidianos *livres*, fisiologicamente ativos, são normais; assim, há "eutireoidismo clínico".

Os níveis circulantes de TBG podem ser avaliados de maneira indireta pelo **teste de captação de T_3 em resina**, que mede a ligação do T_3 radioativo a uma resina sintética. No teste, uma quantidade padrão de T_3 radioativo é adicionada a um sistema que contém uma amostra do soro do paciente e a resina de ligação a T_3. A lógica é que a T_3 radioativa primeiro se ligará a locais desocupados na TBG do paciente e qualquer T_3 radioativa "extra" se ligará à resina. Assim, a captação de T_3 pela resina aumenta em caso de redução dos níveis circulantes de TBG (p. ex., insuficiência hepática) ou elevação dos níveis endógenos de T_3 (ou seja, o hormônio endógeno ocupa mais locais na TBG do que o normal). Por outro lado, a captação de T_3 pela resina é menor em caso de aumento dos níveis circulantes de TBG (p. ex., durante a gestação) ou redução dos níveis endógenos de T_3 (ou seja, o hormônio endógeno ocupa menos locais na TBG do que o normal).

Ativação de T_4 em tecidos-alvo

Como observado, o principal produto de secreção da glândula tireoide é T_4, que é a forma menos ativa do hormônio tireoidiano. Nos tecidos-alvo (p. ex., fígado e rins) T_4 é convertida em T_3 pela enzima **5'-iodinase**, por remoção de um átomo de I_2 do anel externo da molécula. Os tecidos-alvo também convertem parte da T_4 em **T_3 reversa** (rT_3) ao retirarem um átomo de I_2 do anel interno da molécula; rT_3 é inativa. Essencialmente, T_4 é precursora de T_3 e as quantidades relativas de T_4 convertidas em T_3 e rT_3 determinam quanto hormônio *ativo* é produzido no tecido-alvo.

A 5'-iodinase do tecido-alvo tem um papel interessante na **inanição**. A inanição inibe a enzima em tecidos como o músculo esquelético, diminuindo o consumo de O_2 e a taxa metabólica basal (TMB) nos períodos de privação calórica. No entanto, a 5' iodinase cerebral é diferente da 5'-iodinase de outros tecidos e, portanto, não é inibida pela inanição; dessa forma, os níveis cerebrais de T_3 são protegidos mesmo durante a privação calórica.

Regulação da secreção de hormônios da tireoide

A Tabela 9.8 resume os fatores que aumentam ou diminuem a secreção de hormônios tireoidianos. O principal controle da síntese e secreção dos hormônios tireoidianos se dá pelo eixo hipotalâmico-hipofisário (Figura 9.19). O TRH é secretado pelo hipotálamo e atua nas células tireotróficas da adeno-hipófise, causando a secreção de TSH. O TSH, então, age na tireoide para estimular a síntese e a secreção dos hormônios tireoidianos.

Tabela 9.8 Fatores que influenciam a secreção de hormônios da tireoide.

Fatores estimuladores	Fatores inibidores
TSH Imunoglobulinas tireoestimulantes Aumento dos níveis de TBG (p. ex., gestação)	Deficiência de I^- Deficiência de deiodinase Ingestão excessiva de I^- (efeito de Wolff-Chaikoff) Perclorato, tiocianato (inibição do cotransporte de Na^+-I^-) Propiltiouracila (inibição da enzima peroxidase) Diminuição dos níveis de TBG (p. ex., doença hepática)

TBG, globulina ligadora de tiroxina; *TSH*, hormônio tireoestimulante.

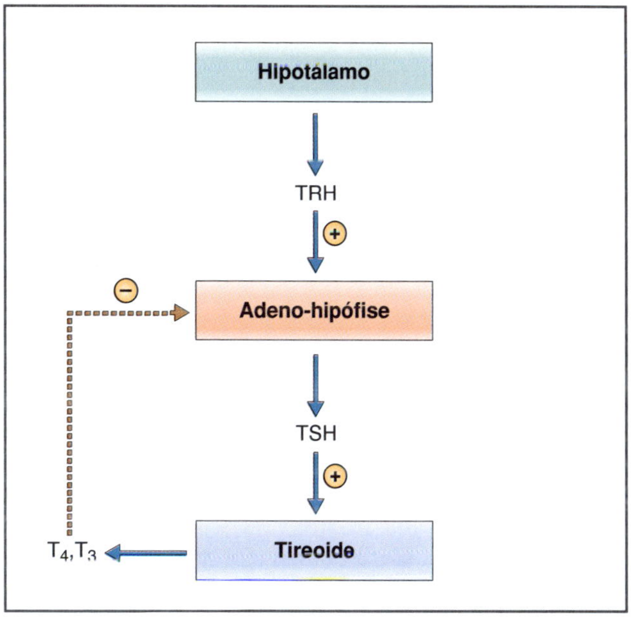

Figura 9.19 Regulação da secreção do hormônio tireoidiano. *T_3*, tri-iodotironina; *T_4*, tiroxina; *TRH*, hormônio liberador de tireotrofina; *TSH*, hormônio tireoestimulante.

- O **TRH**, um tripeptídeo, é secretado pelos núcleos paraventriculares do hipotálamo. O TRH atua nas células tireotróficas da adeno-hipófise e estimula tanto a transcrição do gene *TSH* quanto a secreção de TSH (Lembre-se de que a outra ação do TRH é estimular a secreção de prolactina pela adeno-hipófise.)
- O **TSH**, uma glicoproteína, é secretado pelo lobo anterior da hipófise em resposta à estimulação pelo TRH. O papel do TSH é regular o crescimento da glândula tireoide (i. e., um efeito trófico) e a secreção de hormônios tireoidianos, influenciando várias etapas da via biossintética. As células tireotróficas da adeno-hipófise se desenvolvem e começam a secretar TSH aproximadamente na 13ª semana gestacional, ao mesmo tempo que a tireoide fetal começa a secretar hormônios tireoidianos.

A secreção de TSH é regulada por dois fatores recíprocos. (1) O TRH do hipotálamo estimula a secreção de TSH. (2) Os hormônios tireoidianos inibem a secreção de TSH por regulação negativa do receptor de TRH nas células tireotróficas, diminuindo sua sensibilidade à estimulação pelo TRH. Esse efeito de *feedback* negativo dos hormônios tireoidianos é mediado pela **T_3 livre**, o que é possível porque a adeno-hipófise contém tireoide deiodinase (convertendo T_4 em T_3). A regulação recíproca da secreção de TSH pelo TRH e o *feedback* negativo pela T_3 livre faz com que a secreção de TSH ocorra em uma taxa relativamente constante; isso, por sua vez, produz uma taxa constante de secreção de hormônios tireoidianos (ao contrário da secreção do hormônio do crescimento, que é pulsátil)

- As **ações do TSH na glândula tireoide** começam com sua ligação a um receptor de membrana, que é acoplado à adenilil ciclase por uma proteína G_s. A ativação da adenilil ciclase gera **cAMP**, que é o segundo mensageiro do TSH. O TSH tem dois tipos de ações na glândula tireoide. (1) Aumenta a síntese e a secreção de hormônios tireoidianos ao estimular *todas* as etapas da via biossintética: captação e oxidação de I^-; organificação de I_2 em MIT e DIT; acoplamento de MIT e DIT para formação de T_4 e T_3; e endocitose e proteólise de TG para liberação de T_4 e T_3 para secreção. (2) O TSH tem efeito trófico sobre a glândula tireoide. Esse efeito trófico é observado quando os níveis de TSH são elevados por muito tempo e causam hipertrofia e hiperplasia das células foliculares da tireoide, e aumento do fluxo sanguíneo no órgão
- O receptor de TSH nas células da tireoide também é ativado por **imunoglobulinas tireoestimulantes**, que são anticorpos para o receptor de TSH. As imunoglobulinas tireoestimulantes são componentes da fração de imunoglobulina G (IgG) das proteínas plasmáticas. Ao se ligarem ao receptor de TSH, essas imunoglobulinas produzem a mesma resposta nas células tireoidianas que o TSH: estimulação da síntese e secreção do hormônio tireoidiano, e hipertrofia e hiperplasia da glândula (ou seja, hipertireoidismo). A **doença de Graves**, uma forma comum de hipertireoidismo, é causada pelo aumento dos níveis circulantes de imunoglobulinas tireoestimulantes. Nesse distúrbio, a tireoide é intensamente estimulada pelos anticorpos, o que aumenta os níveis circulantes de hormônios tireoidianos. Na doença de Graves, os níveis de TSH são realmente mais baixos do que o normal porque as altas concentrações circulantes de hormônios tireoidianos inibem a secreção de TSH por *feedback* negativo.

Ações dos hormônios da tireoide

Os hormônios tireoidianos atuam em praticamente todos os sistemas orgânicos do corpo humano (Figura 9.20): agem de maneira sinérgica com o hormônio do crescimento e as somatomedinas para promover a formação óssea; aumentam a TMB, a produção de calor e o consumo de oxigênio; e atuam sobre os sistemas cardiovascular e respiratório para aumentar o fluxo sanguíneo e o fornecimento de oxigênio aos tecidos.

A primeira etapa da ação dos hormônios tireoidianos nos tecidos-alvo é a **conversão de T_4 em T_3 pela 5'-iodinase**. (Lembre-se de que T_4 é secretado em quantidades muito maiores do que T_3, mas também é muito menos ativo.) Em uma via alternativa, T_4 pode ser convertido em rT_3, que é fisiologicamente inativo. Normalmente, os tecidos produzem T_3 e rT_3 em quantidades quase iguais (T_3, 45%; rT_3, 55%). No entanto, sob certas condições, os valores relativos podem mudar. Por exemplo, gestação, jejum, estresse, insuficiência hepática, insuficiência renal e bloqueadores β-adrenérgicos diminuem a conversão de T_4 em T_3 (e aumentam a conversão em rT_3), diminuindo, assim, a quantidade do hormônio ativo. A obesidade aumenta a conversão de T_4 em T_3, aumentando a quantidade do hormônio ativo.

Depois de sua produção no interior das células-alvo, T_3 entra no núcleo e se liga a um **receptor nuclear**. O complexo receptor-T_3 se liga a um elemento regulador da tireoide no DNA, onde estimula a **transcrição do DNA**. Os mRNAs recém-transcritos são traduzidos e novas proteínas são sintetizadas. Essas novas proteínas são responsáveis pelas múltiplas ações dos hormônios tireoidianos. Outros receptores de T_3 localizados em ribossomos e mitocôndrias medeiam eventos pós-transcricionais e pós-traducionais.

Os hormônios tireoidianos determinam a síntese de uma vasta gama de **novas proteínas**, inclusive Na^+-K^+ ATPase, proteínas de transporte, receptores β_1-adrenérgicos, enzimas lisossomais, proteínas proteolíticas e proteínas estruturais. A natureza da proteína induzida é específica ao tecido-alvo. A síntese de Na^+-K^+ ATPase é induzida na maioria dos tecidos, o que aumenta o consumo de oxigênio, a TMB e a produção de calor. Nas células miocárdicas, há indução de miosina, receptores β_1-adrenérgicos e Ca^{2+} ATPase, que são responsáveis pelo aumento da frequência cardíaca e da contratilidade induzido pelo hormônio tireoidiano. No fígado e no tecido adiposo, as principais enzimas metabólicas são induzidas, alterando o metabolismo de carboidratos, gorduras e proteínas.

Os efeitos de T_3 em vários sistemas de órgãos são os seguintes:

- **Taxa metabólica basal (TMB).** Um dos efeitos mais significativos e pronunciados do hormônio tireoidiano é o **aumento do consumo de oxigênio** e, assim, da **TMB** e da **temperatura corporal**. Os hormônios tireoidianos aumentam o consumo de oxigênio em todos os tecidos, *à exceção do cérebro, das gônadas e do baço*, por indução da síntese e aumento da atividade da **Na^+-K^+ ATPase**. A Na^+-K^+ ATPase é responsável pelo transporte ativo primário de Na^+ e K^+ em todas as células; essa atividade está altamente correlacionada e é responsável por grande parte do consumo total de oxigênio e produção de calor pelo corpo. Assim, quando os hormônios tireoidianos aumentam a atividade da Na^+-K^+ ATPase, também elevam o consumo de oxigênio, a TMB e a produção de calor

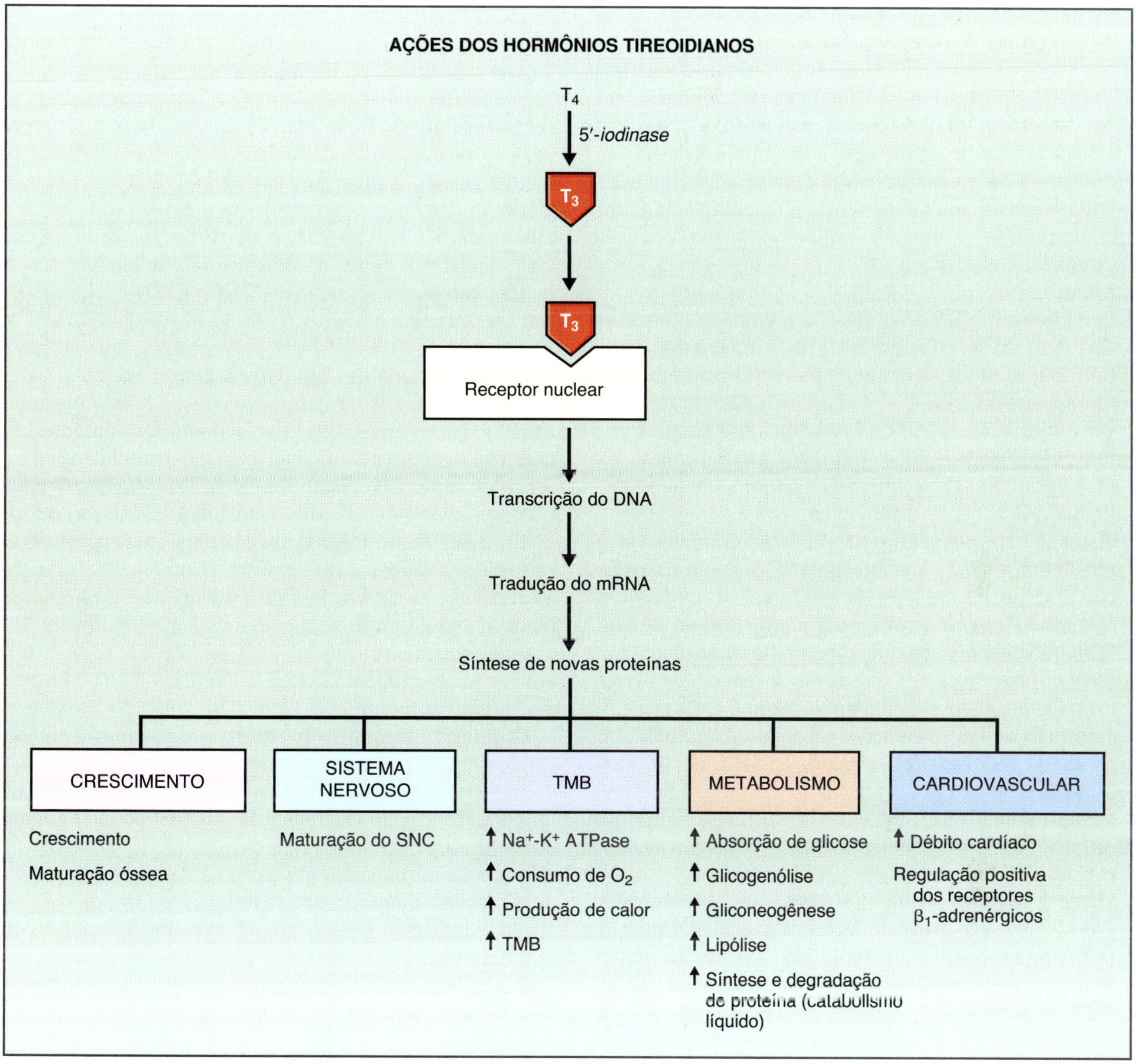

Figura 9.20 Mecanismo de ação dos hormônios tireoidianos. A tiroxina (*T_4*) é convertida em tri-iodotironina (*T_3*) nos tecidos-alvo. A figura mostra as ações de T_3 em vários sistemas orgânicos. *TMB*, taxa metabólica basal; *SNC*, sistema nervoso central; *DNA*, ácido desoxirribonucleico; *mRNA*, ácido ribonucleico mensageiro.

- **Metabolismo.** Em última análise, o aumento do consumo de oxigênio depende do aumento da disponibilidade de substratos para o metabolismo oxidativo. Os hormônios tireoidianos aumentam a absorção de glicose do sistema digestório e potencializam os efeitos de outros hormônios (p. ex., catecolaminas, glucagon, GH) na gliconeogênese, lipólise e proteólise. Os hormônios da tireoide aumentam tanto a síntese quanto a degradação de proteínas, mas, em geral, seu efeito é *catabólico* (ou seja, degradação efetiva), o que diminui a massa muscular. O efeito do hormônio tireoidiano de aumentar tanto a síntese quanto a degradação de proteínas é um ciclo fútil que contribui para as altas taxas de consumo de O_2 no hipertireoidismo. Esses efeitos metabólicos ocorrem porque os hormônios tireoidianos induzem a síntese de enzimas metabólicas essenciais, inclusive citocromo oxidase, fosfato de dinucleotídio de nicotinamida e adenina (NADPH) citocromo C redutase, α-glicerofosfato desidrogenase, enzima málica e várias enzimas proteolíticas
- **Sistema cardiovascular e sistema respiratório.** Como os hormônios tireoidianos aumentam o consumo de O_2, aumentam a demanda tecidual pela molécula. O fornecimento de O_2 para os tecidos pode aumentar porque os hormônios tireoidianos elevam o débito cardíaco e a ventilação. O **aumento do débito cardíaco** é decorrente de uma combinação de aumento da frequência cardíaca e aumento do volume sistólico (aumento da contratilidade). Esses efeitos cardíacos são explicados pelo fato de os hormônios tireoidianos

induzirem a síntese (ou seja, regularem positivamente) de receptores β_1-adrenérgicos cardíacos. Lembre-se de que esses receptores β_1 medeiam os efeitos do sistema nervoso simpático para aumentar a frequência cardíaca e a contratilidade. Assim, na presença de altos níveis de hormônio tireoidiano, o miocárdio tem mais receptores β_1 e é mais sensível à estimulação pelo sistema nervoso simpático (Em ações complementares, os hormônios tireoidianos também induzem a síntese de miosina cardíaca e Ca^{2+} ATPase do retículo sarcoplasmático.)

- **Crescimento.** Os hormônios da tireoide são necessários para o crescimento até a estatura adulta. Esses hormônios atuam de maneira sinérgica com o hormônio do crescimento e as somatomedinas para promover a formação óssea. Os hormônios tireoidianos promovem a ossificação e fusão das placas ósseas e a maturação óssea. No hipotireoidismo, a idade óssea é menor que a idade cronológica
- **Sistema nervoso central (SNC).** Os hormônios da tireoide têm múltiplos efeitos no SNC e seu impacto depende da idade. No **período perinatal**, o *hormônio tireoidiano é essencial para a maturação normal do SNC.* O hipotireoidismo no período perinatal causa deficiência mental irreversível. Por essa razão, a triagem de neonatos para diagnóstico de hipotireoidismo é obrigatória; se detectado nesses pacientes, a reposição de hormônio tireoidiano pode reverter os efeitos no SNC. Em **adultos**, o hipotireoidismo causa apatia, alentecimento de movimentos, sonolência, problemas de memória e diminuição da capacidade mental. O hipertireoidismo causa hiperexcitabilidade, hiper-reflexia e irritabilidade
- **Sistema nervoso autônomo (SNA).** Os hormônios da tireoide interagem com o **sistema nervoso simpático (SNS)** de maneiras não compreendidas por completo. Muitos dos efeitos dos hormônios tireoidianos sobre a TMB, a produção de calor, a frequência cardíaca e o volume sistólico são semelhantes aos produzidos pelas catecolaminas via **receptores β-adrenérgicos**. Os efeitos dos hormônios tireoidianos e das catecolaminas na produção de calor, no débito cardíaco, na lipólise e na gliconeogênese parecem ser sinérgicos. A importância desse sinergismo é ilustrada pela eficácia dos **bloqueadores β-adrenérgicos** (p. ex., propranolol) no tratamento de muitos dos sintomas do hipertireoidismo.

Fisiopatologia dos hormônios da tireoide

As anomalias endócrinas mais comuns são os distúrbios dos hormônios tireoidianos. A constelação de sinais e sintomas produzidos pelo excesso ou pela deficiência de hormônios tireoidianos é previsível com base em suas ações fisiológicas. Assim, os distúrbios dos hormônios tireoidianos afetam o crescimento, a função do SNC, a TMB e a produção de calor, e o metabolismo de nutrientes e o sistema cardiovascular. A Tabela 9.9 resume os sintomas de hipertireoidismo e hipotireoidismo; as etiologias comuns; e os níveis de TSH e seus tratamentos.

Hipertireoidismo

A forma mais comum de hipertireoidismo é a **doença de Graves**, um distúrbio autoimune caracterizado pelo aumento dos níveis circulantes de **imunoglobulinas tireoestimulantes**. Essas imunoglobulinas são anticorpos para os receptores de TSH das células foliculares da tireoide. Esses anticorpos estimulam intensamente a glândula tireoide, o que aumenta a secreção de hormônios tireoidianos e provoca hipertrofia da glândula. Outras causas de hipertireoidismo são neoplasia da tireoide, secreção excessiva de TRH ou TSH e administração de quantidades excessivas de hormônios tireoidianos exógenos.

O **diagnóstico de hipertireoidismo** se baseia nos sinais/sintomas e na determinação de níveis elevados de T_3 e T_4. Os níveis de TSH podem estar menores ou maiores, dependendo da causa do hipertireoidismo. Se a *causa* do hipertireoidismo for doença de Graves, neoplasia da tireoide (ou seja, um distúrbio da glândula) ou administração de hormônios tireoidianos exógeno (hipertireoidismo factício), os níveis de TSH serão menores devido ao *feedback* negativo dos altos níveis de T_3 na adeno-hipófise. No entanto, se a *causa* do hipertireoidismo for o aumento da secreção de TRH ou TSH (i. e., o distúrbio for no hipotálamo ou na adeno-hipófise), os níveis de TSH serão maiores.

Os **sinais/sintomas do hipertireoidismo** são significativos e incluem perda de peso associada a aumento da ingestão de alimentos devido à elevação da taxa metabólica; produção excessiva de calor e sudorese secundária ao aumento do consumo de oxigênio; aumento da frequência cardíaca devido à regulação de receptores β_1 no coração; dispneia aos esforços; e tremor, nervosismo e fraqueza devido aos efeitos dos hormônios tireoidianos no SNC. A maior atividade da tireoide aumenta o tamanho da glândula, no chamado **bócio**. O bócio pode comprimir o esôfago e causar dificuldade de deglutição.

O **tratamento do hipertireoidismo** é composto pela administração de medicamentos como o **propiltiouracila**, que inibe a síntese dos hormônios tireoidianos; a remoção cirúrgica da glândula; ou a ablação radioativa da glândula tireoide com $^{131}I^-$.

Hipotireoidismo

A causa mais comum de hipotireoidismo é a **destruição autoimune da glândula tireoide** (tireoidite), em que os anticorpos podem de fato destruir o órgão ou bloquear a síntese do hormônio tireoidiano. Outras causas de hipotireoidismo são a remoção cirúrgica da tireoide como tratamento do hipertireoidismo, insuficiência hipotalâmica ou hipofisária e deficiência de I^-. Raramente, o hipotireoidismo é decorrente da resistência do tecido-alvo causada pela regulação negativa dos receptores de hormônio tireoidiano.

O **diagnóstico de hipotireoidismo** se baseia nos sintomas e no achado de baixos níveis de T_3 e T_4. Dependendo da causa do hipotireoidismo, os níveis de TSH

Tabela 9.9 Fisiopatologia dos hormônios da tireoide.

	Hipertireoidismo	Hipotireoidismo
Sintomas	Aumento da taxa metabólica basal Perda de peso Balanço de nitrogênio negativo Maior produção de calor Sudorese Aumento do débito cardíaco Dispneia (falta de ar) Tremor, fraqueza muscular Exoftalmia (doença de Graves) Mixedema pré-tibial (doença de Graves) Bócio	Diminuição da taxa metabólica basal Ganho de peso Balanço de nitrogênio positivo Diminuição da produção de calor Sensibilidade ao frio Débito cardíaco diminuído Hipoventilação Letargia, lentidão mental Pálpebras caídas Mixedema generalizado Atraso do crescimento Deficiência mental (perinatal) Bócio
Causas	Doença de Graves (aumento de imunoglobulinas tireoestimulantes) Neoplasia de tireoide Excesso de secreção de TSH T_3 ou T_4 exógeno (factício)	Tireoidite (tireoidite autoimune ou de Hashimoto) Cirurgia para tratamento de hipertireoidismo Deficiência de I^- Congênito (cretinismo) Diminuição de TRH ou TSH
Níveis de TSH	Menores (inibição por *feedback* de T_3 no lobo anterior) Maiores (se o defeito estiver na adeno-hipófise)	Maiores (por *feedback* negativo se o defeito primário estiver na tireoide) Menores (se o defeito estiver no hipotálamo ou na adeno-hipófise)
Tratamento	Propiltiouracila (inibe a enzima peroxidase e a síntese do hormônio tireoidiano) Tireoidectomia $^{131}I^-$ (destrói a tireoide) Agentes betabloqueadores adrenérgicos (terapia adjunta)	Terapia de reposição hormonal

TRH, hormônio liberador de tireotrofina; *TSH*, hormônio tireoestimulante.

podem ser maiores ou menores. Se o defeito estiver na glândula tireoide (p. ex., tireoidite), os níveis de TSH serão aumentados por *feedback* negativo, já que os baixos níveis circulantes de T_3 estimulam a secreção de TSH. Se o defeito estiver no hipotálamo ou na hipófise, os níveis de TSH serão menores.

Os **sintomas de hipotireoidismo** são opostos aos observados no hipertireoidismo e incluem diminuição da taxa metabólica e ganho de peso sem aumento da ingestão alimentar; diminuição da produção de calor e intolerância ao frio; diminuição da frequência cardíaca; alentecimento dos movimentos, fala arrastada, atividade mental lenta, letargia e sonolência, inchaço periorbital; constipação intestinal; perda de cabelo; e disfunção menstrual. Em alguns casos, há **mixedema**, com aumento da filtração de líquido para fora dos capilares e edema devido ao acúmulo de mucopolissacarídeos osmoticamente ativos no meio intersticial. O hipotireoidismo provocado por um defeito na tireoide é acompanhado por **bócio** devido à estimulação implacável da glândula pelos altos níveis circulantes de TSH. Por fim, e fundamental, o hipotireoidismo no **período perinatal** que não é tratado causa uma forma irreversível de deficiência mental e do crescimento chamada de **cretinismo**.

O **tratamento do hipotireoidismo** consiste em reposição hormonal, geralmente T_4. Assim como o hormônio endógeno, o T_4 exógeno é convertido em sua forma ativa, T_3, nos tecidos-alvo.

Bócio

O bócio (i. e., aumento da tireoide) está associado a determinadas causas de hipertireoidismo e, talvez surpreendentemente, a algumas causas de hipotireoidismo e eutireoidismo. Os termos hipertireoidismo, hipotireoidismo e eutireoidismo descrevem, respectivamente, os *estados clínicos* de excesso, deficiência e normalidade de hormônio tireoidiano. Assim, descrevem os níveis sanguíneos de hormônio tireoidiano, *não* o tamanho da glândula tireoide. A existência ou não de bócio pode ser compreendida apenas por meio da análise da etiologia dos vários distúrbios da tireoide. O princípio central para entender o bócio é que altos níveis de TSH e substâncias de ação similar (p. ex., imunoglobulinas tireoestimulantes) exercem efeito trófico (de crescimento) na tireoide e fazem com que ela aumente de tamanho.

- **Doença de Graves.** Na doença de Graves, a causa mais comum de hipertireoidismo, os altos níveis de imunoglobulinas tireoestimulantes promovem a secreção excessiva de T_4 e T_3, e exercem efeito trófico na glândula tireoide, causando **bócio**. Embora os níveis de TSH estejam diminuídos (por *feedback* negativo) na doença de Graves, o efeito trófico se deve ao efeito semelhante ao TSH das imunoglobulinas

- **Tumor secretor de TSH.** Os tumores secretores de TSH são uma causa incomum de hipertireoidismo. Os altos níveis de TSH levam a tireoide a secretar T_4 e T_3 de maneira excessiva e exercem efeito trófico na glândula, causando **bócio**
- **Ingestão de T_4.** A ingestão de hormônios tireoidianos exógenos, ou hipertireoidismo factício, está associada ao aumento dos níveis de hormônio tireoidiano (a partir da ingestão), o que causa a diminuição das concentrações de TSH (por *feedback* negativo). Como os níveis de TSH estão baixos, ***não há* bócio**; na verdade, com o passar do tempo, a glândula tireoide diminui de tamanho ou involui
- **Tireoidite autoimune.** A tireoidite autoimune é uma causa comum de hipotireoidismo em que a síntese do hormônio tireoidiano é prejudicada por anticorpos contra a peroxidase, o que diminui a secreção de T_4 e T_3. Os níveis de TSH são maiores (por *feedback* negativo) e têm um efeito trófico na glândula tireoide, causando **bócio**. Isso mesmo! A glândula aumenta, embora não sintetize de fato seus hormônios
- **Deficiência de TSH (insuficiência da adeno-hipófise).** A deficiência de TSH é uma causa incomum de hipotireoidismo em que a diminuição dos níveis dessa molécula reduz a secreção de hormônio tireoidiano e ***não* provoca bócio**
- **Deficiência de I^-.** A deficiência de I^- leva à diminuição transitória da síntese de T_4 e T_3, o que aumenta a secreção de TSH por *feedback* negativo. O aumento dos níveis de TSH tem um efeito trófico na glândula, causando **bócio**. A glândula aumentada (que é normal) muitas vezes consegue manter níveis sanguíneos normais de hormônio tireoidiano (devido aos altos níveis de TSH); nesse caso, o indivíduo é clinicamente eutireoidiano e assintomático. Se a glândula não puder manter os níveis sanguíneos normais de hormônio tireoidiano, o indivíduo apresentará hipotireoidismo clínico.

MEDULA E CÓRTEX DAS GLÂNDULAS SUPRARRENAIS

As glândulas suprarrenais estão localizadas na cavidade retroperitoneal, em cima de cada rim. As glândulas suprarrenais são, na verdade, duas glândulas separadas, a medula suprarrenal e o córtex suprarrenal, cujas secreções são essenciais para a vida. Quando corrigidas pelo peso, essas glândulas recebem o maior fluxo sanguíneo de qualquer órgão do corpo.

A **medula suprarrenal**, que fica na zona interna da glândula, compõe aproximadamente 20% do tecido. A medula suprarrenal é de origem neuroectodérmica e secreta as catecolaminas epinefrina e norepinefrina (ver Capítulo 2).

O **córtex suprarrenal**, que fica na zona externa da glândula, é de origem mesodérmica e tem três camadas distintas. Compõe 80% do tecido suprarrenal e secreta hormônios esteroides adrenocorticais. O córtex suprarrenal se diferencia na oitava semana de gestação e é responsável pela produção de esteroides suprarrenais fetais durante toda a vida intrauterina (ver Capítulo 10). Logo após o nascimento, o córtex suprarrenal fetal começa a involuir, acaba por desaparecer e é substituído pelo córtex suprarrenal adulto de três camadas.

Síntese de hormônios esteroides adrenocorticais

O córtex suprarrenal secreta três classes de hormônios esteroides: glicocorticoides, mineralocorticoides e andrógenos. A Figura 9.21 mostra as três camadas do córtex suprarrenal em relação à medula suprarrenal. A zona mais interna do córtex, chamada de **zona reticular**, e a zona média (e mais larga), chamada de **zona fasciculada**, sintetizam e secretam glicocorticoides e andrógenos suprarrenais. A zona mais externa, chamada de **zona glomerulosa**, secreta mineralocorticoides.

Estruturas dos esteroides adrenocorticais

A Figura 9.22 mostra as estruturas dos principais esteroides adrenocorticais e deve ser usada como referência ao longo desta seção. Todos os esteroides do córtex suprarrenal são modificações químicas de um núcleo esteroide básico, que é ilustrado pela estrutura do **colesterol**. O núcleo básico é composto de unidades de carbono, numeradas de 1 a 21, e quatro anéis: A, B, C e D. (O colesterol é chamado, portanto, de esteroide de 21 carbonos). Os **glicocorticoides**, representados pelo cortisol, têm um grupo cetona no carbono 3 (C3) e grupos hidroxila em C11 e C21. Os **mineralocorticoides**, representados pela aldosterona, têm uma ligação dupla de oxigênio em C18. Os **andrógenos**, representados no córtex suprarrenal pela desidroepiandrosterona (DHEA) e pela androstenediona, têm uma dupla ligação de oxigênio em C17; os andrógenos não apresentam a cadeia lateral C20,21 presente nos glicocorticoides e mineralocorticoides. Outro andrógeno, a testosterona *(não mostrada na Figura 9.22)*, é produzido principalmente nos testículos. Os estrógenos *(não mostrados)*, que são aromatizados no anel A e não têm de C19, são sintetizados principalmente nos ovários.

Em resumo, colesterol, progesterona, glicocorticoides e mineralocorticoides são esteroides de 21 carbonos; andrógenos são esteroides de 19 carbonos; e estrógenos (produzidos principalmente nos ovários) são esteroides de 18 carbonos.

Vias biossintéticas no córtex suprarrenal

A Figura 9.23 é um diagrama esquemático das vias biossintéticas dos esteroides adrenocorticais. Como já observado,

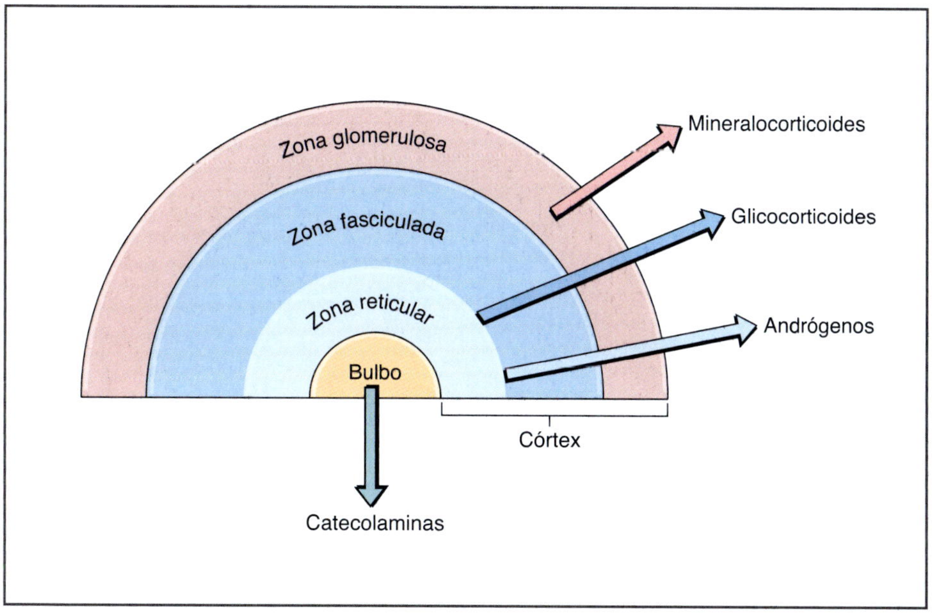

Figura 9.21 Secreções da medula suprarrenal e do córtex suprarrenal. A zona fasciculada e a zona reticular secretam glicocorticoides e andrógenos; a zona glomerulosa secreta mineralocorticoides.

as camadas do córtex suprarrenal são especializadas na síntese e secreção de hormônios esteroides específicos: glicocorticoides e andrógenos ou mineralocorticoides. A *base dessa especialização* é a presença ou ausência das enzimas que catalisam várias modificações do núcleo esteroide. Por exemplo, as zonas reticular/fasciculada produzem esteroides androgênicos porque contêm 17,20-liase; por outro lado, a zona glomerulosa produz aldosterona por apresentar aldosterona sintase.

O precursor de todos os esteroides adrenocorticais é o **colesterol**. A maior parte do colesterol chega ao córtex suprarrenal pela circulação, e pequenas quantidades são sintetizadas *de novo* pelas células corticais suprarrenais. O colesterol circula ligado a lipoproteínas de baixa densidade. As membranas das células adrenocorticais têm receptores para essas lipoproteínas; o complexo lipoproteína-colesterol liga-se à célula e é transferido por endocitose. Dentro das células, o colesterol é esterificado e armazenado em vesículas citoplasmáticas até que seja necessário para a síntese de hormônios esteroides.

As enzimas que catalisam a conversão do colesterol em hormônios esteroides ativos requerem **citocromo P-450**, oxigênio molecular e NADPH, que serve como doador de hidrogênio nas etapas de redução. Uma enzima flavoproteica, chamada de **adrenodoxina reductase**, e uma proteína com ferro, chamada de **adrenodoxina**, intermedeiam a transferência de hidrogênio de NADPH para as enzimas do citocromo P-450.

Para fins de ilustração, a Figura 9.23 mostra todas as vias biossintéticas no córtex suprarrenal. Lembre-se, entretanto, de que nem todas as camadas do córtex contêm todas as etapas da via: cada camada tem a parte da via necessária para produção de seus hormônios primários (i. e., glicocorticoides e andrógenos ou mineralocorticoides).

A primeira etapa de cada via é catalisada pela **colesterol desmolase**. Nessa etapa, a cadeia lateral longa do colesterol é removida (ou seja, ocorre clivagem da cadeia lateral) e o colesterol é convertido em pregnenolona. Assim, todas as camadas do córtex suprarrenal contêm colesterol desmolase. A colesterol desmolase é a enzima limitante de taxa da via e é estimulada pelo **ACTH** (ver a discussão sobre a regulação da secreção de cortisol). As vias de síntese de cortisol, aldosterona e DHEA, e androstenediona são:

- **Glicocorticoides (cortisol).** O principal glicocorticoide produzido por humanos é o **cortisol** (hidrocortisona), que é sintetizado na **zona fasciculada/reticular**. Assim, a zona fasciculada contém todas as enzimas necessárias para converter colesterol em cortisol: colesterol desmolase, que converte colesterol em pregnenolona; 17α-hidroxilase, que hidroxila a pregnenolona para formação de 17-hidroxipregnenolona; 3β-hidroxiesteroide desidrogenase, que converte 17-hidroxipregnenolona em 17-hidroxiprogesterona; e 21β-hidroxilase e 11β-hidroxilase, que se hidroxilam em C11 e C21 para síntese do produto final, cortisol. Curiosamente, algumas etapas da via biossintética do cortisol podem ocorrer em uma ordem diferente; a hidroxilação em C17, por exemplo, pode ocorrer antes ou depois da ação da 3β-hidroxiesteroide desidrogenase.

O cortisol não é o único esteroide da via com atividade glicocorticoide; a **corticosterona** também é um glicocorticoide. Se a etapa da 17α-hidroxilase for bloqueada, por exemplo, a zona fasciculada ainda pode produzir corticosterona sem problemas. Assim, o cortisol não é absolutamente necessário para sustentar a vida desde que haja síntese de corticosterona. Os bloqueios nas etapas da colesterol desmolase,

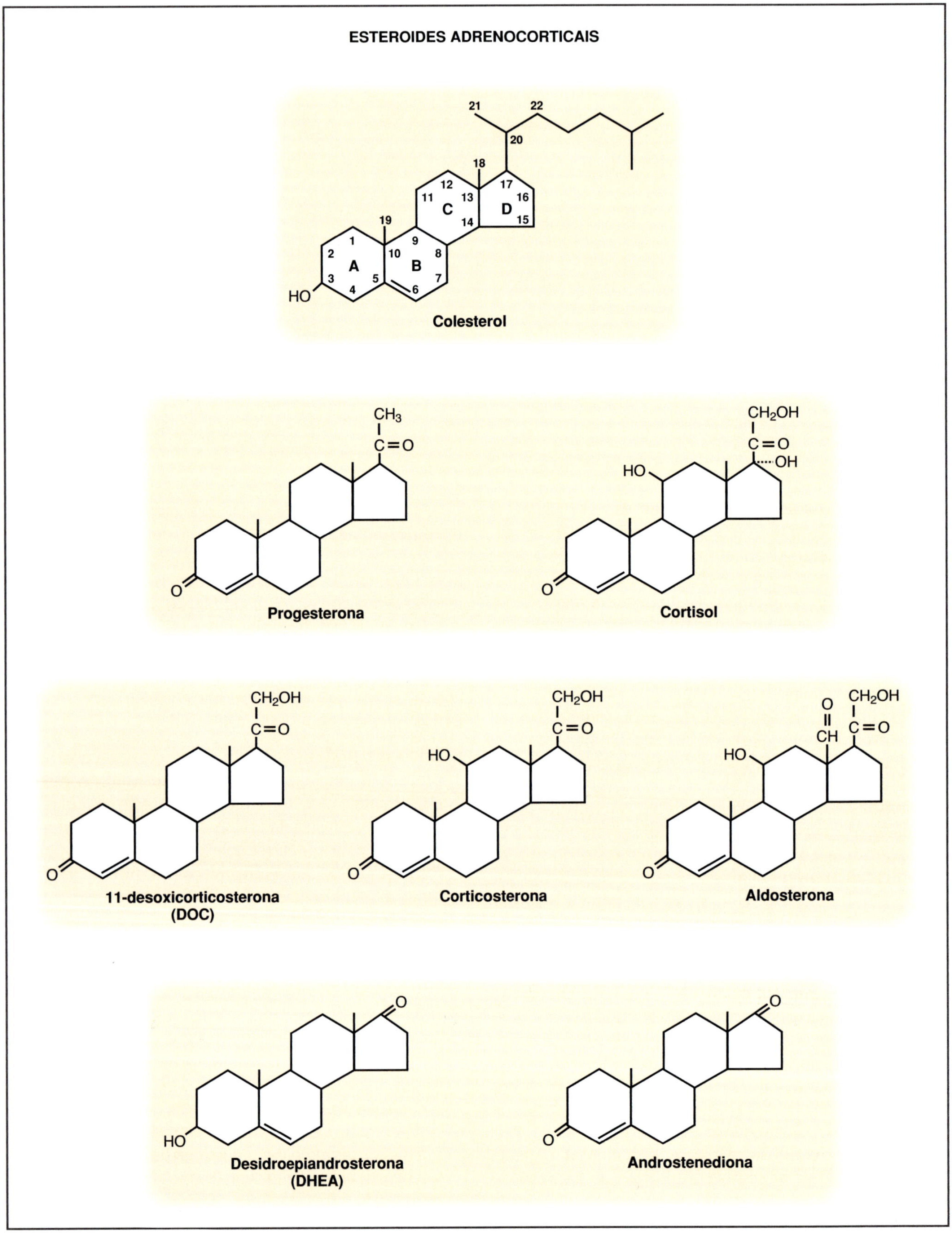

Figura 9.22 Estruturas dos esteroides adrenocorticais. Na estrutura do colesterol, os quatro anéis das moléculas esteroides são chamados de *A*, *B*, *C* e *D*; e os átomos de carbono são numerados.

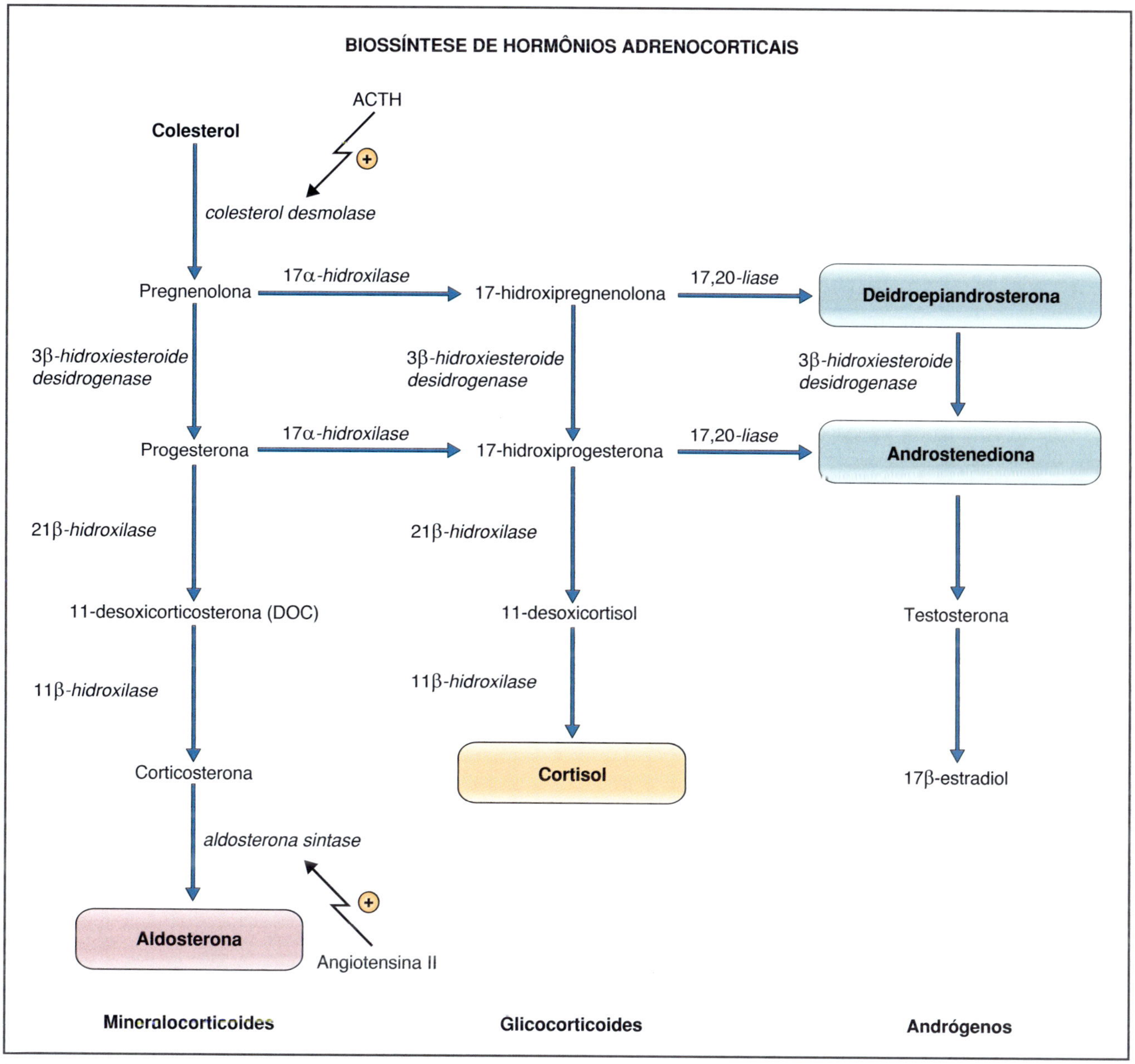

Figura 9.23 Vias biossintéticas de mineralocorticoides, glicocorticoides e andrógenos no córtex suprarrenal. As *caixas coloridas* mostram os principais produtos de secreção do córtex suprarrenal. *ACTH*, hormônio adrenocorticotrófico.

3β-hidroxiesteroide desidrogenase, 21β-hidroxilase ou 11β-hidroxilase são devastadores porque impedem a produção de cortisol *e* corticosterona; nesses casos, a ausência de terapia de reposição hormonal adequada leva à morte.

A metirapona e o cetoconazol são fármacos que inibem a biossíntese de glicocorticoides. A **metirapona** inibe a 11β-hidroxilase, a última etapa da síntese de cortisol. O **cetoconazol** inibe várias etapas da via, inclusive a colesterol desmolase, a primeira etapa

- **Andrógenos suprarrenais (DHEA e androstenediona).** O DHEA e a androstenediona são esteroides androgênicos produzidos pela **zona fasciculada/reticular**. Esses compostos têm baixa atividade androgênica, mas são convertidos em testosterona – um andrógeno mais potente – nos testículos. Os precursores dos andrógenos suprarrenais são 17-hidroxipregnenolona e 17-hidroxiprogesterona, que são convertidas em andrógenos pela remoção da cadeia lateral C20,21. Nos homens, os andrógenos suprarrenais têm pouca importância; os testículos produzem a própria testosterona a partir do colesterol e não necessitam dos precursores suprarrenais (ver Capítulo 10). Nas mulheres, no entanto, o córtex suprarrenal é a principal fonte de compostos androgênicos.

Os andrógenos suprarrenais têm um grupo cetona em C17 que os distinguem do cortisol, da aldosterona e da testosterona. (O cortisol e a aldosterona têm cadeias laterais em C17. A testosterona tem um grupo hidroxila em C17.) Assim, os principais andrógenos suprarrenais são chamados de **17-cetosteroides** e sua concentração na urina pode ser determinada.

A zona fasciculada/reticular também produz pequenas quantidades de testosterona e 17β-estradiol, embora as principais fontes desses hormônios sejam os testículos e os ovários, respectivamente (ver Capítulo 10)

- **Mineralocorticoides (aldosterona).** O principal mineralocorticoide no corpo é a **aldosterona**, que é sintetizada apenas na **zona glomerulosa**. As etapas necessárias para converter colesterol em corticosterona são idênticas às da zona fasciculada; a adição de **aldosterona sintase** na zona glomerulosa converte a corticosterona em aldosterona. A zona glomerulosa *não* produz glicocorticoides por duas razões: (1) a corticosterona, um glicocorticoide, é convertida em aldosterona porque essa zona contém aldosterona sintase e (2) a zona glomerulosa não tem 17α-hidroxilase e, portanto, não produz cortisol com base em progesterona.

A aldosterona não é o único esteroide com atividade mineralocorticoide; a **11-desoxicorticosterona (DOC)** e a **corticosterona** também têm atividade mineralocorticoide. Assim, o bloqueio da via mineralocorticoide *abaixo de DOC* (p. ex., ausência de 11β-hidroxilase ou aldosterona sintase) não influencia a síntese dessas moléculas. No entanto, o bloqueio da via *acima de DOC* (p. ex., ausência de 21β-hidroxilase) impede a produção de mineralocorticoide.

Regulação da secreção de esteroides adrenocorticais

Como já discutido, a síntese e secreção de hormônios esteroides pelo córtex suprarrenal dependem da estimulação do colesterol desmolase (a primeira etapa) pelo **ACTH**. A ausência de ACTH interrompe a biossíntese de hormônios esteroides adrenocorticais. Isso gera duas questões: *o que regula a secreção de ACTH? Quais fatores reguladores especiais controlam as funções das zonas reticular, fasciculada e glomerulosa?*

- As **zonas fasciculada/reticular,** que secretam glicocorticoides e andrógenos, estão sob controle exclusivo do eixo hipotalâmico-hipofisário. O hormônio hipotalâmico é o hormônio liberador de corticotrofina (CRH) e o hormônio da adeno-hipófise é o ACTH
- A **zona glomerulosa,** que secreta mineralocorticoides, depende do ACTH para a primeira etapa da biossíntese de esteroides, mas é controlada separadamente pelo sistema renina-angiotensina-aldosterona.

O controle da zona fasciculada e reticular será discutido em conjunto, e o controle da zona glomerulosa será discutido separadamente.

Regulação da secreção de glicocorticoides e andrógenos suprarrenais

Uma característica impressionante da regulação da secreção de cortisol é sua natureza **pulsátil** e seu padrão **diário** (Figura 9.24). O perfil diário dos níveis de cortisol no sangue é caracterizado por uma média de 10 picos de secreção durante um período de 24 horas. As taxas de secreção são menores durante a noite e logo após adormecer (p. ex., à meia-noite) e são maiores pouco antes do despertar (p. ex., oito da manhã). O maior pico de secreção de cortisol antes do despertar é responsável por metade da secreção diária total da molécula. Outros esteroides suprarrenais (p. ex., andrógenos suprarrenais) são secretados em padrões diários semelhantes. A secreção de CRH e ACTH também exibe os mesmos padrões diários; de fato, o padrão diário de secreção de CRH determina o padrão diário de secreção de ACTH, o que determina o padrão diário de secreção do hormônio esteroide.

A secreção de glicocorticoides pela zona fasciculada/reticular é regulada exclusivamente pelo **eixo hipotalâmico-hipofisário** (Figura 9.25). O CRH é secretado pelo hipotálamo e atua nas células corticotróficas da adeno-hipófise para causar secreção de ACTH. Por sua vez, o ACTH atua nas células do córtex suprarrenal para estimular a síntese e secreção de hormônios adrenocorticais.

- O **CRH** é um polipeptídeo de 41 aminoácidos. É secretado por células dos núcleos paraventriculares do

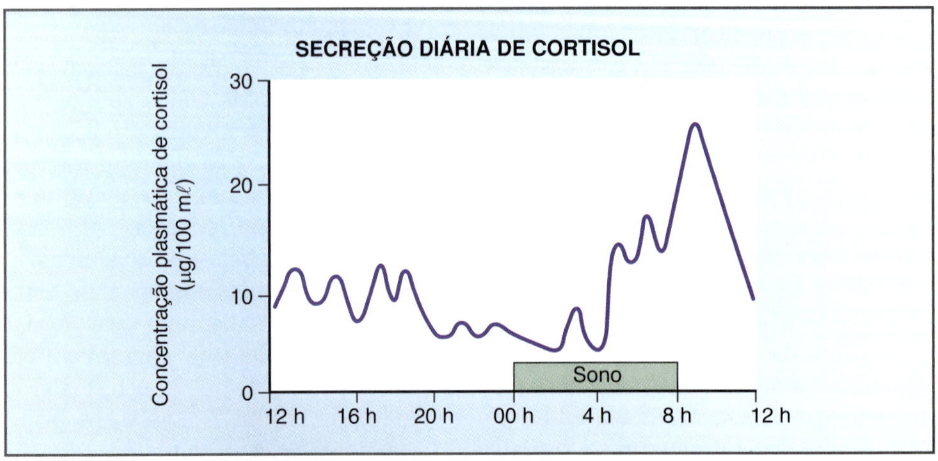

Figura 9.24 Padrão diário de secreção de cortisol.

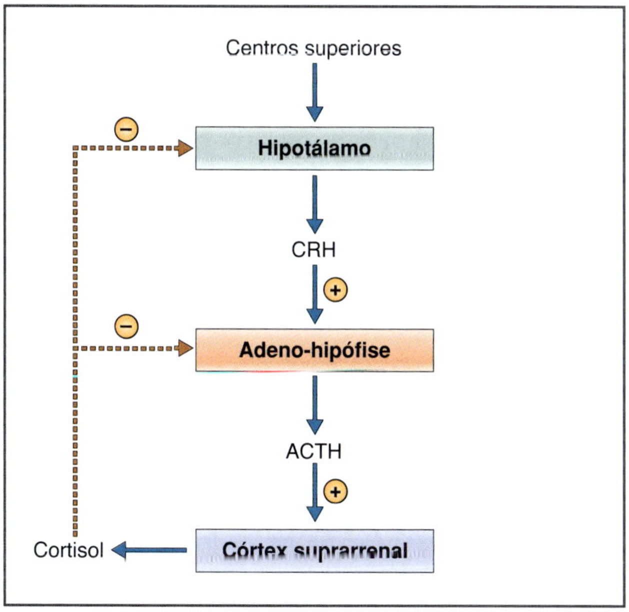

Figura 9.25 Regulação da secreção de cortisol. *ACTH*, hormônio adrenocorticotrófico; *CRH*, hormônio liberador de corticotrofina.

hipotálamo. Como outros hormônios hipotalâmicos que atuam na adeno-hipófise, o CRH chega até a hipófise pelo sangue porta hipotalâmico-hipofisário. No lobo anterior, atua nas células corticotróficas por um mecanismo mediado por adenilil ciclase/cAMP para causar secreção de ACTH na corrente sanguínea.

As células secretoras de CRH do hipotálamo são controladas por **centros superiores no SNC**. Esses centros superiores têm duas funções. (1) Determinam o padrão diário e pulsátil de secreção de CRH já observado. Esse "relógio interno", que comanda o padrão diário, pode ser alterado pela modificação do ciclo sono-vigília (p. ex., alteração do horário de dormir e acordar). O padrão diário é anulado por coma, cegueira ou exposição constante à luz ou à escuridão. (2) Coordenam as respostas aos estressores fisiológicos e psicológicos. O estresse aumenta a amplitude dos picos de secreção de CRH

- O **ACTH**, hormônio da adeno-hipófise, exerce vários efeitos no córtex suprarrenal. Os efeitos imediatos são estimular a transferência do colesterol armazenado para as mitocôndrias, estimular a ligação do colesterol ao citocromo P-450 e ativar a colesterol desmolase. Dentre os efeitos a longo prazo do ACTH, estão a estimulação da transcrição dos genes do citocromo P-450 e adrenodoxina, e regulação positiva dos receptores de ACTH. Os efeitos crônicos dos níveis elevados de ACTH incluem hipertrofia e hiperplasia das células corticais suprarrenais, mediadas por fatores de crescimento locais (p. ex., IGF-2).

Como observado, o ACTH tem um padrão de secreção **pulsátil** e **diário** que conduz um padrão paralelo de secreção de cortisol. O pico noturno de ACTH (i. e., que precede o despertar) é decorrente, por sua vez, de um pico na secreção de CRH

- O ***feedback* negativo** é exercido pelo cortisol em três pontos do eixo hipotalâmico-hipofisário. (1) O cortisol inibe diretamente a secreção de CRH do hipotálamo. (2) O cortisol inibe indiretamente a secreção de CRH por efeitos nos neurônios do hipocampo que fazem sinapse no hipotálamo. (3) O cortisol inibe a ação do CRH na adeno-hipófise, o que inibe a secreção de ACTH. Assim, a *deficiência* crônica de cortisol estimula o eixo CRH-ACTH e aumenta os níveis de ACTH; o *excesso* crônico de cortisol leva à inibição (supressão) do eixo CRH-ACTH e à diminuição dos níveis de ACTH
- O **teste de supressão de dexametasona** se baseia nos efeitos de *feedback* negativo do cortisol no eixo CRH-ACTH. A dexametasona é um glicocorticoide sintético que tem todas as ações do cortisol, inclusive o efeito de *feedback* negativo sobre a secreção de ACTH. Uma dose baixa de dexametasona administrada a um **indivíduo saudável** inibe (ou "suprime") a secreção de ACTH, assim como o cortisol, o glicocorticoide natural. A diminuição do nível de ACTH, então, reduz a secreção de cortisol, que é medida no teste. O principal uso do teste de supressão com dexametasona é no diagnóstico do **hipercortisolismo** (altos níveis de cortisol). O teste determina se o hipercortisolismo se deve a um **tumor secretor de ACTH** ou um tumor secretor de cortisol do córtex suprarrenal. Se o hipercortisolismo for causado por um **tumor secretor de ACTH** da adeno-hipófise, a dose baixa de dexametasona não suprime a secreção de cortisol, mas uma dose alta de dexametasona, sim. (O tumor secretor de ACTH é menos sensível ao *feedback* negativo dos glicocorticoides do que o tecido hipofisário anterior normal). Se a causa do hipercortisolismo for um **tumor suprarrenal cortical**, a dexametasona, seja em dose alta ou baixa, não suprime a secreção de cortisol. (A secreção de cortisol do tumor é autônoma e não é influenciada por alterações no nível de ACTH.)

Além do controle de *feedback* negativo pelo eixo CRH-ACTH, outros fatores alteram a secreção de ACTH e cortisol (Tabela 9.10). Muitos desses fatores modificam a secreção de ACTH por meio de efeitos de centros cerebrais superiores no hipotálamo.

Tabela 9.10 Fatores que influenciam a secreção de ACTH.

Fatores estimuladores	Fatores inibidores
Diminuição dos níveis de cortisol no sangue	Aumento dos níveis de cortisol no sangue
Transição sono-vigília	Opioides
Estresse, hipoglicemia, cirurgia, trauma	Somatostatina
Distúrbios psiquiátricos	
HAD	
Agonistas α-adrenérgicos	
Antagonistas β-adrenérgicos	
Serotonina	

HAD, hormônio antidiurético; *ACTH*, hormônio adrenocortiocotrópico.

Regulação da secreção de aldosterona

A regulação da secreção de aldosterona pela zona glomerulosa é diferente da regulação da secreção de cortisol e andrógenos suprarrenais. Naturalmente, o ACTH ainda é essencial nesse processo porque estimula o colesterol desmolase, a primeira etapa da via biossintética. (Assim, o ACTH exerce efeito tônico sobre a secreção de aldosterona.) Como os outros hormônios esteroides suprarrenais, a aldosterona apresenta um padrão diário; os níveis menores ocorrem à meia-noite e os maiores, um pouco antes do despertar. No entanto, a regulação primária da secreção de aldosterona não é feita pelo ACTH, mas por alterações no volume do LEC via sistema renina-angiotensina II-aldosterona e modificações nas concentrações séricas de potássio (K^+).

- **Renina-angiotensina II-aldosterona.** O principal controle da secreção de aldosterona na zona glomerulosa é mediado pelo sistema renina-angiotensina II-aldosterona. O mediador dessa regulação é a **angiotensina II,** que aumenta a síntese e a secreção de aldosterona ao estimular a colesterol desmolase *e* a aldosterona sintase, primeira e última etapas da via (ver Figura 9.23). Na zona glomerulosa, a angiotensina II liga-se aos receptores AT_1 que são acoplados à fosfolipase C por uma proteína G_q. Assim, os segundos mensageiros das ações da angiotensina II são IP_3/Ca^{2+}. O aumento de IP_3/Ca^{2+} leva à despolarização das membranas das células glomerulosas; a despolarização abre canais de Ca^{2+} dependentes de voltagem, levando ao influxo do íon e à estimulação da síntese de aldosterona nas etapas da colesterol desmolase e da aldosterona sintase.

  O Capítulo 4 descreve a regulação do eixo renina-angiotensina II-aldosterona. Em resumo, uma diminuição no volume do LEC (p. ex., por hemorragia ou depleção de Na^+) reduz a pressão de perfusão renal, o que aumenta a secreção de renina pelas células justaglomerulares do rim. A **renina**, uma enzima, catalisa a conversão do angiotensinogênio em angiotensina I, que é inativa. A **enzima conversora de angiotensina (ECA)** catalisa a conversão de angiotensina I em angiotensina II, que atua na zona glomerulosa e estimula a síntese de **aldosterona.**

  Considerando o papel da aldosterona na manutenção do volume do LEC, o controle de sua secreção pelo sistema renina-angiotensina II-aldosterona é lógico. A diminuição do volume do LEC, por exemplo, estimula a secreção de aldosterona que, por sua vez, estimula a reabsorção de Na^+ pelo rim para ajudar a restaurar o teor de Na^+ no LEC e o volume desse compartimento

- **Concentração sérica de K^+.** Outro fator que controla a secreção de aldosterona é a concentração sérica de K^+ Aumentos na concentração sérica de K^+ aumentam a secreção de aldosterona e diminuições na concentração sérica de K^+ diminuem a secreção de aldosterona. Um aumento na concentração sérica de K^+, por exemplo, despolariza as células glomerulosas e abre os canais de Ca^{2+} dependentes de voltagem. A abertura dos canais de Ca^{2+} provoca o influxo do íon e estimula a colesterol desmolase e a aldosterona sintase para aumentar a secreção de aldosterona. Considerando o importante papel da aldosterona na manutenção do equilíbrio de K^+, o controle de sua secreção pela concentração sérica do íon também é lógico. Aumentos na concentração sérica de K^+, por exemplo, estimulam a secreção de aldosterona que, por sua vez, aumenta a secreção do íon pelo rim, diminuindo e normalizando sua concentração sérica.

Ações dos esteroides adrenocorticais

Os esteroides adrenocorticais têm diversas ações, classificadas como glicocorticoides (cortisol), mineralocorticoides (aldosterona) ou androgênicas (DHEA e androstenediona). Como hormônios esteroides, essas ações primeiro requerem transcrição de DNA, síntese de mRNAs específicos e indução da síntese de novas proteínas. Essas novas proteínas conferem especificidade às ações do hormônio esteroide nos tecidos-alvo (Tabela 9.11).

Ações dos glicocorticoides

Os glicocorticoides são essenciais para a vida. A remoção ou perda funcional do córtex suprarrenal deve levar à administração de glicocorticoides exógenos; caso contrário, o paciente virá a óbito. As ações dos glicocorticoides

Tabela 9.11 Ações dos esteroides adrenocorticais.

Ações dos glicocorticoides	Ações dos mineralocorticoides	Ações dos andrógenos suprarrenais
Aumento da gliconeogênese Aumento da proteólise (catabólica) Aumento da lipólise Diminuição da utilização de glicose Diminuição da sensibilidade à insulina Inibição da resposta inflamatória Supressão da resposta imune Melhora a capacidade de resposta vascular às catecolaminas Inibição da formação óssea Aumento da TFG Diminuição do sono REM	Aumento da reabsorção de Na^+ Aumento da secreção de K^+ Aumento da secreção de H^+	Mulheres: estimulação do crescimento dos pelos pubianos e axilares; estimulação da libido Homens: as mesmas que a testosterona

TFG, taxa de filtração glomerular; *REM*, movimento rápido dos olhos.

(p. ex., cortisol) são essenciais para gliconeogênese, resposta vascular às catecolaminas, supressão das respostas inflamatórias e imunes, e modulação da função do SNC.

- **Estimulação da gliconeogênese.** Uma das principais ações do cortisol é promover a gliconeogênese e o armazenamento de glicogênio. De modo geral, os efeitos do cortisol são **catabólicos** e **diabetogênicos**. O cortisol afeta o metabolismo de proteínas, gorduras e carboidratos de maneira coordenada para aumentar a síntese de glicose. O cortisol aumenta o catabolismo de proteínas no músculo e diminui a síntese de novas proteínas, dando mais aminoácidos para a gliconeogênese no fígado. Além disso, o cortisol aumenta a lipólise, o que dá mais glicerol para a gliconeogênese hepática. Por fim, o cortisol diminui a utilização de glicose pelos tecidos e a sensibilidade à insulina do tecido adiposo. Os glicocorticoides são essenciais para a **sobrevida durante a inanição** porque estimulam essas vias gliconeogênicas. O hipocortisolismo (p. ex., insuficiência suprarrenal primária, doença de Addison) é acompanhado por hipoglicemia. O hipercortisolismo (p. ex., síndrome de Cushing) é acompanhado por hiperglicemia
- **Efeitos anti-inflamatórios.** O cortisol tem três ações que interferem na resposta inflamatória a traumas e substâncias irritantes. (1) O cortisol induz a síntese de **lipocortina**, um inibidor da enzima fosfolipase A_2. A fosfolipase A_2 libera ácido araquidônico dos fosfolipídios da membrana e dá o precursor para as prostaglandinas e os leucotrienos que medeiam a resposta inflamatória. Portanto, esse componente do efeito anti-inflamatório do cortisol baseia-se na inibição da síntese do precursor de prostaglandinas e leucotrienos. (2) O cortisol inibe a produção de **interleucina 2 (IL-2)** e a proliferação de linfócitos T. (3) O cortisol inibe a liberação de **histamina** e **serotonina** de mastócitos e plaquetas
- **Supressão da resposta imune.** Como já observado, o cortisol inibe a produção de IL-2 e a proliferação de linfócitos T, que são essenciais para a imunidade celular. Os glicocorticoides exógenos podem ser administrados de maneira terapêutica para suprimir a resposta imune e prevenir a rejeição de órgãos transplantados
- **Manutenção da capacidade de resposta vascular às catecolaminas.** O cortisol é necessário para a manutenção da pressão sanguínea normal e tem papel permissivo nas arteríolas por meio da regulação positiva de receptores α_1-adrenérgicos. Dessa forma, o cortisol é necessário para a resposta vasoconstritora das arteríolas às catecolaminas. No hipocortisolismo, há hipotensão; no hipercortisolismo, há hipertensão
- **Inibição da formação óssea.** O cortisol inibe a formação óssea ao diminuir a síntese de colágeno de tipo I (o principal componente da matriz óssea), a formação de osso novo pelos osteoblastos e a absorção intestinal de Ca^{2+}
- **Aumento da taxa de filtração glomerular (TFG).** O cortisol aumenta a TFG ao causar vasodilatação das arteríolas aferentes, o que eleva o fluxo sanguíneo renal e a TFG
- **Efeitos no SNC.** Há receptores de glicocorticoides no cérebro, particularmente no sistema límbico. O cortisol diminui o sono REM, aumenta o sono de ondas lentas e aumenta o tempo em vigília. (Lembre-se de que os maiores picos de ACTH e cortisol ocorrem pouco antes do despertar.)

Ações dos mineralocorticoides

As ações dos mineralocorticoides (p. ex., aldosterona) são descritas em detalhes no Capítulo 6. Resumidamente, a aldosterona tem três ações no final do túbulo distal e nos ductos coletores do rim: aumenta a **reabsorção de Na^+**, a **secreção de K^+** e a **secreção de H^+**. Seus efeitos na reabsorção de Na^+ e secreção de K^+ ocorrem nas células principais, enquanto seu efeito na secreção de H^+ se dá nas células α-intercaladas. Assim, na presença de altos níveis de aldosterona (p. ex., devido a um tumor secretor da molécula), há aumento da reabsorção de Na^+ e da secreção de K^+ e H^+. Essas alterações no transporte renal expandem o volume do LEC e provocam hipertensão, hipopotassemia e alcalose metabólica. Por outro lado, a redução dos níveis de aldosterona (p. ex., devido à insuficiência suprarrenal) provoca diminuição da reabsorção de Na^+ e da secreção de K^+ e H^+. Essas alterações produzem contração do volume do LEC e hipotensão, hiperpotassemia e acidose metabólica.

Um "problema" interessante está relacionado com as ações dos mineralocorticoides em seus tecidos-alvo (ou seja, final do túbulo distal e ductos coletores do rim). A afinidade dos receptores mineralocorticoides pelo cortisol é, surpreendentemente, tão alta quanto sua afinidade pela aldosterona. Como os níveis circulantes de cortisol são muito mais altos em comparação aos de aldosterona, parece que o cortisol sobrecarregaria e dominaria os receptores mineralocorticoides. Como os rins percebem a mudança na concentração de aldosterona e sabem que as ações mineralocorticoides são desejadas? O "problema" é resolvido pelas próprias células renais, que contêm a enzima **11β-hidroxiesteroide desidrogenase**, responsável pela conversão de cortisol em cortisona; ao contrário do cortisol, a cortisona tem baixa afinidade pelos receptores mineralocorticoides. Dessa forma, o cortisol é inativado nos tecidos-alvo dos mineralocorticoides. Essa solução permite que as alterações nos níveis sanguíneos de aldosterona sejam "percebidas" pelas células renais, e não ofuscadas pelos altos níveis circulantes de cortisol. Essa inativação do cortisol nos tecidos-alvo dos mineralocorticoides também explica por que, quando os níveis circulantes de cortisol estão elevados, sua atividade mineralocorticoide é baixa (apesar da alta afinidade pelos receptores mineralocorticoides). O **ácido glicirretínico**, um esteroide presente no alcaçuz, inibe a 11β-hidroxiesteroide desidrogenase. A ingestão de quantidades excessivas de alcaçuz impede a inativação renal do cortisol em cortisona e os altos níveis de cortisol causam um estado persistente de alta atividade mineralocorticoide; isso se manifesta como aumento da pressão arterial, hipopotassemia e alcalose metabólica.

Ações dos andrógenos suprarrenais

O córtex suprarrenal produz os compostos androgênicos, DHEA e androstenediona, que são convertidos em testosterona principalmente nos testículos. Nos homens, os andrógenos suprarrenais são pouco importantes porque a síntese *de novo* de testosterona a partir do colesterol nos testículos é muito maior do que a síntese de testosterona a partir de precursores androgênicos suprarrenais. Nas mulheres, no entanto, os andrógenos suprarrenais são os *principais* andrógenos e responsáveis pelo desenvolvimento dos pelos pubianos e axilares, e pela libido.

Na **síndrome adrenogenital**, caracterizada pelo aumento da síntese de andrógenos suprarrenais, os altos níveis de DHEA e androstenediona causam a masculinização de mulheres, o desenvolvimento precoce de pelos axilares e pubianos, e a supressão da função gonadal em homens e mulheres. Além disso, as síndromes adrenogenitais são acompanhadas por aumento dos níveis urinários de **17-cetosteroides** devido à superprodução de andrógenos suprarrenais.

Fisiopatologia do córtex suprarrenal

Os distúrbios do córtex suprarrenal são caracterizados por excesso ou deficiência de hormônios adrenocorticais. Ao avaliar a fisiopatologia desses distúrbios, considere as questões a seguir.

1. *Quais são os sintomas e sinais?* Os sinais e sintomas condizem com o excesso ou a deficiência de um ou mais hormônios adrenocorticais? Os efeitos fisiológicos normais de cada um dos hormônios adrenocorticais podem ser usados para prever os efeitos do excesso ou da deficiência de hormônios (ver Tabela 9.11). Alguns exemplos foram citados aqui.

   O **cortisol** promove a gliconeogênese e, portanto, níveis excessivos de cortisol causam hiperglicemia; déficits de cortisol provocam hipoglicemia em jejum. A aldosterona aumenta a secreção de K^+ pelas células principais renais; assim, o excesso de aldosterona causa aumento da secreção de K^+ e hipopotassemia, enquanto a deficiência de aldosterona provoca diminuição da secreção de K^+ e hiperpotassemia. A aldosterona também aumenta a reabsorção de Na^+ pelas células principais; assim, o excesso de aldosterona causa expansão do volume do LEC e hipertensão, enquanto a deficiência de aldosterona causa contração do volume do LEC e hipotensão. Como os **andrógenos suprarrenais** têm efeitos semelhantes aos da testosterona, sua superprodução causa masculinização em mulheres (p. ex., hirsutismo); os déficits de andrógenos suprarrenais provocam perda de pelos pubianos e axilares e diminuição da libido em mulheres.

2. *Qual é a etiologia do transtorno?* Os distúrbios do córtex suprarrenal podem ser causados por um defeito primário no órgão ou por um defeito primário no eixo hipotalâmico-hipofisário. Alternativamente, no caso da aldosterona, o defeito pode estar no eixo renina-angiotensina II. Os sintomas condizentes com a superprodução de um hormônio adrenocortical (como no hipercortisolismo), por exemplo, podem ser causados por um defeito primário no córtex suprarrenal. Além disso, os sintomas podem ser provocados por um defeito primário na adeno-hipófise ou no hipotálamo, que então produz um efeito secundário no córtex suprarrenal. A etiologia do distúrbio pode não ser deduzida até a mensuração dos níveis circulantes de CRH e ACTH, e a avaliação da regulação por *feedback* do eixo CRH-ACTH.

   A via biossintética do hormônio esteroide pode ser analisada para caracterização de um distúrbio relacionado com deficiências enzimáticas (ver a Figura 9.23). Uma mulher com masculinização, por exemplo, também apresenta sintomas condizentes com a deficiência de aldosterona (p. ex., hiperpotassemia) e a deficiência de cortisol (p. ex., hipoglicemia). Essa constelação de sintomas sugere que um bloqueio enzimático impede a síntese de todos os mineralocorticoides e de todos os glicocorticoides (p. ex., deficiência de 21β-hidroxilase). O bloqueio "desvia" os intermediários esteroides para a produção de andrógenos e o aumento dos níveis dessas moléculas é responsável pela masculinização. Para entender a fisiopatologia do córtex suprarrenal, use a via biossintética mostrada na Figura 9.23 e combine-a às ações dos hormônios esteroides resumidas na Tabela 9.11. A Tabela 9.12 resume as características de cada doença.

Doença de Addison

A doença de Addison, ou **insuficiência adrenocortical primária**, é comumente causada pela destruição autoimune de todas as zonas do córtex suprarrenal (Boxe 9.2). Nessa doença, há diminuição da síntese de todos os hormônios adrenocorticais, o que reduz os níveis circulantes de cortisol, aldosterona e andrógenos suprarrenais. Os sintomas da doença de Addison podem ser previstos com base nos efeitos fisiológicos conhecidos desses hormônios. A perda de glicocorticoides (cortisol) gera hipoglicemia, anorexia, perda de peso, náuseas e vômitos, e fraqueza. A perda de mineralocorticoides (aldosterona) produz hiperpotassemia, acidose metabólica e hipotensão (devido à diminuição do volume do LEC). Nas mulheres, a perda de andrógenos suprarrenais, DHEA e androstenediona, diminui os pelos pubianos e axilares e a libido.

A doença de Addison também é caracterizada por **hiperpigmentação** da pele, em especial de cotovelos, joelhos, leitos ungueais, mamilos e aréolas, além de cicatrizes recentes. A hiperpigmentação é decorrente do

Tabela 9.12 Fisiopatologia do córtex suprarrenal.

Doença	Características clínicas	Níveis de ACTH	Tratamento
Doença de Addison (insuficiência adrenocortical primária)	Hipoglicemia Anorexia, perda de peso, náuseas, vômitos Fraqueza Hipotensão Hiperpotassemia Acidose metabólica Diminuição dos pelos pubianos e axilares em mulheres Hiperpigmentação	Aumento (efeito de *feedback* negativo da diminuição do cortisol)	Reposição de glicocorticoides e mineralocorticoides
Síndrome de Cushing (p. ex., hiperplasia suprarrenal primária)	Hiperglicemia Perda de massa muscular Obesidade central Rosto redondo, gordura supraclavicular, corcova de búfalo Osteoporose Estrias Virilização e distúrbios menstruais em mulheres Hipertensão	Diminuição (efeito de *feedback* negativo do aumento de cortisol)	Cetoconazol Metirapona
Doença de Cushing (excesso de ACTH)	Iguais à síndrome de Cushing (já descritas)	Aumento	Remoção cirúrgica do tumor secretor de ACTH
Síndrome de Conn (tumor secretor de aldosterona)	Hipertensão Hipopotassemia Alcalose metabólica Redução dos níveis de renina	—	Remoção cirúrgica do tumor secretor de aldosterona Antagonista da aldosterona (p. ex., espironolactona)
Deficiência de 21β-hidroxilase	Virilização de mulheres Aceleração precoce do crescimento linear Aparecimento precoce de pelos pubianos e axilares Sintomas de deficiência de glicocorticoides e mineralocorticoides	Aumento (efeito de *feedback* negativo da diminuição do cortisol)	Reposição de glicocorticoides e mineralocorticoides
Deficiência de 17α hidroxilase	Ausência de pelos pubianos e axilares em mulheres Sintomas de deficiência de glicocorticoides Sintomas de excesso de mineralocorticoides	Aumento (efeito de *feedback* negativo da diminuição do cortisol)	Reposição de glicocorticoides Antagonista da aldosterona (p. ex., espironolactona)

ACTH, hormônio adrenocorticotrófico.

aumento dos níveis de ACTH (que contém o fragmento α-MSH). A hiperpigmentação, portanto, é um indício importante da etiologia da doença de Addison: os níveis de ACTH devem ser altos, não baixos, e a causa do hipocortisolismo *não* deve ser um defeito primário na secreção de ACTH da adeno-hipófise. Em vez disso, o hipocortisolismo da doença de Addison deve ser causado por um defeito primário no próprio córtex suprarrenal (insuficiência suprarrenal primária); os baixos níveis de cortisol aumentam a secreção de ACTH por *feedback* negativo (ver Figura 9.25).

O tratamento da doença de Addison consiste em reposição de glicocorticoides e mineralocorticoides.

Insuficiência adrenocortical secundária

A insuficiência adrenocortical secundária é caracterizada por insuficiência de CRH (incomum) ou insuficiência de ACTH (por problemas de secreção da molécula pelas células corticotróficas da adeno-hipófise). Nos dois casos, há diminuição do ACTH, que então diminui a secreção de cortisol pelo córtex suprarrenal. A deficiência de cortisol provoca muitos dos sinais/sintomas

Boxe 9.2 Fisiologia clínica: doença de Addison.

DESCRIÇÃO DO CASO. Uma mulher de 45 anos é internada com queixas de fraqueza e perda de peso progressivas, náuseas ocasionais e aumento da pigmentação cutânea. Ao exame físico, a paciente é magra, tem estrias escuras na pele e diminuição dos pelos axilares e pubianos. Sua pressão arterial é 120/80 mmHg em decúbito dorsal e 106/50 mmHg na posição ortostática. Sua frequência de pulso é de 100 bpm em decúbito dorsal e 120 bpm na posição ortostática. Os exames laboratoriais revelam os seguintes valores:

Soro	Urina
$[Na^+]$ = 120 mEq/ℓ	Na^+, aumentado
$[K^+]$ = 5,8 mEq/ℓ	K^+, diminuído
$[HCO^{3-}]$ = 20 mEq/ℓ	pH, aumentado
Osmolaridade = 254 mOsm/ℓ	Osmolaridade = 450 mOsm/ℓ

A gasometria arterial mostra acidose metabólica. Os níveis séricos de ureia e creatinina estão aumentados. A glicemia está na faixa normal baixa e a paciente fica hipoglicêmica em jejum. Os níveis séricos de ACTH são altos. Um teste de estimulação com ACTH mostra uma resposta "plana" de cortisol (ou seja, *ausência* de resposta do córtex suprarrenal ao ACTH).

A paciente é tratada com cortisol, 2 vezes ao dia, no início da manhã e no final da tarde, e fludrocortisona, um mineralocorticoide sintético.

EXPLICAÇÃO DO CASO. A paciente tem insuficiência adrenocortical primária (doença de Addison), com destruição de todas as camadas do córtex suprarrenal. Nenhum hormônio adrenocortical, glicocorticoide, mineralocorticoide e andrógeno suprarrenal é secretado em quantidades adequadas. A diminuição dos níveis sanguíneos de cortisol por meio de mecanismos de *feedback* negativo aumenta a secreção de ACTH pela adeno-hipófise. Os valores anormais no soro e na urina da paciente, a hipotensão ortostática, a hipoglicemia, a diminuição de pelos corporais e a hiperpigmentação podem ser explicados pela redução dos níveis circulantes de esteroides adrenocorticais, conforme descrição adiante.

A paciente apresenta aumento da $[K^+]$ sérica (hiperpotassemia) e acidose metabólica. Simultaneamente, a excreção urinária de K^+ diminui e o pH urinário aumenta. Esses distúrbios de K^+ e do equilíbrio ácido-base são causados pela perda do hormônio adrenocortical aldosterona. Normalmente, a aldosterona estimula a secreção de K^+ e H^+ no túbulo distal e no ducto coletor dos rins. Portanto, em caso de deficiência de aldosterona, o rim secreta quantidades inadequadas de K^+ e H^+, elevando seus respectivos níveis sanguíneos e causando hiperpotassemia e acidose metabólica. (Assim, a excreção de K^+ e H^+ na urina é menor.)

Quando a paciente adota a posição ortostática, a sua pressão arterial diminui e sua frequência de pulso aumenta. A hipotensão ortostática, a diminuição da pressão arterial ao adotar a posição ortostática, é explicada por deficiência de aldosterona e cortisol. Além de seus efeitos na secreção de K^+ e H^+, a aldosterona estimula a reabsorção renal de Na^+. A deficiência de aldosterona é responsável pela reabsorção renal inadequada de Na^+, o que diminui o teor corporal do íon, o volume do LEC e o volume sanguíneo, e a pressão arterial (especialmente na posição ortostática). A ausência de cortisol contribui para a hipotensão por reduzir a resposta vascular às catecolaminas. O aumento da frequência de pulso quando a pessoa adota a posição ortostática reflete a resposta do reflexo barorreceptor a queda da pressão arterial. Um componente da resposta do reflexo barorreceptor é o aumento da frequência cardíaca, que tenta normalizar a pressão arterial. As altas concentrações séricas de ureia e a creatinina refletem a redução da TFG, que condiz com a diminuição do volume do LEC (ou seja, azotemia pré-renal).

A diminuição da $[Na^+]$ sérica e da osmolaridade sérica são secundárias à contração do volume do LEC. A redução do volume do LEC diminui em 10% ou mais e estimula a secreção do HAD. O HAD, então, circula até o rim, estimulando a reabsorção de água, o que se reflete na urina hiperosmótica. A água reabsorvida é adicionada aos líquidos corporais, diluindo-os, o que se reflete na diminuição da $[Na^+]$ e da osmolaridade. O HAD secretado nessas condições hipovolêmicas é bastante apropriado para a volemia, mas inadequado para a osmolaridade sérica da paciente.

Hipoglicemia, náuseas, perda de peso e fraqueza são causadas por deficiência de glicocorticoides. A diminuição do teor corporal de Na^+ e do volume do LEC também contribuem para a perda de peso porque uma grande porcentagem do peso corporal é água.

A hiperpigmentação é decorrente do *feedback* negativo na adeno-hipófise pelos baixos níveis circulantes de cortisol. A diminuição dos níveis de cortisol estimula a secreção de ACTH, que contém o fragmento α-MSH. Quando os níveis circulantes de ACTH estão elevados, como na doença de Addison, o componente α-MSH da molécula escurece a pele.

A paciente apresenta diminuição dos pelos pubianos e axilares devido à perda dos andrógenos suprarrenais, desidroepiandrosterona (DHEA) e androstenediona. (Nas mulheres, os andrógenos suprarrenais são a principal fonte de andrógenos.)

TRATAMENTO. O tratamento dessa paciente consiste na reposição dos hormônios esteroides adrenocorticais ausentes por toda a vida. Ela é medicada com um mineralocorticoide sintético (fludrocortisona) e um glicocorticoide (cortisol). O cortisol é administrado 2 vezes ao dia, uma dose grande no início da manhã e uma dose menor no final da tarde, para simular o padrão diário normal de secreção da molécula.

da insuficiência adrenocortical primária (p. ex., hipoglicemia). Existem, no entanto, várias distinções entre as formas primária e secundária de insuficiência adrenocortical. (1) Na insuficiência adrenocortical secundária, os níveis de ACTH são baixos, não altos. (2) Na insuficiência adrenocortical secundária, os níveis de aldosterona geralmente são normais porque a síntese da molécula pela zona glomerulosa exige somente níveis tônicos de ACTH. Quando os níveis de aldosterona são normais, não há hiperpotassemia, acidose metabólica nem contração do volume do LEC. (3) A insuficiência adrenocortical secundária não é associada à hiperpigmentação porque os níveis de ACTH (com o fragmento α-MSH) são baixos, não altos, como na doença de Addison.

Síndrome de Cushing

A **síndrome de Cushing** é o resultado do excesso crônico de glicocorticoides. Pode ser causada por superprodução espontânea de cortisol pelo córtex suprarrenal ou pela administração de doses farmacológicas de glicocorticoides exógenos. A **doença de Cushing** é uma entidade separada, também caracterizada pelo excesso de glicocorticoides, cuja causa é a hipersecreção de ACTH de um adenoma hipofisário (que, então, leva o córtex suprarrenal a secretar cortisol em excesso).

Os sinais/sintomas da doença de Cushing (ou da síndrome de Cushing) são decorrentes do excesso de glicocorticoides e andrógenos suprarrenais (Figura 9.26). O excesso de cortisol causa hiperglicemia; aumento da proteólise, da perda muscular e da lipólise; membros delgados, obesidade, face em lua cheia, gordura supraclavicular, corcova de búfalo, má cicatrização de feridas, osteoporose e estrias (devido à perda de tecido conjuntivo). A hipertensão arterial sistêmica é provocada pela baixa atividade mineralocorticoide do cortisol, que aumenta a capacidade de resposta das arteríolas às catecolaminas (por regulação positiva dos receptores α_1). O excesso de andrógenos causa virilização e distúrbios menstruais em mulheres.

A síndrome de Cushing e a doença de Cushing apresentam características clínicas semelhantes, mas diferem nos níveis circulantes de ACTH. Na *síndrome de Cushing*, o defeito primário está no córtex suprarrenal, que produz cortisol em excesso. Assim, os níveis de ACTH são baixos porque os altos níveis de cortisol têm efeito de *feedback* na adeno-hipófise e inibem a secreção de ACTH. Na *doença de Cushing*, o defeito primário está na adeno-hipófise, que sintetiza ACTH em excesso; os níveis de ACTH são altos. Como já descrito, o **teste de supressão de dexametasona**, com administração de um glicocorticoide sintético, possibilita a distinção dos dois distúrbios. Na síndrome de Cushing (defeito suprarrenal primário com eixo CRH-ACTH normal), como o tumor suprarrenal funciona de maneira autônoma, a secreção de cortisol não é suprimida pela dexametasona em dose baixa ou alta. Na doença de Cushing, a secreção de ACTH e cortisol é suprimida por doses altas, mas não baixas, de dexametasona.

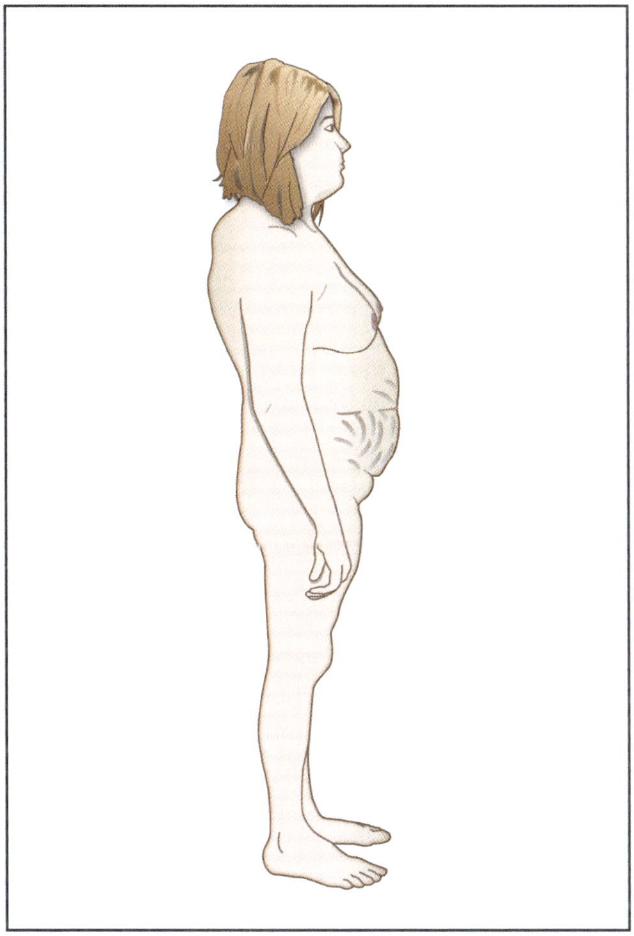

Figura 9.26 Ilustração de uma mulher com doença de Cushing. Note a obesidade central, a corcova de búfalo, a perda muscular e as estrias.

O tratamento da *síndrome de Cushing* inclui a administração de medicamentos como **cetoconazol** ou **metirapona**, que bloqueiam a biossíntese de hormônios esteroides. Se o tratamento medicamentoso não for efetivo, pode ser necessária suprarrenalectomia bilateral associada à reposição de hormônio esteroide. Devido à sua etiologia diferente, o tratamento da *doença de Cushing* envolve a remoção cirúrgica do tumor secretor de ACTH.

Síndrome de Conn

A síndrome de Conn, ou **hiperaldosteronismo primário**, é causada por um tumor secretor de aldosterona. Os sinais/sintomas da síndrome de Conn são explicáveis pelas ações fisiológicas conhecidas da aldosterona: reabsorção de Na^+ e secreção de K^+ e H^+. Os efeitos do excesso de aldosterona são aumento do volume do LEC e hipertensão arterial sistêmica (devido ao aumento da reabsorção de Na^+), hipopotassemia (pelo aumento da secreção de K^+) e alcalose metabólica (devido ao aumento da secreção de H^+). Na síndrome de Conn, os níveis circulantes de renina são menores porque o aumento do volume do LEC (causado por altos níveis de aldosterona) eleva a pressão de perfusão renal, que inibe a secreção da molécula. O tratamento da síndrome de

Conn consiste na administração de um antagonista da aldosterona, como a **espironolactona**, seguida de remoção cirúrgica do tumor secretor de aldosterona.

Deficiência de 21β-hidroxilase

Várias anomalias congênitas estão associadas a defeitos enzimáticos nas vias biossintéticas dos hormônios esteroides. O defeito enzimático mais comum é a deficiência de 21β-hidroxilase, que pertence a um grupo de distúrbios denominado **síndrome adrenogenital**. Revise a Figura 9.23 para entender as consequências dessa deficiência enzimática. Sem 21β-hidroxilase, o córtex suprarrenal não pode converter progesterona em DOC ou 17-hidroxiprogesterona em 11-desoxicortisol. Em outras palavras, o córtex suprarrenal não sintetiza mineralocorticoides ou glicocorticoides, o que gera sintomas previsíveis (já discutidos). Os esteroides intermediários se acumulam *acima* do bloqueio enzimático e são desviados para a produção de andrógenos suprarrenais, DHEA e androstenediona, que causam virilização em mulheres. Além disso, há aumento dos níveis urinários de 17-cetosteroides. Se o defeito existir *in utero*, o feto do sexo feminino apresentará masculinização da genitália externa, com clitóris semelhante ao pênis e lábios do pudendo semelhantes ao escroto, devido ao excesso de andrógenos. Se não tratado na infância, o excesso de andrógenos causa aceleração do crescimento linear, aparecimento precoce de pelos pubianos e axilares e supressão da função gonadal. Os níveis de ACTH são elevados devido ao *feedback* negativo na adeno-hipófise pelos baixos níveis de cortisol; esses níveis elevados de ACTH têm efeito trófico no córtex suprarrenal e provocam hiperplasia adrenocortical. (Assim, outro nome para esse grupo de distúrbios é **hiperplasia suprarrenal congênita**.) O tratamento da deficiência de 21β-hidroxilase consiste na reposição de glicocorticoides e mineralocorticoides.

Deficiência de 17α-hidroxilase

Uma anomalia congênita menos comum da via biossintética do hormônio esteroide é a deficiência de 17α-hidroxilase. As consequências desse defeito diferem daquelas da deficiência de 21β-hidroxilase. A Figura 9.23 mostra que, na ausência de 17α-hidroxilase, a pregnenolona não pode ser convertida em 17-hidroxipregnenolona e a progesterona não pode ser convertida em 17-hidroxiprogesterona. Assim, não há síntese de glicocorticoides ou andrógenos suprarrenais pelo córtex suprarrenal. A ausência de cortisol tem efeitos previsíveis (p. ex., hipoglicemia), enquanto a falta de andrógenos suprarrenais leva à perda de pelos pubianos e axilares nas mulheres. Nesse distúrbio, os intermediários esteroides se acumulam à *esquerda* do bloqueio enzimático e são desviados para a síntese de mineralocorticoides; há superprodução de DOC e corticosterona, ambas com atividade mineralocorticoide. Os altos níveis de mineralocorticoides provocam hipertensão arterial sistêmica, hipopotassemia e alcalose metabólica.

Curiosamente, os níveis de aldosterona em si, são, na verdade, *menores* na deficiência de 17α-hidroxilase. Por que isso acontece, já que os intermediários esteroides são desviados para a produção de mineralocorticoides? A resposta está na regulação por *feedback* do sistema renina-angiotensina II-aldosterona. Os maiores níveis de DOC e corticosterona causam sinais/sintomas de excesso de mineralocorticoides: hipertensão, alcalose metabólica e hipopotassemia. A hipertensão arterial sistêmica inibe a secreção de renina, o que reduz as concentrações de angiotensina II e aldosterona; a hipopotassemia também inibe a secreção de aldosterona de maneira direta.

PÂNCREAS ENDÓCRINO

O pâncreas endócrino secreta dois hormônios peptídicos principais, a insulina e o glucagon, cujas funções coordenadas são a regulação do metabolismo da glicose, dos ácidos graxos e dos aminoácidos. O pâncreas endócrino também secreta somatostatina e polipeptídeo pancreático, cujas funções não são tão estabelecidas.

As células endócrinas do pâncreas estão dispostas em aglomerados chamados de **ilhotas de Langerhans**, que compõem de 1 a 2% da massa pancreática. Existem aproximadamente 1 milhão de ilhotas de Langerhans, cada uma com cerca de 2.500 células. As ilhotas de Langerhans têm quatro tipos celulares e cada um secreta um hormônio ou peptídeo diferente (Figura 9.27). As **células β** compõem 65% da ilhota e secretam **insulina**. As **células α** formam 20% das ilhotas e secretam **glucagon**. As **células delta** (δ) compõem 10% das ilhotas e secretam **somatostatina**. As células restantes *(não mostradas na Figura 9.27)* secretam **polipeptídeo pancreático** ou outros peptídeos.

O cerne das ilhotas de Langerhans contém principalmente células β e as células α se distribuem ao redor da

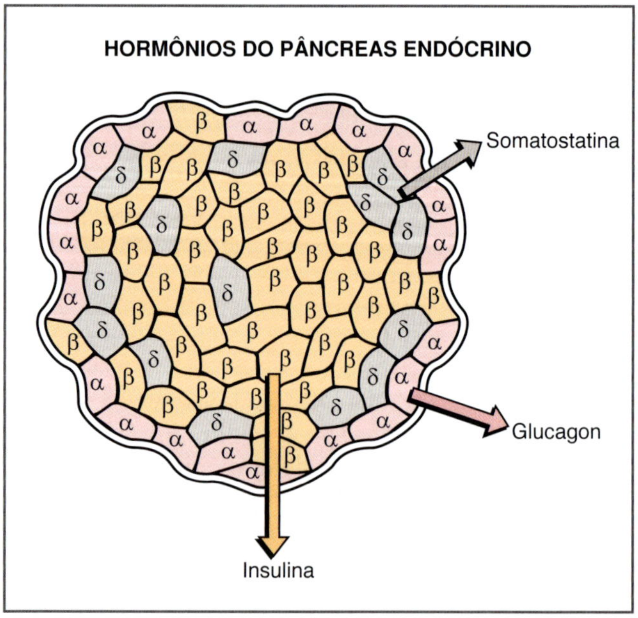

Figura 9.27 Desenho esquemático mostrando a disposição dos tipos celulares e os hormônios que secretam em uma ilhota de Langerhans.

borda externa. As células δ estão interpostas entre as células α e β; seu contato íntimo com os outros tipos celulares sugere uma função parácrina.

As células das ilhotas de Langerhans se comunicam entre si, assim, alteram a secreção umas das outras (ou seja, mecanismos parácrinos) de três maneiras. (1) As junções comunicantes conectam as células α umas às outras, as células β umas às outras e as células α às células β. Essas junções comunicantes possibilitam a comunicação intercelular rápida via fluxo de corrente iônica ou transferência de moléculas (com peso molecular de até 1.000). (2) As ilhotas recebem cerca de 10% do fluxo sanguíneo pancreático total. O **suprimento sanguíneo** do pâncreas endócrino é organizado de modo que o sangue venoso de um tipo celular banhe os demais tipos de células. Pequenas artérias penetram no centro da ilhota, distribuindo sangue por meio de uma rede de capilares fenestrados e, então, convergem em vênulas que transportam o sangue para a borda da ilhota. Assim, o sangue venoso das células β transporta insulina para as células α e δ. (3) As ilhotas são inervadas por neurônios adrenérgicos, colinérgicos e peptidérgicos. As células δ ainda têm aspecto "neuronal" e enviam prolongamentos semelhantes a dendritos para as células β, sugerindo a comunicação nervosa no interior da ilhota.

Insulina

A insulina, sintetizada e secretada pelas **células β**, é uma impressionante "pioneira". Foi o *primeiro* hormônio a ser isolado de fontes animais em uma forma que pudesse ser administrada de maneira terapêutica a seres humanos; o *primeiro* hormônio a ter suas estruturas primária e terciária determinadas; o *primeiro* hormônio a ter seu mecanismo de ação elucidado; o *primeiro* hormônio a ser medido por radioimunoensaio; o *primeiro* hormônio conhecido por ser sintetizado a partir de um precursor maior (pró-hormônio); e o *primeiro* hormônio a ser sintetizado com tecnologia de DNA recombinante.

Estrutura e síntese da insulina

A insulina é um hormônio peptídico composto de duas cadeias retas, uma **cadeia A** (21 aminoácidos) e uma **cadeia B** (30 aminoácidos). Duas pontes dissulfídicas ligam a cadeia A à cadeia B e uma terceira ponte dissulfídica está dentro da cadeia A.

A síntese de insulina é determinada por um gene no **cromossomo 11**, membro de uma superfamília de genes que codificam fatores de crescimento relacionados. O mRNA determina a síntese ribossomal da **pré-proinsulina**, que contém quatro peptídeos: um peptídeo sinalizador, as cadeias A e B da insulina e um peptídeo conector (peptídeo C). O peptídeo sinalizador é clivado no início do processo biossintético (enquanto as cadeias peptídicas ainda estão sendo montadas), gerando **proinsulina** (Figura 9.28). A proinsulina é transportada para o retículo endoplasmático, onde, ainda ligada ao peptídeo conector, pontes dissulfídicas produzem uma forma "dobrada" de insulina. A proinsulina é acondicionada em grânulos secretores no aparelho de Golgi. Durante esse processo de acondicionamento, as proteases clivam o peptídeo conector, produzindo **insulina**.

A insulina e o peptídeo conector clivado são acondicionados juntos em grânulos de secreção; com a estimulação da célula β, as duas moléculas são liberadas em quantidades equimolares no sangue. A secreção do **peptídeo conector (peptídeo C)** é a base de um ensaio que determina a função das células β em indivíduos com diabetes melito do tipo I (DM1) tratados com insulina exógena injetável. (Nesses pacientes, os níveis séricos de insulina não refletem as taxas de secreção endógena.)

A insulina é metabolizada no fígado e nos rins por enzimas que quebram as ligações dissulfídicas. As cadeias A e B são liberadas, agora inativas, e excretadas na urina.

Regulação da secreção de insulina

A Tabela 9.13 resume os fatores que influenciam a secreção de insulina pelas células β. Desses fatores, o mais importante é a **glicose**. Aumentos na glicemia estimulam rapidamente a secreção de insulina. A glicose é muito importante como estimulante e, assim, é usada para descrever o mecanismo de secreção de insulina pela célula β, ilustrado na Figura 9.29. Os números circundados na figura são correlacionados às etapas descritas a seguir.

1. **Transporte de glicose para a célula β.** A membrana da célula β contém **GLUT2**, um transportador específico de glicose que a leva do sangue para a célula por difusão facilitada (etapa 1).

2. **Metabolismo da glicose na célula β.** Dentro da célula, a glicose é fosforilada em glicose-6-fosfato pela glicoquinase (etapa 2); a seguir, a glicose-6-fosfato é oxidada (etapa 3). O ATP, um dos produtos dessa etapa de oxidação, parece ser o principal fator regulador da secreção de insulina.

3. **O ATP fecha os canais de K^+ acionados por ele.** Os canais K_{ATP} na membrana da célula β são regulados (*i. e.*, abertos ou fechados) por mudanças nos níveis de ATP. O aumento dos níveis de ATP dentro da célula β fecha os canais K_{ATP} (etapa 4), o que despolariza a membrana da célula β (etapa 5). (Ver, no Capítulo 1, a discussão completa sobre o fechamento dos canais K_{ATP} e a despolarização da célula. Os canais K_{ATP} se fecham, a condutância ao K^+ diminui e o potencial de membrana se afasta do potencial de equilíbrio do K^+ e é despolarizado.)

4. **A despolarização abre os canais de Ca^{2+} acionados por voltagem.** Os canais de Ca^{2+}, também na membrana da célula β, são regulados por mudanças na voltagem; são abertos por despolarização e fechados por hiperpolarização. A despolarização causada pelo ATP abre esses canais de Ca^{2+} (etapa 6).

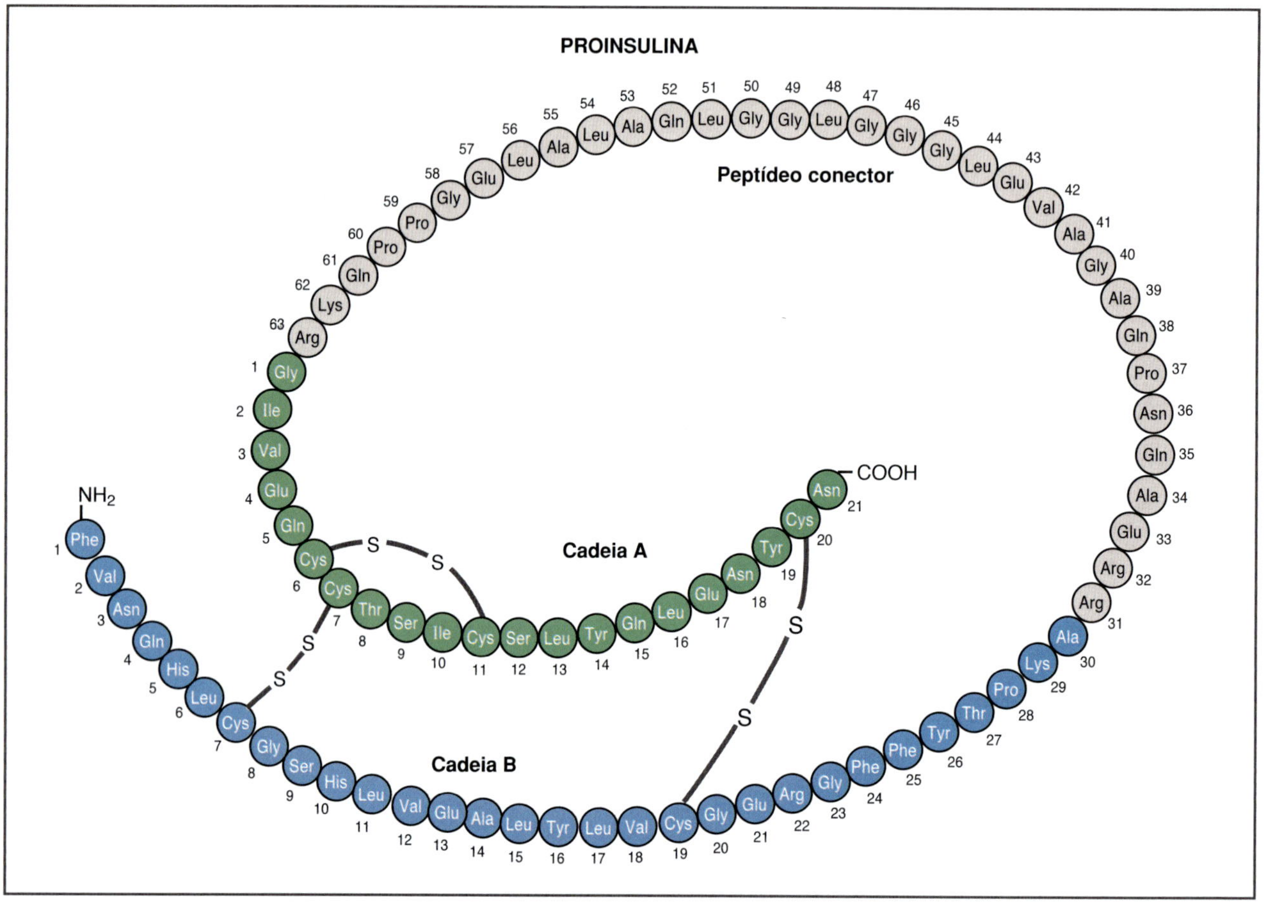

Figura 9.28 Estrutura da proinsulina suína. O peptídeo conector (peptídeo C) é clivado para formar insulina. (Modificada de Shaw WN, Chance RR: Effect of porcine proinsulin *in vitro* on adipose tissue and diaphragm of the normal rat. Diabetes 17:737, 1968.)

Tabela 9.13 Fatores que influenciam a secreção de insulina.

Fatores estimuladores	Fatores inibidores
Aumento da glicemia	Diminuição da glicemia
Aumento da concentração de aminoácidos	Jejum
Aumento da concentração de ácidos graxos e cetoácidos	Exercício
Glucagon	Somatostatina
Cortisol	Agonistas α-adrenérgicos
Peptídeo insulinotrópico dependente de glicose (GIP)	Diazóxido
Potássio	
Estimulação vagal; acetilcolina	
Sulfonilureias (p. ex., tolbutamida, gliburida)	
Obesidade	

O Ca^{2+} flui para a célula β a favor de seu gradiente eletroquímico, provoca a liberação de Ca^{2+} induzida por Ca^{2+} do retículo endoplasmático e eleva concentração intracelular de Ca^{2+} (etapa 7).

5. **O aumento do Ca^{2+} intracelular causa a secreção de insulina.** Aumentos na concentração intracelular de Ca^{2+} causam exocitose dos grânulos secretores de insulina (etapa 8). A insulina é secretada no sangue venoso pancreático e liberada para a circulação sistêmica. O peptídeo C é secretado em quantidades equimolares com a insulina e é excretado inalterado na urina. Portanto, a taxa de excreção do peptídeo C pode ser usada para avaliar e monitorar a função endógena das células β.

No Capítulo 8, afirmamos que a administração oral de glicose é um estimulante mais poderoso para a secreção de insulina do que a administração intravenosa. Essa diferença ocorre porque a administração oral de glicose estimula a secreção de **incretinas** gastrintestinais, inclusive o **peptídeo insulinotrópico dependente de glicose (GIP)** e o **peptídeo semelhante ao glucagon 1 (GLP-1)**; esses peptídeos gastrintestinais têm efeitos estimuladores independentes na secreção de insulina (além do efeito direto da glicose nas células β).

Muitos dos outros fatores que influenciam a secreção de insulina alteram uma ou mais etapas desse mecanismo básico. Os efeitos estimuladores de aminoácidos e ácidos graxos na secreção de insulina, por exemplo, utilizam vias metabólicas paralelas àquelas utilizadas pela glicose. O **glucagon** ativa uma proteína G_q acoplada

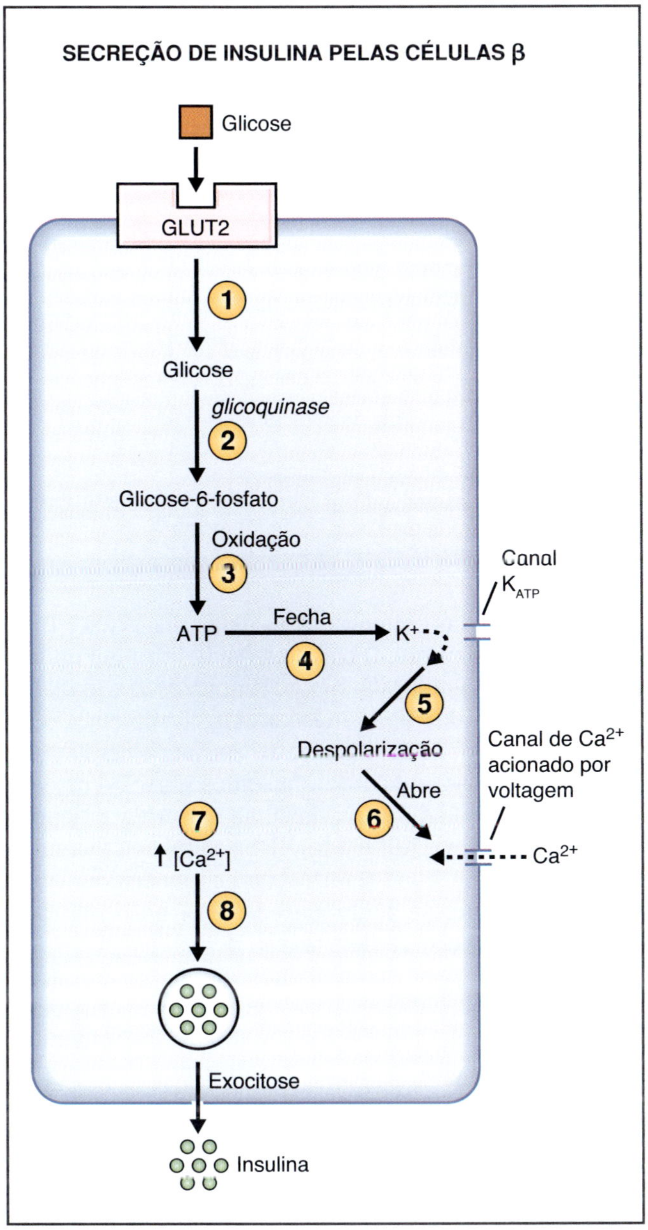

Figura 9.29 Mecanismo de secreção de insulina pelas células β pancreáticas estimuladas pela glicose. A explicação dos números circundados está no texto. *ATP*, trifosfato de adenosina, *GLUT2*, transportador de glicose.

à fosfolipase C que aumenta a concentração intracelular de Ca^{2+} (ou seja, IP_3/Ca^{2+}) e causa a exocitose da insulina. A **somatostatina** inibe o mecanismo estimulado pelo glucagon. As **sulfonilureias** (p. ex., tolbutamida, gliburida) usadas no tratamento do diabetes melito do tipo II (DM2, não insulinodependente) estimulam a liberação de insulina pelas células β ao fecharem os canais de K^+ acionados por ATP, o que despolariza a célula e mimetiza a despolarização induzida pela glicose.

O **exercício** inibe a secreção de insulina por estimular os receptores simpáticos α_1 nas células β. O papel mais importante do exercício nesse contexto é prevenir a hipoglicemia, uma vez que o músculo esquelético utiliza a glicose como combustível.

Mecanismo de ação da insulina

A ação da insulina nas células-alvo começa com a ligação do hormônio ao seu receptor na membrana celular. O **receptor de insulina** é um tetrâmero composto de **duas subunidades** α e **duas subunidades β** (Figura 9.30). As subunidades α estão no domínio extracelular e as subunidades β atravessam a membrana celular. Uma ligação dissulfídica conecta as duas subunidades α e cada uma delas é conectada a uma subunidade β por uma ponte dissulfídica. As subunidades β têm **atividade tirosinoquinase intrínseca**.

A insulina atua em suas células-alvo da seguinte maneira:

1. **A insulina liga-se às subunidades** α do receptor tetramérico de insulina e provoca uma mudança conformacional no receptor. A mudança conformacional ativa a tirosinoquinase das subunidades β, que se fosforilam na presença de ATP. Em outras palavras, as subunidades β sofrem **autofosforilação**.

2. A **tirosinoquinase** ativada fosforila várias outras proteínas ou enzimas que participam das ações fisiológicas da insulina, inclusive proteínas quinases, fosfatases, fosfolipases e proteínas G. A fosforilação ativa ou inibe essas proteínas para geração das diversas ações metabólicas da insulina.

3. **O complexo receptor-insulina é internalizado** (i. e., absorvido) por sua célula-alvo por endocitose. O receptor de insulina é degradado por proteases intracelulares, armazenado ou reciclado para a membrana celular para ser usado mais uma vez. A insulina **regula negativamente** o próprio receptor, diminuindo sua taxa de síntese e aumentando sua taxa de degradação. A regulação negativa do receptor de insulina é, em parte, responsável pela diminuição da sensibilidade à insulina dos tecidos-alvo na obesidade e no DM2.

Além das ações já descritas, a insulina também se liga a elementos do núcleo, do aparelho de Golgi e do retículo endoplasmático. Assim, a insulina estimula a **transcrição gênica**, como as somatomedinas, IGF-1 e IGF-2.

Ações da insulina

A insulina é conhecida como o hormônio da "**abundância**" ou fartura. Quando a disponibilidade de nutrientes excede as demandas do corpo, a insulina assegura o armazenamento desse excesso como glicogênio no fígado, como gordura no tecido adiposo e como proteína no músculo. Esses nutrientes armazenados estão à disposição nos períodos subsequentes de jejum para manter o fornecimento de glicose para o cérebro, os músculos e outros órgãos. Os efeitos da insulina no fluxo de nutrientes e as mudanças resultantes em seus níveis sanguíneos estão resumidos na Tabela 9.14 e mostrados na Figura 9.31. A insulina tem as seguintes ações no fígado, nos músculos e no tecido adiposo.

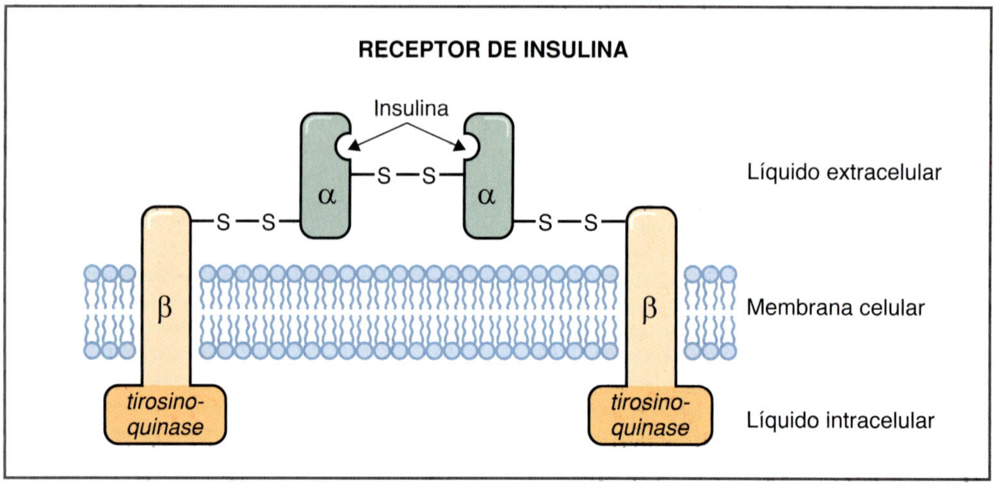

Figura 9.30 Estrutura do receptor de insulina. As duas subunidades α estão conectadas por ligações dissulfídicas; cada subunidade α está ligada a uma subunidade β por uma ponte dissulfídica. As subunidades β têm atividade tirosinoquinase intrínseca.

Tabela 9.14 Principais ações da insulina e efeitos nos níveis sanguíneos.

Ação da insulina	Efeito no nível sanguíneo
Aumenta a captação de glicose nas células	Diminui a glicemia
Aumenta a formação de glicogênio	
Diminui a glicogenólise	
Diminui a gliconeogênese	
Aumenta a síntese proteica (anabólica)	Diminui [aminoácido] no sangue
Aumenta a deposição de gordura	Diminui [ácido graxo] no sangue
Diminui a lipólise	Diminui [cetoácido] no sangue
Aumenta a absorção de K^+ nas células	Diminui [K^+] no sangue

- **Diminuição da glicemia.** A ação hipoglicêmica da insulina pode ser descrita de duas maneiras: a insulina causa uma franca diminuição na glicemia *e* limita o aumento da glicemia após a ingestão de carboidratos. A ação hipoglicêmica da insulina é o resultado de respostas coordenadas que, ao mesmo tempo, estimulam a oxidação da glicose e inibem a gliconeogênese, como descrito a seguir. (1) A insulina **aumenta o transporte de glicose** para as células-alvo, como as células musculares e adiposas, ao provocar a inserção de transportadores de glicose **(GLUT4)** nas membranas celulares. A entrada da glicose nas células reduz a glicemia. (2) A insulina **promove a formação de glicogênio** a partir da glicose no fígado e nos músculos e, simultaneamente, inibe a glicogenólise (quebra do glicogênio). (3) A insulina **inibe a gliconeogênese** (síntese de glicose) ao aumentar a produção de frutose 2,6-bifosfato, o que aumenta a atividade da fosfofrutoquinase. Assim, os substratos são *afastados* da formação de glicose
- **Diminuição das concentrações de ácidos graxos e cetoácidos no sangue.** O efeito global da insulina no metabolismo da gordura é inibir a mobilização e oxidação dos ácidos graxos e, ao mesmo tempo, aumentar o armazenamento de ácidos graxos. Assim, a insulina diminui os níveis circulantes de ácidos graxos e cetoácidos. No tecido adiposo, a insulina **estimula a deposição de gordura** e **inibe a lipólise**. De maneira simultânea, a insulina inibe a formação de cetoácidos (ácido β-hidroxibutírico e ácido acetoacético) no fígado porque a diminuição da degradação de ácidos graxos significa a menor disponibilidade do substrato acetil coenzima A (acetil CoA) para a formação de cetoácidos
- **Diminuição da concentração de aminoácidos no sangue.** O efeito geral da insulina no metabolismo das proteínas é **anabólico**. A insulina aumenta a absorção de aminoácidos e proteínas pelos tecidos, o que diminui os níveis sanguíneos de aminoácidos. A insulina estimula a captação de aminoácidos nas células-alvo (p. ex., músculo), aumenta a síntese de proteínas e inibe a degradação dessas moléculas
- **Outras ações.** Além das principais ações sobre o metabolismo de carboidratos, gorduras e proteínas, a insulina tem vários outros efeitos. A insulina promove a **captação de K^+ pelas células** (ao mesmo tempo que promove a captação de glicose) ao aumentar a atividade da Na^+-K^+ ATPase. Essa ação da insulina pode ser vista como "protetora" contra um aumento na concentração sérica de K^+. A insulina assegura que o K^+ ingerido com a dieta seja levado para as células com a glicose e os demais nutrientes. A insulina também parece ter um efeito direto no **centro hipotalâmico de saciedade** independentemente das alterações na glicemia.

Fisiopatologia da insulina

O principal distúrbio relacionado à insulina é o diabetes melito. Em uma forma de diabetes melito tipo I (DM1), a secreção de insulina é inadequada; em outra forma (diabetes melito tipo II – DM2), há resistência à insulina dos tecidos-alvo.

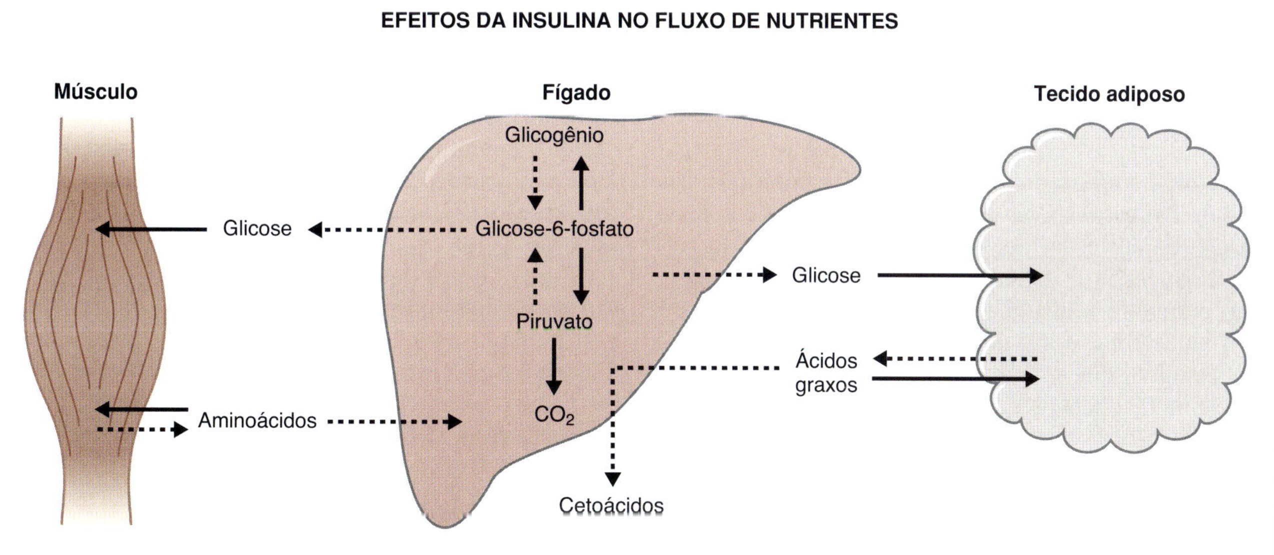

Nutriente	Efeito da insulina sobre o nível sanguíneo
Glicose	Diminuição
Ácidos graxos	Diminuição
Cetoácidos	Diminuição
Aminoácidos	Diminuição

Figura 9.31 Efeitos da insulina no fluxo de nutrientes no músculo, fígado e tecido adiposo, e alterações resultantes nos níveis sanguíneos dessas moléculas. As *setas sólidas* indicam a estimulação da etapa; as *setas tracejadas* indicam a inibição da etapa.

- O **diabetes melito insulinodependente**, ou DM1, é causado pela destruição das células β, muitas vezes devido a um processo autoimune. A ausência de secreção de quantidades adequadas de insulina pelas células β pancreáticas tem sérias consequências metabólicas, em especial a alteração do metabolismo de carboidratos, gorduras e proteínas.

  O DM1 é caracterizado pelas seguintes alterações: **aumento da glicemia** por diminuição da captação de glicose pelas células, diminuição da utilização de glicose e aumento da gliconeogênese; **aumento da concentração de ácidos graxos e cetoácidos no sangue** devido ao aumento da lipólise da gordura, aumento da conversão de ácidos graxos em cetoácidos e diminuição da utilização de cetoácidos pelos tecidos; e **aumento da concentração de aminoácidos no sangue** devido ao aumento da quebra de proteínas em aminoácidos. Há também perda de massa corpórea magra (um estado catabólico) e perda de tecido adiposo.

  O DM1 é acompanhado por distúrbios do equilíbrio hidreletrolítico. Os maiores níveis de cetoácidos causam uma forma de acidose metabólica chamada de **cetoacidose diabética (CAD)**. O aumento da glicemia aumenta a carga filtrada de glicose, que excede a capacidade de reabsorção do túbulo proximal. A glicose não reabsorvida age como um soluto osmótico na urina, produzindo **diurese osmótica**, poliúria e sede. A poliúria causa contração do volume do LEC e hipotensão. A ausência de insulina também provoca a saída de K^+ das células (lembre-se de que a insulina promove a captação de K^+), o que gera **hiperpotassemia**.

  O tratamento do DM1 consiste em reposição de insulina, que restaura a capacidade de armazenamento de carboidratos, lipídios e proteínas, e normaliza os valores sanguíneos de nutrientes e eletrólitos.
- O **diabetes melito não insulinodependente**, ou DM2, é frequentemente associado à obesidade. Compartilha alguns dos distúrbios metabólicos observados no DM1, mas não todos. O DM2 é causado pela regulação negativa dos receptores de insulina nos tecidos-alvo e **resistência à insulina**. A insulina é secretada normalmente pelas células β, mas, em concentrações normais, não pode ativar seus receptores nos músculos, no fígado e no tecido adiposo; assim, a insulina não produz seus efeitos metabólicos usuais. Normalmente, a glicemia é elevada em jejum e no estado pós-prandial (depois da alimentação). O tratamento do DM2 inclui restrição calórica e redução de peso, e a administração de **sulfonilureias** (p. ex., tolbutamida ou gliburida, que estimulam a secreção

pancreática de insulina) e biguanidas (p. ex., **metformina**, que regula positivamente os receptores de insulina nos tecidos-alvo).

Glucagon

O glucagon é sintetizado e secretado pelas **células α** das ilhotas de Langerhans. Na maioria dos aspectos (ou seja, regulação da secreção, ações e efeito nos níveis sanguíneos), o glucagon é a "imagem espelhada" da insulina. Assim, enquanto a insulina é o hormônio da "abundância", o glucagon é o hormônio da "**fome**". Em contraste com a insulina, que promove o armazenamento de combustíveis metabólicos, o glucagon estimula sua mobilização e utilização.

Estrutura e síntese do glucagon

O glucagon é um polipeptídeo de cadeia simples com 29 aminoácidos. É um membro de uma família de peptídeos que inclui os hormônios gastrintestinais secretina e GIP. Todos os peptídeos da família compartilham características estruturais e têm ações fisiológicas sobrepostas (ver Capítulo 8; Figura 8.6).

Como outros hormônios peptídicos, o glucagon é sintetizado como pré-pró-glucagon. O peptídeo sinalizador e outras sequências de peptídeos são removidos para produzir glucagon, que é armazenado em grânulos densos até ser secretado pelas células α. A glicose e a insulina inibem a síntese de glucagon; há elementos sensíveis à insulina e sensíveis ao cAMP no gene do pré-pró-glucagon.

Regulação da secreção de glucagon

As ações do glucagon são coordenadas para aumentar e manter a glicemia. Assim, os fatores que estimulam a secreção de glucagon são aqueles que informam às células α que houve uma diminuição da glicemia (Tabela 9.15).

O principal fator que estimula a secreção de glucagon é a **diminuição da glicemia**. A coordenação com esse efeito estimulador da glicemia baixa é uma ação inibidora separada da insulina. Assim, a presença de insulina reduz ou *modula* o efeito da baixa glicemia para estimular a secreção de glucagon. Na ausência de insulina (ou seja, no DM1), no entanto, a resposta do glucagon à hipoglicemia é exagerada e pode levar à hiperglicemia grave e prolongada.

Tabela 9.15 Fatores que influenciam a secreção de glucagon.

Fatores estimuladores	Fatores inibidores
Jejum	Insulina
Diminuição da glicemia	Somatostatina
Aumento da concentração de aminoácidos (especialmente arginina)	Aumento da concentração de ácidos graxos e cetoácidos
Colecistocinina (CCK)	
Agonistas β-adrenérgicos	
Acetilcolina	

A secreção de glucagon também é estimulada pela ingestão de proteínas, especificamente dos aminoácidos **arginina** e **alanina**. A resposta das células α aos aminoácidos é menor em caso de administração simultânea de glicose (um fenômeno mediado, em parte, pelo efeito inibidor da insulina na secreção de glucagon). Assim, a glicose e os aminoácidos têm efeitos compensatórios ou opostos na secreção de glucagon (diferentemente de seus efeitos na secreção de insulina, que são complementares).

Outros fatores que estimulam a secreção de glucagon são a **colecistocinina** (CCK) secretada pelo sistema digestório após a ingestão de proteína ou gordura, o **jejum** e os **exercícios intensos**. Alguns dos efeitos estimuladores sobre a secreção de glucagon são mediados pela ativação de receptores α-adrenérgicos simpáticos.

Ações do glucagon

O **mecanismo de ação** do glucagon em suas células-alvo começa com a ligação do hormônio a um receptor de membrana celular, que é acoplado à **adenilil ciclase** por uma proteína G_s. O segundo mensageiro é o **cAMP**, que ativa proteínas quinases que fosforilam várias enzimas; as enzimas fosforiladas medeiam as ações fisiológicas do glucagon.

Como o hormônio da fome, o glucagon promove a mobilização e utilização de nutrientes armazenados para manter a glicemia em jejum. As principais ações do glucagon são no fígado (em contraste com a insulina, que atua no fígado, no tecido adiposo e no tecido muscular). A Figura 9.32 ilustra os efeitos do glucagon no fluxo de nutrientes. O glucagon exerce efeitos nos níveis sanguíneos, que estão resumidos na Tabela 9.16 e são descritos a seguir.

- **Aumento da glicemia.** O glucagon aumenta a glicemia pelas seguintes ações coordenadas: (1) o glucagon estimula a glicogenólise e, ao mesmo tempo, inibe a formação de glicogênio a partir da glicose; e (2) o glucagon aumenta a gliconeogênese ao reduzir a produção de frutose 2,6-bifosfato, o que diminui a atividade da fosfofrutoquinase. Assim, o substrato é *direcionado para* a formação de glicose. Os aminoácidos são utilizados para a gliconeogênese e os grupos amino resultantes são incorporados à ureia
- **Aumento da concentração de ácidos graxos e cetoácidos no sangue.** O glucagon aumenta a lipólise e inibe a síntese de ácidos graxos, o que também desvia os substratos para a gliconeogênese. Os cetoácidos β-hidroxibutírico e ácido acetoacético são produzidos com base em ácidos graxos.

Somatostatina

A somatostatina pancreática, um polipeptídeo com 14 aminoácidos, é secretada pelas **células δ** das ilhotas de Langerhans. (A contraparte gastrintestinal da somatostatina tem 28 aminoácidos e compartilha muitas das ações fisiológicas do hormônio pancreático.) A secreção da somatostatina é estimulada pela ingestão de *todas* as

EFEITOS DO GLUCAGON NO FLUXO DE NUTRIENTES

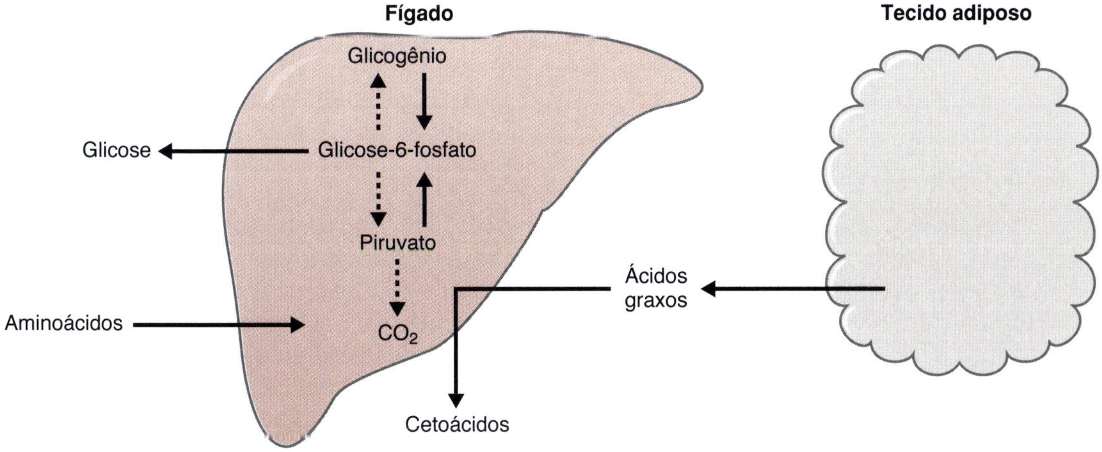

Nutriente	Efeito do glucagon sobre o nível sanguíneo
Glicose	Aumento
Ácidos graxos	Aumento
Cetoácidos	Aumento

Figura 9.32 Efeitos do glucagon no fluxo de nutrientes no fígado e no tecido adiposo, e efeitos resultantes nos níveis sanguíneos dessas moléculas. As *setas sólidas* indicam a estimulação da etapa; as *setas tracejadas* indicam a inibição da etapa.

Tabela 9.16 Principais ações do glucagon e efeito nos níveis sanguíneos.

Ação do glucagon	Efeito no nível sanguíneo
Aumenta a glicogenólise	Aumenta a glicemia
Aumenta a gliconeogênese	
Aumenta a lipólise	Aumenta [ácido graxo] no sangue
Aumenta a formação de cetoácidos	Aumenta [cetoácido] no sangue

formas de nutrientes (i. e., glicose, aminoácidos e ácidos graxos), vários hormônios gastrintestinais, pelo glucagon e por agonistas α-adrenérgicos. A secreção de somatostatina é inibida pela insulina por meio de um mecanismo parácrino intrailhota.

A somatostatina pancreática **inibe a secreção de insulina e glucagon** por meio de ações parácrinas nas células β e α. Assim, a somatostatina é secretada pelas células δ em resposta a uma refeição, difunde-se para as células β e α próximas e inibe a secreção de seus respectivos hormônios. Aparentemente, a função da somatostatina é modular ou limitar as respostas da insulina e do glucagon à ingestão de alimentos.

REGULAÇÃO DO METABOLISMO DE CÁLCIO E FOSFATO

Formas de Ca^{2+} no sangue

A concentração total de Ca^{2+} no sangue é normalmente de 10 mg/dℓ (Figura 9.33). Do total de Ca^{2+}, 40% estão ligados às proteínas plasmáticas, principalmente à albumina. Os 60% restantes, que não são ligados a proteínas, são ultrafiltráveis. O componente ultrafiltrável inclui uma pequena porção complexada a ânions (p. ex., fosfato, sulfato, citrato) e Ca^{2+} ionizado livre. O **Ca^{2+} ionizado** livre corresponde a 50% do total (ou seja, 5 mg/dℓ) e *é a única forma de Ca^{2+} com atividade biológica.*

A **hipocalcemia** é a diminuição da concentração plasmática de Ca^{2+}. Os sintomas da hipocalcemia são hiper-reflexia, espasmos espontâneos, cãibras musculares, formigamento e dormência. Dentre os indicadores específicos de hipocalcemia, estão o **sinal de Chvostek**, que são espasmos dos músculos faciais provocados pela percussão do nervo facial; e o **sinal de Trousseau**, o espasmo carpopedal após a insuflação de um manguito de pressão arterial. Pode ser surpreendente saber que a hipocalcemia causa espasmos e cãibras do músculo esquelético (já que o Ca^{2+} é necessário para o ciclo das pontes cruzadas na contração muscular). No entanto, o Ca^{2+} que

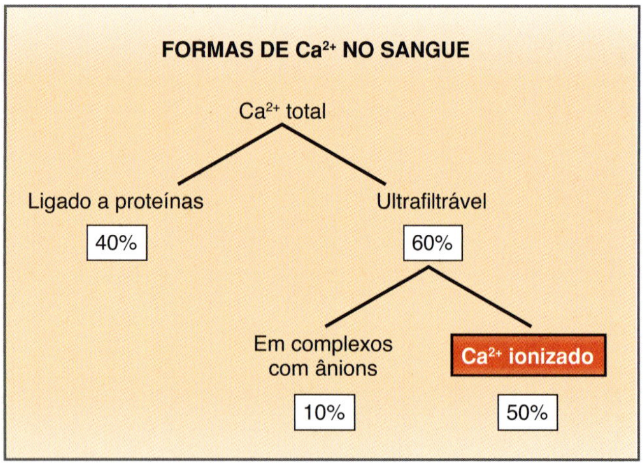

Figura 9.33 Formas de Ca^{2+} no sangue. As porcentagens se referem à concentração total de Ca^{2+} em cada forma. Apenas o Ca^{2+} livre e ionizado tem atividade fisiológica.

inicia o ciclo de ponte cruzada na contração do músculo esquelético é o Ca^{2+} *intracelular*. Essa discussão dos efeitos da hipocalcemia refere-se ao baixo teor *extracelular* de Ca^{2+}. A diminuição do Ca^{2+} extracelular aumenta a excitabilidade das células excitáveis, inclusive músculos e nervos sensoriais e motores. A diminuição do Ca^{2+} extracelular diminui o potencial limiar (torna-o mais negativo); isso faz com que a corrente de influxo necessária para a despolarização até o limiar e o disparo dos potenciais de ação seja menor. Assim, a hipocalcemia produz formigamento e dormência (efeitos nos nervos sensoriais) e espasmos musculares espontâneos (efeitos nos motoneurônios e no próprio músculo).

A **hipercalcemia** é o aumento na concentração plasmática de Ca^{2+}. Dentre as manifestações de hipercalcemia, estão constipação intestinal, poliúria, polidipsia e sinais neurológicos de hiporreflexia, letargia, coma e morte.

Alterações na concentração de proteínas plasmáticas, alterações na concentração de ânions formadores de complexos e distúrbios ácido-básicos podem modificar as formas de Ca^{2+} no plasma. Tais mudanças somente têm importância fisiológica, porém, se ocorrerem na concentração de Ca^{2+} ionizado, porque essa é a forma com atividade biológica.

- **Alterações na concentração de proteínas plasmáticas** modificam a concentração *total* de Ca^{2+} de maneira diretamente proporcional; assim, aumentos na concentração de proteína estão associados a aumentos na concentração total de Ca^{2+} e diminuições na concentração de proteína estão associadas a reduções na concentração total de Ca^{2+}. Como as alterações na concentração de proteínas plasmáticas geralmente são crônicas e se desenvolvem de maneira lenta, não provocam uma modificação paralela na concentração de Ca^{2+} *ionizado*. Mecanismos reguladores, como aqueles associados ao PTH (ver adiante), detectam qualquer mudança transitória na concentração de Ca^{2+} ionizado e têm tempo para fazer a correção apropriada
- **Mudanças na concentração de ânions** alteram a concentração de Ca^{2+} ionizado por modificação da fração de Ca^{2+} complexada a ânions. O aumento da concentração plasmática de fosfato, por exemplo, aumenta a fração de Ca^{2+} em complexos, o que diminui a concentração de Ca^{2+} ionizado. A redução da concentração plasmática de fosfato diminui o Ca^{2+} complexado e aumenta o Ca^{2+} ionizado
- **Anomalias ácido-básicas** alteram a concentração de Ca^{2+} ionizado por modificação da fração de Ca^{2+} ligada à albumina plasmática, como mostra a Figura 9.34. A albumina tem locais de carga elétrica negativa que conseguem se ligar tanto a íons H^+ quanto a íons Ca^{2+}. Na **acidemia**, há excesso de H^+ no sangue; assim, mais H^+ se liga à albumina, deixando menos locais para a interação com Ca^{2+}. Na acidemia, a concentração de Ca^{2+} ionizado livre aumenta porque há menos Ca^{2+} ligado à albumina. Na **alcalemia**, há um déficit de H^+ no sangue, e menos H^+ se liga à albumina, deixando mais locais para a interação com o Ca^{2+}. Assim, na alcalemia (p. ex., **alcalose respiratória aguda**), a concentração de Ca^{2+} livre e ionizado diminui, o que é muitas vezes acompanhado por sinais/sintomas de hipocalcemia.

Homeostase geral do cálcio

A homeostase do Ca^{2+} requer a interação coordenada de três sistemas orgânicos (ossos, rins e intestinos) e três hormônios (PTH, calcitonina e vitamina D). A Figura 9.35 mostra a relação entre os sistemas orgânicos e os hormônios na manutenção do equilíbrio de Ca^{2+}.

O "indivíduo" mostrado na Figura 9.35, por exemplo, está em equilíbrio de Ca^{2+}. Nesse caso, a excreção efetiva de Ca^{2+} pelos rins é igual à absorção efetiva de Ca^{2+} pelo sistema digestório.

Se o indivíduo ingerir 1.000 mg de Ca^{2+} elementar por dia, cerca de 350 mg são absorvidos pelo sistema digestório, em um processo estimulado pela forma ativa da

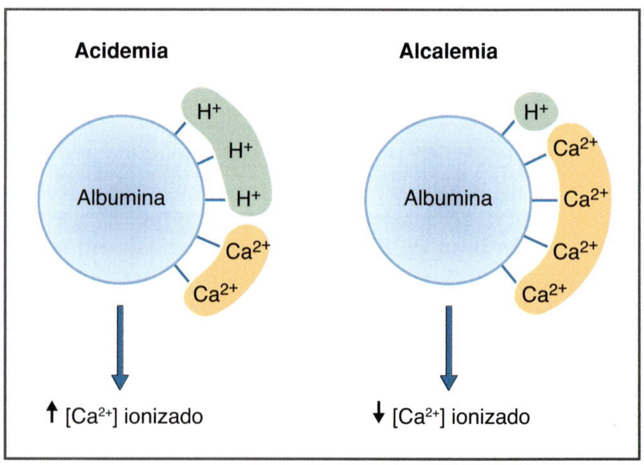

Figura 9.34 Efeitos dos distúrbios ácido-básicos na ligação de Ca^{2+} às proteínas plasmáticas e na concentração de Ca^{2+} ionizado no sangue.

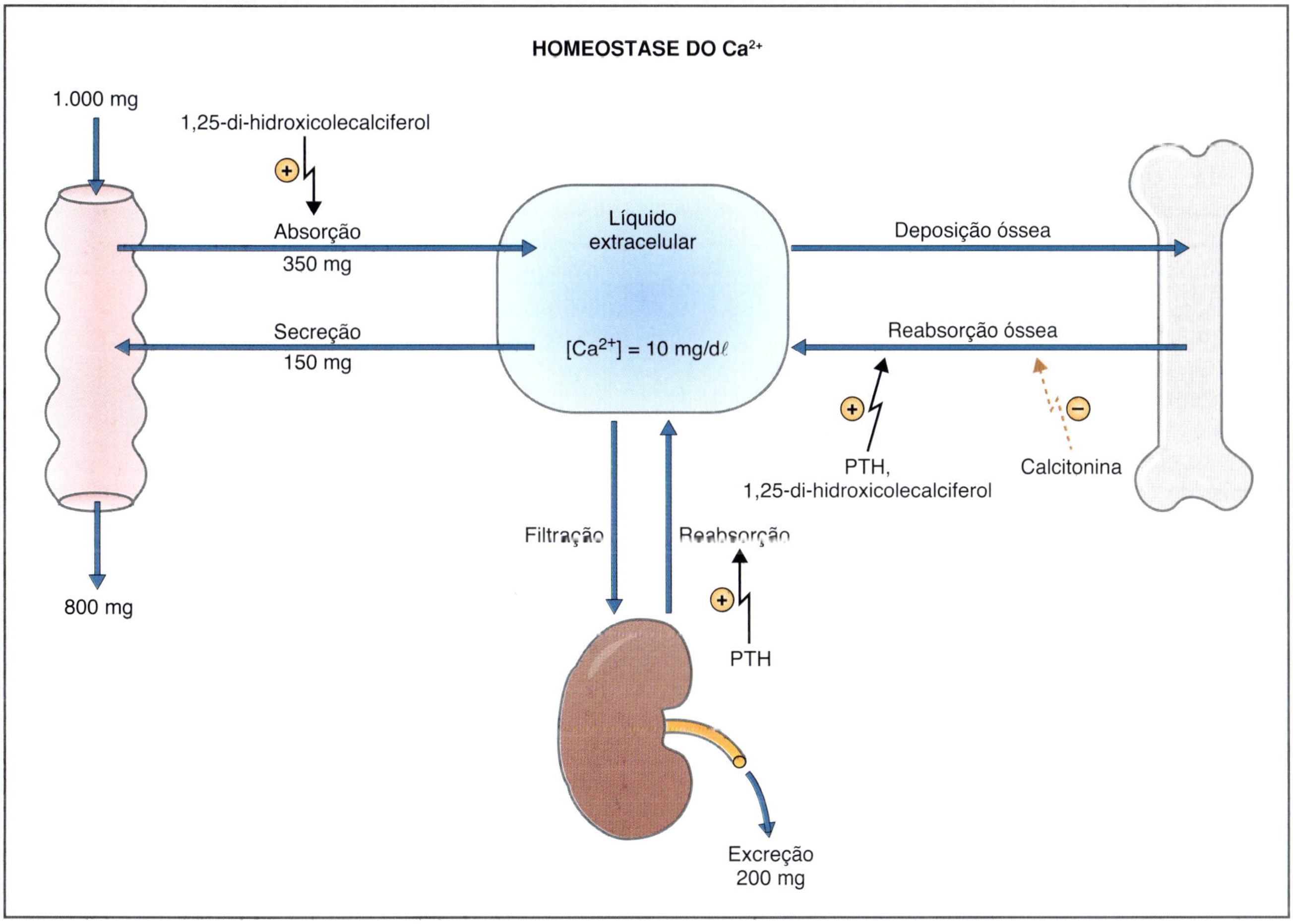

Figura 9.35 Homeostase do Ca^{2+} em um adulto que ingere 1.000 mg/dia de Ca^{2+} elementar. A ilustração mostra os efeitos de hormônios na absorção de Ca^{2+} no sistema digestório, na remodelação óssea e na reabsorção de Ca^{2+} nos rins. *PTH*, paratormônio.

vitamina D, o 1,25-di-hidroxicolecalciferol. No entanto, cerca de 150 mg/dia são secretados no sistema digestório em líquidos salivares, pancreáticos e intestinais. Dessa forma, **a absorção efetiva de Ca^{2+}** é de 200 mg/dia (350 a 150 mg) e os 800 mg/dia restantes (dos 1.000 mg ingeridos) são excretados nas fezes. O Ca^{2+} absorvido entra no *pool* do íon no LEC.

O indivíduo representado na Figura 9.35 supostamente não apresenta ganho ou perda efetiva de Ca^{2+} dos ossos. No entanto, há **remodelamento ósseo contínuo**, com formação (deposição) de osso novo e reabsorção do osso antigo. A reabsorção óssea é estimulada pelo PTH e pelo 1,25-di-hidroxicolecalciferol, e é inibida pela calcitonina.

Em última análise, para manter o equilíbrio de Ca^{2+}, os rins devem excretar a mesma quantidade de Ca^{2+} que é absorvida pelo sistema digestório, ou, nesse caso, 200 mg/dia. Os mecanismos renais (discutidos no Capítulo 6) são a filtração de Ca^{2+} seguida de extensa reabsorção.

Paratormônio

O papel do PTH é regular a concentração de Ca^{2+} no LEC (i. e., plasma ou soro). A redução da concentração plasmática de Ca^{2+} leva à secreção de PTH pelas glândulas paratireoides. O PTH, por sua vez, tem ações fisiológicas nos ossos, nos rins e no intestino que são coordenadas para aumentar e normalizar a concentração plasmática de Ca^{2+}.

Estrutura do paratormônio

Os humanos têm quatro glândulas paratireoides, localizadas no pescoço sob a tireoide. As **células principais** das paratireoides sintetizam e secretam o PTH, um polipeptídeo de cadeia simples com 84 aminoácidos. A atividade biológica da molécula reside inteiramente nos 34 aminoácidos N-terminais. O PTH é sintetizado nos ribossomos como **pré-pró-PTH**, que tem 115 aminoácidos. Uma sequência de peptídeo sinalizador de 25 aminoácidos é clivada enquanto a síntese da molécula ocorre nos ribossomos. O **pró-PTH** de 90 aminoácidos é transportado para o aparelho de Golgi, onde mais seis aminoácidos são clivados, produzindo a forma final de 84 aminoácidos do hormônio. O PTH é acondicionado em grânulos secretores para liberação subsequente.

Regulação da secreção do paratormônio

A secreção de PTH é regulada pela **concentração plasmática de Ca^{2+}**. Como mostra a Figura 9.36, a concentração total de Ca^{2+} normal (ou seja, 10 mg/dℓ) ou alta leva à secreção de PTH em um nível baixo (basal).

No entanto, a redução da concentração plasmática de Ca^{2+} para menos de 10 mg/dℓ estimula a secreção de PTH, que é máxima quando a concentração de Ca^{2+} é de 7,5 mg/dℓ. A Figura 9.36 mostra a relação entre a concentração *total* de Ca^{2+} e a secreção de PTH, embora, na verdade seja a concentração de Ca^{2+} *ionizado* que regula a secreção pelas glândulas paratireoides. A resposta das paratireoides à diminuição da concentração de Ca^{2+} ionizado é muito rápida e ocorre em segundos. Além disso, quanto mais rápida a queda da concentração de Ca^{2+} ionizado, maior a resposta secretora de PTH.

Pode parecer paradoxal que as células principais secretem PTH em resposta a uma *diminuição* na concentração de Ca^{2+} porque muitas glândulas endócrinas secretam seus hormônios em resposta a um *aumento* na concentração intracelular de Ca^{2+}. Na verdade, isso não é um paradoxo já que as células principais percebem a diminuição na concentração *extracelular* de Ca^{2+}, não uma diminuição no Ca^{2+} *intracelular.* O mecanismo de secreção de PTH é explicado da seguinte forma: a membrana da célula paratireoide contém **receptores sensíveis ao Ca^{2+}** que estão ligados, por meio de uma proteína G (G_q), à fosfolipase C. O aumento da concentração extracelular de Ca^{2+} faz com que o íon se ligue ao receptor e ative a fosfolipase C. A ativação da fosfolipase C aumenta os níveis de IP_3/Ca^{2+}, o que *inibe* a secreção de PTH. A redução do Ca^{2+} extracelular diminui a ligação do íon ao receptor, o que *estimula* a secreção de PTH.

Além dessas alterações agudas (rápidas) na secreção de PTH, alterações crônicas (a longo prazo) na concentração plasmática de Ca^{2+} influenciam a transcrição do gene do pré-pró-PTH, a síntese e o armazenamento de PTH, e o crescimento das glândulas paratireoides. Assim, a **hipocalcemia** (diminuição da concentração plasmática de Ca^{2+}) **crônica** causa **hiperparatireoidismo secundário**, que é caracterizado por aumento de síntese e armazenamento de PTH, e hiperplasia das paratireoides. Por outro lado, a **hipercalcemia** (aumento da concentração plasmática de Ca^{2+}) **crônica** reduz a síntese e o armazenamento de PTH; aumenta a degradação do PTH armazenado e libera os fragmentos inativos do PTH na circulação.

O **magnésio (Mg^{2+})** tem efeitos paralelos, embora menos importantes, na secreção de PTH. Assim como a hipocalcemia, a hipomagnesemia estimula a secreção de PTH e a hipermagnesemia a inibe. Uma exceção é o caso de hipomagnesemia grave associada à depleção crônica de Mg^{2+} (p. ex., alcoolismo); a hipomagnesemia grave *inibe* a síntese, o armazenamento e a secreção de PTH pelas glândulas paratireoides.

Complementando o efeito inibidor do aumento da concentração plasmática de Ca^{2+} sobre a secreção de PTH, o 1,25-di-hidroxicolecalciferol também inibe diretamente a síntese e a secreção de PTH.

Ações do paratormônio

O PTH age nos ossos, nos rins e no intestino de maneira coordenada para aumentar a concentração plasmática de Ca^{2+}. As ações nos ossos e rins são diretas e mediadas pelo cAMP; a ação no intestino é indireta, via ativação da vitamina D.

O **mecanismo de ação** do PTH nos ossos e nos rins começa com a ligação do hormônio em seu receptor na membrana celular do tecido-alvo. O receptor de PTH é acoplado por uma proteína G_s à **adenilil ciclase**, como ilustra uma de suas ações, a inibição da reabsorção renal de fosfato, na Figura 9.37. Os números circundados na figura são correlacionados às seguintes etapas: a ação do PTH no túbulo proximal renal começa na membrana basolateral, onde o hormônio se liga ao seu receptor. O receptor é acoplado por uma proteína G_s à adenilil ciclase (etapa 1). Ativada, a adenilil ciclase catalisa a conversão de ATP em cAMP (etapa 2), o que ativa uma série de proteínas quinases (etapa 3). As proteínas quinases ativadas fosforilam proteínas intracelulares (etapa 4), levando à ação fisiológica final na membrana luminal, a inibição do cotransporte de Na^+-fosfato (etapa 5). A inibição do cotransporte de Na^+-fosfato diminui a reabsorção de fosfato e causa fosfatúria (aumento da excreção de fosfato).

As ações do PTH nos ossos, nos rins e no intestino estão resumidas na Figura 9.38 e descritas a seguir.

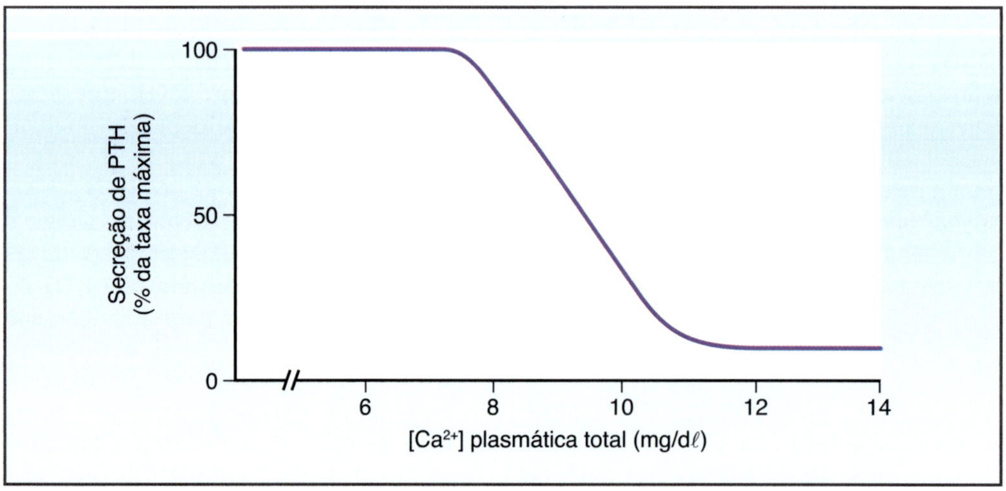

Figura 9.36 **Relação entre a concentração plasmática de Ca^{2+} e a secreção de paratormônio (*PTH*).**

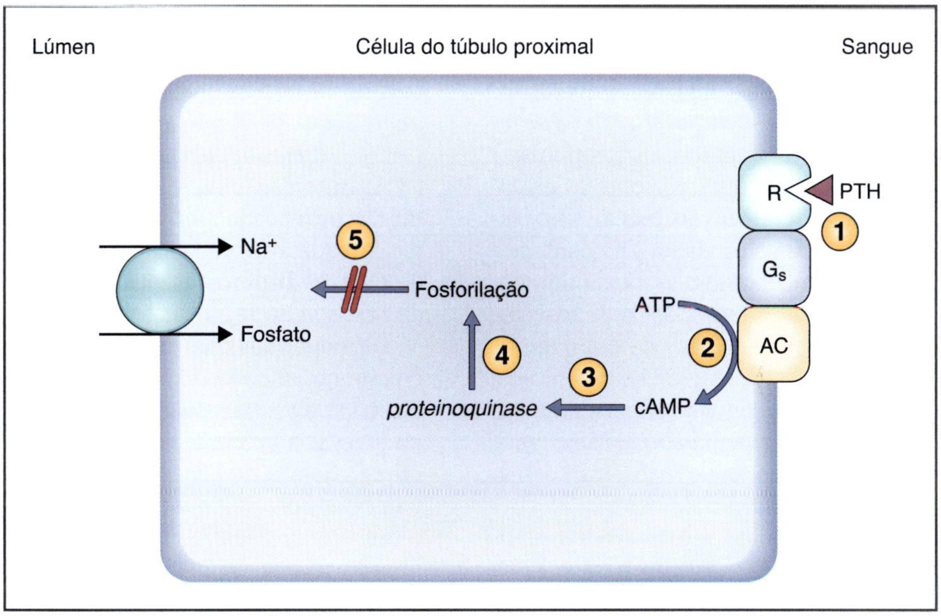

Figura 9.37 Mecanismo de ação do PTH no túbulo proximal renal. A explicação dos números circundados está no texto. *AC*, adenilil ciclase; *ATP*, trifosfato de adenosina; *cAMP*, monofosfato cíclico de adenosina; G_S, proteína G estimuladora; *PTH*, paratormônio; *R*, receptor de PTH.

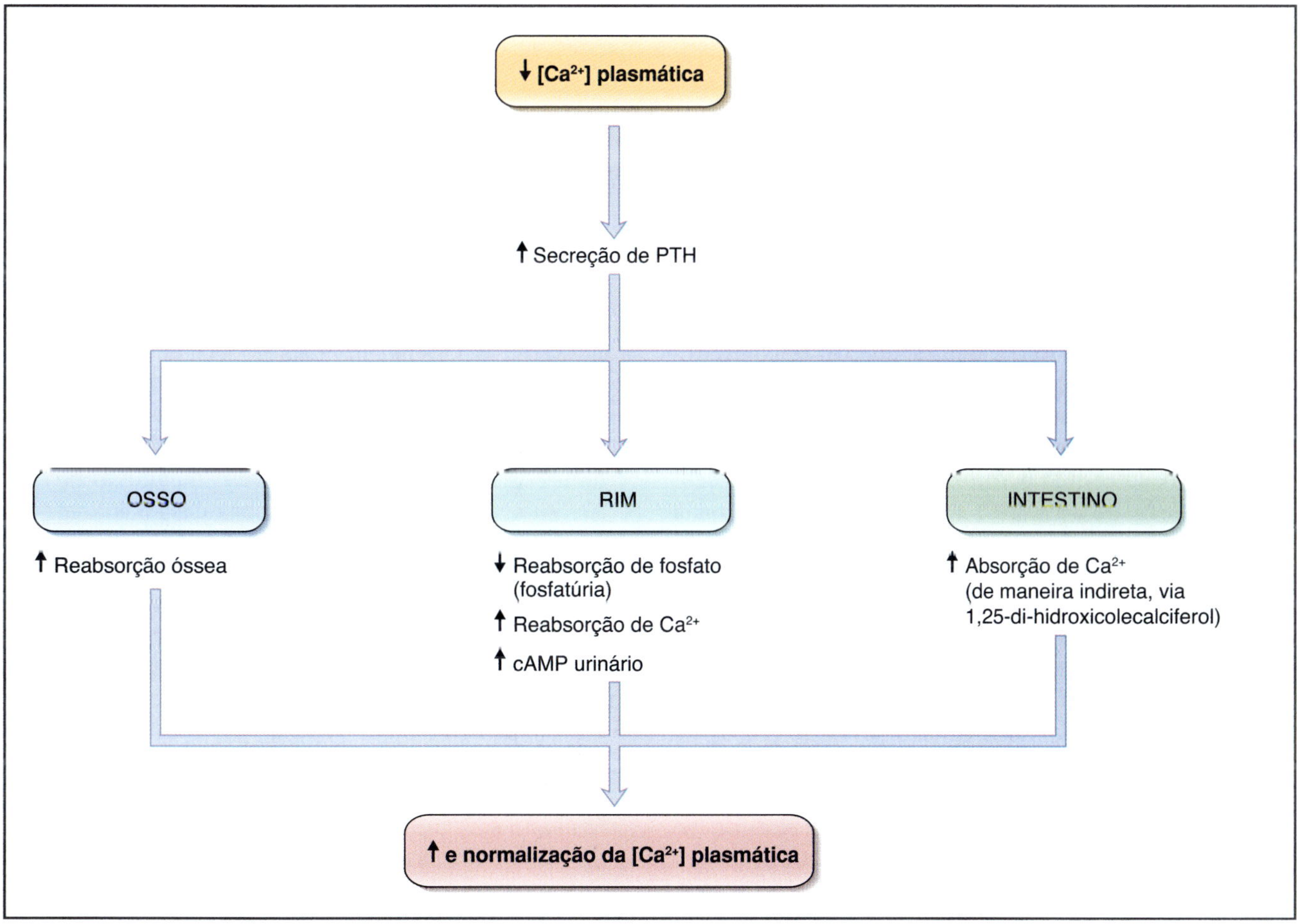

Figura 9.38 Regulação da secreção de PTH e suas ações nos ossos, nos rins e no intestino. *cAMP*, monofosfato cíclico de adenosina; *PTH*, paratormônio.

- **Ossos.** O PTH tem várias ações no osso, algumas diretas e outras indiretas. No osso, os **receptores de PTH** estão localizados nos **osteoblastos**, mas não nos osteoclastos. A princípio, e de maneira transitória, o PTH aumenta a **formação óssea** por ação direta sobre os osteoblastos. (Essa breve ação é a base para a administração intermitente de PTH sintético no **tratamento da osteoporose**.) Em uma segunda ação de longa duração sobre os osteoclastos, o PTH aumenta a **reabsorção óssea**. Essa segunda ação sobre os osteoclastos é indireta e mediada por citocinas liberadas pelos osteoblastos, as quais aumentam o número e a atividade dos osteoclastos de reabsorção óssea. Assim, as células formadoras de osso, os osteoblastos, são necessárias para a ação de reabsorção óssea do PTH nos osteoclastos. A elevação crônica das concentrações de PTH, como no hiperparatireoidismo, provoca o aumento persistente da taxa de reabsorção óssea, o que aumenta a concentração sérica de Ca^{2+}.

  O efeito *geral* do PTH no osso é promover a reabsorção óssea, fornecendo Ca^{2+} *e* fosfato para o LEC. A hidroxiprolina liberada da matriz óssea é excretada na urina.

  Sozinhos, os efeitos do PTH nos ossos não podem explicar sua ação geral de aumento da concentração de Ca^{2+} ionizado no plasma. O fosfato liberado pelos ossos forma complexos com o Ca^{2+} no LEC e limita o aumento da concentração de Ca^{2+} ionizado. Assim, outro mecanismo deve se juntar ao efeito do PTH nos ossos para aumentar a concentração plasmática de Ca^{2+} ionizado (Esse outro mecanismo é a ação fosfatúrica do PTH.)
- **Rins.** O PTH tem duas ações nos rins. (1) **Inibe a reabsorção de fosfato** ao inibir o cotransporte de Na^+-fosfato no túbulo contorcido proximal. Por causa disso, o PTH causa **fosfatúria**, um aumento da excreção de fosfato na urina. O cAMP gerado nas células do túbulo proximal é excretado na urina e é denominado **cAMP urinário** ou nefrogênico. A ação fosfatúrica do PTH é importantíssima porque o fosfato reabsorvido dos ossos é excretado na urina; o qual teria formado complexos com o Ca^{2+} no LEC. A excreção de fosfato na urina "permite" o aumento da concentração plasmática de Ca^{2+} ionizado. (2) **Estimula a reabsorção de Ca^{2+}**. Essa segunda ação renal do PTH ocorre no túbulo contorcido distal e complementa o aumento da concentração plasmática de Ca^{2+} resultante da combinação de reabsorção óssea e fosfatúria
- **Intestino delgado.** O PTH não tem ação direta no intestino delgado, embora estimule indiretamente a absorção intestinal de Ca^{2+} via ativação da vitamina D. O PTH estimula a 1α-hidroxilase renal, a enzima que converte o 25-hidroxicolecalciferol em sua forma ativa, 1,25-di-hidroxicolecalciferol. Por sua vez, o 1,25-di-hidroxicolecalciferol estimula a absorção intestinal de Ca^{2+}.

Fisiopatologia do paratormônio

A fisiopatologia do sistema PTH pode ser o excesso, a deficiência ou a resistência do tecido-alvo ao PTH. A Tabela 9.17 resume os distúrbios associados ao PTH.

- **Hiperparatireoidismo primário.** O hiperparatireoidismo primário é causado principalmente por adenomas (tumores) da paratireoide que secretam quantidades excessivas de PTH (Boxe 9.3). As consequências do hiperparatireoidismo primário são previsíveis pelas ações fisiológicas conhecidas do PTH em ossos, rins e intestino: aumento dos níveis circulantes de PTH, hipercalcemia e hipofosfatemia. A **hipercalcemia** é provocada por aumento da reabsorção óssea, da reabsorção renal de Ca^{2+} e da absorção intestinal de Ca^{2+}. A **hipofosfatemia** é causada por diminuição da reabsorção renal de fosfato e fosfatúria.

  Os indivíduos com hiperparatireoidismo primário excretam quantidades excessivas de fosfato, cAMP e Ca^{2+} na urina. O aumento de Ca^{2+} urinário (hipercalciúria) pode levar à precipitação de cálculos de fosfato de Ca^{2+} ou de oxalato de Ca^{2+} na urina. A hipercalciúria pode parecer surpreendente porque o efeito direto do PTH no túbulo renal é *aumentar* a reabsorção de Ca^{2+}, diminuindo sua excreção. Ela ocorre, entretanto, porque a alta concentração plasmática de Ca^{2+} no hiperparatireoidismo primário eleva a alta carga filtrada do íon, superando a capacidade de reabsorção do néfron – o Ca^{2+} que não é reabsorvido é excretado na urina. Diz-se que as pessoas com hiperparatireoidismo primário têm "**pedras, ossos e gemidos**" – cálculos devido à hipercalciúria, ossos por aumento da reabsorção óssea e gemidos pela constipação intestinal. O principal tratamento do hiperparatireoidismo primário é a paratireoidectomia (remoção cirúrgica das glândulas paratireoides)
- **Hiperparatireoidismo secundário.** As causas do hiperparatireoidismo secundário são diferentes das causas do hiperparatireoidismo primário. No hiperparatireoidismo primário, o distúrbio está *na* glândula paratireoide, que secreta PTH em excesso. No hiperparatireoidismo secundário, as glândulas paratireoides são normais, mas são estimuladas a secretar mais PTH *secundariamente* à **hipocalcemia**, que pode ser causada por deficiência de vitamina D ou doença renal crônica. No hiperparatireoidismo secundário, os níveis circulantes de PTH são altos e os níveis sanguíneos de Ca^{2+} são baixos ou normais, mas nunca elevados
- **Hipoparatireoidismo.** O hipoparatireoidismo é uma consequência adversa relativamente comum da cirurgia da tireoide (para tratamento do câncer de tireoide ou doença de Graves) ou da cirurgia das glânudulas paratireoides (para tratamento do hiperparatireoidismo). O hipoparatireoidismo autoimune e o hipoparatireoidismo congênito são menos comuns. As características do hipoparatireoidismo são previsíveis: baixos níveis circulantes de PTH, hipocalcemia e hiperfosfatemia. A **hipocalcemia** é causada por diminuição da reabsorção óssea, da reabsorção renal de Ca^{2+} e da absorção intestinal de Ca^{2+}. A **hiperfosfatemia** é provocada por aumento da reabsorção de fosfato. Esse distúrbio geralmente é tratado com a combinação de um suplemento oral de Ca^{2+} e da forma ativa da vitamina D, 1,25-di-hidroxicolecalciferol

Tabela 9.17 Fisiopatologia do paratormônio.

Distúrbio	PTH	1,25-di-hidroxicolecalciferol	Osso	Urina	Cálcio sérico	Fosfato sérico
Hiperparatireoidismo primário	↑[a]	↑ (Efeito do PTH na 1α-hidroxilase)	↑ Reabsorção	↑ Fosfato urinário (fosfatúria) ↑ Ca^{2+} urinário (devido à alta carga filtrada) ↑ cAMP urinário	↑	↓
Hipoparatireoidismo cirúrgico	↓[a]	↓ (Efeito do PTH na 1α-hidroxilase)	↓ Reabsorção	↓ Fosfato urinário ↓ cAMP urinário	↓	↑
Pseudo-hipoparatireoidismo	↑	↓	↓ Reabsorção (defeito em G_s)[a]	↓ Fosfato urinário ↓ cAMP urinário (defeito em G_s)[a]	↓	↑
Hipercalcemia humoral da malignidade (↑ PTH-rp[a])	↓	↑	↑ Reabsorção	↑ Fosfato urinário (fosfatúria) ↑ Ca^{2+} urinário (devido à alta carga filtrada) ↑ cAMP urinário	↑	↓
Doença renal crônica	↑ (secundário)	↓[a]	Osteomalacia (devido a ↓ 1,25-di-hidroxicolecalciferol) ↑ Reabsorção (devido a ↑ PTH)	↓ Fosfato urinário (devido a ↑ TFG)[a]	↓ (devido a ↓ 1,25-di-hidroxicolecalciferol)	↑ (devido a ↓ fosfato na urina)

[a]Eventos ou distúrbios primários.
cAMP, monofosfato cíclico de adenosina; *PTH*, paratormônio.

- **Pseudo-hipoparatireoidismo.** Os pacientes com pseudo-hipoparatireoidismo do tipo Ia foram descritos no início da década de 1940 pelo endocrinologista Fuller Albright. Esses indivíduos apresentavam hipocalcemia, hiperfosfatemia e um fenótipo característico de baixa estatura, pescoço curto, obesidade, calcificação subcutânea e encurtamento de quartos metatarsais e metacarpais. Desse modo, esse fenótipo foi chamado de **osteodistrofia hereditária de Albright**.

Assim como no hipoparatireoidismo, os pacientes com pseudo-hipoparatireoidismo apresentam hipocalcemia e hiperfosfatemia. No entanto, no pseudo-hipoparatireoidismo, os níveis circulantes de PTH são maiores em vez de menores, e a administração de PTH exógeno não produz resposta fosfatúrica nem aumento do cAMP urinário. Sabe-se agora que o pseudo-hipoparatireoidismo é um distúrbio autossômico dominante hereditário em que há um defeito na

Boxe 9.3 Fisiologia clínica: hiperparatireoidismo primário.

DESCRIÇÃO DO CASO. Uma mulher de 52 anos relata fraqueza generalizada, fadiga fácil, perda de apetite e vômitos ocasionais. Além disso, relata que seu débito urinário é maior do que o normal e sente sede incomum. Os exames laboratoriais mostram hipercalcemia (aumento da concentração sérica de Ca^{2+}), hipofosfatemia (diminuição da concentração sérica de fosfato) e fosfatúria (aumento da excreção urinária de fosfato). Suspeitando de um distúrbio das glândulas paratireoides, o médico solicita a determinação do nível de PTH, que está significativamente elevado.

A paciente é submetida à cirurgia, e um único adenoma de paratireoide é localizado e removido. Os parâmetros de sangue e urina se normalizam. A paciente recupera as forças e diz sentir-se bem.

EXPLICAÇÃO DO CASO. A paciente tem hiperparatireoidismo primário causado por um único adenoma de paratireoide, uma lesão benigna. O tumor secreta muito PTH quimicamente idêntico ao hormônio secretado pelas glândulas paratireoides normais. Esse excesso de PTH atua diretamente em ossos e rins, e indiretamente no intestino, causando hipercalcemia e hipofosfatemia. A hipercalcemia é provocada pelos efeitos do PTH de aumento da reabsorção óssea, reabsorção renal de Ca^{2+} e absorção intestinal de Ca^{2+} por meio da ativação da vitamina D em 1,25-di-hidroxicolecalciferol. A hipofosfatemia é causada pelos efeitos do PTH de diminuição da reabsorção renal de fosfato e produção de fosfatúria.

A maioria dos sinais/sintomas da paciente, inclusive a hiporreflexia, a fraqueza, a perda de apetite e os vômitos, é causada pela hipercalcemia. Poliúria e polidipsia decorrem da deposição de Ca^{2+} na medula interna do rim, onde o HAD atua nos ductos coletores. A alta concentração de Ca^{2+} na medula interna inibe a ação do HAD nos ductos coletores, causando uma forma de DIN.

TRATAMENTO. A cirurgia curou a paciente.

proteína G_s do PTH nos rins e nos ossos. A ligação do PTH ao seu receptor nesses tecidos não ativa a adenilil ciclase nem provoca suas ações fisiológicas usuais. Assim, há o desenvolvimento de hipocalcemia e hiperfosfatemia

- **Hipercalcemia humoral da malignidade.** Alguns tumores malignos (p. ex., pulmão, mama) secretam peptídeo relacionado ao PTH **(PTH-rp)**, que é estruturalmente homólogo ao PTH secretado pelas glândulas paratireoides. O PTH-rp não é apenas estruturalmente semelhante, mas tem todas as ações fisiológicas do PTH, inclusive aumento da reabsorção óssea, inibição da reabsorção renal de fosfato e aumento da reabsorção renal de Ca^{2+}. Juntos, os efeitos do PTH-rp nos ossos e rins causam hipercalcemia e hipofosfatemia, um perfil sanguíneo semelhante ao observado no hiperparatireoidismo primário. No entanto, na hipercalcemia humoral da malignidade, os níveis circulantes de PTH são baixos, não altos (ao contrário do hiperparatireoidismo primário); a secreção de PTH pelas paratireoides, que são normais, é suprimida pela hipercalcemia. A hipercalcemia humoral da malignidade é tratada com **furosemida**, que inibe a reabsorção renal de Ca^{2+} e aumenta a excreção do íon, e inibidores da reabsorção óssea, como o **etidronato** (Boxe 9.4).

  Curiosamente, o PTH-rp desempenha um papel fisiológico na lactação, na qual promove mobilização de Ca^{2+} dos ossos maternos para o leite

- **Hipercalcemia hipocalciúrica familiar (HHF).** Esse distúrbio autossômico dominante é caracterizado por diminuição da excreção urinária de Ca^{2+} e aumento da concentração sérica de Ca^{2+}. É causada por mutações inativadoras dos **receptores sensíveis ao Ca^{2+}** nas glândulas paratireoides (que regulam a secreção de PTH) e receptores paralelos sensíveis ao Ca^{2+} no ramo ascendente do rim (que inibe a reabsorção de Ca^{2+}). Normalmente, se a concentração sérica de Ca^{2+} estiver elevada, o íon liga-se aos receptores sensíveis ao Ca^{2+} no ramo ascendente espesso, inibe o cotransporte de Na^+-$2Cl^-$-K^+, e a diferença de potencial positivo do lúmen e, assim, inibe a reabsorção de Ca^{2+}. Desse modo, a alta concentração sérica de Ca^{2+} aumenta a excreção do íon na urina como medida corretiva. Em caso de defeito nos receptores renais, a alta concentração sérica de Ca^{2+} é incorretamente detectada como "normal" e a reabsorção do íon aumenta (o que reduz o Ca^{2+} urinário – hipocalciúria – e aumenta a concentração sérica de Ca^{2+}). Como os receptores de Ca^{2+} nas glândulas paratireoides também são defeituosos, detectam o aumento de Ca^{2+} sérico de maneira incorreta, considerando-o normal, e a secreção de PTH não é inibida como seria em indivíduos saudáveis.

  Os **agentes calcimiméticos** (cinacalcete) ligam-se aos receptores sensíveis ao Ca^{2+} nas glândulas paratireoides e no ramo ascendente espesso dos rins, agindo como agonistas de Ca^{2+}. Esses agentes podem ser usados no tratamento do hiperparatireoidismo secundário (p. ex., na doença renal crônica) para inibir a secreção de PTH.

Calcitonina

A calcitonina é um peptídeo de cadeia linear com 32 aminoácidos. É sintetizado e secretado pelas células **parafoliculares** ou C ("C" de calcitonina) da glândula tireoide. O gene da calcitonina determina a síntese de pré-pró-calcitonina e um peptídeo sinalizador é clivado para produzir pró-calcitonina; outras sequências peptídicas são, então, removidas e o hormônio final, a calcitonina, é armazenado em grânulos de secreção para liberação subsequente.

Boxe 9.4 Fisiologia clínica: hipercalcemia humoral da malignidade.

DESCRIÇÃO DO CASO. Um homem de 72 anos foi diagnosticado com câncer de pulmão há 2 anos. Apesar da cirurgia, radioterapia e quimioterapia, houve recidiva do tumor. O paciente decidiu que não queria mais tratamentos e preferiu passar o tempo restante em casa com a família. Na última semana, apresentou letargia e passou a eliminar grandes volumes de urina (poliúria). Também sente muita sede e bebe água de maneira quase constante. Seu médico solicita a hospitalização, e constata aumento significativo da concentração sérica de Ca^{2+} e a diminuição da concentração sérica de fosfato. A albumina sérica é normal e a concentração sérica de PTH é inferior ao normal. A concentração sérica de fosfatase alcalina está muito elevada. Durante um breve teste de privação de água, a osmolaridade sérica do homem está alta, em 310 mOsm/ℓ, e sua osmolaridade urinária é de 90 mOsm/ℓ; a administração de um análogo do HAD (dDAVP) por *spray* nasal não altera a osmolaridade sérica ou urinária.

EXPLICAÇÃO DO CASO. O paciente apresenta hipercalcemia humoral da malignidade e seu tumor maligno de pulmão secreta o peptídeo relacionado com o paratormônio (PTH-rp). O PTH-rp é quimicamente homólogo e tem as mesmas ações biológicas que o PTH secretado pelas glândulas paratireoides. Os altos níveis de PTH-rp provocam aumento da reabsorção óssea (evidenciado pela elevação da fosfatase alcalina e pelo aumento da concentração sérica de Ca^{2+}); diminuição da reabsorção renal de fosfato e fosfatúria (evidenciada pela diminuição da concentração sérica de fosfato); e aumento da reabsorção renal de Ca^{2+} (o que contribui para o aumento da concentração sérica de Ca^{2+}). A albumina sérica normal confirma que o aumento do Ca^{2+} sérico total *não* é causado pelo aumento do Ca^{2+} ligado à proteína, mas, sim, pelo aumento do Ca^{2+} sérico livre ionizado. A diminuição do nível sérico de PTH é decorrente da inibição por *feedback* negativo do Ca^{2+} sérico elevado na secreção do hormônio pela glândula.

A combinação da alta osmolaridade sérica e grande diluição da urina sugere diabetes insípido, seja central ou nefrogênico. A administração de dDAVP prova que o diabetes insípido é nefrogênico, visto que o HAD exógeno não provoca a concentração da urina. A hipercalcemia está associada à deposição de Ca^{2+} na medula interna, que inibe a adenilil ciclase dependente de HAD e impede a ação do hormônio de aumentar a permeabilidade dos ductos coletores à água.

TRATAMENTO. No hospital, o paciente recebe soro fisiológico e furosemida (um diurético de alça) para diminuir sua concentração sérica de Ca^{2+}. A furosemida inibe o cotransportador de Na^+-K^+-$2Cl^-$ no ramo ascendente espesso do rim. Quando esse cotransportador é inibido, o potencial positivo do lúmen normal no ramo ascendente espesso é abolido, inibindo assim a reabsorção de Ca^{2+} e aumentando a excreção de Ca^{2+}. Ele recebe alta hospitalar com uma receita de pamidronato, um inibidor da reabsorção óssea que ajudará a manter seu Ca^{2+} sérico na faixa normal.

O principal estímulo para a secreção de calcitonina é o aumento da concentração plasmática de Ca^{2+} (compare isso ao estímulo para a secreção de PTH, a diminuição da concentração plasmática de Ca^{2+}). A principal ação da calcitonina é a inibição da reabsorção óssea osteoclástica, o que diminui a concentração plasmática de Ca^{2+}.

Ao contrário do PTH, a calcitonina *não* participa da regulação minuto a minuto da concentração plasmática de Ca^{2+} em humanos. Na verdade, o papel fisiológico da calcitonina nos seres humanos é incerto porque nem a tireoidectomia (que reduz os níveis de calcitonina) nem os tumores de tireoide (que aumentam os níveis de calcitonina) causam um distúrbio do metabolismo do Ca^{2+}, como seria de esperar se essa molécula tivesse funções reguladoras importantes.

Vitamina D

A vitamina D, com o PTH, é o segundo principal hormônio regulador do metabolismo do Ca^{2+} e do fosfato. Os papéis do PTH e da vitamina D podem ser distinguidos da seguinte forma: o *PTH* mantém a concentração plasmática de Ca^{2+} e suas ações são coordenadas para aumentar e normalizar a concentração de Ca^{2+} ionizado. A *vitamina D* promove a mineralização de novos ossos, e suas ações são coordenadas para aumentar as concentrações plasmáticas de Ca^{2+} *e* fosfato para que esses elementos possam ser depositados no novo mineral ósseo.

Síntese de vitamina D

A vitamina D (**colecalciferol**) é obtida da dieta e é produzida na pele a partir do colesterol. A vitamina D tem *status* formal de "hormônio" porque o colecalciferol em si é inativo e deve ser sucessivamente hidroxilado em um metabólito ativo. A hidroxilação do colecalciferol é regulada por mecanismos de *feedback* negativo. A Figura 9.39 mostra as vias do metabolismo da vitamina D.

Existem duas fontes de colecalciferol: uma ingerida com a dieta e outra sintetizada na pele a partir de 7-desidrocolesterol quando há exposição à luz ultravioleta. Como observado, o colecalciferol em si é fisiologicamente inativo. É hidroxilado no fígado para formar **25-hidroxicolecalciferol**, que também é inativo. Essa etapa de hidroxilação ocorre no retículo endoplasmático e requer NADPH, O_2 e Mg^{2+}, mas não citocromo P-450. O 25-hidroxicolecalciferol está ligado a uma α-globulina no plasma e é a principal forma circulante de vitamina D.

No **rim**, o 25-hidroxicolecalciferol sofre uma de duas vias de hidroxilação: pode ser hidroxilado na posição C1 para produzir **1,25-di-hidroxicolecalciferol**, que é a forma fisiologicamente *ativa*; ou pode ser hidroxilado

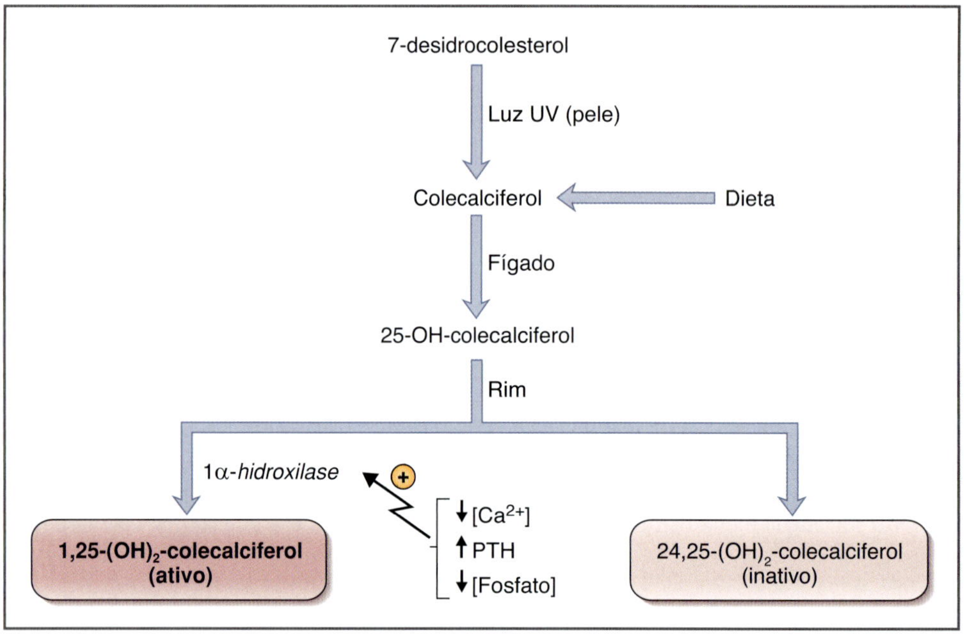

Figura 9.39 Etapas da síntese de 1,25-di-hidroxicolecalciferol. *PTH*, paratormônio; *UV*, ultravioleta.

em C24 para produzir **24,25-di-hidroxicolecalciferol**, que é *inativo*. A hidroxilação de C1 é catalisada pela enzima **1α-hidroxilase**, que é regulada por vários fatores, inclusive a concentração plasmática de Ca^{2+} e PTH. A hidroxilação de C1 ocorre nas mitocôndrias renais e requer NADPH, O_2, Mg^{2+} e citocromo **P-450**.

Regulação da síntese de vitamina D

A produção de 1,25-di-hidroxicolecalciferol (o metabólito ativo) ou 24,25-di-hidroxicolecalciferol (o metabólito inativo) pelas células renais depende do "*status*" do Ca^{2+} no organismo. Na presença de uma quantidade suficiente de Ca^{2+}, com ingestão dietética adequada e concentração plasmática normal ou alta, o metabólito inativo é sintetizado de maneira preferencial, pois não há necessidade de mais Ca^{2+}. Caso a quantidade de Ca^{2+} seja insuficiente, com baixa ingestão dietética e baixa concentração plasmática, o metabólito ativo é preferencialmente sintetizado para assegurar a maior absorção de Ca^{2+} pelo sistema digestório.

A produção do metabólito ativo, 1,25-di-hidroxicolecalciferol, é regulada pela alteração da atividade da **enzima 1α-hidroxilase** (ver Figura 9.39). A atividade da 1α-hidroxilase é elevada por três fatores: redução da concentração plasmática de Ca^{2+}, aumento dos níveis circulantes de PTH e diminuição da concentração plasmática de fosfato.

Ações da vitamina D

O papel geral da vitamina D (1,25-di-hidroxicolecalciferol) é aumentar as concentrações plasmáticas de Ca^{2+} *e* fosfato, e aumentar o produto Ca^{2+} × fosfato para promover a mineralização de ossos novos. Para aumentar as concentrações plasmáticas de Ca^{2+} e fosfato, a vitamina D tem ações coordenadas no intestino, nos rins e nos ossos. Como o 1,25-di-hidroxicolecalciferol é um hormônio esteroide, seu mecanismo de ação passa pela estimulação da transcrição gênica e a síntese de novas proteínas, que têm as seguintes ações fisiológicas:

- **Intestino.** As principais ações do 1,25-di-hidroxicolecalciferol são no intestino. Lá, o 1,25-di-hidroxicolecalciferol aumenta a absorção de Ca^{2+} e de fosfato, embora se saiba muito mais sobre seu efeito na absorção de Ca^{2+}. No intestino, o 1,25-di-hidroxicolecalciferol induz a síntese de uma proteína de ligação ao Ca^{2+} dependente da vitamina D chamada de **calbindina D-28K**, uma proteína citosólica que pode ligar quatro íons de Ca^{2+}.

  A Figura 9.40 ilustra o mecanismo de absorção de Ca^{2+} nas células epiteliais intestinais. O Ca^{2+} difunde-se do lúmen para a célula a favor do seu gradiente eletroquímico (etapa 1). Dentro da célula, se liga à calbindina D-28K (etapa 2) e, subsequentemente, é bombeado pela membrana basolateral por uma Ca^{2+} ATPase (etapa 3). O papel exato da calbindina D-28K na promoção da absorção nas células epiteliais intestinais é incerto. Pode atuar como uma lançadeira, movendo o Ca^{2+} através da célula do lúmen para o sangue, ou atuar como um tampão de Ca^{2+} para manter a concentração intracelular do íon ionizado em um nível baixo e, assim, sustentar o gradiente de concentração para difusão de Ca^{2+} pela membrana luminal
- **Rins.** As ações do 1,25-di-hidroxicolecalciferol nos rins são paralelas às suas ações no intestino – há estimulação da reabsorção de Ca^{2+} e de fosfato. Nos rins, as ações do 1,25-di-hidroxicolecalciferol são claramente distinguíveis das do PTH. O PTH estimula a reabsorção de Ca^{2+} e inibe a reabsorção de fosfato, enquanto o 1,25-di-hidroxicolecalciferol estimula a reabsorção dos *dois* íons

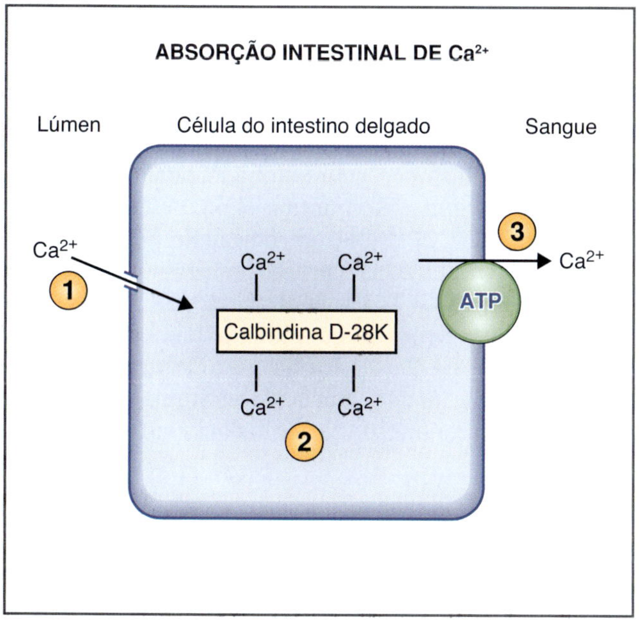

Figura 9.40 Papel da calbindina D-28K na absorção intestinal de Ca^{2+}. O 1,25-di-hidroxicolecalciferol induz a síntese de calbindina D-28K. A explicação dos números circundados está no texto. *ATP*, trifosfato de adenosina.

- **Ossos.** Nos ossos, o 1,25-di-hidroxicolecalciferol atua sinergicamente com o PTH para estimular a atividade dos osteoclastos e a reabsorção óssea. Essa ação pode parecer paradoxal, já que a função geral do 1,25-di-hidroxicolecalciferol é promover a mineralização óssea. No entanto, o osso "velho" mineralizado é reabsorvido para dar mais Ca^{2+} e fosfato para o LEC e permitir a mineralização do osso "novo" (remodelação óssea).

Fisiopatologia da vitamina D

Em crianças, a deficiência de vitamina D causa **raquitismo**, em que as quantidades de Ca^{2+} e fosfato são insuficientes para mineralização dos ossos em crescimento. O raquitismo é caracterizado por deficiência de crescimento e deformidades esqueléticas. Essa doença é rara em áreas do mundo com suplementação de vitamina D e exposição adequada à luz solar. Em adultos, a deficiência de vitamina D provoca **osteomalacia**, em que não há mineralização de novo osso, gerando flexão e amolecimento dos ossos de sustentação de peso.

A **resistência à vitamina D** é causada pela inabilidade renal de produção do metabólito ativo 1,25-di-hidroxicolecalciferol. Essa doença é chamada de "resistência" porque não importa a quantidade de suplementação de vitamina D na dieta, a molécula é inativa por ausência ou inibição da etapa de hidroxilação C1 nos rins. A resistência à vitamina D pode ser causada pela ausência congênita de 1α-hidroxilase ou, mais comumente, por **doença renal crônica**. A doença renal crônica está associada a uma constelação de anomalias ósseas, inclusive osteomalacia, uma consequência da incapacidade do tecido renal doente de produzir 1,25-di-hidroxicolecalciferol, a forma ativa da vitamina D.

Osteoporose

A osteoporose é a diminuição da matriz óssea decorrente da redução da massa de osso cortical e trabecular. Em mulheres e homens, a manutenção da massa óssea requer, respectivamente, estrógeno e testosterona. O declínio dos níveis de esteroides sexuais pelo avanço da idade é, portanto, um fator de risco para o desenvolvimento de osteoporose. De fato, o declínio abrupto dos níveis de estrógeno nas mulheres na menopausa é o principal fator de risco para o desenvolvimento de osteoporose. Os medicamentos **bifosfonatos** inibem a reabsorção óssea e são bastante utilizados no tratamento da osteoporose. O **denosumabe**, um anticorpo monoclonal contra o ligante de RANK (um mediador da reabsorção óssea) é uma modalidade terapêutica recente para a osteoporose.

RESUMO

- As glândulas endócrinas sintetizam e secretam hormônios, que circulam em seus tecidos-alvo. Quimicamente, os hormônios podem ser classificados como peptídeos, esteroides ou aminas. Os níveis hormonais são medidos por radioimunoensaio
- Os hormônios peptídicos são sintetizados pela transcrição de genes em mRNAs e tradução de mRNAs em pré-pró-hormônios. Peptídeos sinalizadores e outras sequências peptídicas são clivadas dos pré-pró-hormônios para formar os hormônios peptídicos, que são acondicionados em grânulos de secreção. Os hormônios esteroides são sintetizados a partir do colesterol no córtex suprarrenal, nos testículos, nos ovários e na placenta. Os hormônios da classe amina são derivados da tirosina
- A síntese e secreção de hormônios são reguladas por mecanismos de *feedback* negativo e positivo. O *feedback* negativo é autolimitado, enquanto o *feedback* positivo é autorreforçável. Os receptores hormonais também são regulados por aumento (regulação positiva) ou diminuição (regulação negativa) de seu número ou atividade
- Os mecanismos de ação hormonal (e seus segundos mensageiros) são adenilil ciclase (cAMP), fosfolipase C (IP_3/Ca^{2+}), mecanismo de hormônio esteroide e mecanismo de tirosinoquinase
- A conexão entre o hipotálamo e a neuro-hipófise é neuronal. Os corpos celulares estão no hipotálamo e os hormônios são secretados pelas terminações nervosas na neuro-hipófise. O hipotálamo está conectado à adeno-hipófise por vasos sanguíneos porta hipotalâmicos-hipofisários
- Os hormônios da adeno-hipófise são TSH, FSH, LH, ACTH, GH e prolactina. Os hormônios da neuro-hipófise são HAD e ocitocina
- O hormônio do crescimento (GH) é necessário para o crescimento até a estatura normal e tem ações no metabolismo de carboidratos, na síntese de proteínas, no

crescimento de órgãos e no crescimento ósseo. Muitas das ações do GH são mediadas por somatomedinas. Em crianças, a deficiência de GH causa atraso de crescimento. O excesso de GH provoca acromegalia em adultos

- A prolactina é responsável pelo desenvolvimento da mama e lactogênese. A secreção de prolactina está sob inibição tônica, mediada pela dopamina do hipotálamo. O excesso de secreção de prolactina (p. ex., prolactinoma) causa galactorreia, que pode ser tratada com agonistas da dopamina (p. ex., bromocriptina)
- O HAD é responsável pela osmorregulação ao aumentar a reabsorção de água nas células principais do rim. A secreção de HAD é estimulada pelo aumento da osmolaridade sérica e pela diminuição do volume do LEC. A deficiência de HAD causa diabetes insípido; o excesso de HAD causa SIHAD
- A secreção de ocitocina é estimulada pela sucção e é responsável pela ejeção do leite da mama da lactante
- Os hormônios da tireoide são sintetizados pelas células foliculares da tireoide. As tirosinas de TG são iodadas, produzindo MIT e DIT. O acoplamento de MIT e DIT produz T_3 e T_4. T_4 é ativada em T_3 nos tecidos-alvo. As ações dos hormônios tireoidianos incluem aumento da Na^+-K^+ ATPase, do consumo de oxigênio, da TMB e do débito cardíaco. O hipertireoidismo é comumente causado por imunoglobulinas tireoestimulantes (doença de Graves) e provoca perda de peso, aumento da TMB, produção excessiva de calor, aceleração da frequência cardíaca e nervosismo. O hipotireoidismo causa ganho de peso, diminuição da TMB, intolerância ao frio, alentecimento dos movimentos e letargia
- Os hormônios esteroides adrenocorticais são glicocorticoides, mineralocorticoides e andrógenos suprarrenais; todos são sintetizados com base no colesterol. Os glicocorticoides estimulam a gliconeogênese e têm ações anti-inflamatórias e imunossupressoras. Os mineralocorticoides estimulam a reabsorção de Na^+ e a secreção de K^+ e H^+ pelos rins. A doença de Addison é a insuficiência adrenocortical primária. A síndrome de Cushing é a superprodução de glicocorticoides. A síndrome de Conn é a superprodução de mineralocorticoides
- As ilhotas de Langerhans têm três tipos de células: α, que secretam glucagon; β, que secretam insulina; e δ, que secretam somatostatina. A insulina é o hormônio da "abundância" e promove o armazenamento de glicose como glicogênio, de ácidos graxos no tecido adiposo e de aminoácidos como proteína. A deficiência de insulina é o DM1; a resistência à insulina dos tecidos-alvo é o DM2. O glucagon é o hormônio da "fome" e promove a utilização dos nutrientes armazenados
- A homeostase do Ca^{2+} é controlada pela interação entre ossos, rins e intestinos, e pelas ações dos hormônios PTH, calcitonina e vitamina D. A função do PTH é aumentar a concentração sérica de Ca^{2+} ionizado, aumentando a reabsorção óssea, a absorção intestinal de Ca^{2+} e a reabsorção renal de Ca^{2+}; e diminuindo a reabsorção renal de fosfato. O hiperparatireoidismo está associado à hipercalcemia e hipofosfatemia. O hipoparatireoidismo é acompanhado por hipocalcemia e hiperfosfatemia. A vitamina D é convertida em sua forma ativa, 1,25-di-hidroxicolecalciferol, nos rins. A função da vitamina D é promover a mineralização óssea ao aumentar as concentrações de Ca^{2+} e fosfato no LEC. Suas ações são o aumento da absorção intestinal e renal de Ca^{2+} e fosfato, e o aumento da reabsorção óssea. A deficiência de vitamina D causa raquitismo em crianças e osteomalacia em adultos.

Desafie-se

Responda a cada pergunta com uma palavra, frase, sentença ou solução numérica. Quando uma lista de respostas possíveis é fornecida com a pergunta, uma, mais de uma ou nenhuma das opções pode estar correta. As respostas corretas são fornecidas no fim do livro.

1 Doença de Addison
Cortisol
ACTH
Glicemia

2 Diabetes insípido nefrogênico
HAD
Osmolaridade da urina

3 Síndrome de Conn
K^+ sérico
Pressão arterial
Renina

4 Doença de Cushing
ACTH
Cortisol
Glicemia

5 Hipoparatireoidismo cirúrgico
Ca^{2+} sérico
Fosfato sérico
cAMP urinário

6 Acidente de carro com secção do pedúnculo hipotalâmico-hipofisário
Prolactina
HAD
Osmolaridade sérica
PTH

7 Destruição autoimune da tireoide
T_4
TSH
Taxa metabólica basal
Captação de T_3 em resina

8 **Deficiência de 21β-hidroxilase**
ACTH
Cortisol
DOC
Aldosterona
DHEA
17-cetoesteroides urinários

9 **Administração de glicocorticoide sintético (dexametasona) a um indivíduo normal**
ACTH
Cortisol

10 **Produção de PTH-rp por um câncer de pulmão**
Ca^{2+} sérico
PTH

11 **Deficiência de 17α-hidroxilase**
Pressão arterial
Glicemia
DHEA
Aldosterona

CAPÍTULO 10

Fisiologia Reprodutiva

As gônadas são glândulas endócrinas que dão suporte ao desenvolvimento e à maturação das células germinativas masculinas e femininas. As gônadas masculinas, os testículos, são responsáveis pelo desenvolvimento e pela maturação dos espermatozoides, e pela síntese e secreção do hormônio esteroide sexual masculino, a testosterona. As gônadas femininas, os ovários, são responsáveis pelo desenvolvimento e pela maturação dos óvulos, e pela síntese e secreção dos hormônios esteroides sexuais femininos, estrógeno e progesterona.

DIFERENCIAÇÃO SEXUAL

A diferenciação sexual inclui o desenvolvimento das gônadas e dos órgãos internos e externos do sistema genital. A "masculinidade" ou "feminilidade" pode ser caracterizada de três maneiras: (1) sexo genético, pelos cromossomos sexuais XY ou XX; (2) sexo gonadal, ou seja, existência de testículos ou ovários; e (3) sexo fenotípico, se o indivíduo tem fenótipo masculino ou feminino (Figura 10.1).

Sexo genético

O sexo genético é determinado pelos cromossomos sexuais – XY nos homens e XX nas mulheres. Durante as primeiras 5 semanas de vida gestacional, as gônadas são indiferentes ou bipotenciais – não são nem masculinas nem femininas. Aproximadamente na 7ª semana gestacional de machos genéticos, o produto gênico da região determinante de sexo do cromossomo Y (**gene *SRY***) codifica um fator de transcrição que provoca o início do desenvolvimento dos testículos; nas fêmeas genéticas (ou seja, na ausência do gene *SRY*), os ovários começam a se desenvolver na 9ª semana gestacional. Portanto, o sexo genético normalmente determina o sexo gonadal, e as gônadas aparecem nos machos um pouco antes de aparecerem nas fêmeas.

Sexo gonadal

O sexo gonadal é definido pela existência de gônadas masculinas ou gônadas femininas, ou seja, testículos ou ovários. As gônadas compreendem células germinativas e células secretoras de hormônios esteroides.

Os testículos, as gônadas masculinas, são formadas por três tipos de células: células germinativas, células de Sertoli e células de Leydig. As **células germinativas** produzem espermatogônias, as **células de Sertoli** sintetizam um hormônio glicoproteico chamado hormônio antimülleriano, e as **células de Leydig** produzem testosterona.

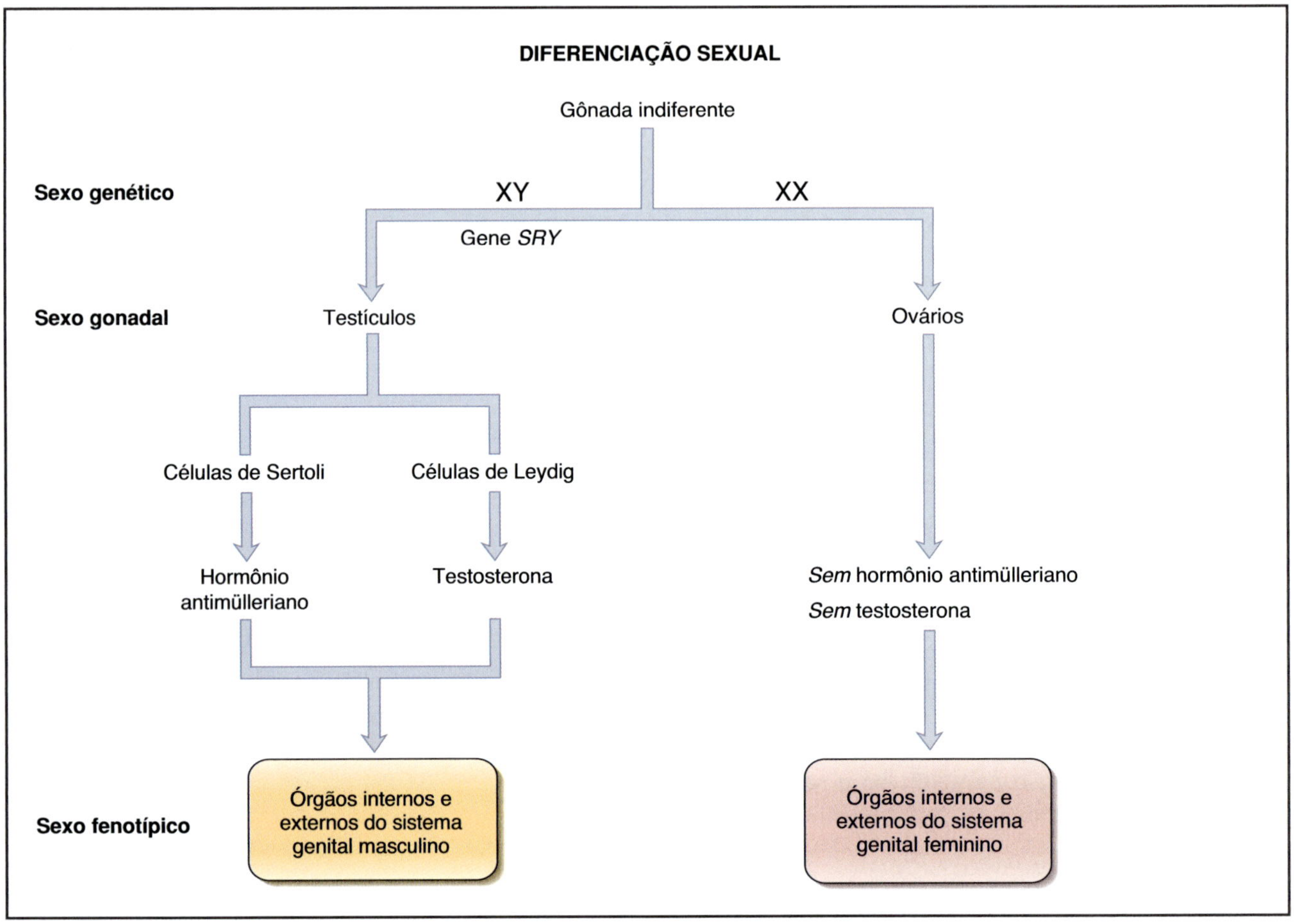

Figura 10.1 Determinação do sexo genético, sexo gonadal e sexo fenotípico. *SRY*, região determinante do sexo do cromossomo Y.

Os ovários, as gônadas femininas, também apresentam três tipos de células: células germinativas, células da granulosa e células da teca. As **células germinativas** produzem oogônias. As oogônias meióticas são circundadas por células da granulosa e do estroma e, nessa configuração, são chamadas de ovócitos. Permanecem na prófase da meiose até a ovulação. As **células da teca** sintetizam progesterona e, com as **células da granulosa**, estradiol.

Existem duas diferenças principais entre as gônadas masculinas e femininas que influenciam o sexo fenotípico: (1) os testículos sintetizam o hormônio antimülleriano (substância inibidora mülleriana), mas os ovários, não; (2) os testículos sintetizam testosterona, e os ovários, não. O hormônio antimülleriano e a testosterona são decisivos para determinar que o feto terá fenótipo masculino. Na ausência de testículos e, portanto, de hormônio antimülleriano ou testosterona, o feto desenvolve fenótipo feminino.

Sexo fenotípico

O sexo fenotípico é definido pelas características físicas dos órgãos internos e externos do sistema genital. Nos **homens**, os órgãos internos do sistema genital são próstata, vesículas seminais, ducto deferente e epidídimo. Os órgãos internos e externos do sistema genital masculino consistem em escroto e pênis. Nas **mulheres**, os órgãos internos do sistema genital são as tubas uterinas, o útero e o terço superior da vagina. Os órgãos genitais externos das mulheres são o clitóris, os grandes lábios (lábios maiores do pudendo segundo a Terminologia Anatômica), os pequenos lábios (lábios menores do pudendo segundo a Terminologia Anatômica) e os dois terços inferiores da vagina. Como já mencionado, o sexo fenotípico é determinado pela produção hormonal das gônadas.

- **Fenótipo masculino.** Machos gonadais têm testículos que sintetizam e secretam **hormônio antimülleriano** e **testosterona**, ambos necessários para o desenvolvimento do fenótipo masculino. Embriologicamente, os ductos mesonéfricos (de Wolff) dão origem a epidídimo, ducto deferente, vesículas seminais e ductos ejaculatórios. A testosterona, encontrada nos machos gonadais, estimula o crescimento e a diferenciação dos ductos mesonéfricos. A testosterona de cada testículo atua de maneira ipsilateral (do mesmo lado) no próprio ducto mesonéfrico. Nessa ação sobre os ductos mesonéfricos, a testosterona *não* precisa ser convertida em di-hidrotestosterona (discutida mais adiante no capítulo). Ao mesmo tempo, o hormônio antimülleriano produzido pelas células de Sertoli dos testículos causa atrofia de um segundo conjunto de ductos, os ductos paramesonéfricos (müllerianos).

(Os ductos paramesonéfricos *seriam transformados* em sistema genital feminino caso não suprimidos pelo hormônio antimülleriano.) Os órgãos externos do sistema genital masculino – o pênis e o escroto – diferenciam-se entre a 9ª e a 10ª semana gestacional. O crescimento e o desenvolvimento da genitália masculina externa dependem da conversão da testosterona em di-hidrotestosterona e da existência de receptores andrógenos nos tecidos-alvo. A ausência congênita de receptores andrógenos nos tecidos-alvo causa a **síndrome de insensibilidade aos andrógenos**, em que há desenvolvimento de genitália externa de fenótipo feminino e regressão de ductos mesonéfricos e paramesonéfricos (Boxe 10.1)

- **Fenótipo feminino.** As fêmeas gonadais têm ovários que secretam **estrógeno**, mas não secretam hormônio antimülleriano ou testosterona. Assim, nas fêmeas, *não há testosterona* para estimular o crescimento e a diferenciação dos ductos mesonéfricos no sistema genital masculino interno, *nem hormônio antimülleriano* para suprimir a diferenciação dos ductos paramesonéfricos. Consequentemente, os ductos paramesonéfricos se tornam os órgãos internos do sistema genital feminino (tubas uterinas, útero, colo do útero e um terço superior da vagina). Assim como o desenvolvimento dos órgãos internos do sistema genital, o desenvolvimento dos órgãos externos (clitóris, lábios maiores e lábios menores do pudendo e dois terços inferiores da vagina) não exige hormônios, embora o crescimento dessas estruturas até o tamanho normal dependa de estrógeno.

Uma fêmea gonadal exposta a altos níveis de andrógenos *in utero* (p. ex., em razão da produção excessiva de andrógenos pelo córtex suprarrenal) durante a diferenciação da genitália externa apresentará fenótipo masculino. Se essa exposição ocorrer após a diferenciação da genitália externa, o fenótipo feminino é mantido, mas talvez haja aumento das dimensões do clitóris (Boxe 10.2).

PUBERDADE

Secreção de gonadotrofinas ao longo da vida

Tanto em homens quanto em mulheres, a função gonadal é impulsionada pelo eixo hipotalâmico-hipofisário, cuja atividade varia ao longo da vida, como mostra a Figura 10.2.

A secreção do hormônio liberador de gonadotrofina (GnRH), o hormônio hipotalâmico, começa na 4ª semana de gestação, mas seus níveis continuam baixos até a puberdade. A secreção do hormônio foliculoestimulante (FSH) e do hormônio luteinizante (LH), os hormônios da

Boxe 10.1 Fisiologia clínica: síndrome de insensibilidade aos andrógenos.

DESCRIÇÃO DO CASO. Uma menina aparentemente normal começa a desenvolver as mamas aos 11 anos e, aos 13, suas mamas são consideradas maiores do que a média entre suas colegas. No entanto, aos 16 anos, ainda não começou a menstruar e tem poucos pelos púbicos e axilares. No exame pélvico, o ginecologista encontra testículos e uma vagina curta, mas não há colo do útero, ovários nem útero. A avaliação cromossômica revela que a paciente tem genótipo XY. Suspeitando de uma forma de síndrome de insensibilidade a andrógenos (feminização testicular), o médico solicita estudos de ligação a andrógenos em fibroblastos da pele genital. Os estudos não mostram ligação a testosterona ou di-hidrotestosterona, sugerindo a ausência ou disfunção dos receptores desses andrógenos no tecido. Os níveis plasmáticos de testosterona são um pouco altos e as concentrações de hormônio luteinizante (LH) são elevadas. Os testículos da paciente são removidos e a terapia de reposição intermitente de estrógeno é instituída. A paciente é avisada, porém, que nunca terá ciclos menstruais nem engravidará.

EXPLICAÇÃO DO CASO. A menina tem fenótipo feminino e genitália externa feminina (parte inferior da vagina, clitóris e lábios do pudendo). Na puberdade, desenvolve mamas. No entanto, apresenta genótipo masculino (XY) e gônadas masculinas (testículos).

A base desse distúrbio, uma forma de síndrome de insensibilidade a andrógenos, é a ausência de receptores desses hormônios nos tecidos-alvo, o que provoca resistência a andrógenos. Seus testículos, que são normais, secretaram hormônio antimülleriano e testosterona *in utero*. Como em machos normais, o hormônio antimülleriano suprimiu o desenvolvimento dos ductos paramesonéfricos durante a vida intrauterina; portanto, a menina não tem tubas uterinas, útero nem a parte superior da vagina. Os testículos também secretaram testosterona *in utero*, o que *deve* ter estimulado o crescimento e a diferenciação dos ductos mesonéfricos em sistema genital masculino e genitália externa masculina. O sistema genital e a genitália externa masculina, porém, *não* se desenvolveram devido à ausência dos receptores de andrógeno nos tecidos-alvo. Dessa forma, apesar de os testículos secretarem quantidades normais de testosterona, a molécula não consegue atuar nos tecidos do sistema genital masculino. (A ausência de receptores de andrógenos também explica a escassez de pelos na puberdade.) O fenótipo é feminino (vagina curta, lábios do pudendo e clitóris) devido à ausência de receptores de testosterona no feto.

O desenvolvimento de mamas durante a puberdade ocorreu porque os testículos da paciente produziam estradiol a partir da testosterona devido aos altos níveis circulantes de LH. O estradiol, então, levou ao desenvolvimento mamário.

TRATAMENTO. Na síndrome de insensibilidade a andrógenos, os testículos são removidos porque podem desenvolver uma neoplasia. Depois da remoção dos testículos (e, portanto, da fonte testicular de estradiol), a paciente é tratada com estrógeno para manter as mamas. Ela não vai gerar filhos por não apresentar ovários e útero.

Boxe 10.2 Fisiologia clínica: hiperplasia suprarrenal congênita.

DESCRIÇÃO DO CASO. Um recém-nascido apresenta genitália externa ambígua. Não há pênis e o clitóris está significativamente aumentado. A avaliação cromossômica revela que o recém-nascido tem genótipo XX. Descobriu-se que tinha ovários, mas não testículos. Exames confirmam que ele tem uma forma de hiperplasia suprarrenal com ausência congênita da enzima 21β-hidroxilase do córtex suprarrenal. O tratamento exige reconstrução cirúrgica da genitália externa para adequação ao fenótipo feminino e a administração de glicocorticoides e mineralocorticoides. A criança será criada como menina.

EXPLICAÇÃO DO CASO. O recém-nascido apresenta ausência congênita de 21β-hidroxilase, a enzima suprarrenal que normalmente converte os precursores de esteroides em mineralocorticoides e cortisol (ver Capítulo 9; Figura 9.23). Por causa desse defeito, há acúmulo dos precursores de esteroides atrás do bloqueio enzimático e seu direcionamento para a produção dos andrógenos suprarrenais desidroepiandrosterona e androstenediona. Os altos níveis de andrógenos causaram a masculinização da genitália externa (aumento do clitóris) *in utero*. O genótipo é XX (feminino) e os órgãos internos são femininos, inclusive ovários, tubas uterinas, útero e parte superior da vagina. As tubas uterinas, o útero e a parte superior da vagina se desenvolveram porque, sem os testículos, não havia fonte de hormônio antimülleriano para suprimir a diferenciação dos ductos paramesonéfricos no sistema genital feminino. Há hiperplasia do córtex suprarrenal porque a ausência de cortisol aumenta a secreção do hormônio adrenocorticotrófico (ACTH), que, então, tem um efeito trófico no córtex suprarrenal.

TRATAMENTO. A correção cirúrgica da genitália externa ambígua exige a reconstrução e a adequação ao fenótipo feminino. Como o neonato tem ovários, tubas uterinas e útero normais, seus ciclos menstruais normais devem começar na puberdade e sua capacidade reprodutiva será normal. A terapia de reposição hormonal tem dois objetivos: (1) repor os glicocorticoides e mineralocorticoides suprarrenais ausentes, e (2) suprimir a secreção de ACTH (pelo *feedback* negativo dos glicocorticoides na adeno-hipófise) para reduzir a produção suprarrenal de andrógenos e evitar masculinização adicional.

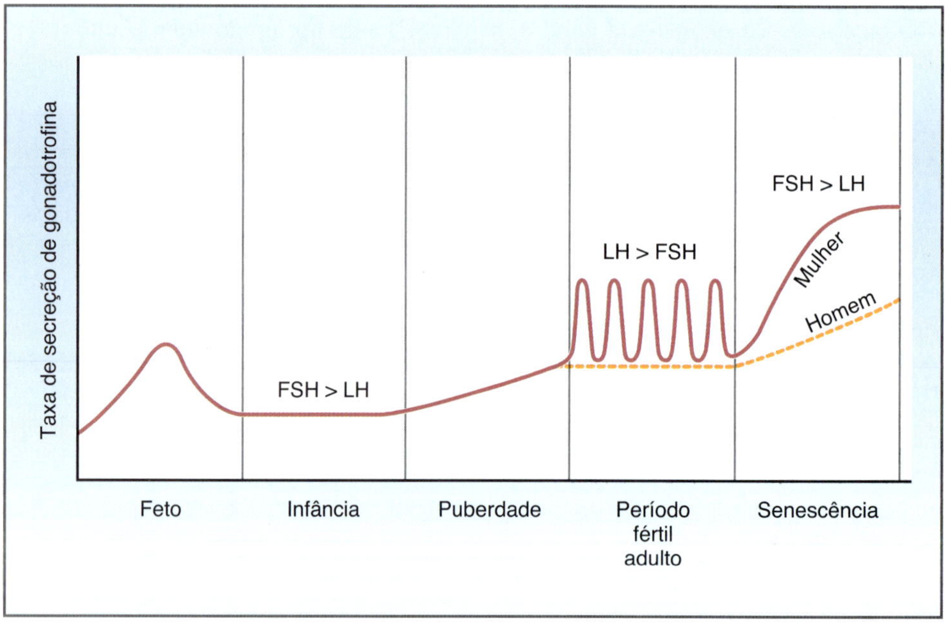

Figura 10.2 **Secreção de gonadotrofinas ao longo da vida em homens e mulheres.** *FSH*, hormônio foliculoestimulante; *LH*, hormônio luteinizante.

adeno-hipófise, começa entre a 10ª e a 12ª semana de gestação. Como o GnRH, os níveis de FSH e LH permanecem baixos até a puberdade. Na infância, os níveis de FSH são relativamente maiores do que os de LH.

Na puberdade e ao longo dos anos férteis, o padrão de secreção muda: a secreção de GnRH, FSH e LH aumenta e se torna pulsátil. Os níveis relativos de FSH e LH se invertem, e a concentração de LH fica maior do que a de FSH. Além disso, nas mulheres, há um ciclo de 28 dias de secreção de gonadotrofinas chamado de ciclo menstrual.

Por fim, na senescência, a secreção de gonadotrofinas aumenta ainda mais, e os níveis de FSH ficam maiores do que os de LH, como eram na infância.

Secreção pulsátil de GnRH, FSH e LH

O evento primário na puberdade é o início da **secreção pulsátil de GnRH**. Esse novo padrão de secreção de GnRH determina uma **secreção pulsátil paralela de FSH e LH** pela adeno-hipófise. Um dos primeiros eventos da puberdade é o aparecimento de grandes pulsos noturnos de LH durante o sono de movimento rápido dos olhos (REM). Outro evento significativo no início da puberdade é o aumento da sensibilidade dos receptores de GnRH na adeno-hipófise. Assim, na puberdade, o GnRH suprarregula seus próprios receptores na adeno-hipófise e determinada concentração do hormônio provoca maior estimulação da secreção de FSH e LH. Além disso, há uma mudança nas taxas de secreção relativa dos dois hormônios da adeno-hipófise; na puberdade e durante todo o período fértil, os níveis de LH são maiores que os de FSH (em comparação à infância e à senescência, quando a concentração de FSH é maior que a de LH).

A secreção pulsátil de FSH e LH estimula a secreção dos hormônios esteroides gonadais, testosterona e estradiol. Os maiores níveis circulantes dos hormônios esteroides sexuais são responsáveis pelo aparecimento das características sexuais secundárias na puberdade.

O início do processo de maturação na puberdade é geneticamente programado e os padrões familiares são evidentes. A idade à menarca (início da menstruação), por exemplo, é semelhante entre mães e filhas. Os mecanismos subjacentes ao início da secreção pulsátil de GnRH, no entanto, ainda são um mistério. É possível que haja maturação gradual dos neurônios hipotalâmicos que sintetizam e secretam GnRH. O sistema nervoso central e o estado nutricional podem alterar o processo; em meninas, por exemplo, o estresse extremo e a privação calórica retardam o início da puberdade. Sugeriu-se que a melatonina atua no início da puberdade. A melatonina, secretada pela glândula pineal, *pode ser* um inibidor natural da liberação de GnRH. Os níveis de melatonina são maiores durante a infância e diminuem na idade adulta; esse declínio pode abolir uma inibição da secreção de GnRH. O papel da melatonina também se baseia na observação de que a remoção da glândula pineal precipita a puberdade precoce.

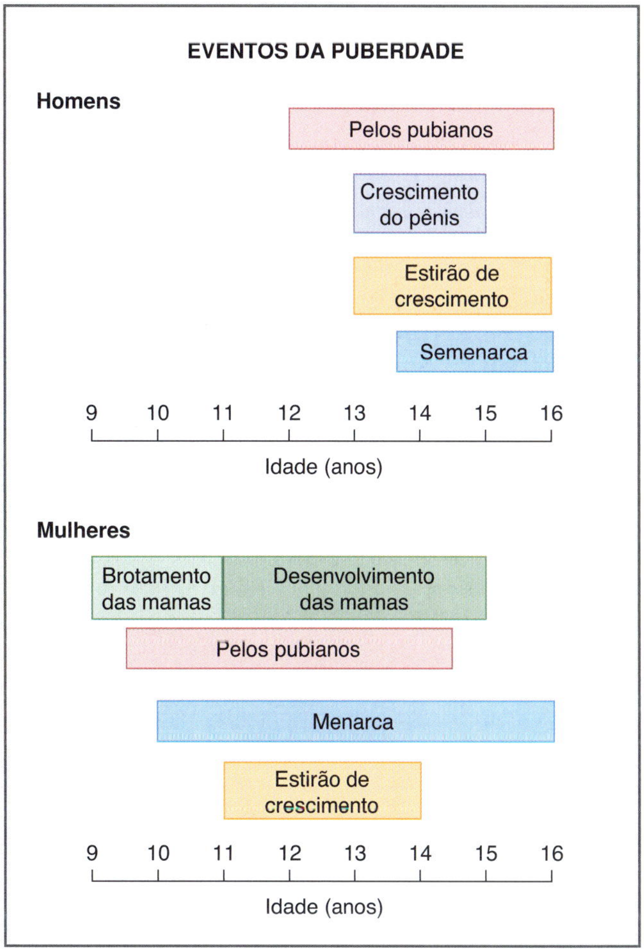

Figura 10.3 Principais eventos da puberdade em homens e mulheres.

Características da puberdade

Como observado, os eventos biológicos na puberdade são acionados pelo início da atividade pulsátil no eixo hipotalâmico-hipofisário anterior. Tal atividade pulsátil, por sua vez, faz com que os testículos e os ovários secretem seus respectivos hormônios sexuais, testosterona e estrógeno, responsáveis pelo desenvolvimento das características sexuais secundárias. A pulsatilidade do eixo hipotalâmico-hipofisário é *necessária* para a função reprodutiva normal, como ilustrado pelo tratamento de indivíduos com puberdade tardia por deficiência de GnRH. O tratamento com um análogo de GnRH em pulsos intermitentes (para replicar o padrão secretor pulsátil normal) desencadeia a puberdade e estabelece a função reprodutiva. No entanto, a administração de um análogo de GnRH de ação prolongada não leva à puberdade. A Figura 10.3 ilustra os eventos da puberdade e seus momentos.

Nos **meninos**, a puberdade está associada à ativação do eixo hipotalâmico-hipofisário, proliferação das células de Leydig nos testículos e aumento da síntese e secreção de testosterona pelas células de Leydig. Há crescimento dos testículos, em grande parte devido ao aumento do número de túbulos seminíferos. Também há crescimento dos órgãos acessórios sexuais, como a próstata. O estirão de crescimento linear é pronunciado, e as epífises se fecham quando a estatura adulta é atingida. O aumento dos níveis plasmáticos de testosterona leva ao aparecimento dos pelos faciais, pubianos e axilares; e ao crescimento do pênis, engrossamento da voz por aumento do tamanho da laringe e das cordas vocais, e início da espermatogênese **(semenarca)**.

Nas **meninas**, a puberdade também está associada à ativação do eixo hipotalâmico-hipofisário, o que impulsiona a síntese de estradiol pelos ovários. O primeiro sinal observável da puberdade nas meninas é o brotamento das mamas **(telarca)**; cerca de 2 anos depois, há a **menarca**, o início dos ciclos menstruais.

De modo geral, o estirão de crescimento e o fechamento das epífises começam e terminam mais cedo nas meninas do que nos meninos. O aparecimento de pelos pubianos e axilares **(pubarca)** se deve ao aumento da produção de andrógenos suprarrenais, ou **adrenarca**. A pubarca e a adrenarca precedem a menarca.

FISIOLOGIA REPRODUTIVA MASCULINA

Estrutura dos testículos

As gônadas masculinas são os **testículos**, que têm duas funções: espermatogênese e secreção de testosterona. Normalmente, os testículos estão localizados no escroto, que fica fora da cavidade corporal e é mantido entre 35 e 36°C, ou 1 a 2°C abaixo da temperatura corpórea. Essa temperatura menor, essencial para a espermatogênese normal, é mantida por um arranjo em contracorrente das artérias e veias testiculares, o que facilita a troca de calor.

Oitenta por cento do testículo adulto são compostos de **túbulos seminíferos**, que produzem o esperma. Os túbulos seminíferos são alças contorcidas, de 120 a 300 μm de diâmetro, dispostas em lóbulos e circundadas por tecido conjuntivo. O epitélio que reveste os túbulos seminíferos tem três tipos celulares: espermatogônias, que são as células-tronco; espermatócitos, que são células em processo de se tornarem espermatozoides; e células de Sertoli, que sustentam os espermatozoides em desenvolvimento.

As **células de Sertoli** que revestem os túbulos seminíferos têm quatro funções importantes para sustentação da espermatogênese. (1) As células de Sertoli fornecem nutrientes aos espermatozoides em diferenciação (que são isolados da corrente sanguínea). (2) As células de Sertoli apresentam junções de oclusão umas com as outras, criando uma barreira entre os testículos e a corrente sanguínea chamada de **barreira hematotesticular**. Essa barreira tem permeabilidade seletiva, permitindo a passagem de algumas substâncias, como a testosterona, mas não de substâncias nocivas que possam danificar o espermatozoide em desenvolvimento. (3) As células de Sertoli secretam um líquido aquoso no lúmen dos túbulos seminíferos que ajuda a transportar os espermatozoides dos túbulos para o epidídimo. (4) As células de Sertoli secretam a proteína ligante de andrógenos no lúmen do túbulo seminífero, perto dos espermatozoides em desenvolvimento. A proteína ligante de andrógenos ajuda a manter os altos níveis locais de testosterona.

Os 20% restantes do testículo adulto são tecidos conjuntivos intercalados com **células de Leydig**. A função das células de Leydig é a síntese e secreção de testosterona, o hormônio esteroide sexual masculino. A testosterona tem efeitos locais (parácrinos) que sustentam a espermatogênese nas células de Sertoli testiculares e efeitos endócrinos em outros órgãos-alvo (p. ex., músculos esqueléticos e próstata).

Espermatogênese

A espermatogênese ocorre continuamente ao longo da vida reprodutiva do homem, desde a puberdade até a senescência. Ela se dá ao longo do comprimento dos túbulos seminíferos em um processo que pode ser dividido em três fases: (1) as **divisões mitóticas** das espermatogônias geram os espermatócitos, que estão destinados a se tornarem espermatozoides maduros; (2) as **divisões meióticas** dos espermatócitos, que diminuem o número de cromossomos e produzem espermátides haploides; e (3) a espermiogênese, em que as espermátides são transformadas em espermatozoides maduros por meio da perda de citoplasma e do desenvolvimento de flagelos (Figura 10.4). Um ciclo completo de espermatogênese requer cerca de **64 dias**. Existe uma organização temporal do ciclo espermatogênico, chamada de **onda espermatogênica**, que assegura a produção contínua de espermatozoides maduros. Dois milhões de espermatogônias iniciam esse processo diariamente e, como cada espermatogônia dá origem a 64 espermatozoides, 128 milhões de espermatozoides são produzidos por dia.

Armazenamento de esperma, ejaculação e função das glândulas acessórias sexuais

Os espermatozoides deixam os testículos por meio de ductos que os levam ao **epidídimo**, o local primário de maturação e armazenamento. Os espermatozoides permanecem viáveis no epidídimo por vários meses.

Durante a **excitação sexual**, as contrações do músculo liso ao redor dos ductos fazem o esperma avançar pelo epidídimo. Na **ejaculação**, os espermatozoides são expelidos para o **ducto deferente** e, depois, para a uretra. A ampola do ducto deferente é outra área de armazenamento de esperma e secreta um líquido rico em **citrato** e **frutose**, que nutre os espermatozoides ejaculados.

As **vesículas seminais** secretam um líquido rico em frutose, citrato, prostaglandinas e fibrinogênio. À medida que o ducto deferente leva os espermatozoides para o ducto ejaculatório, cada vesícula seminal contribui com suas secreções, que também nutrem as células ejaculadas. As prostaglandinas do líquido seminal auxiliam a fertilização de duas maneiras: (1) reagindo com o muco cervical para torná-lo mais penetrável pelos espermatozoides e (2) induzindo contrações peristálticas no sistema genital feminino (i. e., no útero e nas tubas uterinas) para impulsionar os espermatozoides pelo sistema genital.

A **próstata** adiciona a própria secreção ao ejaculado, uma solução aquosa leitosa rica em citrato, cálcio e enzimas. A secreção prostática é levemente alcalina, o que aumenta a motilidade dos espermatozoides e auxilia a fertilização por neutralizar as secreções ácidas do ducto deferente e da vagina. Coletivamente, as secreções combinadas das glândulas acessórias sexuais masculinas compõem 90% do volume do sêmen, enquanto os espermatozoides compõem os 10% restantes.

Os espermatozoides ejaculados não conseguem fertilizar o oócito imediatamente: precisam permanecer no sistema genital feminino por 4 a 6 horas para que ocorra a **capacitação**. A capacitação é o processo de depuração dos fatores inibidores do líquido seminal, remoção do colesterol da membrana dos espermatozoides e redistribuição das proteínas de superfície. O influxo de Ca^{2+} no espermatozoide aumenta sua motilidade, que se assemelha

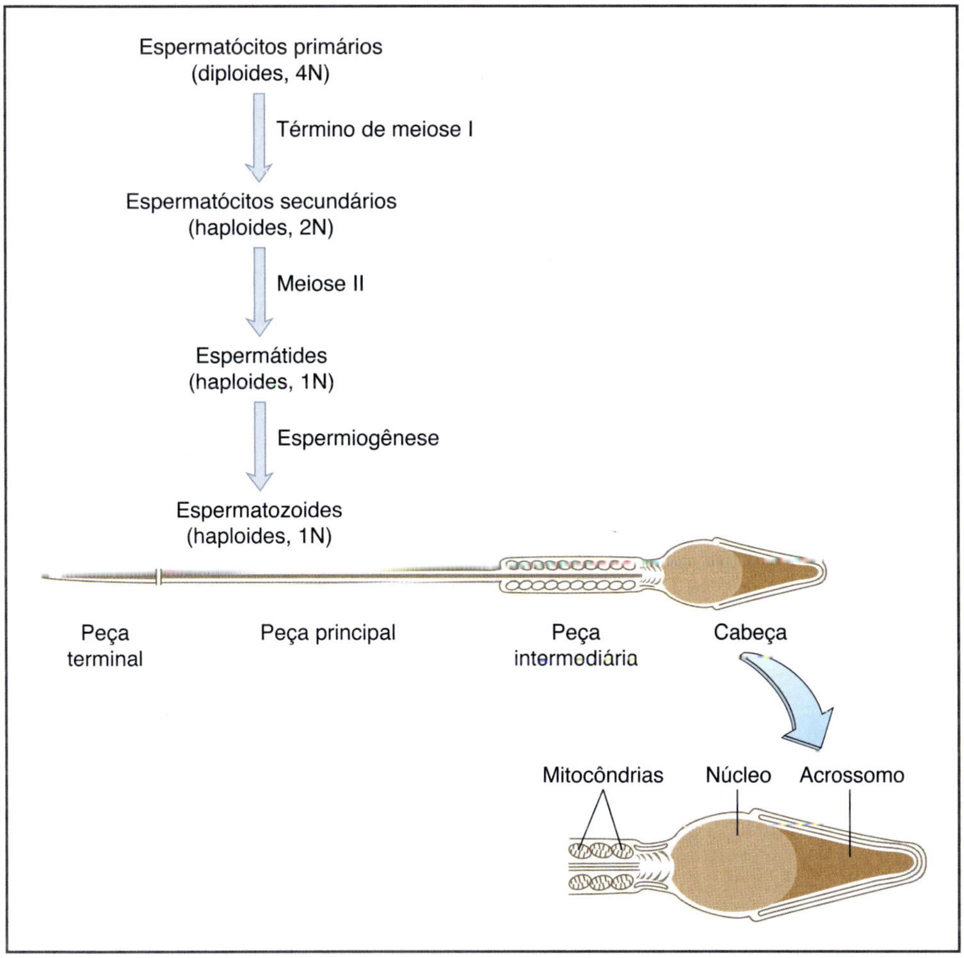

Figura 10.4 **Desenvolvimento e estrutura do espermatozoide.**

a chicotadas. A capacitação também é responsável pela **reação acrossômica**, em que a membrana do acrossoma se funde à membrana externa do espermatozoide. Essa fusão cria poros que possibilitam o escape de enzimas hidrolíticas e proteolíticas do acrossoma, criando uma via para o espermatozoide atravessar os revestimentos protetores do oócito.

Síntese e secreção de testosterona

A testosterona, o principal hormônio andrógeno, é sintetizada e secretada pelas células de Leydig dos testículos. As vias esteroidogênicas nos testículos, mostradas na Figura 10.5, são semelhantes àquelas descritas no córtex suprarrenal (ver Capítulo 9, Figura 9.23), com duas diferenças importantes: (1) os testículos *não* têm enzimas 21β-hidroxilase e 11β-hidroxilase e, portanto, não conseguem sintetizar glicocorticoides ou mineralocorticoides; e (2) os testículos têm outra enzima, a **17β-hidroxiesteroide desidrogenase**, que converte androstenediona em testosterona. Assim, o andrógeno final dos testículos é a testosterona, e não a desidroepiandrosterona (DHEA) e androstenediona (produtos andrógenos do córtex suprarrenal).

A testosterona não é ativa em *todos* os tecidos-alvo andrógenos. Em *alguns* tecidos, a **di-hidrotestosterona** é o andrógeno ativo. Nesses tecidos, a testosterona é convertida em di-hidrotestosterona pela enzima **5α-reductase**.

Noventa e oito por cento da testosterona circulante está ligada a proteínas plasmáticas, como a **globulina ligante de hormônios sexuais (SHBG)** e a albumina. Como apenas a testosterona livre (não ligada) tem atividade biológica, a SHBG é essencialmente um reservatório de hormônio circulante. A síntese de SHBG é estimulada pelos estrógenos e inibida pelos andrógenos.

Regulação dos testículos

As duas funções dos testículos, espermatogênese e secreção de testosterona, são controladas pelo eixo hipotalâmico-hipofisário (Figura 10.6). O hormônio hipotalâmico é GnRH e os hormônios da adeno-hipófise são FSH e LH.

GnRH

O GnRH é um decapeptídeo secretado por neurônios hipotalâmicos nos **núcleos arqueados**. É secretado no sangue porta hipotalâmico-hipofisário e, então, liberado em alta concentração diretamente na adeno-hipófise.

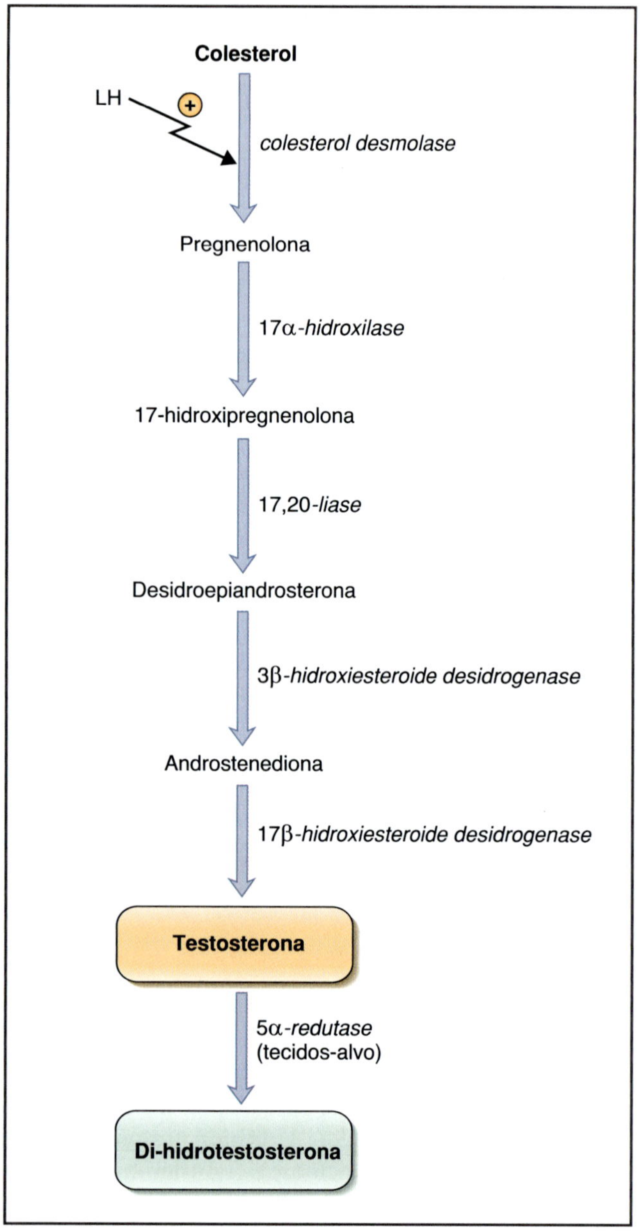

Figura 10.5 Via biossintética da síntese de testosterona nos testículos. A di-hidrotestosterona é sintetizada a partir da testosterona em tecidos-alvo que contêm 5α-reductase. *LH*, hormônio luteinizante.

Lembre-se de que a secreção de GnRH é **pulsátil** durante todo o período fértil e determina um padrão secretor pulsátil paralelo de FSH e LH da adeno-hipófise. (Observe que, em caso de administração contínua de GnRH, os altos níveis infrarregulam os receptores do hormônio e, assim, inibem a secreção de FSH e LH. Esse princípio é empregado no tratamento do câncer de próstata para inibição da secreção de LH e testosterona.)

FSH e LH

FSH e LH são os hormônios da adeno-hipófise (gonadotropinas) que estimulam os testículos a desempenhar suas funções espermatogênicas e endócrinas. São membros da família de hormônios glicoproteicos que inclui o hormônio tireoestimulante (TSH) e a gonadotrofina coriônica humana (HCG); todos os membros da família têm subunidades α idênticas, mas subunidades β únicas que conferem atividade biológica. O **FSH** estimula a espermatogênese e a função das células de Sertoli. O **LH** estimula as células de Leydig a sintetizar testosterona ao aumentar a atividade da colesterol desmolase. Assim, a função do LH nos testículos é paralela à função do ACTH no córtex suprarrenal: estimula a primeira etapa na via esteroidogênica.

A testosterona, secretada pelas células de Leydig, tem funções locais nos testículos (efeitos parácrinos) e em outros tecidos-alvo (efeitos endócrinos). No testículo, a testosterona se difunde das células de Leydig para as células de Sertoli adjacentes, em que reforça a ação espermatogênica do FSH. Fora do testículo, a testosterona é secretada na circulação geral e chega aos tecidos-alvo.

Feedback *negativo*

O eixo hipotalâmico-hipofisário dos homens é controlado por um ***feedback* negativo** de duas vias. Na primeira, a própria **testosterona** faz *feedback* com o hipotálamo e o lobo anterior, inibindo a secreção de GnRH e LH. No hipotálamo, a testosterona diminui tanto a frequência quanto a amplitude dos pulsos de GnRH. Na segunda, as células de Sertoli secretam uma substância chamada **inibina**, uma glicoproteína e membro da superfamília do fator transformador do crescimento β que inibe o *feedback* da secreção de FSH pela adeno-hipófise. Assim, as células de Sertoli, que produzem espermatozoides, sintetizam o próprio inibidor de *feedback* que serve como "indicador" da atividade espermatogênica dos testículos.

O controle por *feedback* negativo do eixo hipotalâmico-hipofisário é observado em caso de baixos níveis circulantes de testosterona (p. ex., após a remoção dos testículos). Nessas condições, a frequência e a amplitude dos pulsos de GnRH, FSH e LH são *maiores* devido à diminuição da inibição do *feedback* pela testosterona no hipotálamo e na adeno-hipófise.

Ações dos andrógenos

A maior parte da testosterona na circulação está ligada a proteínas. Cerca de 45% estão ligados à **SHBG** e o restante está ligado à albumina sérica. Uma fração muito pequena de testosterona circulante está na forma livre, que atua nos tecidos-alvo.

Em alguns tecidos-alvo, a testosterona é o hormônio andrógeno ativo. Em outros, a testosterona deve ser ativada em di-hidrotestosterona pela ação da **5α-reductase** (Boxe 10.3). A Tabela 10.1 resume os tecidos-alvo da testosterona e da di-hidrotestosterona, e suas respectivas ações.

- A **testosterona** é responsável pela diferenciação fetal dos órgãos internos do sistema genital masculino: epidídimo, ducto deferente e vesículas seminais. Na puberdade, é responsável por: aumento da massa muscular, estirão de crescimento, fechamento das lâminas epifisiais ("placas de crescimento"), crescimento do

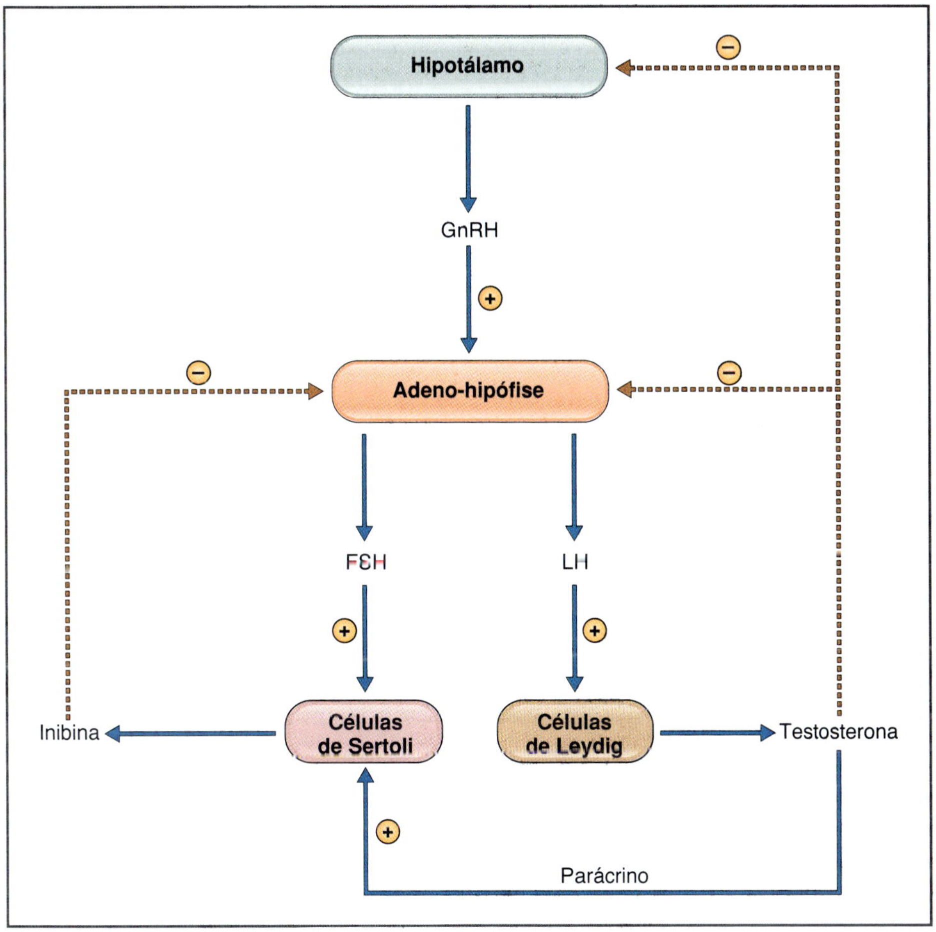

Figura 10.6 Controle da secreção do hormônio liberador de gonadotrofina (*GnRH*), hormônio foliculoestimulante (*FSH*) e hormônio luteinizante (*LH*) em homens.

Boxe 10.3 Fisiologia clínica: deficiência de 5α-reductase.

DESCRIÇÃO DO CASO. Jenny nasceu com o que parecia ser um clitóris aumentado, embora nem seus pais nem o médico questionassem a observação. Agora, aos 13 anos, suas amigas estão desenvolvendo seios e menstruando, mas Jenny, não. Na verdade, sua voz está engrossando, ela está ficando musculosa e seu clitóris aumentado está ainda maior. Jenny é diagnosticada com uma forma de pseudo-hermafroditismo masculino causada por uma deficiência de 5α-reductase. No exame físico, Jenny não tem ovários ou útero, há saco vaginal cego, próstata pequena, pênis, testículos descendentes e hipospadia (abertura uretral na parte inferior do pênis). Sua musculatura é masculina, mas ela não tem pelos corpóreos, faciais ou acne. Seu genótipo é 46,XY e o exame de sangue mostra um nível normal alto de testosterona e um nível baixo de di-hidrotestosterona. Os fibroblastos da pele genital não têm atividade de 5α-reductase.

EXPLICAÇÃO DO CASO. Jenny é um macho genotípico com testículos e sem ovários. Seus testículos secretam testosterona, mas ela não tem a enzima 5α-reductase. Em homens normais, alguns tecidos-alvo de andrógenos têm 5α-reductase, que converte a testosterona em di-hidrotestosterona; nesses tecidos, a di-hidrotestosterona é o andrógeno ativo. Dentre as ações androgênicas que utilizam a di-hidrotestosterona, estão a diferenciação da genitália externa masculina, a estimulação dos folículos pilosos, a calvície masculina, a atividade das glândulas sebáceas e o crescimento da próstata. Outros tecidos-alvo de andrógenos em homens normais não contêm 5α-reductase e não sintetizam di-hidrotestosterona; nesses tecidos, a testosterona é ativa. As ações androgênicas que respondem diretamente à testosterona são a diferenciação dos órgãos internos do sistema genital masculino (epidídimo, ducto deferente, vesículas seminais), o desenvolvimento de massa muscular, o estirão de crescimento na puberdade, o crescimento do pênis, o engrossamento da voz, a espermatogênese e a libido.

Como um macho genético (46,XY), a presença do cromossomo Y determinou a presença de testículos. No período pré-natal, os testículos sintetizaram o hormônio antimülleriano e a testosterona. O hormônio antimülleriano suprimiu o desenvolvimento dos ductos paramesonéfricos em órgãos internos do sistema genital feminino; assim, a paciente não tem tubas uterinas,

(*Continua*)

Boxe 10.3 Fisiologia clínica: deficiência de 5α-reductase (*continuação*).

útero nem o terço superior da vagina. A testosterona causou a diferenciação dos ductos mesonéfricos nos órgãos internos do sistema genital masculino (epidídimo, ducto deferente, vesículas seminais), um processo que não exige di-hidrotestosterona e, portanto, ocorreu mesmo na ausência de 5α-reductase. No entanto, a diferenciação da genitália masculina externa (p. ex., pênis, escroto) requer di-hidrotestosterona. Assim, a deficiência de 5α-reductase fez com que a genitália externa de Jenny não se desenvolvesse da maneira normal. Na puberdade, o clitóris cresceu e se tornou mais parecido com um pênis por causa do nível normal de testosterona circulante; parece que, em níveis suficientemente altos, é possível ativar os receptores de andrógenos que medeiam o crescimento da genitália externa. Sua voz engrossou e houve aumento da massa muscular esquelética, ações que são mediadas pela testosterona e não requerem sua conversão em di-hidrotestosterona. Apesar de adquirir muitas características masculinas, Jenny não desenvolveu pelos corpóreos e faciais porque os folículos capilares precisam de di-hidrotestosterona. Ela não têm mamas desenvolvidas porque não apresenta ovários que, em mulheres normais, são a fonte do estrógeno necessário para o crescimento mamário.

TRATAMENTO. Se Jenny optar por continuar a vida como mulher, precisará remover os testículos produtores da testosterona responsável por sua masculinização relativa (p. ex., crescimento do pênis, engrossamento da voz, aumento da massa muscular). Além disso, como não tem ovários, ela não tem uma fonte endógena para o estrógeno necessário para o desenvolvimento das mamas e para a distribuição de gordura feminina; assim, precisaria de tratamento com estrógeno. A paciente pode optar pela correção cirúrgica do introito vaginal; no entanto, mesmo com a cirurgia, não poderá conceber porque não tem ovários nem os outros órgãos do sistema genital feminino. Se Jenny escolher passar o resto de sua vida como homem, será tratada com compostos andrógenos cuja atividade não exige 5α-reductase. Os andrógenos suplementares completarão o processo de masculinização, inclusive o desenvolvimento de pelos faciais e corporais masculinos, a atividade das glândulas sebáceas, o crescimento da próstata e, mais tarde, causarão calvície em um padrão masculino.

Tabela 10.1 Ações dos andrógenos nos tecidos-alvo.

Mediadas por testosterona	Mediadas por di-hidrotestosterona
Diferenciação de epidídimo, ducto deferente e vesículas seminais	Diferenciação de pênis, escroto e próstata
Aumento da massa muscular	Padrão de cabelo masculino
Estirão de crescimento da puberdade	Calvície masculina
Interrupção do estirão de crescimento da puberdade (fechamento epifisário)	Atividade das glândulas sebáceas
Crescimento do pênis e das vesículas seminais	Crescimento da próstata
Engrossamento da voz	
Espermatogênese	
Feedback negativo na adeno-hipófise	
Libido	

pênis e das vesículas seminais; bem como engrossamento da voz, espermatogênese e libido. Por fim, como já mencionado, a testosterona medeia efeitos de *feedback* negativo na adeno-hipófise e no hipotálamo

- A **di-hidrotestosterona** é responsável pela diferenciação da genitália externa masculina (i. e., pênis e escroto) fetal; pela distribuição masculina de pelos e pelo padrão masculino de calvície; pela atividade das glândulas sebáceas; e pelo crescimento da próstata.

  Os **inibidores da 5α-reductase**, como a **finasterida**, bloqueiam a conversão da testosterona em di-hidrotestosterona e, portanto, bloqueiam a produção de andrógenos ativos em alguns tecidos-alvo. Como o crescimento da próstata e o padrão masculino de calvície dependem da di-hidrotestosterona em vez da testosterona, os inibidores da 5α-reductase podem ser usados como tratamento da **hipertrofia prostática benigna** e queda de cabelo (alopecia) em homens
- O **mecanismo de ação** dos andrógenos começa com a ligação da testosterona ou di-hidrotestosterona a uma proteína receptora de andrógeno nas células dos tecidos-alvo. O complexo andrógeno-receptor se move para o núcleo, onde inicia a transcrição do gene. Novos ácidos ribonucleicos mensageiros (mRNAs) são gerados e traduzidos em novas proteínas, que são responsáveis pelas várias ações fisiológicas dos andrógenos.

FISIOLOGIA REPRODUTIVA FEMININA

As gônadas femininas são os **ovários** e, com o útero e as tubas uterinas, constituem o sistema genital feminino. Os ovários, como os testículos dos homens, têm duas funções: oogênese e secreção dos hormônios esteroides sexuais femininos, progesterona e estrógeno. Cada ovário adulto está conectado ao útero por ligamentos que carreiam artérias, veias, vasos linfáticos e nervos ovarianos.

O ovário tem três zonas. O **córtex** é a zona externa e maior. É revestido por epitélio germinativo e contém todos os oócitos, cada um encerrado em um folículo.

Os folículos ovarianos também são responsáveis pela síntese de hormônios esteroides. A **medula** é a zona média e é uma mistura de tipos celulares. O **hilo** é a zona interna, por onde passam os vasos sanguíneos e linfáticos.

Os hormônios esteroides ovarianos têm funções parácrinas e endócrinas. Localmente, nos ovários, os hormônios esteroides ovarianos apoiam o desenvolvimento dos óvulos. Sistemicamente, os hormônios esteroides ovarianos atuam em diversos tecidos-alvo, inclusive no útero, nas mamas e nos ossos.

A unidade funcional dos ovários é o **folículo ovariano**, que compreende uma célula germinativa cercada por células endócrinas. Quando totalmente desenvolvido, o folículo ovariano desempenha vários papéis importantes: fornece nutrientes para o oócito em desenvolvimento; libera o oócito no momento adequado (ovulação), prepara a vagina e as tubas uterinas para a fertilização do oócito por um espermatozoide; prepara o revestimento do útero para implantação do oócito fertilizado; e, em caso de fecundação, mantém a produção de hormônios esteroides para o feto até que a placenta possa assumir esse papel.

Oogênese

Nos ovários em desenvolvimento, as células germinativas primordiais produzem oogônias por divisões mitóticas até a 20ª a 24ª semana de gestação. Nessa época, existem aproximadamente 7 milhões de oogônias. A partir da 8ª a 9ª semana de gestação, algumas dessas oogônias entram na prófase da meiose e se tornam oócitos primários. O processo meiótico continua até aproximadamente 6 meses após o nascimento, quando todas as oogônias se tornam oócitos. Os oócitos permanecem em estado de prófase suspensa; a primeira divisão meiótica não termina até a ovulação, muitos anos depois. Ao mesmo tempo, há perda de oócitos. Ao nascimento, restam apenas 2 milhões de oócitos; na puberdade, somente 400 mil oócitos; à menopausa (que marca o fim do período fértil), poucos ou nenhum. Enquanto os homens continuamente produzem espermatogônias e espermatócitos, as mulheres não sintetizam novas oogônias e têm um *pool* de oócitos em declínio.

O **desenvolvimento dos folículos ovarianos** ocorre nos estágios ilustrados na Figura 10.7.

1. **Primeiro estágio.** O primeiro estágio do desenvolvimento folicular é paralelo à prófase do oócito. Assim, o primeiro estágio do folículo ovariano dura muitos anos. A menor duração do primeiro estágio é de 13 anos (idade aproximada da primeira ovulação); a maior é de 50 anos (idade aproximada da menopausa). À medida que o oócito primário cresce, as células da granulosa proliferam e nutrem o oócito com nutrientes e hormônios esteroides. Durante esse estágio, o folículo primordial se desenvolve em um **folículo primário**, as células da teca interna se desenvolvem e as células da granulosa começam a secretar líquido. Não há progressão do folículo além desse primeiro estágio em ovários pré-púberes.
2. **Segundo estágio.** O segundo estágio do desenvolvimento folicular é muito mais rápido do que o primeiro estágio. Essa fase ocorre em 70 a 85 dias e apenas durante o período fértil. Alguns folículos entram nessa sequência a cada ciclo menstrual. Um líquido com hormônios esteroides, mucopolissacarídeos, proteínas e FSH se acumula em uma área central do folículo chamada de antro. Os hormônios esteroides atingem o antro por secreção direta das células da granulosa. As células da granulosa e da teca continuam a crescer. Ao final do segundo estágio, o folículo é denominado **folículo de Graaf** e seu diâmetro médio é de 2 a 5 mm.
3. **Terceiro estágio.** O terceiro e último estágio do desenvolvimento folicular é o mais rápido, ocorrendo de 5 a 7 dias após a menstruação (a menstruação marca o fim do ciclo anterior). Um único folículo de Graaf domina suas coortes, que regridem. Em 48 horas, o **folículo dominante** cresce até 20 mm de diâmetro. No 14º dia de um ciclo menstrual de 28 dias, há a **ovulação** e o folículo dominante se rompe e libera seu oócito na cavidade peritoneal. Nesse momento, a primeira divisão meiótica termina e o oócito secundário resultante entra na tuba uterina adjacente, onde começa a segunda divisão meiótica. Na tuba uterina, a fertilização por um espermatozoide leva ao término da segunda divisão meiótica, produzindo o oócito haploide com 23 cromossomos.

Os elementos residuais do folículo primário rompido formam o **corpo lúteo**, composto principalmente de células da granulosa, mas também de células da teca, capilares e fibroblastos. O corpo lúteo sintetiza e secreta hormônios esteroides, que são necessários para a implantação e manutenção do zigoto em caso de fertilização. Se *houver* fertilização, o corpo lúteo secretará hormônios esteroides até que a placenta assuma esse papel na gestação. Na *ausência* de fertilização, o corpo lúteo regride durante os 14 dias seguintes (a segunda metade do ciclo menstrual), e é substituído por uma cicatriz chamada de **corpo albicans**.

Síntese e secreção de estrógeno e progesterona

Os hormônios esteroides ovarianos, progesterona e 17β-estradiol, são sintetizados pelos folículos ovarianos por meio das funções combinadas das **células da granulosa** e das **células da teca** (Figura 10.8). Praticamente todas as etapas da via biossintética são as mesmas discutidas para o córtex suprarrenal e os testículos. Lembre-se de que o córtex suprarrenal produz todos os intermediários até a androstenediona, mas, como não tem a enzima 17β-hidroxiesteroide desidrogenase, não sintetiza testosterona. Lembre-se também

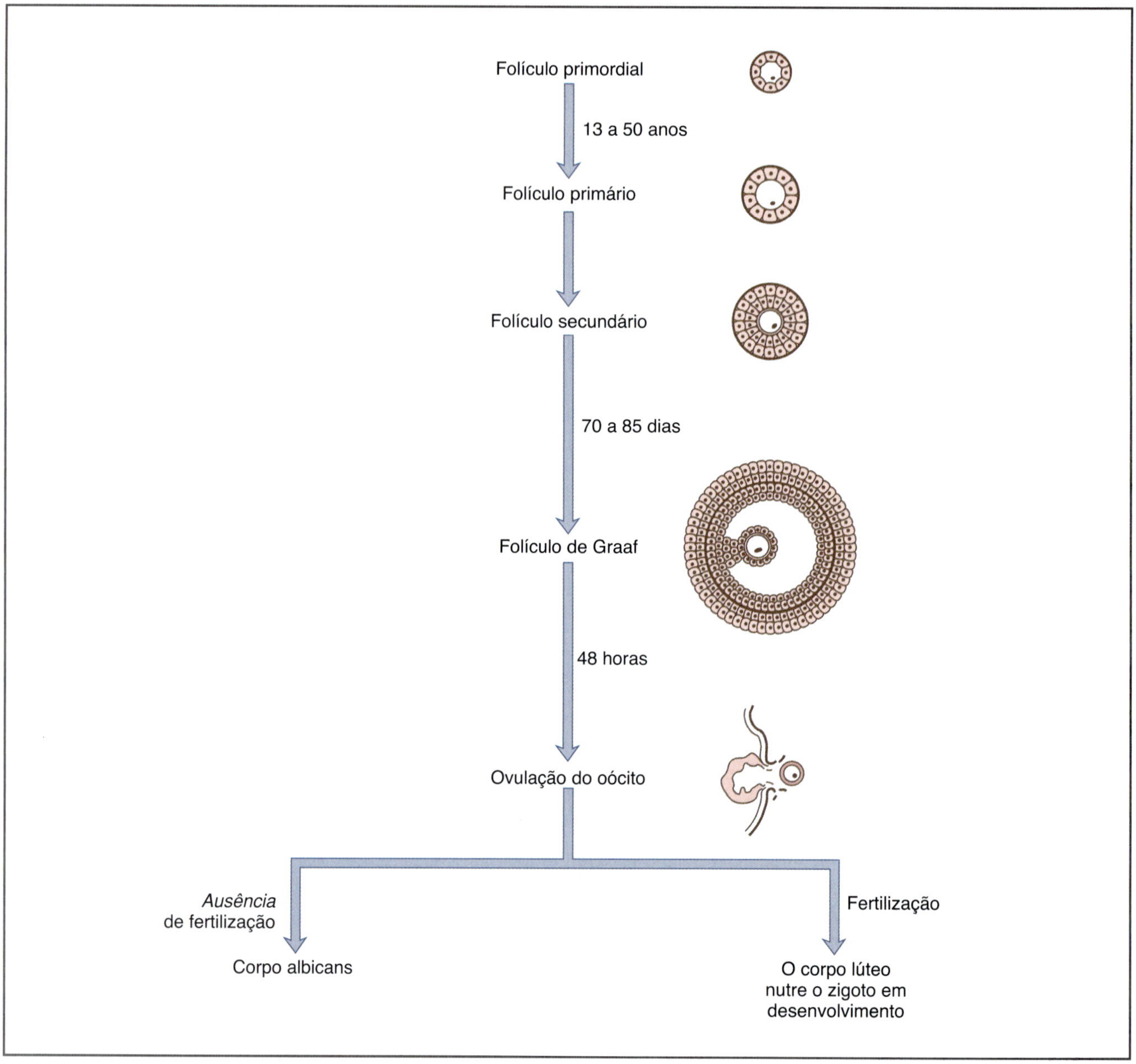

Figura 10.7 Desenvolvimento do oócito a partir de um folículo primordial. Se houver a fertilização, o corpo lúteo secreta hormônios esteroides e sustenta o zigoto em desenvolvimento. Na ausência de fertilização, o corpo lúteo regride e se torna o corpo albicans.

de que os testículos apresentam 17β-hidroxiesteroide desidrogenase e produzem testosterona como seu principal produto hormonal. Os ovários têm *todas* as etapas da via biossintética, *inclusive* **aromatase**, que converte a testosterona em 17β-estradiol, o principal estrógeno ovariano.

A progesterona e o 17β-estradiol são sintetizados da seguinte forma: as **células da teca** produzem e secretam progesterona. Também sintetizam androstenediona, a qual difunde-se das células da teca para as células da granulosa próximas, que contêm 17β-hidroxiesteroide desidrogenase e aromatase. Nas **células da granulosa**, a androstenediona é convertida em testosterona e a testosterona é, então, convertida em 17β-estradiol. O FSH e o LH participam do processo biossintético. O **LH** estimula o colesterol desmolase nas células da teca, o primeiro passo na via biossintética (paralelamente ao seu papel nos testículos). O **FSH** estimula a aromatase nas células da granulosa, a última etapa da síntese do 17β-estradiol.

Regulação dos ovários

Como observado, os ovários têm duas funções: oogênese e secreção dos hormônios esteroides sexuais femininos. As duas funções são controladas pelo eixo hipotalâmico-hipofisário. Assim como nos testículos, o hormônio hipotalâmico é o GnRH e os hormônios da adeno-hipófise são o FSH e o LH.

GnRH

Assim como a função testicular nos homens, a função ovariana na mulher é impulsionada pela atividade **pulsátil** do

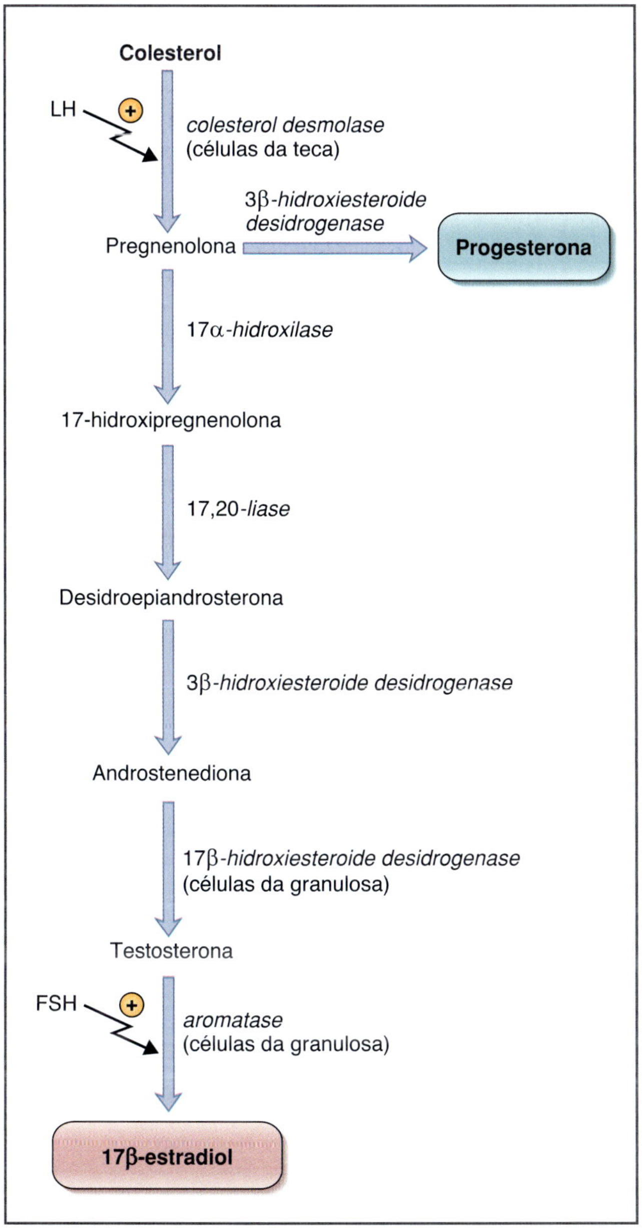

Figura 10.8 Via biossintética da progesterona e do 17β-estradiol nos ovários. O hormônio luteinizante (*LH*) estimula o colesterol desmolase nas células da teca. O hormônio foliculoestimulante (*FSH*) estimula a aromatase nas células da granulosa.

eixo hipotalâmico-hipofisário. O GnRH é levado diretamente para a adeno-hipófise em alta concentração, no qual estimula a secreção pulsátil de FSH e LH. Esses últimos, então, agem nos ovários para estimular o desenvolvimento folicular, a ovulação e a síntese dos hormônios esteroides sexuais femininos.

FSH e LH

Para entender o controle hipotalâmico-hipofisário dos ovários, é necessário analisar seu comportamento cíclico. A cada 28 dias, uma sequência de desenvolvimento folicular, ovulação e formação, e degeneração de um corpo lúteo é repetida no **ciclo menstrual**. Os primeiros 14 dias desse ciclo envolvem o desenvolvimento folicular e são chamados de **fase folicular**. Os últimos 14 dias são dominados pelo corpo lúteo e são chamados de **fase lútea**. No ponto médio do ciclo, entre a fase folicular e a fase lútea, ocorre a **ovulação**.

As ações do FSH e do LH no desenvolvimento folicular e na ovulação são explicadas a seguir.

- **FSH.** As células da granulosa são as únicas células ovarianas com receptores de FSH. As primeiras ações do FSH estimulam o crescimento das células da granulosa nos folículos primários e a síntese de estradiol. O estradiol produzido localmente sustenta o efeito trófico do FSH nas células foliculares. Assim, os dois efeitos do FSH nas células da granulosa se reforçam de maneira mútua: mais células, mais estradiol, mais células
- **LH.** A ovulação é iniciada pelo LH. Imediatamente antes da ovulação, a concentração de LH no sangue aumenta de maneira acentuada e induz a ruptura do folículo dominante, liberando o oócito. O LH também estimula a formação do corpo lúteo, um processo chamado luteinização, e mantém a produção de hormônios esteroides pelo corpo lúteo durante a fase lútea do ciclo menstrual.

Feedback *negativo e positivo*

Nas mulheres, o eixo hipotalâmico-hipofisário é controlado por ***feedback* negativo *e* positivo**, dependendo da fase do ciclo menstrual (Figura 10.9).

- Na **fase folicular** do ciclo menstrual, o FSH e o LH estimulam a síntese e a secreção de estradiol pelas células foliculares. Uma ação do estradiol é o *feedback negativo* sobre a secreção de GnRH pelo hipotálamo, e a secreção de FSH e LH pela adeno-hipófise. Assim, a fase folicular é dominada por efeitos de *feedback* negativo do estradiol no eixo hipotalâmico-hipofisário
- No **meio do ciclo**, há uma inversão do padrão de *feedback*. Os níveis de estradiol aumentam de maneira acentuada devido à proliferação de células foliculares e à estimulação da síntese de estradiol durante a fase folicular. Ao atingir um nível crítico (de pelo menos 200 picogramas por mililitro de plasma), o estradiol tem um efeito de *feedback positivo* na secreção de GnRH pelo hipotálamo e na secreção de FSH e LH pela adeno-hipófise (por suprarregulação dos receptores de GnRH na adeno-hipófise), o que *eleva* ainda mais a secreção de FSH e LH. Esse pico de secreção hormonal pela adeno-hipófise, chamada de **pico ovulatório de FSH e LH**, desencadeia a ovulação do oócito maduro
- Na **fase lútea** do ciclo menstrual, a principal secreção hormonal dos ovários é a progesterona. Uma das ações da progesterona é o *feedback negativo* sobre a secreção de GnRH pelo hipotálamo e a secreção de FSH e LH pela adeno-hipófise. Assim, a fase lútea é dominada pelos efeitos de *feedback* negativo da progesterona no eixo hipotalâmico-hipofisário
- A **inibina** e a **ativina** são glicoproteínas e membros da superfamília do fator transformador do crescimento β; são produzidas pelas células da granulosa

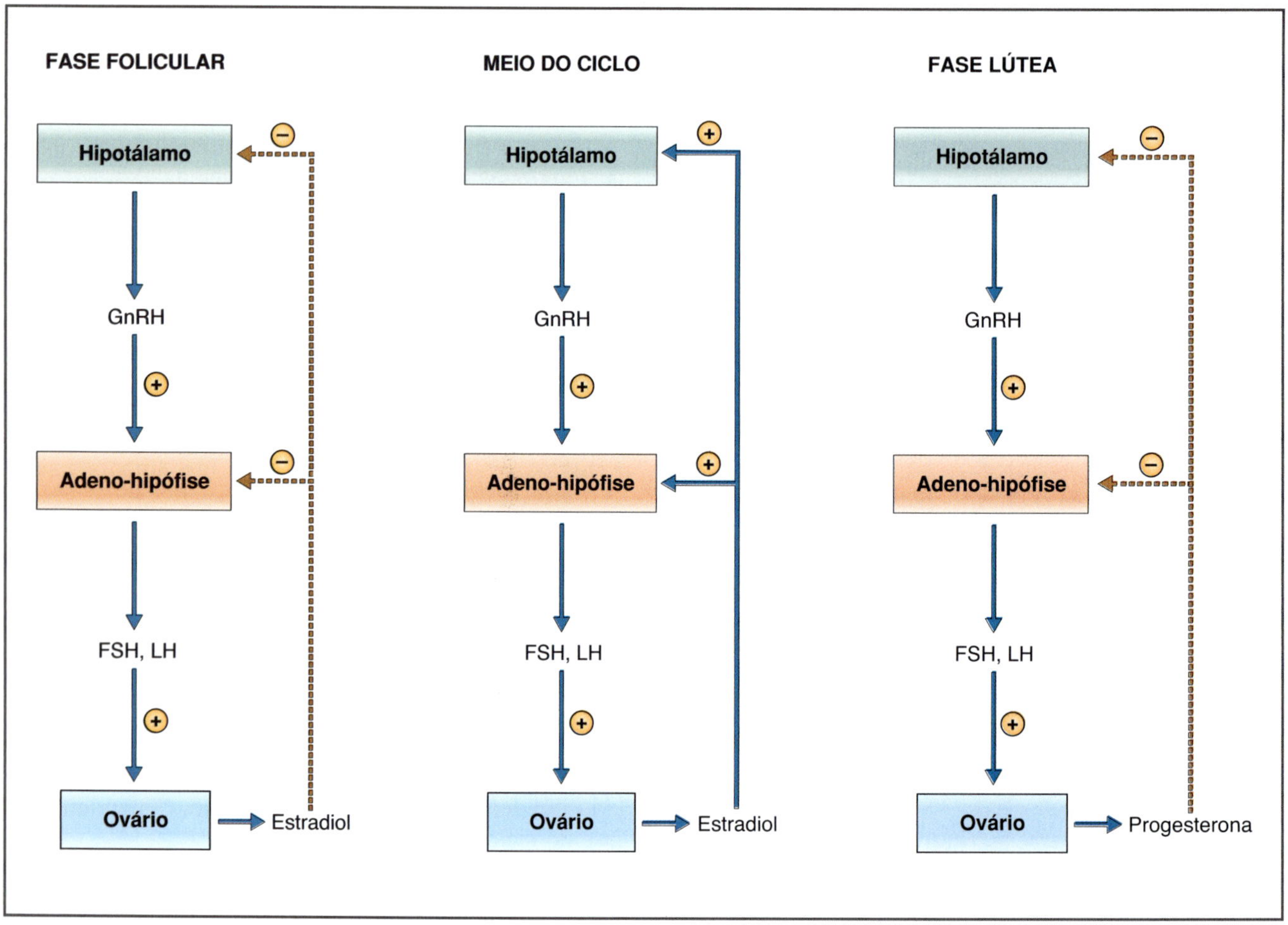

Figura 10.9 Controle da secreção do hormônio foliculoestimulante (*FSH*) e do hormônio luteinizante (*LH*) em mulheres durante o ciclo menstrual. As fases folicular e lútea são caracterizadas por *feedback* negativo de estradiol e progesterona, respectivamente, na adeno-hipófise. O meio do ciclo é caracterizado pelo *feedback* positivo do estradiol na adeno-hipófise. *GnRH*, hormônio liberador de gonadotrofina.

ovariana. Como nos homens, a inibina diminui a secreção de FSH da adeno-hipófise. A ativina aumenta a secreção de FSH para promover a foliculogênese.

Ações do estrógeno e da progesterona

As Tabelas 10.2 e 10.3 resumem as ações fisiológicas do estrógeno e da progesterona. De modo geral, os dois hormônios esteroides ovarianos atuam de maneira coordenada para auxiliar a atividade reprodutiva das mulheres, inclusive o desenvolvimento do oócito; o desenvolvimento e a manutenção do corpo lúteo para sustentar um oócito fertilizado; a manutenção da gestação e a preparação das mamas para a lactação.

Normalmente, estrógeno e progesterona complementam ou potencializam as ações um do outro no sistema genital feminino. Às vezes antagonizam ou modulam as ações um do outro. Ao longo do ciclo menstrual, a secreção de estrógeno pelos ovários precede a secreção de progesterona, preparando os tecidos-alvo para responder à progesterona. Um exemplo desse "preparo" é a suprarregulação dos receptores de progesterona pelo estrógeno em vários tecidos-alvo. Sem o estrógeno e sua ação reguladora, a progesterona tem pouca atividade biológica.

Tabela 10.2 Ações dos estrógenos nos tecidos-alvo.

Maturação e manutenção do útero, das tubas uterinas, do colo do útero e da vagina
Responsáveis pelo desenvolvimento das características sexuais secundárias femininas na puberdade
Necessários para o desenvolvimento das mamas
Responsáveis pela proliferação e pelo desenvolvimento das células da granulosa do ovário
Suprarregulação dos receptores de estrógeno, progesterona e LH
Efeitos de *feedback* negativo *e* positivo na secreção de FSH e LH
Manutenção da gestação
Diminuição do limiar uterino para estímulos contráteis
Estimulação da secreção de prolactina
Bloqueio da ação da prolactina nas mamas
Diminuição do nível sérico de LDL-colesterol
Antiosteoporose

FSH, hormônio foliculoestimulante; *LDL*, lipoproteína de baixa densidade; *LH*, hormônio luteinizante.

Por outro lado, a progesterona infrarregula os receptores de estrógeno em alguns tecidos-alvo, diminuindo sua capacidade de resposta ao estrógeno.

Tabela 10.3 Ações da progesterona nos tecidos-alvo.

Manutenção da atividade secretora do útero durante a fase lútea
Desenvolvimento das mamas
Efeitos de *feedback* negativo na secreção de FSH e LH
Manutenção da gestação
Elevação do limiar uterino para estímulos contráteis durante a gestação

FSH, hormônio foliculoestimulante; *LH*, hormônio luteinizante.

Desenvolvimento do sistema genital feminino

Na puberdade, os ovários, impulsionados pela secreção pulsátil de FSH e LH, começam a secretar estrógeno. Por sua vez, o estrógeno promove o crescimento e o desenvolvimento do sistema genital feminino: útero, tubas uterinas, colo do útero e vagina. A progesterona também é ativa nesses tecidos, geralmente aumentando sua atividade secretora. Assim, no **útero**, o estrógeno causa proliferação celular, crescimento celular e aumento da contratilidade; a progesterona aumenta a atividade secretora e diminui a contratilidade. Nas **tubas uterinas**, o estrógeno estimula a atividade ciliar e a contratilidade, auxiliando o movimento dos espermatozoides em direção ao útero; a progesterona aumenta a atividade secretora e diminui a contratilidade. Na **vagina**, o estrógeno estimula a proliferação de células epiteliais; a progesterona estimula a diferenciação, mas inibe a proliferação de células epiteliais.

Ciclo menstrual

Ao longo do ciclo menstrual, o estrógeno e a progesterona são responsáveis pelas alterações no endométrio, no colo do útero e na vagina, e pela regulação por *feedback* da secreção de FSH e LH pela adeno-hipófise.

Com base em um ciclo "típico" de 28 dias, a **fase folicular** do ciclo menstrual é o período de 14 dias que antecede a ovulação. Essa fase, também chamada de **fase proliferativa**, é dominada pelo estrógeno. O 17β-estradiol, cuja secreção aumenta de maneira acentuada durante essa fase, tem efeitos significativos no revestimento endometrial do útero, preparando-o para a *possibilidade* de aceitar um oócito fertilizado: o estradiol estimula o crescimento do endométrio, das glândulas e do estroma, e o alongamento das artérias espiraladas que irrigam o endométrio. O estradiol também faz com que o muco cervical se torne abundante, aquoso e elástico. Espalhado em uma lâmina de vidro, o muco cervical da fase folicular produz um padrão conhecido como "folha de samambaia". Essa característica do muco cervical tem significado fisiológico: os canais formados no muco aquoso criam aberturas no colo do útero que podem ser atravessadas pelos espermatozoides.

A **fase lútea** de um ciclo menstrual de 28 dias é o período de 14 dias após a ovulação. Essa fase também é chamada de **fase secretora** e é dominada pela progesterona. A proliferação do endométrio diminui, assim como sua espessura. As glândulas uterinas tornam-se mais tortuosas, acumulam glicogênio nos vacúolos e suas secreções de muco aumentam. O estroma do endométrio torna-se edematoso. As artérias espiraladas se alongam e ficam ainda mais enroladas. A secreção de progesterona diminui a quantidade de muco cervical, que se torna espesso e não elástico, e não forma a "folha de samambaia" na lâmina. (Como a oportunidade de fertilização já passou, o muco cervical não precisa ser penetrável pelo espermatozoide.)

Mamas

O desenvolvimento das mamas adultas é absolutamente dependente do estrógeno. As mamas, ou glândulas mamárias, são compostas de ductos lobulares revestidos por um epitélio secretor de leite. Pequenos ductos convergem e desembocam em ductos maiores que se fundem no mamilo. Essas estruturas glandulares estão inseridas no tecido adiposo. Na puberdade, com o início da secreção de estrógeno, os ductos lobulares crescem e a área ao redor do mamilo, a aréola, aumenta. O estrógeno também aumenta a quantidade de tecido adiposo, dando aos seios sua forma feminina característica. A progesterona colabora com o estrógeno ao estimular a atividade secretora nos ductos mamários.

Gestação

Os maiores níveis de estrógeno e progesterona são observados na gestação; no começo, são sintetizados pelo corpo lúteo e, no meio da gestação, pela placenta. Tanto o estrógeno quanto a progesterona têm múltiplos papéis na gestação. O estrógeno estimula o crescimento do miométrio e do sistema ductal das mamas, a secreção de prolactina e o aumento da genitália externa. A progesterona mantém o revestimento endometrial do útero e aumenta o limiar uterino aos estímulos contráteis, preservando a gestação até que o feto esteja pronto para o parto.

Outras ações do estrógeno e da progesterona

Além dessas ações já discutidas, o estrógeno contribui para o estirão de crescimento da puberdade, o fechamento das epífises no final do estirão e a deposição de gordura subcutânea (ou seja, distribuição da gordura em padrão feminino). A progesterona tem ação termogênica branda, que aumenta a temperatura corpórea basal durante a fase lútea do ciclo menstrual. Esse aumento da temperatura corpórea basal durante a fase lútea é a base do método contraceptivo "tabelinha", em que o aumento da temperatura pode ser usado retrospectivamente para determinar o momento da ovulação.

Eventos do ciclo menstrual

O ciclo menstrual se repete aproximadamente a cada 28 dias durante o período fértil da mulher: da puberdade até a menopausa. Os eventos do ciclo são o desenvolvimento de um folículo ovariano e seu oócito, seguido da ovulação, da preparação do sistema genital para receber o oócito fertilizado e do desprendimento do revestimento endometrial se não ocorrer fertilização. O ciclo pode ter 21 a 35 dias, mas a duração média é de 28 dias. A variabilidade na duração do ciclo é atribuível à variabilidade na duração da fase folicular; a fase lútea é constante. As alterações hormonais e os eventos de um ciclo menstrual de 28 dias são ilustrados na Figura 10.10 e descritos a seguir. *Por convenção, o dia 0 marca o início da menstruação do ciclo anterior.*

1. **Fase folicular ou proliferativa.** A fase folicular ocorre do dia 0 até o 14º dia. Nesse período, um folículo primordial se desenvolve em um folículo de Graaf e os folículos vizinhos sofrem atresia (degeneração ou regressão). Após a degeneração dos folículos vizinhos, o folículo remanescente é chamado de **folículo dominante**. No início da fase folicular, os receptores de FSH e LH são suprarregulados nas células da teca e da granulosa, e as gonadotrofinas estimulam a síntese de estradiol. A fase folicular é dominada pelo **17β-estradiol**, cujos níveis aumentam de maneira constante. Os altos níveis de estradiol causam proliferação do revestimento endometrial do útero e inibem, por *feedback* negativo, a secreção de GnRH pelo hipotálamo e a secreção de FSH e LH pela adeno-hipófise (ver Figura 10.9).
2. **Ovulação.** A ovulação ocorre no 14º dia de um ciclo menstrual de 28 dias. Independentemente da duração do ciclo, a ovulação geralmente ocorre *14 dias antes da menstruação.* Em um ciclo de 35 dias, por exemplo, a ovulação ocorre no 21º dia ou 14 dias antes da menstruação; em um ciclo de 24 dias, a ovulação ocorre no 10º dia. A ovulação se dá depois de um pico de secreção de estradiol no final da fase folicular: esse pico tem um efeito de *feedback* positivo na secreção de GnRH pelo hipotálamo e na secreção de FSH e LH pela adeno-hipófise (chamado pico de FSH e LH). O **pico de FSH e LH** provoca a ovulação do oócito maduro. Na ovulação, há aumento do volume de muco cervical e ele se torna aquoso e mais permeável aos espermatozoides. Os níveis de estradiol diminuem logo após a ovulação, mas voltam a subir na fase lútea.
3. **Fase lútea ou secretora.** A fase lútea ocorre entre 14 e 28 dias, terminando com o início da menstruação. Nessa fase, o corpo lúteo se desenvolve e começa a sintetizar estradiol e progesterona. Os altos níveis de **progesterona** estimulam a atividade secretora do endométrio e aumentam sua vascularização. Assim, na fase folicular, o estradiol faz com que o revestimento endometrial prolifere; na fase lútea, a progesterona prepara o endométrio para receber um oócito fertilizado. A temperatura corpórea basal aumenta durante a fase lútea porque a progesterona aumenta o ponto de ajuste da temperatura no hipotálamo. O muco cervical torna-se menos abundante e mais espesso, e agora é "tarde demais" para o espermatozoide fertilizar o oócito. No final da fase lútea, na ausência de fertilização, há regressão do corpo lúteo. Essa regressão leva à perda da fonte lútea de estradiol e progesterona, e os níveis sanguíneos dos hormônios diminuem de maneira abrupta.
4. **Menstruação.** A regressão do corpo lúteo e a perda abrupta de estradiol e progesterona causam a perda do revestimento endometrial e de sangue (menstruação ou sangramento menstrual). Normalmente, a menstruação dura de 4 a 5 dias, correspondendo aos 0 a 4º ou 5º dia do próximo ciclo menstrual. Nesse tempo, os folículos primordiais do *próximo* ciclo estão sendo recrutados e começam a se desenvolver.

Gestação

O oócito fertilizado por um espermatozoide começa a se dividir e formará o feto. O período de desenvolvimento do feto é chamado de **gestação** ou **gravidez** e, em humanos, dura cerca de 40 semanas.

Na gestação, os níveis de estrógeno e progesterona aumentam constantemente. Suas funções incluem a manutenção do endométrio, o desenvolvimento das mamas para a lactação após o parto e a supressão do desenvolvimento de novos folículos ovarianos. No início da gestação (primeiro trimestre), a fonte de hormônios esteroides é o corpo lúteo; entre a metade e o final da gestação (segundo e terceiro trimestres), a fonte é a placenta.

Eventos do início da gestação

A Tabela 10.4 resume os eventos do início da gestação. O calendário tem como base o número de dias após a ovulação e inclui as etapas descritas a seguir.

1. A **fertilização** do oócito ocorre até 24 horas após a ovulação, em uma porção distal do oviduto chamada de **ampola**. O espermatozoide penetra no oócito, o segundo corpo polar é extrudado e o oócito fertilizado começa a se dividir. Quatro dias após a ovulação, o oócito fertilizado, o **blastocisto**, com cerca de 100 células, chega à cavidade uterina.
2. **Implantação.** O blastocisto flutua livremente na cavidade uterina por 1 dia e, então, se implanta no endométrio 5 dias após a ovulação. A receptividade do endométrio ao oócito fertilizado é bastante dependente de uma **baixa razão estrógeno/progesterona** e corresponde ao período de maior produção de progesterona pelo corpo lúteo. No momento da implantação, o blastocisto consiste em uma massa interna de células, que se tornará o feto, e uma borda externa de células chamada de **trofoblasto**. O trofoblasto invade o endométrio e se liga às membranas maternas. Assim, o trofoblasto contribui com a porção *fetal* da placenta. No ponto de implantação, sob estimulação pela progesterona, o endométrio se diferencia em uma camada especializada de **células decíduas**. Com o tempo, a decídua envolve todo o concepto. As células trofoblásticas proliferam e formam o **sinciciotrofoblasto**, cuja função é permitir a penetração profunda do blastocisto no endométrio.

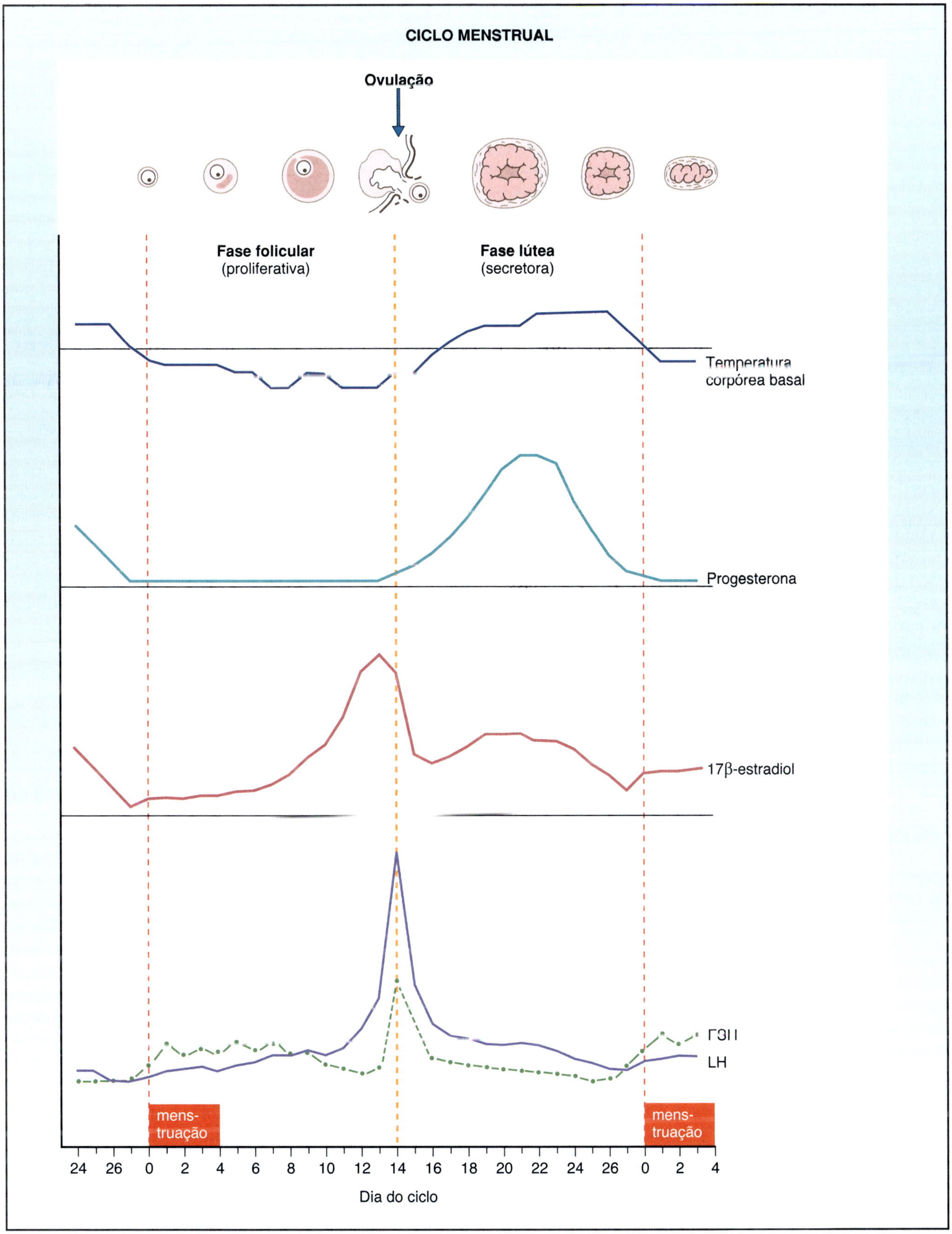

Figura 10.10 Eventos do ciclo menstrual. Os dias do ciclo são contados a partir do início da menstruação do ciclo anterior. A ovulação ocorre no 14º dia de um ciclo de 28 dias. *FSH*, hormônio foliculoestimulante; *LH*, hormônio luteinizante.

Tabela 10.4 Eventos do início da gestação.

Evento	Dias após a ovulação
Ovulação	0 dia
Fertilização	1 dia
Entrada do blastocisto na cavidade uterina	4 dias
Implantação	5 dias
Formação do trofoblasto e fixação ao endométrio	6 dias
Início da secreção trofoblástica de HCG	8 dias
"Resgate" do corpo lúteo pela HCG	10 dias

HCG, gonadotrofina coriônica humana.

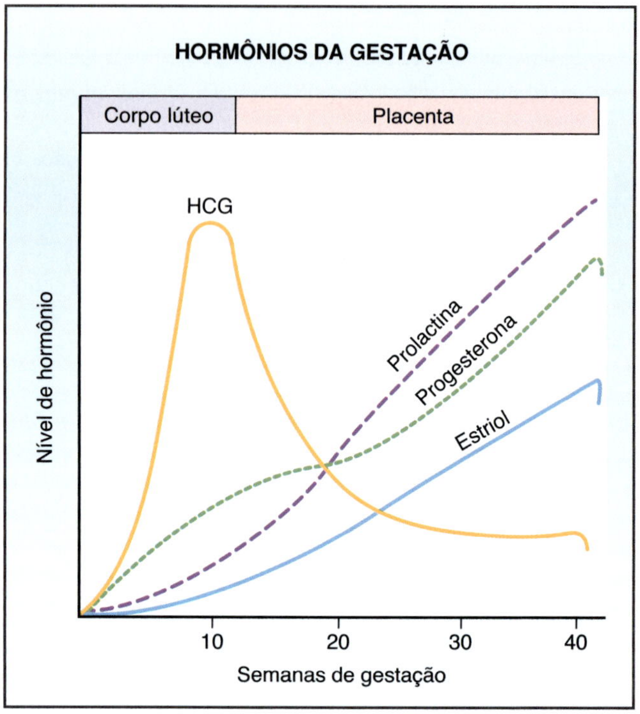

Figura 10.11 Hormônios da gestação. O número de semanas de gestação é contado a partir do início da última menstruação. *HCG*, gonadotrofina coriônica humana.

3. **Secreção de HCG e "resgate" do corpo lúteo.** O trofoblasto, que se tornará a placenta, começa a secretar HCG cerca de 8 dias após a ovulação. O HCG, que tem atividade biológica semelhante ao LH, é essencial porque "informa" a fertilização para o corpo lúteo. O corpo lúteo, agora sob a direção do HCG, continua a sintetizar progesterona e estrógeno, que mantêm o endométrio para a implantação. Em outras palavras, o HCG do trofoblasto (placenta) "resgata" o corpo lúteo da regressão. (Sem fertilização e estimulação pelo HCG, o corpo lúteo regride 12 dias após a ovulação, quando cessa a produção de hormônios esteroides e ocorre a menstruação.) Os altos níveis de estrógeno e progesterona também suprimem o desenvolvimento da próxima coorte de folículos ovarianos.

   A produção de HCG aumenta drasticamente nas primeiras semanas de gestação. O **teste de gravidez** se baseia na excreção de grandes quantidades de HCG na urina, que são mensuráveis. O HCG é detectável na urina materna 9 dias após a ovulação, mesmo antes da próxima menstruação esperada.

Hormônios da gestação

A duração da gestação é, por convenção, contada a partir da data da última menstruação. A gestação dura cerca de 40 semanas desde o início do último período menstrual, ou 38 semanas a partir da data da última ovulação. A gestação é dividida em três trimestres, cada um com aproximadamente 13 semanas. A Figura 10.11 mostra os níveis de hormônios durante a gestação.

- **Primeiro trimestre.** O HCG é produzido pelo trofoblasto a partir de 8 dias após a fertilização. Como já descrito, esse hormônio "resgata" o corpo lúteo da regressão e, com ação semelhante ao LH, estimula a produção de progesterona e estrógeno pelo corpo lúteo. Os níveis de HCG são máximos aproximadamente na 9ª semana gestacional e, depois, diminuem. Embora o HCG continue a ser produzido durante a gestação, sua função além do primeiro trimestre não é clara
- **Segundo e terceiro trimestres.** Durante o segundo e o terceiro trimestres, a placenta, em conjunto com a mãe e o feto, assume a responsabilidade pela produção de hormônios esteroides. A Figura 10.12 mostra as vias de síntese de progesterona e estrógeno.

  A **progesterona** é produzida pela placenta da seguinte maneira: o colesterol entra na placenta via circulação materna. Na placenta, o colesterol é convertido em pregnenolona que, então, é convertida em progesterona.

  O **estriol**, a principal forma de estrógeno durante a gestação, é produzido por meio da interação coordenada da mãe e da placenta e, mais importante, exige a participação do feto. Novamente, o colesterol chega à placenta pela circulação materna e é convertido em pregnenolona na placenta. A pregnenolona entra na circulação fetal e é convertida em sulfato de desidroepiandrosterona (sulfato de DHEA) no **córtex suprarrenal fetal**. O sulfato de DHEA é hidroxilado a 16-OH DHEA-sulfato no **fígado fetal**. O 16-OH DHEA-sulfato volta para a placenta, onde uma enzima sulfatase remove o sulfato e a aromatase o converte em estriol.

  A placenta também produz o hormônio peptídico **lactogênio placentário humano** (hPL), que é estruturalmente similar ao hormônio do crescimento e à prolactina. O hPL ajuda a coordenar a economia de combustível na unidade fetoplacentária por meio da conversão de glicose em ácidos graxos e cetonas. O feto usa ácidos graxos e cetonas como fonte de energia e os armazena como reservatórios para o início do período neonatal.

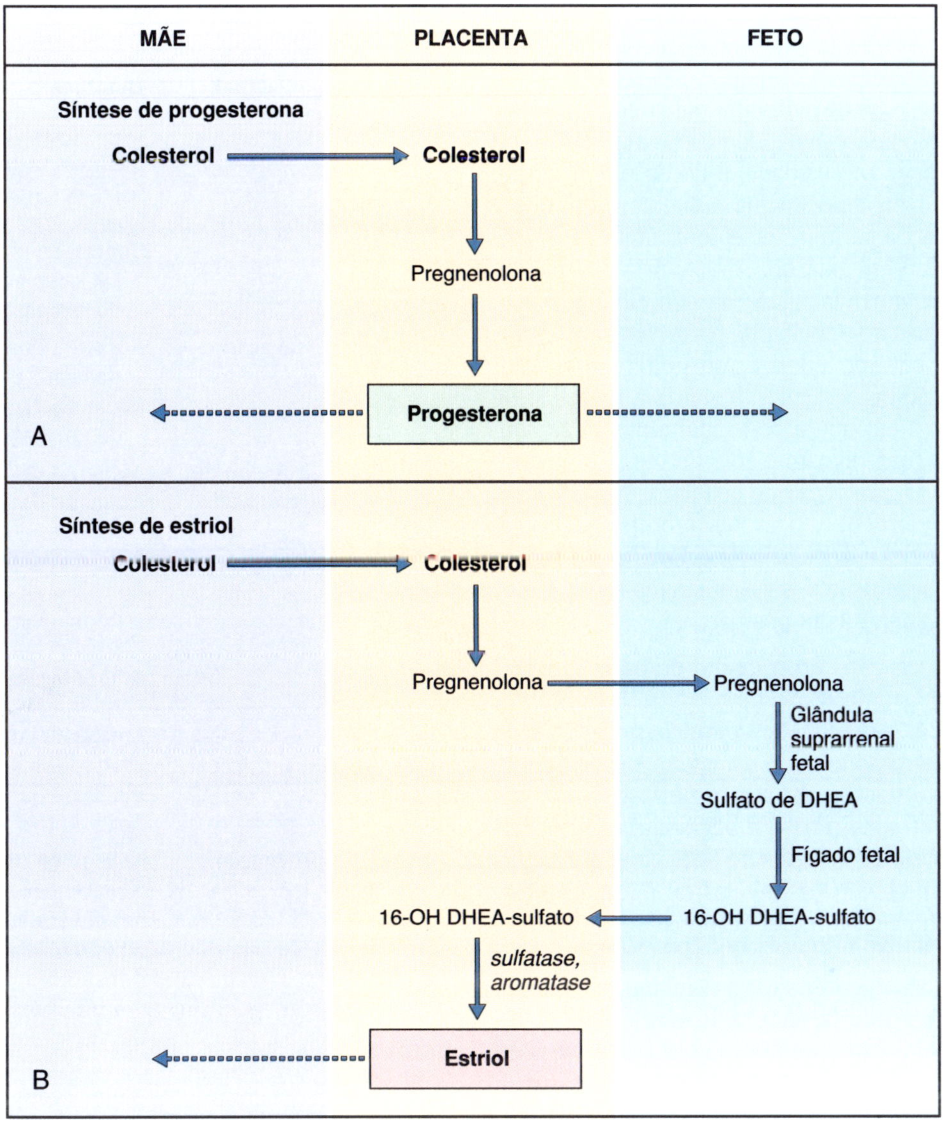

Figura 10.12 Síntese de progesterona (A) e estriol (B) durante a gestação. A progesterona é sintetizada inteiramente pela placenta. A síntese de estriol exige a placenta, as glândulas suprarrenais fetais e o fígado fetal. *DHEA*, desidroepiandrosterona.

Parto

O parto ocorre cerca de 40 semanas após o início do último período menstrual. O mecanismo do parto requer estrógeno, progesterona, ocitocina, prostaglandinas e relaxina. Os fatores a seguir contribuem para o início e a manutenção do trabalho de parto.

- **Distensão do útero.** Uma vez que o feto atinge um tamanho crítico, a distensão do útero aumenta sua contratilidade. As contrações descoordenadas, conhecidas como contrações de Braxton Hicks, começam cerca de 1 mês antes do parto
- **Suprarregulação de receptores uterinos para $PGF_{2\alpha}$ e ocitocina.** A curto prazo, a suprarregulação desses receptores uterinos prepara o útero para responder às ações contráteis das prostaglandinas e da ocitocina. Há também suprarregulação dos componentes dos complexos de junções comunicantes entre as células do músculo liso uterino
- **Aumento da sensibilidade uterina ao estrógeno + diminuição da sensibilidade uterina à progesterona.** A progesterona e o estrógeno têm efeitos opostos na contratilidade uterina. A **progesterona** mantém a gestação ao inibir a contratilidade uterina, enquanto o **estrógeno** aumenta a contratilidade uterina. Portanto, a curto prazo, o aumento da sensibilidade ao estrógeno em relação à progesterona favorece o efeito contrátil do estrógeno no útero
- **Aumento da produção uterina de prostaglandinas PGE_2 e $PGF_{2\alpha}$.** Os níveis uterinos de prostaglandinas são maiores devido ao aumento da atividade estrogênica (ver anteriormente) e dos maiores níveis de ocitocina (ver adiante). Essas prostaglandinas locais exercem três efeitos parácrinos importantes. (1) Aumentam a concentração intracelular de cálcio nas células musculares lisas uterinas, aumentando a contratilidade e iniciando o trabalho de parto. (2) Promovem a formação de junções comunicantes entre as células musculares lisas uterinas

para permitir a contração síncrona do útero. (3) Causam amolecimento, adelgaçamento (apagamento) e dilatação do colo do útero

- **Aumento da secreção de ocitocina pela neuro-hipófise materna.** A ocitocina é um poderoso estimulante das contrações uterinas (na verdade, é usada para indução do parto). Os níveis de ocitocina aumentam durante a gestação *e*, perto do parto, os receptores uterinos de ocitocina sofrem suprarregulação. A ocitocina e as prostaglandinas têm efeitos sinérgicos na contratilidade conforme a progressão do trabalho de parto. No parto ativo, a dilatação do colo do útero é um poderoso estimulante da secreção de ocitocina, levando a um ciclo de *feedback* positivo em que a ocitocina aumenta as contrações uterinas, que dilatam o colo do útero, o que aumenta ainda mais a secreção de ocitocina. Na fase final do trabalho de parto, após a expulsão do feto e da placenta, as contrações induzidas pela ocitocina são fundamentais para a constrição dos vasos sanguíneos uterinos e limitação do sangramento pós-parto.

Existem quatro estágios do trabalho de **parto normal** (Tabela 10.5). No **estágio 0**, o útero está quiescente e o colo do útero está fechado. As contrações de Braxton Hicks começam perto do final do estágio 0. No **estágio 1**, o útero está pronto para a contração, pois os receptores para estímulos contráteis ($PGF_{2\alpha}$ e ocitocina) são suprarregulados. No **estágio 2**, os níveis de $PGF_{2\alpha}$ aumentam, as junções comunicantes entre as células do miométrio tornam-se proeminentes e há maior responsividade uterina ao $PGF_{2\alpha}$ e à ocitocina. As contrações uterinas empurram o feto em direção ao colo do útero, que dilata; por fim, há a expulsão do feto e da placenta. No **estágio 3**, a ocitocina mantém fortes contrações uterinas, que contraem as arteríolas espiraladas e limitam o sangramento pós-parto. Após a expulsão da placenta, as concentrações hormonais voltam aos níveis pré-gestacionais, à exceção da prolactina, cujos níveis permanecem elevados se a mãe amamentar recém-nascido (ver Figura 10.11).

Tabela 10.5 Estágios do parto.

Estágio	Evento principal	Detalhes
0	Quiescência	Útero relaxado Menor sensibilidade a estímulos contráteis Colo do útero fechado Contrações de Braxton Hicks começam no final do estágio 0
1	Ativação	Aumento dos receptores uterinos para $PGF_{2\alpha}$ e ocitocina Maior síntese de componentes de junções comunicantes
2	Trabalho de parto ativo	Aumento dos níveis de $PGF_{2\alpha}$ Aumento das junções comunicantes entre as células do miométrio Aumento da responsividade do miométrio à $PGF_{2\alpha}$ e à ocitocina As contrações movem o feto em direção ao colo do útero Amolecimento do colo do útero (obliteração) Dilatação do colo do útero Parto de feto e placenta
3	Involução	Após parto do feto e da placenta A ocitocina mantém a forte contração uterina → constrição das arteríolas espiraladas Diminuição dos níveis de estrógeno → redução das dimensões do útero

Lactação

Ao longo da gestação, o estrógeno e a progesterona estimulam o crescimento e o desenvolvimento das mamas, preparando-as para a lactação. O estrógeno também estimula a secreção de prolactina pela adeno-hipófise e os níveis desse hormônio aumentam de maneira constante ao longo da gestação (ver Figura 10.11). No entanto, embora a concentração de prolactina seja elevada durante a gestação, *não há* lactação porque o estrógeno e a progesterona bloqueiam a ação da prolactina na mama. Depois do parto, com a queda rápida dos níveis de estrógeno e progesterona, seus efeitos inibidores sobre a mama são removidos e a lactação pode acontecer. Como descrito no Capítulo 9, a lactação é mantida pela sucção, que estimula a secreção de ocitocina e prolactina.

A lactação provoca **supressão da ovulação** porque a sucção e o aumento dos níveis de prolactina inibem a secreção de GnRH pelo hipotálamo e a secreção de FSH e LH pela adeno-hipófise. Embora não seja 100% eficaz, a amamentação é, de fato, um método de contracepção e planejamento familiar em algumas regiões do mundo.

Contracepção hormonal

Os **contraceptivos orais** ("pílula") contêm combinações de estrógeno e progesterona ou apenas progesterona. São ingeridos nos dias 0 a 21 de um ciclo de 28 dias e depois suspensos nos dias 22 a 28, possibilitando sangramento por privação hormonal. Os contraceptivos orais combinados têm uma dose fixa de estrógeno e progesterona ou baixa dose de estrógeno com doses variadas de progesterona. A "minipílula" contém apenas progesterona.

As ações contraceptivas dos contraceptivos orais combinados são baseadas nos efeitos de *feedback* negativo do estrógeno e da progesterona no hipotálamo (para inibir a secreção de GnRH) e na adeno-hipófise (para inibir a secreção de FSH e LH). Os menores níveis de FSH inibem a foliculogênese e os menores níveis de LH impedem a salva de LH e a ovulação. Além disso, a progesterona das preparações combinadas reduz ainda mais a fertilidade ao tornar o muco cervical mais espesso e torná-lo impenetrável pelos espermatozoides, e ao diminuir a motilidade das tubas uterinas, o que interfere no transporte do oócito e do espermatozoide para o local de fertilização. Os efeitos de contraceptivos que contêm apenas progesterona são baseados nos efeitos do hormônio no muco cervical e na motilidade tubária.

Menopausa

A menopausa é a cessação dos ciclos menstruais, sinalizando o fim da função reprodutiva nas mulheres. Ocorre por volta dos 50 anos. Durante vários anos que antecedem a menopausa, os ciclos anovulatórios (ciclos menstruais em que não há ovulação) tornam-se mais comuns e o número de folículos ovarianos funcionais diminui. Assim, a secreção de estrógeno diminui de maneira gradual e, por fim, é interrompida. Devido à diminuição do nível de estrógeno, há redução do *feedback* negativo na adeno-hipófise e, consequentemente, aumento da secreção e pulsatilidade de FSH e LH na menopausa.

Os sinais/sintomas da menopausa são causados pela perda da fonte ovariana de estrógeno e incluem atrofia do epitélio vaginal, diminuição das secreções vaginais, relaxamento pélvico, perda do tônus vaginal, diminuição da massa mamária, perda óssea acelerada e osteoporose, instabilidade vascular ("fogachos" e sudorese noturna), transtornos do sono e alterações de humor. (Como o estrógeno pode ser produzido com base em precursores andrógenos no tecido adiposo, mulheres obesas tendem a ser menos sintomáticas do que mulheres não obesas.)

A **reposição hormonal** visa substituir a fonte ovariana de estrógeno, minimizando ou prevenindo os sinais/sintomas da menopausa; a progesterona é associada com estrógeno (em mulheres com útero) para reduzir o risco de câncer endometrial por estrógeno sem oposição. Os **moduladores seletivos do receptor de estrógeno (MSREs)** são compostos que interagem com os receptores de estrógeno. Os MSREs podem atuar como agonistas ou antagonistas de estrógeno, dependendo do tecido-alvo. Por exemplo, o tamoxifeno e o raloxifeno atuam como agonistas de estrógeno nos ossos e no sistema cardiovascular, mas são antagonistas de estrógeno na mama e no útero.

RESUMO

- O sexo genético é determinado pelos cromossomos sexuais, XX ou XY. O sexo gonadal é definido pela existência de testículos ou ovários. O sexo fenotípico é determinado pela produção hormonal das gônadas
- A puberdade em homens e mulheres é iniciada pela secreção pulsátil de GnRH, que impulsiona a secreção pulsátil de FSH e LH. A secreção pulsátil de FSH e LH leva testículos e ovários a secretarem seus respectivos hormônios esteroides sexuais (testosterona, progesterona e estrógeno)
- Nos homens, os testículos são responsáveis pela espermatogênese e pela secreção de testosterona. A testosterona é sintetizada com base no colesterol pelas células de Leydig. Em alguns tecidos-alvo, a testosterona tem de ser convertida em di-hidrotestosterona pela ação da 5α-reductase. A testosterona atua localmente para auxiliar a espermatogênese e em tecidos-alvo extratesticulares, como o músculo esquelético
- A regulação dos testículos ocorre por efeitos de *feedback* negativo da testosterona e da inibina no hipotálamo e na adeno-hipófise
- Nas mulheres, os ovários são responsáveis pela oogênese e pela secreção de progesterona e estrógeno. A progesterona e o 17β-estradiol são sintetizados com base no colesterol pelas células da teca e da granulosa, respectivamente. As células da teca sintetizam progesterona e testosterona, enquanto as células da granulosa convertem a testosterona em 17β-estradiol pela ação da aromatase
- O ciclo menstrual tem uma fase folicular (proliferativa) e uma fase lútea (secretora). A fase folicular é dominada pelo estrógeno e a fase lútea é dominada pela progesterona. A ovulação ocorre no 15º dia de um ciclo menstrual de 28 dias. Se houver fertilização, o corpo lúteo sintetiza hormônios esteroides para sustentar o zigoto em desenvolvimento. Se não ocorrer fertilização, o corpo lúteo regride e ocorre a menstruação
- O início da gestação é sustentado por hormônios esteroides produzidos pelo corpo lúteo, como determinado pela HCG do trofoblasto. O segundo e o terceiro trimestres da gestação são sustentados por hormônios esteroides da placenta. Os níveis de progesterona, estriol e prolactina aumentam de maneira constante durante a gestação. O parto tem quatro estágios: quiescência, ativação, trabalho de parto ativo e involução
- A menopausa é a cessação dos ciclos menstruais. Durante esse período, o número de folículos ovarianos funcionais e a secreção de estrógeno diminuem, e os níveis circulantes e a pulsatilidade da secreção de FSH e LH aumentam.

Desafie-se

Responda a cada pergunta com uma palavra, frase, sentença ou solução numérica. Quando uma lista de respostas possíveis é fornecida com a pergunta, uma, mais de uma ou nenhuma das opções pode estar correta. As respostas corretas são fornecidas no fim do livro.

1 *Em qual das seguintes causas de puberdade tardia a administração pulsátil de GnRH seria efetivo: disfunção hipotalâmica, disfunção das células de Leydig, síndrome de insensibilidade aos andrógenos?*

2 *Qual etapa da síntese de testosterona é ativada pelo LH: androstenediona em testosterona, colesterol em pregnenolona, testosterona em di-hidrotestosterona?*

3 *Qual enzima esteroidogênica não existe nas gônadas: 17α-hidroxilase, 21β-hidroxilase, colesterol desmolase?*

4 *Qual hormônio mantém o corpo lúteo da gestação: LH, HCG, estradiol, progesterona?*

5 *Quais dos seguintes órgãos são necessários para sintetizar estrógeno durante o terceiro trimestre de gestação: corpo lúteo, ovários maternos, placenta, fígado fetal, córtex suprarrenal materno, fígado materno, córtex suprarrenal fetal?*

6 *Durante qual período do ciclo menstrual o folículo dominante produz a maior parte do estrógeno: dias 1 a 4, dias 5 a 14, dias 15 a 20, dias 21 a 25, dias 26 a 28?*

7 *Durante qual período do ciclo menstrual há regressão do corpo lúteo (na ausência de fertilização): dias 1 a 4, dias 5 a 14, dias 15 a 20, dias 21 a 25, dias 26 a 28?*

8 *Um homem genético com deficiência de 5α-reductase apresenta quais das seguintes características masculinas: testículos, massa muscular, distribuição de pelos em padrão masculino, epidídimo, tom de voz grave?*

9 *Qual dos seguintes é encontrado na síndrome de insensibilidade a andrógenos: fenótipo masculino, testículos, altos níveis de receptores andrógenos, vagina?*

10 *Qual etapa da síntese ovariana de estradiol é estimulada pelo FSH: colesterol → pregnenolona, androstenediona → testosterona, testosterona → 17β-estradiol?*

Apêndice 1 Abreviaturas e Símbolos Comuns

σ	coeficiente de reflexão
τ	constante de tempo
λ	constante de comprimento
2,3-DPG	2,3-difosfoglicerato
ACh	acetilcolina
AchE	acetilcolinesterase
ACT	água corporal total
ACTH	hormônio adrenocorticotrófico
ADP	difosfato de adenosina
ANP	peptídeo natriurético atrial ou atriopeptina
ATP	trifosfato de adenosina
ATPase	adenosina trifosfatase
BHE	barreira hematencefálica
C	complacência, capacitância ou *clearance* (depuração)
cAMP	monofosfato de adenosina cíclico
CCK	colecistocinina
cGMP	monofosfato de guanosina cíclico
CI	capacidade inspiratória
COMT	catecol-*O*-metiltransferase
CPT	capacidade pulmonar total
CRF	capacidade funcional residual
CRH	hormônio liberador de corticotrofina
CV	capacidade vital
CVF	capacidade vital forçada
DHEA	desidroepiandrosterona
DIT	diiodotirosina
DNA	ácido desoxirribonucleico
DOC	11 desoxicorticosterona
DPOC	doença pulmonar obstrutiva crônica
DPPC	dipalmitoil fosfatidilcolina
ECA	enzima conversora de angiotensina
ECG	eletrocardiograma
EPP	potencial da placa terminal
EPSP	potencial pós-sináptico excitatório
ERP	período refratário efetivo
FPR	fluxo plasmático renal
FSH	hormônio foliculoestimulante
FSR	fluxo sanguíneo renal
GABA	ácido γ-aminobutírico
GDP	difosfato de guanosina
GHRH	hormônio liberador do hormônio do crescimento
G_i	proteína G inibidora
GIP	peptídeo insulinotrópico dependente de glicose
GMP	monofosfato de guanosina
GnRH	hormônio liberador de gonadotrofina
GRP	peptídeo liberador de gastrina
G_s	proteína G estimuladora
GTP	trifosfato de guanosina
HAD	hormônio antidiurético
HCG	gonadotrofina coriônica humana
HGH	hormônio de crescimento humano
hPL	lactogênio placentário humano
IGF	fator de crescimento semelhante à insulina
IP_3	inositol 1,4,5-trifosfato
IPSP	potencial pós-sináptico inibidor
LCR	líquido cefalorraquidiano (liquor)
LEC	líquido extracelular
LH	hormônio luteinizante
LIC	líquido intracelular
LSC	líquido cerebrospinal
MAO	monoamina oxidase
MEPP	potencial de placa terminal em miniatura
MIT	monoiodotirosina
mRNA	ácido ribonucleico mensageiro
MSH	hormônio estimulador de melanócitos
NC	nervo craniano
NE	noradrepinefrina
Nó AV	nó atrioventricular
Nó SA	nó sinoatrial
NO	óxido nítrico
P	pressão
PAH	ácido *para*-amino-hipúrico
PAM	pressão arterial média
P_B	pressão barométrica
PIF	fator inibidor de prolactina
PIP_2	fosfatidilinositol 4,5-difosfato
PLC	fosfolipase C
POMC	pró-opiomelanocortina
PTH	paratormônio
PTH-rp	peptídeo relacionado com o paratormônio

PTU	propiltiouracila
$\dot{Q}$	fluxo sanguíneo ou fluxo de ar
R	resistência
RE	retículo endoplasmático
RNA	ácido ribonucleico
RPT	resistência periférica total
RRP	período refratário relativo
RS	retículo sarcoplasmático
SERCA	Ca^{2+} ATPase do retículo sarcoplasmático e endoplasmático
SHBG	globulina ligante de hormônios sexuais
SIHAD	síndrome de secreção inadequada de hormônio antidiurético
SNA	sistema nervoso autônomo
SNC	sistema nervoso central
SNP	período supranormal
SNP	sistema nervoso periférico
SRIF	fator inibidor da liberação de somatotrofina
SRY	região determinante do sexo do cromossomo Y
STPD	temperatura e pressão padrão, sem umidade
T_3	tri-iodotironina
T_4	tiroxina
TBG	globulina ligante de tiroxina
TCPS	temperatura corpórea e pressão em saturação
TFG	taxa de filtração glomerular
T_m	transporte máximo
TMB	taxa metabólica basal
TRH	hormônio liberador de tireotrofina
TSH	hormônio tireoestimulante
U	ureia
V	volume
$\dot{V}$	fluxo de gás
$\dot{V}_a$	ventilação alveolar
V_C	volume corrente
VIP	peptídeo vasoativo intestinal que inibe a secreção de HCl
VMA	ácido 3-metoxi-4-hidroximandélico
VR	volume residual
VRE	volume de reserva expiratório

Apêndice 2 Valores Normais e Constantes

Concentrações plasmáticas, séricas ou sanguíneas

Substância	Valor médio normal	Intervalo	Comentários
Ácido úrico	5 mg/dℓ		
Bicarbonato (HCO_3^-)	24 mEq/ℓ	22 a 26 mEq/ℓ	Sangue venoso; medido como CO_2 total
Cálcio (Ca^{2+}) ionizado	5 mg/dℓ		
Cálcio (Ca^{2+}) total	10 mg/dℓ		
Cloreto (Cl^-)	100 mEq/ℓ	98 a 106 mEq/ℓ	
Creatinina	1,2 mg/dℓ	0,5 a 1,5 mg/dℓ	
Fosfato	1,2 mmol/ℓ		
Glicemia	80 mg/dℓ	70 a 100 mg/dℓ	Em jejum
Hematócrito	0,45	0,4 a 0,5	Homens = 0,47; mulheres = 0,41
Hemoglobina	15 g/dℓ		
Hidrogênio iônico (H^+)	40 nEq/ℓ		Sangue arterial
Magnésio (Mg^{2+})	0,9 mmol/ℓ		
Osmolaridade	287 mOsm/ℓ	280 a 298 mOsm/ℓ	Osmolalidade é mOsm/kg H_2O
Pco_2, arterial	40 mmHg		
Pco_2, venosa	46 mmHg		
pH, arterial	7,4	7,35 a 7,45	
pH, venosa	7,37		
Po_2, arterial	100 mmHg		
Po_2, venosa	40 mmHg		
Potássio (K^+)	4,5 mEq/ℓ		
Proteína, albumina	4,5 g/dℓ		
Proteína total	7 g/dℓ	6 a 8 g/dℓ	
Saturação de O_2	98%	96 a 100%	Sangue arterial
Sódio (Na^+)	140 mEq/ℓ		
Ureia	12 mg/dℓ	9 a 18 mg/dℓ	Os valores variam conforme o teor de proteína na dieta

Outros parâmetros e valores

Sistema	Parâmetro	Valor médio normal	Comentários
Cardiovascular	Débito cardíaco, repouso	5 ℓ/min	
	Débito cardíaco, exercício	15 ℓ/min	Valor máximo
	Volume sistólico	80 mℓ	
	Frequência cardíaca, repouso	60/min	
	Frequência cardíaca, exercício	180/min	Valor máximo
	Fração de ejeção	0,55	Volume sistólico/volume diastólico final
	Pressão arterial (Pa) sistêmica	100 mmHg	Sistólica = 120 mmHg Diastólica = 80 mmHg
	Pressão arterial pulmonar	15 mmHg	Sistólica = 25 mmHg Diastólica = 8 mmHg
	Pressão do átrio direito	2 mmHg	
	Pressão do átrio esquerdo	5 mmHg	Pressão pulmonar em cunha
Respiratório	Pressão barométrica (P_B)	760 mmHg	Nível do mar
	Pressão do vapor de água (P_{H_2O})	47 mmHg	A 37°C
	Capacidade pulmonar total	6,0 ℓ	
	Capacidade residual funcional	2,4 ℓ	
	Capacidade vital	4,7 ℓ	
	Volume corrente	0,5 ℓ	
	STPD	273 K, 760 mmHg	Condições-padrão, sem umidade
	TCPS	310 K, 760 mmHg, 47 mmHg	Condições corporais, em saturação
	Solubilidade de O_2 no sangue	0,003 mℓ O_2/100 mℓ sangue por mmHg	
	Solubilidade de CO_2 no sangue	0,07 mℓ CO_2/100 mℓ sangue por mmHg	
	Produção de CO_2	200 mℓ/min	
	Consumo de O_2	250 mℓ/min	
	Quociente de troca respiratória	0,8	Produção de CO_2/consumo de O_2
	Hematócrito	0,45	
	Concentração de hemoglobina	15 g/dℓ	
	Capacidade de ligação a O_2 da hemoglobina	1,34 mℓ O_2/g Hb	Em 100% de saturação
Renal	Água corporal total	60% do peso corporal	
	Água corporal, LIC	40% do peso corporal	
	Água corporal, LEC	20% do peso corporal	Líquido intersticial e plasma
	Taxa de filtração glomerular (TFG)	120 mℓ/min	Homens = 120 mℓ/min Mulheres = 95 mℓ/min
	Fluxo plasmático renal (FPR)	650 mℓ/min	*Clearance* (depuração) de PAH
	Fluxo sanguíneo renal (FSR)	1.200 mℓ/min	
	Fração de filtração	0,2	TFG/FPR
	Hiato aniônico no soro	10 a 16 mEq/ℓ	$[Na^+] - ([Cl^-] + [HCO_3^-])$

TCPS, temperatura corpórea e pressão em saturação; *LEC*, líquido extracelular; *LIC*, líquido intracelular; *PAH*, ácido para-amino-hipúrico; *STPD*, temperatura e pressão padrão, sem umidade.

Ácidos e bases fracas	pK	Outros valores	
Ácido acetoacético	3,8	Área superficial corporal (para um homem de 70 kg)	1,73 m^2
Amônia (NH_3/NH_4^+)	9,2	Peso corporal	70 kg
Ácido β-hidroxibutírico	4,8	Constante de Faraday (F)	96.500 coulombs/equivalente
Ácido carbônico (HCO_3^-/CO_2)	6,1	Constante do gás (R)	0,082 ℓ-atm/mol-K
Creatinina	5,0	2,3 RT/F	60 mV em 37°C
Hemoglobina desoxigenada	7,9		
Hemoglobina oxigenada	6,7		
Ácido láctico	3,9		
Ácido fosfórico ($HPO_4^{-2}/H_2PO_4^-$)	6,8		

Respostas das Seções Desafie-se!

CAPÍTULO 1

1 Solução B, negativa; Solução A, positiva

2 150 mmol/ℓ de ureia

3 Aumenta

4 Fase ascendente do potencial de ação

5 25 *quanta*

6 Toxina botulínica

7 Potencial de ação na fibra nervosa; abertura de canais de Ca^{2+} no terminal pré-sináptico; liberação de ACh do terminal pré-sináptico; ligação de ACh aos receptores nicotínicos, abertura de canais iônicos dependentes de ligantes; MEPP; EPP; potencial de ação na fibra muscular

8 Aproximadamente igual (Dica: a tensão passiva nesse intervalo é desprezível)

9 Substância P, vasopressina

10 O fluxo irá dobrar (Dica: $\Delta C = 10 - 1 = 9$; se os dois lados dobrarem, $\Delta C = 20 - 2 = 18$)

11 L-Dopa, dopamina, norepinefrina

12 Aumento do diâmetro do nervo: aumenta; aumento da resistência interna (R_i): diminui; aumento da resistência da membrana (R_m): aumenta; diminuição da capacitância da membrana (C_m): aumenta; aumento da constante de comprimento: aumenta; aumento da constante de tempo: diminui

13 Despolariza; a fraqueza muscular se deve ao fechamento das comportas de inativação dos canais de Na^+, que ficam indisponíveis para transporte da corrente do íon para o aumento do potencial de ação muscular

14 Mudança conformacional na miosina que reduz sua afinidade pela actina

15 Antagonista do receptor nicotínico; inibidor da recaptação de colina; inibidor da liberação de ACh

16 A água flui de A para B (Dica: o π_{eff} calculado da Solução B é maior que o da Solução A e a água flui do π_{eff} menor para o maior)

17 Como E_{K+} é mais negativo que E_m, K^+ "quer" que o potencial de membrana seja mais negativo do que é. Para conseguir isso, K^+ sai da célula = corrente de efluxo. Como E_{Cl-} é menos negativo que E_m, Cl^- "quer" que o potencial de membrana seja menos negativo do que é. Para isso, Cl^- sai da célula = corrente de influxo. (Observe que, em relação a Cl^-, a carga elétrica negativa que sai da célula é equivalente à carga elétrica positiva que entra na célula, o que é chamado de corrente de influxo)

CAPÍTULO 2

1 Dilatação das vias respiratórias; relaxamento da parede da bexiga

2 Muscarínicos; esfíncter

3 Gânglios nos tecidos-alvo ou adjacências (Dicas: todos os neurônios pós-ganglionares têm receptores nicotínicos; as glândulas sudoríparas têm inervação colinérgica simpática; todos os neurônios pré-ganglionares são colinérgicos)

4 Inibe (ou bloqueia); receptores β_1

5 Efeito da epinefrina para aumento da contratilidade cardíaca; efeito da epinefrina para aumento da frequência cardíaca

6 Feniletanolamina-*N*-metiltransferase

7 Agonista α_1-adrenérgico (contrai o músculo liso vascular, elevando ainda mais a pressão arterial); agonista β_1-adrenérgico (aumenta a frequência cardíaca e a contratilidade cardíaca, elevando ainda mais a pressão arterial)

8 Muscarínicos, contração, muscarínicos, relaxamento

9 α_q se liga ao GDP, α_q se liga ao GTP, ativação da fosfolipase C, geração de IP_3, liberação de Ca^{2+} das reservas intracelulares, ativação de proteinoquinase

10 Diminuição da velocidade de condução no nó AV; secreção de ácido gástrico; ereção; sudorese em 1 dia quente

CAPÍTULO 3

1 Nervo óptico direito

2 Para a esquerda (Dica: o nistagmo pós-rotatório está na direção oposta da rotação original)

3 Um

4 Reflexo patelar; reflexo de estiramento (Dica: o reflexo patelar é um exemplo de reflexo de estiramento)

5 Fásico

6 Luz; conversão de 11-*cis* rodopsina em all-*trans* rodopsina; transducina; diminuição de cGMP; fechamento de canais de Na^+; hiperpolarização; liberação de neurotransmissor

7 *Mais* negativo; *diminui* a probabilidade de ocorrência de potenciais de ação

8 Órgãos tendinosos de Golgi: ativados
Fibras aferentes Ia: inalteradas (Dica: as fibras aferentes Ia participam do reflexo de estiramento)
Fibras aferentes Ib: ativadas
Interneurônios inibidores: ativados
Motoneurônios α: inibidos

9 Proteína; glicose; K^+

10 Rotação para a direita – o canal direito é ativado; a cabeça para de girar – o canal esquerdo é ativado

11 Mais largo; mais complacente; mais baixas

CAPÍTULO 4

1 mmHg/mℓ/min ou mmHg/ℓ/min

2 800 milissegundos (Dica: 60 segundos em 1 minuto)

3 Potencial de ação ventricular; liberação de Ca^{2+} do retículo sarcoplasmático; ligação de Ca^{2+} à troponina C; tensão; acúmulo de Ca^{2+} pelo retículo sarcoplasmático

4 0,50 (Dica: a frequência cardíaca não é necessária para o cálculo)

5 Relaxamento ventricular isovolumétrico (Dica: o enchimento do ventrículo ocorre durante a sístole atrial)

6 Aumento; aumento

7 77 mℓ (Dica: primeiro, calcule o volume sistólico a partir do débito cardíaco e da frequência cardíaca; em seguida, use o volume sistólico calculado e o volume diastólico final declarado para calcular o volume sistólico final)

8 Filtração efetiva; a força motriz é de 9 mmHg

9 Todos os parâmetros citados diminuem

10 Volume diastólico final (ou pré-carga)

11 Aumento da fosforilação do fosfolambam; aumento da duração do potencial de ação

12 Fase 0

13 Excitabilidade

14 Aumento da frequência cardíaca (Dica: cada alteração, por si só, aumenta a frequência cardíaca)

15 Frequência cardíaca; resistência de leitos vasculares cutâneos; níveis de angiotensina II (Dica: o volume sem estresse diminui devido à venoconstrição)

16 Diminui o raio (Dica: T = P × r. Assim, se P aumenta, r deve diminuir para manter a tensão constante da parede)

17 Pulmonar (Dica: o fluxo sanguíneo pulmonar é 100% do débito cardíaco)

18 Aumento da contratilidade (Dicas: o volume diastólico final é a pré-carga e a pressão aórtica é a pós-carga)

19 Ejeção ventricular rápida

20 Diminuição; diminuição

21 Diminuição do débito cardíaco secundário por aumento da pressão aórtica (Dica: o trabalho de pressão é maior do que o trabalho de volume)

22 A resistência total diminui de 3,33 para 2,5

23 Vaso sanguíneo "A" (Dica: Velocidade = Fluxo/Área)

24 Incisura dicrótica: traço de pressão arterial
Receptores β_1: nó sinoatrial e ventricular
L_{max}: curva de comprimento-tensão
Raio elevado à quarta potência: resistência dos vasos sanguíneos ou equação da resistência
Fosfolamban: retículo sarcoplasmático
Efeito dromotrópico negativo: nó AV
Pressão diferencial (pressão de pulso): artérias ou pressão arterial
Automaticidade normal: nó SA
Fração de ejeção: ventrículo

25 Ejeção ventricular rápida, relaxamento ventricular isovolumétrico

26 Diâmetro das arteríolas esplâncnicas, RPT

27 Volume sistólico final

28 Efeito simpático para aumento da contratilidade

29 65 mℓ (Dica: após uma diminuição repentina da contratilidade, a compensação de Frank-Starling provoca a normalização parcial do volume sistólico)

30 Diminuição do débito cardíaco

CAPÍTULO 5

1 1.500 mℓ

2 Mililitros ou litros (Dica: *VEF_1* é o volume expirado no primeiro segundo da expiração forçada; não é um volume fracionário)

3 547,5 mmHg (Dica: [740 a 47] × 0,79)

4 39,3 mℓ/min/mmHg (Dica 1: $\dot{V}_{CO}$ = D_L × ΔP; dica 2: P_{CO} no ar ambiente = [P_B – 47 mmHg] × 0,001 e a P_{CO} no sangue é, a princípio, zero)

5 Aumento da concentração de H^+, aumento dE P_{CO_2}, aumento da concentração de 2,3-difosfoglicerato (2,3-DPG) (Dica: aumento de P_{50} = desvio à direita)

6 Nenhuma das alterações listadas modifica a capacidade de ligação de O_2 à hemoglobina (Dica: a capacidade de ligação de O_2 corresponde aos mililitros de O_2 ligados a 1 g de hemoglobina em 100% de saturação. Os deslocamentos para a direita e para a esquerda alteram a porcentagem de saturação, mas não a quantidade de O_2 que pode ser ligada a 100% de saturação)

7 P_{O_2} diminui e P_{CO_2} aumenta

8 Pa_{O_2}

9 Fluxo sanguíneo, ventilação, P_{CO_2}

10 Defeitos de $\dot{V}/\dot{Q}$, fibrose, *shunt* da direita para a esquerda

11 Capacidade inspiratória

12 Capacidade vital, VEF_1 (Dica: VEF_1/CVF é menor nas doenças obstrutivas, mas maior naquelas restritivas)

13 3,5 ℓ/min (Dicas: primeiro, calcule V_D [200 mℓ]; diversos dos valores indicados não são necessários para o cálculo)

14 Aumento da CRF

15 Pressão das vias respiratórias = +15 cm H_2O e pressão intrapleural = +20 cm H_2O

16 Grandes altitudes

17 Diminuição de P_{IO_2}, PA_{O_2} e Pa_{O_2}, hiperventilação, diminuição de Pa_{CO_2}, aumento do pH

18 VEF_1: curva ou medida da capacidade vital forçada
- $\dot{V}/\dot{Q}$ = 0: região do pulmão em que há obstrução das vias respiratórias ou *shunt*
- $P_A > P_a$: ápice do pulmão
- Pós-carga do ventrículo direito: artéria pulmonar ou pressão arterial pulmonar
- Cadeias γ: hemoglobina fetal
- P_{50}: curva de dissociação de O_2-hemoglobina
- Inclinação da curva de pressão-volume: complacência
- Normalmente, pressão inferior a P_B: espaço intrapleural
- D_L: barreira capilar alveolar/pulmonar
- P_{O_2} < 60 mmHg estimula a respiração: quimiorreceptores periféricos ou corpos carotídeos

19 Igual a P_{O_2} arterial sistêmica

20 Diminui

21 Porque, nos defeitos de $\dot{V}/\dot{Q}$, a maior parte do fluxo sanguíneo pulmonar vai para regiões de $\dot{V}/\dot{Q}$ baixo e *shunt* da direita para a esquerda (que têm P_{O_2} baixa)

22 Diminuição de PA_{CO_2} (Dica: o espaço morto aumenta PA_{O_2} e reduz PA_{CO_2}; a broncoconstrição compensatória é mediada pela menor PA_{CO})

CAPÍTULO 6

1 Arteríola eferente

2 Em todas as concentrações abaixo do limite

3 A pressão oncótica é maior (Dica: a maior filtração de líquido dos capilares glomerulares aumentaria a concentração de proteínas plasmáticas)

4 Abaixo do T_m (Dica: abaixo do T_m, a suposição de que PAH da veia renal ≅ 0 está correta)

5 306,7 mOsm/ℓ (Dicas: nova água corporal total = 45 ℓ; NaCl dissocia-se em duas partículas; novos osmoles corporais totais = 13.000 mOsm)

6 Inalterada (Dica: se a TFG for constante e o fluxo de urina aumentar, a concentração de inulina na urina diminui)

7 Aumenta

8 Espaço de Bowman ou túbulo contorcido proximal inicial (Dica: $[TF/P]_{inulina}$ é menor antes de qualquer reabsorção de água)

9 Espaço de Bowman ou início do túbulo contorcido proximal

10 Diminui (Dica: o cotransportador de Na^+-K^+-$2Cl^-$ é necessário para a multiplicação em contracorrente, que estabelece o gradiente corticopapilar)

11 Diabetes insípido central

12 Diminui

13 mg/min (ou quantidade/tempo)

14 Diminuição

15 Falta de insulina, espironolactona, hiperosmolaridade

16 Inibição do cotransporte de Na^+-fosfato, diminuição da excreção urinária de Ca^{2+}

17 Reabsorção efetiva, 1.100 mg/min

18 Ponto médio do túbulo contorcido distal ou início do túbulo distal

19 Depuração de PAH abaixo de T_m (Dicas: a depuração de glicose abaixo do limiar é zero; a depuração de inulina é a TFG; a depuração de PAH abaixo de T_m é o FPR)

20 K^+ em uma dieta rica em K^+, inulina, Na^+, HCO_3^-, glicose (abaixo do limiar)

21 A carga filtrada é maior que a reabsorção efetiva

CAPÍTULO 7

1 Ácido fraco "A"

2 7,9 mEq/ℓ

3 Maior (Dica: hiperventilação para compensação da acidose metabólica)

4 Diarreia, superdosagem de salicilato, insuficiência renal crônica

5 Diuréticos de alça, diuréticos tiazídicos (Dica: inibidores da anidrase carbônica e diuréticos poupadores de K^+ causam acidose metabólica)

6 Acidose metabólica; o hiato aniônico é de 29 mEq/ℓ

7 mOsm/ℓ

8 Vômitos, superdosagem de morfina, doença pulmonar obstrutiva, hiperaldosteronismo

9 Filtração de HCO_3^- pelos capilares glomerulares; troca de Na^+-H^+; conversão de HCO_3^- em H_2CO_3; conversão de H_2CO_3 em CO_2 e H_2O; conversão de H_2CO_3 em H^+ e HCO_3^-; difusão facilitada de HCO_3^-

10 70 mEq/dia

11 O paciente com acidose respiratória crônica tem maior HCO_3^- e maior pH (mais próximo do normal)

12 Não; acidose metabólica e acidose respiratória

13 Diminui (em direção ao normal)

14 Carga filtrada de HPO_4^{-2} (Sugestões: a concentração de H^+ na urina é determinada por tampões urinários; o pH da urina é a concentração de H^+ livre, não a concentração total de H^+; a maior parte do NH_3 na urina é sintetizada nas células tubulares proximais, não filtrada)

15 Cetoacidose diabética

16 O distúrbio ácido-básico primário é a alcalose respiratória crônica causada pelo tumor do tronco encefálico. A compensação, calculada pelas regras renais, prevê uma concentração sanguínea de HCO_3^- de 18,4 mEq/ℓ. Como a concentração real de HCO_3^- do paciente é de 22 mEq/ℓ, há um segundo distúrbio de alcalose metabólica

17 O hiato aniônico é de 28 mEq/ℓ; logo, o paciente apresenta acidose metabólica com aumento do hiato aniônico. A análise de Δ/Δ pode esclarecer se um segundo distúrbio ácido-básico metabólico influencia a concentração de HCO_3^- no sangue. O hiato aniônico está 16 mEq/ℓ acima do normal e a concentração de HCO_3^- no sangue está 8 mEq/ℓ abaixo do normal. Assim, o aumento do hiato aniônico não "espelha" a diminuição do HCO_3^-; há um segundo distúrbio metabólico (alcalose metabólica), que aumenta o HCO_3^- no sangue

CAPÍTULO 8

1 Contração da vesícula biliar, estimulação da secreção de HCO_3^-, estimulação da secreção de enzimas pancreáticas

2 Redução dos níveis de cAMP intracelular

3 Menos negativo (Dica: os potenciais de membrana são expressos como potencial intracelular em relação ao potencial extracelular)

4 Absorção de mais soluto que água

5 Aumenta os níveis de cAMP, ativa uma subunidade α_s da proteína de ligante de GTP

6 Sacarose

7 Emulsificação de lipídios no lúmen intestinal, ação da lipase pancreática, micelas, formação de éster de colesterol, quilomícrons

8 HCO_3^-

9 Tripsinogênio em tripsina, procarboxipeptidase em carboxipeptidase

10 Duodeno

11 Secreção de gastrina: células G ou antro gástrico
Cotransporte de Na^+-sais biliares: íleo
H^+-K^+ ATPase: células parietais gástricas
Secreção de fator intrínseco: células parietais gástricas
Ação do omeprazol: H^+-K^+ ATPase nas células parietais gástricas
Cotransporte de Na^+-glicose: membrana apical (luminal) das células epiteliais intestinais
Ácidos biliares secundários (ou sais biliares): lúmen intestinal

12 Inibição de H^+-K^+ ATPase

13 Aumento da gordura corporal, aumento dos níveis de insulina

14 Contração do músculo circular, ação da acetilcolina no músculo circular

CAPÍTULO 9

1 Cortisol: diminuído
ACTH: aumentado
Glicemia: diminuída

2 HAD: aumentado
Osmolaridade da urina: diminuída, diluída ou hiposmótica

3 K^+ sérico: diminuído
Pressão arterial: aumentada
Renina: diminuída (Dica: o aumento da pressão arterial inibe a secreção de renina)

4 ACTH: aumentado
Cortisol: aumentado
Glicemia: aumentada

5 Ca^{2+} sérico: diminuído
Fosfato sérico: aumentado
cAMP urinário: diminuído

6 Prolactina: aumentada
HAD: diminuído
Osmolaridade sérica: aumentada (Dica: devido à diminuição do HAD)
PTH: inalterado

7 T_4: diminuída
TSH: aumentado
Taxa metabólica basal: diminuída
Captação de T_3 em resina: diminuída (Dica: devido à redução dos níveis de T_3)

8 ACTH: aumentado
Cortisol: diminuído
DOC: diminuída
Aldosterona: diminuída
DHEA: aumentada (Dica: desvio de intermediários para síntese de andrógenos adrenais)
17-cetoesteroides urinários: aumentados

9 ACTH: diminuído
Cortisol: diminuído (Dica: menor secreção de cortisol endógeno)

10 Ca^{2+} sérico: aumentado
PTH: diminuído (Dica: o maior Ca^{2+} sérico inibe a secreção endógena de PTH)

11 Pressão arterial: aumentada (Dica: acúmulo de mineralocorticoides à esquerda do bloqueio)
Glicemia: diminuída
DHEA: diminuída
Aldosterona: diminuída (Dica: o excesso de desoxicorticosterona e corticosterona aumentaria a pressão arterial, o que inibiria a secreção de renina.)

CAPÍTULO 10

1 Disfunção hipotalâmica

2 Colesterol em pregnenolona

3 21β-hidroxilase

4 HCG

5 Placenta; fígado fetal; córtex suprarrenal fetal

6 Dias 5 a 14

7 Dias 26 a 28

8 Testículos; massa muscular; epidídimo; engrossamento da voz

9 Fenótipo masculino, testículos, vagina

10 Testosterona η 17β-estradiol

Índice Alfabético

B

C

H

N

Q

R

V

Z